rMED

Coleção Residência Médica
Volume

**CIRURGIA GERAL
ESPECIALIDADES CIRÚRGICAS**

Coleção Residência Médica

Volume: Anestesiologia
Volume: Cardiologia - Guia Prático para o Residente
Volume: Cirurgia Geral, Especialidades Cirúrgicas
Volume: Emergências em Clínica Médica
Volume: Neurologia
Volume: Oftalmologia
Volume: Pediatria
Volume: Psiquiatria
Volume: Radiologia

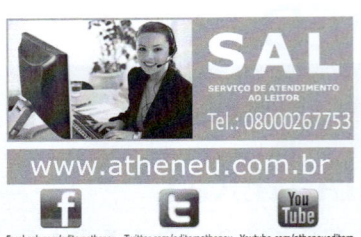

rMED
Coleção Residência Médica
Volume

CIRURGIA GERAL
ESPECIALIDADES CIRÚRGICAS

Editores da Coleção
Davi Jing Jue Liu
Flavio Taniguchi

Editores Associados do Volume
Guilherme Andrade Peixoto
Ricardo Moreno
Jaques Waisberg

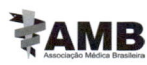
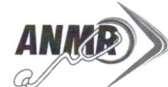
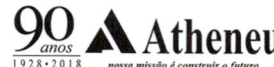
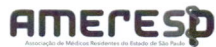

EDITORA ATHENEU

São Paulo — Rua Jesuíno Pascoal, 30
Tel.: (11) 2858-8750
Fax: (11) 2858-8766
E-mail: atheneu@atheneu.com.br

Rio de Janeiro — Rua Bambina, 74
Tel.: (21)3094-1295
Fax: (21)3094-1284
E-mail: atheneu@atheneu.com.br

CAPA: Equipe Atheneu
PRODUÇÃO EDITORIAL: Triall Editorial Ltda.

CIP - BRASIL. CATALOGAÇÃO NA PUBLICAÇÃO
SINDICATO NACIONAL DOS EDITORES DE LIVROS, RJ

C526
Cirurgia geral : especialidades cirúrgicas / editores da coleção Davi Jing Jue Liu, Flavio Taniguchi ; editores associados do volume Guilherme Andrade Peixoto, Ricardo Moreno, Jaques Waisberg. - 1. ed. - Rio de Janeiro : Atheneu, 2019.

: il. (Residência médica)

Inclui bibliografia
ISBN 978-85-388-0926-5

1. Cirurgia. 2. Emergências cirúrgicas. 3. Ferimentos e lesões - Cirurgia. 4. Traumatologia. I. Liu, Davi Jing Jue. II. Taniguchi, Flavio. III. Peixoto, Guilherme Andrade. IV. Moreno, Ricardo. V. Waisberg, Jaques. VI. Coleção.

18-53133
CDD: 617
CDU: 617

Leandra Felix da Cruz – Bibliotecária – CRB-7/6135
11/10/2018   18/10/2018

PEIXOTO, G. A.; MORENO, R.; WAISBERG, J.
Cirurgia Geral – Especialidades Cirúrgicas – Coleção Residência Médica

© EDITORA ATHENEU – São Paulo, Rio de Janeiro, 2019.

AMERESP
Associação de Médicos Residentes do Estado de São Paulo

Fundada em setembro de 1973, a Associação de Médicos Residentes do Estado de São Paulo (AMERESP) foi idealizada a partir de um constante debate sobre a regulamentação da Residência Médica, suas normas de ensino e de trabalho, assim como a representação formal dos médicos residentes.

A importância histórica da AMERESP se estende à própria criação da Comissão Nacional de Residência Médica (CNRM). Em trabalho conjunto com a Associação Nacional do Médicos Residentes (ANMR), a influência sobre a criação desse órgão, pertencente ao Ministério da Educação e Cultura (MEC), foi fundamental para que todos os Programas de Residência Médica do país fossem devidamente regulamentados pela CNRM.

As reinvindicações pela ampliação e melhoria dos vários campos de atuação do médico em processo de especialização sempre fizeram parte da atuação da AMERESP. Ao longo dos últimos 45 anos, diversas instituições de saúde e governantes foram cobradas pela AMERESP, com o único e exclusivo intuito de aperfeiçoar o ensino das especialidades médicas.

Hoje, a Residência Médica é considerada pós-graduação *lato sensu*, o "padrão ouro" de formação do médico especialista, e a AMERESP faz parte dessa conquista.

Com grande orgulho, a AMERESP comemora o 45º ano de sua fundação com o lançamento da *Coleção Residência Médica*, uma parceria com a Editora Atheneu em prol da educação médica de qualidade.

Esperamos que esta coleção de livros auxilie o médico residente no seu dia a dia como um material de consulta, estudo e aprimoramento da Medicina.

Guilherme Andrade Peixoto
Presidente da AMERESP
Gestão 2017/2018

DIRETORIA AMERESP
Gestão 2017-2018

Presidente
Guilherme Andrade Peixoto
Médico Residente em Urologia – Faculdade de Medicina do ABC (FMABC)

Vice-Presidente
Davi Jing Jue Liu
Médico Residente em Oncologia Clínica – Escola Paulista de Medicina da Universidade Federal de São Paulo (EPM/Unifesp)

Secretária Geral
Janaína Bulhões Miranda
Residente em Pediatria – Hospital Municipal de São José dos Campos

Primeiro Tesoureiro
Vinícius Benetti Miola
Médico Residente em Clínica Médica – Universidade Estadual de Campinas (Unicamp)

Segundo Tesoureiro
Leandro Ryuchi Iuamoto
Médico Residente em Fisiatria – Faculdade de Medicina da Universidade de São Paulo (FMUSP)

Diretoria Adjunta
MR. Claudia Moura Ribeiro da Silva – FMABC
MR. Gustavo Fitas Manaia – FMABC
MR. Guilherme Di Camillo Orfali – EPM/Unifesp
MR. Vicente Hidalgo Rodrigues Fernandes – Unicamp
MR. Haroldo Maluf Barretto – Hospital Mário Gatti

Editores da Coleção

Davi Jing Jue Liu
Médico Residente em Cancerologia Clínica pela Escola Paulista de Medicina da Universidade Federal de São Paulo (EPM/Unifesp).

Flavio Taniguchi
Graduado em Medicina pela Faculdade de Medicina da Universidade de São Paulo (FMUSP). Presidente da Associação de Médicos Residentes do Estado de São Paulo (AMERESP) Gestão 2016-2017. Presidente da Associação Nacional dos Médicos Residentes (ANMR) 2017. Membro da Câmara Tematica do Médico Jovem do Conselho Regional de Medicina do Estado de São Paulo (CREMESP). Membro da Câmara de Integração do Médico Jovem do Conselho Federal de Medicina (CFM). Residência em Medicina Preventiva e Social da Universidade de São Paulo (USP) no Programa de Estudos Avançados em Administração Hospitalar e Sistemas de Saúde (PROAHSA). *Master Business Administrator* (MBA) em Gestão Hospitalar e Sistemas de Saúde pela Fundação Getulio Vargas (FGV-SP). Fundador e Primeiro Presidente da Associação dos Estudantes de Medicina do Brasil (AEMED-BR). Ex-Tesoureiro da Associação Brasileira das Ligas Acadêmicas de Medicina (ABLAM). Fundador e Presidente da Primeira Empresa Júnior de Medicina do Mundo – Medicina Jr. da FMUSP.

Editores Associados do Volume

Guilherme Andrade Peixoto
Residência Médica de Cirurgia Geral pela Faculdade de Medicina do ABC (FMABC). Médico Residente de Urologia pela (FMABC).

Ricardo Moreno
Graduado em Medicina pela Faculdade de Medicina do ABC (FMABC). Residência Médica em Cirurgia Geral e em Cirurgia do Aparelho Digestivo pela FMABC. Membro da Sociedade Brasileira de Cirurgia Minimamente Invasiva e Robótica (Sobracil). Médico Preceptor da Disciplina de Cirurgia Geral e do Aparelho Digestivo da FMABC no Hospital de Ensino (Hospital Anchieta/Hospital de Clínicas Municipal de São Bernardo do Campo).

Jaques Waisberg
Graduado em Medicina pela Faculdade de Medicina do ABC (FMABC). Residência em Cirurgia Geral pela FMABC. Mestrado em Medicina (Gastroenterologia) pelo Instituto Brasileiro de Estudos e Pesquisas de Gastroenterologia (IBEPEGE). Doutorado em Técnica Operatória e Cirurgia Experimental pela Escola Paulista de Medicina da Universidade Federal de São Paulo (EPM/Unifesp). Pós-Doutorado e Livre-Docência pela Disciplina de Gastroenterologia Cirúrgica do Departamento de Cirurgia da EPM/Unifesp. Professor Titular da Disciplina de Cirurgia Geral e do Aparelho Digestivo da FMABC. Membro do Colégio Brasileiro de Cirurgiões (CBC), Sociedade Brasileira de Coloproctologia (SBC), Colégio Brasileiro de Cirurgia Digestiva (CBCD), Sociedade Paulista de Gastroenterologia (SPG), Associação de Coloproctologia do Estado de São Paulo (ACESP) e da Associação Brasileira de Educação Médica (ABEM). *Fellow* do American College of Surgeons (FACS).

Colaboradores

Adilson Joaquim Westheimer Cavalcante
Diretor Técnico do Hospital Padre Anchieta da Faculdade de Medicina do ABC (FMABC). Residência Médica em Infectologista pelo Hospital Heliópolis.

Adriana Santos de Oliveira
Residente de Cirurgia de Cabeça e Pescoço do Hospital das Clínicas da Faculdade de Medicina da Universidade de São Paulo (HC-FMUSP).

Adriana Terumi Shimozono
Médica Colaboradora do Departamento de Otorrinolaringologia e Cirurgia de Cabeça e Pescoço da Escola Paulista de Medicina da Universidade Federal de São Paulo (EPM/Unifesp). Residência Médica de Cabeça e Pescoço pela EPM/Unifesp.

Adriano Miyake
Médico Assistente em Cirurgia Geral do Hospital de Clínicas da Faculdade de Medicina do ABC (FMABC).

Agenor José Vasconcelos Costa
Médico Assistente em Cirurgia Vascular do Hospital Estadual Mário Covas da Faculdade de Medicina do ABC (FMABC).

Alexandre César Fioretti
Médico Assistente em Cirurgia Vascular do Hospital das Clínicas da Faculdade de Medicina do ABC (FMABC). Mestrado em Ciências da Saúde pela FMABC.

Alexandre Cruz Henriques
Especialista em Cirurgia Geral pelo Colégio Brasileiro de Cirurgiões (CBC). Especialista em Cirurgia do Aparelho Digestivo pelo Colégio Brasileiro de Cirurgia Digestiva (CBCD). Professor Assistente da Disciplina de Cirurgia Geral e do Aparelho Digestivo da Faculdade de Medicina do ABC (FMABC). Mestre e Doutor em Ciências da Saúde pela FMABC.

Alexandre Gomes Sibanto Simões
Médico Assistente da Disciplina de Urologia da Faculdade de Medicina do ABC (FMABC).

Álvaro José Faria de Souza
Médico Assistente da Disciplina de Cirurgia Geral e do Aparelho Digestivo da Faculdade de Medicina do ABC (FMABC).

Amanda Aquino de Miranda Pombo
Residência Médica em Cirurgia Geral pela Escola Paulista de Medicina da Universidade Federal de São Paulo (EPM/Unifesp). Médica Residente em Endoscopia pela Irmandade Santa Casa de Misericórdia de São Paulo (SCMSP).

Ana Caroline Fernandes Fontinele
Médica Residente em Cirurgia do Aparelho Digestivo pela Faculdade de Medicina do ABC (FMABC).

Ana Graciela Ortiz
Residente de Cirurgia de Cabeça e Pescoço do Hospital das Clínicas da Faculdade de Medicina da Universidade de São Paulo (HC-FMUSP).

André Bandiera de Oliveira Santos
Assistente do Grupo Instituto do Câncer de São Paulo Octavio Frias de Olivei (ICESP) do Serviço de Cirurgia de Cabeça e Pescoço do Hospital das Clínicas da Faculdade de Medicina da Universidade de São Paulo (HC-FMUSP).

André Brunheroto
Estagiário em Radiologia pela Faculdade de Medicina do ABC (FMABC).

Antonio Carlos de Moura Neto
Residência Médica em Cirurgia Geral pela Escola Paulista de Medicina da Universidade Federal de São Paulo (EPM/Unifesp). Residente de Cirurgia Vascular e Endovascular pela EPM/Unifesp.

Arthur Cardoso Del Papa
Médico Residente em Cirurgia Geral pela Faculdade de Medicina do ABC (FMABC).

Arthur Cristiano Baston
Residência Médica em Cirurgia Geral pela Escola Paulista de Medicina da Universidade Federal de São Paulo (EPM/Unifesp). Médico Residente de Cirurgia Vascular e Endovascular na EPM/Unifesp.

Ary Serpa Neto
Doutorado em Pneumologia pela Faculdade de Medicina da Universidade de São Paulo (USP) e em Terapia Intensiva e Anestesiologia pela Univertisity of Amistedam. Pós-doutorado em Massachusett General Hospital Biostatistic Center. Médico Intensivista e Pesquisador do Hospital Israelista Albert Einstein (HIAE).

Aska Moriyama
Médica pela Faculdade de Medicina de Ribeirão Preto da Universidade de São Paulo (FMRP-USP). Residência Médica de Cirurgia Geral pela Escola Paulista de Medicina da Universidade Federal de São Paulo (EPM/Unifesp).

Beatriz Pavin de Toledo
Médica Residente em Ginecologia e Obstetrícia pela Escola Paulista de Medicina da Universidade Federal de São Paulo (EPM/Unifesp).

Bruno Henrique Pinto Gomes
Residência Médica em Cirurgia Geral pelo Conjunto Hospitalar do Mandaqui. Médico Residente em Cirurgia Torácica na Escola Paulista de Medicina da Universidade Federal de São Paulo (EPM/Unifesp).

Bruno Mirandola Bulisani
Médico Residente em Cirurgia Geral pela Faculdade de Medicina do ABC (FMABC).

Bruno Oliveira Cardelino
Médico Assistente em Cirurgia Vascular do Hospital de Clínicas da Faculdade de Medicina do ABC (FMABC).

Bruno Vella Páteo
Residência Médica em Cirurgia Geral pela Faculdade de Medicina do ABC (FMABC). Médico Residente em Cirurgia Plástica pela FMABC.

Caio Dal Moro Alves
Médico Residente em Cirurgia Geral pela Faculdade de Medicina do ABC (FMABC).

Carlos Alberto Godinho
Graduado pela Faculdade de Ciências Médicas de Santos (Unilus). Residência Médica em Cirurgia Geral pela Faculdade de Medicina do ABC (FMABC). Membro Adjunto e Especialista em Cirurgia Geral pelo Colégio Brasileiro dos Cirurgiões (CBC). Médico Colaborador da Disciplina de Cirurgia do Aparelho Digestório da FMABC. Membro da Sociedade Brasileira de Cirurgia Minimamente Invasiva e Robótica (Sobracil) e da Sociedade Brasileira de Hérnia (SBH).

Carlos Eduardo Rodante Corsi
Professor Afiliado da Disciplina de Cirurgia Geral e do Aparelho Digestivo da Faculdade de Medicina do ABC (FMABC). Especialista em Cirurgia Geral pelo Colégio Brasileiro de Cirurgiões (CBC).

Carlos Esteban Betancourt Aguero
Residente de Cirurgia de Cabeça e Pescoço do Hospital das Clínicas da Faculdade de Medicina da Universidade de São Paulo (HC-FMUSP).

Carlos Ricardo Doi Bautzer
Médico Assistente em Urologia do Hospital de Clínicas da Faculdade de Medicina do ABC (FMABC). Membro do Núcleo Avançado de Urologia do Hospital Sírio-Libanês (HSL).

Carmen Monserrath Acosta Naranjo
Residente de Cirurgia de Cabeça e Pescoço do Hospital das Clínicas da Faculdade de Medicina da Universidade de São Paulo (HC-FMUSP).

Cesar Augusto Braz Juliano
Médico Assistente em Urologia do Hospital de Clínicas da Faculdade de Medicina do ABC (FMABC).

Chin Shien Lin
Assistente do Grupo do Instituto do Câncer de São Paulo Octavio Frias de Oliveira (ICESP) do Serviço de Cirurgia de Cabeça e Pescoço do Hospital das Clínicas da Faculdade de Medicina da Universidade de São Paulo (HC-FMUSP).

Claudia Moura Ribeiro da Silva
Residência Médica em Cirurgia Geral pela Faculdade de Medicina do ABC (FMABC). Médica Residente em Cirurgia Plástica pela (FMABC).

Claudio Campi de Castro
Professor Titular da Disciplina de Diagnóstico por Imagem da Faculdade de Medicina ABC (FMABC). Professor-Associado do Departamento de Radiologia da Faculdade de Medicina da Universidade de São Paulo (FMUSP).

Cláudio Roberto Cernea
Professor Livre-docente em Cirurgia de Cabeça e Pescoço pela Faculdade de Medicina da Universidade de São Paulo (FMUSP). Professor Regente do Serviço de Cirurgia de Cabeça e Pescoço do Hospital das Clínicas da Faculdade de Medicina da Universidade de São Paulo (HC-FMUSP).

Clovis Augusto Borges do Nascimento
Professor Afiliado da Disciplina de Cirurgia Geral e Aparelho Digestivo da Faculdade de Medicina do ABC (FMABC). Médico Assistente em Cirurgia Geral e Oncologia do Hospital Estadual Mário Covas da (FMABC).

Cristiano Linck Pazeto
Residência Médica em Cirurgia Geral pela Universidade Estadual de Campinas (Unicamp). Médico Residente em Urologia pela Faculdade de Medicina do ABC (FMABC).

Daniel Abreu Rocha
Residente de Cirurgia de Cabeça e Pescoço do Hospital das Clínicas da Faculdade de Medicina da Universidade de São Paulo (HC-FMUSP).

Daniel Kitayama Shiraiwa
Residência Médica em Cirurgia Geral pela Escola Paulista de Medicina da Universidade Federal de São Paulo (EPM/Unifesp). Residente em Cirurgia do Aparelho Digestivo pela EPM/Unifesp.

Daniel Marin Ramos
Assistente do Grupo do Instituto do Câncer de São Paulo Octavio Frias de Oliveira (ICESP) do Serviço de Cirurgia de Cabeça e Pescoço do Hospital das Clínicas da Faculdade de Medicina da Universidade de São Paulo (HC-FMUSP).

Daniela Valentini Fernandes
Estagiária em Radiologia pela Faculdade de Medicina do ABC (FMABC).

Danielle Morimoto
Residência Médica em Cirurgia Geral pelo Hospital Municipal Dr. Carmino Caricchio. Médica Residente em Cirurgia Plástica pela Faculdade de Medicina do ABC (FMABC).

Danielli Matsuura
Ex-Preceptora do Serviço de Cirurgia de Cabeça e Pescoço do Hospital das Clínicas da Faculdade de Medicina da Universidade de São Paulo (FMUSP).

Diego Adão Fanti Silva
Médico, Cirurgião Geral, Cirurgião do Aparelho Digestivo e Mestre Formado pela Escola Paulista de Medicina da Universidade Federal de São Paulo (EPM/Unifesp). Título de Especialista em Cirurgia pelo Colégio Brasileiro de Cirurgiões (CBC). Preceptor dos Programas de Residência Médica de Emergência e de Cirurgia Geral da EPM/Unifesp.

Diego Ferreira de Andrade Garcia
Residência Médica em Cirurgia Geral e Cirurgia Geral Avançada pela Universidade Santo Amaro (Unisa).

Diego Matos de Vasconcelos
Residência Médica em Cirurgia Geral pela Faculdade de Ciências Médicas da Santa Casa de Misericórdia de São Paulo (SCMSP). Médico Residente em Cirurgia Plástica pela Faculdade de Medicina do ABC (FMABC).

Dorival de Carlucci Júnior
Chefe do Grupo de Base de Crânio e Doenças Salivares do Serviço de Cirurgia de Cabeça e Pescoço do Hospital das Clínicas da FAculdade de Medicina da Universidade de São Paulo (HC-FMUSP).

Eduardo Arbache Bezerra
Residente em Anestesiologia pela Faculdade de Medicina do ABC (FMABC).

Eduardo Iwanaga Leão
Residência Médica de Cirurgia Geral pelo Complexo Hospitalar Edmundo Vasconcelos, Cirurgia Torácico e Mestre Graduado pela Escola Paulista de Medicina da Universidade Federal de São Paulo (EPM/Unifesp). Médico Colaborador e Preceptor da Residência Médica de Cirurgia Torácica da EPM/Unifesp.

Elita Cruz Silva
Médica Assistente da Disciplina de Cirurgia Plástica da Faculdade de Medicina do ABC (FMABC).

Esther Alessandra Rocha
Coordenadora de Residência Médica em Anestesiologia da Faculdade de Medicina do ABC (FMABC). Residência Médica e Título Superior em Anestesiologia.

Fabiana Damiani Korsakoff
Acadêmica em Medicina pela Universidade Santo Amaro (Unisa).

Fábio de Aquino Capelli
Assistente do Grupo do Instituto do Câncer de São Paulo Octavio Frias de Oliveira (ICESP) do Serviço de Cirurgia de Cabeça e Pescoço do Hospital das Clínicas da Faculdade de Medicina da Universidade de São Paulo (HC-FMUSP).

Fábio Eiti Nishibe Minamoto
Residência Médica em Cirurgia Geral pela Escola Paulista de Medicina da Universidade Federal de São Paulo (EPM/Unifesp). Médico Residente de Cirurgia Torácica da Universidade de São Paulo (USP).

Fábio José Nascimento
Professor da Disciplina de Urologia da Faculdade de Medicina do ABC (FMABC). Mestrado em Ciência da Saúde pela (FMABC). Médico Assistente em Urologia do Hospital de Clínicas da (FMABC).

Fábio Luiz de Menezes Montenegro
Professor Livre-docente pelo Departamento de Cirurgia da Faculdade de Medicina da Universidade de São Paulo (FMUSP). Assistente do Grupo de Paratireoide do Serviço de Cirurgia de Cabeça e Pescoço do Hospital das Clínicas da Faculdade de Medicina da Universidade de São Paulo (HC-FMUSP).

Fábio Piovezan Fonte
Médico Residente em Cirurgia do Aparelho Digestivo pela Faculdade de Medicina do ABC (FMABC).

Felipe Augusto Brasileiro Vanderlei
Assistente do Grupo de Neoplasia Maligna de Tireoide do Serviço de Cirurgia de Cabeça e Pescoço do Hospital das Clínicas da Faculdade de Medicina da Universidade de São Paulo (HC-FMUSP).

Felipe Augusto Yamauti Ferreira
Residência Médica em Cirurgia Geral pela Faculdade de Medicina do ABC (FMABC). Médico Residente em Cirurgia do Aparelho Digestivo pela (FMABC).

Felipe Emanuel Fuhro
Médico Assistente em Cirurgia Geral e Cirurgia Bariátrica do Hospital Estadual Mário Covas da Faculdade de Medicina do ABC (FMABC). Membro Titular do Colégio Brasileiro de Cirurgiões (CBC). Professor Afiliado da Disciplina de Cirurgia Geral e do Aparelho Digestivo da (FMABC).

Felipe Labaki Pavarino
Médico Residente em Cirurgia Geral pela Faculdade de Medicina do ABC (FMABC).

Fernanda Batistini Yamada
Médica Residente em Cirurgia Geral pela Faculdade de Medicina do ABC (FMABC).

Fernando Furlan Nunes
Membro Titular da Sociedade Brasileira de Cirurgia Bariátrica e Metabólica (SBCBM) e do Colégio Brasileiro de Cirurgia Digestiva (CBCD). Residência Médica em Cirurgia do Aparelho Digestivo pela GASTROMED.

Fernando Simionato Perrotta
Médico Assistente em Cirurgia Geral e Oncológica do Hospital de Clínicas da Faculdade de Medicina do ABC (FMABC).

Flávia Balsamo
Médica Assistente em Coloproctologia do Hospital Estadual Mário Covas da Faculdade de Medicina do ABC (FMABC). Titular em Coloproctologia pela Sociedade Brasileira de Coloproctologia (SBC) e pelo Colégio Brasileiro de Cirurgiões (CBC).

Flávio Carneiro Hojaij
Professor Livre-docente pelo Departamento de Anatomia Topográfica da Faculdade de Medicina da Universidade de São Paulo (FMUSP).

Francisco Cialdine Frota Carneiro Junior
Médico pela Universidade Federal do Ceará (UFC). Cirurgião Geral e Cirurgião Vascular e Endovascular pela Escola Paulista de Medicina da Universidade Federal de São Paulo (EPM/Unifesp).

Frederico Timoteo Silva Cunha
Residência Médica em Cirurgia Geral pela Escola Paulista de Medicina da Universidade Federal de São Paulo (EPM/Unifesp). Médico Residente em Urologia pela Faculdade de Medicina do ABC (FMABC).

Gabriela Neves Palermo
Residência Médica em Cirurgia Geral pelo Hospital e Maternidade Therezinha de Jesus. Médica Residente em Cirurgia Plástica pela Faculdade de Medicina do ABC (FMABC).

Guilherme José Farias
Residência Médica em Cirurgia Geral pelo Hospital de Clínicas da Universidade Federal do Paraná (HC-UFPR). Médico Residente em Cirurgia Torácica pela Escola Paulista de Medicina da Universidade Federal de São Paulo (EPM/Unifesp).

Gustavo Ramalho Fernandes
Médico Residente em Cirurgia Geral pela Faculdade de Medicina do ABC (FMABC).

Haroldo Martins e Silva Junior
Médico pela Faculdade de Medicina da Universidade Federal do Pará (UFPR). Cirurgião Geral pela Escola Paulista de Medicina da Universidade Federal de São Paulo (EPM/Unifesp).

Hermínio Cabral de Rezende Junior
Mestrado em Ciências da Saúde pelo Instituto de Assistência Médica ao Servidor Público Estadual de São Paulo (IAMSP) e Médico Assistente em Cirurgia Geral do Hospital Estadual Mário Covas da Faculdade de Medicina do ABC (FMABC).

Hugo Aguiar Carneiro Araújo
Residente de Cirurgia de Cabeça e Pescoço do Hospital das Clínicas da Faculdade de Medicina da Universidade de São Paulo (HC-FMUSP).

Ivan Dieb Miziara
Professor Titular da Disciplina de Medicina Legal e Deontologia Médica da Faculdade de Medicina do ABC (FMABC). Professor Adjunto da Disciplina de Medicina Legal e Bioética da Faculdade de Ciências Médicas da Santa Casa de Misericórdia de São Paulo (SCMSP). Livre-docente em Otorrinolaringologia pela Faculdade de Medicina da Universidade de São Paulo (USP). Especialista em Otorrinolaringologia pela Associação Brasileira de Otorrinolaringologia e Cirurgia Cérvico-Facial (ABORLCCF) e em Medicina Legal pela Associação Brasileira de Medicina Legal e Perícias Médicas (ABMLPM).

Jean Michel Milani
Residência Médica em Cirurgia Geral pela Escola Paulista de Medicina da Universidade Federal de São Paulo (EPM/Unifesp). Residente em Cirurgia do Aparelho Digestivo pela EPM/Unifesp.

João Antonio Correa
Professor Titular da Disciplina de Cirurgia Vascular da Faculdade de Medicina do ABC (FMABC). Membro Titular da Sociedade Brasileira de Angiologia e Cirurgia Vascular (SBAVC).

João Henrique Zanotelli dos Santos
Médico pela Universidade de Brasília (UnB). Otorrinolaringologista pela UnB. Cirurgião de Cabeça e Pescoço pela Escola Paulista de Medicina da Universidade Federal de São Paulo (EPM/Unifesp).

Jônatas Teixeira Santos
Residência Médica em Cirurgia Geral Formado pela Escola Paulista de Medicina da Universidade Federal de São Paulo (EPM/Unifesp). Residente de Urologia pelo Hospital Ipiranga.

Jonathan Györfy Ghetler
Residente de Cirurgia de Cabeça e Pescoço do Hospital das Clínicas da Faculdade de Medicina da Universidade de São Paulo (HC-FMUSP).

Jones Pessoa dos Santos Junior
Residência Médica em Cirurgia Geral pela Escola Paulista de Medicina da Universidade Federal de São Paulo (EPM/Unifesp). Médico Residente de Cirurgia Geral Avançada da Universidade de São Paulo (USP).

José Alexandre da Silveira
Especialista em Cardiologia pela Associação Médica Brasileira de Cardiologia (AMB). Membro da Divisão de Insuficiência Cardíaca da Universidade Federal de São Paulo (Unifesp). Preceptor da Residência Médica de Cardiologia da Faculdade de Medicina do ABC (FMABC).

José Antônio Bento
Professor-Assistente da Disciplina de Cirurgia Geral e do Aparelho Digestivo da Faculdade de Medicina do ABC (FMABC). Mestrado pela Faculdade de Ciências Médicas da Santa Casa de Misericórdia de São Paulo (SCMSP) e Doutorado pela Universidade Federal de Minas Gerais (UFMG).

José de Souza Brandão
Assistente do Grupo Instituto do Câncer de São Paulo Octavio Frias de Oliveira (ICESP) do Serviço de Cirurgia de Cabeça e Pescoço do Hospital das Clínicas da Faculdade de Medicina da Universidade de São Paulo (HC-FMUSP).

Juliana Giangiardi Batista
Médica Residente em Cirurgia Geral pela Faculdade de Medicina do ABC (FMABC).

Karina Perez Sacardo
Residência Médica em Clínica Geral pela Faculdade de Medicina do ABC (FMABC). Médica Residente em Oncologia Clínica pela FMABC.

Karina Scalabrin Longo
Médica Residente de Cirurgia Geral pela Faculdade de Medicina do ABC (FMABC). Médica Residente de Cirurgia do Aparelho Digestivo FMABC.

Larissa Izumi Fujii
Médica Colaboradora do Departamento de Otorrinolaringologia e Cirurgia de Cabeça e Pescoço da Escola Paulista de Medicina da Universidade Federal de São Paulo (EPM/Unifesp). Residência Médica em Cirurgia de Cabeça e Pescoço pela EPM/Unifesp. Título de Especialista em Cirurgia de Cabeça e Pescoço. Membro Efetivo da Sociedade Brasileira de Cirurgia de Cabeça e Pescoço (SBCCP).

Leandro Luongo de Matos
Professor Livre-docente pelo Departamento de Cirurgia da Faculdade de Medicina da Universidade de São Paulo (FMUSP). Assistente do Grupo do Instituto do Câncer de São Paulo Octavio Frias de Oliveira (ICESP) do Serviço de Cirurgia de Cabeça e Pescoço do Hospital das Clínicas da Faculdade de Medicina da Universidade de São Paulo (HC-FMUSP).

Leticia de Franceschi
Residente de Cirurgia de Cabeça e Pescoço do Hospital das Clínicas da Faculdade de Medicina da Universidade de São Paulo (FMUSP).

Lia Ormieres Costa
Médica Residente em Cirurgia Geral pela Faculdade de Medicina do ABC (FMABC).

Lorenzo Fernandes Moça Trevisani
Residente de Cirurgia de Cabeça e Pescoço do Hospital das Clínicas da Faculdade de Medicina da Universidade de São Paulo (FMUSP).

Lucas Teixeira Baldo
Residência Médica em Cirurgia Geral pelas Faculdades Integradas Albino (FIPA). Médico Residente em Cirurgia Plástica pela Faculdade de Medicina do ABC (FMABC).

Luciano Eduardo Grisotto Junior
Residência Médica em Cirurgia Geral pela Escola Paulista de Medicina da Universidade Federal de São Paulo (EPM/Unifesp). Médico Residente de Cirurgia Plástica pela EPM/Unifesp.

Luiz Augusto Lucas Martins de Rizzo
Residência Médica em Cirurgia Geral pela Escola Paulista de Medicina da Universidade Federal de São Paulo (EPM/Unifesp). Médico Residente de Cirurgia Pediátrica na EPM/Unifesp.

Maira Cristina Silva
Residência Médica em Cirurgia Geral pela Faculdade de Medicina do ABC (FMABC). Médica Residente em Urologia pela Faculdade de Medicina do ABC (FMABC).

Manuella Missawa de Oliveira
Médica Residente em Cirurgia Vascular pela Faculdade de Medicina do ABC (FMABC).

Marcela Juliano Silva
Residência Médica em Cirurgia Geral pela Escola Paulista de Medicina da Universidade Federal de São Paulo (EPM/Unifesp). Médico Residente em Cirurgia Vascular pelo Hospital Israelita Albert Einstein (HIAE).

Marcelo José Miotto
Médico Assistente em Cirurgia Geral do Hospital de Clínicas da Faculdade de Medicina do ABC (FMABC).

Marcia Harumi Yamazumi
Médica pela Faculdade de Medicina de São José do Rio Preto (FAMERP). Cirurgiã Geral pela Escola Paulista de Medicina da Universidade Federal de São Paulo (EPM/Unifesp).

Marco Aurélio Santo Filho
Residência Médica em Cirurgia Geral pela Escola Paulista de Medicina da Universidade Federal de São Paulo (EPM/Unifesp). Médico Residente de Cirurgia do Aparelho Digestivo do Hospital das Clínicas da Faculdade de Medicina da Universidade de São Paulo (FMUSP).

Marcos Antônio Pereira do Rêgo
Médico Assistente da Disciplina de Neurocirurgia da Faculdade de Medicina do ABC (FMABC).

Marco Aurélio Vamondes Kulcsar
Professor Livre-docente pelo Departamento de Cirurgia da Faculdade de Medicina da Universidade de São Paulo (FMUSP). Chefe do Grupo do Instituto do Câncer de São Paulo Octavio Frias de Oliveira (ICESP) do Serviço de Cirurgia de Cabeça e Pescoço do Hospital das Clínicas da Faculdade de Medicina da Universidade de São Paulo (HC-FMUSP).

Marcos Roberto Tavares
Professor Livre-docente pelo Departamento de Cirurgia da Faculdade de Medicina da Universidade de São Paulo (FMUSP) e Chefe do Grupo de Neoplasia Maligna de Tireoide do Serviço de Cirurgia de Cabeça e Pescoço do Hospital das Clínicas da Faculdade de Medicina da Universidade de São Paulo (HC-FMUSP).

Marcos Tobias-Machado
Chefe do Setor de Uro-Oncologia da Disciplina de Urologia da Faculdade de Medicina do ABC (FMABC). Urologista do Instituto do Câncer Dr. Arnaldo Vieira de Carvalho.

Marcus Paulo Lemos Lemes
Médico Assistente em Cirurgia Geral e do Aparelho Digestivo do Hospital de Clínicas da Faculdade de Medicina do ABC (FMABC).

Maria Carolina de Moraes Sarmento
Médica Residente em Radiologia pela Faculdade de Medicina do ABC (FMABC).

Maria Cláudia Oba
Médica Residente em Radiologia pela Faculdade de Medicina do ABC (FMABC).

Maria Gabriela Baumgarten Kuster Uyeda
Residência em Ginecologia e Obstetrícia pela Escola Paulista de Medicina da Universidade Federal de São Paulo (EPM/Unifesp). Residência em Ginecologia Oncológica pela EPM/Unifesp. Doutora em Ciências da Saúde pelo Departamento de Ginecologia da EPM/Unifesp. Especialista em Ginecologia e Obstetrícia – TEGO pela Federação Brasileira das Associações de Ginecologia Obstetrícia (Febrasgo). Membro da Sociedade Brasileira de Videocirurgia (Sobracil) e da Associação de Obstetrícia e Ginecologia de São Paulo (Sogesp).

Mariana Raffo Pereda
Médica pela Escola Paulista de Medicina da Universidade Federal de São Paulo (EPM /Unifesp). Cirurgiã Geral pela EPM/Unifesp.

Mariane Antonieta Menino Campos
Médica Residente em Cirurgia Geral pela Faculdade de Medicina do ABC (FMABC).

Mário Henrique Mattos
Médico Assistente da Disciplina de Urologia da Faculdade de Medicina do ABC (FMABC).

Mário Paulo Faro Junior
Professor Auxiliar da Disciplina de Cirurgia Geral e do Aparelho Digestivo da Faculdade de Medicina do ABC (FMABC). Doutorado em Cirurgia pela Faculdade de Medicina da Universidade de São Paulo (FMUSP).

Marta Osório de Moraes
Residência Médica em Cirurgia Vascular pela Faculdade de Medicina do ABC (FMABC). Residência Médica em Cirurgia Geral pelo Hospital Heliópolis, SP. Graduada em Medicina pela Faculdade de Medicina da Universidade Federal de Minas Gerais (UFMG).

Maurício Aguiar Reis
Médico Residente em Cirurgia do Aparelho Digestivo pela Faculdade de Medicina do ABC (FMABC).

Maurício Campanelli Costas
Professor Afiliado da Disciplina de Cirurgia Geral e do Aparelho Digestivo da Faculdade de Medicina no ABC (FMABC). Médico Assistente em Cirurgia Geral do Hospital de Clínicas da (FMABC).

Maurício Yoshida
Médico Assistente da Disciplina de Cirurgia Plástica da Faculdade de Medicina do ABC (FMABC). Médico Assistente do Serviço de Cirurgia Plástica do Hospital Santa Marcelina (HSM). Cirurgião Plástico da Fundação para Estudo e Tratamento das Deformidades Craniofaciais (FUNCRAF).

Melina Gouveia Castro
Residência Médica em Nutrologia pela Faculdade de Medicina da Universidade de São Paulo (FMUSP). Doutorado pela FMUSP.

Miguel Rodolpho Benjamin
Residência Médica em Cirurgia Geral pela Escola Paulista de Medicina da Universidade Federal de São Paulo (EPM/Unifesp). Médico Residente de Urologia pela EPM/Unifesp.

Milton Ghirelli Filho
Mestrado e Doutorado em Ciências da Saúde pela Faculdade de Medicina do ABC (FMABC). Médico Assistente da Disciplina de Urologia da FMABC.

Murilo de Assis e Silva
Médico Residente em Cirurgia Geral pela Santa Casa de Misericórdia de São José do Rio Preto (SCMSJRP).

Natalia Staut Pinhal
Médica Residente de Ginecologia e Obstetrícia pela Escola Paulista de Medicina da Universidade Federal de São Paulo (EPM/Unifesp).

Nathália Kitamoto Cardoso
Médica Residente em Cirurgia Vascular pela Faculdade de Medicina do ABC (FMABC).

Oseas de Castro Neves Neto
Médico Assistente em Urologia do Hospital Estadual Mário Covas da Faculdade de Medicina do ABC (FMABC).

Pablo Eduardo Elias
Médico Assistente da Disciplina de Cirurgia Plástica da Faculdade de Medicina do ABC (FMABC). Membro Titular da Sociedade Brasileira de Cirurgia Plástica (SBCP).

Pâmela Spina Capitão
Médica Residente em Neurocirurgia pela Faculdade de Medicina do ABC (FMABC).

Paulo César Rozental
Residência em Cirurgia Geral pelo Hospital do Servidor Público Municipal de São Paulo (HSPM). Residência em Videolaparoscopia pela Universidade de Santo Amaro (Unisa) Hospital Geral do Grajaú (HGG), São Paulo. MBA Executivo em Saúde pela Fundação Getúlio Vargas (FGV), Rio de Janeiro.

Paulo Vitor Sóla Gimenes
Residente de Cirurgia de Cabeça e Pescoço do Hospital das Clínicas da Faculdade de Medicina da Universidade de São Paulo (FMUSP).

Pedro Prosperi Desenzi Ciaralo
Residência Médica em Cirurgia Geral pela Escola Paulista de Medicina da Universidade Federal de São Paulo (EPM/Unifesp). Residente de Cirurgia Torácica na Universidade de São Paulo (USP).

Rafael Basílio Guimarães
Médico Residente em Neurocirurgia pela Faculdade de Medicina do ABC (FMABC).

Rafael De Fina
Residência Médica em Cirurgia Geral pela Faculdade de Medicina do ABC (FMABC). Médico Residente em Cirurgia Plástica pela FMABC.

Rafael Fernandes Martins
Residência Médica de Clínica Médica pela Faculdade de Medicina do ABC (FMABC). Residência Médica de Cardiologia pelo Instituto Dante Pazzanese de Cardiologia (IDPC). Médico Residente de Métodos Gráficos pelo IDPC.

Rafael Rocha Tourinho-Barbosa
Residência Médica em Cirurgia Geral pela Escola Paulista de Medicina (EPM/Unifesp). Médico Residente em Urologia pela Faculdade de Medicina do ABC (FMABC).

Rafaela Lima Santos
Residência Médica em Cirurgia Geral pelo Hospital Santa Marcelina, São Paulo (HSM). Médica Residente em Urologia pela Faculdade de Medicina do ABC (FMABC).

Raina Caterina Coelho Arrais
Médica pela Faculdade de Medicina da Universidade Federal do Pará (UFPA). Cirurgiã Geral pela Escola Paulista de Medicina da Universidade Federal de São Paulo (EPM/Unifesp).

Raquel Yumi Yonamine
Médica Residente em Cirurgia do Aparelho Digestivo pela Faculdade de Medicina do ABC (FMABC).

Renan Machado Bianchi
Médico Residente em Cirurgia Geral pela Faculdade de Medicina do ABC (FMABC).

Renata Gimenez Costa Moreno
Médica Residente em Ginecologia e Obstetrícia pela Faculdade de Medicina do ABC (FMABC).

Ricardo José Fontes de Bragança
Fellowship em Uro-Oncologia, Cirurgia Laparoscópica e Robótica pela Faculdade de Medicina do ABC (FMABC).

Roberta França Spener
Residência Médica em Cirurgia Geral pela Faculdade de Medicina do ABC (FMABC). Médica Residente em Cirurgia Plástica pela (FMABC).

Rodrigo Barbosa Novais
Médico Residente em Cirurgia do Aparelho Digestivo pela Faculdade de Medicina do ABC (FMABC).

Rodrigo José Nina Ferreira
Médico com Residência Médica em Cirurgia Geral pela Faculdade de Medicina de São José do Rio Preto (FAMERP). Residência Médica em Cirurgia Torácica pela Universidade Federal de São Paulo (EPM/Unifesp). Formação com Área de Atuação em Broncoscopia pela Universidade Federal de São Paulo (EPM/Unifesp).

Rogério Aparecido Dedivitis
Professor Livre-docente pelo Departamento de Cirurgia da Faculdade de Medicina da Universidade de São Paulo (FMUSP) e Chefe do Grupo de Laringe do Serviço de Cirurgia de Cabeça e Pescoço do Hospital das Clínicas da Faculdade de Medicina da Universidade de São Paulo (HC-FMUSP).

Rogério Tadeu Palma
Professor Auxiliar da Disciplina de Cirurgia Geral e do Aparelho Digestivo da Faculdade de Medicina do ABC (FMABC). Membro titular do Colégio Brasileiro de Cirurgia Digestiva, da Federação Brasileira de Gastroenterologia (FBG), do Colégio Brasileiro de Cirurgiões (CBC) e da Sociedade Brasileira de Coloproctologia (SBC).

Ronaldo Barbosa Oliveira
Médico Assistente em Cirurgia do Aparelho Digestivo do Hospital Estadual Mário Covas da Faculdade de Medicina do ABC (FMABC). Titular do Colégio Brasileiro de Cirurgia Digestiva (CBCD). Titular em Cirurgia Bariátrica e Metabólica pela Sociedade Brasileira de Cirurgia Bariátrica e Metabólica (SBCBM). Especialista em Videolaparoscopia pelo CBCD.

Ruy Vilela Coimbra Neto
Residência Médica em Cirurgia Geral pela Escola Paulista de Medicina da Universidade Federal de São Paulo (EPM/Unifesp). Residente de Cirurgia Plástica na EPM/Unifesp.

Sandra Di Felice Boratto
Coordenadora do Programa Residência Médica em Coloproctologia da Faculdade de Medicina do ABC (FMABC). Membro Titular da Sociedade Brasileira de Coloproctologia (SBC). Professora Afiliada da Disciplina de Cirurgia Geral e do Aparelho Digestivo da (FMABC).

Sérgio Henrique Couto Horta
Médico Assistente em Proctologia pelo Hospital de Clínicas da Faculdade de Medicina do ABC (FMABC), e Instituto de Infectologia Emílio Ribas.

Sérgio Samir Arap
Professor Livre-docente pelo Departamento de Cirurgia da Faculdade de Medicina da Universidade de São Paulo (FMUSP) e Assistente do Grupo de Paratireoide do Serviço de Cirurgia de Cabeça e Pescoço do Hospital das Clínicas da Faculdade de Medicina da Universidade de São Paulo (HC-FMUSP).

Shirley Lumi Nishitsuka
Médica Graduada pela Faculdade de Medicina de Marília (Famema). Residência Médica de Cirurgia Geral no Hospital Heliópolis. Residência Médica de Cirurgia do Aparelho Digestivo pela Faculdade de Medicina do ABC (FMABC).

Taciane Procópio Assunção
Médica Residente em Cirurgia Vascular pela Faculdade de Medicina do ABC (FMABC).

Thabata Carlesso Pimenta
Médica Residente em Cirurgia Vascular pela Faculdade de Medicina do ABC (FMABC).

Thaís Chehuen Bicalho
Médica Residente em Cirurgia Vascular pela Faculdade de Medicina do ABC (FMABC).

Thaís Menezes de Andrade
Médica Residente em Cirurgia Geral pela Faculdade de Medicina do ABC (FMABC).

Thalita Mara Uehara
Preceptora do Serviço de Cirurgia de Cabeça e Pescoço do Hospital das Clínicas da Faculdade de Medicina da Universidade de São Paulo (HC-FMUSP).

Thatiana Guerrieri
Médica Colaboradora do Departamento de Otorrinolaringologia e Cirurgia de Cabeça e Pescoço da Universidade Federal de São Paulo (Unifesp). Residência Médica em Cirurgia Geral pela Universidade Estadual de Campinas (Unicamp). Residência Médica em Cirurgia de Cabeça e Pescoço pela Unifesp. Título de Especialista em Cirurgia de Cabeça e Pescoço. Membro Efetivo da Sociedade Brasileira de Cirurgia de Cabeça e Pescoço (SBCCP).

Thiago Bassaneze
Médico Assistente em Cirurgia Geral e do Aparelho Digestivo do Hospital Estadual Mário Covas da Faculdade de Medicina do ABC (FMABC). Mestrado em Gastroenterologia Cirúrgica pelo Hospital do Servidor Público Estadual (HSPE).

Thiago Fernandes Negris Lima
Residência Médica em Cirurgia Geral pela Escola Paulista de Medicina da Universidade Federal de São Paulo (EPM/Unifesp). Médico Residente em Urologia pela Faculdade de Medicina do ABC (FMABC).

Thiago Linck Pazeto
Acadêmico em Medicina pela Universidade Federal do Paraná (UFPR).

Thiago Marin Ramos
Residente de Cirurgia de Cabeça e Pescoço do Hospital das Clínicas da Faculdade de Medicina da Universidade de São Paulo (HC-FMUSP).

Vergilius José Furtado de Araújo Filho
Professor Livre-docente pelo Departamento de Cirurgia da Faculdade de Medicina da Universidade de São Paulo (FMUSP) e Chefe do Grupo de Doenças Benignas da Tireoide do Serviço de Cirurgia de Cabeça e Pescoço do Hospital das Clínicas da Faculdade de Medicina da Universidade de São Paulo (HC-FMUSP).

Vergilius José Furtado de Araújo Neto
Residente de Cirurgia de Cabeça e Pescoço do Hospital das Clínicas da Faculdade de Medicina da Universidade de São Paulo (HC-FMUSP).

Victor Fernandes Negris Lima
Acadêmico em Medicina pela Faculdade Brasileira (Multivix), Vitória/ES.

Victor Hugo Hernandez Diaz
Residente de Cirurgia de Cabeça e Pescoço do Hospital das Clínicas da Faculdade de Medicina da Universidade de São Paulo (FMUSP).

Victor Hugo Lara Cardoso de Sá
Médico Assistente da Disciplina de Cirurgia Plástica da Faculdade de Medicina do ABC (FMABC).

Vivian Sati Oba Bourroul
Médica Assistente em Cirurgia Geral e do Aparelho Digestivo do Hospital Mário Covas da Faculdade de Medicina do ABC (FMABC) e do Hospital do Servidor Público Estadual de São Paulo (HSPE-SP). Especialista em Coloproctologia pela Sociedade Brasileira de Coloproctologia (SBC). Membro Titular do Colégio Brasileiro de Cirurgiões (CBC).

Walyson Naves Gonçalves
Médico pela Escola Paulista de Medicina da Universidade Federal de São Paulo (EPM/Unifesp). Cirurgião Geral pela EPM/Unifesp.

Wanderson Gonçalves de Almeida Lage
Médico Residente em Cirurgia Geral pela Faculdade de Medicina do ABC (FMABC).

Willy Baccaglini
Residência Médica em Cirurgia Geral pela Faculdade de Ciências Médicas da Irmandade Santa Casa de Misericórdia de São Paulo (SCMSP). Médico Residente em Urologia pela Faculdade de Medicina do ABC (FMABC).

Zélia Maria de Sousa Campos
Professora da Disciplina de Diagnóstico por Imagem da Faculdade de Medicina do ABC (FMABC). Doutorado em Radiologia pela Faculdade de Medicina da Universidade de São Paulo (USP). Médica Assistente do Hospital Estadual Mário Covas da FMABC.

Prefácio

A publicação do volume *Cirurgia Geral – Especialidades Cirúrgicas* da *Coleção Residência Médica*, dos editores Davi Jing Jue Liu e Flavio Taniguchi, pela Editora Atheneu, representa um marco inédito na literatura médica brasileira. O ineditismo é justificado pela participação conjunta de residentes das diversas áreas de atuação como editores-associados e como autores de cada um dos capítulos do volume dessa coleção, junto com profissionais médicos e da área da Saúde com vivência intensa no manejo do doente cirúrgico. Essa característica distintiva oferece a contribuição da visão crítica do residente em relação aos desafios da Cirurgia Geral e das Especialidades Cirúrgicas que ocorrem no cotidiano da atuação dos médicos residentes em suas diferentes atribuições ao longo de seu período de formação. Nesta obra, além dos capítulos fundamentais para a formação adequada dos médicos residentes, destacam-se aqueles que abordam os aspectos mais atuais na área de Cirurgia Geral e nas principais especialidades cirúrgicas, incluindo as novas modalidades de acesso aos órgãos e estruturas, atitudes que contribuem para a segurança do procedimento cirúrgico, exames para a avaliação adequada da doença e as complicações mais frequentes dos diferentes tratamentos cirúrgicos. Como é facilmente constatado pelo leitor, praticamente todas as especialidades médicas encontram-se em destaque nos capítulos desta obra.

Os profissionais médicos autores dos capítulos são todos profundamente envolvidos nos diferentes Programas de Residência Médica e participam diariamente da formação dos residentes e, por isso, captam a maneira de abordar cada um dos capítulos do ponto de vista do residente, sem deixar de fornecer as informações principais necessárias para a condução de cada doente ou de cada procedimento.

No meu julgamento e numa visão reducionista, porém emblemática, duas perguntas devem sempre vir à mente de cada médico residente durante seu período de treinamento em serviço: (i) o que aprendi com o procedimento em que participei e (ii) o que poderia ter sido realizado de forma diferente. A publicação de uma obra como a presente, com a participação efetiva de médicos residentes na elaboração dos capítulos, contribui para a consolidação dessas questões emblemáticas que creio ser parte importante da solidificação da formação desses profissionais em um Programa de Residência Médica na área cirúrgica.

Para manter esta obra atualizada é compromisso dos editores-associados que periodicamente ela seja atualizada e aperfeiçoada, acompanhando a natural e inevitável evolução da ciência médica e suas interfaces com a ciência cirúrgica.

Jaques Waisberg

Sumário

Seção 1 Introdução à Cirurgia 1
Coordenador: Ricardo Moreno

1. **Avaliação Perioperatória – Escalas de Gravidade, 3**
   Rafael Fernandes Martins
   José Alexandre da Silveira

2. **Avaliação Nutricional no Paciente Cirúrgico, 13**
   Ricardo Moreno
   Melina Gouveia Castro

3. **Resposta Metabólica ao Trauma, 19**
   Ricardo Moreno
   Melina Gouveia Castro

4. **Anestesia e Cirurgia, 25**
   Eduardo Arbache Bezerra
   Esther Alessandra Rocha

5. **Antibióticos em Cirurgia – Conceitos Básicos, 33**
   Ricardo Moreno
   Gustavo Ramalho Fernandes
   Murilo de Assis e Silva
   Adilson Joaquim Westheimer Cavalcante

6. **Laparotomia, Laparoscopia e Cirurgia Robótica – Princípios Básicos e Aspectos Técnicos, 43**
   Karina Scalabrin Longo
   Hermínio Cabral de Rezende Junior
   Rogério Tadeu Palma

7. **Ventilação Mecânica em Cirurgia, 55**
   Rafael Fernandes Martins
   Ary Serpa Neto

8. **Segurança Perioperatória do Paciente, 61**
   Fernanda Batistini Yamada
   José Antônio Bento

9. **Normas Gerais da Descrição da Operação, 65**
   Fernanda Batistini Yamada
   José Antônio Bento

Seção 2 Urgências Traumáticas, 69
Coordenadores: Guilherme Andrade Peixoto e Ricardo Moreno

10. **Conduta Normativa no Politraumatizado, 71**
    Lia Ormieres Costa
    Marcelo José Miotto

11. **Choque, 79**
    Caio Dal Moro Alves
    Mário Paulo Faro Junior

12. **Ferimentos de Partes Moles, 85**
    Gabriela Neves Palermo
    Danielle Morimoto
    Elita Cruz Silva

13. **Traumatismo Raquimedular, 95**
    Pâmela Spina Capitão
    Rafael Basílio Guimarães
    Marcos Antônio Pereira do Rêgo

14. **Trauma Cranioencefálico, 103**
    Rafael Basílio Guimarães
    Pâmela Spina Capitão
    Marcos Antônio Pereira do Rêgo

15. Trauma Cervical, 113
Haroldo Martins e Silva Junior
Larissa Izumi Fujii
Thatiana Guerrieri
Adriana Terumi Shimozono
João Henrique Zanotelli dos Santos

16. Trauma Torácico, 123
Marcia Harumi Yamazumi
Guilherme José Farias
Bruno Henrique Pinto Gomes
Rodrigo José Nina Ferreira
Eduardo Iwanaga Leão

17. Trauma Abdominal, 137
Karina Scalabrin Longo
Arthur Cardoso Del Papa
Felipe Emanuel Fuhro

18. Trauma em Gestante e Reanimação Materna, 153
Renata Gimenez Costa Moreno
Álvaro José Faria de Souza

19. Trauma Urológico, 169
Guilherme Andrade Peixoto
Milton Ghirelli Filho

20. Queimaduras, 185
Bruno Vella Páteo
Cláudia Moura Ribeiro da Silva
Victor Hugo Lara Cardoso de Sá

21. *Damage Control* – Cirurgia de Controle de Danos, 193
Karina Scalabrin Longo
Mário Paulo Faro Junior

Seção 3 Urgências Não Traumáticas, 201
Coordenador: Luiz Augusto Lucas Martins de Rizzo

22. Emergências Vasculares, 203
Aska Moriyama
Luiz Augusto Lucas Martins de Rizzo
Francisco Cialdine Frota Carneiro Junior

23. Hemorragia Digestiva Alta, 247
Arthur Cristiano Baston
Fábio Eiti Nishibe Minamoto

24. Hemorragia Digestiva Baixa, 257
Amanda Aquino de Miranda Pombo
Diego Adão Fanti Silva

25. Abscessos Cervicais, 263
Daniel Kitayama Shiraiwa
Adriana Terumi Shimozono
João Henrique Zanotelli dos Santos
Thatiana Guerrieri
Larissa Izumi Fujii

26. Abdome Agudo Obstrutivo, 279
Raina Caterina Coelho Arrais
Diego Adão Fanti Silva

27. Abdome Agudo Vascular, 293
Francisco Cialdine Frota Carneiro Junior
Marco Aurélio Santo Filho

28. Doença Inflamatória Pélvica (DIP), 303
Mariana Raffo Pereda
Natalia Staut Pinhal
Diego Adão Fanti Silva
Maria Gabriela Baumgarten Kuster Uyeda

29. Abdome Agudo Perfurativo, 307
Luiz Augusto Lucas Martins de Rizzo
Diego Adão Fanti Silva

30. Abdome Agudo na Gestante, 315
Jônatas Teixeira Santos
Beatriz Pavin de Toledo
Maria Gabriela Baumgarten Kuster Uyeda

31. Urgências Urológicas Não Traumáticas, 327
Guilherme Andrade Peixoto
Milton Ghirelli Filho

32. Evisceração, 343
Miguel Rodolpho Benjamin
Diego Adão Fanti Silva

33. Síndrome Compartimental Abdominal, 347
Walyson Naves Gonçalves
Diego Adão Fanti Silva

Seção 4 Cirurgia do Aparelho Digestivo, 353
Coordenador: Ricardo Moreno

34. Contribuição dos Métodos de Imagem nas Afecções do Aparelho Digestivo, 355
Daniela Valentini Fernandes
André Brunheroto
Zélia Maria de Sousa Campos

35. Doenças Benignas do Esôfago, 363
Ricardo Moreno
Wanderson Gonçalves de Almeida Lage
Felipe Augusto Yamauti Ferreira
Adriano Miyake

36. Esôfago de Barret, 387
Ricardo Moreno
Adriano Miyake

37. Câncer de Esôfago, 395
Ricardo Moreno
Karina Scalabrin Longo
Alexandre Cruz Henriques

38. pHmetria, Impedanciometria e Manometria Esofágicas, 407
Renan Machado Bianchi
Carlos Eduardo Rodante Corsi

39. Doença do Refluxo Gastroesofágico, 417
Ricardo Moreno
Bruno Mirandola Bulisani
Vivian Sati Oba Bourroul

40. Doença Ulcerosa Péptica, 427
Ricardo Moreno
Bruno Mirandola Bulisani
Vivian Sati Oba Bourroul

41. Hérnia de Hiato, 435
Ricardo Moreno
Felipe Augusto Yamauti Ferreira
Carlos Alberto Godinho

42. Câncer Gástrico, 449
Felipe Augusto Yamauti Ferreira
Ricardo Moreno
Fernando Simionato Perrotta

43. Vesícula Biliar e Vias Biliares, 469
Diego Ferreira de Andrade Garcia
Fernando Furlan Nunes
Fabiana Damiani Korsakoff
Paulo César Rozental

44. Colangiocarcinoma, 481
Ricardo Moreno
Marcus Paulo Lemos Lemes
Jaques Waisberg

45. Neoplasia da Vesícula Biliar, 487
Ricardo Moreno
Marcus Paulo Lemos Lemes
Jaques Waisberg

46. Pancreatite Aguda, 495
Karina Scalabrin Longo
Shirley Lumi Nishitsuka

47. Pancreatite Crônica, 505
Karina Scalabrin Longo
Ricardo Moreno
Felipe Emanuel Fuhro
Maurício Campanelli Costas

48. Câncer de Pâncreas, 515
Ricardo Moreno
Bruno Mirandola Bulisani
Thiago Bassaneze

49. Tumores Neuroendócrinos do Pâncreas, 529
Bruno Mirandola Bulisani
Maurício Campanelli Costas

50. Neoplasia Mucinosa Papilar Intraductal, 535
Bruno Mirandola Bulisani
Maurício Campanelli Costas

51. Tumores Benignos do Fígado, 541
Ricardo Moreno
Rodrigo Barbosa Novais
Marcus Paulo Lemos Lemes

52. Transplante Hepático, 555
Karina Scalabrin Longo
Marcus Paulo Lemos Lemes

53. Hepatocarcinoma, 563
Ricardo Moreno
Rodrigo Barbosa Novais
Marcus Paulo Lemos Lemes

54. Doenças Raras do Apêndice Cecal, 579
Ricardo Moreno
Mariane Antonieta Menino Campos
Marcelo José Miotto

55. Megacólon Chagásico, 593
Raquel Yumi Yonamine
Rogério Tadeu Palma

56. Doença Diverticular dos Cólons, 597
Raquel Yumi Yonamine
Rogério Tadeu Palma

57. Doença de Crohn e Retocolite Ulcerativa, 601
Raquel Yumi Yonamine
Rogério Tadeu Palma

58. Endometriose Profunda, 609
Fábio Piovezan Fonte
Rogério Tadeu Palma

59. Câncer Colorretal, 617
Karina Scalabrin Longo
Flávia Balsamo

60. Câncer do Canal Anal, 635
Fábio Piovezan Fonte
Sérgio Henrique Couto Horta

61. Doenças Orificiais, 641
Raquel Yumi Yonamine
Rogério Tadeu Palma
Sandra Di Felice Boratto

62. Prolapso e Procidência Retal, 649
Raquel Yumi Yonamine
Rogério Tadeu Palma

63. Hérnias da Parede Abdominal, 655
Ricardo Moreno
Maurício Campanelli Costas

64. Cirurgia Bariátrica e Metabólica, 675
Maurício Aguiar Reis
Ronaldo Barbosa Oliveira

65. Complicações em Cirurgia Bariátrica, 687
Ana Caroline Fernandes Fontinele
Ronaldo Barbosa Oliveira

Seção 5 Cirurgia Oncológica, 695
Coordenador: Ricardo Moreno

66. Princípios da Cirurgia Oncológica, 697
Mariane Antonieta Menino Campos
Clovis Augusto Borges do Nascimento

67. Tumores de Retroperitônio no Adulto, 703
Juliana Giangiardi Batista
Clovis Augusto Borges do Nascimento

68. Tumores de Partes Moles, 711
Felipe Labaki Pavarino
Clovis Augusto Borges do Nascimento

Seção 6 Cirurgia de Cabeça e Pescoço, 717
Coordenadores: Cláudio Roberto Cernea e Daniel Abreu Rocha

69. Traqueostomia, 719
Antonio Carlos de Moura Neto
Adriana Terumi Shimozono
Thatiana Guerrieri
Larissa Izumi Fujii
Rodrigo José Nina Ferreira
Eduardo Iwanaga Leão

70. Estenose de Traqueia, 731
Jean Michel Milani
Rodrigo José Nina Ferreira
Eduardo Iwanaga Leão

71. Diagnóstico Diferencial dos Tumores Cervicais, 739
Daniel Abreu Rocha
Victor Hugo Hernandez Diaz
Flávio Carneiro Hojaij
Cláudio Roberto Cernea

72. Conduta no Nódulo de Tireoide, 749
Carlos Esteban Betancourt Aguero
Danielli Matsuura
Felipe Augusto Brasileiro Vanderlei
Vergilius José Furtado de Araújo Filho

73. Carcinoma Escamocelular de Boca e Orofaringe, 755
Daniel Abreu Rocha
Thalita Mara Uehara
Chin Shien Lin
Marco Aurélio Vamondes Kulcsar

74. Câncer de Pele em Cabeça e Pescoço, 765
Paulo Vitor Sóla Gimenes
Lorenzo Fernandes Moça Trevisani
André Bandiera de Oliveira Santos
Dorival de Carlucci Júnior

75. Câncer de Laringe, 781
Hugo Aguiar Carneiro Araújo
Adriana Santos de Oliveira
Daniel Marin Ramos
Rogério Aparecido Dedivitis

76. Câncer Bem Diferenciado de Tireoide, 793
Carmen Monserrath Acosta Naranjo
Ana Graciela Ortiz
Marcos Roberto Tavares

77. Esvaziamento Cervical, 807
Thiago Marin Ramos
Leticia de Franceschi
Fábio de Aquino Capelli
José de Souza Brandão
Leandro Luongo de Matos

78. Doenças das Glândulas Paratireoides, 815
Jonathan Györfy Ghetler
Vergilius José Furtado de Araújo Neto
Sérgio Samir Arap
Fábio Luiz de Menezes Montenegro

Seção 7 Cirurgia Vascular, 827
Coordenador: Thabata Carlesso Pimenta

79. Varizes dos Membros Inferiores 829
Manuella Missawa de Oliveira
Marta Osório de Moraes
Bruno Oliveira Cardelino

80. Tromboembolismo Venoso, 841
João Antonio Correa
Taciane Procópio Assunção

81. Doença Arterial Obstrutiva Periférica (DAOP), 849
Thabata Carlesso Pimenta
Alexandre César Fioretti

82. Aneurismas, 855
Nathália Kitamoto Cardoso
Thaís Chehuen Bicalho
Bruno Oliveira Cardelino
Agenor José Vasconcelos Costa

83. Pé Diabético, 863
Alexandre César Fioretti
Thaís Chehuen Bicalho
Nathália Kitamoto Cardoso

Seção 8 Cirurgia Cardiotorácica, 871
Coordenador: Luiz Augusto Lucas Martins de Rizzo

84. Derrame Pleural, 873
Pedro Prosperi Desenzi Ciaralo
Rodrigo José Nina Ferreira
Eduardo Iwanaga Leão

85. Afecções Infecciosas do Pulmão de Tratamento Cirúrgico, 887
Jones Pessoa dos Santos Junior
Rodrigo José Nina Ferreira
Eduardo Iwanaga Leão

86. **Câncer de Pulmão**, 899
   Ruy Vilela Coimbra Neto
87. **Tumores Mediastinais**, 909
   Luciano Eduardo Grisotto Junior
   Eduardo Iwanaga Leão

Seção 9 Cirurgia Plástica, 919
Coordenadora: Claudia Moura Ribeiro da Silva

88. **Cicatrização e Cuidados de Feridas**, 921
   Pablo Eduardo Elias
   Diego Matos de Vasconcelos
   Lucas Teixeira Baldo
89. **Enxertos e Retalhos**, 929
   Rafael De Fina
   Roberta França Spener
   Maurício Yoshida

Seção 10 Cirurgia Urológica, 937
Coordenador: Guilherme Andrade Peixoto

90. **Hiperplasia Prostática Benigna (HPB)**, 939
   Thiago Fernandes Negris Lima
   Victor Fernandes Negris Lima
   Cesar Augusto Braz Juliano
91. **Câncer de Próstata**, 945
   Rafael Rocha Tourinho-Barbosa
   Ricardo José Fontes de Bragança
   Marcos Tobias-Machado
92. **Câncer de Bexiga**, 953
   Cristiano Linck Pazeto
   Thiago Linck Pazeto
   Carlos Ricardo Doi Bautzer
93. **Tumores Renais**, 961
   Rafaela Lima Santos
   Oseas de Castro Neves Neto

94. Câncer de Testículo, 973
Willy Baccaglini
Gustavo Ramalho Fernandes
Alexandre Gomes Sibanto Simões

95. Litíase Renal – Condutas de Urgência, 985
Maira Cristina Silva
Mário Henrique Mattos

96. Doenças Sexualmente Transmissíveis 997
Frederico Timoteo Silva Cunha
Marcela Juliano Silva
Fábio José Nascimento

Seção 11 Procedimentos Auxiliares, 1013
Coordenador: Guilherme Andrade Peixoto

97. Drenagem Percutânea de Coleções Abdominais Orientada por Imagem, 1015
Maria Carolina de Moraes Sarmento
Maria Cláudia Oba
Claudio Campi de Castro

98. Cuidados Paliativos em Cirurgia, 1023
Karina Perez Sacardo

99. Declaração de Óbito, 1035
Thaís Menezes de Andrade
Ivan Dieb Miziara

Índice Remissivo 1043

Seção 1

Introdução à Cirurgia

Coordenador: Ricardo Moreno

Capítulo 1

Avaliação Perioperatória – Escalas de Gravidade

Rafael Fernandes Martins
José Alexandre da Silveira

■ INTRODUÇÃO

Por definição, o período perioperatório compreende o intervalo pré, intra e pós-operatório (até 30 dias). Neste período, a incidência de complicações fatais em cirurgias não cardíacas é de 0,8% a 1,5% e as complicações cardiovasculares são responsáveis por 42% desta mortalidade. O objetivo da avalição perioperatória é minimizar o risco de desfecho desfavorável neste período. A anamnese dirigida e o exame físico são de fundamental importância para identificar os pacientes com maior risco de eventos adversos, solicitar exames complementares quando necessário e introduzir fármacos quando pertinente.

■ ESCORES DE AVALIAÇÃO PERIOPERATÓRIA EM CIRURGIAS NÃO CARDÍACAS

Ao longo dos anos, diversos escores foram desenvolvidos para auxiliar o médico durante a avaliação perioperatória. É importante ressaltar que nenhum escore substitui a experiência médica. Caso haja discrepância entre o risco calculado e a impressão do profissional, esta deve ser documentada na avaliação perioperatória.

Na Tabela 1.1, a seguir, nenhum escore mostrou-se superior ao outro, porém, cada ferramenta apresenta vantagens e desvantagens que devem ser levadas em consideração.

Tabela 1.1
Comparação entre os escores de risco perioperatório.

Escore	Vantagens	Desvantagens	Desfecho
ACP	Fácil execução Sugere o manejo pós-escore	Não considera a capacidade funcional; Nos pacientes com eletrocardiograma (ECG) não interpretável para isquemia (portador de marca-passo, fibrilação atrial), o escore pode ser subestimado; Não considera o porte da cirurgia.	• Morte cardíaca • IAM
EMAPO	Dirigido à população brasileira	Não apresenta proposta de manejo pós-escore; Múltiplos itens; Complexo.	• Morte cardíaca • IAM
Índice cardíaco revisado de Lee:	Fácil execução	Não apresenta validação na população brasileira; Não avalia o manejo do paciente de alto risco; Não contempla idade, classe funcional de angina (CCS) ou classe funcional de insuficiência cardíaca (NYHA).	• IAM • EAP • FV ou PCR de etiologia cardiovascular • BAVT • Não inclui mortalidade total
"Vascular Study" Group Cardiac Risk Index (Lee Vasc)	Pode substituir o índice cardíaco revisado de Lee em cirurgias vasculares;	Não foi estudado na população brasileira	• Arritmia cardíaca com necessidade de tratamento medicamentoso ou CVE • IAM • IC descompensada

Legenda: IAM: infarto agudo do miocárdio; EAP: edema agudo pulmonar; FV: fibrilação ventricular; PCR: parada cardiorrespiratória; BAVT: bloqueio atrioventricular total; IC: insuficiência cardíaca; CVE: cardioversão elétrica.
Fonte: acervo dos autores.

PACIENTE DE MAIOR RISCO PERIOPERATÓRIO – ÍNDICE CARDÍACO REVISADO DE LEE

O índice cardíaco revisado de Lee foi derivado de um estudo de coorte prospectivo com 4315 pacientes acima de 50 anos, clinicamente estáveis, submetidos à cirurgia não cardíaca de grande porte. Na Tabela 1.2 foi possível identificar seis variáveis relacionadas com complicações cardíacas maiores. Apesar deste estudo não ter definido qual o manejo dos pacientes de maior risco, o autor sugere que os pacientes de pelo menos risco intermediário (classe III) possam se beneficiar de testes não invasivos.

Tabela 1.2
Índice cardíaco revisado de Lee.

Variáveis de mesmo peso	Risco de complicações maiores*
• Cirurgia de alto risco (ex. cirurgia vascular)	Classe I (0 ponto) _____ 0,4%
• Cardiopatia isquêmica	
• História de insuficiência cardíaca	Classe II (1 ponto) _____ 0,6%
• História de doença cerebral vascular	
• Diabetes melito (necessidade de uso de insulina)	Classe III (2 pontos) _____ 6,6%
• Creatinina > 2,0 mg/dL	Classe IV (3 ou mais pontos) 11%

*Complicações maiores: infarto do miocárdio, edema pulmonar, bloqueio AV total e parada cardiorrespiratória ou fibrilação ventricular.
Fonte: acervo dos autores.

RISCO CIRÚRGICO DE ACORDO COM O TIPO DE CIRURGIA

Os procedimentos cirúrgicos podem ser divididos em: **baixo, intermediário e alto risco** para mortalidade e IAM não fatal em 30 dias. Este risco pode variar de acordo com cada instituição e experiência do cirurgião, portanto, não se deve negligenciar as taxas de complicação de cada instituição quando se decide operar um paciente (Tabela 1.3).

AVALIAÇÃO PERIOPERATÓRIA E EXAMES SUPLEMENTARES

A isquemia miocárdica, a doença valvar e a disfunção ventricular são variáveis que influenciam os desfechos prognósticos no pós-operatório. A capacidade funcional é uma variável prognóstica independente da mortalidade, portanto, quanto melhor a capacidade funcional, melhor será o prognóstico, independente das comorbidades do paciente. Sendo assim, exames suplementares não trariam benefícios em situações de boa capacidade funcional, exceto nos casos em que o médico julgue que determinado exame irá alterar o manejo perioperatório (tipo de cirurgia, técnica anestésica e/ou prognóstico em longo prazo).

Tabela 1.3
Risco cirúrgico conforme tipo de procedimento.

Baixo risco: < 1%	Risco Intermediário: 1%-5%	Alto risco: > 5%
Procedimentos superficiais	Intraperitoneal:	Aórtica e cirurgia vascular maior
Mama	Esplenectomia	Tromboembolectomia,
Odontológico	Hérnia de hiato	Revascularização periférica via aberta ou amputação
Tireoide	Colecistectomia	
Oftalmológico	Carótida sintomática	
Reconstrutiva	Angioplastia arterial periférica	Cirurgia duodenopancreática
Carótida assintomática: *stent* ou endarterectomia	Reparo endovascular de aneurisma	Ressecção hepática
Ginecológica menor	Cirurgia de cabeça e pescoço	Cirurgia de ducto biliar
Ortopédica menor		Esofagectomia
Urológica menor	Ortopédica maior	Cirurgia intestinal
	Neurológica maior	Ressecção adrenal
	Tx renal	Cistectomia total
	Intratorácico: não maior	Pneumectomia
		Tx hepático ou pulmonar

Fonte: adaptada de Glance *et al.*, 2014.

Para pacientes com fraca capacidade funcional (vide Tabela 1.4), do qual suspeita-se de doença cardiovascular limitante, o exame adicional direcionado para doença em questão, quando possível, deve ser solicitado antes da cirurgia. Perceba que, nesta situação, o exame diagnóstico seria solicitado independentemente da realização da cirurgia.

Tabela 1.4
Capacidade funcional baseada em atividades do cotidiano.

> 4 METs	⟶	10 METs
Subir 2 lances de escadas sem pausa	Esfregar pisos	Esportes extenuantes: natação, futebol, tênis simples
Andar em aclives em velocidade normal	Carregar mobília pesada	

Legenda: fraca capacidade funcional ≤ 4 METs; MET: equivalente metabólico.
Fonte: adaptada de Kristensen *et al.*

Tabela 1.5
Exames complementares no perioperatório.

Exame	Contexto	Recomendação	N.E
Raio X de tórax	Sem indicação específica de rotina	III	C
Eletrocardiograma	Paciente com fator de risco submetido à cirurgia de intermediário/alto risco	I	C
Isquemia miocárdica Teste não invasivo	Cirurgia de alto risco, fraca capacidade funcional (≤ 4 METs) e 3 ou mais fatores de risco	I	C
	Cirurgia de alto/intermediário risco, fraca capacidade funcional (≤ 4 METs), e menos de 3 fatores de risco	IIb	C
	Cirurgia de baixo risco, independente dos fatores de risco do paciente	III	C
Isquemia miocárdica Cineangioco-ronariografia	Síndromes coronarianas agudas	I	A
	Resultados de testes não invasivos de alto risco	I	C
	Pacientes com indicação do exame, baseada nas diretrizes vigentes de doença arterial coronária, independente do procedimento cirúrgico, em operações eletivas	I	C
Função ventricular em repouso	Não é recomendada de rotina em cirurgias de intermediário e alto risco	III	C

Legenda: doença coronariana (história de angina, infarto); história de AVE (acidente vascular encefálico) ou AIT (ataque isquêmico transitório); DM (diabetes melito) insulinodependente; disfunção renal (creatinina menor que 60 mL/min/1,73 m²).
Fonte: acervo dos autores.

■ MANEJO DE FÁRMACOS NA CIRURGIA NÃO CARDÍACA

■▮ Betabloqueadores (BB)

Para pacientes que já faziam uso da medicação, esta deve ser mantida (I, B), salvo situações de hipotensão e bradicardia. Nos pacientes virgens de tratamento, quando há indicação do BB (disfunção ventricular e coronariopatia), a cirurgia deve ser adiada sempre que possível, para que se possa introduzir e titular a dose desta classe. Nesse caso, inicia-se em baixas doses, pelo menos 2 dias antes da cirurgia (idealmente 30 dias antes), para manter a frequência cardíaca entre 60 e 70 bpm (batimentos por minuto) e a pressão arterial sistólica acima de 100 mmHg (milímetros de mercúrio). O tempo de manutenção do BB no pós-operatório é incerto, exceto nas condições clínicas que justifiquem seu uso de forma contínua (disfunção ventricular, coronariopatia).

■▶ Estatinas

As estatinas devem ser mantidas nos pacientes que já faziam seu uso. Em pacientes submetidos à cirurgia vascular, independentemente do nível de colesterol, há evidência de redução de eventos cardíacos sem diminuir a mortalidade geral. O início da medicação deve ser realizado duas semanas antes do procedimento e mantido por um mês. Deve-se dar preferência para as estatinas de liberação prolongada.

Em pacientes submetidos à cirurgia não vascular, não há evidência para o uso da estatina, salvo nas condições clínicas que a justifique (por exemplo, profilaxia secundária de eventos isquêmicos cardíacos e cerebrais).

■▶ Antiagregantes plaquetários

O ácido acetilsalicílico no perioperatório aumenta em 50% o sangramento, porém, sem sangramentos considerados graves (exceto neurocirurgia e ressecções transuretrais – RTU de próstata). Numa população heterogênea e sub-representada do ponto de vista da doença arterial coronariana, em que eram excluídos os pacientes portadores de *stent* convencional ou farmacológico com menos de 6 semanas ou 1 ano, respectivamente, a manutenção ou a suspensão do ácido acetilsalicílico não apresentou diferença significativa para morte ou infarto não fatal em 30 dias e apresentou mais sangramento (P: 0,04). **Recomendação na profilaxia primária:** suspender o AAS 7 dias antes da cirurgia.

A mortalidade é alta (32%) na cirurgia dos portadores de *stents* que não completaram o tempo mínimo de dupla antiagregação (DAPT), seja por sangramento, quando se mantém a DAPT, ou por trombose de *stent*, quando ela é suspensa. **Recomendação na profilaxia secundária**: não suspender o AAS na maioria dos casos e, sempre que possível, adiar a cirurgia até completar o tempo mínimo de DAPT:

- 14 dias para procedimento com balão intracoronariano sem *stent*.
- 1 mês para *stent* convencional.
- 6 meses para *stents* farmacológicos de segunda e terceira geração.
- 1 ano para *stent*s farmacológicos de primeira geração.
- 1 ano para pacientes que foram vítimas de síndrome coronariana aguda.

Para pacientes que não podem esperar pela cirurgia (por exemplo, neoplasias com intenção curativa), orienta-se realizar o procedimento em hospitais com setor de hemodinâmica disponível para procedimentos de emergência (Fig. 1.1).

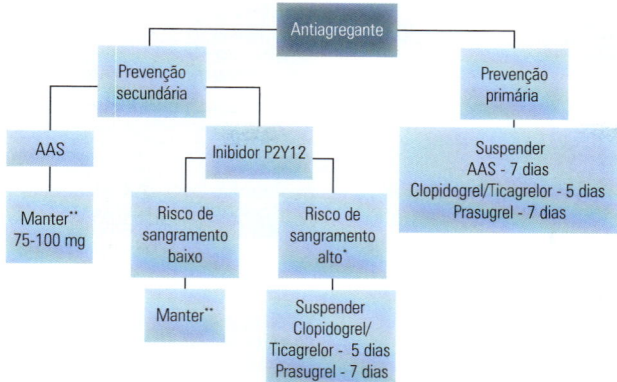

Fig. 1.1 – *Manejo do antiplaquetário no período perioperatório.*
*HASBLED ≥ 3.
**Exceto neurocirurgia e RTU de próstata.
Fonte: adaptada de "Livro-Texto da Sociedade Brasileira de Cardiologia – 2ª Ed. 2015".

Anticoagulantes (ACO): em pacientes de **alto risco para tromboembolismo (TE)**, interrompe-se 5 dias antes o ACO vitamina K dependente (varfarina ou marcoumar). Quando o INR atingir valores menores que 2,0, deve-se utilizar heparina em dose plena até 24 horas antes da cirurgia e o procedimento deve ser realizado com INR < 1,5. Nos pacientes em uso de anticoagulantes não vitamina K dependentes (antes chamados de NOACs), geralmente suspende-se 2 dias antes do procedimento. A conduta deve ser individualizada para os **pacientes de risco intermediário para TE**. Para os **pacientes de baixo risco para TE**, em geral, suspende-se o ACO sem realizar ponte com heparina (Fig. 1.2).

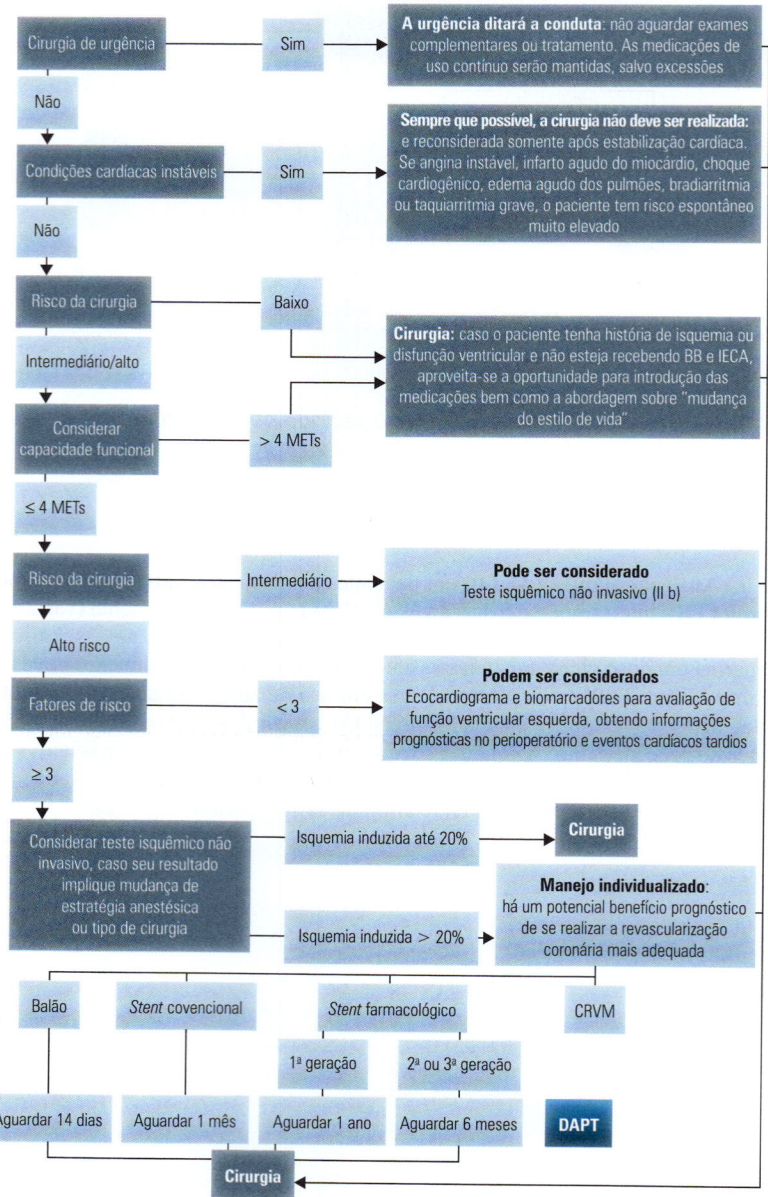

Fig. 1.2 – Sugestão de fluxograma para avaliação perioperatória. Os fatores de risco são baseados no escore de Lee.
Fonte: adaptada de Kristensen et al.

BIBLIOGRAFIA

1. Gualandro DM, Yu PC, Calderaro D, et al. II Diretriz de Avaliação Perioperatória da Sociedade Brasileira de Cardiologia. Arq Bras Cardiol 2011; 96(3 Suppl 1):1-68
2. Haynes AB, Weiser TG, Berry WR, et al. A surgical safety checklist to reduce morbidity and mortality in a global population. N Engl J Med 2009; 360(5):491-9.
3. Devereaux PJ, Chan MT, Alonso-Coello P, et al. Association between post-operative troponin levels and 30-day mortality among patients undergoing noncardiac surgery. JAMA 2012;307(21):2295-304.
4. Marques AC, Gualandro DM. Estratificação de risco de complicações cardiovasculares: os métodos e suas limitações. In: Moreira MCV, Montenegro SV, de Paola AAV. Livro-texto da Sociedade Brasileira de Cardiologia. 2 ed. Barueri (SP): Manole; 2015. p.1834-8.
5. Lee TH, Marcantonio ER, Mangione CM, et al. Derivation and prospective validation of a simple index for prediction of cardiac risk of major noncardiac surgery. Circulation 1999;100(10):1043-49.
6. Glance LG, Lustik SJ, Hannan EL, et al. The surgical mortality probability model: derivation and validation of a simple risk prediction rule for noncardiac surgery. Ann Surg 2012;255(4):696-702.
7. Kristensen SD, Knuuti J. New ESC/ESA Guidelines on non-cardiac surgery: cardiovascular assessment and management. Eur Heart J 2014; 35(35):2344–5.
8. Burger W, Chemnitius JM, Kneissl GD. Low-dose aspirin for secondary cardiovascular prevention: cardiovascular risks after its perioperative wirhdrawal versus bleeding risks wirht its continuitation - review and meta-analysis. J Intern Med 2005;257(5):399-414.
9. Devereaux PJ, Mrkobrada M, Sessler DI, et al. Aspirin in patients undergoing noncardiac surgery. N Engl J Med 2014;370(16):1494-503.

Capítulo 2

Avaliação Nutricional no Paciente Cirúrgico

Ricardo Moreno
Melina Gouveia Castro

● INTRODUÇÃO

Todo paciente a ser submetido à cirurgia de grande porte eletiva passa por um protocolo de planejamento para preparo e avaliações pré-operatórias, com o intuito de estratificar os riscos (cardiovascular, pulmonar, anestésico etc.). Esses pacientes, especialmente os que serão submetidos a qualquer cirurgia do aparelho digestivo, não podem ter sua avaliação nutricional pré-operatória negligenciada, pois, muitas vezes, especialmente quando se trata de pacientes oncológicos, uma terapia nutricional suplementar pré-operatória é necessária.

Essa terapia nutricional pré-operatória tem como objetivo preparar o paciente para a resposta metabólica ao trauma cirúrgico e não especificamente para compensar a perda ponderal dos últimos meses. Dessa forma, se for possível, o procedimento do paciente de alto risco nutricional deve ser adiado por alguns dias, para que haja uma especial atenção a esse suporte. Esse preparo à resposta metabólica envolve principalmente uma melhor resposta à resistência à insulina e à preservação/otimização da função muscular e do *status* proteico do paciente.

Os dois principais benefícios do suporte nutricional pré-operatório são o menor tempo de hospitalização e a menor incidência de infecções. Dessa forma, o suporte nutricional pré-operatório é um dos itens de programas de cuidados perioperatórios que visam a uma melhor recuperação pós-operatória do paciente, como o Projeto Acerto (Aceleração da Recuperação Total Pós-Operatória) e o ERAS (*Enhanced Recovery After Surgery*).

● AVALIAÇÃO NUTRICIONAL PRÉ-OPERATÓRIA

Pacientes com neoplasias malignas são os mais sujeitos à desnutrição crônica, principalmente quando se trata do trato gastrintestinal superior.

Três itens básicos devem ser levados em consideração na avaliação pré--operatória desses pacientes: *status* nutricional do paciente, porte da cirurgia proposta e eventuais alterações anatômicas pós-operatórias (p. ex.: gastrectomias), que podem predispor o paciente a um risco nutricional.

Porém, definir desnutrição e identificar pacientes de risco, apesar de alguns critérios já bem estabelecidos, ainda segue um desafio, havendo diversos escores e critérios diferentes na literatura. De um modo geral, ingesta alimentar insuficiente e presença de inflamação crônica ou aguda são os critérios mais incorporados nessa definição.

Dessa forma, os pacientes cirúrgicos podem ser classificados em dois grandes grupos de desnutrição: a relacionada à doença crônica e a relacionada à doença aguda. Em ambos os casos, definindo-se o risco nutricional elevado, indica-se a terapia nutricional.

Os marcadores bioquímicos mais utilizados nessa avaliação são a albumina e a pré-albumina séricas. Na avaliação do quadro inflamatório do paciente, a proteína C reativa sérica é a mais utilizada.

Segundo a *American Society for Parenteral and Enteral Nutrition* (Aspen), ingesta calórica, perda recente de peso, gordura corporal, massa muscular e força muscular também são critérios envolvidos no diagnóstico de desnutrição.

Um exame físico direcionado pode dar informações importantes em relação ao estado nutricional do paciente, como, por exemplo: pregras cutâneas (biciptal, triciptal, subescapular e suprailíaca), circunferência do braço, peso, estatura e cálculo do índice de massa corpórea (IMC).

Há vários escores utilizados nessa avaliação, como *Malnutrion Universal Screening Toll* (MUST), *Nutritional Risk Index* (NRI) e *Mini Nutritional Assessment* (MNA). Porém, os mais utilizados são o *Nutritional Risk Screening* (NRS-2002) e o *Subjective Global Assessment* (SGA ou Avaliação Subjetiva Global, ASG), os quais, segundo as diretrizes da Aspen, são validados como preditores de maior tempo de internação, complicações pós-operatórias e mortalidade.

A ASG consiste em um questionário aplicado ao paciente e leva em consideração perda de peso, alterações na ingesta alimentar, presença de sintomas gastrintestinais, repercussão na mobilidade do paciente no dia a dia e seu grau de estresse metabólico, perda de massa muscular, gorda e edema em regiões específicas (Fig. 2.1).

O NRS-2002, por sua vez, começa com a realização de quatro perguntas simples, de modo que uma resposta positiva já indica a realização da segunda etapa, que envolve critérios relacionados à avaliação nutricional e à gravidade da doença. Desta segunda etapa, obtém-se uma pontuação que, se maior ou igual a 3, classifica o paciente como em estado de risco nutricional. Vale ressaltar que idade maior ou igual a 70 anos acrescenta 1 ponto (Fig. 2.2).

Não está definido, entretanto, qual o melhor método para a definição de risco nutricional, de forma que cada serviço deve utilizar aquele com o qual está habituado. O que se recomenda é que pelo menos um método seja utilizado como rotina.

É importante ressaltar que risco nutricional não é o mesmo que desnutrição, e que a terapia nutricional, como já mencionado, não necessariamente irá tirar o paciente de um quadro de desnutrição, mas, sim, deixá-lo o melhor preparado possível para a cirurgia. Além disso, tendo em vista o curto período de terapia nutricional pré-operatória preconizado, numa variação de 5 a 10 dias, pouca ou quase nenhuma alteração na progressão da doença de base ocorrerá.

A. História
1. Mudanças de peso
   Perda total nos últimos 6 meses:
   Quantidade = # .... kg: % perda = ...
   Mudanças nas últimas 2 semanas: .... aumento
   .... sem alteração
   .... diminuição

2. Modificações na ingestão alimentar (em relação com o normal)
   .... Sem mudança
   .... Mudança   Duração: # .... semanas:
                             Tipo: .... dieta sólida subótima: .... dieta líquida: ....
                             Líquidos hipocalóricos: .... jejum

3. Sintomas gastrintestinais (que persistem por mais de 2 semanas):
   .... nenhum: .... náusea: .... vômitos: .... diarreia: .... anorexia

4. Capacidade funcional:
   .... sem disfunção (e.g. capacidade total)
   .... disfunção   duração: # .... semanas:
                                tipo: .... trabalho subótimo:
                                .... ambulatorial
                                .... acamado

5. Doença e damanda metabólica:
   Diagnóstico principal (especificar): ....
   Demanda metabólica (estresse): .... sem estresse:
   .... baixo estresse:
   .... estresse moderado: .... alto estresse

B. Exame físico (em cada item especificar: 0 = normal, 1+ = leve. 2+= moderado. 3+= grave)
.... perda de gordura subcutânea (tríceps, peito)
.... consumo muscular (quadríceps, deltoide)
.... edema de tornozelo
.... edema sacral
.... ascite

C. Categorias da ASG (selecione uma)
A = bem nutrido
B = moderadamente (ou em risco) desnutrido
C = gravemente malnutrido

Fig. 2.1 – *Avaliação subjetiva global (ASG) – selecionar a categoria apropriada ou entrar com valor numérico (onde indicado por #).*
Fonte: Barbosa-Silva MCG, Barros AJD. Avaliação nutricional subjetiva. Parte 1 – Revisão de sua validade após duas décadas de uso. Arq Gastroenterol 2002, V. 39 No. 3, 181-187.

ESCOLHA E IMPLEMENTAÇÃO DA TERAPIA NUTRICIONAL

Independentemente do tipo de terapia instituído, a meta calórica deve ser de 25 kcal/kg/dia e a proteica, de 1,5 a 2,0 g/kg/dia.

A via de suplementação nutricional pode ser via oral, via sonda nasoenteral ou via parenteral, e sua escolha se baseia principalmente na tolerância de ingesta via oral. Esta por usa vez, sofre forte influência nos tumores do trato digestivo superior, especialmente esôfago, estômago e pâncreas, quando evoluem com sintomas obstrutivos. Outros sintomas associados à doença crônica também podem interferir, como adinamia, inapetência, náusea e vômito.

NRS - 2002		Sim	Não
	1. IMC < 20,5 Kg/m²?		
	2. Perda de peso nos úlimos 3 meses?		
	3. Redução da ingestão na última semana?		
	4. Saúde gravemente comprometida?		

Pontuação	Estado nutricional	Pontuação	Gravidade da doença
1 Leve	( ) Perda de peso > 5% em 3 meses ( ) 50% a 75% das necessidades energéticas	1 Leve	( ) Complicações agudas de doenças crônicas ( ) DPOC ( ) HD (hemodiálise) ( ) Câncer
2 Moderada	( ) Perda de peso > 5% em 2 meses ( ) IMC 18,5 - 20,5 kg/m² ( ) 25% a 50% das necessidades energéticas	2 Moderada	( ) AVC ( ) BCP severa ( ) Cirurgia no TGI ou abdominais ( ) Infecções graves
3 Grave	( ) Perda de peso > 5% em 1 mês ( ) Perda de peso > 15% em 3 meses ( ) IMC 18,5 kg/m² ( ) < 25% das necessidades energéticas	3 Grave	( ) Neurocirurgia ( ) TMO ( ) UTI (Apache > 10)
Estado nutricional	Gravidade da doença	Idade ≥ 70 anos (acrescentar 1 ponto)	Total
Valor			

Fig. 2.2 – *Nutritional Risk Screening (NRS-2002).*
Fonte: adaptada de *ESPEN guidelines for nutrition screening 2002.*

Mariette *et al.* propuseram a seguinte relação para pacientes com neoplasia de esôfago ou estômago:

- se a ingesta via oral atinge de 75% a 100% da meta: a orientação e o estímulo nutricional podem ser suficientes;
- se a ingesta via oral atinge de 50% a 75%: a suplementação via oral está indicada através de fórmulas específicas;
- se menos de 50% da meta é alcançada: indica-se suporte enteral com sonda nasoenteral ou outras medidas mais invasivas, como nutrição parenteral.

A via de escolha para a suplementação deve sempre envolver o trato digestivo. Na impossibilidade, em geral devido à obstrução por tumor, a via parenteral é escolhida e a terapia nutricional é feita em ambiente hospitalar.

PRÉ-OPERATÓRIO IMEDIATO

Há uma tendência e um incentivo cada vez maior dos programas de cuidados perioperatórios para vencer algumas tradições na Medicina, principalmente no quis diz respeito ao jejum prolongado tanto pré, quanto pós-operatório.

A *American Society of Anesthesiologists* (ASA) recomenda o jejum de 8 horas para alimentos sólidos, 6 horas para dieta leve e apenas 2 horas para líquidos claros.

O protocolo ERAS propõe a administração de líquido rico em carboidrato (12,6 g carboidrato/100 mL) no pré-operatório imediato, sendo 800 mL na noite anterior e 400 mL entre 2 e 3 horas antes da cirurgia. Além de não aumentar o risco de broncoaspiração, ajuda a diminuir a ansiedade do paciente em relação ao jejum e diminui a resistência à insulina no pós-operatório.

CONSIDERAÇÕES FINAIS

Alguns cuidados intraoperatórios são importantes para garantir uma melhor recuperação no pós-operatório, no que diz respeito à realimentação do paciente. Cirurgias colorretais, em geral, permitem uma reintrodução da dieta via oral mais precocemente do que as do trato digestivo superior. Porém, em pós-operatórios de gastrectomias subtotais, tem-se observado uma reintrodução da dieta via oral precocemente, no primeiro ou segundo dia.

Cirurgias como esofagectomias, gastrectomias totais e gastroduodenopancreatectomias (ou duodenopancreatectomias), em geral, exigem um período de jejum via oral no pós-operatório, de modo que uma sonda nasoenteral deve ser locada distalmente às anastomoses, para que se tenha uma melhor fonte nutricional durante esse jejum via oral.

Independentemente da cirurgia realizada, caso haja algum motivo que impeça o uso do trato gastrintestinal para alimentação, se até o quinto dia de pós-operatório não se conseguir atingir pelo menos 75% da meta proteico-calórica do paciente, orienta-se a introdução da via parenteral.

Por fim, a avaliação nutricional do paciente não se restringe apenas ao pré-operatório, mas, sim, durante todo o período de internação do paciente, de modo que um adequado segmento do paciente cirúrgico seja feito por uma equipe multidisciplinar com cirurgiões, nutrólogos e nutricionistas.

BIBLIOGRAFIA

1. Miller KR, Wischmeyer PE, Taylor B, McClave AS. An evidence-based approach to perioperative nutrition support in the elective surgery patient. JPEN J Parenter Enteral Nutr 2013;37(5 Suppl):39S-50S.
2. Jensen GL, Bistrian B, Roubenoff R, Heimburger DC. Malnutrition syndromes: a conundrum vs continuum. JPEN J Parenter Enteral Nutr. 2009;33(6):710-16.

3. White JV, Guenter P, Jensen G, et al. Academy of Nutrition and Dietetics and American Society for Parenteral and Enteral Nutrition: characteristics recommended for the identification and documentation of adult malnutrition (undernutrition). JPEN J Parenter Enteral Nutr 2012;36(3):275-83.
4. Scott A. Screening for malnutrition in the community: the MUST tool. Br J Community Nurs 2008;13(9): 410-2.
5. Wolinsky FD, Coe RM, Chavez MN, et al. Further assessment of the reliability and validity of a nutritional risk index: analysis of a three-wave panel study of elderly adults. Health Serv Res 1986;20(6, pt 2):977-90.
6. Kondrup J, Allison SP, Elia M, et al. Educational and Clinical Practice Committee, European Society of Parenteral and Enteral Nutrition (ESPEN). ESPEN guidelines for nutrition screening 2002. Clin Nutr 2003;22(4):415-21.
7. Vellas B, Villars H, Abellan G, et al. Overview of the MNA – its history and challenges. J Nutr Health Aging 2006;10(6):456-65.
8. Detsky AS, McLaughlin JR, Baker JP, et al. What is subjective global assessment of nutritional status? 1987. Classical article. Nutr Hosp 2008;23(4):400-7.
9. Mueller C, Compher C, Druyan ME. American Society for Parenteral and Enteral Nutrition A.S.P.E.N. clinical guidelines: nutrition screening, assessment, and intervention in adults. JPEN J Parenter Enteral Nutr 2011;35(1):16-24.
10. Mariette C, De Botton ML, Piessen G. Surgery in esophageal and gastric cancer patients: what is the role for nutrition support in your daily practice? Ann Surg Oncol 2012;19(7):2128-34.
11. American Society of Anesthesiologists Committee. Practice guidelines for preoperative fasting and the use of pharmacologic agents to reduce the risk of pulmonary aspiration: application to healthy patients undergoing elective procedures: an updated report by the American Society of Anesthesiologists Committee on Standards and Practice Parameters. Anesthesiology 2011;114(3):495-511.
12. Ren L, Zhu D, Wei Y, et al. Enhanced recovery after surgery (ERAS) program attenuates stress and accelerates recovery in patients after radical resection for colorectal cancer: a prospective randomized controlled trial. World J Surg 2012;36(2):407-14.
13. Detsky AS, McLaughlin JR, Baker JP, et al. What is subjective global assessment of nutritional status? JPEN 1987;11(1):8-13.
14. Barbosa MR. Desempenho de testes de reastreamento e avaliação nutricional como preditores de desfechos clínicos negativos em pacientes hospitalizados. Tese (Doutorado) - Faculdade de Medicina da Universidade de São Paulo. São Paulo, 2010.

Capítulo 3

Resposta Metabólica ao Trauma

Ricardo Moreno
Melina Gouveia Castro

■ INTRODUÇÃO

Todo paciente submetido à cirurgia (ou exposto a qualquer tipo de trauma), especialmente às de grande porte, está exposto a uma resposta orgânica metabólica e endócrina, além de alterações no metabolismo dos macronutrientes (proteína, carboidrato e lipídio). Acrescido a isso, a resposta catabólica do organismo faz com que os cuidados perioperatórios sejam fundamentais para amenizar o efeito deletério dessas respostas.

Alguns protocolos multimodais estimulam a melhora dos cuidados perioperatórios, como o Projeto Acerto (Aceleração da Recuperação Total Pós-operatória) e o ERAS (*Enhanced Recovery After Surgery*). Porém, este capítulo tratará das alterações metabólicas e de seus efeitos. Os cuidados perioperatórios serão discutidos em outro capítulo.

Para compreender a resposta metabólica ao trauma, pode-se dividir os componentes biológicos do trauma em três grupos: primários, secundários e associados.

■ COMPONENTES PRIMÁRIOS

Os componentes primários estão relacionados principalmente à lesão tissular, aumentando a permeabilidade da membrana celular e a liberação de substâncias intracelulares para a corrente sanguínea.

Além disso, a participação celular influencia de forma direta, por meio da fagocitose, e indireta pela liberação de substâncias como mediadores inflamatórios. As principais células envolvidas são os neutrófilos e os macrófagos.

Os neutrófilos se localizam principalmente aderidos/próximos à parede dos vasos e na medula óssea. Dessa forma, após o trauma, inicialmente, há uma neutrofilia, devido à rápida mobilização dos neutrófilos aderidos aos vasos, seguida de uma neutropenia transitória (migração para órgãos e tecidos lesados) e, por fim, neutrofilia (mobilização dos neutrófilos da medula óssea). Vale lembrar que os neutrófilos liberam enzimas proteolíticas e produzem radicais livres.

Os macrófagos, por sua vez, apresentam uma mobilização mais lenta, porém, um tempo de vida mais prolongado. São produtores de mediadores inflamatórios como o fator de necrose tumoral (TNF) e as interleucinas, além de ácidos graxos.

COMPONENTES SECUNDÁRIOS

São principalmente as alterações endócrinas e hemodinâmicas, além da infecção e da falência de múltiplos órgãos e sistemas. A seguir, as principais respostas envolvidas nas alterações endócrinas, direta ou indiretamente.

Metabolismo da glicose

O aumento da produção da glicose, associado a uma queda da taxa de secreção de insulina, levam a um quadro de hiperglicemia. A magnitude dessa hiperglicemia é diretamente proporcional à severidade do trauma e/ou lesão tissular.

Há indícios na literatura de que procedimentos videolaparoscópicos geram um menor impacto no aumento da glicemia, comparado aos laparotômicos, possivelmente devido ao menor trauma tissular, com consequente menor resposta inflamatória e menor influência na sensibilidade insulínica.

A administração de corticoides no pós-operatório, mesmo em baixas doses, pode exacerbar a hiperglicemia em pacientes não diabéticos.

A qualidade do controle glicêmico pré-operatório pode ser aferida pela hemoglobina A1c (indicador do controle glicêmico nos últimos três meses). Estudos mostram que esse mau controle glicêmico está diretamente relacionado a um aumento de complicações pós-operatórias tanto em cirurgias abdominais quanto cardíacas.

Metabolismo proteico

O catabolismo proteico e a oxidação de aminoácidos levam à perda de proteína corporal. Em pós-operatórios de cirurgias abdominais de grande porte, perde-se de 1,2 kg a 2,4 kg de musculatura esquelética. Pacientes em sepse ou grandes queimados podem perder até 800 g de massa muscular por dia.

Não há evidências científicas de que o paciente idoso apresenta maior ou menor perda proteica, porém, essa classe de pacientes apresenta, no geral, menor massa muscular e menor taxa de absorção dos nutrientes. Além disso, apresentam maior resistência anabólica. Assim, os idosos se tornam mais vulneráveis às grandes perdas de massa muscular e função.

As proteínas possuem um papel estrutural e funcional no organismo. Dessa forma, a perda proteica no pós-operatório pode levar a *deficits* na cicatrização, prejuízo na resposta imunológica e perda de força muscular. Esta, por sua vez, está relacionada à pior ventilação pulmonar, tosse insuficiente, menor mobilização e consequente aumento de complicações associadas à convalescença e imobilidade, especialmente eventos tromboembólicos.

■■) Metabolismo da insulina

A insulina é um dos maiores agentes anabolizantes do organismo, promovendo o armazenamento de glicose e ácidos graxos, além da agregação de aminoácidos. Porém, o aumento induzido pelo estresse dos hormônios contrarreguladores do seu metabolismo (cortisol, glucagon e catecolaminas) acabam por inibir a secreção de insulina, apesar do *status* hiperglicêmico em que o paciente se encontra.

Esse *deficit* funcional da insulina é mais intenso no primeiro dia pós--operatório e pode se estender por até três semanas em cirurgias abdominais não complicadas.

■■) Outras alterações endócrinas

A aldosterona leva a uma diminuição da excreção de Na^+ e bicarbonato e ao aumento da excreção de H^+ e Na^+, levando a um quadro de "sequestro hídrico" e a uma tendência a edemas pós-operatórios.

As catecolaminas (adrenalina e noradrenalina) permanecem elevadas por 12 a 48 horas, gerando um estímulo à lipólise e liberação de ácidos graxos, assim como glicogenólise e gliconeogênese.

O cortisol permanece elevado por cerca de 4 a 12 horas, porém, quadros infecciosos ou manutenção do estímulo à área lesada mantêm seus níveis elevados (p. ex.: fístulas de anastomoses).

Os níveis de glucagon se elevam independentemente da tendência ou não do paciente à hiperglicemia, promovendo um efeito catabólico, antagonista ao da insulina.

■ COMPONENTES ASSOCIADOS

O jejum ou mesmo uma alteração do ritmo nutricional no pré-operatório leva a um bloqueio ou diminuição do aporte energético e nutricional, forçando o organismo a utilizar como fonte energética as proteínas (catabolismo proteico, intensificando a perda de massa muscular) e a gordura (a liberação de corpos cetônicos pode intensificar a acidose metabólica).

Perdas hidreletrolíticas extrarrenais podem ser causadas por uso de sondas e drenos, exposição de extensas áreas de tecido de granulação, diarreia, vômitos e fístulas digestivas.

A imobilização está diretamente associada à atividade muscular, podendo acarretar nas consequências já citadas sobre o metabolismo das proteínas.

Por fim, as doenças associadas, os efeitos do psiquismo e as condições psicológicas e psiquiátricas do paciente têm influência direta no pós-operatório, especialmente em cirurgias de grande porte.

OUTRAS CONSIDERAÇÕES

Outros fatores influenciam de forma direta a resposta metabólica ao trauma, como, por exemplo, perda sanguínea, transfusão de hemoderivados, infecção, comorbidades prévias, condições clínica e nutricional pré-operatórias, febre ou hipotermia (inclusive intraoperatória), dentre outros.

O conjunto de todas essas alterações e variáveis leva a um quadro de resposta metabólica que pode evoluir para um quadro de síndrome da resposta metabólica sistêmica (SIRS). Este, por sua vez, se não for compensado pelo organismo, apesar das devidas medidas terapêuticas associadas, pode evoluir para um quadro de falência de múltiplos órgãos e sistemas, principalmente quando associado à infecção.

BIBLIOGRAFIA

1. Schricker T, Lattermann R. Perioperative catabolism. Can J Anaesth 2015;62(2):182-93.
2. Schricker T, Lattermann R, Wykes L, Carli F. Effect of i.v. dextrose administration on glucose metabolism during surgery. JPEN J Parenter Enteral Nutr 2004;28(3):149-53.
3. Kuntz C, Wunsch A, Bay F, et al. Prospective randomized study of stress and immune response after laparoscopic vs conventional colonic resection. Surg Endosc 1998; 12(7): 963-7.
4. Eberhart LH, Graf J, Morin AM, et al. Randomised controlled trial of the effect of oral premedication with dexamethasone on hyperglycaemic response to abdominal hysterectomy. Eur J Anaesthesiol 2011; 28(3):195-201.
5. Lukins MB, Manninen PH. Hyperglycemia in patients administered dexamethasone for craniotomy. Anesth Analg 2005; 100(4): 1129-33.
6. Sato H, Carvalho G, Sato T, et al. The association of preoperative glycemic control, intraoperative insulin sensitivity, and outcomes after cardiac surgery. J Clin Endocrinol Metabol 2010; 95(9): 4338-44.
7. Halkos ME, Puskas JD, Lattouf OM, et al. Elevated preoperative hemoglobin A1c level is predictive of adverse events after coronary artery bypass surgery. J Thorac Cardiovasc Surg 2008; 136(3): 631-40.
8. Gustafsson UO, Thorell A, Soop M, et al. Haemoglobin A1c as a predictor of postoperative hyperglycaemia and complications after major colorectal surgery. Br J Surg 2009; 96(11): 1358-64.
9. O'Sullivan CJ, Hynes N, Mahendran B, et al. Haemoglobin A1c (HbA1C) in non-diabetic and diabetic vascular patients. Is HbA1C an independent risk factor and predictor of adverse outcome? Eur J Vasc Endovasc Surg 2006; 32(2):188-97.
10. Kinney JM, Elwyn DH. Protein metabolism and injury. Annu Rev Nutr 1983;3:433-66.
11. Morais JA, Chevalier S, Gougeon R. Protein turnover and requirements in the healthy and frail elderly. J Nutr Health Aging 2006; 10(4):272-83.

12. Chandra RK. Nutrition, immunity, and infection: present knowledge and future directions. Lancet 1983;1(8326 Pt 1):688-91.
13. Windsor JA, Hill GL. Weight loss with physiologic impairment: a basic indicator of surgical risk. Ann Surg 1988; 207(3):290-6.
14. Watters JM, Clancey SM, Moulton SB, et al. Impaired recovery of strength in older patients after major abdominal surgery. Ann Surg 1993; 218(3): 380-90.
15. Christensen T, Bendix T, Kehlet H. Fatigue and cardiorespiratory function following abdominal surgery. Br J Surg 1982; 69(7): 417-9
16. Thorell A, Efendic S, Gutniak M, et al. Insulin resistance after abdominal surgery. Br J Surg 1994; 81(1): 59-63.
17. Thorell A, Nygren J, Ljungqvist O. Insulin resistance: a marker of surgical stress. Curr Opin Clin Nutr Metab Care 1999; 2(1):6978.

Capítulo 4

Anestesia e Cirurgia

Eduardo Arbache Bezerra
Esther Alessandra Rocha

■ INTRODUÇÃO

Neste capítulo serão abordados alguns tópicos relacionados à anestesia que todo médico que lida com paciente cirúrgico deve conhecer, como: avaliação pré-anestésica, bloqueios do neuroeixo e fármacos mais utilizados em anestesia.

■ AVALIAÇÃO PRÉ-ANESTÉSICA

■) Consulta pré-anestésica

De acordo com o **Artigo 1º da Resolução nº 1.802/2006 do CFM**, é indispensável a avaliação pré-anestésica dos pacientes submetidos a **procedimentos eletivos**, sendo esta não necessariamente realizada pelo mesmo anestesiologista que participará do procedimento. Recomenda-se que a consulta seja realizada antes da admissão na unidade hospitalar.

A consulta pré-anestésica possui dois objetivos principais: garantir que o paciente seja capaz de tolerar a anestesia proposta para o procedimento cirúrgico e atenuar os riscos associados ao período perioperatório, como complicações cardíacas e pulmonares.

A avaliação clínica pré-operatória melhora a eficiência do centro cirúrgico, reduz o número de cirurgias canceladas no dia da cirurgia, reduz os custos hospitalares e melhora o atendimento ao paciente cirúrgico.

Na consulta pré-operatória, o anestesiologista deve proceder com a anamnese completa do paciente, assim como realizar o exame físico completo e adquirir informações a respeito dos medicamentos e hábitos.

Todo paciente eletivo deve assinar o consentimento informado específico para o procedimento anestésico.

Existem diversas classificações que visam estratificar o risco pré-operatório dos pacientes. Atualmente, a mais utilizada por profissionais médicos é a classificação proposta pela Sociedade Americana de Anestesiologia (ASA), que divide os pacientes em seis classes (Tabela 4.1).

Tabela 4.1
Classificação A.S.A.

Classificação ASA	Definição	Exemplos de condições
ASA I	Paciente saudável	Saudável, não tabagista, nenhum ou mínimo consumo de álcool
ASA II	Paciente com doença sistêmica suave	Tabagismo, consumo social de álcool, gravidez, obesidade, DM ou HAS controladas, doença pulmonar leve
ASA III	Paciente com doença sistêmica severa	DM ou HAS descompensada, DPOC, obesidade mórbida, dependência ou abuso de álcool, marca-passo implantado, redução moderada da fração de ejeção, lesão renal em diálise regular, história de IAM há menos de 3 meses
ASA IV	Paciente com doença sistêmica severa que leva à ameaça de vida	Infarto agudo do miocárdio ou colocação de *stent* há menos de 3 meses, isquemia cardíaca ou disfunção valvar em progresso, redução severa de fração de ejeção, lesão renal com diálise irregular
ASA V	Paciente moribundo que não tem chances de sobrevivência sem cirurgia	Rotura de aneurisma abdominal/torácico, trauma maciço, sangramento intracraniano com efeito de massa e disfunção múltipla de órgãos
ASA VI	Morte cerebral definida em que os órgãos serão removidos para transplante	

Fonte: adaptada da *American Society of Anesthesiologists*.

■❱ Avaliação de via aérea e intubação orotraqueal

A intubação orotraqueal é um procedimento realizado não só por anestesiologistas, mas por todo médico que atua em serviços de pronto-atendimento ou unidades de emergência. Desse modo, é importante que todos saibam seus passos, bem como identificar preditores de via aérea difícil.

A classificação de Mallampati é a mais utilizada para identificar a dificuldade de intubação orotraqueal. Para obter as informações, o paciente deve estar sentado, com pescoço em posição neutra, boca com abertura total, sem fonação e língua em protrusão máxima (Tabela 4.2).

Tabela 4.2
Classificação de Samsoon e Young para o Teste de Mallampati.

Classe I	Classe II	Classe III	Classe IV

Mallampati I	Palato mole, fauce, úvula e pilares visíveis
Mallampati II	Palato mole, fauce e úvula visíveis
Mallampati III	Palato mole e base da úvula visíveis
Mallampati IV	Palato mole parcialmente ou não visível

Fonte: Tratado de Anestesiologia da SEASP 7ª edição (pg. 1304).

Existem outros fatores que estão relacionados com a intubação orotraqueal difícil, como: história de intubação difícil prévia, distância esternomentoniana menor que 12,5 cm, distância tireomentoniana menor que 6,5 cm, circunferência cervical maior que 43 cm, distância entre interincisivos menor que 3 cm e incapacidade em morder o lábio superior com a arcada dentária inferior.

Intubação orotraqueal sob laringoscopia direta: antes de proceder com a intubação orotraqueal, é importante checar os equipamentos disponíveis, como: laringoscópio (checar tamanho adequado da lâmina e luz), tubo orotraqueal (checar tamanho adequado e *cuff* íntegro), seringa para insuflação do *cuff*, aspirador e materiais de ventilação (máscara facial, ambu e fonte de oxigênio).

A pré-oxigenação deve ser realizada sempre que possível, pois aumenta o tempo disponível para o procedimento até a queda da saturação de oxigênio. Para tal, oferta-se oxigênio a 100% através da máscara facial em alto fluxo (10 a 12 L/min) e solicita-se ao paciente que respire profundamente e solte o ar. Não deve haver vazamento de ar entre a máscara e a face do paciente. A laringoscopia seguida de intubação orotraqueal é um procedimento altamente incômodo e doloroso, portanto, é importante realizar sedação e analgesia adequadas. A laringoscopia deve desviar a língua do paciente para a esquerda; após, deve-se elevar a língua até serem observadas as principais estruturas da via aérea, como a epiglote e as cordas vocais.

Intubação de paciente sem jejum: pacientes que não se encontram em jejum adequado não devem ser ventilados (intubação em sequência rápida), a fim de evitar aspiração de conteúdo gástrico. Algumas comorbidades também merecem atenção por aumentarem o retorno gástrico, como: gravidez, refluxo gastroesofágico, hérnia de hiato, presença de sonda nasogástrica e obesidade mórbida. Pacientes com risco elevado de regurgitação devem ser intubados acordados, ou seja, sem sedação endovenosa.

■❱ Exames necessários

A solicitação indiscriminada de exames pré-operatórios de rotina não é justificada. Além de não alterar a conduta anestésica e cirúrgica do paciente, gera um custo demasiado e desnecessário ao sistema de saúde.

A solicitação de exames deve estar relacionada com o porte cirúrgico, a possibilidade de grande perda volêmica, as comorbidades do paciente e alterações encontradas na anamnese e no exame físico.

Desse modo, pacientes sem comorbidades, abaixo dos 40 anos, que serão submetidos a procedimentos cirúrgicos de pequeno porte, não necessitam de exames específicos.

■❱ Tempo de jejum

O tempo de jejum pré-operatório para refeições pesadas (gordura ou frituras) é de **8 horas;** para refeições leves (chá e torrada) é de **6 horas**; para leite materno é de **4 horas**; e para líquidos claros sem resíduos é de **2 horas**.

■ BLOQUEIOS DE NEUROEIXO (RAQUIANESTESIA E PERIDURAL)

São técnicas muito utilizadas para cirurgias abdominais, torácicas e de membros inferiores, podendo ser associadas à anestesia geral ou sedação.

Na raquianestesia, o anestésico é injetado no líquido cefalorraquidiano, enquanto na anestesia peridural, o anestésico é administrado no espaço peridural, sem que haja perfuração da dura-máter.

Atualmente, o bloqueio de neuroeixo é recomendado quando não houver contraindicações, pois fornece bom controle de dor pós-operatória, reduz o risco de tromboembolismo venoso, reduz a necessidade de opioides e garante retorno precoce às atividades essenciais para recuperação (deambulação e funcionamento do trato gastrintestinal).

Efeitos adversos: hipotensão, bloqueio motor, retenção urinária e prurido.

Contraindicações: recusa do paciente, hipovolemia, infecção no local da punção, hipertensão intracraniana, coagulopatias e uso de alguns anticoagulantes.

■ FÁRMACOS UTILIZADOS EM ANESTESIA

■❱ Hipnóticos

- **Propofol**: anestésico venoso não barbitúrico que age principalmente em receptores GABAa, causando rápida perda de consciência (início de ação entre 15 e 45 s). A dose de indução anestésica varia de 1,5 a 2,5 mg/kg, sendo menor em idosos e maior em crianças. Sua principal limitação deve-se à queda

na pressão arterial dose-dependente, decorrente da depressão miocárdica e da vasodilatação. Em doses anestésicas, frequentemente causa apneia. Causa dor à injeção.
- **Etomidato**: atua também em receptores GABAa. Causa nenhuma ou mínima alteração cardiovascular. Seu uso é limitado devido à supressão adrenocortical, não devendo ser utilizado em infusão contínua. Frequentemente observa-se movimentos mioclônicos após sua infusão venosa.
- **Cetamina**: atua principalmente em receptores NMDA, causando uma dissociação talamocortical. A dose de indução é de 1 a 3 mg/kg por via endovenosa e de 4 a 6 mg/kg por via intramuscular. Leva à rápida anestesia (em torno de 30 s) e causa estimulação simpática com aumento da pressão arterial, débito cardíaco e frequência cardíaca, sendo útil em paciente com instabilidade hemodinâmica. Causa apneia somente em doses altas. Seus efeitos adversos incluem alucinações, aumento do consumo de oxigênio pelo miocárdio e aumento das pressões intraocular e intracraniana.
- **Benzodiazepínicos**: atuam também como agonista de receptores GABAa. Possuem efeitos dose-dependentes, que vão de ansiólise, amnésia, relaxamento muscular e apneia. Podem ser de duração curta (midazolam), intermediária (lorazepam) ou longa (diazepam). O flumazenil é um fármaco que atua no antagonismo dos receptores GABAa, revertendo de forma competitiva a atuação dos benzodiazepínicos.

▪ Agentes inalatórios

São os fármacos mais utilizados na manutenção anestésica. Os mais comuns na prática clínica são os halogenados (sevoflurano, isoflurano, desflurano).

Cada anestésico inalatório possui suas propriedades específicas, no entanto, existem algumas características comuns, como: analgesia, amnésia, mínima depressão respiratória e cardiovascular, vasodilatação cerebral e proteção isquêmica do miocárdio.

▪ Bloqueadores neuromusculares

Auxiliam na intubação orotraqueal por facilitarem a laringoscopia, prevenirem os reflexos de tosse e o fechamento de cordas vocais após a intubação. Além disso, facilitam a ventilação manual.

Causam relaxamento muscular e imobilidade do paciente, fornecendo boas condições cirúrgicas.

Atuam no receptor nicotínico localizado na junção neuromuscular, impedindo que a acetilcolina se ligue ao receptor e cause contração muscular.

Podem ser divididos em despolarizantes e adespolarizantes.

O único bloqueador neuromuscular despolarizante disponível é a succinilcolina. Este fármaco atua como agonista do receptor nicotínico, porém, com duração aumentada. Inicialmente, causa contração muscular ou mioclonias até a obtenção do relaxamento muscular. A dose recomendada para intubação orotraqueal é de 1 mg/kg e o tempo para que se obtenha relaxamento muscular é de 60 s. A recuperação da contração muscular é de 9 a 13 min, sendo bem indicada em intubação em sequencia rápida e quando há suspeita de via aérea difícil. Seus principais efeitos adversos são hipercalemia, possibilidade de desencadear hipertermia maligna, dores musculares e aumento das pressões intraocular, intragástrica e intracraniana. Não deve ser utilizada em grandes queimados após 48 horas do evento até 60 dias e em pacientes plégicos, por conta do risco elevado de hipercalemia.

Os bloqueadores neuromusculares adespolarizantes atuam como antagonistas competitivos do receptor nicotínico, impedindo a ação da acetilcolina na junção neuromuscular. Podem ser divididos em benzilisoquinoleicos (atracúrio, cisatracúrio, mivacúrio e doxacúrio) e ésteres (rocurônio, pancurônio e vecurônio). Todos possuem características farmacológicas específicas que os diferenciam quanto a potência, latência, tempo de ação e efeitos adversos. O rocurônio merece atenção especial, pois possui poucos efeitos adversos, podendo ser utilizado para intubação em sequência rápida (dose de 1 a 1,2 mg/kg). É o único que possui um antagonista específico (sugamadex).

) Opioides

São substâncias que causam analgesia por agirem diretamente em receptores específicos espalhados por todo o organismo, como o μ (mi), κ (kappa), δ (delta), dentre outros.

Os opioides podem ser divididos em fortes (morfina, fentanil, metadona e oxicodona), intermediários (nalbufina) e fracos (codeína, meperidina, tramadol).

Podem ser usados em bloqueios de neuroeixo (fentanil e morfina), oferecendo analgesia de qualidade e com menos efeitos adversos.

Possuem alguns efeitos adversos, como depressão respiratória, sedação, euforia, supressão da tosse, constipação intestinal, retenção urinária, dependência física, rigidez torácica, náuseas e vômitos.

A Tabela 4.3, a seguir, resume algumas doses e observações de anestésicos endovenosos:

Tabela 4.3 Observações e doses de fármacos utilizados em anestesia.			
Fármaco	Efeito esperado	Dose recomendada	Observações
Propofol	Hipnose	1,5 a 2,5 mg/kg	Hipotensão
Etomidato	Hipnose	0,3 mg/kg	Supressão adrenal
Cetamina	Hipnose, analgesia	1 a 3 mg/kg	Aumento do trabalho do miocárdio, alucinações
Midazolam	Hipnose, amnésia	0,1-0,3 mg/kg	Resposta individual variável

(Continua)

Tabela 4.3 (*Continuação*)
Observações e doses de fármacos utilizados em anestesia.

Fármaco	Efeito esperado	Dose recomendada	Observações
Succinilcolina	Relaxamento muscular	1 mg/kg	Hipercalemia, hipertermia maligna
Rocurônio	Relaxamento muscular	0,6 mg/kg ou 1-1,2 mg/kg (sequência rápida)	Tempo de ação prolongado, se dose alta
Fentanil	Analgesia, sedação	5-10 µg/kg	Depressão respiratória

Fonte: acervo do autor.

■▶ Anestésicos locais

Agem bloqueando os canais de sódio localizados na região intracelular das células nervosas, impedindo, assim, o início da condução nervosa e da nocicepção.

São utilizados em infiltração local, bloqueios periféricos e bloqueios de neuroeixo.

Os anestésicos locais possuem caraterísticas farmacológicas próprias que os diferenciam na prática médica (Tabela 4.4).

Tabela 4.4
Características dos principais anestésicos locais utilizados.

Anestésico local	Latência	Duração clínica (min)	Dose tóxica
Lidocaína	Baixa	30-60 (120 c/vaso)	5 mg/kg 7 mg/kg (c/vaso)
Bupivacaína	Alta	120-240 (180-240 c/vaso)	2,5 mg/kg 3 mg/kg (c/vaso)
Ropivacaína	Alta	120-240	4-5 mg/kg

Fonte: acervo do autor.

A adição de vasoconstritor (adrenalina) ao anestésico local confere menor absorção do fármaco e aumenta o tempo de ação, no entanto, não deve ser usado em locais com pouca circulação colateral, como dedos e pênis.

A toxicidade dos anestésicos locais deve-se principalmente à injeção intravascular ou subaracnóidea inadvertidas ou do uso em doses excessivas. Os primeiros sinais de toxicidade são formigamento de língua e lábios, zumbidos e distúrbios visuais. Conforme a concentração plasmática aumenta, podem surgir convulsões, coma, parada respiratória e depressão cardiovascular.

CONCLUSÃO

A anestesia é um fator que traz grande ansiedade ao paciente cirúrgico. O conhecimento básico dos procedimentos e dos medicamentos utilizados durante a anestesia é essencial para esclarecer ao paciente os efeitos e riscos do procedimento anestésico.

BIBLIOGRAFIA

1. Brasil. Resolução do Conselho Federal de Medicina Nº 1802/2006. Publicada no Diário Oficial da União, em 01 de Novembro de 2006. Seção I, pg. 102.
2. Ortenzi AV. Avaliação pré-anestésica. In: Cangiani LM, Slullitel A, Potério GMB, et al. SAESP – Tratado de Anestesiologia. 7 ed. São Paulo: Atheneu; 2011. p.1299-322.
3. Garcia AP, Pastorio KA, Nunes RL, et al. Indicação de exames pré-operatórios segundo critérios clínicos: necessidade de supervisão. Rev Bras Anestesiol 2014; 64(1):54-61.
4. Feldheiser A, Aziz O, Baldini G, et al. Enhanced recovery after surgery (ERAS) for gastrointestinal surgery. Part 2: consensus statement for anaesthesia practice. Acta Anaesthesiol Scand 2016; 60(3):289-334.
5. Bagatini A, Fonseca VF, Dalprá WL. Hipnóticos venosos. In: Carneiro AF, Albuquerque MAD, Nunes RR. Bases da anestesia venosa. Rio de Janeiro: SBC; 2016. p.60-72.
6. Meistelman C, Lien CA, Naguib M. Pharmacology of neuromuscular blocking drugs. In: Miller RD. Miller's anesthesia. 8th ed. Philadelphia: Elsevier; 2010. p.958-994.

Capítulo 5

Antibióticos em Cirurgia – Conceitos Básicos

Ricardo Moreno
Gustavo Ramalho Fernandes
Murilo de Assis e Silva
Adilson Joaquim Westheimer Cavalcante

■ INTRODUÇÃO

O paciente cirúrgico, de maneira geral, é considerado imunodeprimido. Tendo em vista que o desenvolvimento de uma infecção no período perioperatório impacta negativamente nos resultados cirúrgicos, a atenção do cirurgião quanto à profilaxia, ao diagnóstico e ao tratamento de eventuais infecções é crucial.

Em contrapartida, os antibióticos não podem ser utilizados indiscriminadamente e seu uso racional e otimizado depende diretamente do conhecimento de alguns fatores como classe, dose, via e tempo de administração.

O uso de agentes antimicrobianos, de forma empírica ou direcionada, para tratamento ou profilaxia, deve ser feito de maneira criteriosa, minimizando o risco de toxicidade para o paciente e a seleção e o desenvolvimento de bactérias multidroga-resistentes (MDR). Desse modo, a partir de 2017, o *The Joint Commission* (Organismo de Acreditação na área da Saúde) recomenda que todos os estabelecimentos relacionados à saúde tenham programas de administração antimicrobiana para suporte nas condutas médicas.

Algumas condições clínicas sabidamente aumentam o risco de infecções (Tabela 5.1).

Tabela 5.1
Fatores de risco para infecções.
Extremos da idade (neonatos, adultos > 65 anos); hiperglicemia; desnutrição; obesidade; uso crônico de corticoides; tabagismo e etilismo; condições patológicas da pele; colonização bacteriana; doença renal crônica; infecção remota concomitante; hipercolesterolemia; pacientes institucionalizados; presença de dispositivos invasivos; hipotermia e hipoxemia

Fonte: Cheadle WG, 2006.

■ DEFINIÇÕES

Nas infecções do sítio cirúrgico (ISC), as bactérias potencialmente causadoras de infecção dependem do local do sítio cirúrgico, do tipo de cirurgia e da violação de vísceras ocas. A ferida operatória é classificada de acordo com seu potencial de infecção (Tabela 5.2).

Tabela 5.2
Classificação da ferida operatória de acordo com o potencial de contaminação.

Tipo de ferida	Característica	Taxa de ISC esperada	Exemplos
Limpa	Afeta apenas tecidos cutâneos e partes moles; não há abordagem de vísceras ocas	2%	Hernioplastia sem envolvimento de alças intestinais
Potencialmente contaminada	Ocorre abordagem de vísceras ocas sob situações controladas e sem contaminação não usual	5%	Cirurgias gástricas e biliares
Contaminada	Contaminação grosseira da cavidade corporal usualmente estéril	10%	Cirurgias coloproctológicas
Infectada	Infecção previamente estabelecida	27%	Apendicite e colecistite

Fonte: Cheadle WG, 2006.

Está comprovado que determinados fatores influenciam na ocorrência de ISC (Tabela 5.3).

Tabela 5.3
Principais fatores de risco para ISC.

Relativo ao procedimento
- Duração da cirurgia
- Contaminação intraoperatória
- Potencial de contaminação
- Tipo de cirurgia
- Antibioticoprofilaxia incorreta
- Cirurgia abdominal baixa

Relativo ao paciente
- Índice da severidade da doença
- Classificação ASA
- Tempo de internação pré-operatório
- Infecção em outra topografia

As infecções intra-abdominais (IIA) são resultado da invasão e multiplicação de bactérias entéricas na parede de uma víscera oca ou além dela. Geralmente são polimicrobianas (aeróbios e anaeróbios obrigatórios), associadas ou não a patógenos intra-hospitalares.

Várias situações podem gerar uma IIA, como quebra da barreira anatômica no ato cirúrgico, traumas, tumores, isquemias e necroses.

São classificadas como:

- **Não complicada**: inflamação ou infecção de órgão que não se estende para a cavidade abdominal.

- **Complicada**: quando a infecção se estende para a cavidade peritoneal ou para a região considerada estéril na cavidade. A maioria envolve peritonite ou abscessos:

  - **Peritonite primária**: não há quebra da integridade do trato gastrintestinal (TGI); resulta de disseminação linfática, hematogênica ou translocação bacteriana, geralmente monomicrobianas (p. ex.: peritonite bacteriana espontânea).

  - **Peritonite secundária**: associada a processo inflamatório no TGI, geralmente relacionada à micro ou macroperfuração (p. ex. apendicite e diverticulite aguda).

  - **Peritonite terciária**: persistência ou recorrência de uma peritonite secundária.

  - **Abscesso intra-abdominal**: evolução natural da peritonite secundária, que evolui com bloqueio e segmentação do processo infeccioso, quase sempre necessitando de abordagem cirúrgica para drenagem e controle definitivo do foco; sempre associado à antibioticoterapia adequada.

- **Nosocomial**: apresenta o pior prognóstico, devido ao quadro clínico do paciente no momento do diagnóstico (pós-operatório, internação prolongada, internação em UTI, desnutrição associada, entre outros) e o maior envolvimento de bactérias resistentes a antibióticos, especialmente quando seu diagnóstico é tardio ou associado à sepse. Geralmente são encontrados *Pseudomonas* sp., *Enterococcus* sp. e *Staphylococcus* sp., além de fungos.

Durante os procedimentos cirúrgicos, deve ser coletado material para exames de cultura para aeróbios e anaeróbios. Orienta-se a coleta de 1 a 10 mL de secreção intra-abdominal e armazenamento em frascos de hemocultura para anaeróbios, pois pode aumentar a chance de isolamento do agente etiológico.

A flora colônica é comumente encontrada em infecções intra-abdominais, refletindo a frequência elevada de doenças que acometem esse sítio anatômico (apendicites, diverticulites, câncer de colo, doença inflamatória intestinal e cirurgia colônica prévia). Dessa maneira, as bactérias coliformes são normalmente encontradas nesses tipos de infecções (*E. coli, Klebsiella spp., Proteus spp.* e *Enterobacter spp.*), além de estreptococos, enterococos e anaeróbios.

ANTIBIOTICOPROFILAXIA

A antibioticoprofilaxia é usada rotineiramente para a prevenção de infecção de uma incisão cirúrgica. Diversos fatores determinam se a profilaxia realizada apresenta um bom padrão de qualidade (Tabela 5.4).

Tabela 5.4 Princípios fundamentais para uma profilaxia adequada.
Relativo ao antibiótico
• Cobrir microbiota que pode contaminar o sítio cirúrgico. • Apresentação parenteral. • Meia-vida longa (> 2h). • Possuir mínima toxicidade. • Ser fraco indutor de resistência.
Relativo ao procedimento
• Administração do antibiótico uma hora antes da incisão cirúrgica. • Manter níveis séricos altos durante todo o procedimento. • Oferecer dose adicional no caso de perda sanguínea ou prolongamento do tempo cirúrgico. • Manter a profilaxia por um período não excedente a 24h (48h para cirurgias cardíacas).

Fonte: *Clinical practice guidelines for antimicrobial prophylaxis in surgery*, 2013.

A antibioticoprofilaxia prolongada é deletéria, uma vez que aumenta o risco de infecções hospitalares não relacionadas ao sítio cirúrgico e de patógenos multidroga-resistentes.

Para a maioria dos procedimentos nos quais a profilaxia está recomendada, as cefalosporinas são os antibióticos que apresentam o perfil mais próximo do ideal, sendo a cefazolina a droga de escolha.

ANTIBIOTICOTERAPIA

O manejo de qualquer paciente com suspeita de infecção ou com sua comprovação, se inicia com o tratamento empírico, seguido de ajuste, conforme o resultado da análise microbiológica com culturas. A antibioticoterapia deve ser iniciada quando o paciente recebe o diagnóstico ou quando o tem considerado como provável.

A escolha do antibiótico para o início do tratamento empírico depende de: severidade da doença; possíveis agentes etiológicos; probabilidade de resistência a fármacos (colonização conhecida por patógeno-resistente, uso recente de antibiótico, padrões de resistência local); condições específicas do paciente (gravidade, idade, imunossupressão, disfunção orgânica, alergias); e determinação da via de administração de acordo com o estado clínico (Tabela 5.5).

O ajuste para a terapia antibiótica se dá a partir do momento que os resultados da microbiologia estiverem prontos. O espectro de cobertura pode ser estreitado ou alargado conforme o necessário. A dose pode ser ajustada de acordo com o quadro e componentes desnecessários do regime devem ser eliminados. Se for evidente que o estado clínico do doente não é o resultado de uma infecção bacteriana, os antibióticos podem ser completamente interrompidos.

Tabela 5.5
Antibióticos para uso empírico.

Antipseudomonas
Piperaciclina-tazobactam; cefepima, ceftazidima; imipenem, meropenem; ciprofloxacina, levofloxacina; aminoglicosídeos; polimixinas
Gram-positivo
Glicopeptídeo (vancomicina, telavancina); oxazolidona
Gram-negativo
Cefalosporina de terceira geração; monobactâmicos; polimixinas
Antianaeróbico
Metronidazol; carbapenemas; combinação de betalactâmicos com inibidores de betalactamases
Anti-MRSA
Linezolida; tigeciclina; vancomicina

Um elemento crítico no uso seguro de antibióticos consiste em restringir a sua administração à duração mínima necessária para a máxima eficácia. Todas as decisões de iniciar o uso de algum antibiótico devem ser acompanhadas por uma decisão prévia em relação à duração da terapia.

A toxicidade pode ser uma contraindicação ao uso do antibiótico. Alguns dos efeitos adversos são: reação alérgica, nefrotoxicidade e ototoxicidade. Assim como na toxicidade, certas medicações não devem ser utilizadas ou devem apresentar um ajuste na dose, no caso de insuficiência hepática ou renal, para que não haja uma degradação do estado clínico do paciente.

A resistência antimicrobiana apresenta uma elevação no nível mundial, principalmente entre os gram-negativos entéricos. Os fatores de risco para bactérias multirresistentes são vários (Tabela 5.6).

Tabela 5.6
Fatores de risco para bactérias multirresistentes.

Uso prévio de antibióticos; idade maior que 65 anos; internação hospitalar recente; infecções relacionadas à assistência em saúde; pacientes institucionalizados; pacientes em *home care;* insuficiência renal crônica em tratamento dialítico; imunossuprimidos; neoplasia maligna; presença de dispositivos invasivos; procedimentos cirúrgicos (principalmente intra-abdominais)

A terapia antimicrobiana na IIA deve ser iniciada assim que a hipótese diagnóstica é aventada ou comprovada. Deve-se levar em conta a gravidade do paciente, a etiologia da infecção e se está associada ou não ao hospital (Fluxogramas 5.1, 5.2 e 5.3).

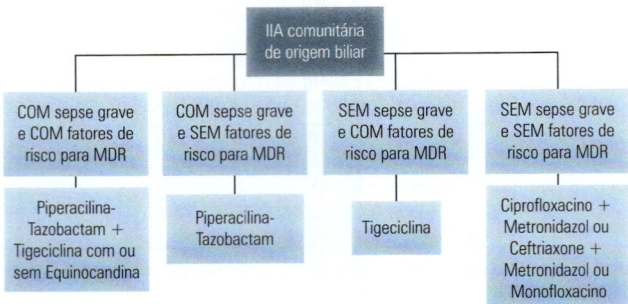

Fluxograma 5.1 *Infecção intra-abdominal comunitária de origem biliar.*

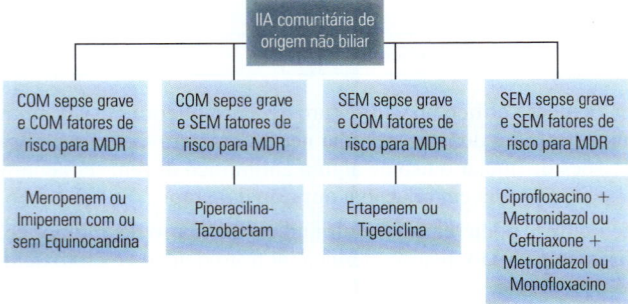

Fluxograma 5.2 *Infecção intra-abdominal comunitária de origem não biliar.*

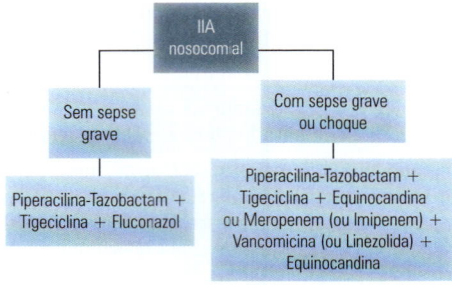

Fluxograma 5.3 *Infecção intra-abdominal nosocomial.*

FALHA TERAPÊUTICA

Frente à recorrência ou persistência da IIA após 4 a 7 dias de tratamento otimizado (associado ou não à cirurgia), devem ser realizados exames de imagem (ultrassonografia ou tomografia computadorizada) e revisão da terapia antimicrobiana, além de uma busca ativa por outros possíveis focos infecciosos e revisão do resultado de culturas.

BIBLIOGRAFIA

1. Policy statement on antimicrobial stewardship by the Society of Healthcare Epidemiology of Ameria (SHEA). Infect Control Hosp Epidemiol 2012; 33(4):322-7.
2. Gardner EM, Murasko DM. Age-related changes in Type 1 and Type 2 cytokine production in humans. Biogerontology 2002;3(5):271-90.
3. Latham R, Lancaster AD, Covington JF, et al. The association of diabetes and glucose control with surgical-site infections among cardiothoracic surgery patients. Infect Control Hosp Epidemiol 2001;22(10):607-12.
4. Cheadle WG. Risk factors for surgical site infection. Surg Infect (Larchmt). 2006;7(Suppl 1):S7-11.
5. Zerr KJ, Furnary AP, Grunkemeier GL, et al. Glucose control lowers the risk of wound infection in diabetics after open heart operations. Ann Thorac Surg 1997;63(2):356-61.
6. Pomposelli JJ, Baxter JK 3rd, Babineau TJ, et al. Early postoperative glucose control predicts nosocomial infection rate in diabetic patients. JPEN J Parenter Enteral Nutr 1998; 22(2):77-81.
7. Yendamuri S, Fulda GJ, Tinkoff GH. Admission hyperglycemia as a prognostic indicator in trauma. J Trauma 2003;55(1):33-8.
8. Bochicchio GV, Bochicchio KM, Joshi M, et al. Acute glucose elevation is highly predictive of infection and outcome in critically injured trauma patients. Ann Surg 2010;252(4):597-602.
9. van den Berghe G, Wouters P, et al. Intensive insulin therapy in critically ill patients. N Engl J Med. 2001 Nov 8;345(19):1359-67.
10. Barlam TF, Cosgrove SE, Abbo LM, et al. Executive Summary: Implementing an Antibiotic Stewardship Program: Guidelines by the Infectious Diseases Society of America and the Society for Healthcare Epidemiology of America. Clin Infect Dis 2016; 62:e51.
11. New Antimicrobial Stewardship Standad. The Joint Commision. Republication Standards, June 22, 2016.
12. Sherertz RJ, Garibaldi RA, Marosok RD, et al. Consensus paper on the surveillance of surgical wound infections. Infect Control Hosp Epidemiol. 1992 Oct;13(10):599-605.
13. Solomkin JS, Hemsell DL, Sweet R, et al. Evaluation of new anti-infective drugs for the treatment of intraabdominal infections. Infectious Diseases Society of America and the Food and Drug Administration. Clin Infect Dis 1992;15(Suppl 1):S33-42.

14. Mazuski JE, Solomkin JS. Intra-abdominal infections. Surg Clin North Am 2009;89(2):421-37.
15. Merlino JI, Yowler CJ, Malangoni MA. Nosocomial infections adversely affect the outcomes of patients with serious intraabdominal infections. Surg Infect (Larchmt) 2004 Spring;5():21-7.
16. Brook I, Frazier EH. Aerobic and anaerobic microbiology in intra--abdominal infections associated with diverticulitis. J Med Microbiol 2000;49(9):827-30.
17. Swenson RM, Lorber B, Michaelson TC, Spaulding EH. The bacteriology of intra-abdominal infections. Arch Surg 1974;109(6):398-54.
18. Dellinger EP, Gross PA, Barrett TL, et al. Quality standard for antimicrobial prophylaxis in surgical procedures. Clin Infect Dis 1994;18(3):422-7.
19. Solomkin JS, Mazuski JE, Bradley JS, et al. Diagnosis and management of complicated intra-abdominal infection in adults and children: guidelines by the Surgical Infection Society and the Infectious Diseases Society of America. Clin Infect Dis. 2010 Jan 15.50(2):133-64. Zanetti G, Giardina R, Platt R. Intraoperative redosing of cefazolin and risk for surgical site infection in cardiac surgery. Emerg Infect Dis. 2001;7(5):828-31.
20. Classen DC, Evans RS, Pestotnik SL, et al. The timing of prophylactic administration of antibiotics and the risk of surgical-wound infection. N Engl J Med 1992;326(5):281-6.
21. Velmahos GC, Toutouzas KG, Sarkisyan G. Severe trauma is not an excuse for prolonged antibiotic prophylaxis. Arch Surg 2002;137(5):537-42.
22. Manian FA, Meyer PL, Setzer J, Senkel D. Surgical site infections associated with methicillin-resistant Staphylococcus aureus: do postoperative factors play a role? Clin Infect Dis 2003;36(7):863-8.
23. Bratzler DW, Houck PM. surgical infection prevention guideline writers workgroup. antimicrobial prophylaxis for surgery: an advisory statement from the National Surgical Infection Prevention Project. Am J Surg. 2005;189(4):395-404.
24. Giamarellou H. Treatment options for multidrug-resistant bacteria. Expert Rev Anti Infect Ther 2006;4(4):601-18.
25. Morin JP, Fillastre JP, Olier B. Antibiotic nephrotoxicity. Chemioterapia 1984;3(1):33-40.
26. Cunha BA. Antibiotic side effects. Med Clin North America 2001; 85(1):149-85.
27. Jong E, Oers JA, Beishuizen A, Vos P, et al. Efficacy and safety of procalcitonin guidance in reducing the duration of antibiotic treatment in critically ill patients: a randomised, controlled, open-label trial. Lancet Infec Dis 2016;16(7): 819-827.
28. Bratzler DW, Dellinger EP, Olsen KM, Perl TM, Auwaerter PG, Bolon MK, Fish DN, Napolitano LM, Sawyer RG, Slain D, Steinberg JP, Weinstein RA; American Society of Health-System Pharmacists; Infectious Disease Society of America; Surgical Infection Society; Society for Healthcare Epidemiology of America. Clinical practice

guidelines for antimicrobial prophylaxis in surgery. Am J Health Syst Pharm. 2013 Feb 1;70(3):195-283

29. Sartelli M, Catena F, Abu-Zidan FM, Ansaloni L, Biffl WL, Boermeester MA, Ceresoli M, Chiara O, Coccolini F, De Waele JJ, Di Saverio S, Eckmann C, Fraga GP, Giannella M, Girardis M, Griffiths EA, Kashuk J, Kirkpatrick AW, Khokha V, Kluger Y, Labricciosa FM, Leppaniemi A, Maier RV, May AK, Malangoni M, Martin-Loeches I, Mazuski J, Montravers P, Peitzman A, Pereira BM, Reis T Sakakushev B, Sganga G, Soreide K, Sugrue M Ulrych J, Vincent JL. Management of intra-abdominal infections: recommendations by the WSES 2016 consensus conference. World J Emerg Surg. 2017 May 4;12:22

Capítulo 6

Laparotomia, Laparoscopia e Cirurgia Robótica – Princípios Básicos e Aspectos Técnicos

Karina Scalabrin Longo
Hermínio Cabral de Rezende Junior
Rogério Tadeu Palma

■ PRINCÍPIOS BÁSICOS DA LAPAROTOMIA

■ História da laparotomia

Laparotomia é a terminologia usada para a abertura cirúrgica da cavidade abdominal. Essa palavra vem do grego: *laparon* = flanco + *tome* = corte. Na acepção exata do termo, "secção do flanco".

Celiotomia é outro termo considerado sinônimo, que também tem origem grega: *celio* = abdome + *tome* = corte, significando, precisamente, "incisão da parede abdominal em qualquer região".

A abertura da cavidade abdominal para fins diagnóstico e terapêutico não é recente, remonta à Antiguidade. Entretanto, se tornou um procedimento rotineiro em meados do século 20, com o advento das drogas curarizantes e da intubação orotraqueal.

O conhecimento da anatomia da parede abdominal e do processo de cicatrização da ferida cirúrgica contribuiu significativamente para a redução das complicações pós-operatórias das laparotomias. A partir de 1988, o avanço tecnológico na área médica permitiu o desenvolvimento da videolaparoscopia, que vem gradativamente substituindo a laparotomia convencional.

Classificação das laparotomias quanto à finalidade:

- **Eletivas**: objetivo pré-definido
- **Exploradoras**: objetivo diagnóstico

■ Objetivos da laparotomia
1. Controle da hemorragia
2. Controle da infecção
3. Reparação de lesões

■) Contraindicações da laparotomia

1. Estado terminal do doente crítico
2. Suspeita de abdome não cirúrgico
3. Tumor primário desconhecido
4. Coagulopatia de difícil controle

■) Incisões na laparotomia. Abertura da cavidade por planos

Primeiramente, a incisão da laparotomia deve levar em consideração a cirurgia a ser realizada e as principais regiões anatômicas do abdome (Fig. 6.1). A abertura da cavidade abdominal deve ser realizada cuidadosamente por planos, com revisão periódica da hemostasia, tornando o fechamento por planos mais fácil. Do plano superficial para o profundo, há:

1. **Pele**
2. **Tecido celular subcutâneo**
   2a. Fáscia superficial ou de Camper (panículo adiposo)
   2b. Fáscia profunda ou de Scarpa (tecido fibroadiposo)
3. **Camada muscular** – músculos da parede anterolateral do abdome (fáscias, fibras musculares e aponeuroses):
   3a. Oblíquo externo
   3b. Oblíquo interno
   3c. Reto do abdome
   3d. Transverso do abdome
4. **Peritônio** (fáscia profunda ou fáscia *transversalis*; gordura pré-peritoneal e peritônio parietal)

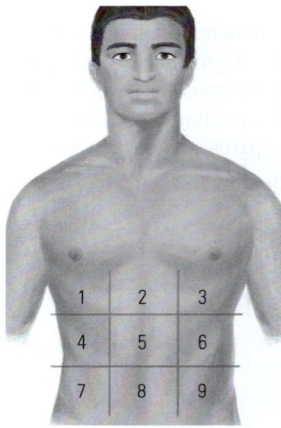

Regiões do abdome

1. Hipocôndrio direito
2. Epigástrico
3. Hipocôndrio esquerdo
4. Flanco direito
5. Mesogástrio
6. Flanco esquerdo
7. Fossa ilíaca direita
8. Hipogástrio
9. Fossa ilíaca esquerda

Fig. 6.1 – *Regiões anatômicas do abdome anterior.*

▶ Estruturas músculo-aponeuróticas da parede abdominal

A conformação anatômica da camada muscular forma importantes estruturas, as quais são referências anatômicas para as incisões cirúrgicas (Fig. 6.2):

- **Linha alba:** é constituida pelo cruzamento das fibras aponeuróticas dos músculos laterais do abdome na linha mediana, constituindo uma faixa tendínea desde o processo xifoide até a sínfise púbica.
- **Bainha do reto:** é constituída pelas lâminas anterior e posterior de cada aponeurose dos três músculos laterais do abdome, que se fundem no nível da linha alba e nas laterais. Abaixo do umbigo, sua constituição é diferente, porque as aponeuroses dos três músculos laterais do abdome passam apenas pela frente do músculo reto do abdome, faltando a aponeurose posterior. Nesse ponto, a parte posterior do músculo reto é recoberta apenas pela *fáscia transversalis* e pelo peritônio.
- **Canal inguinal:** é formado anteriormente pela aponeurose do oblíquo externo, lateralmente pelo músculo oblíquo interno e posteriormente pela aponeurose do transverso. O anel inguinal interno é um orifício na fáscia transversal, enquanto o anel inguinal externo é uma abertura na aponeurose do oblíquo externo.

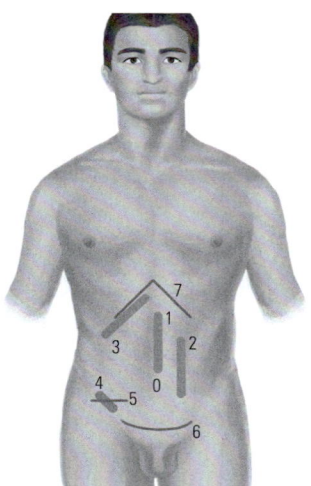

Fig. 6.2 – *Principais incisões laparotômicas:* **1. Incisão mediana** – pode ser supra, infra ou transumbilical; **2. Paramediana** – direita ou esquerda, quando pararretal interna, é denominada incisão de Lennander; **3. Kocher** – subcostal direita; **4. MC Burney** – oblíqua em fossa ilíaca direita; **5. Rockey-Davis** – transversa em fossa ilíaca direita; **6. Pfannenstiel** – transversa suprapúbica; **7. Chevron** – subcostal bilateral.

▪) Etapas da laparotomia

1. Abertura cirúrgica da cavidade abdominal
2. Exploração e inventário da cavidade abdominal para avaliar a extensão da doença
3. Realização da cirurgia propriamente dita
4. Revisão da cavidade abdominal
5. Fechamento da cavidade

▪) Tempos cirúrgicos na laparotomia

1. **Diérese** (dividir, cortar, separar): separação dos planos anatômicos para possibilitar a abordagem de um órgão ou cavidade.
2. **Hemostasia**: (*hemo* = sangue; *stasis* = deter): processo pelo qual se previne ou se impede o sangramento. Pode ser feito por meio de:
   - Pinçamento de vasos
   - Ligadura de vasos
   - Eletrocoagulação
   - Compressão
3. **Cirurgia propriamente dita**: tempo cirúrgico fundamental, quando é efetivamente realizada a intervenção cirúrgica no órgão ou tecido desejado, visando ao diagnóstico, o controle ou a resolução da intercorrência, reconstituindo a área, procurando deixá-la da forma mais fisiológica possível.
4. **Síntese** (junção, união): aproximar ou coaptar bordas de uma lesão, com a finalidade de estabelecer a contiguidade do processo de cicatrização. O resultado da síntese será mais fisiológico quanto mais anatômica for a diérese (separação).

▪ MANOBRAS IMPORTANTES PARA ACESSO E EXPLORAÇÃO RÁPIDA DO ABDOME

1. **Manobra de Kocher**: rotação medial do duodeno, liberando-o do retroperitônio até a terceira porção, expondo a cabeça do pâncreas e o colédoco distal.
2. **Manobra de Catell**: liberação do peritônio da goteira parietocólica direita, rebatendo alças para medial (para o lado esquerdo) e expondo o retroperitônio à direita, tendo acesso ao rim direito, à VCI e às veias renais.
3. **Manobra de Mattox**: liberação do peritônio da goteira parietocólica esquerda, rebatendo alças para medial (para o lado direito) e expondo o retroperitônio à esquerda, tendo acesso ao rim esquerdo e à aorta abdominal.
4. **Manobra de Pringle**: compressão da porta *hepatis* no forame de Winslow para controlar sangramento hepático, caso a origem seja da veia porta ou da artéria hepática.

■) Complicações da laparotomia

- Complicações gerais (pulmonares, cardíacas, coagulopatia, TEP, TVP correlacionadas ao procedimento anestésico)
- Sangramentos
- Infecção de sítio cirúrgico
- Deiscência
- Evisceração
- Eventração
- Hérnia incisional
- Complicações inerentes a cada procedimento realizado, como, por exemplo, fístulas em anastomoses intestinais.

■ PRINCÍPIOS BÁSICOS DA VIDEOLAPAROSCOPIA

A cirurgia minimamente invasiva passou por avanços significativos que modificaram a *performance* na cirurgia, nos últimos anos. Os avanços tecnológicos produziram instrumental laparoscópico cada vez menores e mais eficientes e imagem de alta qualidade que permite uma dissecção precisa entre os planos com mínimo sangramento.

■) História da videolaparoscopia

- **Philipp Bozzini (Frankfurt, 1806):** realizou a primeira tentativa de visualizar um órgão abdominal utilizando uma vela introduzida pela uretra com uma cânula que emitia luz.
- **Max Nitze (Alemanha, 1877):** desenvolveu as lentes para a cistoscopia.
- **Georg Kelling (Dresden, 1901):** desenvolveu o conceito de celioscopia: enchia o abdome de um cão vivo com ar e inseria nele um cistoscópio para inspecionar suas vísceras.
- **Jacobaeus (Estocolmo, 1910):** promoveu a inserção de um trocater para criar o pneumoperitônio, seguida da inserção do cistoscópio para inspecionar a cavidade.
- **Bernheim (EUA, 1911):** realizou a primeira videolaparoscopia diagnóstica.
- **Zollikofer (Alemanha, 1920):** substituiu o ar por gás carbônico para a confecção do pneumoperitônio.
- **Orndoff (EUA, 1920):** desenvolveu o trocater piramidal cortante.
- **Kalk (Alemanha, 1929):** desenvolveu as lentes de visão oblíqua.
- **Janos Veress (Hungria, 1938):** criou uma agulha especial usada inicialmente para induzir o pneumotórax no tratamento da tuberculose na era pré-antibiótica.
- **Forrestier, Gladu e Valmiere (França, 1952):** empregaram um cilindro de quartzo para transmitir a luz da fonte para a extremidade distal do endoscópio.
- **Palmer (Paris, 1974):** elaborou o conceito de monitorização da pressão abdominal.

- **Kurt Seem de Kiel (Alemanha, 1974)**: desenvolveu um aparelho de insuflação automática que monitorizava a pressão abdominal e o fluxo de gás. Também desenvolveu muitos instrumentos e técnicas. Ampliou as indicações da videolaparoscopia (termocoagulação, tesouras em gancho, morceladores de tecidos, irrigação e aspiração, porta-agulhas, clipes e afastados não traumáticos).
- **Philippe Mouret (Lyon, 1987)**: realizou a primeira colecistectomia VLP.
- Seguindo o princípio de Halsted da "manipulação cuidadosa dos tecidos", os avanços na tecnologia e os novos instrumentais permitiram minimizar a extensão do trauma cirúrgico decorrente da exposição e da dissecção.

Vantagens da videolaparoscopia
- Reduz dor e desconforto pós-operatório do paciente;
- Menor tempo de internação hospitalar;
- Melhor estética.

Desvantagens da videolaparoscopia
- Maior custo;
- Equipamento-dependente.

Contraindicações à videolaparoscopia
Absolutas:
- Coagulopatia grave;
- Insuficiência cardiopulmonar severa.

Relativas:
- Cirurgias abdominais prévias;
- Peritonite difusa;
- Insuficiência cardiopulmonar moderada.

Materiais da videolaparoscopia
- Monitor de vídeo;
- Transcodificador de imagem;
- Fonte de luz para fibra óptica (lâmpada de xenônio ou halogênio);
- Óptica;
- Insuflador (injeta CO_2 na cavidade, regulada pela monitorização da pressão intra-abdominal);
- Agulha de Verress;
- Trocartes;
- **Pinças**: dissectores, pinças de preensão, tesoura, porta-agulhas, afastador de fígado, clipador e aspirador.

■❱ Disposição da equipe cirúrgica na videolaparoscopia

Cada procedimento cirúrgico exige uma conformação específica para a equipe e seus materiais, bem como para as punções a serem realizadas do abdome.

■❱ Etapas da cirurgia laparoscópica

- Conexão dos cabos e ajuste dos aparelhos;
- Pneumoperitônio;
- Colocação dos trocartes;
- Introdução da óptica e das pinças;
- Ato cirúrgico.

■❱ Formas de acesso à cavidade e técnicas de confecção do pneumoperitônio

- **Agulha de Veress** ("técnica fechada"): dispositivo transperitoneal para confecção do pneumoperitônio antes de introduzir o trocater. Trata-se de um procedimento realizado "às cegas", sendo maior o risco de lesões iatrogênicas, comparado à técnica aberta. Os dois locais mais utilizados para a introdução da agulha de Veress são periumbilical ou subcostal à esquerda. Após a realização do pneumoperitônio, é realizada a introdução do trocarte.
- **Técnica de Hasson** ("técnica aberta"): introdução do trocater sob visualização direta e confecção do pneumoperitônio a seguir através dele. Em geral, é realizada na região periumbilical, mas pode ser feita em qualquer região da parede abdominal. Pode ser realizada mesmo em pacientes sem cirurgias abdominais prévias, porém, seu uso é aconselhado especialmente em pacientes com cirurgias prévias.

■❱ Cirurgias videolaparoscópicas mais realizadas

- Colecistectomia;
- Apendicectomia;
- Videolaparoscopia diagnóstica;
- Hernioplastia inguinal e ventral;
- Hiatoplastia esofágica (doença do refluxo gastroesofágico);
- Cirurgia bariátrica (*bypass* gástrico ou Sleeve);
- Colectomia, retossigmoidectomia;
- Gastrectomia;
- Esofagectomia;
- Hepatectomia;
- Esplenectomia;
- Pancreatectomia;

- Cirurgias ginecológicas;
- Cirurgias urológicas;
- Cirurgias do tórax (videotoracoscopia).

Complicações da videolaparoscopia

A maioria das complicações da cirurgia laparoscópica ocorre durante o acesso à cavidade abdominal, mas outras complicações podem ocorrer relacionadas à insuflação do abdome e à dissecção dos tecidos.

Uma seleção apropriada dos pacientes, o conhecimento da anatomia e da técnica cirúrgica e a atenção adequada ao acesso à cavidade reduzem o risco de complicações.

Fatores de risco para potenciais complicações incluem: cirurgia prévia e aderências, distensão abdominal excessiva, tumorações abdominais ou pélvicas extensas, hérnia diafragmática, baixa reserva cardiopulmonar para tolerar o pneumoperitônio, entre outras.

A injúria vascular é uma das complicações mais comuns e temidas e só perde para o procedimento anestésico como causa de óbito na videolaparoscopia. A injúria vascular mais comum é a laceração da artéria epigástrica inferior. A lesão de vasos mais calibrosos pode ser fatal. O reparo deve ser imediato, assim que o sangramento for percebido.

Uma lesão inadvertida nas alças intestinais pode ocorrer durante a dissecção dos planos ou por lesão térmica com o eletrocautério. O intestino delgado é o sítio mais comum de lesão, mas também pode ocorrer no colo, no estômago, fígado e nos outros órgãos abdominopélvicos. O risco pode ser minimizado com a sondagem gástrica do paciente e a manipulação cuidadosa das estruturas intra-abdominais.

A lesão de bexiga ocorre mais comumente durante o acesso à cavidade e o risco aumenta em pacientes com cirurgia pélvica prévia. O risco pode ser minimizado com sondagem vesical do paciente para o procedimento cirúrgico.

A hérnia no sítio do trocater é menos comum, comparada à hérnia incisional da cirurgia aberta, mas, ainda assim, pode ocorrer. Quanto maior a incisão do portal, maior o risco de herniação.

Outras complicações da cirurgia laparoscópica incluem lesão de estruturas nervosas, infecção do sítio cirúrgico, injúria no trato urinário superior ou *port site metastasis*.

PRINCÍPIOS BÁSICOS DA CIRURGIA ROBÓTICA

A cirurgia por robô é um dispositivo controlado por computador, que pode ser programado para posicionar e manipular o instrumental cirúrgico conforme a necessidade da equipe e do procedimento executado.

O objetivo da cirurgia robótica é usar uma abordagem minimamente invasiva para efetuar procedimentos geralmente realizados por laparotomia ou muito complexos para a videolaparoscopia convencional.

Desde 1980 a robótica foi desenvolvida para superar as limitações da videolaparoscopia convencional, incluindo a visualização 2D, a articulação incompleta das pinças e a ergonomia, principalmente para o cirurgião.

A cirurgia robótica tem todas as vantagens da cirurgia minimamente invasiva, incluindo melhor recuperação pós-operatória, com menos dor, menor permanência hospitalar e melhor resultado estético.

■) História da cirurgia robótica

A primeira cirurgia robótica foi executada em 1985 pela neurocirurgia, o procedimento PUMA 560, usado para orientar uma agulha de biópsia cerebral guiada por tomografia.

A cirurgia robótica se estendeu para a Urologia em 1988, para a Ortopedia em 1992 e para a Ginecologia em 1998.

O primeiro dispositivo de videolaparoscopia robótica autorizado pelo FDA (*United States Food and Drug Administration*) foi o Aesop (*The Automated Endoscopic System for Optimal Positioning*), para uso na cirurgia intra-abdominal.

A tecnologia robótica de telepresença se tornou disponível em 2000 com o equipamento da Vinci, em que o cirurgião se aloca em um lugar remoto e se sente dentro da sala de cirurgia. O sistema foi desenvolvido pelo *Stanford Research Institute and National Aeronautics and Space Administration* e seu protótipo foi originalmente desenhado para ser usado pelos militares, para providenciar cuidados operatórios imediatos no campo de batalha, em uma estação cirúrgica remota.

■) Vantagens da cirurgia robótica

- Imagem tridimensional 3D.
- **Amplitude nos movimentos:** o instrumental da robótica possui sete degraus de liberdade na execução de cada movimento com os instrumentos, assemelhando-se à articulação da mão humana, enquanto o instrumento laparoscópico convencional é mais rígido, possuindo apenas quatro degraus de liberdade na execução dos movimentos.
- **Estabilização dos movimentos:** minimiza e corrige o tremor do cirurgião.
- **Ergonomia:** o cirurgião opera sentado, melhorando sua *performance* no ato cirúrgico e reduzindo seu cansaço físico.
- **Para o paciente:** tempo de internação hospitalar reduzido e recuperação pós-operatória mais rápida.

■) Limitações da cirurgia robótica

- Maiores custos.
- Maior tempo na sala de cirurgia para a montagem do robô.
- Perda da sensibilidade tátil.
- Limitação pelos instrumentais, não disponíveis na maioria dos serviços
- Limitação pela habilidade, por cirurgiões inaptos e não habituados a realizar o procedimento.

- Limitação quando a cirurgia envolve mais de dois quadrantes do abdome, necessitando de *re-docking* (reposicionamento).

■❱ Equipamentos da cirurgia robótica

- Console do cirurgião: tela de vídeo com imersão tridimensional, controles de mão e de pé, sistema de *software* direcionando os movimentos do cirurgião para os braços do robô.
- Carrinho cirúrgico, com a torre que compreende os três ou quatro braços do robô e instrumentos laparoscópicos com sete níveis de amplitude de movimentos.
- Câmera, recurso de luz, dispositivo de energia.

■❱ Procedimento operatório na cirurgia robótica

- Inicialmente, o paciente é posicionado e preparado similarmente à cirurgia videolaparoscópica.
- São realizadas punções de acesso à cavidade, com locação dos portais (Fig. 6.3).
- É realizado o *docking the robot*, com encaixe dos braços do robô nos portais. A torre com os braços do robô fica posicionada habitualmente entre as pernas do paciente ou ao lado deste, conforme a cirurgia proposta (Fig. 6.4).
- Durante o decorrer da cirurgia, o auxiliar se posiciona ao lado do paciente e troca os instrumentos que vão sendo utilizados conforme a necessidade.
- O cirurgião fica sentado no console, visualizando o campo cirúrgico pelo dispositivo binocular e posicionando suas mãos nos controles remotos *masters*, que traduzem os movimentos do cirurgião para os braços do robô. Os pedais controlam a câmera e os dispositivos de energia, como o eletrocautério.

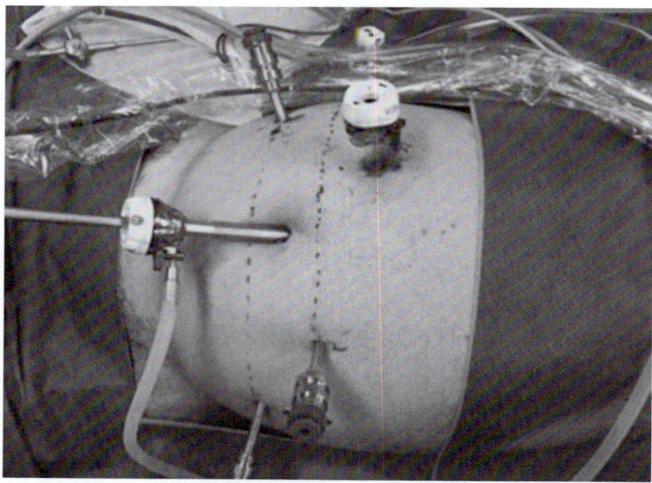

Fig. 6.3 – *Trocartes posicionados para a cirurgia robótica.*
Fonte: imagem do autor Rogério Tadeu Palma.

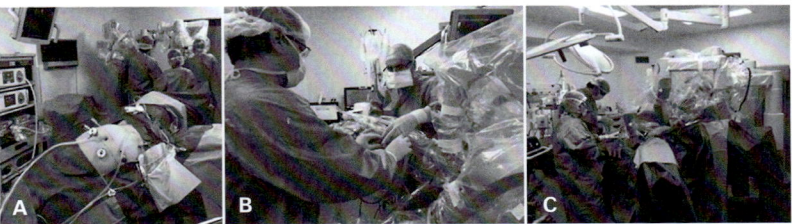

Fig. 6.4 – *Cirurgia robótica.* (A) *Paciente posicionado; ao fundo, equipe médica com os "braços" do robô.* (B) *Cirurgiões realizando o docking;* (C) *Robô posicionado.*

Fonte: imagem do autor Rogério Tadeu Palma.

BIBLIOGRAFIA

1. Townsend C.D., Beuchamp R.D., Evers B.M., Mattox K.L. Sabiston: Tratado de Cirurgia, A Base da Prática Cirúrgica Moderna. 18ª ed. Rio de Janeiro: Elsevier, 2010. Vol I e II
2. Bickenbach KA, Karanicolas PJ, Ammori JB, et al. Up and down or side to side? A systematic review and meta-analysis examining the impact of incision on outcomes after abdominal surgery. Am J Surg 2013; 206:400.
3. McBurney C. IV. The Incision Made in the Abdominal Wall in Cases of Appendicitis, with a Description of a New Method of Operating. Ann Surg 1894; 20:38.
4. Philips PA, Amaral JF. Abdominal access complications in laparoscopic surgery. J Am Coll Surg 2001; 192:525.
5. Ahmad G, O'Flynn H, Duffy JM, et al. Laparoscopic entry techniques. Cochrane Database Syst Rev 2012; :CD006583.
6. Shirk GJ, Johns A, Redwine DB. Complications of laparoscopic surgery: How to avoid them and how to repair them. J Minim Invasive Gynecol 2006; 13:352.
7. Meininger D, Westphal K, Bremerich DH, et al. Effects of posture and prolonged pneumoperitoneum on hemodynamic parameters during laparoscopy. World J Surg 2008; 32:1400.
8. Kalmar AF, Foubert L, Hendrickx JF, et al. Influence of steep Trendelenburg position and CO(2) pneumoperitoneum on cardiovascular, cerebrovascular, and respiratory homeostasis during robotic prostatectomy. Br J Anaesth 2010; 104:433.
9. Wu CY, Yeh YC, Wang MC, et al. Changes in endotracheal tube cuff pressure during laparoscopic surgery in head-up or head-down position. BMC Anesthesiol 2014; 14:75.
10. Hatipoglu S, Akbulut S, Hatipoglu F, Abdullayev R. Effect of laparoscopic abdominal surgery on splanchnic circulation: historical developments. World J Gastroenterol 2014; 20:18165.

11. Azevedo JL, Azevedo OC, Miyahira SA, et al. Injuries caused by Veress needle insertion for creation of pneumoperitoneum: a systematic literature review. Surg Endosc 2009; 23:1428.
12. Berguer R, Forkey DL, Smith WD. Ergonomic problems associated with laparoscopic surgery. Surg Endosc 1999; 13:466.
13. Herron DM, Marohn M, SAGES-MIRA Robotic Surgery Consensus Group. A consensus document on robotic surgery. Surg Endosc 2008; 22:313.

Capítulo 7

Ventilação Mecânica em Cirurgia

Rafael Fernandes Martins
Ary Serpa Neto

INTRODUÇÃO

Mais de 230 milhões de procedimentos cirúrgicos são realizados anualmente no mundo. Na extensa maioria dos casos, os riscos cirúrgicos são baixos e a evolução clínica do paciente é favorável, porém, existe uma parcela da população cirúrgica que apresenta um maior risco de complicações pós-operatórias e necessita de cuidados específicos que podem mudar o prognóstico em curto e longo prazo. A escolha da melhor estratégia de ventilação mecânica durante uma cirurgia tem como objetivo principal evitar as CPP que sabidamente resultam em maior morbidade, mortalidade e tempo de internação hospitalar. Parâmetros como o volume corrente (VC), a pressão positiva no final da expiração (PEEP) e a fração inspiratória de oxigênio (FIO_2) podem influenciar a incidência de CPP e devem ser manejados de acordo com cada cenário clínico.

COMPLICAÇÕES PULMONARES PÓS-OPERATÓRIAS (CPP)

A incidência de CPP é de aproximadamente 5%, mas pode variar drasticamente conforme a literatura, uma vez que a definição de CPP é bastante heterogênea. Alguns estudos incluíram embolia pulmonar, outros excluíram atelectasia ou ventilação mecânica no pós-operatório e, por vezes, a CPP era definida apenas como falência respiratória (ventilação mecânica por mais de 48 horas ou intubação não planejada) e pneumonia. A definição mais aceita encontra-se na Tabela 7.1.

Existem escores para determinar o risco de um paciente vir a apresentar CPP. O escore de Ariscat (*Assess Respiratory Risk in Surgical Patients in Catalonia*) identificou que as condições clínicas do paciente e as características da cirurgia influenciam de forma importante na taxa de tais complicações (Tabela 7.2).

Tabela 7.1
Uma das possíveis definições de CPP.

Infecção respiratória	O paciente recebeu antibiótico por suspeita de infecção respiratória e preenche pelo menos um critério: secreção pulmonar nova ou diferente da prévia; opacidade pulmonar nova ou diferente da prévia; febre; leucócitos acima de 12.000 mil /mm^3.
Falência respiratória	PaO_2 < 60 mmHg em ar ambiente (pós-operatório); PaO_2/FiO_2 < 300; $SatO_2$ < 90% necessitando de oxigenioterapia.
Derrame pleural	Raio X de tórax com apagamento do ângulo costofrênico e hemidiafragma ipsilateral "elevado" com perda do aspecto em cúpula; deslocamento de estruturas adjacentes ou opacidade em hemitórax com vasculatura preservada em posição supina.
Atelectasia	Opacidade pulmonar com deslocamento do mediastino, hilo ou hemidiafragma em direção ao pulmão afetado e hiperinflação compensatória do pulmão não afetado.
Pneumotórax	Ar no espaço pleural, onde não há evidência de vasculatura pulmonar ao raio X de tórax.
Broncoespasmo	Sibilos expiratórios tratados com broncodilatadores.
Pneumonite aspirativa	Injúria pulmonar aguda depois de aspiração do conteúdo gástrico.

Fonte: adaptada de Canet J. et al.

Tabela 7.2
Escore de risco Ariscat.

Idade	*Incisão cirúrgica*
≤ 50 anos (0 pontos)	Abdome superior (15 pontos)
51 a 80 anos (3 pontos)	Intratorácica (24 pontos)
> 80 anos (16 pontos)	
Saturação de oxigênio pré-operatória	*Duração prevista da cirurgia*
≥ 96% (0 pontos)	≤ 2h (0 pontos)
91%-95% (8 pontos)	2 a 3h (16 pontos)
≤ 90% (24 pontos)	> 3h (23 pontos)
Outros fatores de risco clínicos	
Infecção respiratória no último mês (17 pontos)	
Anemia pré-operatória no último mês (Hb ≤ 10 g/dL) (11 pontos)	
Cirurgia de emergência (8 pontos)	
Baixo risco: 0-25 pontos: 1,6% de risco de CPP. **Risco intermediário:** 26-44 pontos: 13,3% de risco de CPP. **Alto risco:** 45-123 pontos: 42,1% de risco de CPP.	

Fonte: adaptada de Canet J. et al.

■ VENTILAÇÃO PROTETORA

Os volumes correntes iguais ou maiores que 12 mL/kg do peso predito faziam parte de uma estratégia de ventilação a fim de prevenir hipoxemia e formação de atelectasias em pacientes anestesiados, submetidos à cirurgia abdominal e torácica. Atualmente, as evidências sugerem que a utilização destes níveis de volume corrente provoca hiperdistensão alveolar, podendo agravar ou desencadear lesão pulmonar por meio de aumento da permeabilidade alvéolo-capilar, piora da oxigenação e diminuição da complacência pulmonar, achados estes semelhantes aos da síndrome do desconforto respiratório agudo (SDRA). Por outro lado, baixos volumes correntes e níveis inadequados de PEEP podem provocar a abertura e o fechamento cíclico das unidades alveolares, levando à lesão por cisalhamento. Em contrapartida, a utilização de níveis elevados de PEEP e/ou pressão de platô pode afetar a hemodinâmica intraoperatória, exigindo maiores doses de drogas vasoativas e/ou maior necessidade de infusão volêmica, além do risco de barotrauma e/ou hiperdistensão alveolar.

Neste contexto, diversos estudos têm sido realizados para definir o melhor manejo ventilatório dos pacientes submetidos à cirurgia. Cada cenário estudado apresenta a sua própria estratégia de ventilação e o fator em comum é a utilização de volumes correntes menores, ao redor de 6 a 8 mL/kg do peso predito. O melhor valor de PEEP ainda encontra-se em discussão na literatura. Atualmente, sabe-se que níveis elevados (> 10 cmH_2O) não são necessários e valores próximos de 3 a 5 cmH_2O são mais aceitos.

Estão em andamento alguns estudos para definir o real valor da PEEP em diversos cenários, como, por exemplo, a cirurgia em obeso com alto risco de CPP (Probese) e a cirurgia torácica (Prothor). A FIO_2 ideal é o menor valor possível para manutenção de SO_2 entre 96% e 98%. A FIO_2 mais elevada (80% a 100%) pode prevenir infecção de ferida operatória, além de levar a uma pequena redução na incidência de náuseas e vômitos no perioperatório. Entretanto, estes achados ainda são controversos e carecem de confirmação na literatura.

■ VENTILAÇÃO MECÂNICA E OS DIVERSOS CENÁRIOS CIRÚRGICOS

- **Cirurgia em paciente de baixo risco para CPP (Ariscat):** acredita-se que estes pacientes possam se beneficiar de ventilação protetora.
- **Cirurgia em paciente de risco intermediário ou alto (Ariscat):** utilizar ventilação protetora (volumes correntes menores que 8 mL/kg do peso predito).
- **Cirurgia videolaparoscópica:** o modo de ventilação (volume ou pressão) não demonstrou diferenças em relação à CPP, porém, o uso de ventilação à pressão parece facilitar o manejo da $ETCO_2$.
- **Cirurgia robótica**: ainda não é possível avaliar o impacto da cirurgia robótica nas CPP. Está em andamento o estudo AVATaR, uma coorte prospectiva que irá avaliar como desfecho primário a incidência de CPP em pacientes submetidos à anestesia geral, ventilação mecânica e cirurgia robótica.

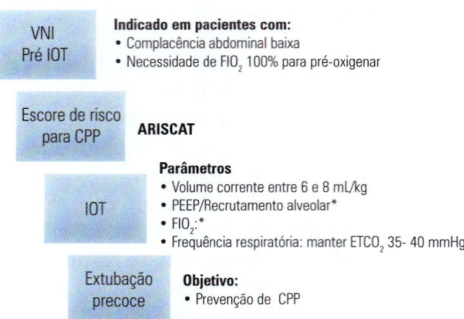

Fig. 7.1 – *Estratégia para redução na incidência de CPP.*
*carece de evidência

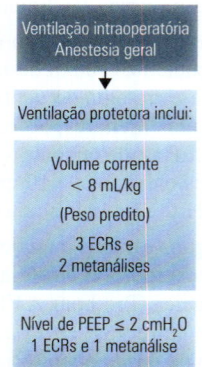

Fig. 7.2 – *Recomendações para a ventilação mecânica intraoperatória.*
Legenda: ECRs: estudo clínico randomizado.
Fonte: adaptada de Schultz et al.

BIBLIOGRAFIA

1. Pearse R, Moreno RP, Bauer P, et al. Mortality after surgery in Europe: a 7 day cohort study. Lancet 2012;380(9847):1059–65.
2. Canet J, Gallart L, Gomar C, et al. Prediction of postoperative pulmonary complications in a population-based surgical cohort. Anesthesiology 2010;113(6):1338-50.
3. Arthur S, Slutsky MD. Lung injury caused by mechanical ventilation. Chest 1999;116(6 Suppl):9S-15S.
4. Slutsky AS, Ranieri MV. Ventilator-induced lung injury. N Engl J Med 2013; 369:2126-2136.
5. Serpa Neto A, Schultz MJ, Abreu MG. Intraoperative ventilation strategies to prevent postoperative pulmonary complications – systematic

review, metaanalysis and trial sequential analysis. Best Pract Res Clin Anaesthesiol. 2015 Sep;29(3):331-40.
6. Serpa Neto A, Cardoso SO, Manetta JA, et al. Association between use of lung-protective ventilation with lower tidal volumes and clinical outcomes among patients without acute respiratory distress syndrome: a meta--analysis. JAMA 2012; 308(16):1651-9.
7. Weller WE, Rosati C. Comparing outcomes of laparoscopic versus open bariatric surgery. Ann Surg 2008l; 248(1):10-5.
8. Severgnini P, Selmo G, Lanza C, et al. Protective mechanical ventilation during general anesthesia for open abdominal surgery improves postoperative pulmonary function. Anesthesiology 2013;118(6):1307-21.
9. Futier E, Constantin JM, Paugam-Burtz C, et al. A trial of intraoperative low-tidal-volume ventilation in abdominal surgery. N Engl J Med 2013; 369(5):428-37.
10. Ge Y, Yuan L, Jiang X, et al. Effect of lung protection mechanical ventilation on respiratory function in the elderly undergoing spinal fusion. Zhong nan da xue xue bao Yi xue ban 2013; 38(1):81-5.
11. Serpa Neto A, Hemmes SN, Barbas CS, et al. Protective ventilation with low tidal volume and high peep versus conventional ventilation with high tidal volume and low PEEP in patients under general anesthesia for surgery: a systematic review and individual patient data meta-analysis. Anesthesiology. (in press)
12. Hemmes SN, Gama de Abreu M, Pelosi P, Schultz MJ. High versus low positive end-expiratory pressure during general anaesthesia for open abdominal surgery (PROVHILO trial): a multicentre randomised controlled trial. Lancet 2014; 384(9942):495-503.
13. Schultz MJ, Gama M, Abreu D, Pelosi P. Mechanical ventilation strategies for the surgical patient. 2015;21(4)351-7.

Capítulo 8

Segurança Perioperatória do Paciente

Fernanda Batistini Yamada
José Antônio Bento

■ INTRODUÇÃO

Eventos adversos em pacientes incluem tanto complicações de natureza técnica (infecções de sítios cirúrgicos, sangramentos etc.) quanto aqueles relacionados a medicamentos, quedas, erros diagnósticos e complicações clínicas em geral.

Visando minimizar eventuais erros, o *Institute of Medicine* (IOM) lançou diversas medidas, sugerindo também novos conceitos e cuidados, tanto para com a equipe técnica como para o paciente.

■ CONCEITOS

1. Transparência
2. Equipe multidisciplinar trabalhando de forma integrada
3. Paciente parceiro
4. Profissionais de saúde felizes e motivados
5. Educação médica renovada

■ PREVENÇÃO

A principal complicação encontrada são as infecções de sítios cirúrgicos, com alta taxa de morbimortalidade. Para isso, foram criadas três principais medidas em relação à antibioticoterapia:

1. Administrar 60 minutos antes da incisão cirúrgica
2. Adequação de acordo com as recomendações de consenso
3. Descontinuidade 24h após o final do procedimento

E outras três complementares:

1. Controle glicêmico
2. Tricotomia (utilizando cortadores e não lâminas)
3. Normotermia em pacientes submetidos a procedimentos colorretais

Visando minimizar outras complicações, temos:

1. Betabloqueadores para pacientes com riscos cardíacos
2. Profilaxia de tromboembolismo venoso
3. Manutenção da temperatura intraoperatória

CHECKLISTS

São instituídos a fim de diminuir os riscos e padronizar condutas de segurança (Tabela 8.1).

Tabela 8.1 Elementos de verificação.
Início
Antes da indução anestésica • Verificar a identidade do paciente, o local e o procedimento cirúrgico com o devido termo de consentimento assinado • Marcação do local da cirurgia • Monitorização • Alergias • Avaliação de via aérea e risco de aspiração • Acesso venoso e reserva de sangue
Intervalo
Antes da incisão da pele • Verificação da equipe • Confirmação da identidade do paciente, local da cirurgia e procedimento • Revisão de eventos críticos pela equipe de cirurgia, de anestesiologia e enfermagem • Administração de antibióticos profiláticos
Finalizar
Antes da saída do paciente da sala de operação • Nome do procedimento • Contagem de instrumentais • Devida identificação de amostras de exames

FASES DE CUIDADOS PERIOPERATÓRIOS

Fase pré-operatória
- Revisão de histórico clínico.
- Imagens radiológicas relevantes.
- Patologia.
- Anatomia relevante.
- Antecipação de potenciais problemas.
- A comunicação com o paciente e os familiares é de extrema importância para garantir o entendimento e a concordância em relação à operação, aos riscos e benefícios e as eventuais complicações.
- Elaboração de termo de consentimento detalhado, inclusive o Termo de Anestesia.
- Controle de comorbidades.

Fase intraoperatória
- Iniciada na área de espera e concluída na sala de operação.
- Tempo de indução anestésica adequado.
- Posicionamento do paciente.
- Degermação adequada.
- Desempenho do tempo-limite cirúrgico.
- Envolvimento colaborativo entre cirurgião, anestesista e equipe de Enfermagem.
- Comunicação entre equipes em relação ao andamento intraoperatório, incluindo complicações como sangramentos, dificuldade técnica por parte do cirurgião, hipotensão, eventos de dessaturação e alterações laboratoriais importantes.
- *Checklist* de material utilizado antes do término da cirurgia. Evidenciando para a adequada contagem de gazes e compressas e a realização de exames de imagem complementares, caso necessário.

Fase pós-operatória
- Monitorização adequada até a recuperação da função neurofisiológica normal.
- Reconhecimento precoce e intervenção eficaz, a fim de corrigir transtornos fisiológicos, evitando colocar o paciente em risco.
- Equipe eficiente e colaborativa.
- Equipe de Enfermagem de alta qualidade, com quantidade adequada de pessoal para realizar avaliações frequentes do paciente.
- Eficaz transferência de pacientes para a UTI, quando necessário.

- Boa comunicação entre as equipes.
- Informações aos familiares de forma e em local adequados.

CONSIDERAÇÕES FINAIS

Deve ser realizada uma avaliação pré-operatória adequada do paciente com exames, consultas multidisciplinares e boa comunicação entre a equipe médica, o paciente e seus familiares. Além disse, também deve haver preocupações relacionadas à fadiga médica e a instituição de *checklists*, que tendem a reduzir os riscos cirúrgicos, garantindo menores taxas de complicações.

BIBLIOGRAFIA

1. Courtney M. Townsend, Jr., MD, R. Daniel Beuchamp, MD, B.Mark Evers, MD e Kenneth. L. Mattox, MD, Sabiston Textbook of Surgery: The Biological Basis of Modern Surgical Practice, 19nd ed, Rio de Janeiro, Elsevier, 201-209, 2015.

Capítulo 9

Normas Gerais da Descrição da Operação

Fernanda Batistini Yamada
José Antônio Bento

■ INTRODUÇÃO

A descrição cirúrgica é um documento oficial e obrigatório do prontuário que contém a comprovação da realização do ato cirúrgico. Deve ser detalhada e completa e justificar a tática cirúrgica utilizada. É importante que seja realizada pelo próprio cirurgião logo após a finalização do procedimento, para que nenhum detalhe seja esquecido. Incidentes não devem ser omitidos.

■ ITENS DA DESCRIÇÃO

■) Cabeçalho

- Identificação do paciente: nome, idade, número de cadastro no hospital/prontuário.
- Diagnóstico pré-operatorio e pós-operatório.
- Cirurgia proposta.
- Cirurgia realizada.
- **Equipe cirúrgica:** nome completo do cirurgião, primeiro auxiliar, segundo auxiliar, terceiro auxiliar, anestesista e instrumentador.
- Acidentes e intercorrências ocorridas durante o procedimento.
- **Tempo de cirurgia:** data, horário de início e de término.
- Tipo de anestesia.
- Peças cirúrgica(s) encaminhada(s) para estudo anatomopatológico.

■ DESCRIÇÃO DO ATO OPERATÓRIO

■) Posicionamento

Incluindo o uso de coxins e outros materiais utilizados para a fixação do paciente à mesa cirúrgica.

■❱ Preparo do campo operatório

Degermação, antissepsia e colocação de campos.

■❱ Incisão

Importante descrever localização, tipo, epônimos e extensão (início, fim e tamanho em centímetros), bem como a hemostasia realizada e o instrumental utilizado para tal. Descrever a sequência de planos anatômicos e o instrumental utilizado.

■❱ Abertura da cavidade

Descrever o grau de dificuldade de acesso à cavidade peritoneal, incluindo aderências, bridas, coleções e bloqueios, bem como suas características. Caso haja coleções ou secreções, coletar amostra para exames bioquímicos ou citológicos.

Realizar inspeção detalhada e metódica dos órgãos e lesões, iniciando pelo órgão sede da lesão, tanto por visão direta quanto por palpação, incluindo forma, volume, dimensão, superfície e consistência, caso sejam encontradas alterações.

Sinalizar as demais estruturas dentro da normalidade, sem descrevê-las detalhadamente.

■❱ Conduta e tática cirúrgica

Detalhar o procedimento realizado na sua sequência, evidenciando as razões e dificuldades técnicas encontradas. Descrever separadamente os diversos tempos cirúrgicos (p. ex.: tempo cervical, torácico e abdominal).

Com relação a linfadenectomias, descrever quais cadeias e seu aspecto, não esquecendo de identificá-las separadamente para o estudo anatomopatológico.

■❱ Exame de congelação

É uma ferramenta utilizada para elucidação de lesões suspeitas e auxílio na conduta cirúrgica, sendo importante constar seu resultado, mesmo como hipótese diagnóstica, na descrição cirúrgica.

■❱ Técnica cirúrgica

- Deve ser descrita com detalhes, incluindo pedículos vasculares ligados, extensão das ressecções, laqueaduras e suturas.
- **Suturas:** mecânicas ou manuais, contínuas ou em pontos separados.
- **Anastomose:** mecânica com número e tipos de cargas utilizadas, ou manual, com número de planos suturados e tipo de reconstrução (laterolateral, terminoterminal, terminolateral).
- Incluir epônimos e testes realizados nessa fase.

■❱ Drenagem

- Aberta ou fechada.
- Tipo de dreno utilizado e tamanho aproximado.
- Objetivo da drenagem e região da cavidade onde o dreno se encontra.
- Local de exteriorização do dreno e tipo de fixação realizada (incluir fio utilizado).

■❱ Fechamento da parede

- Rever a hemostasia e o aspecto das anastomoses realizadas.
- Conferir contagem de compressas e gazes utilizadas no procedimento.
- Descrever os planos de fechamento da incisão.
- Fios utilizados.
- Técnica utilizada (tipos de sutura utilizadas).
- Suturas de apoio (pontos subtotais ou totais).
- Utilização de telas.

■ ITENS EXTRAS

Item importante na descrição a ser realizado após o término do procedimento e abertura da peça cirúrgica, normalmente realizada em local apropriado e com o registro adequado (incluindo fotografias e descrição detalhada).

■❱ Descrição da peça cirúrgica

- Anotar suas características.
- Identificar a margem de segurança proximal e distal.
- Verificar outras lesões macroscópicas, principalmente no caso de neoplasias.

■❱ Técnica de abertura da peça cirúrgica

- Descrever o local onde foi realizada a abertura e o sentido de abertura (exemplo: estômago pela grande curvatura).
- Identificar com fios de sutura margens e lado da peça.
- É importante realizar também o registro fotográfico nessa etapa. Escolher o melhor "pano de fundo" para a documentação fotográfica e que não esteja manchada por sangue ou outros fluidos corporais, para melhor qualidade.

■❱ Fixação da peça para exame

- Deve ser realizada com formol a 10%, com um volume 10 vezes maior que o seu, para ficar completamente imersa.
- Separar diferentes estruturas e identificá-las adequadamente.

■❱ Solicitação de exames

É importante conter informações necessárias e pertinentes, incluindo dados clínicos, diagnóstico e objetivo do exame.

IMPORTÂNCIA DA DESCRIÇÃO

- É um poderoso instrumento de aprendizado.
- Permite àqueles que não participaram do ato cirúrgico entenderem o tipo de procedimento realizado e o tratamento adequado de eventuais complicações.
- É essencial para seguimento futuro do paciente no nível ambulatorial.
- É um importante documento que o cirurgião tem para sua defesa, junto ao Conselho Regional de Medicina ou ao Magistrado, em caso de um processo judicial contra a instituição ou contra a equipe cirúrgica que realizou o procedimento.

BIBLIOGRAFIA

1. Courtney M. Townsend, Jr., MD, R. Daniel Beuchamp, MD, B.Mark Evers, MD e Kenneth, L. Mattox, MD, Sabiston Textbook of Surgery: The Biological Basis of Modern Surgical Practice, 19nd ed, Rio de Janeiro, Elsevier, 201-209, 2015
2. Manlio Basilio Speranzini, Claudio Roberto Deutsch, Osmar Kenji Yagi: Manual de Diagnóstico e Tratamento para o Residente de Cirurgia, 1 ed, São Paulo, Atheneu, 1621-1638, 2009

Seção 2

Urgências Traumáticas

Coordenadores:
Guilherme Andrade Peixoto
Ricardo Moreno

Capítulo 10

Conduta Normativa no Politraumatizado

Lia Ormieres Costa
Marcelo José Miotto

■ INTRODUÇÃO

As lesões traumáticas podem ser consideradas desde pequenos ferimentos até lesões de múltiplos órgãos. Todo paciente politraumatizado requer uma sistematização de atendimento, afim de otimizar o prognóstico e reduzir o risco de lesões despercebidas. Esta sistematização é baseada no *Advanced Trauma Life Suport* (ATLS).

■ EPIDEMIOLOGIA

O trauma é uma das maiores causas de morte no mundo, principalmente na população entre 18 e 29 anos. Mais de 45 milhões de pessoas por ano permanecem com sequelas moderadas a graves, decorrentes de lesões traumáticas.

Enquanto a causa mais comum de morte no trauma é devido à hemorragia, seguida por disfunção de múltiplos órgãos e parada cardiorrespiratória, as causas evitáveis mais comuns de morte decorrem de: não garantir via aérea, falhas na técnica cirúrgica, lesões despercebidas e complicações relacionadas ao cateter intravascular.

Poucos são os pacientes que morrem após 24 horas do trauma; a maioria vem a óbito na cena do acidente ou nas primeiras 4 horas após receber atendimento hospitalar por lesões incompatíveis com a vida. O conceito de *golden hour* enfatiza a importância de uma rápida intervenção nas primeiras horas após o acidente.

■ MECANISMO DO TRAUMA

Alguns mecanismos do trauma podem predispor a lesões específicas, como indicado na Tabela 10.1. Entre eles, os de maior mortalidade são: atropelamentos, acidentes de moto, acidentes com múltiplos automóveis e quedas maiores que 6 metros de altura.

Tabela 10.1
Principais mecanismos do trauma.

Mecanismo de trauma	Possíveis padrões de lesão
Impacto frontal em colisão de auto: • Deformação do volante • Marca do joelho no painel • Fratura em "olho-de-boi" no para-brisa	• Fratura de coluna cervical • Tórax instável anterior (retalho costal móvel) • Contusão miocárdica • Pneumotórax • Ruptura traumática de aorta • Lesão de baço ou fígado • Fratura/luxação posterior do quadril e/ou joelho
Impacto lateral por colisão de auto	• Lesão ligamentar contralateral do pescoço • Fratura de coluna cervical • Tórax instável lateral • Pneumotórax • Ruptura traumática de aorta • Ruptura diafragmática • Lesão do baço, fígado, rim • Fratura de pelve ou acetábulo
Impacto traseiro por colisão de auto	• Lesão de coluna cervical • Lesão de partes moles do pescoço
Ejeção do veículo	• A ejeção do veículo não permite a previsão significativa de padrões de lesão, mas coloca o doente no grupo de risco de praticamente todos os mecanismos de lesão
Impacto de veículo automotor com pedestre	• Traumatismo cranioencefálico • Ruptura traumática de aorta • Lesões de vísceras abdominais • Fraturas de extremidades inferiores/pelve

■ CUIDADOS NO PRÉ-ATENDIMENTO

Sempre que possível, o serviço médico de emergência pré-hospitalar deve notificar a chegada do paciente ao hospital que irá recebê-lo, pois isso garante um planejamento antecipado à chegada da vítima. Uma área de reanimação deve estar disponível para receber os doentes traumatizados. Equipamentos apropriados para a abordagem da via aérea devem estar organizados e testados; soluções cristaloides aquecidas e equipamentos para monitorização disponíveis. Toda a equipe deve estar devidamente paramentada com equipamentos de proteção individual (EPI) para a proteção contra doenças transmissíveis.

TRIAGEM

O processo de triagem (Fig. 10.1) leva em consideração os tratamentos necessários aos doentes e os recursos disponíveis pela equipe, como também a classificação de risco de cada paciente e quais são os hospitais que irão recebê-los.

Existem duas situações de triagem:

1. **Múltiplas vítimas**: o número de doentes e a gravidade das lesões não ultrapassa a capacidade de atendimento do hospital. A prioridade serão os doentes com risco eminente de morte.
2. **Vítimas em massa**: o número de doentes e a gravidade das lesões ultrapassam a capacidade do local e da equipe de atendimento. A prioridade serão os doentes com maiores chances de sobrevida, pois isso implica menor gasto de tempo, equipamentos, recursos e profissionais, afim de que o maior número de pessoas seja atendido.

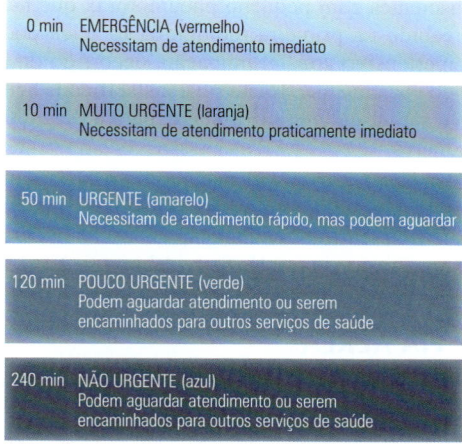

Fig. 10.1 – *Classificação de risco – Protocolo Manchester: a cor das pulseiras simboliza a gravidade de cada caso.*
Fonte: Manchester Triage Group.

AVALIAÇÃO PRIMÁRIA

A avaliação primária baseada nos princípios do ATLS consiste em:

- **A**irway: via aérea com proteção da coluna cervical
- **B**reathing: ventilação e respiração
- **C**irculation: circulação com controle de hemorragia
- **D**isability Assessment: disfunção, estado neurológico
- **E**xposure: exposição/controle do doente: despir completamente o doente, mas prevenir hipotermia

É importante ter os seguintes conceitos em mente durante o atendimento inicial ao politraumatizado:

- A maior causa de morte no trauma é a obstrução de via aérea. Ela pode estar obstruída pela queda da base da língua, por um corpo estranho, edema ou hematoma em expansão.
- Não há diretrizes específicas para a intubação orotraqueal. Quando há duvida, em geral, o melhor é a intubação precoce, crico ou traqueostomia de urgência, principalmente em pacientes com instabilidade hemodinâmica ou aqueles com trauma extenso de face e pescoço, que podem levar a edema e distorção da via aérea.
- Quando a via aérea está estabelecida, é importante assegurar que esta não se desacople de sua fonte de oxigênio, principalmente quando se movimenta o doente. A "extubação" não intencional é a causa mais comum de morbidade dos pacientes no trauma.
- Pacientes inconscientes com pequeno pneumotórax que não está visível ou passado despercebido na primeira radiografia torácica podem desenvolver pneumotórax hipertensivo após a intubação, decorrido da pressão positiva. Desta forma, todo paciente que desenvolva instabilidade hemodinâmica após a intubação deve ser auscultado novamente, para o diagnóstico e a correção de lesões pulmonares.
- A hemorragia é a causa prevenível mais comum no trauma. Deve-se ficar alerta aos sinais de choque hemorrágico, principalmente em idosos que podem tomar medicações cardiovasculares que mascaram esses sinais e jovens que podem não apresentar sinais clássicos. A hipotensão não se manifesta até a perda de mais de 30% do volume sanguíneo.

AIRWAY – VIA AÉREA

Uma avaliação inicial pode ser feita em pacientes conscientes utilizando-se os seguintes passos:

- Realizar uma simples pergunta para o paciente (p. ex.: qual o seu nome?)
- Observar face, pescoço, mento, e abdome, para verificar sinais de esforços respiratórios, incluindo taquipneia, uso de musculatura acessória, padrões anormais de respiração e estridor.
- Inspeção da orofaringe para ferimentos, lesões dentárias ou na língua, sangue, vômitos ou acúmulo de outras secreções. Notar se há obstáculos que possam prejudicar a passagem do laringoscópio ou tubo endotraqueal.
- Executar inspeção e palpação anterior do pescoço em busca de lacerações, hemorragia, crepitação ou outras lesões. Esta inspeção também é útil para a identificação das estruturas, para a realização de uma via aérea avançada.

As manobras para o estabelecimento de uma via aérea devem ser feitas com proteção da coluna cervical. Uma medida inicial é a manobra de elevação do mento (*chin lift*) ou de tração da mandíbula (*jaw thrust*).

IMPORTANTE! Sempre considerar a possibilidade de lesão cervical em doentes com traumatismos multissistêmicos, especialmente aqueles que apresentam nível de consciência alterado ou traumatismo fechado acima da clavícula.

▬ *BREATHING* – RESPIRAÇÃO

Após estabelecer uma via aérea, é importante garantir uma ventilação adequada. Todo o tórax do paciente deve ser exposto, para obter-se uma adequada avaliação da região cervical em busca de turgência jugular, desvio de traqueia e movimentação da parede torácica.

Inspeção visual e palpação: detectar lesões da parede do tórax, como crepitações, enfisema subcutâneo, equimoses, escoriações, assimetria, movimento paradoxal, entre outros.

Ausculta: identificar a presença de murmúrio vesicular bilateral.

Percussão: o som timpânico favorece uma hipótese diagnóstica de pneumotórax e o maciço, a hipótese de hemotórax.

As lesões pulmonares que prejudicam a ventilação em um primeiro momento são o pneumotórax hipertensivo, tórax instável com contusão pulmonar, hemotórax maciço e pneumotórax aberto. Tais lesões devem ser rapidamente identificadas e corrigidas para uma ventilação adequada. Lesões como pneumotórax e hemotórax simples, fraturas de arcos costais e contusão pulmonar podem prejudicar a ventilação, porém em um menor grau.

> **Atenção!** Todo doente vítima de trauma deve receber oxigenação suplementar, mesmo que não seja por meio de intubação.

▬ *CIRCULATION* – CIRCULAÇÃO

Uma vez que a via aérea e a ventilação estão estabelecidas, deve-se prosseguir à avaliação do *status* circulatório do paciente. Enquanto isso, é necessário garantir dois acessos periféricos calibrosos, realizar a tipagem sanguínea, o beta hcg em mulheres em idade fértil, a gasometria e o lactato.

Alguns sinais clínicos podem dar uma noção do estado hemodinâmico do paciente, como cor da pele, nível de consciência e pulsos. Um paciente com alteração do nível de consciência, descorado, com pulsos filiformes e/ou irregulares são sinais evidentes de hipovolemia.

> **Atenção!** Crianças e atletas possuem uma melhor reserva fisiológica, desta forma podem não demonstrar alguns sinais clássicos de hipovolemia, como a taquicardia, e muitos podem permanecer com bradicardia, porém, quando ocorre hipovolemia franca, o desfecho, muitas vezes, é desfavorável. Os idosos, por sua vez, têm capacidade limitada para responder ao choque hipovolêmico, assim, a frequência cardíaca e a pressão arterial podem não ser fidedignas em relação ao *status* hemodinâmico do paciente.

Em situações de hemorragia franca, deve-se identificar e controlar os danos durante a avaliação primária. Para as hemorragias externas, pode-se realizar a compressão manual; quando esta não for efetiva, podemos utilizar da compressão proximal com torniquete ou o manguito do esfigmomanômetro, porém, de forma cuidadosa, pois estas medidas podem levar à isquemia.

As principais fontes de sangramentos internos são: tórax, abdome, pelve e ossos longos. O tratamento dependerá de cada lesão, como compressão da pelve, fixação externa, abordagem cirúrgica ou descompressão torácica.

A reanimação volêmica deve ser iniciada com a administração de soluções cristaloides aquecidas (20 mL/kg). Se o doente não responder à primeira terapia de reanimação, a administração de sangue poderá ser necessária.

■ DISABILITY AND NEUROLOGIC EVALUATION – DISFUNÇÃO NEUROLÓGICA

A avaliação neurológica do paciente deve ser rápida, afim de estabelecer um nível de consciência baseado na escala de coma de Glasgow (ECG – Tabela 10.2), tamanho e reatividade das pupilas, sinais de lateralização e nível de lesão da medula espinal.

\multicolumn{3}{c}{Tabela 10.2 Escala de coma de Glasgow.}		
Indicadores	*Resposta*	*Escore*
Abertura ocular	• Espontânea	4
	• Aos estímulos verbais	3
	• Aos estímulos dolorosos	2
	• Ausentes	1
Melhor resposta verbal	• Orientado	5
	• Confuso	4
	• Palavras inapropriadas	3
	• Sons inteligíveis	2
	• Ausente	1
Melhor resposta motora	• Obedece a comandos verbais	6
	• Localiza estímulos	5
	• Retirada inespecífica	4
	• Padrão flexor (decorticação)	3
	• Padrão extensor (decerebração)	2
	• Ausente	1

É importante sempre excluir hipoglicemia, álcool e uso de outras drogas antes de se estabelecer o diagnóstico de uma lesão originária de um trauma ao sistema nervoso central.

Lembrar que a lesão cerebral primária é decorrente do próprio trauma e a lesão secundária é decorrente da má oxigenação, perfusão e circulação.

Manter a coluna imobilizada em todos os pacientes com potencial lesão de medula espinal. A presença de *deficit* motor e de lesão sensorial indica a necessidade de exames de imagem de crânio, coluna cervical, torácica e dorsal.

EXPOSURE AND ENVIROMENT CONTROL – EXPOSIÇÃO

Despir completamente o paciente, sempre tomando cuidado com a perda de calor excessiva, cobrindo-o com mantas aquecidas. Deve-se procurar por ferimentos. As regiões que normalmente são negligenciadas são couro cabeludo, períneo, região axilar e dorso.

BIBLIOGRAFIA

1. Evans JA, van Wessem KJ, McDougall D, et al. Epidemiology of traumatic deaths: comprehensive population-based assessment. World J Surg 2010; 34(1):158-63.
2. Demetriades D, Murray J, Charalambides K, et al. Trauma fatalities: time and location of hospital deaths. J Am Coll Surg 2004; 198(1):20-6.
3. American College of Surgeons Committee on Trauma. Advanced Trauma Life Support (ATLS) Student Course Manual. 9th ed. Chicago: American College of Surgeon; 2012.
4. Pfeifer R, Pape HC. Missed injuries in trauma patients: a literature review. Patient Saf Surg 2008; 2:20.
5. Hess JR, Brohi K, Dutton RP, et al. The coagulopathy of trauma: a review of mechanisms. J Trauma 2008; 65(4):748-54.

Capítulo 11

Choque

Caio Dal Moro Alves
Mário Paulo Faro Junior

■ INTRODUÇÃO

Choque é a falha na perfusão orgânica e oxigenação tecidual de diagnóstico clínico. Deve-se sempre identificar a presença do choque e sua provável causa.

No trauma, a maioria dos pacientes encontra-se em hipovolemia, porém, pode aparecer também quadro cardiogênico, obstrutivo, neurogênico e até séptico.

■ TRATAMENTO

Controle da hemorragia e/ou restabelecimento do volume circulante adequado.

■ ETIOLOGIA

O choque se caracteriza por uma falha na perfusão orgânica e na oxigenação tecidual, devido à não manutenção do volume circulante adequado, levando a alterações significativas no débito cardíaco (DC). Lembrando que:

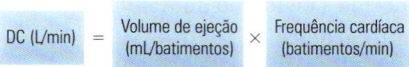

$$DC\ (L/min) = \text{Volume de ejeção (mL/batimentos)} \times \text{Frequência cardíaca (batimentos/min)}$$

Desse modo, uma quantidade menor de volume circulante (dependente de pré-carga, pós-carga e contratilidade miocárdica), leva a um aumento de frequência cardíaca (sinal mais precoce do choque, quando FC > 100 bpm), visando manter o DC.

O choque pode se estabelecer por causas cardiogênicas obstrutivas (como pneumotórax hipertensivo ou tamponamento cardíaco), neurogênicas (como lesões cervicais ou torácicas altas, TCE) ou sépticas (menos frequentes); entretanto, a principal causa do choque em um paciente politraumatizado é a hipovolemia referente à grande perda de volume sanguíneo.

A resposta orgânica a essa perda de sangue se baseia em mecanismos de compensação nos quais há vasoconstrição periférica (muscular e visceral), na tentativa de preservar o fluxo aos rins, coração e cérebro, pela liberação de catecolaminas endógenas e fatores vasoativos, como bradicininas e histamina.

A diminuição da oferta de oxigênio faz com que as células realizem metabolismo anaeróbio, levando à produção de ácido láctico, o que causa acidose metabólica. Caso o quadro não seja revertido, a consequência será a falência orgânica.

Por isso, faz-se necessário o rápido reconhecimento da causa do choque pela avaliação clínica e sua reversão.

RECONHECIMENTO DO CHOQUE

Como dito anteriormente, o reconhecimento do choque se faz clinicamente.

Após ter o doente com as vias aéreas asseguradas e uma boa ventilação, deve-se atentar aos sinais de choque. É fundamental a avaliação das condições circulatórias do paciente, lembrando que a resposta compensatória do organismo pode manter a pressão arterial (PA) constante, a princípio.

Desse modo, vale lembrar que as primeiras alterações do estado de choque do paciente serão encontradas quando avaliadas a frequência cardíaca (FC), a frequência respiratória (FR), a perfusão cutânea e a pressão de pulso (diferença entre sistólica e diastólica).

Os níveis de hemoglobina e hematócrito não devem ser utilizados para avaliar a perda sanguínea aguda, pois nesta fase podem vir normais ou pouco alterados, não sendo então critério isolado para a definição do quadro de choque. Já os valores de excesso de bases e lactato em uma gasometria arterial podem ajudar a determinar a gravidade do choque.

TIPOS DE CHOQUE

Choque não hemorrágico

1. **Cardiogênico:** devido à disfunção miocárdica
   - **Tamponamento cardíaco:**
     - hipotensão + abafamento de bulhas cardíacas + turgência jugular (tríade de Beck) – tratamento imediato: punção pericárdica ou Marfam
   - **Pneumotórax hipertensivo:**
     - ausência de murmúrio vesicular + desvio do mediastino para lado contralateral + timpanismo à percussão
     - tratamento imediato: punção de alívio (2º espaço intercostal)
2. **Neurogênico:** lesão medular (lesões intracranianas isoladas não causam choque)
   - hipotensão + ausência de taquicardia + ausência de vasoconstrição
3. **Séptico:** é raro aparecer imediatamente após o trauma, apenas se levar horas para chegar à emergência

■D Choque hemorrágico

A hemorragia é a perda aguda de volume sanguíneo e a causa mais comum de choque no paciente politraumatizado. Ela foi dividida em classes para estimar a porcentagem de perda sanguínea e a necessidade de reposição volêmica, destacando sinais precoces do choque (Tabela 11.1).

Pacientes idosos, crianças e atletas apresentam manifestações clínicas distintas das esperadas em adultos jovens.

No choque, é normal veias jugulares colabarem, caso haja estase ou distensão, lembrar de pneumotórax hipertensivo, tamponamento cardíaco e contusão miocárdica grave.

Locais mais comuns de sangramento: tórax (avaliar ausculta e percussão para evitar possível hemotórax), abdome (avaliar sinais de peritonite e possibilidade de FAST ou lavado peritoneal diagnóstico), pelve (avaliar instabilidade; se presente, imobilizar com lençol até avaliação secundária) e fêmur.

**Tabela 11.1
Classes do choque.**

	Classe I	Classe II	Classe III	Classe IV
Perda sanguínea (mL)	< 750	750-1500	1500-2000	> 2000
Perda sanguínea (%)	< 15%	15%-30%	30%-40%	> 40%
Frequência cardíaca (bpm)	< 100	100-120	120-140	> 140
Pressão arterial	Normal	Normal	Diminuída	Diminuída
Pressão de pulso (mmHg)	Normal ou aumentada	Diminuída	Diminuída	Diminuída
Frequência respiratória	14-20	20-30	30-40	> 35
Diurese (mL/h)	> 30	20-30	5-15	desprezível
Estado mental/ SNC	Levemente ansioso	Moderadamente ansioso	Ansioso e Confuso	Confuso e letárgico (torpor)
Reposição volêmica	Cristaloide	Cristaloide	Cristaloide + Sangue	Cristaloide + Sangue

● TRATAMENTO – ABORDAGEM DO PACIENTE EM CHOQUE

Como discutido, após o reconhecimento do quadro e do tipo de choque, deve-se proceder com a tentativa de reversão do quadro.

Os principais focos de sangramento no paciente politraumatizado são tórax, abdome e pelve. Portanto, um exame físico detalhado e ordenado fornece dados para os próximos passos. Seguindo o preconizado pelo ATLS, tendo assegurado via aérea e correta ventilação ao paciente, deve-se buscar sinais de hemorragia.

O paciente, ao chegar para atendimento, deve, imediatamente, ter acesso venoso para reposição volêmica, seja ele periférico, central, intraósseo (em crianças < 6 anos) ou dissecção da veia safena.

A reposição volêmica deve ser feita com soluções eletrolíticas isotônicas, como Ringer lactato ou soro fisiológico, preferencialmente aquecidas, na dose de 1 a 2 litros de solução no adulto e de 20 mL/kg em crianças, observando-se sempre a resposta do doente.

Deve-se ter cuidado com a quantidade de líquido infundindo. Vale lembrar que a reposição excessiva de líquido, sem controle hemorrágico, pode aumentar a perda sanguínea e aumentar as chances de tríade letal (coagulopatia + acidose + hipotermia), como mostrado na Fig. 11.1. Nesses casos, deve-se buscar primeiro o controle hemorrágico, para posterior reposição da volemia.

Na balança do risco-benefício, deve-se pesar a condição da "hipotensão permissiva", na qual aceita-se uma pressão arterial abaixo do ideal, para impedir uma perda sanguínea maior e a entrada na tríade letal.

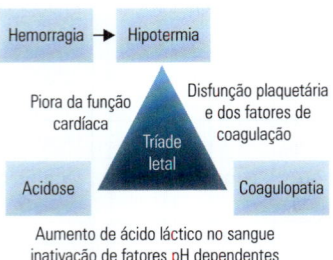

Fig. 11.1 – *Tríade letal.*

Após os acessos terem sido pegos e a reposição volêmica tiver sido iniciada, é preciso avaliar se a reposição está sendo efetiva pela análise dos sinais vitais e, principalmente, do débito urinário. A resposta pode ser avaliada como descrito na Tabela 11.2.

Para avaliar a diurese, deve-se proceder com a sondagem vesical no paciente, desde que sejam excluídas lesões uretrais, que podem ser sugeridas quando há sangramento uretral, hematoma perineal, toque retal com próstata deslocada ou fratura de pelve. Caso uma dessas alterações estejam presentes, está indicada a realização de uma uretrocistografia retrógrada. A avaliação varia em relação ao paciente, conforme mostrado na Tabela 11.3.

Tabela 11.2
Resposta à reposição volêmica inicial.

	Rápida	Transitória	Mínima ou ausente
Sinais vitais	Retorno ao normal	Melhoram, mas voltam a alterar	Continuam anormais
Perda sanguínea estimada	Mínima (10%-20%)	Moderada e persistente (20%-40%)	Grave (> 40%)
Necessidade de mais cristaloide	Baixa	Baixa a moderada	Alta (avaliar transfusão)
Necessidade de sangue	Baixa	Moderada a alta	Imediata
Necessidade cirúrgica	Possível	Provável	Muito provável

Tabela 11.3
Débito urinário.

	Diurese
Adulto	0,5 mL/Kg/h
Criança	1 mL/Kg/h
< 1 ano	2 mL/Kg/h

Desse modo, tendo reconhecido o choque e sua causa, deve-se proceder com a reposição volêmica adequada, avaliando os sinais vitais e o débito urinário do politraumatizado, para reverter o quadro e seguir com o atendimento do paciente, como definido e padronizado pelo ATLS.

BIBLIOGRAFIA

1. ATLS. Advannced Trauma Life Support. 9th ed. Philadelphia: American College of Surgeons; 2012. p.62-77.
2. Corradi MB, Stanich G. Manual de clínica cirúrgica. São Paulo: Martinari; 2015. p.109-5.
3. Felici CD, Susin CF, Costabeber AM, et al. Choque: diagnóstico e tratamento na emergência. Rev AMRIGS 2011;55(2):179-96.

Capítulo 12

Ferimentos de Partes Moles

Gabriela Neves Palermo
Danielle Morimoto
Elita Cruz Silva

■ INTRODUÇÃO

Os ferimentos de partes moles são uma apresentação bastante comum nos centros de emergências. Podem ser representados desde lacerações superficiais e contusões menores até graves feridas com perda de substância associadas às lesões vasculares, fraturas abertas e síndrome compartimental.

Na grande maioria, são vítimas de politraumas, podendo ter outras lesões associadas, tendo como prioridade o atendimento inicial de suporte à vida. No entanto, lesões musculoesqueléticas devem ser avaliadas e tratadas corretamente, a fim de proteger o doente de incapacidades futuras e prevenir complicações.

■ TIPOS DE FERIMENTOS

■) Trauma cutâneo simples

Podem ser classificados conforme o agente agressor em: lesões incisas, perfurantes, cortocontusas, lacerantes, contusas e abrasivas.

As lesões incisas são causadas por agentes cortantes, com baixa energia transmitida, pouca desvitalização dos tecidos, bordas regulares e lineares, permitindo síntese primária.

Os ferimentos cortocontusos e perfurocontusos são provocados por agentes com alta quantidade de energia transmitida e dissipada no momento do impacto, causando maiores danos às partes moles e provocando lesões irregulares com desvitalização de tecidos locais, que devem ser tratadas com cuidado, pois tendem a evoluir com necrose ou infecção.

As lesões abrasivas são causadas pelo atrito da pele com uma superfície áspera, onde a epiderme e parte da derme são lesadas. Estas feridas devem ser cuidadosamente limpas, com atenção para a retirada cuidadosa de detritos, que podem produzir efeito de tatuagem tardiamente.

FERIMENTOS COMPLEXOS DE PARTES MOLES

Esmagamento

Ocorre quando uma força é aplicada por longo período sobre um membro imobilizado, causando isquemia vascular, lesão muscular e tecidual.

Quando a força externa é retirada e o tecido é reperfundido. Uma cascata de eventos sistêmicos inicia-se, podendo levar a alterações como: hipovolemia, alterações hidreletrolíticas, choque, síndrome compartimental, rabdomiólise e falência renal (conhecida como síndrome de reperfusão tecidual).

Desenluvamento

Ocorre em ferimentos por cisalhamento ou avulsão, quando uma força horizontal age entre uma superfície fixa e uma superfície móvel do corpo, causando compressão, rotação e arrancamento da pele, ruptura de vasos perfurantes e, consequentemente, desvascularização cutânea.

Fratura exposta

Compreende uma comunicação entre o ambiente externo e o osso fraturado por meio de uma lesão de músculo e pele. O grau de lesão de partes moles é proporcional à energia aplicada. Essa lesão, somada à contaminação bacteriana, torna as fraturas expostas propensas a desenvolver infecções, *deficits* de cicatrização e função. Qualquer fratura na presença de um ferimento aberto é considerada exposta até que se prove o contrário.

AVALIAÇÃO PRIMÁRIA

O atendimento inicial deve seguir o protocolo de atendimento ao politraumatizado do ATLS® (*Advanced Life Trauma Support*). Durante a avaliação primária, deve-se reconhecer e controlar hemorragias externas, assim como instituir a reposição volêmica adequada. A melhor maneira de controle é a compressão manual direta sobre o ferimento. Os torniquetes são efetivos na exsanguinação das lesões de extremidade, mas podem causar lesão isquêmica e devem ser utilizados quando a compressão direta não for efetiva. O uso de pinças hemostáticas pode lesar nervos e vasos. Em caso de fraturas, a imobilização adequada pode diminuir a perda sanguínea, por reduzir a movimentação, e pelo aumento do efeito tamponamento dos músculos.

AVALIAÇÃO SECUNDÁRIA

Após controle das lesões com potencial risco à vida e ressuscitação inicial, é importante reavaliar o paciente e sua história clínica, focando no mecanismo do trauma, que pode levantar suspeita de lesões não aparentes de imediato e exame físico e, se necessário, complementar a investigação com exames de imagem e questionar sobre a profilaxia antitetânica.

No exame físico, devem ser avaliados a pele, função neuromuscular, o estado circulatório e a integridade dos ossos e ligamentos. Palpam-se as extremidades para pesquisar sensibilidade, dor ou hiperestesia; a mobilidade anormal em uma articulação indica ruptura ligamentar. Na avaliação dos pulsos distais e tempo de enchimento capilar, a presença de palidez, parestesia, resfriamento e discrepâncias de pulsos podem ser sinais sugestivos de lesão arterial. Quando a hipotensão dificulta o exame físico, o uso de um Doppler pode detectar o fluxo de sangue.

■❙ Síndrome compartimental

Ocorre quando a pressão no compartimento osteofascial do músculo impede a saída de sangue venoso pela extremidade, causando congestão retrógada, seguida de isquemia, acarretando a morte de células musculares e a liberação de mioglobinas, podendo evoluir para falência renal.

Os nervos periféricos e músculos toleram de 4 a 6 horas de isquemia, sem dano irreversível ou sequela importante. Após 8 horas, já ocorre necrose tecidual e dano funcional do membro. As regiões nas quais a síndrome compartimental ocorre com maior frequência são: perna, antebraço, pé, mão, glúteos e coxa.

Existem controvérsias sobre o nível de pressão compartimental que necessita de intervenção cirúrgica. Como regra geral, quando a pressão excede 30 mmHg, sugere-se que há síndrome compartimental.

O diagnóstico da síndrome compartimental aguda requer cuidadoso exame físico e alto grau de suspeição diagnóstica, principalmente em pacientes com estado mental comprometido.

Sinais e sintomas de síndrome compartimental (Tabela 12.1):

Tabela 12.1 Sinais e sintomas da síndrome compartimental.	
Dor mais intensa do que a esperada	Alteração da sensibilidade
Edema intenso do compartimento	Déficit motor (tardio)
Assimetria dos compartimentos musculares	Paralisia (tardio)
Dor ao estiramento passivo da musculatura	Ausência de pulso (tardio)

O tratamento mais efetivo é a fasciotomia dos compartimentos, que não deve ser retardada. Algumas medidas não operatórias podem ser utilizadas para retardar o efeito da isquemia e preservar os tecidos moles, como: afrouxar ou remover curativos restritivos, não elevar o membro acima do nível do coração, para não reduzir ainda mais a perfusão, corrigir a hipotensão e instituir a oxigenioterapia.

A abordagem mais comum na perna é a fasciotomia em uma incisão anterolateral e outra posterolateral; na coxa, os dois compartimentos podem ser abordados por uma incisão lateral e, no antebraço, uma fasciotomia anterior e outra posterior (Fig.12.1).

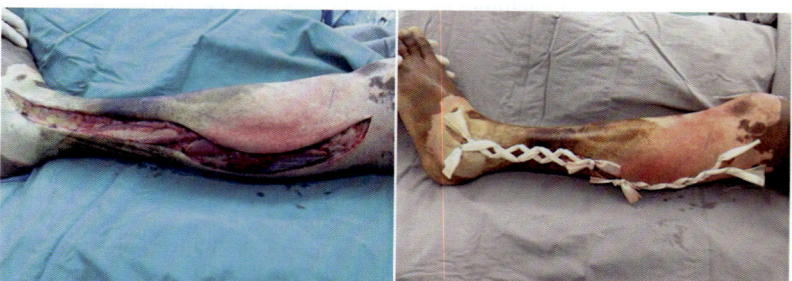

Fig. 12.1 – *Fasciotomia anterolateral de perna. Fechamento de fasciotomia com sutura elástica.*
Fonte: acervo da Gabriela Neves Palermo.

MANEJO DAS FERIDAS E TRATAMENTO

O cuidado primário da ferida é de extrema importância, a fim de reduzir os riscos de infecção, minimizar lesão de estruturas adjacentes e resultar em uma cicatriz funcional e esteticamente aceitável.

A limpeza deve ser realizada por irrigação local com solução salina pressurizada e remoção de todo o tecido desvitalizado e o corpo estranho local. Evitar o uso de substâncias como polivinilpirrolidona-iodo (PVPI), água oxigenada ou detergentes, pois causam toxicidade tecidual. Atentar-se para uma hemostasia rigorosa, para evitar formação de hematoma e complicações, como abscessos. Quando há lesões em planos mais profundos, como fraturas, lesões vasculares, ductos e nervos, estas devem ser reparadas antes das estruturas superficiais.

O reparo das lacerações deve ser realizado o quanto antes, no entanto, o tempo-limite para sutura primária é variável, dependendo do grau de contaminação da lesão, vascularização do tecido lesado, local da lesão e fatores sistêmicos (diabetes, pacientes imunocomprometidos). Lesões com baixo risco de infecção podem ser tratadas com síntese primária até 12 a 24 horas após o trauma. Aquelas com maior risco de infecção devem ser reparadas no máximo de 6 a 8 horas. Feridas contaminadas podem ser reparadas com fechamento primário retardado após 4 a 5 dias do trauma. Após esse período, os índices de infecção diminuem consideravelmente, podendo-se obter cicatrizes de melhor qualidade estética.

Em lesões por avulsão, em que há uma perda cutânea local, impossibilitando a aproximação das bordas, são necessários outros recursos para cobertura. Os enxertos cutâneos ou retalhos são preferíveis quando há exposição de estruturas nobres. Quando a perda cutânea é pequena, o fechamento da lesão pode ser feito por retalhos de avanço local (deslocamento subcutâneo das margens da ferida).

Nas amputações traumáticas, parte-se do princípio de que todo segmento amputado é candidato a reimplante. Deve-se envolver a parte amputada em panos limpos, armazenando-a em um saco plástico fechado com soro fisiológico; este deve ser acondicionado em recipiente com gelo. O coto amputado deve ser limpo com soro fisiológico e feito curativo compressivo, evitando-se o uso de garrote. O paciente deve ser encaminhado com urgência a um centro especializado para ser avaliada a possibilidade de reimplante microcirúrgico.

A conduta ideal em caso de desenluvamentos consiste no "emagrecimento", ou seja, na remoção do tecido celular subcutâneo da pele avulsionada e na utilização desta como enxerto de pele total. A enxertia pode ser feita de imediato ou a pele pode ser conservada por até 72 horas em refrigeração.

USO DE ANTIBIÓTICOS

A profilaxia antibiótica não está indicada na urgência, devendo-se avaliar o grau de contaminação da ferida, os fatores locais e sistêmicos do paciente. Em lesões em que há exposição de articulações, fraturas expostas ou contaminação local moderada, é indicado o uso empírico de cefalosporinas de primeira geração. Em fraturas expostas com maior grau de contaminação, pode-se associar aminoglicosídeos, para cobertura de Gram-negativos.

PROFILAXIA TÉTANO

Todos os ferimentos traumáticos são considerados de risco para o desenvolvimento do tétano. A profilaxia ao tétano deve seguir a Tabela 12.2:

Tabela 12.2
Orientações para profilaxia do tétano.

História de imunização contra o tétano	Ferimento limpo e superficial		Outros ferimentos	
	Vacina[1]	Imunização passiva[2]	Vacina[1]	Imunização passiva[2]
Incerta ou menos de três doses*	Sim	Não	Sim	Sim
Última dose há menos de 5 anos	Não	Não	Não	Não
Última dose entre 5 e 10 anos	Não	Não	Sim	Não
Última dose há mais de 10 anos	Sim	Não	Sim	Não

* Aproveitar a oportunidade para indicar a complementação do esquema de vacinação.
[1] Vacina: para crianças abaixo de 7 anos, utilizar a vacina pentavalente ou tríplice (DTP), complementando o esquema vacinal de acordo com a faixa etária. Utilizar a vacina dupla tipo infantil (DT) se o componente pertússis for contraindicado. A partir dos 7 anos, administrar a dupla tipo adulto (dT). No caso de gestantes e dos profissionais de Saúde referidos na indicação, observar a oportunidade da indicação de dTpa.
[2] Imunização passiva: com soro antitetânico, na dose de 5.000 unidades pela via intramuscular, ou preferencialmente com imunoglobulina humana antitetânica, na dose de 250 unidades, pela via intramuscular. Utilizar local diferente do qual foi aplicada a vacina. As doses de soro e imunoglobulina são as mesmas, independentemente de idade ou peso.
Fonte: Secretaria de Estado da Saúde de São Paulo (2016).

MORDEDURAS

A limpeza precoce representa a conduta mais importante para prevenir a infecção e a raiva. O fechamento primário é considerado em feridas de cabeça e pescoço, avaliadas nas primeiras 24 horas, nas quais o resultado estético é importante. Feridas com alto risco de infecção (localizadas em mão, punho e pé, sobre articulação com risco de perfuração, feridas puntiformes por dificuldade de irrigar, esmagamento de tecidos, paciente com comorbidades) devem ser submetidas a fechamento primário retardado. As feridas são geralmente infectadas por *Staphylococcus, Streptococcus* e *Pasteurella*, necessitando de profilaxia com antibióticos com cobertura para bactérias aeróbias e anaeróbias nas mordidas de alto risco. A amoxicilina-clavulanato é o antibiótico de primeira linha. Cefalosporinas de segunda geração podem ser uma alternativa. Em alérgicos à penicilina, pode-se optar por ciprofloxacina e clindamicina (Tabela 12.3).

Tabela 12.3
Orientação quanto à imunização pós-mordeduras animais.*

Condições do animal agressor / Tipo de exposição	Cão ou gato sem suspeita de raiva no momento da agressão	Cão ou gato clinicamente suspeito de raiva no momento da agressão	Cão ou gato raivoso, desaparecido ou morto; animais silvestres (inclusive os domiciliados); animais domésticos de interesse econômico ou de produção
Contato indireto	Lavar com água e sabão. Não tratar	Lavar com água e sabão. Não tratar.	Lavar com água e sabão. Não tratar.
Acidentes leves Ferimentos superficiais, pouco extensos, geralmente únicos, em tronco e membros (exceto mãos e polpas digitais e planta dos pés). Podem acontecer em decorrência de mordeduras ou arranhaduras causadas por unha ou dente ou lambedura de pele com lesões superficiais.	Lavar com água e sabão e observar o animal durante 10 dias após a exposição. Se o animal permanecer sadio no período de observação, encerrar o caso. Se o animal morrer, desaparecer ou se tornar raivoso, administrar 5 doses de vacina (dias 0, 3, 7, 14 e 28).	Lavar com água e sabão e iniciar esquema com 2 doses, uma no dia 0 e outra no dia 3, e observar o animal durante 10 dias após a exposição. Se a suspeita de raiva for descartada após o 10º dia de observação, suspender o esquema e encerrar o caso. Se o animal morrer, desaparecer ou se tornar raivoso, completar o esquema até 5 doses. Aplicar uma dose entre o 7º e o 10º dia e uma dose nos dias 14 e 28.	Lavar com água e sabão e iniciar imediatamente o esquema com 5 doses de vacina administradas nos dia 0, 3, 7, 14 e 28.

(Continua)

Tabela 12.3
Orientação quanto à imunização pós-mordeduras animais.*

(Continuação)

Condições do animal agressor / Tipo de exposição	Cão ou gato sem suspeita de raiva no momento da agressão	Cão ou gato clinicamente suspeito de raiva no momento da agressão	Cão ou gato raivoso, desaparecido ou morto; animais silvestres (inclusive os domiciliados); animais domésticos de interesse econômico ou de produção
Acidentes graves Ferimentos na cabeça, face, pescoço, mão, polpa digital e/ou planta do pé, ferimentos profundos, múltiplos ou extensos, em qualquer região do corpo, lambedura de mucosas ou lambedura de pele onde já existe lesão grave. Ferimento profundo causado por unha de animal.	Lavar com água e sabão e observar o animal durante 10 dias após exposição, iniciando o esquema com 2 doses, uma no dia 0 e outra no dia 3. Se o animal permanecer sadio no período de observação, encerrar o caso. Se o animal morrer, desaparecer ou se tornar raivoso, dar continuidade ao esquema, administrando o soro e completando o esquema até 5 doses. Aplicar uma dose entre o 7º e o 10º dia e uma dose nos dias 14 e 28.	Lavar com água e sabão e iniciar o esquema com soro e 5 doses de vacina nos dias 0, 3, 7, 14 e 28. Observar o animal durante 10 dias após a exposição. Se a suspeita de raiva for descartada, após o 10º dia de observação, suspender o esquema e encerrar o caso.	Lavar com água e sabão e iniciar imediatamente o esquema com soro e 5 doses de vacina administradas nos dias 0, 3, 7, 14 e 28.

*É necessário orientar o paciente para que ele notifique imediatamente a Unidade de Saúde se o animal morrer, desaparecer ou se tornar raivoso, uma vez que podem ser necessárias novas intervenções de forma rápida, como a aplicação do soro ou do prosseguimento do esquema de vacinação.

Fonte: Ministério da Saúde (2010).

BIBLIOGRAFIA

1. Mélega JM, Viterbo F, Mendes FH. Cirurgia plástica: os princípios e a atualidade. Rio de Janeiro: Guanabara Koogan; 2011.
2. Volgas DA, Harder Y. Mechanisms of soft-tissue injury. Manual of Soft-Tissue Manegement in Orthopaedic Trauma. Stuttgart/New York: George Thieme Verlag; 2011. p.28-39.
3. American College of Surgeons. Advanced Trauma Life Support Student Course Manual. 9th ed. J Trauma Acute Care Surg 2013;74(5):1363-6.
4. Townsend CM, Beauchamp RD, Evers BM, Mattox KL. Sabiston: tratado de cirurgia. 18 ed. Rio de Janeiro: Elsevier; 2010.
5. Shah K, Bholast O. Soft tissue trauma. In: Legome E, Shockley LW. Trauma: A comprehensive emergency medicine approach. Cambridge: Cambridge University Press; 2011. p. 347-58.
6. Hebert SK, Barros Filho TE, Xavier R, Pardini Jr AG. Ortopedia e traumatologia: princípios e prática. 5 ed. Porto Alegre: Artmed; 2017.
7. Hays EP, Sullivan DM. Cutaneos injury. In: Legome E, Shockley LW. Trauma: a comprehensive emergency medicine approach. Cambridge: Cambridge University Press; 2011. p.329-46.
8. Secretaria de Estado da Saúde de São Paulo. Centro de Vigilância Epidemiológica "Prof. Alexandre Vranjac". Norma técnica do Programa de Imunização. São Paulo, 2016. 85p.
9. Doenças infecciosas e parasitárias: guia de bolso/Ministério da Saúde, Secretaria de Vigilância em Saúde,Departamento de Vigilância Epidemiológica. 8 ed. Brasília: Ministério da Saúde; 2010.

Capítulo 13

Traumatismo Raquimedular

Pâmela Spina Capitão
Rafael Basílio Guimarães
Marcos Antônio Pereira do Rêgo

INTRODUÇÃO

- O traumatismo raquimedular (TRM) é definido como uma lesão da medula espinal, causada por mecanismos externos, que acarreta alterações temporárias ou permanentes na função motora, sensibilidade ou função autonômica.
- O mecanismo externo pode acometer parte óssea, medula e raízes nervosas.
- O estudo do TRM é de extrema importância, pois é uma patologia de grande morbimortalidade.
- As lesões raquimedulares podem ser divididas entre primária e secundária: a primária relaciona-se diretamente com o impacto mecânico, deformação e transformação de energia; já a secundária é decorrente de alterações na cascata bioquímica e alterações celulares que se iniciam no momento do trauma.

EPIDEMIOLOGIA

O TRM apresenta uma incidência mundial de 15 a 40 casos por milhão no ano, acomete principalmente o público masculino em uma proporção de 3 a 4 homens para 1 mulher, com média de idade de 27 anos.

A principal causa de TRM são os acidentes de trânsito envolvendo veículos motorizados, bicicletas ou pedestres, englobando cerca de 50% dos casos. Tais acidentes e lesões apresentam elevada mortalidade, entre 48,3% e 79% entre o momento do acidente e a chegada no hospital. Após a chegada ao ambiente hospitalar, a mortalidade é entre 4,4% e 16,7%.

Aproximadamente 55% dos TRM ocorrem em coluna cervical e cerca de 15% ocorrem nas demais regiões (torácica, toracolombar e lombossacra). Tal fato ocorre devido à maior mobilidade e flexibilidade da coluna cervical, sendo a coluna toracolombar a segunda mais acometida.

CONCEITOS

- Estabilidade da coluna: de acordo com o conceito das três colunas, criado por Denis, a coluna vertebral é dividida em três partes: coluna anterior, média e posterior. A coluna anterior consiste em ânulo fibroso, ligamento longitudinal anterior e porção anterior do corpo vertebral; a coluna média consiste em ânulo fibroso posterior, ligamento longitudinal posterior e parte posterior do corpo vertebral; já a coluna posterior consiste no arco neural, nas partes moles adjacentes, lâminas e processos espinhosos. A estabilidade da coluna é mantida pela interação desses componentes.
- A instabilidade da coluna, de maneira geral, se dá quando há lesão de duas ou mais colunas, ou seja, quando há aumento da mobilidade da coluna.
- Listese (Fig. 13.1) é o escorregamento ou luxação de um corpo vertebral sobre outro, podendo ser classificada em:
  - grau I: 0% a 25% de subluxação;
  - grau II: 25% a 50% de subluxação;
  - grau III: 50% a 75% de subluxação;
  - grau IV: > 75%;
  - completa ou espodiloptose: 100% de subluxação.

AVALIAÇÃO CLÍNICA

- Traumas raquimedulares são indicadores de lesões de alta energia cinética. Logo, a primeira avaliação deve ser feita por uma equipe multidisciplinar, levando-se em conta o ATLS, para que sejam excluídas lesões de outros sistemas.

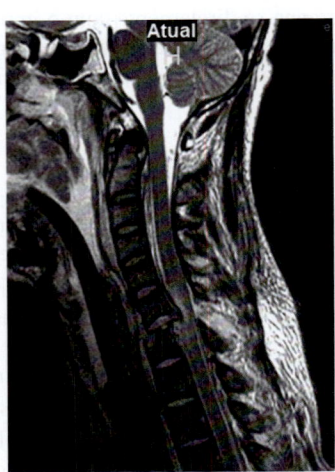

Fig. 13.1 – *Subluxação de C6-C7 com hérnia de disco traumática. Notar a mielopatia devido ao trauma, hipersinal medular.*
Fonte: acervo de Rafael Basílio Guimarães

- Devido ao trauma, o paciente pode ter a avaliação neurológica comprometida, porém, nos pacientes conscientes, deve-se realizar inspeção de toda a coluna. Para tal, o paciente é colocado em um bloco em decúbito lateral, devendo-se palpar todas as apófises espinhosas. Qualquer queixa álgica neste momento deve ser investigada por raio x simples em duas incidências (AP e perfil).
- O colar cervical pode ser retirado, caso o paciente esteja consciente, não apresente dor à palpação e mobilização da coluna e não tenha déficits sensitivos, motores ou autonômicos.
- Em pacientes inconscientes, é mandatório a realização de tomografia das colunas cervical, torácica e lombar, devido à falta de dados clínicos para avaliação da coluna.
- Deve-se também avaliar o grau de força muscular e o nível sensitivo, além da avaliação de reflexos osteotendíneos. Para isso, utilizamos a escala da *American Spinal Injury Association* (ASIA), conforme a Tabela 13.1.
- O exame físico completo do paciente nos ajuda inclusive a topografar a lesão, caso ela exista. Na Tabela 13.2, apresentamos as síndromes medulares mais frequentes.

Tabela 13.1
Escala da ASIA.

A	Completa	Não há função motora ou sensitiva, incluindo segmentos s4-s5.
B	Incompleta	Há função sensitiva, porém, não motora abaixo do nível neurológico.
C	Incompleta	Há função motora preservada abaixo do nível neurológico, com a maioria dos músculos abaixo deste nível com força inferior a 3.
D	Incompleta	Há função motora preservada abaixo do nível neurológico, com a maioria dos músculos abaixo deste nível com força maior ou igual a 3.
E	Normal	Sem alteração motora e sensitiva.

Fonte: *American Spinal Injury Association.*

AVALIAÇÃO RADIOLÓGICA

- O exame inicial é a radiografia simples em incidência anteroposterior e perfil.
- Para complementação dos exames de imagem, a tomografia computadorizada e a ressonância magnética são de extrema importância. Caso confirmada a fratura, é mandatório o uso de tais exames, pois ajudam a delinear melhor as lesões. Alguns estudos advogam uso de tomografia computadorizada como rotineiro na avaliação.

Tabela 13.2
Lesões medulares incompletas.

Síndrome	Descrição
Síndrome centromedular	• Mais comum síndrome incompleta. • Causada por traumas com hiperextensão. • *Deficit* motor desproporcionado maior em membros superiores.
Síndrome de hemissecção medular	• Perda de sensibilidade térmica dolorosa contralateral ao lado da lesão e perda de força do mesmo lado da lesão.
Síndrome medular posterior	• Parestesia e dor no pescoço e dorso. • Paresia de membros superiores. • Sensibilidade do funículo posterior comprometida.
Síndrome medular anterior	• Infarto em territórios supridos por artéria espinal anterior. • Paraplegia ou tetraplegia. • Nível sensitivo.

INDICAÇÕES CIRÚRGICAS

As indicações de cirurgia baseiam-se em manter a estabilidade da coluna, ou seja, caso apresente instabilidade que aumente a mobilidade, há indicação de cirurgia, ou caso haja potencial em agravar lesões medulares ou radiculares por compressão, como em casos de hérnias extrusas traumáticas e fragmentos ósseos dentro do canal medular:

- lesões de duas ou mais colunas (Fig. 13.2);
- luxação de corpos vertebrais (Figs. 13.1 e 13.3);
- listese maior igual ao grau II;
- fratura de faceta articular (Fig. 13.2);
- fragmento ósseo dentro do canal medular (Fig. 13.4);
- fratura de odontoide tipo II;
- hérnia de disco traumática (Fig. 13.1)

INDICAÇÕES CIRÚRGICAS TARDIAS

- Dor crônica (indicação relativa): pacientes que foram submetidos a tratamento clínico conservador, com uso de colete e analgesia, que persistem com quadro álgico incapacitante.
- Deformidades da coluna (indicação absoluta) (Fig. 13.5): pacientes submetidos a tratamento conservador e que apresentam deformidade como cifotização da coluna.

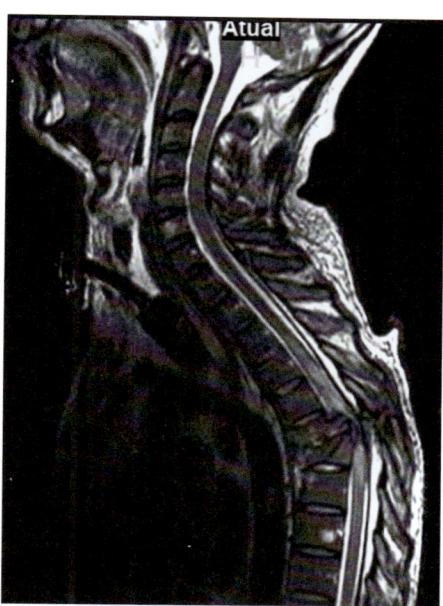

Fig. 13.2 – *Lesão de coluna anterior, média e posterior, evidenciando lesão de duas ou mais colunas em corte sagital. Corte axial representado na Fig. 13.4*
Fonte: acervo de Rafael Basílio Guimarães.

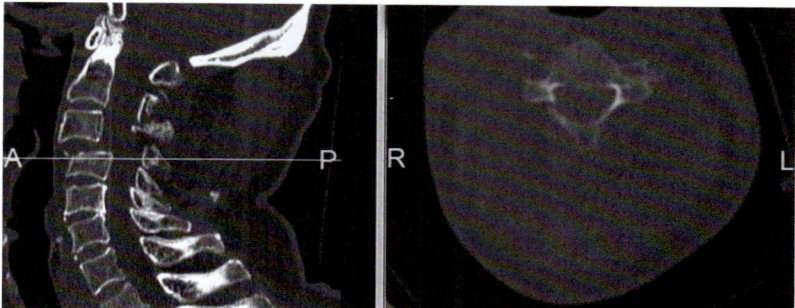

Fig. 13.3 – *Tomografia cervical com luxação de C3 sobre C4.*
Fonte: acervo de Rafael Basílio Guimarães.

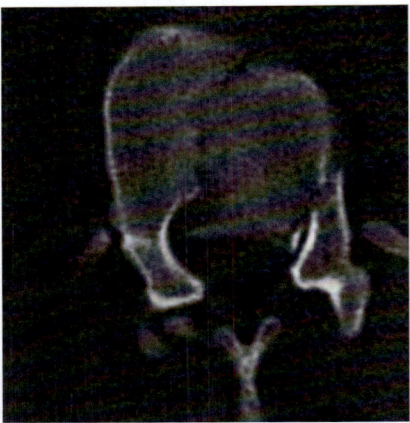

Fig. 13.4 – *Fratura de corpo vertebral com fragmento ósseo intracanal, evidenciando lesão de corpo e pedículo.*
Fonte: acervo de Rafael Basílio Guimarães.

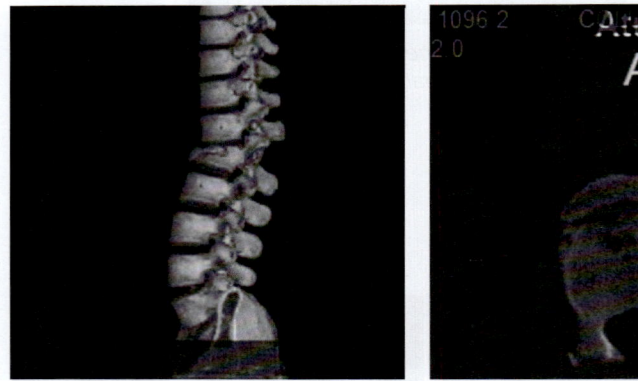

Fig. 13.5 – *Fratura de corpo vertebral apresentando cifotização da coluna lombar.*
Fonte: acervo de Rafael Basílio Guimarães.

● CONSIDERAÇÕES FINAIS

Todo paciente vítima de TRM deve ser avaliado desde a entrada no hospital por uma equipe multidisciplinar, na tentativa de reduzir a chance de sequela e, devendo após a alta hospitalar, haver preocupação constante com complicações que possam vir a existir como:

- Bexiga neurogênica;
- Trombose venosa profunda e tromboembolismo pulmonar;
- Úlceras de decúbito;
- Dor e espasticidade.

Todas essas complicações são evitáveis e deve-se ter especial atenção no caso de pacientes com *déficit* motor e/ou sensitivo.

BIBLIOGRAFIA

1. Siqueira MG. Tratado de neurocirurgia. Barueri(SP): Manole; 2016.
2. Winn R. Youmans neurological surgery. 6th ed. Philadelphia: Elsevier Saunders; 2011.
3. Greenber M. Manual de neurocirurgia. 7th ed. Porto Alegre: Artmed; 2013.
4. Rahimi-Movaghar V, Sayyah MK, Akbari H, et al. Epidemiology of traumatic spinal cord injury in developing countries: a systematic review. Neuroepidemiology 2013;41(2):65-85.
5. Sekhon LH, Fehlings MG. Epidemiology, demographics, and pathophysiology of acute spinal cord injury. Spine (Phila Pa 1976). 2001;26(24 Suppl):S2-12.
6. Rodrigues MB. Diagnóstico por imagem no trauma raquimedular: princípios gerais. Rev Med (São Paulo) 2001;90(4):174-84.
7. Vaccaro A, Greenberg MS. Manual de Cirurgia da Coluna Vertebral. Rio de Janeiro: DiLivros; 2012.

Capítulo 14

Trauma Cranioencefálico

Rafael Basílio Guimarães
Pâmela Spina Capitão
Marcos Antônio Pereira do Rêgo

■ INTRODUÇÃO

- O traumatismo cranioencefálico (TCE) é definido como qualquer agressão física externa gerada por aceleração ou desaceleração brusca, que possa gerar lesão anatômica e/ou comprometimento funcional do couro cabeludo, crânio, meninges ou encéfalo.
- O estudo do TCE para o manejo de pacientes é de extrema importância, devido à magnitude dos problemas gerados, sendo esta a patologia que mais causa óbitos e sequelas em pacientes politraumatizados.
- As lesões cerebrais devido ao TCE são divididas entre primárias, ou seja, lesões que ocorrem no momento do trauma, como contusões, lacerações, fraturas e lesão axonal difusa; e secundárias, que se iniciam no momento do trauma, mas que só se apresentam clinicamente após algum tempo, como hemorragia intracraniana, tumefação cerebral, hipertensão intracraniana e hipóxia.

■ ETIOLOGIA E FISIOPATOLOGIA

O TCE é atualmente a primeira causa de morte entre adultos jovens nos países ocidentais, acometendo em sua grande maioria homens, sendo a proporção de 3 a 4 homens para 1 mulher.

A mais importante causa de TCE está relacionada com os meios de transporte, sendo o acidente automobilístico responsável por 50% dos traumatismos cranioencefálicos; seguidos por quedas, assaltos e agressões, esportes e recreação.

Quanto ao mecanismo, os traumas podem ser do tipo fechado ou penetrante. É de grande importância a obtenção de dados sobre o mecanismo do trauma, pois em traumas fechados, as lesões são determinadas pelo impacto e rotação da cabeça.

A rotação da cabeça pode gerar duas formas de lesão: o movimento diferencial que, devido à inércia do cérebro e do crânio apresentam acelerações diferentes e acabam por atritar-se, gerando contusões nas regiões de atrito, ou por romper veias-ponte, gerando hematomas subdurais. O cisalhamento é uma segunda forma de lesão, quando corpos são expostos a forças contrárias que causam deformação. Este é o mecanismo da lesão axonal difusa. Praticamente todas as lesões cerebrais podem ser produzidas pela aceleração angular da cabeça.

LESÕES OCASIONADAS POR TRAUMAS CRANIANOS

- **Hematoma subgaleal:** causado pelo trauma direito entre o crânio e uma superfície, resultando em sangramento entre o osso e a gálea. Geralmente tem evolução benigna, mas, dependendo do tamanho, pode indicar energia cinética do trauma e aumentar a suspeita de lesões intracranianas.

- **Concussão:** também chamada de lesão cerebral traumática leve, é um tipo de lesão traumática não penetrante e pode ter como sintomas confusão, amnésia ou perda de consciência por poucos minutos. Os sintomas podem durar algumas horas ou até mesmo dias. Em exames de imagens, não há alteração visível do parênquima. Após a concussão, há aumento de glutamato, neurotransmissor excitatório e que eleva o metabolismo cerebral por 7 a 10 dias. Durante o período hipermetabólico, o cérebro fica mais suscetível em caso de um segundo trauma, pois há alteração da autorregulação cerebral, podendo haver consequências graves para o paciente em caso de um novo TCE. Esta condição, chamada de síndrome do segundo impacto, é descrita como um segundo TCE na vigência de sintomas do TCE anterior, levando a um edema cerebral maligno refratário ao tratamento e com uma taxa elevada de óbito (50% a 100%).

- **Hematoma extradural (epidural, HED – Fig. 14.1):** é uma coleção biconvexa de sangue coagulado entre a dura-máter e o osso, espaço pouco expansível, o que faz com que o hematoma extradural cause efeito de massa com o aumento do volume, seguido de tumefação cerebral e podendo evoluir com herniação das estruturas medianas. Geralmente, é observado em adultos jovens e com predominância para o sexo masculino. É causado por trauma com contato, frequentemente associado à fratura de crânio e às lesões vasculares arteriais. Sua localização mais frequente é a temporoparietal, devido à espessura do osso escamoso temporal e a relação com a artéria meníngea média. Clinicamente, o paciente com hematoma extradural pode apresentar o chamado intervalo lúcido em que, após um período acordado e estável, apresenta piora neurológica.

- **Hematoma subdural (Figs. 14.2, 14.3 e 14.4):** é uma coleção geralmente côncava de sangue, localizada entre a dura-máter e a aracnoide. Este espaço é facilmente dilatado e um hematoma pode cobrir todo o hemisfério cerebral. Usualmente formado pelo rompimento de veias-ponte, é classificado como agudo (HSDA), formado apenas por coágulos; subagudo, havendo coágulos

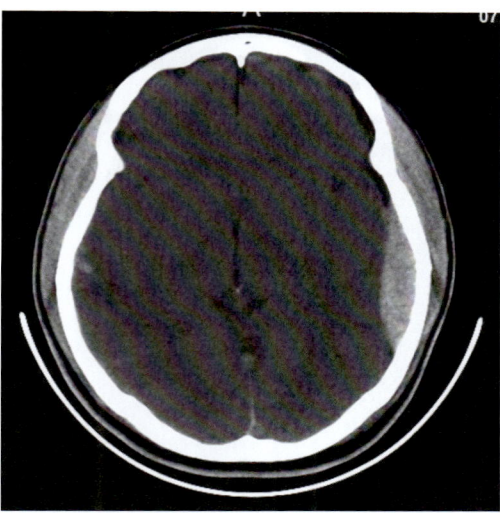

Fig. 14.1 – *Evidenciando hematoma epidural temporal a esquerda.*
Fonte: acervo de Rafael Basílio Guimarães.

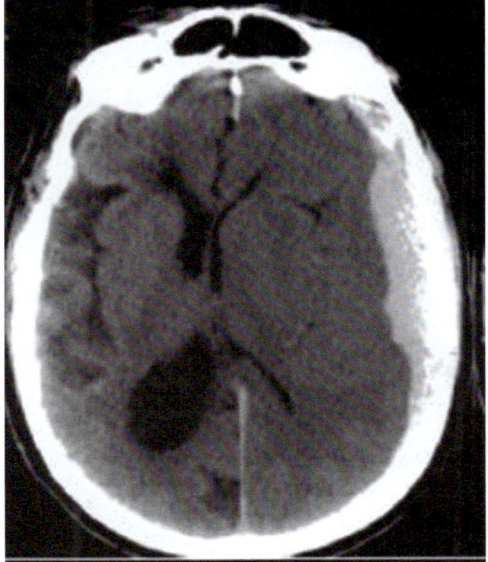

Fig. 14.2 – *Hematoma subdural agudo parieto-temporal a esquerda e com desvio das estruturas de linha média maior que 5 mm.*
Fonte: acervo de Rafael Basílio Guimarães.

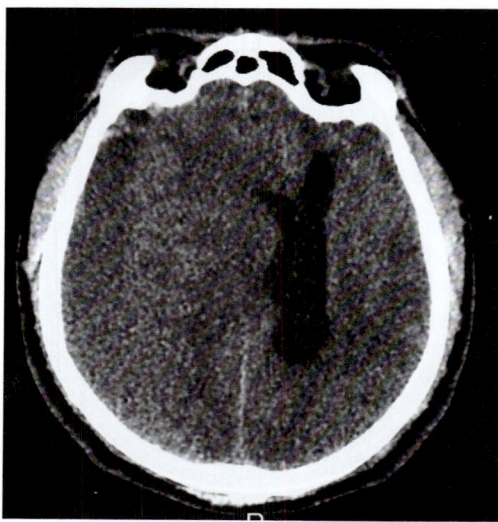

Fig. 14.3 – *Hematoma subdural subagudo isodenso, notar o desvio de linha média maior que 5 mm.*
Fonte: acervo de Rafael Basílio Guimarães.

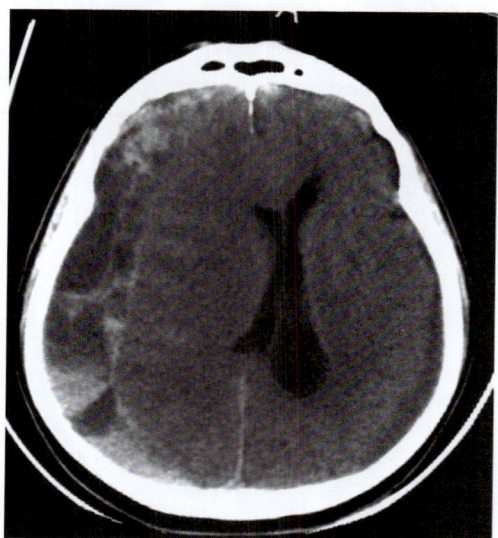

Fig. 14.4 – *Hematoma Subdural crônico com agudizacao a direita e subdural crônico a esquerda.*
Fonte: acervo de Rafael Basílio Guimarães.

e líquido; e crônico, liquefeito. O hematoma subdural crônico usualmente acomete idosos e etilistas que, devido à atrofia cortical, têm o espaço entre o cérebro e a dura-máter aumentado, fragilizando as veias-ponte e causando o rompimento destas.

- **Hemorragia subaracnoide traumática (HSAt):** é a presença de sangue entre a aracnoide e a pia-máter. Está associada a traumas de moderada intensidade e ocorre pela rotação do encéfalo dentro do espaço subaracnoideo. Devido a esta rotação, pequenos vasos se rompem, levando ao sangramento. Geralmente, não há maior significado clínico, porém, este tipo de sangramento pode levar a um vasoespasmo cerebral.
- **Contusão cerebral (Figs. 14.5 e 14.6):** é uma lesão primária cerebral; é a mais facilmente observável ao anatomopatológico. Ocorre do impacto entre as proeminências do crânio e a área cortical subjacente, podendo haver as chamadas lesões por contragolpe, que são contusões distantes da área de impacto primária. Inicialmente, são hemorragias perivasculares corticais, evoluindo com áreas de edema e necrose isquêmica adjacente. Contusões maiores podem determinar áreas de hemorragia, que podem se estender à substância branca e, quando apresentam grande volume, torna-se impossível a distinção com a hemorragia intraparenquimatosa.

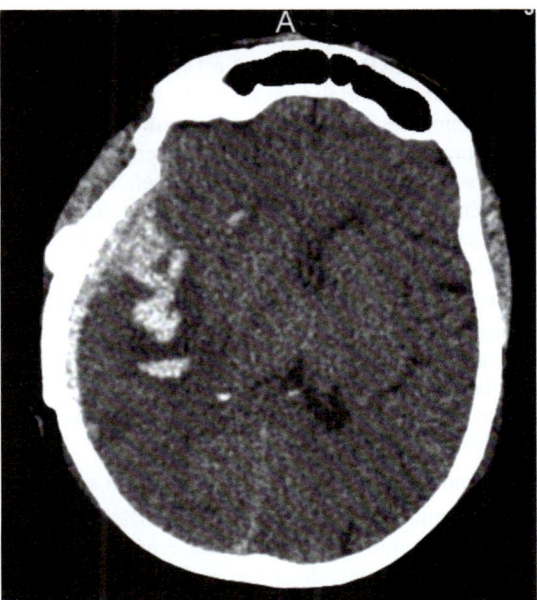

Fig. 14.5 – *Contusão cerebral temporal a direita e HSDA laminar adjacente.*
Fonte: acervo de Rafael Basílio Guimarães.

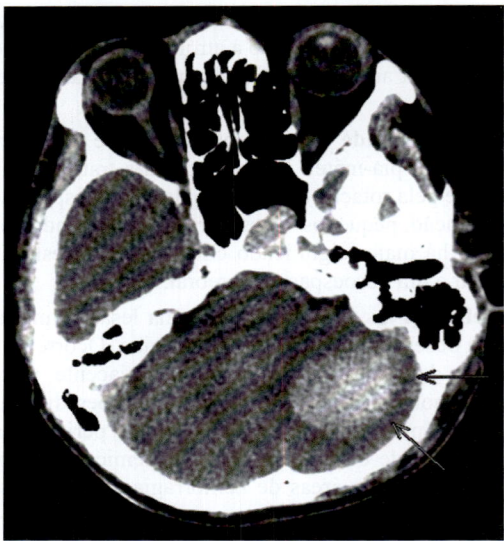

Fig. 14.6 – *Contusão cerebelar.*
Fonte: acervo de Rafael Basílio Guimarães.

- **Lesão axonal difusa (LAD – Figs. 14.7 e 14.8):** consideradas um fator primordial na morbidade e mortalidade do TCE; as anormalidades estruturais são primordialmente a lesão em corpo caloso em sua porção inferior e lateralmente à linha média. A lesão focal em tronco encefálico usualmente ocorre na região dorsolateral da ponte e do mesencéfalo, consistindo em áreas de necrose isquêmica, hemorragias petequiais e alteração microscópica na morfologia dos axônios. A força de cisalhamento é o mecanismo da lesão, baseado em aceleração e rotação da cabeça.
- **Tumefação cerebral:** definida como o aumento da massa cerebral e podendo ocorrer por congestão, devido ao aumento do volume sanguíneo cerebral, ou por edema, em decorrência do extravasamento de água por causa do aumento da permeabilidade vascular. A tumefação pode ser localizada, geralmente circundando contusões, hemisférica unilateral ou bilateral. A unilateral geralmente vem associada à HSDA.
- **Fraturas de crânio:** são classificadas de acordo com suas características:
- **Linear:** tipo mais comum de fratura e ocorre em 50% a 70% dos casos de TCE grave. Quando ocorre sobre suturas do crânio, é nomeada de diástase e causa separação das suturas, aumentando, assim, o risco de hematoma epidural.
- **Afundamento:** ocorre quando há o desalinhamento dos fragmentos ósseos, podendo ser fechada ou aberta. Quando o afundamento é aberto, a fratura é chamada de composta.

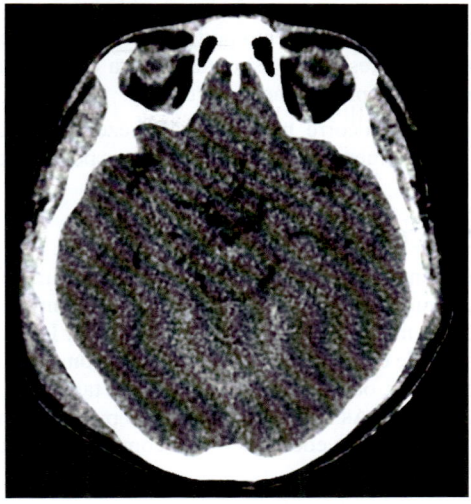

Fig. 14.7 – *Lesão axonal difusa em mesencefalo.*
Fonte: acervo de Rafael Basílio Guimarães.

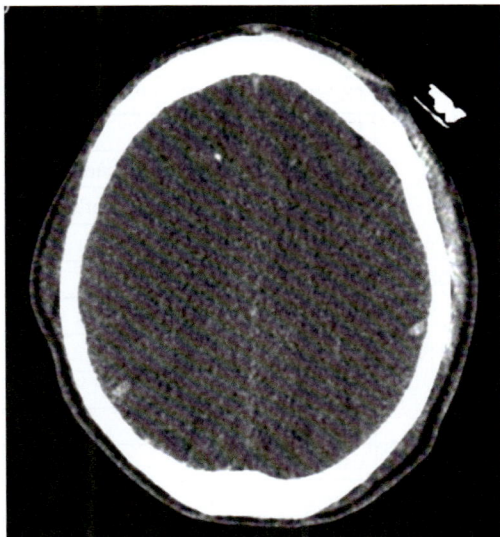

Fig. 14.8 – *Lesão axonal difusa com focos hemorragicos e hematoma subgaleal parietal a direita.*
Fonte: acervo de Rafael Basílio Guimarães.

- **Pingue-ponge**: ocorre em recém-nascidos, devido ao uso de fórceps ou trauma de crânio eventual. O tratamento pode ser clínico, com controle radiológico, e, caso não haja resolução espontânea para desnivelamentos maiores que 5 mm, é indicado o procedimento cirúrgico.
- **Fratura em crescente**: ocorre, na maioria das vezes, nos três primeiros anos de vida, e evolui geralmente de uma fratura linear por invaginação da dura-máter.

DIAGNÓSTICO

Todos os pacientes vítimas de trauma devem ser submetidos ao atendimento do ATLS, garantindo-se incialmente via aérea, ventilação e circulação. O exame neurológico no TCE é simples e visa identificar lesões intracranianas, baseando-se no nível de consciência com a escala de coma de Glasgow (Tabela 14.1) e o aspecto pupilar, observando-se, neste caso: tamanho, simetria e reflexo fotomotor das pupilas. As alterações no padrão pupilar, como a anisocoria, podem indicar hematomas ou edema cerebral com compressão do III par craniano ipsilateral à midríase.

O diagnóstico do tipo de TCE é clínico, porém, para se determinar o tipo de lesão, se primária ou secundária, é necessária a realização de exames de imagem.

Tabela 14.1 Escala de Coma de Glasgow.		
Melhor resposta motora 6 pontos	Obedece a comandos	6
	Localiza a dor	5
	Flexão inespecífica	4
	Flexão anormal (decorticação)	3
	Extensão anormal (descerebração)	2
	Sem resposta	1
Melhor resposta verbal 5 pontos	Resposta apropriada	5
	Confuso	4
	Palavras desconexas	3
	Sons incompreensíveis	2
	Sem resposta	1
Melhor resposta de abertura ocular 4 pontos	Espontânea	4
	Abre ao chamado	3
	Abre ao estímulo álgico	2
	Sem resposta	1
(valor mínimo = 3)		15

O TCE ainda pode ser classificado como leve, moderado e grave:

- TCE leve: Glasgow 13 a 15;
- TCE moderado: Glasgow 9 a 12;
- TCE grave: Glasgow 3 a 8.

É mandatório o exame de imagem nos traumas moderado e grave, sendo a tomografia o exame de escolha, pela rapidez com que pode ser realizada em casos graves, uma vez que pacientes politraumatizados com frequência apresentam instabilidade hemodinâmica. Nestes casos, também é indicada uma avaliação do neurocirurgião. Em TCEs leves, pode-se realizar o exame de tomografia a critério do examinador, levando-se em conta, além do estado do paciente, o mecanismo do trauma ou se foi um trauma de grande energia cinética e se houve o uso de bebidas alcoólicas ou entorpecentes.

CONDUTA

A conduta deve ser individualizada, levando-se em conta sempre o mecanismo do trauma e a condição do paciente.

No TCE leve, pacientes com Glasgow 15, sem alterações do raio x de crânio, podem ser liberados com orientações de retorno ao pronto-socorro em caso de cefaleia, náuseas, vômitos, sonolência, saída de líquido pelo nariz, diminuição de audição, confusão mental e dificuldade de falar. Para pacientes com TCE leve e Glasgow 13 a 14, é sugerida a realização de TC de crânio. Estando normal, realizar observação por 12h, e em caso de alteração com lesão estrutural, realizar internação para observação neurológica rigorosa e tomografia de controle.

Em pacientes com TCE moderado ou grave, sempre deverá ser realizada a tomografia de crânio e, quanto à conduta cirúrgica de hematomas extradurais, subdurais agudos e intraparenquimatosos, há pouca dúvida. Devem ser levados em conta a localização da lesão, o volume e o desvio das estruturas da linha média, associados ao quadro clínico do paciente. Hematomas extradurais e subdurais são considerados laminares, quando com espessura menor que 5 mm, e podem ter conduta conservadora, caso não haja desvio da linha média maior que 5 mm e se o paciente não apresentar piora clínica. Pacientes com hematomas maiores que 5 mm, ou que causem desvio das estruturas da linha média maior que 5 mm, devem ser submetidos à cirurgia para drenagem e/ou descompressão. Calculando-se o volume dos HSDA e HIP, sendo estes menores que 30 cm^3 supratentoriais ou menores que 16 cm^3 infratentoriais, pode-se levar em conta uma conduta conservadora.

É indicada craniotomia descompressiva e duroplastia, no caso da tumefação cerebral com desvio das estruturas de linha média maior que 5 mm.

Como parte do tratamento, pode-se fazer uso da monitorização de pressão intracraniana:

- ECG < 9, com TC de crânio anormal: a monitorização com cateter em posição intraparenquimatosa apresenta boa precisão nos primeiros três 3 a 4 dias de uso.
- ECG < 9, com TC de crânio normal, ao menos dois itens:
  - idade > 40 anos;
  - pressão arterial sistólica < 90 mmHg;
  - postura anormal (uni ou bilateralmente).

A monitorização da pressão intracraniana é de fundamental importância, caso o paciente, vítima de TCE, esteja inconsciente, uma vez que com ela é possível determinar a pressão de perfusão cerebral e melhorar o manejo do paciente, evitando-se ou reduzindo-se lesões secundárias.

No TCE, o tempo entre o atendimento inicial e a definição de conduta, se clínica ou cirúrgica, é primordial, determinando o prognóstico em relação às lesões secundárias principalmente. Assim, é de grande importância que o atendimento inicial seja rápido e que os meios diagnósticos estejam disponíveis.

BIBLIOGRAFIA

1. Siqueira MG. Tratado de neurocirurgia. Barueri(SP): Manole; 2016. p.110-84.
2. Winn R. Youmans neurological surgery. 6th ed. Philadelphia: Elsevier Saunders; 2011.
3. Greenberg MS. Manual de neurocirurgia. 7th ed. Porto Alegre: Artmed; 2013.
4. Andrade AF, Ciquini O, Figueiredo EG, et al. Diretrizes do atendimento ao paciente com traumatismo cranioencefalico. Arq Bras Neurocir 1999;18(3):131-76.
5. Andrade AF, Ciquini O, Figueiredo EG, et al. Trauma: a doença do século. São Paulo: Atheneu; 2001. p.849-94.

Trauma Cervical

Haroldo Martins e Silva Junior
Larissa Izumi Fujii
Thatiana Guerrieri
Adriana Terumi Shimozono
João Henrique Zanotelli dos Santos

■ INTRODUÇÃO

O trauma cervical é uma fonte potencial de morbidade e mortalidade. O pescoço constitui uma área onde estruturas vitais estão próximas umas das outras e não diagnosticar uma injúria nesta região pode trazer sérias consequências. As lesões cervicais ocorrem por ferimentos contusos ou penetrantes e podem acometer estruturas vasculares, neurais, do trato aéreo-digestivo e a coluna cervical.

O objetivo deste capítulo é organizar de forma sistemática o conhecimento básico que um cirurgião geral deve ter para o adequado manejo do trauma cervical.

■ EPIDEMIOLOGIA

Os dados epidemiológicos dos EUA mostram que cerca de 4,1% dos atendimentos em emergências são por lesões primárias de cabeça e pescoço. A maior parte de baixa complexidade e que não demanda maiores intervenções (97,2% dos casos); uma pequena parte tem necessidade de internação (2,7% casos) e uma minoria evolui para óbito (0,1% do total). Ocorre tipicamente no paciente masculino da segunda e terceira décadas de vida.

Os traumas cervicais são divididos em ferimentos penetrantes (arma de fogo, arma branca, fragmentos secundários às explosões) e contusos (acidentes automobilísticos, quedas, agressões e lesões esportivas). Os traumas penetrantes representam a maior parte dos casos.

Lesões vasculares arteriais são encontradas em 12% a 25% dos casos e venosas em 16% a 18%, representando cerca de 50% das causas de morte no trauma cervical. Lesões da faringe e esôfago cervical ocorrem em 1% a

6% dos casos, com mortalidade de 20%. Já as lesões laringotraqueais ocorrem em 1% a 7% dos pacientes.

CLASSIFICAÇÃO ANATÔMICA

Existem diversas classificações anatômicas do pescoço. A divisão anatômica por zonas é largamente utilizada no atendimento ao trauma do pescoço para facilitar a abordagem e o entendimento entre as equipes. É importante ressaltar que as lesões não necessariamente se encontram em uma zona isolada, sendo frequente o acometimento de duas ou até três áreas (Figs. 15.1 e 15.2).

- **Zona I**: situada entre a cartilagem cricoide, as fossas supraclaviculares e a fúrcula.
    - **Estruturas vasculares:** artérias vertebrais, carótidas comuns e subclávias, confluência venosa jugular-subclávia.
    - **Estruturas viscerais:** ducto torácico, traqueia, esôfago e ápices pulmonares.
    - **Estruturas neurais:** plexo braquial e simpático, nervos vago e frênico, medula espinal. O arcabouço torácico e a clavícula protegem contra injúrias, mas também dificultam a abordagem cirúrgica desta região. Ocasionalmente, as intervenções podem requerer acesso torácico combinado.
- **Zona II:** situada entre os ângulos da mandíbula e a cartilagem cricoide.
    - **Estruturas vasculares:** artérias vertebrais, carótidas comuns e suas bifurcações. Veias jugulares externas e internas.
    - **Estruturas viscerais:** laringe, traqueia, esôfago e tireoide.
    - **Estruturas neurais:** nervos vago, frênico, acessório, laríngeos inferiores (recorrentes) e medula espinal. Nessa região ocorre a maioria dos ferimentos penetrantes e apresenta fácil acesso cirúrgico.
- **Zona III:** situada entre a base do crânio e a mandíbula.
    - **Estruturas vasculares:** artéria carótida interna, ramos da carótida externa, artérias vertebrais, veias jugulares externas e internas.
    - **Estruturas viscerais:** faringe, glândulas parótidas e submandibulares.
    - **Estruturas neurais:** nervos facial, glossofaríngeo, vago, acessório, hipoglosso e medula espinal. Assim como a zona I, é pouco acessível devido à proximidade da base do crânio e de estruturas faciais.

AVALIAÇÃO INICIAL

Os pacientes vítimas de trauma deverão ser avaliados e tratados segundo o protocolo do ATLS (*Advanced Trauma Life Support*). Deve-se identificar o mecanismo de trauma e o tipo de ferimento. Em caso de arma de fogo, dados como o calibre da arma, a distância do disparo e a presença ou não de elemento de atenuação de impacto são importantes. A presença de inalantes tóxicos ou cáusticos também deverá ser explorada.

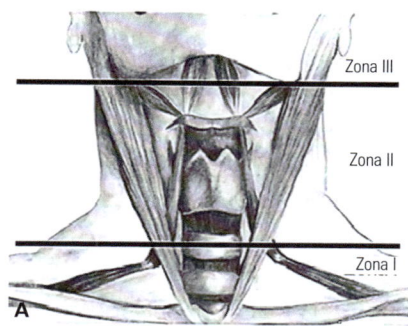 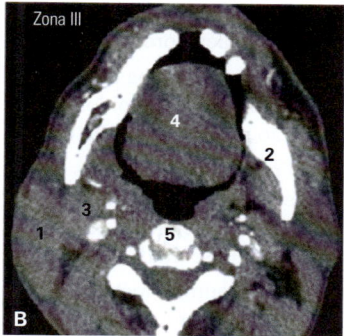

Fig. 15.1 – (A) *Divisão cervical nas zonas I, II e III.* (B) *Tomografia contrastada em corte axial da zona III. É possível visualizar a parótida (1), o ramo da mandíbula (2), o trígono carotídeo (3), a língua (4), o corpo vertebral (5) e a faringe (6).*
Fonte: cortesia do Dr. João Zanotelli.

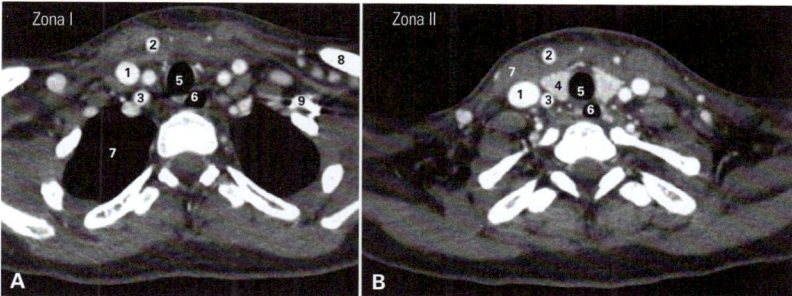

Fig. 15.2 – (A) e (B) *Tomografia contrastada em corte axial das zonas I e II. É possível visualizar as veias jugulares interna (1) e externa (2), a carótida comum (3), a glândula tireoide (4), a traqueia (5), o esôfago (6), os ápices pulmonares (7), as clavículas (8) e o dispositivo intravascular na veia subclávia (9).*
Fonte: cortesia do Dr. João Zanotelli.

Os sinais e sintomas encontrados são secundários à disfunção das estruturas anatômicas lesionadas, assim, a avaliação deve ser rápida e ordenada, iniciando-se pelas vias aéreas.

■▶ A/B – Via aérea e ventilação

Pacientes que apresentem estridor, dificuldade respiratória, choque hipovolêmico ou hematoma cervical em expansão devem ser imediatamente entubados, a despeito de qualquer exame complementar. Além disso, pacientes vítimas de estrangulamento ou enforcamentos podem evoluir rapidamente para insuficiência respiratória, edema agudo de pulmão e SDRA, devendo-se considerar a intubação orotraqueal (IOT) profilática.

A via de escolha é a IOT por laringoscopia direta, sempre que possível, no entanto, a cricotireoidostomia e a traqueostomia podem ser necessárias. A intubação nasotraqueal não é recomendada na maioria dos cenários de trauma.

Frequentemente, a estabilização cervical não é conduzida de maneira adequada no manejo pré-hospitalar, assim, ela deve sempre ser realizada enquanto é confeccionada uma via aérea segura, e mantida até que lesões medulares sejam descartadas.

Nos traumas fechados, em pacientes sem desconforto respiratório, as vias aéreas podem ser inicialmente avaliadas por meio de laringoscopia, com monitoração do edema local. Nesses pacientes, os exames de imagem podem detectar fraturas cartilaginosas.

Nas lesões da zona I, há risco de pneumotórax. Pacientes com enfisema mediastinal ou subcutâneo, pneumotórax e dispneia grave podem requerer drenagem de tórax logo após a IOT, para evitar a formação de pneumotórax hipertensivo.

■▶ C – Circulação

Pacientes vítimas de traumas cervicais têm risco potencial de lesões de grandes vasos, de gravidade variada. Em sangramentos ativos, a compressão local é uma opção de efetividade razoável, até que seja possível uma avaliação por cervicotomia. De maneira geral, a ligadura indiscriminada, assim como a exploração de lesões profundas nas salas de emergências, pode ser altamente deletéria, pois pode remover coágulos, lacerar vasos friáveis, provocando assim hemorragias mais acentuadas.

Nas lesões em zona I, deve-se suspeitar de lesão da artéria e veia subclávias. Havendo necessidade de acesso venoso profundo, deve-se optar pelo acesso contralateral à injuria ou femoral.

Pacientes com instabilidade hemodinâmica, hematoma em expansão ou redução do nível de consciência devem ser explorados cirurgicamente o mais breve possível, ao passo que pacientes estáveis podem realizar exames complementares antes da exploração cirúrgica. Nas lesões cervicais extensas com sinais de hipóxia ou hipofluxo cerebral, fraturas do complexo maxilofacial ou da base do crânio pode-se realizar angiotomografia para detecção de lesões dos grandes vasos.

■▶ D/E – Coluna e espaços viscerais

As lesões da coluna cervical ocorrem mais frequentemente em traumas fechados de alta energia e são incomuns em traumas de baixa energia ou nos penetrantes. O transporte em prancha rígida e a imobilização cervical devem ser sempre considerados. No manejo inicial, os corticosteroides parecem não ter papel significativo nas lesões da medula espinal por trauma penetrante.

Caso o paciente esteja consciente e não apresente *déficits* neurológicos, é muito provável que não haja lesão cervical instável, no entanto, os critérios de Nexus devem ser levados em consideração para a retirada do colar cervical, a despeito da realização de exames de imagem. Caso não seja possível descartar a lesão no exame clínico em pacientes conscientes, podem ser solicitadas radiografias simples nas incidências de anteroposterior e perfil. Em pacientes com rebaixamento do nível de consciência, deve-se solicitar tomografia da coluna cervical, assim como nos casos em que houver dúvidas nas radiografias.

Durante a avaliação do paciente, é dada grande ênfase para a inspeção da via aérea, grandes vasos e coluna, assim, lesões esofágicas são muitas vezes negligenciadas. No entanto, o não tratamento precoce aumenta a morbidade e a mortalidade devido ao risco de mediastinite. Lesões esofágicas operadas dentro das primeiras 24 horas têm uma taxa de mortalidade de até 10% contra 35% daquelas tratadas tardiamente. Em lesões penetrantes profundas das zonas I e II, é mandatória a investigação endoscópica e, se possível, com testes contrastados, a fim de descartar lesões esofágicas.

Lesões da glândula tireoide devem ser tratadas no ambiente cirúrgico, sendo necessário, em ocasiões selecionadas, tireoidectomia parcial ou até total.

■ EXAMES COMPLEMENTARES

- **Angiotomografia computadorizada (AngioTC):** é o exame de escolha na suspeita de lesão vascular em pacientes estáveis; apresenta sensibilidade entre 90% e 100% e especificidade entre 93% e 100%. Podem ser visualizados hematomas, enfisema próximo ao trígono carotídeo, extravasamento de contraste, além de projéteis ou estilhaços (Fig. 15.3).

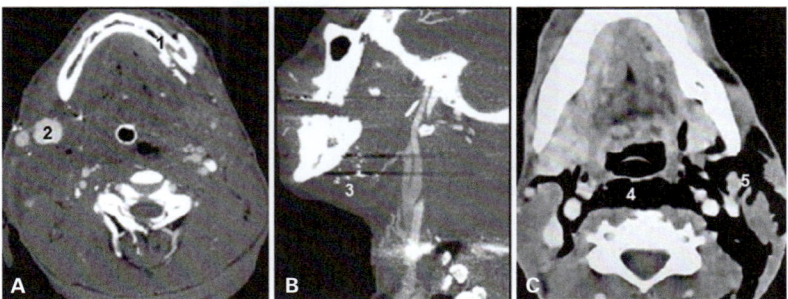

Fig. 15.3 – (A) *Angiotomografia em corte axial mostrando: fratura de mandíbula (1) extravasamento arterial de contraste na artéria facial direita (2).* (B) *AngioTC em corte sagital mostrando fragmentos de projétil de arma de fogo na topografia da artéria facial direita (3).* (C) *TC em corte axial mostrando enfisema cervical (4) e extravasamento de contraste da veia jugular interna esquerda (5).*

Fonte: cortesia da Dra. Thatiana Guerrieri.

- **Esofagoscopia rígida:** é mais adequadamente realizada na fase aguda no centro cirúrgico, sob anestesia geral, de forma a tornar célere a abordagem em caso de achado positivo. É recomendada a realização da esofagoscopia rígida e flexível no mesmo momento para descartar lesão esofágica. A esofagoscopia rígida pode prover uma melhor visão do esôfago proximal, perto do músculo cricofaríngeo, enquanto a flexível, com a sua magnificação e capacidade de insuflar, fornece uma melhor visão do esôfago em topografia mais distal, embora haja maior risco de lesão secundária em relação ao rígido.
- **Endoscopia:** este exame é mais confiável que um teste de deglutição contrastado na identificação de lesões da hipofaringe e do esôfago cervical. Alguns autores, inclusive, têm demonstrado que a endoscopia é capaz de atestar entre 90% e 100% das lesões presentes no trato digestivo, enquanto os testes contrastados são menos sensíveis, especialmente para as lesões na hipofaringe.
- **Esofagograma:** testes de deglutição contrastados são bons para avaliar pequenas lacerações não visíveis na endoscopia. Na situação do trauma, deve ser evitado o uso do bário pelo risco de mediastinite química. Quando associado à endoscopia, tem sensibilidade de quase 100% (Fig. 15.4).

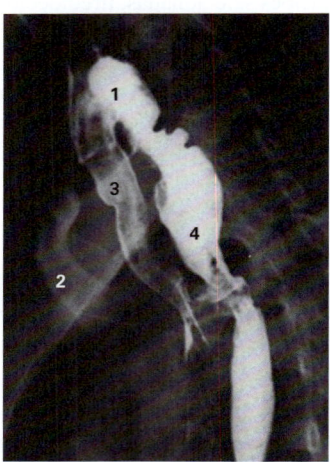

Fig. 15.4 – *Extravasamento de contraste do esôfago (1 e 4) para a traqueia (3), configurando uma fístula traqueoesofágica supraclavicular (2).*
Fonte: cortesia do Dr. João Zanotelli.

- **Broncoscopia e laringoscopia:** a via aérea pode ser inicialmente avaliada pela laringoscopia, a fim de documentar achados endolaríngeos, assim como a evolução destas lesões, pois o edema ocorre normalmente durante as primeiras 12 a 24h. A broncoscopia deve ser realizada nos casos de pneumomediastino e dificuldade de ventilação mecânica. Em pacientes sintomáticos, a tomografia auxilia o planejamento pré-operatório.

TRATAMENTO

As lesões penetrantes e contusas apresentam mecanismos de trauma diferentes, porém, seguem o mesmo princípio de tratamento. Tradicionalmente, lesões na zona II e traumas profundos (em relação ao músculo platisma) apresentavam indicação cirúrgica de rotina, no entanto, há uma tendência em realizar manejos mais conservadores com observação rigorosa das vítimas e abordagens seletivas do pescoço. No entanto, algumas condições indicam necessidade de exploração imediata, tais como:

- comprometimento de vias aéreas;
- instabilidade hemodinâmica;
- hematoma em expansão;
- hemotórax ou hematoma mediastinal;
- sinais de isquemia cerebral;
- lesões profundas e extensas.

Alguns sinais de gravidade podem ser observados e devem sem melhor avaliados com exames complementares, desde que o paciente esteja estável, para determinar a necessidade ou não de intervenção cirúrgica, tais como:

- hemoptise ou hematêmese;
- sangue na orofaringe;
- dispneia sem dessaturação significativa;
- disfonia ou disfagia;
- enfisema subcutâneo ou pneumomediastino;
- hematoma não expansivo;
- *déficits* neurológicos focais.

A abordagem conservadora somente poderá ser adotada em caso de disponibilidade de profissional capacitado e de recursos para complementação da avaliação clínica. Em caso de indisponibilidade, é mandatória a exploração em centro cirúrgico. Contudo, em pacientes estáveis, pode-se transferir o paciente para serviço com mais recursos.

Os acessos cirúrgicos dependerão na localização do ferimento e da necessidade de exposição das estruturas potencialmente lesadas.

Em traumas da zona I, pode ser realizada uma cervicotomia supraclavicular em colar próxima à fúrcula (incisão A da Fig. 15.5). Havendo necessidade de exploração torácica ou mediastinal, pode-se realizar uma esternotomia mediana com extensão cervical, toracotomia anterolateral alta ou até uma incisão supraclavicular com claviculotomia, para melhor exposição dos grandes vasos.

Lesões da zona II podem ser acessadas por incisão paralela à borda anterior do músculo esternocleidomastoideo (ECM), permitindo um acesso rápido e amplo para carótida, jugular, faringe, traqueia e esôfago (incisão B da

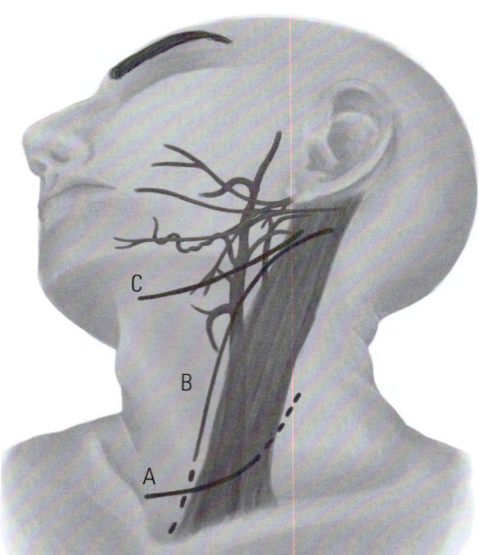

Fig. 15.5 – *Incisões cervicais.* **(A)** *Cervicotomia supraclavicular em colar próxima à fúrcula.* **(B)** *Incisão paralela à borda an- terior do músculoesternocleidomastoideo.* **(C)** *Incisão submandibular estendida para mastoide.*

Fig. 15.5). Esta incisão deve ser elevada superiormente até no máximo 2,0 cm da margem da mandíbula, pelo risco de lesão do nervo facial. Já as incisões verticais ou transversas na linha média devem ser usadas para acesso às cartilagens laríngeas e à traqueia, quando não há indicação de exploração lateral do pescoço.

Lesões da zona III podem ser acessadas por incisões submandibulares estendidas para mastoide (incisão C da Fig. 15.5). De modo similar, a incisão deve idealmente ficar 2 cm abaixo da margem da mandíbula, pelo risco de lesão do nervo facial. Podem ser necessárias manobras para melhor exposição, como subluxação da articulação temporomandibular ou mandibulomias paramedianas de acesso.

Caso haja exposição de grandes vasos, faringe, laringe ou traqueia por perda de pele e tecido conectivo, deve-se avaliar a rotação do retalho cutâneo, miocutâneo ou enxerto de pele (espessura parcial ou total) para cobertura adequada e proteção das estruturas vitais, especialmente as carótidas.

BIBLIOGRAFIA

1. Ahmed N, Massier C, Tassie J, et al. Diagnosis of penetrating injuries of the pharynx and esophagus in the severely injured patient. J Trauma. 2009;67(1):152-4.

2. Resident Manual of Trauma to the face, head and Neck. American Academy of Otolaryngology; 2012. Disponível em: https://www.entnet.org/sites/default/files.
3. Arsher H, Kenneth LM. Top knife: a arte e a estratégia da cirurgia de trauma. Rio de Janeiro: Elsevier; 2008. p.195-208.
4. Brennan J, Lopez M, Gibbons MD, et al. Penetrating neck trauma in Operation Iraqi Freedom. Otolaryngol Head Neck Surg 2011;144(2):180-5.
5. Carducci B, Lowe RA, Dalsey W. Penetrating neck trauma: consensus and controversies. Ann Emerg Med.1986;15(2):208-15.
6. Kenneth L, Mattox MD, Ernest EM, et al. Trauma. 7th ed. Philadelphia: McGraw Hill; 2013. p.414-29.
7. Kerwin AJ, Bynoe RP, Murray J, et al. Liberalized screening for blunt carotid and vertebral artery injuries is justified. J Trauma Inj Infect Crit Care 2001;51(2):308-14.
8. Krausz AA, Krausz MM2, Picetti E3. Maxillofacial and neck trauma: a damage control approach. World J Emerg Surg 2015;10:31.
9. McConnell D, Trunkey D. Management of penetrating trauma to the neck. Adv Surg. 1994;27:97-127.
10. Munera F, Danton G, Rivas LA, et al. Multidetector row computed tomography in the management of penetrating neck injuries. Semin Ultrasound CT MRI 2009;30(3):195-204.
11. Osborn TM, Bell RB, Qaisi W, Long WB. Computed tomographic angiography as an aid to clinical decision making in the selective management of penetrating injuries to the neck: A reduction in the need for operative exploration. J Trauma. 2008;64(6):1466-71.
12. Sethi RKV, Kozin ED, Fagenholz PJ. Epidemiological survey of head and neck injuries and trauma in the United States. Otolaryngol Head Neck Surg 2014;151(5):776-84.
13. Pereira Jr GA, Scarpelini, Basile-Filho A,Andrade JI. Índices de trauma. Medicina (Ribeirão Preto) 1999;32:237-50.
14. Roon AJ, Christensen N. Evaluation and treatment of penetrating cervical injuries. J Trauma-Inju Infec Crit Care 1979;19(6):391-97.
15. Schroeder JW, Baskaran V, Aygun N. Imaging of traumatic arterial injuries in the neck with an emphasis on CTA. Emerg Radiol 2010;17(2):109-22.
16. Stone H, Callahan G. Soft tissue injuries of the neck. Surg Gynecol Obstet 1963;117:745-52.

Capítulo 16

Trauma Torácico

Marcia Harumi Yamazumi
Guilherme José Farias
Bruno Henrique Pinto Gomes
Rodrigo José Nina Ferreira
Eduardo Iwanaga Leão

■ INTRODUÇÃO

Os traumas torácicos podem ser classificados como penetrantes (p. ex.: ferimento por arma de fogo) ou fechados/contusos (p. ex.: queda de altura). Neste último, normalmente as lesões são causadas por rápida desaceleração. As lesões podem ocorrer na parede torácica (p. ex.: costelas), no pulmão e nos órgãos mediastinais (p. ex.: esôfago). A lesão de aorta é, dentre todos os traumas torácicos, a mais letal, se não tratada.

O médico que avalia inicialmente o paciente deve sempre procurar lesões torácicas, correlacionando os dados sobre o mecanismo de trauma e o exame físico inicial. Neste capítulo, abordaremos as lesões específicas relacionadas ao trauma das estruturas torácicas. A avaliação inicial ao politraumatizado será discutida em outro capítulo.

■ EPIDEMIOLOGIA

A maioria dos traumas torácicos é causada por acidentes automobilísticos. Traumas relacionados à violência ainda possuem importância em nosso meio. Traumas penetrantes são menos comuns que os traumas contusos, porém, apresentam maior mortalidade. Aproximadamente 15% a 30% dos traumas penetrantes necessitam de tratamento cirúrgico; já no trauma fechado, apenas 10%.

Pneumotórax é a lesão mais comumente encontrada em traumas torácicos (até 55%). Fraturas de costelas também são comuns e muitas vezes passam despercebidas; ao contrário, os traumas aórticos normalmente são letais, mesmo quando os pacientes chegam vivos ao hospital.

TORACOTOMIA NA SALA DE EMERGÊNCIA

É realizada em situações específicas, avaliando-se as condições clínicas do paciente no caminho e na chegada ao hospital, o mecanismo do trauma e a necessidade de se realizar manobras que corrijam as causas de choque, como descompressão de tamponamento cardíaco, clampeamento aórtico e massagem cardíaca interna. A toracotomia na sala de emergência não se mostrou benéfica em traumas torácicos fechados. A Tabela 16.1 apresenta as indicações e contraindicações para se realizar este procedimento.

Tabela 16.1
Indicações e contraindicações de toracotomia na sala de emergência.

Indicações (TODAS abaixo)	Contraindicações (uma das abaixo)
Paciente com sinais de vida no local ou no hospital*	Paciente sem pulso ou com PA[1] inaudível no local do trauma
Trauma penetrante	Assistolia sem tamponamento cardíaco
Instabilidade hemodinâmica** OU sem pulso por menos de 15 min.	Sem pulso por mais de 15 min. em qualquer momento
Cirurgião torácico disponível em até 45 min.	Sem cirurgião torácico disponível em até 45 min.
	Constatação de traumas incompatíveis com a vida

* Sinais de vida que justificam a toracotomia na sala de emergência incluem: respiração espontânea, pulso central palpável, pressão arterial audível, atividade elétrica cardíaca, pupilas fotorreagentes e movimento espontâneo de extremidades.

** Instabilidade hemodinâmica mesmo após ressuscitação volêmica adequada.

[1] Pressão arterial.

CONTUSÃO PULMONAR

A contusão pulmonar é caracterizada por lesão dos capilares alveolares, sem cortes no parênquima pulmonar. Normalmente está associada com trauma torácico fechado com rápida desaceleração. Clinicamente, o paciente pode se apresentar com dispneia, queda de saturação sanguínea de oxigênio, cianose, alterações de ausculta pulmonar, além de taquicardia e desconforto respiratório (estas mais frequentes em contusões de maior gravidade).

Alguns métodos diagnósticos podem ser utilizados: a radiografia torácica pode demorar para apresentar alguma alteração (6 horas aproximadamente), além de subestimar as lesões (Fig. 16.1). A tomografia computadorizada (TC) de tórax é o método mais sensível e a ultrassonografia (USG) tem sua utilidade, principalmente em pacientes instáveis, na sala de emergência.

O manejo do paciente com contusão pulmonar depende da sintomatologia. Normalmente engloba suplementação de oxigênio, por vezes necessitando

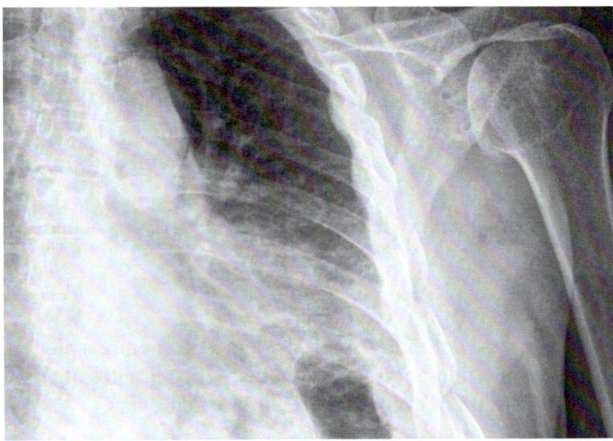

Fig. 16.1 – *Radiografia de tórax mostrando a área de contusão pulmonar e fraturas de 3º a 7º arcos costais.*
Fonte: acervo de Marcia Harumi Yamazumi.

de via aérea definitiva e ventilação mecânica, além da observação mínima de 24 horas a 48 horas. A hidratação deve ser criteriosa, pelo risco de hiperidratação, edema pulmonar e piora do estado geral do paciente. O uso de antibioticoprofilaxia e corticosteroide em altas doses é aceito em alguns serviços.

■ HEMOTÓRAX

Hemotórax é conceituado pela presença de sangue no espaço pleural. Pode ser decorrente de lesão vascular, cardíaca, dos vasos da base, fraturas costais e lesão no parênquima pulmonar (representa 90% dos casos).

O hemotórax pode ser classificado em pequeno (volume inferior a 350 mL de sangue na cavidade pleural), médio (350 mL a 1500 mL) e grande ou maciço (volume igual ou superior a 1500 mL).

Lesões que levam ao hemotórax maciço incluem ruptura aórtica, ruptura do miocárdio e lesões em estruturas hilares. Outras causas possíveis são lesões no parênquima pulmonar e nos vasos sanguíneos intercostais ou mamários.

O diagnóstico de hemotórax é inicialmente clínico, apresentado por semiologia clássica, mostrando ausculta com murmúrio vesicular reduzido ou abolido no hemitórax acometido, associado à macicez à percussão torácica. A radiografia de tórax, tal qual outros métodos de imagem, podem ser utilizados em caso de dúvida diagnóstica, principalmente em hemotórax de baixo volume.

A radiografia de tórax em decúbito possui um limite de detecção a partir de 300 mL de sangue coletados. O USG é uma possibilidade para diagnóstico rápido em sala de emergência, porém, trata-se de um método examinador dependente.

O tratamento consiste na drenagem pleural em selo d'água (preferencialmente com dreno calibroso). A drenagem imediata de 1500 mL de conteúdo hemático ou ≥ 20 mL/kg é considerada uma indicação para toracotomia de emergência, assim como o débito hemático de 200 mL/hora na segunda à quarta hora que se seguem à drenagem torácica. Os sinais vitais, a quantidade de fluidos para reanimação e as lesões concomitantes também são considerados quando se determina a necessidade de toracotomia.

O tratamento específico de cada lesão dependerá dos achados da toracotomia.

PNEUMOTÓRAX

O pneumotórax é definido como a presença de ar entre a pleura visceral e parietal e pode ser causado por traumas contusos, penetrantes ou etiologias não traumáticas (p. ex.: ruptura espontânea de bolha pulmonar).

O pneumotórax aberto ocorre quando há uma lesão de todas as camadas da parede torácica, permitindo a entrada de ar proveniente do meio externo no espaço pleural. Já o pneumotórax fechado ocorre quando há lesão ao nível alveolar, permitindo o extravasamento de ar para o espaço pleural (p. ex.: fratura de costela, barotrauma); o pneumotórax hipertensivo associa-se a um acúmulo de ar progressivamente maior, levando ao aumento da pressão intratorácica no mesmo lado do pneumotórax, desvio das estruturas mediastinais e consequente instabilidade hemodinâmica e respiratória.

O paciente com pneumotórax pode apresentar-se assintomático. O tamanho do pneumotórax não tem relação com os sinais e sintomas apresentados. Quando sintomático, o paciente pode apresentar dor torácica, tosse e dispneia leve a grave. O exame físico pode ser normal ou apresentar taquipneia, hipóxia, diminuição ou abolição do murmúrio vesicular, hipersonoridade à percussão e enfisema de subcutâneo. Nos pacientes com pneumotórax hipertensivo, pode-se observar também hipotensão, taquicardia, turgência de veias cervicais (p. ex.: veia jugular externa) e desvio da traqueia.

A suspeita de pneumotórax pode ser confirmada com exames de imagem como radiografia de tórax (Fig. 16.2) e TC de tórax. Vale ressaltar que o diagnóstico de pneumotórax hipertensivo é clínico e estes pacientes não devem ser submetidos a quaisquer exames de imagem, por risco de parada cardiorrespiratória e óbito; estes devem ser submetidos ao tratamento imediatamente, como descrito a seguir.

A drenagem torácica é o tratamento de escolha desta afecção. A drenagem deve ser realizada com anestesia local após antissepsia e colocação de campos estéreis, no encontro do 5º espaço intercostal (EIC) com a linha axilar anterior ou média do lado acometido. Para casos de pneumotórax, recomenda-se drenos de calibre pequeno (p. ex.: 28). Nos casos de pneumotórax por trauma penetrante, não se deve usar o orifício do trauma para drenagem. Após a drenagem, este deve ser lavado com soro fisiológico, seguido de antissepsia local e sutura por planos após a drenagem no local indicado.

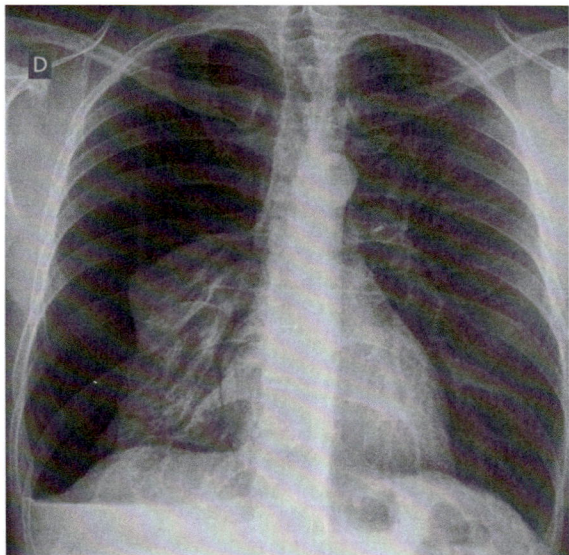

Fig. 16.2 – *Radiografia de tórax mostrando pneumotórax à direita.*
Fonte: acervo de Marcia Harumi Yamazumi.

Os pacientes que se apresentam com quadro compatível de pneumotórax hipertensivo devem receber tratamento imediato. Se o dreno de tórax estiver disponível no momento do diagnóstico, deve-se proceder a drenagem torácica imediata, como descrito anteriormente. Caso contrário, uma toracocentese de alívio deve ser realizada. Introduz-se um cateter calibroso (p. ex.: Jelco® 14) na altura do encontro do 2º ou 3º EIC com a linha hemiclavicular do lado acometido. Após este procedimento, a drenagem pleural deve ser realizada.

O pneumotórax oculto ocorre quando este não é identificado no exame clínico ou na radiografia de tórax, mas apenas na TC (Fig. 16.3). Estudos sugerem que, nestes casos, uma conduta conservadora pode ser adotada, porém, o paciente precisa de acompanhamento rigoroso. Apenas aproximadamente 10% destes evoluem e tornam-se clinicamente significativos. Nestes casos (aumento do pneumotórax ou sinais e sintomas), a drenagem deve ser efetuada. Em pacientes que, em um primeiro momento, optou-se por tratamento conservador, porém, serão submetidos à ventilação com pressão positiva (p. ex.: intubação orotraqueal). Neste caso, recomendamos drenagem do pneumotórax (os estudos não chegaram a um consenso).

Alguns estudos sugerem que a profilaxia antibiótica nos pacientes com pneumotórax (p. ex.: cefalosporina de 1ª geração) diminui a incidência de pneumonia, mas não de empiema.

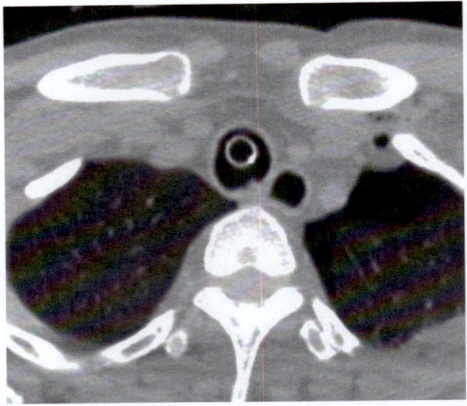

Fig. 16.3 – *Pneumotórax oculto, visualizado apenas na tomografia computadorizada de tórax.*
Fonte: acervo de Marcia Harumi Yamazumi.

● FRATURA COSTAL, TÓRAX INSTÁVEL E FRATURA DE ESTERNO

As fraturas costais são lesões mais frequentemente associadas a trauma torácico contuso (p. ex.: acidentes automobilísticos, quedas), podendo também ocorrer no trauma torácico penetrante (p. ex.: ferimento por arma de fogo). O número de arcos costais fraturados está diretamente associado a lesões intratorácicas e a morbimortalidade.

Os arcos costais superiores (primeiro ao terceiro) são relativamente protegidos pela escápula, clavícula e partes moles, enquanto as "costelas flutuantes" são relativamente móveis. Portanto, os arcos costais mais suscetíveis ao trauma são aqueles localizados da 4ª à 10ª costela. Fraturas costais superiores (muitas vezes associadas a fraturas de clavícula) traduzem um trauma de alta energia e com risco mais elevado de lesões intratorácicas. Já as fraturas entre o 9º e o 12º arcos costais podem estar associadas com injúria intra-abdominal. Fraturas traumáticas ocorrem com mais frequência no local do impacto ou na região posterolateral, onde o arco costal é mais frágil.

O risco de lesão intratorácica ou intra-abdominal aumenta se dois ou três arcos costais apresentam fraturas no mesmo nível. As lesões intratorácicas associadas incluem pneumotórax, hemotórax e contusão pulmonar (*vide* tópicos específicos). Fraturas com desalinhamento podem penetrar a cavidade pleural, gerando pneumotórax ao provocar lesões no parênquima pulmonar. As lesões intra-abdominais incluem lesão hepática à direita, lesão esplênica à esquerda e lesão renal nas fraturas posteroinferiores.

Na presença de três ou mais fraturas costais consecutivas em dois ou mais pontos, criando uma área flutuante na parede torácica, temos o chamado tórax instável. O segmento instável apresenta movimentos paradoxais com a respiração. Segmentos instáveis maiores resultam em hipoventilação e incapacidade de gerar pressão intratorácica efetiva, levando a atelectasias que pioram as trocas gasosas. Devido aos graves mecanismos de trauma envolvidos no tórax instável, a contusão pulmonar é muito mais comum neste caso, se comparada às fraturas costais múltiplas sem instabilidade. Estes pacientes possuem um risco elevado para insuficiência respiratória aguda.

O diagnóstico pode ser feito clinicamente ou por radiografia de tórax (Fig. 16.1) e de arcos de costais, porém, os pacientes com suspeita de lesão intratorácica significativa são avaliados com TC de tórax (Fig. 16.4).

Medidas iniciais no manejo dos pacientes com fraturas de arcos costais e tórax instável incluem avaliação e tratamento de lesões potencialmente graves associadas, oferta de oxigênio, monitorização para sinais precoces de comprometimento respiratório, idealmente utilizando oximetria de pulso e capnografia em conjunto com observação clínica rigorosa, além de controle da dor. O uso de ventilação não invasiva pode evitar a necessidade de intubação endotraqueal em pacientes conscientes e alertas. Nos pacientes com lesões graves ou com piora progressiva da função respiratória, a intubação endotraqueal associada a suporte ventilatório mecânico são necessários.

Pacientes com fraturas costais tentem a reduzir os movimentos torácicos, diminuindo o volume corrente e o esforço para tossir. O controle da dor é fundamental para diminuir atelectasias e aumentar a tolerância dos pacientes à respiração profunda e à tosse, o que melhora o volume pulmonar e o *clearance*

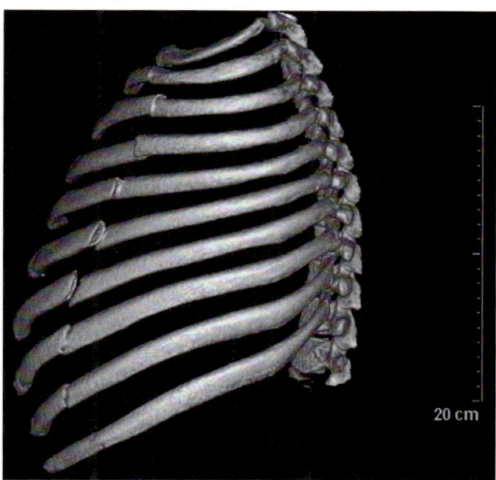

Fig. 16.4 – *Reconstrução 3D de tomografia de tórax mostrando fraturas de 3º ao 9º arcos costais, alguns em mais de um ponto.*
Fonte: acervo de Marcia Harumi Yamazumi.

de secreção, reduzindo, consequentemente, os riscos de pneumonia. Este controle pode ser feito de maneira escalonada, iniciando-se com analgésicos comuns e anti-inflamatórios não esteroidais e até opioides potentes, levando-se em consideração as comorbidades que o paciente possa apresentar. Para aqueles que evoluem com dor refratária a estes fármacos, um cateter peridural pode ser instalado para infusão contínua de medicamentos. Nos serviços em que o cateter peridural não está prontamente disponível, pode-se utilizar o bloqueio intercostal.

Embora a grande maioria dos pacientes evolua para a cura de suas fraturas com medidas conservadoras, alguns pacientes podem se beneficiar da fixação cirúrgica das fraturas costais. Além da refratariedade ao controle da dor e o risco de insuficiência respiratória devido à dor, outras indicações geralmente aceitas para a fixação dos arcos costais são: deformidade torácica significativa, falha no desmame da ventilação mecânica (não sendo provocada por contusão pulmonar), desalinhamento importante das fraturas de arcos costais durante uma toracotomia realizada por outro motivo (p. ex.: pneumotórax aberto, laceração pulmonar, hérnia diafragmática ou lesão vascular), instabilidade ou deformidade com dor torácica, devido à não consolidação ou má consolidação das fraturas costais.

A fratura de esterno pode estar associada às fraturas costais. Geralmente provoca dor moderada a intensa em região esternal e no exame físico pode haver crepitação e deformidade, sendo comum a presença de equimose na região anterior do tórax. Pacientes com este tipo de fratura possuem um risco mais elevado de apresentar outras lesões intratorácicas, como contusão miocárdica, hemopericárdio, fraturas de vértebras, hematoma retroesternal, hemotórax, pneumotórax e lesões de grandes vasos (*vide* tópicos específicos). Habitualmente este tipo de fratura é tratada sem intervenção específica, porém, nos casos em que há grande desalinhamento ou esterno instável, a fixação cirúrgica pode ser necessária. O diagnóstico e o tratamento são os mesmos já descritos para as fraturas de arcos costais e tórax instável.

■ LESÕES DIAFRAGMÁTICAS

As lesões diafragmáticas traumáticas são muito raras e, geralmente, estão associadas a outras lesões intratorácicas ou intra-abdominais. A suspeita de lesão diafragmática deve ser feita pelo mecanismo de trauma, exame físico do paciente e avaliação de lesões associadas. Este tipo de lesão é muito mais comum em traumas penetrantes do que em traumas contusos.

O diafragma pode ser lesado por um ferimento direto (p. ex.: ferimento penetrante), ou por ruptura, que ocorre por aumento súbito da pressão intra-abdominal, superando a resistência do tecido diafragmático. As rupturas, em geral, decorrem de traumas de grande energia e provocam grande lacerações, enquanto ferimentos penetrantes provocam pequenas lesões, sendo mais comum não serem diagnosticadas. Ferimentos penetrantes que ocorrem entre o 4º e o 12º dermátomo devem levantar forte suspeita para lesões diafragmáticas. A ruptura do diafragma ocorre com maior frequência do lado esquerdo (cerca de duas vezes mais) do que do lado direito. Isso se dá por diferenças anatômicas, por exemplo, a região posterolateral do diafragma esquerdo é uma área de fragilidade e o estômago e o intestino promovem menos proteção do que o fígado, que está à direita.

O paciente com lesão do diafragma pode se apresentar inicialmente assintomático ou se apresentar muito grave, com múltiplas lesões associadas, o que pode levar ao atraso no diagnóstico em ambos os cenários. Pode apresentar sintomas como epigastralgia e dor abdominal, dor referida no ombro, encurtamento da respiração, vômitos, disfagia ou até mesmo choque. Com o tempo, o defeito no diafragma pode aumentar de tamanho e, consequentemente, aumentar a chance de herniação dos órgãos abdominais para o tórax. Pequenas lacerações podem levar anos para que a pressão negativa do tórax e a pressão positiva da cavidade abdominal levem à herniação de algum órgão.

A radiografia de tórax é o exame mais utilizado para a avaliação de pacientes vítimas de trauma torácico. Ela pode mostrar lesões evidentes como herniação do estômago para o tórax ou sinais indiretos como elevação do diafragma, atelectasia basal, borramento de hemidiafragma, localização anormal da sonda nasogástrica ou mesmo hemotórax por sangramento no abdome (p. ex.: lesão esplênica). Em geral, a lesão diafragmática é observada como um achado em TC realizada para descartar outras lesões (Fig. 16.5). Pode ser observada uma descontinuidade do diafragma, espessamento no local da lesão, ou lesões contíguas nos dois lados do diafragma (mesmo na ausência de imagem de descontinuidade).

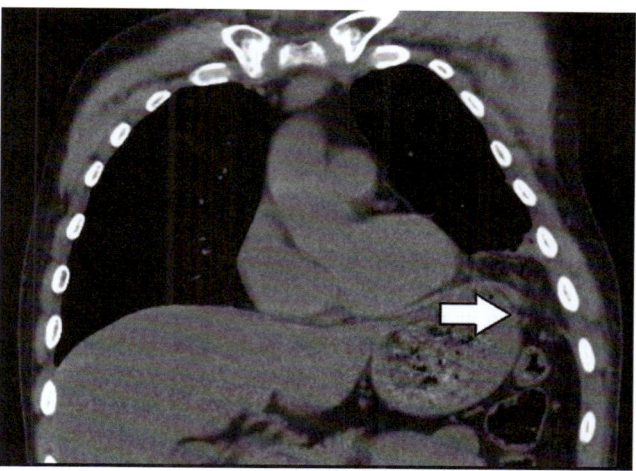

Fig. 16.5 – *Corte coronal de tomografia de tórax mostrando hérnia diafragmática traumática (seta), com herniação de epíplon.*
fonte: acervo de Marcia Harumi Yamazumi.

Algumas vezes a lesão pode passar despercebida e exames de imagem podem não fazer o diagnóstico, podendo ser necessária uma videolaparoscopia, videotoracoscopia ou cirurgia aberta para confirmar o diagnóstico. Uma vez identificada, a lesão diafragmática deve ser corrigida. A técnica a ser utilizada (cirurgia aberta ou minimamente invasiva) e o momento em que a correção será realizada, dependerão das lesões associadas e da condição clínica do paciente.

Quando há defeito no diafragma com extrusão de órgãos abdominais para o tórax, estes órgãos devem ser reduzidos. Nas hérnias diafragmáticas crônicas, deve-se realizar a dissecção do saco herniário, separando-o do conteúdo abdominal, permitindo, dessa maneira, a redução do conteúdo herniado de volta para o abdome, sem provocar outras lesões.

A sutura primária da lesão diafragmática pode ser realizada com fio absorvível ou inabsorvível, contínua ou com pontos separados. Deve-se realizar desbridamento das áreas desvitalizadas e as bordas da lesão podem ser tracionadas por pinças de preensão (p. ex.: Allis), permitindo melhor exposição durante a sutura e garantindo a segurança de estruturas adjacentes, como pulmão e coração. Nos casos em que há lesão extensa, pode-se recorrer ao uso de telas, desde que não haja contaminação da cavidade.

TRAUMA ESOFÁGICO

Apesar de raro, o trauma esofágico possui alta mortalidade, sendo a maioria causada por traumas penetrantes (arma de fogo, arma branca) no esôfago cervical. As causas mais comuns de ruptura esofágica são: iatrogênicas, ruptura espontânea (síndrome de Boerhaave), ingestão de corpo estranho, trauma e malignidade. Neste capítulo não abordaremos lesões por agentes químicos (e.g., lesões cáusticas) ou iatrogênicas (p. ex.: intubação orotraqueal – IOT).

A lesão esofágica sempre deve ser suspeitada considerando-se o mecanismo de trauma (p. ex.: arma de fogo), o local (p. ex.: pescoço, tórax) e a proximidade com estruturas adjacentes lesionadas (p. ex.: coluna, traqueia). Sintomas como disfagia, dor e/ou edema cervical, hipersalivação, hematêmese, odinofagia e enfisema subcutâneo nem sempre estão presentes. A investigação baseia-se nas condições clínicas do doente.

Se o paciente estiver estável, a avaliação inicial pode incluir investigação radiológica, como radiografia de tórax (mostrando pneumomediastino) e a TC de cervical/tórax, porém, com baixa sensibilidade. Os achados que sugerem lesão são líquido e/ou ar periesofágico. Se houver sinais de lesão esofágica, deve-se realizar uma endoscopia (sensibilidade e especificidade próximas a 100%) ou esofagograma (elevado número de falso-negativos) para confirmar o diagnóstico e orientar o reparo cirúrgico. Se houver grande suspeita clínica e o paciente estiver instável, procede-se à exploração cirúrgica e ao reparo da lesão.

A abordagem inicial inclui garantia de via aérea, ressuscitação volêmica e coleta de exames laboratoriais. Se possível, uma sonda nasogástrica deve ser introduzida endoscopicamente. Uma introdução às cegas não deve ser tentada e deve ser iniciada uma cobertura antibiótica para aeróbios e anaeróbios. O reparo cirúrgico precoce da lesão (menor que 24h) é o tratamento de escolha. Em casos selecionados, o tratamento conservador pode ser optado. Os princípios do reparo esofágico incluem desbridamento de material contaminado/necrótico, fechamento primário da lesão e drenagem esofágica adequada.

É importante ressaltar que o fechamento deve ser feito por planos (mucosa, muscular e serosa). Em lesões de grandes proporções (onde há grande perda de tecido) ou desvascularização importante, uma esofagostomia cervical terminal poderá ser necessária. Nesses casos, deve-se proceder também uma gastrostomia. Se o paciente estiver hemodinamicamente estável, retira-se o esôfago torácico; se houver instabilidade, este procedimento é realizado em um segundo tempo após a estabilização. Estudos recentes mostram algum benefício no uso de próteses endoscópicas ou clipes para lesões pequenas.

TRAUMA TRAQUEOBRÔNQUICO

Os traumas traqueobrônquicos ocorrem em menos de 1% dos pacientes com trauma fechado e normalmente levam o paciente a óbito no local do trauma. Na traqueia cervical, o mais comum é um trauma direto (baixa energia); já na traqueia torácica, o trauma ocorre de um mecanismo de alta energia (p. ex.: acidente automobilístico). Na grande maioria das vezes ocorre associado a lesões de outras estruturas, principalmente pulmões e parede torácica. Em relação às lesões brônquicas, o brônquio direito é o mais acometido, seguido pelo esquerdo. Neste capítulo não abordaremos lesões por agentes químicos (p. ex.: lesões cáusticas) ou iatrogênicas (p. ex.: IOT).

As lesões intratorácicas podem ser oligossintomáticas (retenção de secreção, pneumotórax recorrente e obstrução). Traumas na porção cervical da traqueia também podem ser oligossintomáticos, pois o escape aéreo fica contido nas fáscias cervicais (não sendo debitado na drenagem torácica, p. ex.). Quando apresentam sintomas, estes podem ser dispneia, rouquidão e enfisema subcutâneo. Pacientes que possuem pneumotórax e/ou pneumomediastino, cuja drenagem pleural não leva à melhora e apresenta escape aéreo importante, devem ser investigados para lesão traqueobrônquica.

A radiologia pode mostrar enfisema subcutâneo, pneumomediastino, pneumotórax (persistente), ar na parede traquebrônquica e falso trajeto do tubo endotraqueal. O diagnóstico definitivo é feito com broncoscopia ou no intraoperatório.

A maioria dos pacientes é submetida ao tratamento cirúrgico, seja com reparo primário da lesão ou ressecção pulmonar. O tratamento conservador também é possível, dependendo do tipo e tamanho da lesão. Resumidamente, a decisão de se optar ou não por tratamento cirúrgico baseia-se no risco de o paciente evoluir com escape aéreo importante, obstrução ou mediastinite.

TAMPONAMENTO CARDÍACO E CONTUSÃO MIOCÁRDICA

O saco pericárdio é uma estrutura fibrosa inelástica, de forma que uma pequena quantidade de líquido no seu interior já é suficiente para restringir o enchimento cardíaco.

O tamponamento cardíaco, em geral, é causado por ferimentos penetrantes, mas o trauma contuso pode causar um derrame pericárdico hemático por lesão cardíaca, dos grandes vasos ou dos vasos do próprio pericárdio.

As principais manifestações clínicas incluem estase jugular bilateral, cianose, hipotensão e choque. A tríade de Beck, que é caracterizada por estase jugular, hipofonese de bulhas cardíacas e hipotensão arterial, ocorre em 10% dos casos de tamponamento cardíaco. O pulso paradoxal e o sinal de Kussmaul também podem estar presentes.

O diagnóstico é clínico e pode ser confirmado por exames complementares, como ecocardiograma transtorácico ou ultrassom FAST (*Focused Assessment with Sonography for Trauma*).

O tratamento é cirúrgico, via toracotomia em centro cirúrgico e, de forma imediata, em pacientes com instabilidade, é indicada a pericardiocentese (punção de Marfan), em ângulo de 45° com a pele, direcionando ao ombro esquerdo e partindo à esquerda do apêndice xifoide. O paciente deverá estar monitorizado por eletrocardiograma. Outra opção seria a realização de janela pericárdica subxifóidea, que deve ser realizada em centro cirúrgico, porém, pode necessitar de outro procedimento para complementação terapêutica.

O primeiro atendimento ao paciente com traumatismo contuso um ECG deve ser realizado nas seguintes situações:

a) Paciente com dor torácica pré-esternal;

b) Fratura de esterno;

c) História sugestiva de doença cardíaca (p. ex.: acidente precipitado por síncope, dor torácica grave ou falta de ar);

d) Mecanismo principal de lesão (p. ex.: alta velocidade, fatalidade na cena).

Achados como taquicardia persistente inexplicada, novo bloqueio de ramo ou arritmia aumentam a probabilidade de dano cardíaco e os pacientes devem ser monitorizados. Uma ecocardiografia deve ser realizada o mais precocemente possível.

Raramente os pacientes com rotura miocárdica chegam com vida ao hospital. A hipotensão arterial diminui a pressão sobre as câmaras cardíacas e aqueles pacientes com lesão cardíaca que conseguem sobreviver até a chegada à sala de emergência, após a ressuscitação volêmica, muitas vezes acabam evoluindo com rotura miocárdica.

Para os pacientes passíveis de intervenção cirúrgica, a intubação deve ser adiada, se possível, até pouco antes da esternotomia, pois existem fortes evidências que sugerem que a indução anestésica pode precipitar o colapso hemodinâmico.

RUPTURA TRAUMÁTICA DE AORTA

É causa comum de morte súbita após colisões de veículos ou quedas de grandes alturas. As lacerações aórticas geralmente decorrem de traumatismos torácicos de alta energia cinética e, muitas vezes, depois de rápida desaceleração.

A ruptura da aorta ou de seus ramos diretos são lesões graves e requerem diagnóstico e tratamento imediato. Cerca de 80% a 90% dos pacientes portadores deste tipo de lesão morrem no local do trauma, sendo que, destes sobreviventes, se não tratados adequadamente, 30% morrem nas primeiras 6 horas, 40% nas 24 horas, 90% em 30 dias e 5% evoluem para um pseudoaneurisma.

Se o paciente evoluir com estabilidade no serviço de emergência e não necessitar de abordagem cirúrgica imediata, uma TC de tórax com contraste deve ser realizada para avaliar a extensão da lesão torácica e excluir a ruptura aórtica. No caso de instabilidade e necessidade de abordagem imediata, uma ecocardiografia transesofágica pode ser realizada na sala de emergência ou no centro cirúrgico, para avaliar a aorta e o coração.

A radiografia de tórax consiste no primeiro exame a ser realizado na sala de emergência e alguns achados aumentam a probabilidade de lesão aórtica traumática e indicam a necessidade de investigação adicional (Tabela 16.2).

O tratamento pode envolver sutura primária da aorta, ressecção da área traumatizada, seguida de interposição de um enxerto ou intervenção endovascular.

Tabela 16.2 Achados que aumentam probabilidade de lesão aórtica traumática.	
Alargamento mediastinal (RX de tórax decúbito > 8 cm, RX de tórax ortostático > 6 cm)	Desvio da sonda nasogástrica (esôfago) para a direita
Obliteração do arco aórtico	Desvio da traqueia para a direita
Obliteração do espaço entre a artéria pulmonar e a aorta	Elevação do brônquio principal direito
Fratura do 1º e 2º arcos costais ou da escápula	Rebaixamento do brônquio principal esquerdo
Hemotórax à esquerda	Derrame apical extrapleural (sinal do "boné apical")

BIBLIOGRAFIA

1. Advanced Trauma Life Support – ATLS. 9th ed. New York: American College of Surgeons.
2. Ohrt-Nissen S, Colville-Ebeling B, Kandler K, et al. Indication for resuscitative thoracotomy in thoracic injuries-Adherence to the ATLS guidelines: a forensic autopsy based evaluation. Injury 2016; 47(5):1019-24.

3. Seamon MJ, Haut ER, Van Arendonk K, et al. An evidence-based approach to patient selection for emergency department thoracotomy: a practice management guideline from the Eastern Association for the Surgery of Trauma. J Trauma Acute Care Surg 2015; 79(1):159-73.
4. Love JC, Symes SA. Understanding rib fracture patterns: incomplete and buckle fractures. J Forensic Sci 2004; 49(6):1153-8.
5. Henry TS, Kirsch J, Kanne JP, et al. ACR Appropriateness Criteria® rib fractures. J Thorac Imaging 2014; 29(6):364-6.
6. Shulzhenko NO, Zens TJ, Beems MV, et al. Number of rib fractures thresholds independently predict worse outcomes in older patients with blunt trauma. Surgery 2017; 161(4):1083-9.
7. Chien CY, Chen YH, Han ST, et al. The number of displaced rib fractures is more predictive for complications in chest trauma patients. Scand J Trauma Resusc Emerg Med 2017; 25(1):19.
8. Nirula R, Diaz JJ Jr, Trunkey DD, Mayberry JC. Rib fracture repair: indications, technical issues, and future directions. World J Surg 2009; 33(1):14-22.
9. Odell DD, Peleg K, Givon A, et al. Sternal fracture: isolated lesion versus polytrauma from associated extrasternal injuries-analysis of 1,867 cases. J Trauma Acute Care Surg 2013; 75(3):448-52.
10. Fair KA, Gordon NT, Barbosa RR, et al. Traumatic diaphragmatic injury in the American College of Surgeons National Trauma Data Bank: a new examination of a rare diagnosis. Am J Surg 2015; 209(5):864-8.
11. Stein DM, York GB, Boswell S, et al. Accuracy of computed tomography (CT) scan in the detection of penetrating diaphragm injury. J Trauma 2007; 63(3):538-43.
12. Friese RS, Coln CE, Gentilello LM. Laparoscopy is sufficient to exclude occult diaphragm injury after penetrating abdominal trauma. J Trauma 2005; 58(4):789-92.
13. Wu JT, Mattox KL, Wall MJ Jr. Esophageal perforations: new perspectives and treatment paradigms. J Trauma 2007; 63(5):1173-84.
14. Richardson JD. Management of esophageal perforations: the value of aggressive surgical treatment. Am J Surg 2005; 190(2):161-5.
15. Gonzalez RP, Falimirski M, Holevar MR, Turk B. Penetrating zone II neck injury: does dynamic computed tomographic scan contribute to the diagnostic sensitivity of physical examination for surgically significant injury? A prospective blinded study. J Trauma 2003; 54(1):61-4.
16. Balci AE, Eren N, Eren S, Ulkü R. Surgical treatment of post-traumatic tracheobronchial injuries: 14-year experience. Eur J Cardiothorac Surg 2002; 22(6):984-9.

Capítulo 17

Trauma Abdominal

Karina Scalabrin Longo
Arthur Cardoso Del Papa
Felipe Emanuel Fuhro

INTRODUÇÃO

O trauma abdominal fechado, também chamado de contuso, tem como causa principal o acidente automobilístico, e outras causas que incluem atropelamento, acidente de motocicleta, bicicleta e quedas. O mecanismo se dá por compressão, esmagamento, cisalhamento ou por lesões de desaceleração. Ocorre no impacto direto da vítima contra um anteparo, podendo causar rotura de vísceras intra-abdominais.

O trauma abdominal aberto, também chamado de penetrante, é geralmente ocasionado por ferimentos de arma de fogo (FAF) ou ferimentos de arma branca (FAB). É definido pela solução de continuidade na aponeurose anterior. Antigamente se definia a penetração abdominal pela perfuração do peritônio, mas o ATLS coloca a aponeurose anterior como limite de violação para identificação da penetração da cavidade abdominal. No trauma abdominal fechado os órgãos lesados com maior frequência são os parenquimatosos, como baço e fígado, enquanto no FAF é o intestino delgado (Tabela 17.1).

O paciente vítima de trauma abdominal, aberto ou fechado, que chega ao pronto-atendimento, deve ser avaliado seguindo as normas do ATLS para o atendimento do politraumatizado (ABCDE). A avaliação abdominal detalhada é feita no exame secundário.

O diagnóstico é feito pela história clínica do paciente, estudando o mecanismo do trauma envolvido, associado a um exame físico detalhado e reavaliações periódicas. Os exames complementares podem ser necessários para elucidar o diagnóstico, principalmente quando o nível neurológico está comprometido, como no TCE ou em pacientes alcoolizados, em que o exame físico fica comprometido. Entre os exames, há o FAST (*focused assessment sonography for trauma* ou ultrassonografia do trauma), o lavado peritoneal diagnóstico (LPD) e a tomografia computadorizada (TC). O mecanismo do trauma define os órgãos mais afetados no trauma.

Tabela 17.1
Frequência dos órgãos mais lesados de acordo com o tipo de trauma abdominal.

Ferimentos por arma de fogo	Frequência
Intestino delgado	50%
Cólon	40%
Fígado	30%
Vasos	25%
Ferimento por arma branca	**Frequência**
Fígado	40%
Intestino delgado	30%
Diafragma	20%
Cólon	15%
Trauma abdominal fechado	**Frequência**
Baço	40%-55%
Fígado	35%-45%
Retroperitônio	15%
Intestino delgado	5%-10%
Rim	10%
Estômago	4%
Pâncreas	3%
Diafragma	3%
Duodeno	0,2%

■ TRAUMA ABDOMINAL ABERTO OU PENETRANTE

Algumas informações são de extrema importância no mecanismo do trauma aberto: momento em que ocorreu a agressão, tipo de arma (projétil de arma de fogo, faca etc.), distância entre a vítima e o agressor (> 3m reduz chance de lesão intraperitoneal) e número de lesões (facadas ou projéteis).

Para projéteis, devemos saber diferenciar o orifício de entrada e de saída ao exame físico do paciente, para melhor avaliar número de projéteis e o possível trajeto:

- **Orifício de entrada:** menor que o de saída, redondo ou oval. Nos disparos à distância, apresentam zona de contusão e enxugo. Nos disparos a curta distância (queima-roupa), ainda apresenta uma orla de queimadura e área de tatuagem e esfumaçamento.

- **Orifício de saída:** maior que o da entrada, contorno irregular, bordas evertidas, nenhuma zona característica como de entrada.

Cerca de 90% dos FAF resultam em penetração da cavidade abdominal, enquanto 30% dos FAB apresentam lesões intraperitoneais associadas.

No FAB, se o ferimento ocorreu há < 6 horas, sem penetração da cavidade peritoneal, deve ser suturado e receber antitetânica; se o ferimento ocorreu há > 6 horas, a ferida deve cicatrizar por segunda intenção; não suturar, pois já está infectada.

Nos casos de ferimentos puntiformes (ponta de faca), ampliar a ferida após antissepsia e anestesia local, para melhor avaliar violação da cavidade.

A maioria dos pacientes vítimas de FAB chega com conteúdo eviscerado de epíplon ou vísceras, que não devem ser reduzidas para o abdome, mas, sim, envoltas com compressa úmida até o paciente ser encaminhado ao centro cirúrgico.

Se o paciente chegar ao hospital com a arma branca ainda introduzida, não retirar o objeto antes de encaminhá-lo ao centro cirúrgico, pois pode destamponar lesões vasculares. Um estudo radiológico está indicado se as condições clínicas do paciente o permitirem, para avaliar tamanho, posição e trajeto da arma introduzida.

TRAUMA ABDOMINAL FECHADO OU CONTUSO

Algumas informações são de extrema importância no mecanismo do trauma fechado: a velocidade do veículo, o tipo de colisão (frontal, lateral, traseira etc.), o uso do cinto de segurança ou ativação do *airbag*, se houve destruição grave do veículo e as condições dos outros ocupantes (se houve óbito no mesmo trauma, já indica um politrauma grave).

Avaliação

O exame físico compreende:

- **Inspeção**: despir completamente o paciente e avaliar faces anterior e posterior do abdome, tórax e períneo.
- **Ausculta**: avaliação de ruídos hidroaéreos, lembrando que o sangue livre na cavidade provoca íleo paralítico.
- **Percussão**: a macicez difusa sugere hemoperitônio.
- **Palpação**: dor (difusa, de origem visceral; ou localizada, de origem parietal); DB + descompressão brusca (irritação peritoneal, peritonite).
- **Toque retal**: sangue na luz intestinal é indicativo de perfuração intestinal; espículas ósseas são indicativo de fratura de bacia; próstata flutuante é indicativo de rotura de uretra posterior; crepitação é indicativo de pneumoretroperitônio.
- **Toque vaginal**: lacerações da vagina podem ocorrer nos traumas penetrantes ou fraturas pélvicas.

Sondagens:

- **Sonda vesical de demora (SVD):** tem por objetivo monitorizar a diurese (como melhor parâmetro de perfusão, o débito urinário deve ser > 50 m Lh) e esvaziar a bexiga, além de diagnosticar sangramentos oriundos de lesões genitourinárias. Cuidado: sempre realizar toque retal antes de passagem de SVD. O toque retal alterado contraindica sondagem vesical, devendo proceder à uretrocistografia retrógrada para diagnóstico de lesões de uretra ou bexiga.
- **Sonda nasogástrica (SNG):** tem como objetivo esvaziar o conteúdo gástrico para evitar broncoaspiração e diagnosticar sangramentos oriundos de lesões viscerais. Cuidado: não realizar passagem de SNG se houver sinais de fratura de base do crânio (sinal do guaxinim, sinal da batalha, sinal do duplo halo), pois a sonda pode progredir para o interior do crânio. Assim, proceder à passagem de sonda orogástrica.

Avaliação dos ferimentos penetrantes:

- **FAB**: devem ser explorados digitalmente para avaliar se há violação da cavidade abdominal. Para tal, deve-se proceder à antissepsia e anestesia local da ferida. Quando na parede anterior, se não houver violação da cavidade peritoneal, prossegue-se à sutura da pele. Se houver violação, deve-se proceder à laparotomia exploradora. Nas lesões em dorso ou flanco, a tomografia computadorizada irá guiar a conduta.
- **FAF**: não devem ser explorados, pois já indicam laparotomia exploradora, se houver suspeita de violação da cavidade abdominal.

Ultrassonografia no Trauma – *Focused Assessment Sonography for Trauma* (Fast)

- **Técnica:** é uma ultrassonografia focada para o paciente politraumatizado, visando identificar líquido livre e não estudar detalhadamente os órgãos abdominais. O FAST deve estudar Pericárdio, Espaço Hepatorrenal (Morrison), Esplenorrenal e Fundo de Saco Posterior.
- **Vantagens:** rápido; não invasivo; pode ser repetido e possui acurácia de 86% a 97%.
- **Desvantagens:** operador dependente; prejudicado pela obesidade ou interposição de gás; necessariamente deve ser repetido como controle após 30 minutos do primeiro exame; baixa sensibilidade para líquido livre < 500 mL.

Lavado Peritoneal Diagnóstico (LPD)

- **Técnica:** antissepsia, anestesia local, incisão infraumbilical mediana de 4 cm, confecção de sutura em bolsa em aponeurose, abertura de aponeurose e peritônio, posicionamento de cateter (ou sonda de levine) direcionada ao fundo de saco. Realizar aspiração com seringa de 20 mL, se houver saída de 5 a 10 mL de sangue, considera-se o LPD positivo. Caso contrário, infunde-se 1000 mL de soro fisiológico na cavidade e aspira-se o líquido infundido.

Os critérios de positividade do LPD se encontram na Tabela 17.2.

- **Vantagens:** rápido; acurácia 98%.
- **Desvantagens:** invasivo; não pode ser repetido.

Tabela 17.2
Critérios de positividade do lavado peritoneal diagnóstico.

LPD Positivo
Aspiração > 10 mL de sangue
Bile, bactérias, secreção entérica, urina
Líquido com > 100.000 hemácias/mm^3
Líquido com > 500 leucócitos/mm^3
Dosagem de amilase > 175 UI/dL

Tomografia Computadorizada (TC)
- **Vantagens:** acurácia > 95%
- **Desvantagens:** somente pode ser realizada em pacientes estáveis; necessita transportar o paciente até o exame; custo elevado; pacientes alérgicos ao contraste ou com doença renal.

TRATAMENTO NÃO CIRÚRGICO

O tratamento conservador no trauma abdominal fechado tem se tornado prioridade nos grandes centros de referência, visando evitar toda a morbimortalidade de uma laparotomia no trauma, sempre que possível. Para tal, torna-se necessária a seleção criteriosa dos pacientes e a monitorização constante, preferencialmente em leito de UTI, com exames de imagem de controle seriado.

Entre as condições básicas para o tratamento conservador no trauma abdominal fechado, temos a estabilidade hemodinâmica do paciente, a ausência de sinais de peritonite difusa, a disponibilidade de leito de terapia intensiva ou semi-intensiva, bem como a equipe cirúrgica de sobreaviso e o serviço de tomografia, o laboratório e o de banco de sangue à disposição.

LAPTRAUMA – LAPAROSCOPIA NO TRAUMA

A principal indicação é no ferimento abdominal penetrante, com dúvida diagnóstica se violou a cavidade peritoneal. Contraindicado na instabilidade hemodinâmica.

LAPAROTOMIA EXPLORADORA – INDICAÇÕES NO TRAUMA ABDOMINAL
- Instabilidade hemodinâmica

- Peritonite
- Hemorragia digestiva alta ou baixa
- Evisceração (exteriorização de epíplon ou vísceras no trauma penetrante)
- Pneumoperitônio ou pneumoretroperitônio
- FAB com exploração violando cavidade peritoneal
- FAF com trajeto violando cavidade abdominal
- FAST positivo
- LPD positivo
- TC abdome sugestiva de lesões viscerais

TRAUMA DE DIAFRAGMA

O trauma diafragmático é mais comum à esquerda em 54% a 87% dos casos admitidos, já que à direita o fígado absorve o impacto. As lesões ocorrem mais precisamente na região posterolateral esquerda do diafragma e produzem herniação mais facilmente do que nos ferimentos penetrantes.

O diagnóstico pode ser feito por uma radiografia simples de tórax, evidenciando a herniação ou uma elevação do diafragma, apagamento do seu contorno, pneumotórax ou hemotórax.

O padrão-ouro no tratamento da lesão diafragmática é a laparoscopia ou toracoscopia, com redução do conteúdo herniário para o abdome e ráfia da lesão com pontos separados em U de fio inabsorvível.

Vale lembrar que lesões maiores que 5 cm exigem fixação de tela livre de tensão. Caso haja lesão pleural, a cavidade torácica deve ser drenada.

O conteúdo deve ser avaliado antes de ser reduzido para o abdome, podendo ser necessárias ressecções de segmentos isquêmicos do órgão projetado para o tórax na herniação.

Em cerca de 93% dos casos, a rotura do diafragma direito está associada a um trauma hepático.

Pode haver paralisação do hemidiafragma, quando há lesão traumática ou iatrogênica do nervo frênico (Tabela 17.3).

TRAUMA DE ESTÔMAGO

As lesões no estômago ocorrem mais facilmente na face anterior da pequena curvatura, e o estômago é mais propenso à rotura quando cheio de conteúdo alimentar.

Entre os sinais clássicos de lesão de estômago estão: exteriorização de sangramento, irritação peritoneal e pneumoperitônio no RX de abdome.

As lesões gástricas devem ser suturadas em dois planos. Geralmente a sutura contínua seromuscular é feita com fio absorvível 3-0 e a sutura serosserosa, com pontos separados e fio inabsorvível 3-0. Aquelas que envolvem o pi-

Tabela 17.3 Graduação do trauma diafragmático.	
Grau	Descrição da lesão
I	contusão
II	laceração ≤ 2 cm
III	laceração 2-10 cm
IV	laceração > 10 cm com perda tecidual ≤ 25 cm²
V	laceração com perda tecidual > 25 cm²

Fonte: *American Association for the Surgery of Trauma – Organ Injury Scale* (AAST – OIS).

loro devem ser tratadas com sutura e piloroplastia. As lesões do corpo gástrico devem ser cuidadas com sutura primária. Caso a lesão envolva a transição esofagogástrica, após a sutura do ferimento deve ser realizada uma esofagogastrofundoplicatura cobrindo a lesão ou somente *Patch de Thal* (fundo gástrico) ou de omento. Pode haver lesão associada de nervo vago, devendo, nesses casos, proceder à piloroplastia.

Para as lesões extensas do estômago, recomenda-se a ressecção com reconstrução à Billroth I ou II.

Entre as complicações das lesões de estômago estão o sangramento, a formação de abscesso intraperitoneal e fístula (Tabela 17.4).

Tabela 17.4 Graduação do trauma gástrico.	
Grau	Descrição da lesão
I	contusão ou hematoma
II	laceração da JEG ou piloro < 2 cm lesão em 1/3 proximal do estômago < 5 cm lesão em 2/3 distal do estômago < 10 cm
III	laceração da JEG ou piloro > 2 cm lesão em 1/3 proximal do estômago > 5 cm lesão em 2/3 distal do estômago > 10 cm
IV	perda tecidual ou desvascularização < 2/3 do estômago
V	perda tecidual ou desvascularização > 2/3 do estômago

Fonte: *American Association for the Surgery of Trauma – Organ Injury Scale* (AAST – OIS).

■ TRAUMA DE INTESTINO DELGADO

O trauma fechado produz lesão por ruptura. No delgado, as lesões ocorrem quando é criado um segmento em alça fechada, com aumento súbito de pressão. A utilização incorreta do cinto de segurança é um exemplo claro que pode provocar lesões de delgado e também de mesentério (Tabela 17.5). Os pacientes cursam, então, com equimose ou hematoma na parede abdominal (sinal do cinto de segurança).

Os sinais de lesão de intestino delgado são sutis, destacando-se a irritação peritoneal ao exame físico e os achados em exames de imagem, geralmente não identificando a lesão. Mas a presença de pneumoperitônio ou de líquido intra-abdominal sem evidência de trauma hepático ou esplênico pode ser bastante sugestivo.

No tratamento das lesões de delgado: menores que 50% da luz e borda antimesentérica: ráfia simples; maiores que 50% da luz ou borda mesentérica: ressecção e anastomose primária em um ou dois planos. O mesentério deve ser fechado para evitar hérnia interna. Nas lesões múltiplas próximas, prefere-se a ressecção de todo o segmento com as lesões e a anastomose primária.

Um grave problema que acompanha as ressecções de delgado é a síndrome do intestino curto (menos de 100 cm de intestino delgado remanescente).

Tabela 17.5 Graduação do trauma de intestino delgado.	
Grau	Descrição da lesão
I	Contusão ou hematoma sem desvascularização
II	Laceração de espessura parcial sem perfuração Laceração < 50% da circunferência
III	Laceração > 50% sem transecção
IV	Transecção de segmento intestinal com perda de substância
V	Desvascularização de segmento intestinal (lesão vascular)

Fonte: *American Association for the Surgery of Trauma – Organ Injury Scale* (AAST-OIS).

■ TRAUMA DUODENAL

A primeira porção do duodeno se situa ao nível de L1 e é intraperitoneal. A segunda porção se situa ao nível de L2 e é retroperitoneal, contendo a papila maior, com a abertura do colédoco e do Wirsung. Esse segmento pode ser mobilizado pela manobra de Kocher. A terceira porção cruza a coluna lombar ao nível de L3, na frente da veia cava inferior e da aorta, sendo também retroperitoneal. Acima da terceira porção duodenal passa a artéria mesentérica superior, constituindo a pinça aortomesentérica. A quarta porção termina no Treitz, cruza a coluna e volta à cavidade abdominal, continuando-se com o jejuno.

A lesão duodenal (Tabela 17.6) possui outras lesões associadas em 80% a 90% dos casos, como pâncreas, fígado, intestino delgado, cólon, estômago e estruturas vasculares, o que torna sua abordagem mais complexa.

A lesão duodenal isolada pode sangrar para o intraluminal e exteriorizar pelo estômago ou sangrar para o extraluminal, ocorrendo hematoma periduodenal. O diagnóstico é feito por exame de imagem, evidenciando pneumoperitônio ou pneumoretroperitônio, parada do contraste oral em determinda porção do duodeno ou extravazamento do contraste na lesão.

No tratamento das lesões duodenais, o segredo está na exposição adequada por meio da manobra de Cattel-Braasch (descolamento da goteira parietocólica direita) e de Kocher (descolamento e exposição do duodeno).

A lesão duodenal isolada pode ser reparada com sutura simples, em dois planos, com pontos separados de fio inabsorvível. A lesão simples compreende 80% dos casos. Nas lesões mais extensas, também é possível reparar com sutura, mas a literatura descreve inúmeros procedimentos para proteger o local da sutura, como *patch* com alça de jejuno, diverticulização do duodeno (gastrectomia com BII), exclusão pilórica, duodeno-duodenoanastomose e duodenojejunostomia.

A lesão duodenal associada à cabeça do pâncreas, colédoco e papila pode requerer procedimentos maiores, como a gastroduodenopancreatectomia (GDP) ou derivação biliodigestiva.

\multicolumn{2}{c}{Tabela 17.6 Graduação do trauma duodenal.}	
Grau	Descrição da lesão
I	hematoma acometendo segmento único laceração parcial, sem perfuração
II	hematoma acometendo mais de um segmento laceração com rotura < 50% da circunferência
III	laceração com rotura de 50%-75% de D2 laceração com rotura de 50%-100% de D1, D3 ou D4
IV	laceração com rotura > 75% de D2, envolvendo a ampola ou colédoco distal
V	laceração com rotura extensa do complexo duodenopancreático desvasculaização do duodeno (lesão vascular)

Fonte: *American Association for the Surgery of Trauma – Organ Injury Scale* (AAST-OIS).

TRAUMA PANCREÁTICO

A lesão pancreática no trauma abdominal fechado é extremamente gave e de difícil diagnóstico. Cerva de 60% são contusões, hematomas ou lacerações capsulares (grau I) e cerca de 20% são lacerações do parênquima sem perda tecidual (grau II) (Tabela 17.7).

Mesmo na ausência de achados clínicos, laboratoriais e de exames de imagem indicativos de exploração cirúrgica, lesões graves como a transecção pancreática ou do ducto pancreático podem demorar semanas para produzir sintomas.

Tabela 17.7
Graduação do trauma pancreático.

Grau	Descrição da lesão
I	Hematoma com contusão menor sem lesão ductal
	Laceração superficial sem lesão ductal
II	Hematoma com contusão maior sem lesão ductal
	laceração maior sem lesão ductal
III	Laceração com transecção distal
	ou lesão do parênquima com lesão do Wirsung
IV	Laceração proximal à veia mesentérica superior
	ou lesão do parênquima envolvendo a ampola de Vater
V	Laceração com rotura da cabeça pancreática

Fonte: *American Association for the Surgery of Trauma − Organ Injury Scale* (AAST-OIS).

A amilasemia tem alta sensibilidade e baixa especificidade, podendo estar aumentada no trauma abdominal fechado decorrente de outras lesões, inclusive TCE. Uma dosagem após 3 horas do trauma aumenta a sensibilidade da amilasemia. Valores normais de amilasemia não afastam a presença de trauma pancreático grave.

No período pós-traumático até 8 horas, a tomografia com contraste pode não identificar o trauma pancreático. Esse exame deve ser repetido em casos duvidosos, tendo em mente que lesões graves do pâncreas podem ser assintomáticas.

Entre os achados tomográficos para detecção do trauma pancreático, temos: visualização direta da lesão do parênquima do pâncreas, hematoma intrapancreático, líquido no omento menor, líquido entre a veia esplênica e o corpo pancreático, espessamento da fáscia renal anterior e líquido retroperitoneal. Inicialmente, 40% das tomografias nas primeiras 6 a 8 horas do trauma de pâncreas podem ser normais, mas a sensibilidade e a especificidade da tomografia podem chegar a 80%, dependendo do tempo entre o trauma e o exame.

As lesões pancreáticas que acometem o ducto de Wirsung requerem tratamento cirúrgico. A CPRE pode ser indicada em pacientes estáveis, para esclarecer a suspeita de possível lesão do ducto pancreático.

As lesões sem comprometimento ductal podem ser manejadas com desbridamento e sutura simples. As lesões que comprometem o ducto pancreático devem ser tratadas com pancreatectomia ou duodenopancreatectomia, preservando o baço, sempre que possível.

As lesões pancreáticas mais graves, com envolvimento da papila de Vater e do duodeno, são melhor tratadas com cirurgia de controle de danos, drenagem e reconstrução postergada, à semelhança das lesões duodenais de mesmo grau.

As lesões pancreáticas proximais aos vasos mesentéricos possuem alto potencial para fístulas pancreáticas. Apesar disso, podem evoluir favoravelmente, desde que bem drenadas e com suporte nutricional adequado.

Entre as complicações do trauma pancreático, temos: fístula, abscesso peripancreático, pancreatite, pseudocistos e insuficiência endócrina ou exócrina.

TRAUMA HEPÁTICO

O trauma hepático de graus I, II e III corresponde a 75% das lesões. A mortalidade gobal do trauma hepátio é de 10% (Tabela 17.8).

Tabela 17.8
Graduação do trauma hepático.

Grau	Descrição da lesão
I	Hematoma subcapsular, não expansivo, < 10% Laceração capsular, não sangrante, < 1 cm de profundidade
II	Hematoma subcapsular, não expansivo, 10%-50% Hematoma intraparenquimatoso não expansivo < 10 cm de diâmetro Laceração capsular 1-3 cm de profundidade e com < 10 cm diâmetro
III	Hematoma subcapsular > 50% Hematoma subcapsular roto Hematoma intraparenquimatoso > 10 cm de diâmetro ou expansivo Laceração > 3 cm de profundidade
IV	Hematoma intraparenquimatoso roto Laceração com rotura parenquimatosa 25%-75% de um lobo ou de 1-3 segmentos de um lobo único
V	Laceração com rotura parenquimatosa > 75% de um lobo ou > 3 segmentos de um lobo único Lesões venosas justahepáticas (veia cava inferior retrohepática e veias hepáticas)
VI	Avulsão hepática

Fonte: *American Association for the Surgery of Trauma – Organ Injury Scale* (AAST-OIS).

O tratamento conservador pode ser instituído nos pacientes que preenchem os seguintes critérios: estabilidade hemodinâmica, transfusão < 4 concentrados de hemácias nas primeiras 24 horas, ausência de irritação peritoneal, graduação da lesão (preferencialmente até grau IV).

O tratamento cirúrgico depende da graduação da lesão, podendo realizar desde hemostasia com cautério, suturas com categute cromado 2-0, desbridamento do fígado, hepatectomias e *damage control*.

A manobra utilizada para abordagem do trauma hepático é a manobra de Pringle, que consiste na oclusão do pedículo hepático (clampeamento da veia porta, artéria hepática própria e colédoco) através do forame de Winslow, com colocação de uma pinça vascuar em direção à margem do ligamento hepatoduodenal. O Pringle pode ser realizado com menor isquemia e melhor reperfusão em um tempo de clampeamento de 20 min, com descanso de 5 min, em intervalos, até completar 60 min de isquemia.

Quando com Pringle cessa o sangramento, supõe-se que a lesão vascular é de ramos da veia porta ou da artéria hepática. Se o sangramento persistir, deve-se suspeitar de lesão da veia cava retrohepática, justahepática ou de ramos das veias hepáticas.

TRAUMA DAS VIAS BILIARES

- Vesícula biliar e ducto cístico: colecistectomia.
- Ductos hepáticos direito e esquerdo: sutura quando possível e dreno em T de Kehr.
- Ducto hepático comum e colédoco: em lesão parcial, dreno de Kehr; em lesão total, anastomose biliodigestiva.

TRAUMA ESPLÊNICO

Os pacientes em pós-operatório de esplenectomia devem ser submetidos à vacinação contra germes encapsulados (*Streptococus pneumoniae, Haemophilus influenzae e Neisseria meningitidis*), pois o baço possui função de defesa com sua função opsonizante e ativação do sistema complemento. Esses germes, mais notadamente, podem provocar sepse em pacientes esplenectomizados. Em esplenectomias eletivas, a vacinação deve ser realizada no pré--operatório (Tabela 17.9).

A presença de *blush* na tomografia de abdome sugere sangramento ativo no baço, com extravazamento de contraste.

Cerca de 60% dos traumas esplênicos necessitam de cirurgia de urgência. O sinal de Kehr com dor no ombro esquerdo após trauma levanta forte suspeita para rotura esplênica.

O tratamento conservador pode ser instituido nos pacientes que preenchem os mesmos critérios descritos para trauma hepático. O tratamento cirúrgico está indicado na evidência de queda brusca do hematócrito, instabilidade hmodinâmica, aumento da dor abdominal, irritação peritoneal, taquicardia persistente e graduação da lesão como grave pela tomografia.

TRAUMA DE CÓLON

O diagnóstico pode ser feito pelo exame físico, o toque retal com sangue é sugestivo de lesão intestinal.

Quando não existe indicação absoluta de laparotomia no trauma, a tomografia com triplo contraste pode identificar a lesão.

Tabela 17.9
Graduação do trauma esplênico.

Grau	Descrição da lesão
I	Hematoma subcapsular, não expandido, < 10% da área de superfície
	Laceração capsular, não sangrante, < 1 cm de profundidade
II	Hematoma subcapsular, não expandido, 10%-50% da área de superfície
	Hematoma intraparenquimatoso, não expandido, < 5 cm de diâmetro
	Laceração capsular, sangramento ativo, 1-3 cm de profundidade, não envolvendo vasos trabeculares
III	Hematoma subcapsular, > 50% da área de superfície
	Hematoma subcapsular roto
	Hematoma intraparenquimatoso > 5 cm de diâmetro
	Laceração > 3 cm de profundidade ou envolvendo os vasos trabeculares
IV	Hematoma intraparenquimatoso roto
	Laceração envolvendo vaso hilar que desvascularize > 25% do parênquima esplênico
V	Laceração com fragmentação completa do baço
	Lesão hilar com avulsão ou desvascularização completa do baço

Fonte: *American Association for the Surgery of Trauma – Organ Injury Scale* (AAS-OIS).

Tabela 17.10
Graduação do trauma de cólon.

Grau	Descrição da lesão
I	Hematoma sem desvascularização
	Laceração de espessura parcial, sem perfuração
II	Laceração < 50% da circunferência
III	Laceração > 50% da circunferência sem transecção
IV	Laceração com transecção do cólon
V	Laceração com transecção do cólon com perda segmentar de tecido

Fonte: *American Association for the Surgery of Trauma – Organ Injury Scale* (AAST-OIS).

As técnicas cirúrgicas utilizadas para o tratamento das lesões de cólon são semelhantes ao intestino delgado: menores que 50% da circunferência e borda antimesentérica: rafia simples; maiores que 50% da circunferência ou borda mesentérica: ressecção e anastomose primária com um ou dois planos, colostomia terminal (Hartmann) ou colostomia cano de espingarda (Mikulicz).

O mesentério deve ser fechado para evitar hérnia interna.

A preferência pela colostomia e não anastomose primária ocorre nos pacientes em choque, com contaminação maciça da cavidade, com fatores que comprometem a cicatrização (desnutrição, infecção).

As anastomoses devem ser realizadas sempre em condições ideais: irrigação sanguínea adequada, ausência de tensão e utilização de boa técnica cirúrgica.

TRAUMA DE RETO

Nas lesões de reto extraperitoneal (abaixo da reflexão peritoneal) não ocorre peritonite, mas podem ocorrer retroperitonite e fasceíte necrotizante perineal. Nas lesões de reto intraperitoneal (acima da reflexão peritoneal), a peritonite é precoce, indicando cirurgia de urgência.

O toque retal com sangue levanta forte suspeita de trauma de reto, mas a ausência de sangue não descarta a presença de lesão.

Tabela 17.11 Graduação do trauma retal.	
Grau	Descrição da lesão
I	Hematoma sem desvascularização
	Laceração de espessura parcial
II	Laceração < 50% da circunferência
III	Laceração > 50% da circunferência
IV	Laceração de espessura total com extensão para o períneo
V	Lesão vascular com segmento desvascularizado

Fonte: *American Association for the Surgery of Trauma – Organ Injury Scale* (AAST-OIS).

O tratamento das lesões intraperitoneais inclui as mesmas condutas preconizadas para o trauma dos demais segmentos colônicos.

O tratamento das lesões de reto extraperitoneais inclui desbridamento, rafia, drenagem e colostomia.

A colostomia tem como objetivo desviar o trânsito propiciando condições de cicatrização da lesão.

TRAUMA DE RETROPERITÔNIO – TRAUMA VASCULAR ABDOMINAL

O trauma de retroperitônio envolve as lesões de grandes vasos localizados no retroperitônio e no mesentério, ocasionando hematomas que podem ser tamponados pelo próprio tecido retroperitoneal ou expandir e necessitar de intervenção cirúrgica imediata. Para a abordagem mais adequada, divide-se a ocorrência dos hematomas de retroperitônio em três zonas:

- **Zona 1:** localizam-se na linha média; ocasionados por lesões de aorta ou de seus ramos principais, como o tronco celíaco, a artéria mesentérica superior e a porção proximal da artéria renal. A conduta, nesses casos, é a abordagem cirúrgica imediata no momento do seu diagnóstico.
- **Zona 2:** localização lateral, em torno da loja renal; decorrente de lesões dos vasos renais ou do parênquima renal. A conduta, nesses casos, é a exploração cirúrgica apenas se apresentarem aumento de volume ou sangramento ativo.
- **Zona 3:** corresponde à região pélvica; decorrente de lesão dos vasos ilíacos ou resultam de fraturas pélvicas. Não devem ser explorados cirurgicamente, já que destamponar o hematoma, na maioria das vezes, causa um sangramento fatal.

O tratamento cirúrgico do trauma de retroperitônio segue os princípios da cirurgia vascular, com colocação de compressas para tamponar o sangramento ativo, seguida de exposição dos vasos com controle proximal e distal e reparo adequado, mantendo a perviedade dos vasos (com ráfia primária ou enxertos autólogo e sintético).

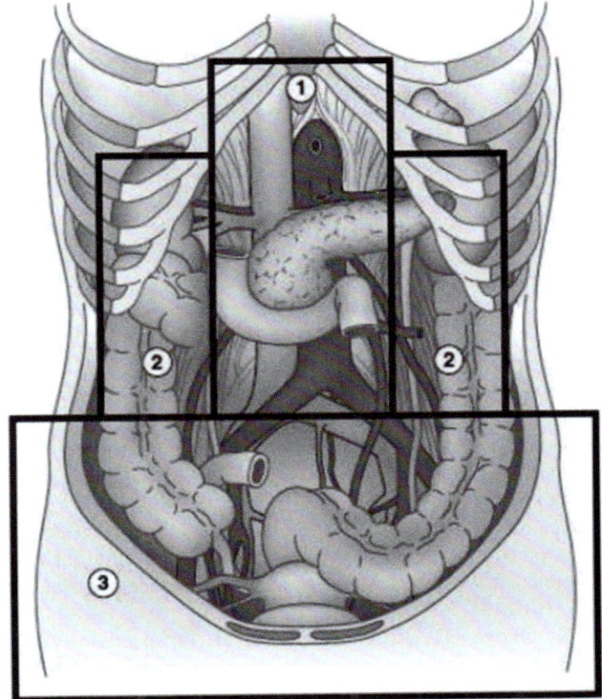

Fig. 17.1 – *Retroperitônio dividido em zonas do trauma.*
Fonte: https://pt.slideshare.net/JuanZambon/7-espaos-anatmicos-do-abdome-rx-do-trauma.

Durante a abordagem cirúrgica, três manobras são essenciais para a adequada exposição das estruturas estudadas, facilitando o controle vascular:

1. **Manobra de Mattox** (rotação visceral medial esquerda): nesta manobra, o cirurgião realiza a abertura da goteira parietocólica esquerda, liberando as estruturas do retroperitônio à esquerda, que são "giradas" em direção à linha média. Com isso, expõe a aorta, desde o hiato aórtico até a bifurcação das ilíacas.
2. **Manobra de Catell-Braasch** (rotação visceral medial direita): nesta manobra, o cirurgião realiza a abertura da goteira parietocólica direita, liberando as estruturas do retroperitônio à direita, que são "giradas" em direção à linha média. Com isso, expõe a veia cava inferior e permite uma visão mais ampla do retroperitônio.
3. **Manobra de Kocher:** o cirurgião realiza abertura do ligamento hepatoduodenal e libera a segunda porção do duodeno de sua reflexão de peritônio; a seguir, reflete-o em direção à linha média, garantindo acesso à aorta supracelíaca e à origem da artéria mesentérica superior.

BIBLIOGRAFIA

1. Rostas J, Cason B, Simmons J, et al. The validity of abdominal examination in blunt trauma patients with distracting injuries. J Trauma Acute Care Surg 2015; 78(6):1095-100.
2. Mitsuhide K, Junichi S, Atsushi N, et al. Computed tomographic scanning and selective laparoscopy in the diagnosis of blunt bowel injury: a prospective study. J Trauma 2005; 58(4):696-701.
3. Biffl WL, Kaups KL, Cothren CC, et al. Management of patients with anterior abdominal stab wounds: a Western Trauma Association multicenter trial. J Trauma 2009; 66(5):1294-301.
4. Nagy KK, Roberts RR, Joseph KT, et al. Experience with over 2500 diagnostic peritoneal lavages. Injury 2000; 31(7):479-82.
5. Sriussadaporn S, Pak-art R, Pattaratiwanon M, et al. Clinical uses of diagnostic peritoneal lavage in stab wounds of the anterior abdomen: a prospective study. Eur J Surg 2002; 168(8-9):490-3.
6. American College of Surgeons Committee on Trauma. Advanced trauma life support (ATLS) student course manual. 9th ed. Chicago: American College of Surgeons; 2012.
7. Biffl WL, Kaups KL, Pham TN, et al. Validating the Western Trauma Association algorithm for managing patients with anterior abdominal stab wounds: a Western Trauma Association multicenter trial. J Trauma 2011; 71(6):1494-502.
8. Inaba K, Okoye OT, Rosenheck R, et al. Prospective evaluation of the role of computed tomography in the assessment of abdominal stab wounds. JAMA Surg 2013; 148(9):810-6.
9. Biffl WL, Kaups KL, Cothren CC, et al. Management of patients with anterior abdominal stab wounds: a Western Trauma Association multicenter trial. J Trauma 2009; 66(5):1294-301.

Capítulo 18

Trauma em Gestante e Reanimação Materna

Renata Gimenez Costa Moreno
Álvaro José Faria de Souza

■ INTRODUÇÃO

A gestação humana tem tipicamente uma duração de 40 semanas desde a data da última menstruação até o nascimento. Os períodos gestacionais normalmente se dividem em três trimestres, onde são observadas alterações importantes anatômicas e fisiológicas no corpo da mulher que devem ser levadas em consideração durante o atendimento a essas pacientes.

Os profissionais que realizam atendimentos de trauma e emergência devem também estar familiarizados com essas alterações sistêmicas da gestação e ter em mente que estão lidando com duas vítimas, já que as condutas tomadas na reanimação materna apresentarão efeitos diretamente sobre o feto.

É importante frisar que no atendimento a uma vítima de trauma que está grávida, a vida da mãe é prioridade, devendo-se fazer todos os esforços necessários, apesar da gestação e do feto. Um atendimento adequado à mãe implicará em um maior sucesso na sobrevivência do feto.

O estudo radiológico, quando necessário, na fase aguda do tratamento, não deve ser contraindicado devido à gravidez.

■ ALTERAÇÕES ANATÔMICAS FISIOLÓGICAS DA GRAVIDEZ QUE AFETAM O TRAUMA E A REANIMAÇÃO

■▶ Alterações anatômicas

O útero permanece intrapélvico até aproximadamente 12 semanas de gestação. Em torno de 20 semanas o fundo uterino alcança a cicatriz umbilical e em 34 a 36 semanas ele atinge o rebordo costal. Próximo ao termo (a partir de 37 semanas), o feto cefálico encaixa a cabeça na pelve materna (Fig. 18.1).

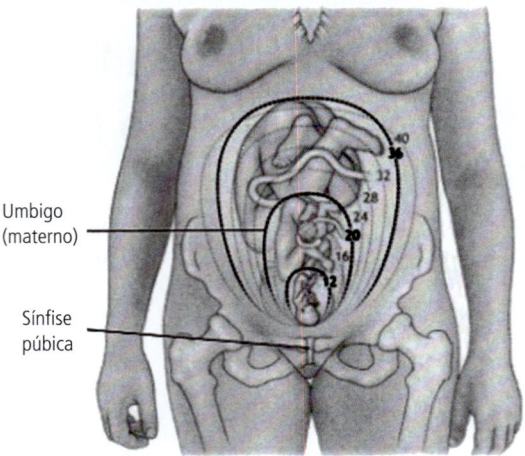

Fig. 18.1 – *Alterações da altura uterina durante a gravidez.*
Fonte: ATLS – *Advanced Trauma Life Suport.*

As alças intestinais são, progressivamente, deslocadas cranialmente. Em gestações mais avançadas, as alças intestinais são relativamente protegidas pelo útero em traumas contusos, enquanto o útero e seu conteúdo (feto e placenta) se tornam mais vulneráveis. Em contrapartida, traumas penetrantes no abdome superior podem causar lesões intestinais mais complexas em decorrência desse deslocamento.

Durante o primeiro trimestre, as paredes do útero são espessas e seu tamanho é pequeno, permanecendo intrapélvico e protegido pelas estruturas óssea e muscular até cerca de 12 semanas. No segundo trimestre, o útero sai da proteção óssea pélvica, mas o feto se mantém protegido pelo aumento do líquido amniótico. No terceiro trimestre, o útero se distende e as paredes se afinam progressivamente; o feto, então, se insinua na pelve materna e, no caso dos fetos cefálicos, o corpo fica exposto acima do anel pélvico.

Alterações cardiovasculares

A gravidez é um estado de alto fluxo e baixa resistência vascular (Tabela 18.1). Gestantes com hemorragia, de qualquer etiologia, podem perder de 1200 a 1500 mL do volume sanguíneo antes de demonstrar sinais clínicos de hipovolemia. Além disso, a perda sanguínea pode ocorrer dentro do útero, não se expondo à cavidade peritoneal, podendo não ser visível externamente e não provocando sinais de irritação peritoneal precocemente.

A redução abrupta da volemia materna pode resultar em profundo aumento na resistência vascular uterina, reduzindo a oxigenação fetal, apesar dos sinais vitais maternos se manterem normais. Nesse estágio de hemorragia, a única alteração pode ser um padrão não tranquilizador da frequência cardíaca fetal. Portanto, na gestação, a reanimação por fluidos é essencial.

Durante a gravidez, cerca de 20% a 30% do débito cardíaco flui para o útero. Além disso, durante o desenvolvimento do feto, o útero aumenta de tamanho normalmente até a 38ª semana da gestação. Isso leva à compressão aortocava que dificulta o retorno venoso, com sequestro de até 30% do volume sanguíneo nos membros inferiores. O parto ou o deslocamento uterino à esquerda, com liberação da compressão aortocava, aumenta o débito cardíaco em até 20% a 25%.

Tabela 18.1
Efeitos cardiovasculares na gestação.

Aumento	Efeito
Volume plasmático em 40%-50%, e o volume eritrocitário em apenas 20%	Anemia dilucional com diminuição da capacidade de transporte de oxigênio
Débito cardíaco em 40%	Demanda aumentada de circulação na RCP
Frequência cardíaca em 15-20 bpm	Demanda aumentada de circulação na RCP
Fatores de coagulação	Suscetível a tromboembolismo
Destro-rotação do coração	Maior desvio do eixo à esquerda do ECG
Efeitos do estrogênio nos receptores miocárdicos	Arritmias supraventriculares
Diminuição	Efeito
PA (deitada) e retorno venoso com compressão aortocava	Diminui débito cardíaco em até 30%
PA em 10-15 mmHg	Suscetível a alteração cardiovascular
Resistência vascular sistêmica	Sequestro de sangue durante RCP
Pressão oncótica do coloide (POC)	Suscetível a extravasamento ao terceiro espaço
POC/pressão de cunha capilar pulmonar	Suscetível a edema pulmonar

Fonte: ALSO.

▌ Alterações respiratórias

O feto de uma gestante em apneia e sem pulso tem menos de 2 minutos de reserva de oxigênio, de modo que é considerado o tempo de 4 minutos uma duração tolerável de parada cardiorrespiratória (PCR) em uma gestante.

Tabela 18.2
Efeitos da gestação no sistema respiratório.

Aumento	Efeito
Frequência respiratória	Capacidade de tamponamento diminuída
Consumo de oxigênio em 20%	Diminuição rápida da PaO_2 na hipóxia
Volume corrente	Capacidade de efeito tampão diminuída
Ventilação minuto	Alcalose respiratória compensada
Ângulo laríngeo, edema de faringe, edema nasal	Dificuldade na IOT
Diminui	**Efeito**
Capacidade residual funcional em 25%	Diminuem a capacidade de tamponamento
PCO_2 arterial	Diminuem a capacidade de tamponamento
Bicarbonato sérico	Alcalose respiratória

Fonte: ALSO.

■) Alterações gastrintestinais

Tabela 18.3
Efeitos da gestação no sistema gastrintestinal.

Aumenta	Efeito
Compartimentalização intestinal	Suscetível à lesão penetrante
Diminui	**Efeito**
Peristaltismo, motilidade gástrica	Aspiração de conteúdo gástrico
Tônus do esfíncter gastroesofágico	Aspiração de conteúdo gástrico

Fonte: ALSO.

■) Alterações uteroplacentárias

Tabela 18.4
Alterações uteroplacentárias na gestação.

Aumenta	Efeito
Fluxo sanguíneo uteroplacentário	Sequestro de sangue em RCP
Compressão aortocava	Diminui o débito cardíaco em até 30%
Elevação do diafragma em 4-7 cm	Aspiração do conteúdo gástrico
Diminui	**Efeito**
Autorregulação da pressão sanguínea	A perfusão uterina diminui com a queda da PA materna

Fonte: ALSO.

▪ Alterações mamárias

Tabela 18.5
Alterações mamárias na gestação.

Diminui	Efeito
Complacência da parede torácica secundária à hipertrofia das mamas	Aumenta força de compressão da RCP

Fonte: ALSO.

▪ Alterações renais e urinárias

Tabela 18.6
Alterações da gestação no sistema renal.

Aumenta	Efeito
Alcalose respiratória compensada	Diminui a capacidade de tamponamento e aumenta acidose durante RCP
Dilatação ureteral, especialmente do lado direito	Interpretação das radiografias
Diminui	**Efeito**
Esvaziamento vesical	Interpretação das radiografias

Fonte: ALSO.

■ ÓBITO NA GESTAÇÃO

Normalmente, gestantes são jovens e saudáveis, porém, cada vez mais pacientes com comorbidades prévias e de idades mais avançadas estão engravidando, devido aos avanços nas técnicas de reprodução humana e cuidados pré-natais e pré-concepcionais.

Segundo a Organização Mundial de Saúde (OMS), de 1990 até 2013, o Brasil reduziu em 43% a taxa de mortalidade materna.

As principais causas de morte materna são:

- hemorragia grave (especialmente durante e depois do parto): 27%
- hipertensão na gestação: 14%
- infecções: 11%
- parto obstruído e outras causas diretas: 9%
- complicações de abortos: 8%
- coágulos sanguíneos (embolias): 3%

■ TRAUMA

O sinal anatômico mais evidente da alteração do corpo da gestante é o aumento do volume abdominal causado pelo crescimento do útero. Com isso, o centro de gravidade da mulher se altera significativamente durante a gestação, favorecendo o risco de quedas, além de aumentarem as chances de trauma abdominal devido à protrusão causada pelo útero gravídico.

O trauma é a principal causa não obstétrica de morte entre as gestantes. As causas mais comuns de trauma durante a gravidez, nos Estados Unidos, são os acidentes automobilísticos (42%), quedas (34%), trauma abdominal fechado (18%) e outras causas (6%), incluindo traumas penetrantes por armas de fogo e facas. O trauma cranioencefálico e o choque hemorrágico são responsáveis por mais de 85% das mortes maternas causadas pelo trauma.

No Brasil, há poucos estudos sobre a etiologia dos traumas nas gestantes, porém observa-se uma alta incidência de acidentes automobilísticos, sugerindo que no nosso meio esta seja a principal causa do trauma.

Violência doméstica também é uma importante causa de atendimento em unidades de emergência, porém, nem sempre a agressão é relatada pela gestante. Dessa forma, alguns fatores podem sugerir tal fato:

- recorrência de traumas semelhantes;
- lesões desproporcionais à história referida;
- depressão ou tentativas de suicídio;
- comportamento ou sintomas sugestivos de uso de drogas;
- autoacusação pelas lesões apresentadas;
- o companheiro apresenta postura dominante e/ou agressiva ao contar os fatos.

Como já mencionado, durante o primeiro trimestre de gestação, o útero tem paredes grossas e encontra-se intrapélvico, protegido pela estrutura óssea. No segundo trimestre, o líquido amniótico é mais abundante e protege o feto contra traumas mais leves. No terceiro trimestre, o útero tem paredes mais finas e fica mais proeminente, sujeito a contusões, penetrações e roturas. Próximo à data provável do parto (40 semanas completas), o líquido amniótico diminui, reduzindo o efeito amortecedor ao feto, cujo polo cefálico está firmemente encaixado na pelve materna.

O líquido amniótico pode causar embolia amniótica e coagulação intravascular disseminada (CIVD) após traumatismos, caso ganhe o espaço intravascular.

Fraturas pélvicas maternas em gestações avançadas podem resultar em fraturas de crânio fetal ou lesões intracranianas graves.

As acelerações e desacelerações bruscas, observadas principalmente em traumas automobilísticos, podem deformar o útero, aumentando o risco de ruptura uterina e de descolamento prematuro da placenta (DPP), pois esta apresenta elasticidade diminuída em relação ao útero. Trata-se de uma urgência obstétrica com necessidade de parto o mais rápido possível.

Quanto ao aparelho gastrintestinal, o esvaziamento gástrico é mais lento durante a gestação. Deve-se considerar a passagem precoce de uma sonda gástrica para descompressão e uma maior preocupação com a possibilidade de vômitos e possível risco de aspiração. Os sinais de irritação peritoneal frequentemente detectados no trauma podem estar menos pronunciados nas gestantes.

Ao se deparar com situações de trauma em gestantes, é importante sempre manter a calma e lembrar que a ausência de um obstetra disponível não implica não realizar um primeiro atendimento adequado a essas vítimas. As melhores chances de sobrevivência do feto estão relacionadas diretamente ao atendimento materno adequado, devendo ser este o foco da equipe. É fundamental também ter em mente a avaliação cautelosa e não subestimar queixas, por menores que sejam, pois casos aparentemente insignificantes e de menor gravidade podem ocasionar lesão ou morte fetal.

Um atendimento adequado a essas vítimas tem início na abordagem da equipe de atendimento pré-hospitalar. Sua imobilização com colar cervical e prancha rígida deve ocorrer como em qualquer paciente politraumatizado, porém, durante o transporte, a prancha deve, se possível, ser posicionada ligeiramente inclinada à esquerda (Fig. 18.2), favorecendo o retorno venoso. Não sendo possível, a equipe deve lançar mão das manobras de posicionamento manual do útero (Fig. 18.3).

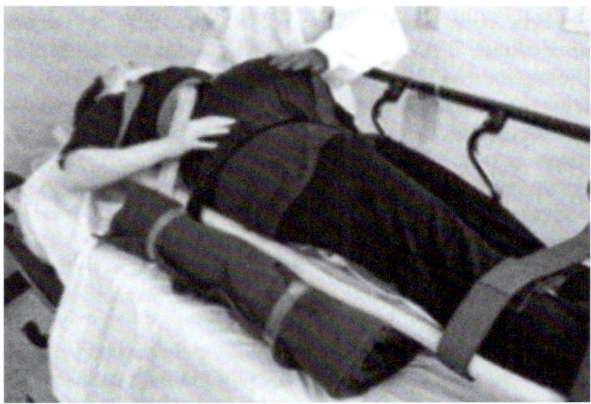

Fig. 18.2 – *Vítima gestante sendo transportada em prancha rígida com inclinação lateral esquerda.*

Fonte: ATLS – *Advanced Trauma Life Suport.*

O transporte de uma gestante traumatizada não deve ser postergado e deve preferencialmente ser direcionada para um serviço que possua tanto condições para atender vítimas de trauma quanto obstétricas.

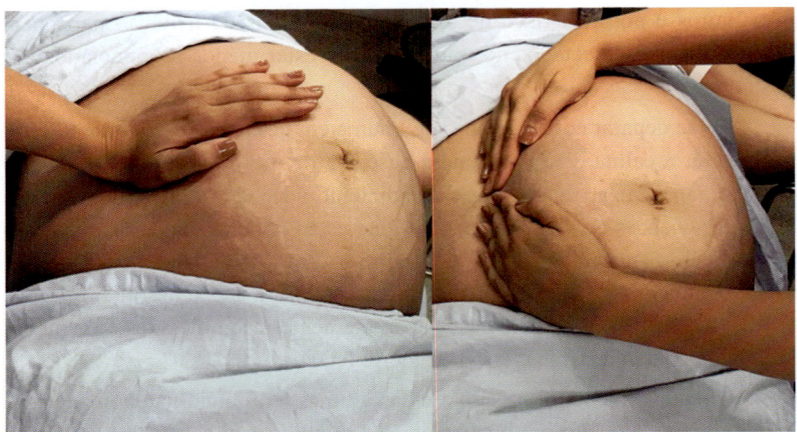

Fig. 18.3 – *Técnica de mobilização manual do útero com uma ou duas mãos.*
Fonte: arquivo da autora Renata Gimenez Costa Moreno.

MECANISMOS DE TRAUMA

Trauma fechado

A parede abdominal, o miométrio e o líquido amniótico protegem o feto contra lesões secundárias em traumas fechados. O trauma indireto ao feto pode ocorrer por compressão súbita, desaceleração, efeito de contragolpe ou cisalhamento, resultando em descolamento de placenta. Porém, podem ocorrer também traumas diretos ao feto.

A mulher grávida não contida pelo cinto de segurança em acidentes automobilísticos apresenta maior risco de trabalho de parto prematuro e morte fetal, em comparação à contida. O tipo de cinto e o seu uso correto também afetam o índice de ruptura uterina e morte fetal. O cinto de dois pontos permite a projeção para a frente e a compressão uterina, aumentando o risco de ruptura uterina e o descolamento de placenta. Já o uso do cinto de segurança de três pontos reduz a possibilidade de lesão fetal direta e indireta, por dissipar a força de desaceleração. O uso de *airbag* parece não aumentar riscos específicos às grávidas.

Trauma penetrante

As vísceras ficam relativamente protegidas a traumas penetrantes com o aumento progressivo do volume uterino, enquanto aumenta o risco de lesão do útero. As paredes uterinas, o líquido amniótico e o feto absorvem energia e contribuem para diminuir a velocidade de projéteis. Por essa razão, o prognóstico materno, em geral, é favorável em ferimentos penetrantes que afetam o útero gravídico, porém, o prognóstico fetal costuma ser ruim.

AVALIAÇÃO E TRATAMENTO

A abordagem da gestante vítima de grandes traumas deve seguir o mesmo de qualquer outra vítima grave. As prioridades de abordagem e intervenção devem ser a manutenção de vias aéreas, seguidas de um adequado suporte ventilatório, com posterior abordagem ao sistema cadiocirculatório, avaliação neurológica e exposição total da paciente, com exame físico minucioso e observação de todos os sinais de lesões.

Avaliação primária materna

Assegurar a permeabilidade da via aérea, da ventilação e oxigenação adequadas e do volume circulatório efetivo. Considerar intubação orotraqueal e manutenção de PCO_2 ideal para a idade gestacional da vítima (aproximadamente 30 mmHg no final da gestação).

A compressão da veia cava reduz o retorno venoso, diminuindo o débito cardíaco e agravando o choque. O útero deve ser deslocado manualmente para a esquerda, para descompressão da veia cava inferior. Se for necessária a imobilização supina, manter a prancha a 15 graus em bloco para o lado esquerdo, apoiados com estabilizador.

Lembrar que a gestante pode demorar a apresentar sinais de hipovolemia, pelo aumento fisiológico intravascular. A reanimação com cristaloides e a reposição sanguínea são indicadas para manter a hipervolemia fisiológica da gravidez. Vasopressores devem ser o último recurso por reduzirem o fluxo sanguíneo uterino e placentário, resultando em hipóxia fetal.

Exames diagnósticos:

- **Laboratório:** além dos exames baseados na suspeita clínica, tipagem sanguínea (ABO e Rh) e *coombs* indireto, teste de Kleihauer Betke se Rh negativo (detecta transfusão maternofetal), hemograma, coagulograma, fibrinogênio (o nível normal de fibrinogênio pode indicar início de CIVD por ter normalmente valores aumentados na grávida).
- **Imagem:** realizar os exames que julgar necessário, dando preferência à ultrassonografia, por ser isenta de radiação, possibilitando um exame de FAST e avaliação obstétrica. Se não for suficiente, a ressonância nuclear magnética (RNM) deve ser priorizada em relação à tomografia computadorizada (TC), por ter menor radiação. Tanto a TC quanto a RNM possibilitam estudar lesões intrauterinas como traumas fetais como fraturas ósseas e descolamento de placenta.
- **Lavagem peritoneal:** se for necessário, pode ser realizado com técnica aberta, com incisão acima do fundo uterino, após passagem de sonda gástrica e vesical.
- Exame físico após a estabilização inicial:
  - Estimar a idade gestacional: seja pela altura uterina ou por dados clínicos.
  - Exame abdominal: a irritação peritoneal é menos prevalente em gestantes; avaliar o tônus e a presença de contrações uterinas.

- Exame vaginal: especular e toque vaginal para avaliar sangramento, saída de líquido amniótico e sinais de trabalho de parto.
- Considerar ultrassonografia obstétrica.

■▶ Avaliação fetal primária

É realizada depois da avaliação e estabilização materna (Algoritmo 18.1). Lembrar que a principal causa de morte fetal é o choque materno e a morte da mãe. A segunda causa de óbito é o descolamento de placenta, que pode ser sugerido por sangramento vaginal, hipertonia uterina, dor a palpação ou irritabilidade uterina, contrações frequentes e bradicardia fetal.

A estimativa da idade gestacional, seja pela altura uterina, seja por dados conhecidos, é importante para definir a conduta obstétrica segundo a viabilidade fetal. Estudos mostram que enquanto a viabilidade fetal aumenta a partir de 26 semanas, abaixo de 22 semanas é praticamente zero. Portanto, adota-se 24 semanas como o limite de idade gestacional viável, mas é preciso individualizar cada caso por ser uma decisão complexa. Sendo assim, a partir de 24 semanas é importante monitorar a dinâmica uterina e os batimentos cardíacos fetais, e, não havendo consenso sobre o período de monitorização, sugere-se o mínimo de 4 horas.

A rotura uterina, uma lesão pouco frequente, é sugerida por dor abdominal, defesa, rigidez ou descompressão brusca positiva, especialmente se existe choque grave. Além desses sinais, a posição anormal do feto (oblíqua ou transversa), a facilidade de palpar partes fetais e a dificuldade de palpar o fundo uterino podem indicar uma ruptura uterina. A exploração cirúrgica pode ser necessária para diagnosticá-la. Os sinais de hipovolemia materna podem estar presentes em ambas as situações.

É importante avaliar: vitalidade fetal, probabilidade de transfusão materno-fetal, idade gestacional, descolamento prematuro de placenta (DPP), trabalho de parto prematuro (TPP), rotura das membranas e rotura uterina.

Avaliar:

- Altura uterina (medida da sínfise púbica até o fundo uterino).
- Atividade e tônus uterino.
- Presença de batimentos cardíacos fetais (BCF) e movimentação fetal.
- Avaliação de sangramento vaginal.
- Avaliação de membranas rotas.
- Avaliação de dilatação e apagamento do colo.

Os BCF podem ser ouvidos ao sonar Doppler a partir de 10 a 12 semanas, dependendo da qualidade do aparelho e do biotipo da paciente.

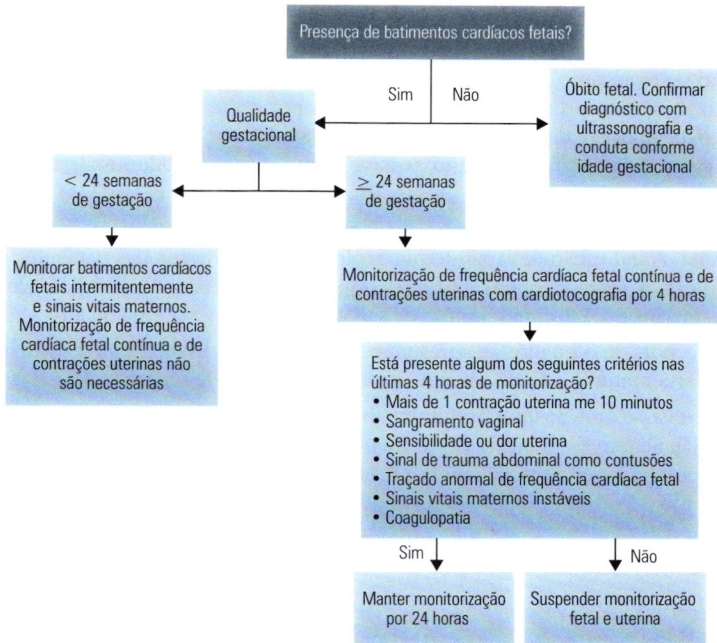

Algoritmo 18.1 – *Monitorização de frequência cardíaca fetal após trauma materno.*
Fonte: adaptado de UpToDate (2018).

Os fatores de risco para perda fetal são:

- frequência cardíaca materna >110 bpm;
- evidência de descolamento de placenta;
- frequência cardíaca fetal >160 ou < 110 bpm;
- se foi ejetada de veículo em colisão de automóvel;
- atropelamento ou colisão de motocicleta.

É importante lembrar que a morbimortalidade neonatal, quando necessária a resolução da gestação prematuramente, dependerá da idade gestacional, do peso ao nascimento e das condições e retaguarda da UTI neonatal do serviço.

▪▶ Avaliação materna secundária

Esse tipo de avaliação não é diferente nas vítimas não gravídicas. Na impossibilidade de ultrassonografia FAST e, se indicado, deve-se realizar lavado peritoneal acima da cicatriz umbilical, utilizando-se técnica aberta, como dito anteriormente.

As gestantes com indicação de investigação com exames radiológicos podem realizar tanto radiografias simples (raio X) quanto tomografias computadorizadas, sem preocupação de lesão fetal por radiação, pois os benefícios diagnósticos imediatos superam qualquer risco ao feto. No entanto, é prudente proteger o embrião/feto, quando possível, com protetor abdominal, especialmente no primeiro trimestre de gestação.

O exame de ultrassonografia obstétrica é útil, principalmente para a avaliação fetal. A indicação de laparotomia exploradora é a mesma das pacientes não gravídicas, acrescidas outras situações de indicação de cirurgia imediata, como rotura uterina e DPP, com o intuito de salvar tanto a vida materna quanto a fetal.

Depois de o quadro se apresentar estável, deve-se completar a avaliação secundária materna e fetal, idealmente com avaliação de obstetra.

Deve-se aplicar imunoglobulina humana específica anti-D em toda a paciente Rh negativo em até 72 horas do trauma, exceto em traumas não abdominais, por não haver risco de isoimunização materna.

O parto cesáreo pode ser necessário e melhorar o estado materno, mas pode também reduzir a volemia, predispondo a paciente a uma PCR; portanto, deve-se individualizar cada caso.

De um modo geral, os critérios para alta hospitalar após 4 horas de monitorização incluem:

- ausência de contrações em 10 minutos de avaliação;
- traçado de frequência cardíaca fetal tranquilizante (categoria 1);
- ausência de sensibilidade ou dor uterina;
- ausência de sangramento vaginal;
- estabilidade hemodinâmica da gestante;
- todas as pacientes Rh negativas recebem dose completa de imunoglobulina humana específica anti-D.

▄ MODIFICAÇÕES DA REANIMAÇÃO CARDIOPULMONAR (RCP) EM GESTANTES

O útero da gestante a partir de vinte semanas de idade gestacional deve ser desviado à esquerda, para reduzir a compressão aortocava ou utilizar da inclinação da paciente, idealmente em apoio rígido, em um ângulo entre 25 e 30 graus à esquerda, para otimizar a circulação materna às compressões torácicas, com menor risco de deslizamento e queda da paciente (Fig. 18.4).

Algumas maneiras de conseguir essa inclinação de 10 a 15 cm em decúbito lateral inclui:

- posicionar bolsas de soro ou toalhas enroladas embaixo do flanco e quadril direito;

- colocar os joelhos de um segundo socorrista debaixo do flanco e quadril direito;
- deslocar manualmente o útero para a esquerda.

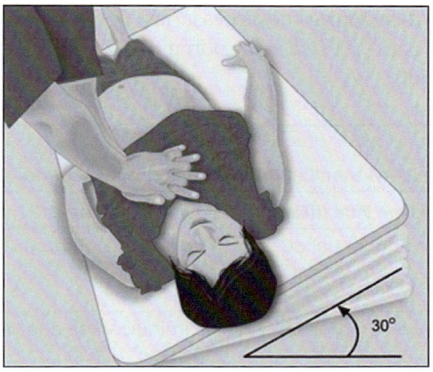

Fig. 18.4 – *Inclinação da paciente gestante durante a RCP.*
Fonte: ALSO.

É importante ressaltar que, durante o suporte avançado de vida (ACLS – *Advanced Cardiovascular Life Support*), as terapias farmacológicas e os esquemas de desfibrilação não sofrem alteração entre pacientes gestantes e não gestantes. A Tabela 18.7 mostra as principais alterações no atendimento da gestante em suporte básico de vida (BLS – *Basic Life Support*) e em suporte avançado.

PARTO CESÁREO *PERIMORTEM*

A princípio, o parto *perimortem* era realizado para salvar bebês de mães mortas, depois, passaram a ser considerados para facilitar os enterros separados da mãe e do feto, porém, hoje em dia, o parto cesáreo *perimortem* ressurgiu como procedimento realizado durante a PCR da gestante, visando aumentar as sobrevivências materna e fetal.

Indicações e fatores associados

- Disponibilidade de equipe com habilidade e equipamentos apropriados.
- Ausência de retorno da circulação espontânea da mãe dentro de 4 minutos.
- Potencial de vitalidade fetal, por exemplo, idade gestacional ≥ 23 a 24 semanas.
- Disponibilidade de instalações adequadas e equipes apropriadas para cuidar da mãe e RN depois do procedimento.

O parto cesáreo *perimortem* não deve ser adiado para ouvir a frequência cardíaca fetal ou realizar a ultrassonografia obstétrica para documentar a idade gestacional, sendo a altura uterina a referência. A gestação com feto único (não gemelar) com medida de fundo uterino acima de 4 cm da cicatriz umbilical correlaciona-se com o feto de 23 a 24 semanas. O atraso ou a não realização do parto pode levar a duas mortes desnecessárias. Pode-se obter o consentimento dos familiares do parto *perimortem*, porém, não é necessário em virtude da emergência do quadro.

Tabela 18.7 Principais alterações no atendimento da gestante no suporte básico e avançado.	
Ação – Suporte Básico de Vida (BLS)	**Fundamento lógico**
Deslocamento uterino manual ou 25-30 graus de inclinação lateral à esquerda	Diminui a compressão aortocava
Aumento da força de compressão torácica	Diminuição da complacência da parede torácica com a hipertrofia mamária e elevação do diafragma
Uso de pressão sobre a cricoide (se disponível assistente)	Diminui aspiração gástrica
Ação – Suporte Avançado de Vida (ACLS)	**Fundamento lógico**
Intubação orotraqueal precoce, uso de cabo de laringoscópio curto e tubo orotraqueal menor	Ventilação difícil com edema de faringe, hipertrofia mamária, elevação do diafragma
Parto cesáreo *perimortem* aos quatro minutos	Diminui a compressão aortocava
Considerar outras etiologias, por exemplo, a intoxicação por magnésio	Terapia tocolítica e de pré-eclâmpsia grave/iminência de eclâmpsia/ eclâmpsia
Considerar o uso de coxim amplo à esquerda, coxim adesivo ou deslocamento mamário	Dextrorrotação do coração, hipertrofia mamária e compressão uterina aortocava
Sem alteração	
Esquema de desfibrilação Terapia farmacológica	Retorno precoce da circulação materna eficaz

Fonte: ALSO.

Princípios na realização do parto cesáreo *perimortem*:

1. Iniciar RCP imediata e ACLS com deslocamento uterino lateral esquerdo.
2. Iniciar o parto cesáreo após 4 min de PCR.
3. Tentar o procedimento se a idade gestacional estimada for maior que 23 a 24 semanas.
4. Preparar equipamento e equipe para o parto cesáreo *perimortem* e a rea-

nimação neonatal. Evitar atrasos em razão de determinação de padrões cardíacos fetais ou da espera de um médico obstetra.

5. O primeiro médico experiente que estiver disponível deve iniciar o parto cesáreo.
6. Vestir equipamentos de proteção apropriados para proteger a equipe contra a transmissão de infecções.
7. Realizar o parto cesáreo pelo método Joel-Cohen (incisão transversa 3 cm abaixo da linha das cristas ilíacas) ou incisão cutânea mediana e uma incisão uterina vertical para a extração do feto.
8. A equipe deve estar preparada para receber o RN, sendo importante secá-lo e mantê-lo aquecido imediatamente após o parto.
9. Preencher o útero com compressas úmidas. Remover a inclinação lateral.
10. Continuar com o ACLS ao longo do procedimento.
11. Se o quadro estiver estável hemodinamicamente, remover a placenta e as compressas e fechar o útero com sutura contínua com fio 0 absorvível. Conferir hemostasia e fechar anatomicamente.

Se o quadro da gestante se estabilizar antes dos 4 min de PCR, então o parto cesáreo *perimortem* não está indicado. A função materna restaurada o suficiente para manter a gestação é de extrema importância para a viabilidade fetal e pelos riscos da prematuridade.

BIBLIOGRAFIA

1. ATLS – Advanced Trauma Life Support – Suporte Avançado de Vida no Trauma. 9th ed. Chicago: American College of Surgeons; 2012.
2. ALSO – Advanced Life Support in Obstetrics – Suporte avançado de vida em obstetrícia. 4th ed. Kansas: American Academy of Family Physicians; 2000
3. Organização das Nações Unidas. ONU Brasil, Secretaria de Políticas para as Mulheres. (site brasil.gov)
4. Kilpatrick SJ, Lockwood CJ, Manaker S, et al. Initial evaluation and management of pregnant women with major trauma, 2018. Last UpToDate Sep. 26, 2017.
5. Tyson JE, Parikh NA, Langer J, et al. Intensive care for extreme prematurity--moving beyond gestational age. N Engl J Med 2008;358(6):1672-81.
6. Modi N. Survival after extremely preterm birth. BMJ 2008;336(7655): 1199-200.
7. Bader D, Kugelman A, Boyko V, et al. Risk factors and estimation tool for death among extremely premature infants: a national study. Pediatrics 2010;125(4):696-703.
8. Connolly AM, Katz VL, Bash KL, et al. Trauma and pregnancy. Am J Perinatol 1997; 14(6):331-6.

9. Pearlman MD, Tintinallli JE, Lorenz RP. A prospective controlled study of outcome after trauma during pregnancy. Am J Obstet Gynecol 1990;162(6):1502-7.
10. Higgins SD, Garite TJ. Late abruptio placenta in trauma patients: implications for monitoring. Obstet Gynecol 1984;63(3 Suppl):10S-12S.
11. Barraco RD, Chiu WC, Clancy TV, et al. Practice management guidelines for the diagnosis and management of injury in the pregnant patient: the EAST Practice Management Guidelines Work Group. J Trauma 2010;69(1):211-4.
12. Dahmus MA, Sibai BM. Blunt abdominal trauma: are there any predictive factors for abruptio placentae or maternal-fetal distress? Am J Obstet Gynecol 1993;169(4):1054-9.
13. Goodwin TM, Breen MT. Pregnancy outcome and fetomaternal hemorrhage after noncatastrophic trauma. Am J Obstet Gynecol 1990;162(3):665-71.
14. Mendez-Figueroa H, Dahlke JD, Vrees RA, Rouse DJ. Trauma in pregnancy: an updated systematic review. Am J Obstet Gynecol 2013;209(1):1-10.
15. Chames MC, Pearlman MD. Trauma during pregnancy: outcomes and clinical management. Clin Obstet Gynecol 2008;51(2):398-408.
16. Barraco RD, Chiu WC, Clancy TV, et al. Practice management guidelines for the diagnosis and management of injury in the pregnant patient: the EAST Practice Management Guidelines Work Group. J Trauma 2010;69(1):211-4.

Capítulo 19

Trauma Urológico

Guilherme Andrade Peixoto
Milton Ghirelli Filho

■ INTRODUÇÃO

O trauma urológico pode ocorrer em duas topografias distintas: no sistema urinário propriamente dito ou no trato genital, sendo o primeiro associado a lesões abdominais e pélvicas e o segundo a impactos diretos do órgão genital. Em ambos os casos, o mecanismo do trauma e a identificação dos sinais e sintomas característicos da possível lesão são essenciais para um diagnóstico preciso e um tratamento adequado.

As lesões do trato urinário correspondem a 10% dos traumas abdominais e pélvicos, contudo, as do órgão genital são relativamente raras. Dessa forma, este capítulo fará uma discussão de forma prática e objetiva dos principais pontos relevantes no atendimento de um paciente sob suspeita de um trauma urológico em geral.

■ TRAUMA RENAL

■ Epidemiologia

O trauma renal constitui em torno de 1% a 5% dos órgãos lesados nos traumas abdominais. Aproximadamente 90% dos casos são decorrentes de traumas fechados, dentre os quais, os lombares diretos e os abdominais com mecanismo de desaceleração são os de maior risco para lesão renal.

Dentre os traumas penetrantes, observa-se que a grande maioria está relacionado à arma de fogo. A posição do rim relativamente central no abdome, com a proteção posterior por camadas musculares espessas faz com que o órgão esteja relativamente protegido de ferimentos por arma branca.

As lesões renais atingem principalmente o parênquima do órgão e seu sistema coletor, sendo as malformações do sistema coletor as que estão relacionadas com maiores índices e grau de lesão. O comprometimento vascular é incomum e ocorre em menos de 5% dos casos.

Classificação

Tabela 19.1
Classificação do trauma renal.

Grau	Descrição da lesão
I	Hematúria com exames de imagem normais ou hematoma subcapsular não expansivo e sem laceração do parênquima renal.
II	Hematoma não expansivo e confinado ao espaço perirrenal ou laceração <1,0 cm do parênquima renal sem extravasamento de urina.
III	Laceração >1,0 cm do parênquima renal sem extravasamento de urina.
IV	Acometimento do sistema coletor ou do sistema vascular com hematoma contido.
V	Destruição completa do rim ou avulsão do hilo renal.

Quadro clínico

O mecanismo de trauma é extremamente relevante na avaliação do paciente politraumatizado. Uma história suspeita e associada à dor lombar, assim como hematúria, equimose de região lombar ou fratura dos últimos arcos costais sugerem fortemente lesão do sistema coletor.

Diagnóstico

O exame de imagem é fundamental na avaliação do trauma renal e, desde que o paciente se apresente estável hemodinamicamente, a realização deste será fundamental para a escolha do correto tratamento. A tomografia abdominal com contraste endovenoso é o exame padrão-ouro e deve ser realizada em todos os casos de traumas renais por ferimentos penetrantes lombares ou em casos de traumas abdominais fechados em que se observe hematúria macroscópica ou hematúria microscópica associada ao choque hipovolêmico.

A ultrassonografia só deve ser usada como exame de imagem alternativo à tomografia, apresentando até 90% de acurácia para detecção e avaliação do trauma renal.

Tratamento

Atualmente, o tratamento de escolha geralmente é conservador, com bons resultados terapêuticos e altas taxas de preservação do órgão. De uma maneira geral, todas as lesões de grau I ao V têm consideráveis chances de tratamento conservador. Porém, no grau V, deve-se estar sempre alerta com relação à necessidade de abordagem cirúrgica.

Podemos resumir os principais critérios para abordagem cirúrgica em:
- **Absolutas**
  - Instabilidade hemodinâmica com sinais de lesão do sistema coletor;
  - Hematoma pulsátil ou em expansão.

- **Relativas**
  - Lesões de alto grau;
  - Estadiamento incompleto;
  - Presença de lesão visceral associada.

Uma vez indicado o tratamento conservador, o paciente deve ser mantido em internação hospitalar, em repouso absoluto, sob monitorização constante dos sinais vitais e com hematócrito seriado nas primeiras 24 horas. A sondagem vesical de demora com irrigação contínua está indicada em caso de hematúria macroscópica.

A hidratação endovenosa vigorosa, além da finalidade de reposição volêmica, mantém a diurese adequada, diminuindo a chance de formação de coágulos na via excretora. A antibioticoterapia deve ser iniciada prontamente, em geral, com cefalosporinas de primeira geração.

É importante ressaltar que não existem intervalos predeterminados para a realização de hematócrito ou de exames de imagem de controle, bem como para o tempo de internação do paciente. Sendo assim, é muito importante o bom-senso do médico assistente para determinar a frequência dos exames de controle.

Em geral, realiza-se o hematócrito a cada 6 horas no primeiro dia de internação e diariamente a partir do segundo dia. O exame de imagem para controle é realizado, na maioria dos casos, após uma semana do trauma, se há uma boa evolução do caso. Quanto ao tempo de internação, o paciente pode ser encaminhado para acompanhamento ambulatorial assim que apresentar estabilidade hemodinâmica sem quedas de hematócrito por pelo menos 24 horas e não apresentar mais hematúria macroscópica. O paciente deve ser orientado a manter repouso após a alta com hidratação oral vigorosa até o retorno.

Durante o tratamento conservador, a instabilidade hemodinâmica ou a queda importante de hematócrito, assim como o aumento do hematoma retroperitoneal ao exame de imagem, sugerem a conduta cirúrgica.

Nos casos de traumas de grau II e III em que houve indicação cirúrgica, a ráfia do parênquima renal com hemostasia rigorosa e evacuação do hematoma retroperitoneal geralmente são suficientes para o tratamento adequado. A nefrectomia parcial também pode ser levada em consideração para os casos em que a lesão se localize isoladamente nos polos renais.

Em lacerações renais grandes, complexas ou múltiplas, com acometimento de vasos segmentares importantes ou do hilo renal, o controle hemostático pode ser tecnicamente complicado, necessitando da realização de nefrectomia total para o controle hemorrágico. A escolha de um tratamento mais radical não deve ser a rotina, mas uma alternativa para a abreviação cirúrgica ou para casos em que o controle hemostático esteja comprometido, devido à gravidade da lesão.

A conduta nos traumas renais de grau IV é a mais controversa, por ser uma lesão de alto grau com a possibilidade de tratamento conservador. Esses pacientes devem se apresentar estáveis e o serviço ter condições de acompanhá-los de perto durante a internação. Mesmo com um tratamento conservador, o índice de complicações é maior, não sendo rara a formação de urinomas. Dessa forma, a realização dos exames de imagem para controle deve ser precoce.

Enquanto o exame de imagem não evidenciar a formação de um urinoma, a conduta expectante pode prosseguir. Porém, a formação de coleção determina uma conduta intervencionista. Para coleções menores, a drenagem da via excretora através de cateter ureteral com ou sem nefrostomia, assim como a drenagem percutânea do urinoma, guiada por ultrassonografia ou tomografia, são alternativas com resultados relevantes. Na falha do tratamento minimamente invasivo, fica indicada a abordagem cirúrgica com ráfia da via excretora lesada. Nos casos em que apresente grande extravasamento de urina ao exame de imagem inicial, a abordagem cirúrgica imediata estará indicada.

■▶ Complicações

As complicações precoces consistem na formação de abscessos retroperitoniais, hematomas, urinomas ou fístula urinária. Já os tardios são pouco frequentes, mas podem evoluir com hipertensão arterial e insuficiência renal, devido à lesão do parênquima renal.

● TRAUMA URETERAL

■▶ Epidemiologia

Devido à sua posição retroperitoneal e seu pequeno diâmetro, o ureter é raramente lesado por traumas externos, correspondendo a menos de 2% dos traumatismos do trato urinário. Dentre todos os tipos de traumas, o segundo principal tipo está relacionado à arma de fogo que corresponde a um terço dos casos. Dessa forma, o traumatismo iatrogênico ainda é a forma mais comum de lesão desse órgão, ocorrendo tanto em cirurgias abdominais quanto pélvicas.

O ureter, por ser um órgão de pequena espessura, é de difícil identificação durante os procedimentos cirúrgicos. Além disso, seu trajeto relativamente longo o torna íntimo a diversos órgãos intra-abdominais e pélvicos. O segmento pélvico é de especial suscetibilidade a lesões, pois apresenta relação especialmente próxima com o útero e o reto.

Dentre as cirurgias de maior risco para lesão de ureter, as ginecológicas são as mais expressivas, principalmente nas histerectomias. Cirurgias coloproctológicas e urológicas também fazem parte das possíveis causas de lesões iatrogênicas e estão relacionadas a ressecções colorretais e cirurgias endoscópicas, respectivamente. Mesmo com a passagem do cateter de duplo J para auxiliar na manipulação cirúrgica, é comprovado que não há diminuição das chances de lesão.

■▶ Classificação

Tabela 19.2
Classificação do trauma ureteral.

Grau	Descrição da lesão
I	Contusão ou hematoma sem desvascularização.
II	Transecção com menos de 50% da circunferência.
III	Transecção com mais de 50% da circunferência.
IV	Transecção completa com menos de 2 cm de desvascularização.
V	Transecção completa com mais de 2 cm de desvascularização.

■▶ Quadro clínico

O quadro clínico do trauma ureteral é pouco específico e muitas vezes assintomático nos primeiros dias. A suspeita de lesão se torna mais evidente com o decorrer dos dias e com o aparecimento de sinais e sintomas sugestivos como hematúria, dor lombar ou febre. A perda urinária no pós-operatório de cirurgias ginecológicas também é um sinal sugestivo de comprometimento ureteral.

■▶ Diagnóstico

O ideal nas lesões iatrogênicas é a identificação precoce, ainda no intraoperatório, com correção imediata, o que ocorre em torno de 75% das vezes. No caso da não identificação, os exames de imagem contrastados podem auxiliar na identificação da topografia, da lateralidade e do tamanho da lesão.

O exame de imagem irá se basear na identificação do extravasamento de contraste. Porém, em casos muito tardios, essa identificação fica comprometida pela formação de coleções e da hidronefrose. Dessa forma, a pielografia retrógrada ou anterógrada se torna uma alternativa diagnóstica importante e necessária, com alta sensibilidade.

A urografia excretora e a tomografia computadorizada com contraste endovenoso são exames mandatórios para o diagnóstico das fístulas, devendo ser levado em consideração que a taxa de falso-negativo da urografia pode chegar perto de 60%, quando realizada em caráter de emergência.

■▶ Tratamento

O tratamento depende especificamente de alguns parâmetros, como o tempo decorrido entre a lesão e o diagnóstico, a topografia e o tamanho da lesão e as condições clínicas do paciente.

A abordagem cirúrgica deve ser sempre a mais breve possível. Quanto mais tempo decorrido, mais o processo inflamatório se instala, tornando a cirurgia reparadora mais complexa, com possível necessidade de derivação urinária (nefrostomia ou cateter ureteral) para estabilização do processo. O tempo de espera para a correção definitiva após a derivação urinária é controverso, mas, em geral, algo em torno de 6 e 8 semanas após a derivação urinária.

As lesões de grau I podem ser tratadas de forma conservadora ou, eventualmente, através da colocação de cateter ureteral, por um período de 3 semanas. Já as de grau II devem ser abordadas cirurgicamente para a realização de sutura primária e de coloração de cateter, que será mantido por 3 a 4 semanas para a devida cicatrização do sistema coletor.

Para as de grau III, IV ou causadas por ligaduras iatrogênicas, está indicado o desbridamento da área lesada com anastomose uretero-ureteral término-terminal após a espatulação dos cotos e a passagem de cateter duplo J.

Nas lesões de grau V, a correção cirúrgica é complexa, com possível dificuldade técnica, devido ao distanciamento dos cotos e a desvascularização do ureter. A tentativa inicial sempre deve ser a mobilização do ureter para a tentativa de uma anastomose término-terminal, com preservação da vascularização e ausência de tensão. No insucesso do reparo, as técnicas de aproximação dos cotos devem ser tentadas. Contudo, o grau dessas lesões pode contraindicar o uso dessas técnicas na fase aguda, devendo apenas ser realizada a derivação urinária, postergando a abordagem definitiva para um segundo tempo.

Dentre as diversas possíveis técnicas de aproximação, vale citar as mais utilizadas: rebaixamento renal ipsilateral, retalho de Boari, transureteroureteroanastomose, interposição intestinal, ureterocalicostomia e autotransplante renal. Cada técnica tem sua melhor utilização, de acordo com a topografia da lesão (proximais, medias ou distais).

É importante ressaltar que as lesões causadas por arma de fogo, mesmo que não tenham causado laceração direta, podem causar lesões vasculares no trajeto do projétil, assim como lesões térmicas de evolução tardia e, por isso, sempre devem ser tratadas como lesões de alto grau.

■) Complicações

As principais complicações relacionadas à correção de lesões ureterais são as fístulas urinárias, as estenoses ureterais, a insuficiência renal e a pionefrose.

■) TRAUMA VESICAL

■) Epidemiologia

A lesão iatrogênica é a principal forma de trauma vesical. Está associada a procedimentos pélvicos, como cirurgias obstétricas e ginecológicas, urológicas ou cirurgias em geral.

No trauma contuso, os pacientes geralmente se apresentam com bexiga repleta no momento da colisão. Um aumento rápido da pressão intravesical durante o trauma resulta na perfuração do órgão, que pode ser extra ou intra-abdominal.

A fratura pélvica está presente em 60% a 90% das perfurações vesicais. Entretanto, o contrário não é verdadeiro, estando a lesão de bexiga presente em somente cerca de 4% das fraturas de bacia. O mecanismo da lesão geralmente está relacionado ao contato direto das espículas ósseas resultantes do trauma.

■▶ Classificação

Tabela 19.3
Classificação do trauma de bexiga.

Grau	Descrição da lesão
I	Contusão ou hematoma intramural.
II	Laceração extraperitoneal < de 2 cm.
III	Laceração extraperitoneal > de 2 cm ou intraperitoneal com < 2 cm.
IV	Laceração intraperitoneal > de 2 cm.
V	Laceração intra ou extraperitoneal com extensão para o colo ou trígono vesical.

■▶ Quadro clínico

A hematúria macroscópica está presente na quase totalidade dos casos. Outros sintomas podem incluir dor e rigidez suprapúbica, distensão abdominal e oligoanúria. A presença de fraturas de bacia, em especial aquelas com desvio de fragmentos ósseos, deve sempre levantar a suspeita de lesão vesical, principalmente quando há hematúria macroscópica e, de forma um pouco menos prevalente, nas hematúrias microscópicas.

■▶ Diagnóstico

A cistografia é um exame simples, porém, com informações importantes na avaliação do trauma vesical, sendo, na maioria das vezes, o suficiente para o diagnóstico de lesões. A cistotomografia tem sensibilidade e especificidade comparáveis à cistografia convencional, contudo, ainda não é uma realidade em todos os serviços de pronto-atendimento do país. Sua vantagem é poder avaliar outros órgãos concomitantemente.

Para lesões intraoperatórias, sua visualização direta ou da sonda vesical exteriorizada pela bexiga é o suficiente para o diagnóstico. Caso haja dúvida, a utilização do azul de metileno ou do enchimento vesical com soro fisiológico podem auxiliar na determinação da perfuração.

■▶ Tratamento

O tratamento cirúrgico da lesão vesical se baseia na ráfia em dois planos, com fio absorvível associado à sondagem vesical de demora para uma cicatrização sem tensão.

As lesões de grau I, II e III podem ser tratadas de modo conservador com apenas a sondagem vesical. Sete dias tendem a ser suficientes nas de grau I e 21 dias nas de grau II e III. O exame de controle deve ser realizado para evidenciar o sucesso do tratamento. Caso contrário, o tratamento cirúrgico está indicado.

As lesões de grau IV e IV apresentam indicação de reparo cirúrgico, com sutura em dois planos: o primeiro plano de mucosa e o segundo compreendendo a camada serosa e a muscular. A sondagem vesical deve permanecer por pelo menos 7 dias.

Nas lesões de grau V ou com comprometimento de outras vísceras associadas, em especial as lesões retais, há indicação cirúrgica de correção imediata, independentemente da porção vesical acometida ou da sua extensão, uma vez que a chance de complicações como fístulas e infecções é muito alta.

Complicações

Mesmo com o tratamento adequado das lesões vesicais, as complicações tardias, como infecções urinárias de repetição, fístulas urinárias ou baixa capacidade vesical, podem estar presentes.

TRAUMA URETRAL
Epidemiologia

As lesões uretrais ocorrem quase exclusivamente em homens, devido à pequena extensão da uretra feminina. Quando presentes na mulher, estão relacionadas quase exclusivamente a lesões iatrogênicas.

A uretra masculina pode ser dividida em quatro principais segmentos: uretra peniana, bulbar, membranosa e prostática. Os dois primeiros segmentos formam a uretra anterior, enquanto os dois últimos formam a posterior.

Trauma de uretra anterior

Como principais formas de lesão da uretra anterior, podemos listar a fratura de pênis, o trauma contuso ou penetrante e as lesões iatrogênicas, sendo a tentativa de sondagem vesical como a mais prevalente.

Respeitando a divisão anatômica, deve-se relacionar a lesão de uretra peniana com a fratura peniana, principalmente se a lesão dos corpos carvernosos for bilateral. No mecanismo de trauma, a ereção é quase mandatória para acontecer a fratura de pênis, salvo ocasiões de trauma penetrante.

Da mesma forma, a uretra bulbar tem relação com o trauma contuso direto em região perineal ("queda a cavaleiro") ou com a tentativa de sondagem vesical. A anatomia da uretra bulbar contém angulação em direção ao colo vesical, que pode ser traumatizado durante a sondagem, levando à uretrorragia associada ou não à retenção urinária nos casos mais complicados.

Trauma de uretra posterior

A suspeita de trauma de uretra posterior sempre deve estar presente nos casos de fratura de pelve, mesmo não havendo sinais característicos, como hematúria ou hematoma perineal. As fraturas de pelve mais associadas à trauma uretral são as fraturas de ramos púbicos, de diástase púbica ou sacroilíaca e de Malgaigne.

■▶ Classificação

Tabela 19.4
Classificação trauma de uretra.

Grau	Descrição da lesão
I	Sangue no meato uretral, uretrografia normal
II	Lesão por estiramento por meio de alongamento da uretra sem extravasamento à uretrografia
III	Ruptura parcial com extravasamento de contraste no local da lesão com visualização da bexiga na uretrografia
IV	Ruptura completa com extravasamento de contraste no local da lesão sem visualização da bexiga na uretrografia, separação dos cotos uretrais < 2 cm
V	Ruptura completa com separação dos cotos ureterais > 2 cm ou com extensão para próstata ou vagina

■▶ Quadro clínico

Embora exista a possibilidade de lesão em diversas topografias, o quadro clínico não varia muito. A uretrorragia é o sinal mais frequente, seguido da retenção urinária, dor perineal e hematoma perineal. Também podemos nos deparar com massa perineal palpável e próstata elevada ao toque retal, quando possível a sua realização, devido à dificuldade inerente à fratura de pelve.

■▶ Diagnóstico

O exame padrão-ouro no diagnóstico de lesões de uretra é a uretrografia. Outros exames podem ser realizados, como a ultrassonografia ou a ressonância magnética, entretanto, são exames com certa complexidade de realização e não oferecem melhor sensibilidade ou especificidade no diagnóstico.

A intensão do exame é determinar a topografia da lesão, assim como o tamanho e a gravidade para a escolha do tratamento.

■▶ Tratamento

O primeiro cuidado a ser tomado na suspeita de lesão de uretra é não tentar a sondagem vesical antes do exame da uretrografia, pois essa tentativa pode piorar o grau da lesão uretral.

As lesões de grau I e II podem ser tratadas com sondagem vesical por 7 dias, conservadoramente ou eventualmente.

Devido à lesão de uretra peniana estar associada a ferimentos penetrantes ou à fratura peniana, tem indicação de correção cirúrgica imediata. Nos casos de ruptura parcial, a sutura primária com sondagem vesical por 21 dias é o suficiente. Já na ruptura total, deve-se realizar desbridamento e espatulação dos cotos com anastomose término-terminal.

As lesões de grau III das demais porções da uretra devem ser tratadas com derivação urinária por cistostomia e correção cirúrgica num segundo tempo ou por meio de passagem de sonda vesical com auxílio de uretroscopia e fio-guia. A decisão entre as duas modalidades de tratamento depende basicamente da experiência do cirurgião, uma vez que a própria uretroscopia pode agravar a lesão, se realizada inadequadamente.

A laceração total com separação dos cotos uretrais menor que 2 cm (grau IV) também pode ser tratada por cistostomia e correção cirúrgica posterior ou, sempre que possível, deve-se tentar o realinhameno uretral primário pela uretroscopia, o que reduz significativamente as complicações tardias, como estenose, disfunção erétil e incontinência urinária.

Nas lesões uretrais de grau V, a conduta inicial sempre será a cistostomia com correção cirúrgica posterior. A correção definitiva é realizada pela uretroplastia, após um intervalo de aproximadamente três meses do trauma. Esse intervalo tem a finalidade de melhora das condições locais para a confecção da anastomose. A tentativa cirúrgica abreviada é proscrita por aumentar consideravelmente o risco de complicações, além da dificuldade técnica inerente ao processo inflamatório agudo e ao sangramento.

As opções cirúrgicas no tratamento de lesões grau V são variadas, usando-se técnicas de dissecção e aproximação dos cotos e de enxertos e retalhos.

■) Complicações

A complicação mais frequente é a estenose, com maior incidência nos casos em que o realinhamento uretral não foi realizado na fase aguda. Além disso, a incontinência urinária e disfunção erétil são mais prevalentes nas lesões de uretra posterior.

● TRAUMA TESTICULAR
■) Epidemiologia

O testículo é um órgão relativamente pequeno e com boa mobilidade dentro da bolsa escrotal. Isso faz com que esteja protegido na maioria dos traumas, devendo o mecanismo de trauma ser direto ao órgão, como ocorre nas "quedas a cavaleiro" e menos frequentemente nas agressões diretas. Nestas condições, temos três situações possíveis:

- Lesão testicular com ruptura ou não da túnica albugínea, geralmente decorrido por aumento de pressão intratesticular;
- Luxação testicular com deslocamento para o canal inguinal;
- Destruição testicular causada por ferimento penetrante. A destruição por arma de fogo é a mais lesiva, sendo a probabilidade de preservação do órgão quase nula.

▮▶ Classificação

**Tabela 19.5
Classificação trauma testicular.**

Grau	Descrição da lesão
I	Contusão/hematoma
II	Laceração da túnica albugínea sem perda de parênquima testicular
III	Laceração da túnica albugínea com menos de 50% de perda do parênquima
IV	Laceração grave da túnica albugínea com mais de 50% de perda do parênquima
V	Destruição testicular total ou avulsão

▮▶ Quadro clínico

O quadro clínico nos traumas contusos é bastante inespecífico e o mecanismo de trauma é o fato mais importante na suspeita de lesão do órgão. A presença de dor testicular, edema e hematoma na bolsa escrotal é frequente, no entanto, o exame físico não ajuda substancialmente no diagnóstico definitivo. A ultrassonografia com Doppler é um exame auxiliar de extrema importância e será discutido a seguir.

Já nos traumas testiculares que resultam em luxação, o próprio exame físico pode auxiliar no tratamento com a realocação do testículo para a bolsa escrotal.

▮▶ Diagnóstico

A ultrassonografia com Doppler é o exame de escolha no diagnóstico de lesão testicular por trauma. O principal achado é o comprometimento da integridade da túnica albugínea. A avaliação do fluxo no cordão espermático também é de vital importância para determinar o tratamento a ser instituído e o prognóstico em longo prazo. Um hipofluxo pode ser resultado de lesão vascular ou de torção testicular secundária ao trauma.

▮▶ Tratamento

O tratamento a ser instituído frente ao trauma testicular depende majoritariamente de duas informações obtidas na ultrassonografia: a integridade da túnica albugínea e a presença de fluxo arterial no cordão espermático e no testículo.

A conduta praticamente se baseia na presença dos dois fatores mencionados. É importante ressaltar que, independentemente do mecanismo de trauma, contuso ou penetrante, a conduta não se altera e depende dos mesmos dois fatores.

Nos casos de haver integridade da túnica com presença de fluxo sanguíneo no testículo, a conduta pode ser conservadora pelos cuidados locais e pelo controle do hematoma: compressa gelada e suspensório escrotal, associados à analgesia. Em geral, o acompanhamento pode ser realizado em caráter ambulatorial.

O comprometimento da túnica albugínea é indicação da exploração testicular cirúrgica via escrotal com ráfia primária da túnica albugínea, preservando a maior quantidade de parênquima possível. A ráfia testicular também tem a intenção de evitar o contato entre o parênquima e o interstício testicular, uma vez que este contato pode levar à infertilidade. A orquiectomia deve ser evitada a todo o custo e a máxima quantidade de parênquima deve ser sempre preservada.

O não comprometimento da túnica albugínea, porém, com fluxo testicular alterado, também indica intervenção cirúrgica com exploração via escrotal por suspeita de torção testicular. Contudo, o tempo de história é importante e será importante no tratamento definitivo. Esse assunto será discutido mais profundamente no capítulo de urgências urológicas não traumáticas.

Em caso de avulsão testicular, destruição total ou necrose irreversível por interrupção do fluxo sanguíneo, a orquiectomia está indicada.

■) Complicações

As complicações precoces envolvem hematomas e infecções de bolsa testicular, com possível evolução para abscesso, se não tratado adequadamente.

Já as complicações tardias são inerentes tanto ao trauma propriamente dito quando ao ato cirúrgico em si. Dentre elas, a infertilidade e o *deficit* na produção de testosterona. Essas complicações estão correlacionadas com a massa de parênquima preservada, por isso o esforço na sua preservação é tão importante.

■ TRAUMA PENIANO
■) Epidemiologia

A genitália masculina externa é raramente acometida por traumas contusos enquanto está em seu estado flácido. Quando ocorre, geralmente está em ereção e resulta na fratura peniana. Já os mecanismos mais frequentes para lesões em flacidez são por estrangulamento, mordeduras de animais e traumas penetrantes por arma branca ou de fogo.

Independentemente do mecanismo de trauma, o atendimento deve ser rápido e adequado para prevenir complicações permanentes, como curvatura peniana e disfunção sexual.

Quando em ereção, a fratura peniana consiste na laceração da túnica albugínea do corpo cavernoso. Esse quadro ocorre durante a relação sexual, quando há a flexão forçada do pênis, levando à lesão das estruturas do corpo cavernoso. É importante ressaltar que a fratura peniana autoinfringida apresenta incidência aumentada em certos países, motivada por algumas religiões, como a islâmica.

■▶ Classificação

**Tabela 19.6
Classificação trauma peniano.**

Grau	Descrição da lesão
I	Laceração cutânea/contusão
II	Laceração da fáscia de Buck sem perda de tecido
III	Avulsão cutânea com laceração envolvendo glande/meato, com perda de tecido ureteral ou de corpo cavernoso < 2 cm
IV	Penectomia parcial com perda de tecido uretral ou de corpo cavernoso > 2 cm
V	Penectomia total

■▶ Quadro clínico

Os traumas penetrantes são evidentes e o próprio exame físico é esclarecedor.

Nos casos de trauma peniano em ereção, a história clínica é caracterizada por um estalido peniano durante a relação sexual, seguida de dor e detumescência imediata. O hematoma que é, em geral, restrito ao pênis, pode se estender deste o local da lesão até a base peniana. A uretrorragia pode estar presente em até um quarto das fraturas.

■▶ Diagnóstico

No trauma penetrante, não há necessidade de realização de exames complementares, uma vez que o próprio exame físico determina a localização e a gravidade das lesões.

O diagnóstico das lesões em ereção é mais complexo. O exame físico geralmente é pobre e só dá indícios da ocorrência do trauma. Por isso, os exames auxiliares, como a ultrassonografia e a ressonância magnética (RNM) são importantes na detecção de lesões do plexo venoso dorsal e do corpo cavernoso.

O hematoma pode dificultar a identificação de lesões pela ultrassonografia, e a RNM, embora apresente alta sensibilidade para o caso, raramente está disponível nos pronto atendimentos. Dessa forma, quando não há a possibilidade de um exame adequado, deve-se indicar a cirurgia tanto para um diagnóstico preciso como para tratamento definitivo.

Levando-se em consideração que as lesões de uretra estão presentes em aproximadamente 15% das fraturas penianas, a uretrocistografia retrógada sempre deve ser solicitada para a identificação de perfurações que não seriam observadas no intraoperatório.

■▶ Tratamento

O tratamento das lesões penetrantes do pênis sempre é cirúrgico e imediato.

Lacerações simples (grau I) podem ser tratadas com higiene local e sutura primária simples. Nos casos de lesão da fáscia de Buck, da túnica albugínea, do meato uretral ou da pele sem perda significativa de tecido (graus II e III), a conduta é sutura primária das estruturas acometidas.

Em lesões mais profundas (grau IV), em que o fechamento primário não é possível, uma vez que sua realização poderia resultar em curvatura peniana, está indicada a limpeza e o desbridamento do tecido necrótico, com cobertura da lesão pelo retalho ou enxerto. O enxerto pode ser autólogo, retirado da túnica vaginal, da fáscia lata, entre outros, ou xenólogo, como, por exemplo, o pericárdio bovino.

Nos casos de penectomia parcial (grau IV), deve-se sempre tentar o reimplante peniano, quando o coto amputado estiver disponível e viável. Na impossibilidade de reimplante, a conduta mais adequada é a realização de sutura dos corpos cavernosos na altura da lesão, com cobertura da área cruenta e maturação do coto uretral no segmento de pele utilizado.

Em situações de penectomia total (grau V), o reimplante também deve ser tentado. Na impossibilidade do reimplante, realiza-se a sutura dos corpos cavernosos remanescentes para controle hemostático, com fechamento da área cruenta e reimplante uretral no períneo.

A fratura de pênis tem indicação cirúrgica na quase totalidade dos casos, devendo ser realizada após a uretrocistografia retrógrada para avaliação de possível lesão uretral associada. O tempo ideal para tratamento cirúrgico é de até 8 horas a contar do trauma. Após esse período, o risco de complicações aumenta expressivamente, mas não contraindica a cirurgia.

A exploração cirúrgica é por meio de incisão subcoronal, com descolamento até a base peniana, a fim de obter exposição completa dos componentes da haste.

A cirurgia deve se ater a três principais estruturas: plexo venoso dorsal, túnica albugínea do corpo cavernoso e uretra peniana. Nos casos de sangramento do plexo venoso dorsal, o tratamento baseia-se na sutura hemostática. Nas lesões do corpo cavernoso, as suturas primárias tendem a ser suficientes, atentando-se que são mais prevalentes na face ventral do pênis, onde a espessura da túnica albugínea é menor. Já nas lesões de uretra, além da sutura primária ou de técnicas de aproximação, deve-se atentar a manter a sondagem vesical de demora para uma adequada cicatrização.

▆▍ Complicações

As complicações nos traumas penianos estão diretamente relacionadas à gravidade da lesão e ao tempo decorrido entre o trauma e o tratamento.

Precocemente, as complicações observadas são: formação de hematomas, infecção, necrose tecidual por desvascularização (bastante frequente nos reimplantes penianos) e abscesso. As complicações tardias são a curvatura peniana, o aparecimento de placas nos corpos cavernosos e a disfunção erétil.

BIBLIOGRAFIA

1. Morey AF, Brandes S, Dugi III DD, et al. Urotrauma American Urological Association Guideline. 2014. Disponível em: http://www.auanet.org/education/guidelines/urotrauma.cfm
2. Nardi AC, Nardozza Jr A, Bezerra CA, et al. Urologia Brasil. São Paulo: Planmark; 2013.
3. Reis RB, Zequi SC, Zeratti Filho M. Urologia moderna. São Paulo: Lemar; 2013.
4. Summerton DJ, Djakovic N, Kitrey ND, et al. European Association of Urology Guidelines on Urological Trauma. 2014. Disponível em:http://www.uroweb.org/guidelines/online-guidelines/
5. Wein AJ, Kavoussi LR, Novick AC, et al. Campbell – Walsh Urology. 11th ed. Philadelphia: Elsevier; 2016.
6. McAninch JW. Genitourinary trauma. World J Urol 1999;17(2):65-9.
7. Meng MV, Brandes SB, McAninch JW. Renal trauma: indications and techniques for surgical exploration. World J Urol 1999;17(2):71-7.

Capítulo 20

Queimaduras

Bruno Vella Páteo
Cláudia Moura Ribeiro da Silva
Victor Hugo Lara Cardoso de Sá

■ INTRODUÇÃO

Queimadura é a lesão tecidual consequente a um trauma térmico, elétrico, químico ou radioativo. Segundo estatísticas do Ministério da Saúde (2015), no Brasil, anualmente, cerca de 1 milhão de pessoas são vítimas de queimadura e aproximadamente 2.500 evoluem a óbito, o que leva a um grande gasto financeiro, além do importante impacto social e psicológico causado em suas vítimas.

■ CLASSIFICAÇÃO
■) Profundidade

- **1º grau:** são limitadas à epiderme e, portanto, conhecidas como superficiais. Apresentam-se com hiperemia local e dor, preservando os anexos cutâneos. Não acarretam alterações fisiopatológicas significativas e, consequentemente, não são incluídas no cálculo da Superfície Corpórea Queimada (SCQ). Ex.: queimadura solar (Fig. 20.1).

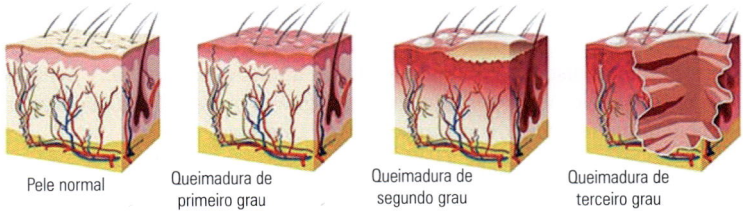

Fig. 20.1 – *Profundidade das queimaduras.*
Fonte: AMRIGS. Disponível em: <http://www.amrigs.org.br/upload/893900304794151.jpg>. Acesso em: 19 jul. 2018.

- **2º grau:** acometem até a derme.
  - **Superficial:** atinge a derme papilar e expressa-se clinicamente com pele rosada, úmida, dor intensa e aparecimento de flictenas (bolhas). A ferida empalidece à digitopressão. A cicatrização ocorre geralmente em 10 a 14 dias, com bom resultado estético.
  - **Profunda:** chega à derme reticular e apresenta pele de coloração rosa mais pálido e aspecto mais seco, flictenas e dor moderada. Não empalidece com a pressão. A cicatrização é grosseira e ocorre entre 3 e 9 semanas, poden necessitar de enxertia.
- **3º grau:** estendem-se por todas as camadas da pele (espessura total), atingindo o tecido subcutâneo e podendo acometer músculo ou osso. Ocorre a destruição completa dos anexos cutâneos. É uma lesão indolor, com pele nacarada ou carbonizada e visualização de vasos trombosados na superfície. A cicatrização ocorre somente com o desbridamento da área necrótica e a cobertura cutânea local com enxerto ou retalho.

FISIOPATOLOGIA

Na resposta metabólica à queimadura, diversos mediadores inflamatórios são liberados. Dentre eles: histamina, bradicina, prostaciclina e prostaglandina E_2, que têm como principal efeito o aumento da permeabilidade capilar. Isso gera perda de líquido do meio intravascular para o terceiro espaço, reduzindo o débito cardíaco e promovendo hipoperfusão dos tecidos – o conhecido "choque da queimadura". Além disso, hormônios catabólicos (cortisol, catecolaminas e glucagon) têm sua concentração elevada, o que leva a um aumento da taxa metabólica basal em até 200%. Ocorre intensa proteólise e lipólise, levando à rápida desnutrição. Portanto, adequada hidratação e suporte nutricional são vitais para a boa evolução.

TRATAMENTO

Atendimento Inicial

É de suma importância sempre manter em mente que o paciente queimado é uma vítima de trauma e, portanto, deverá ser atendido de acordo com os preceitos básicos do *Advanced Trauma Life Support* (*ATLS* – ABCDE). Deve ser levado em consideração o mecanismo do trauma (quedas de altura, explosões etc.), evitando o subdiagnóstico de lesões potencialmente mais graves que a própria queimadura (trauma abdominal fechado, trauma torácico, TCE, fraturas).

Sendo assim, após afastar o paciente da fonte de queimadura e remover toda sua roupa e pertences (anéis, pulseiras, relógios), a atenção deve ser voltada à via aérea. Na suspeita de lesão térmica das vias aéreas superiores, em pacientes expostos a fumaça ou vapor (Tabela 20.1), a intubação orotraqueal (IOT) deverá ser realizada de acordo com os critérios presentes na Tabela 20.2. Se, inicialmente, não houver indicação de intubação, mas a história for sugestiva de lesão da via aérea, deve-se reavaliar frequentemente o quadro do paciente.

É necessário garantir acesso venoso periférico calibroso para a reposição volêmica adequada e dar preferência à punção em áreas não queimadas e, na impossibilidade de acesso, considerar dissecção da veia safena.

É mandatória a realização do controle álgico, muitas vezes sendo indicado o uso de analgésicos opioides. A profilaxia antitetânica também não deverá ser esquecida.

Tabela 20.1 Suspeita de lesão das vias aéreas.
• Queimaduras cervicais e faciais
• Chamuscamento de cílios e vibrissas nasais
• Depósitos de carbono na orofaringe
• Escarro carbonáceo
• Rouquidão
• História de confinamento no local do incêndio
• Confusão mental

Fonte: acervo do autor.

Tabela 20.2 Indicações de IOT.
• Estridor respiratório
• Rouquidão progressiva
• Uso de musculatura acessória para respiração
• Formação de bolhas ou edema na orofaringe
• Hipoxemia e insuficiência respiratória

Fonte: acervo do autor.

■❱ Cálculo da superfície corporal queimada (SCQ)

Existem diversos métodos utilizados para cálculo da SCQ. O mais consagrado é a "regra dos nove" de Wallace (Fig. 20.2). Em centros especializados, utiliza-se o gráfico de Lund-Browder (Fig. 20.3). Uma maneira simples para queimaduras de menor extensão é a correlação direta da palma da mão do paciente com os dedos estendidos, que corresponde a 1% de SCQ.

■❱ Reposição volêmica

Dentre as variadas fórmulas para o cálculo da reposição de cristaloides em pacientes com SCQ acima de 20%, a mais aceita atualmente é a **fórmula de Parkland** ($4 \times SCQ \times Peso = mL/24h$ de solução aquecida). O volume final será dividido em 24h, sendo 50% administrado nas primeiras 8h e o restante nas demais 16h. Prefere-se o uso de *ringer* lactato, devido à sua osmolaridade mais semelhante à do plasma humano. O uso de soro fisiológico (SF0,9%) em grande quantidade pode acarretar hipercloremia e piora da acidose metabólica. O principal parâmetro da reposição volêmica adequada é o débito urinário (controle preferencialmente por sonda vesical de demora – SVD), sendo de 0,5 a 1 mL/kg/h em adultos e 1 a 2 mL/kg/h em crianças.

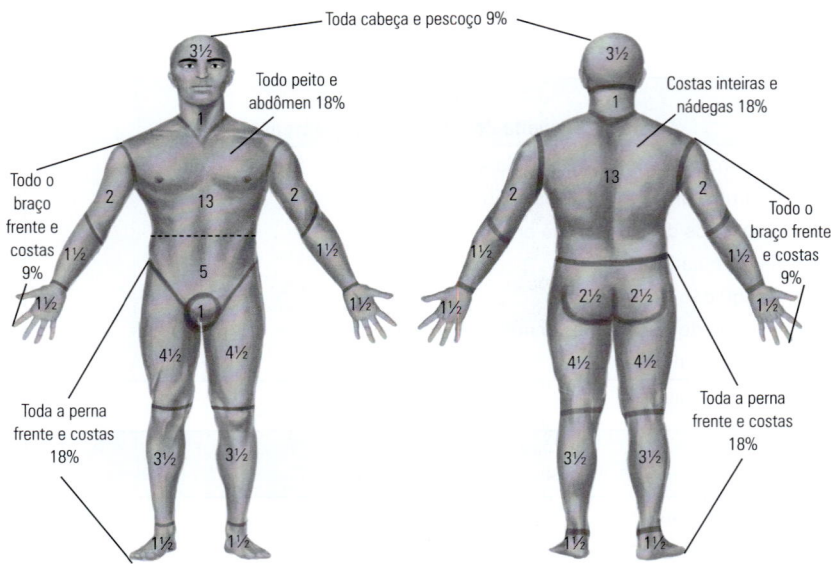

Fig. 20.2 – *Método de Wallace (Regra dos Nove).*
Fonte: EBAH. Disponível em: <http://s3.amazonaws.com/magoo/ABAAAgpgQAE-7.jpg>. Acesso em: 19 jul. 2018.

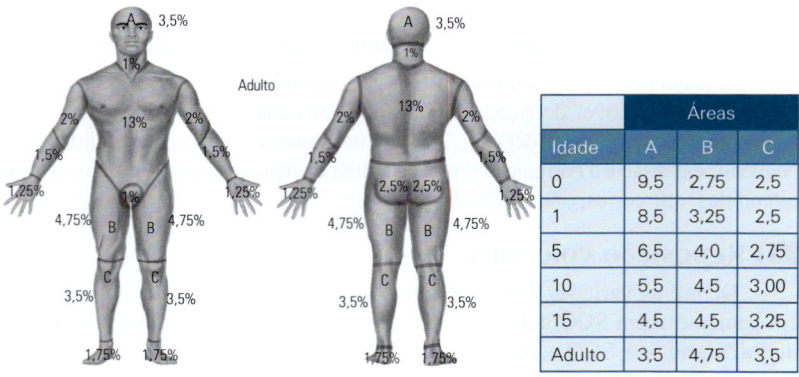

Idade	Áreas		
	A	B	C
0	9,5	2,75	2,5
1	8,5	3,25	2,5
5	6,5	4,0	2,75
10	5,5	4,5	3,00
15	4,5	4,5	3,25
Adulto	3,5	4,75	3,5

Fig. 20.3 – *Método de Lund and Browder.*
Fonte: Serviço de Queimados do Hospital Geral de São Matheus.

■ Indicações de internação

Os critérios de internação seguem a Tabela 20.3 e o paciente deverá ser transferido a um centro de referência. A terapia intensiva é recomendada em pacientes grandes queimados (Tabela 20.4), em casos de lesão por inalação de fumaça e nas comorbidades descompensadas.

Tabela 20.3 Critérios para internação do paciente queimado.
• 2º grau com SCQ ≥ 20% em adultos ou ≥ 10% em crianças
• 3º grau com SCQ ≥ 10% em adultos ou ≥ 05% em crianças
• Suspeita de queimadura de vias aéreas
• Queimaduras em áreas especiais (face, genital, mãos e pés)
• Queimaduras circunferenciais (risco de síndrome compartimental)
• Condições sociais desfavoráveis ou comorbidades

Fonte: acervo do autor.

Tabela 20.4 Gravidade das queimaduras.	
Pequeno queimado	1º grau
	2º grau < 10% SCQ
Médio queimado	Criança: 2º grau 10%-20% SCQ
	3º grau < 5% SCQ
	Adulto: 2º grau 10%-30% SCQ
	3º grau < 10%
	Mãos, pés, cabeça, períneo ou pescoço
Grande queimado	Criança: 2º grau > 20% SCQ
	3º grau > 5% SCQ
	Adulto: 2º grau > 30% SCQ
	3º grau > 10% SCQ
	Queimadura elétrica / Comorbidades / Associada a outras lesões (TCE, IAM, embolia pulmonar)

Fonte: acervo do autor.

■ Curativos e tratamento cirúrgico

Somente após a estabilização do paciente, deve-se voltar a atenção aos cuidados com a queimadura propriamente dita. As lesões devem ser irrigadas com SF 0,9% em abundância e higienizadas com clorexidina degermante. Todos os detritos e resíduos devem ser retirados e, nesse momento, deverá ser realizado o desbridamento da pele desvitalizada e das flictenas.

Os princípios básicos do curativo visam manter a temperatura local, isolar a área queimada do meio externo e imobilizar as articulações atingidas em posição funcional. Sendo assim, o curativo usualmente é realizado em 4 camadas: tecido (gaze ou *rayon*) embebido em substância; algodão hidrofílico, gaze de metro e faixa crepe.

Diversas são as substâncias atualmente disponíveis para a utilização na primeira camada. Dentre elas, a sulfadiazina de prata 1% é a pomada mais utilizada no grande queimado. Apresenta bom espectro antibacteriano e é pouco dolorosa. No entanto, é necessária a troca 2×/dia e pode acarretar leucopenia transitória. Quando associada ao nitrato de cério, há aumento de seu efeito bactericida. O óleo de girassol (Dersani®) e a vaselina podem ser empregados nas lesões mais superficiais para promover hidratação da ferida.

A opção disponível para substituir o curativo de 4 camadas é a placa de hidrocoloide, um curativo autoadesivo que promove conforto, diminuindo a dor local e reduzindo o número de trocas. Outras alternativas, de custo mais elevado, são os substitutos cutâneos temporários (alo e xenoenxertos, Suprathel®, Oasis®, Biobrane®) ou os substitutos cutâneos permanentes (Integra®, Alloderm®).

O tratamento cirúrgico normalmente envolve o desbridamento tangencial das lesões. Ele está indicado em casos de queimaduras mais profundas, com desvitalização do tecido e impossibilidade de cicatrização, ou naqueles em que a cicatrização por segunda intenção pode ser prejudicial, funcional ou esteticamente. Ele deverá ser realizado o mais precocemente possível, desde que as condições clínicas do paciente permitam o procedimento. Muitas vezes, para realizar a cobertura cutânea com enxertos de pele, serão necessários múltiplos desbridamentos, até que a área receptora esteja em condições adequadas para enxertia (tecido de granulação limpo).

A escarotomia descompressiva (Fig. 20.4) é realizada de urgência, quando observada a alteração da perfusão de um membro ou restrição torácica. Nor-

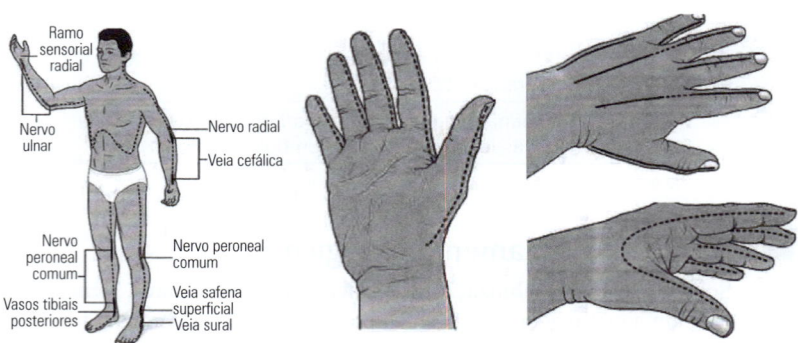

Fig. 20.4 – *Incisões das escarotomias descompressivas.*
Fonte: Neligan e Song (2015, p. 428-429).

malmente, as queimaduras circulares provocam edema e perda de elasticidade, levando a uma síndrome compartimental com restrição da circulação local. Utiliza-se, preferencialmente, o bisturi elétrico no eixo axial, incisando as faces medial e lateral em toda a espessura da lesão.

Suporte nutricional

A avaliação nutricional deve ser realizada por uma equipe especializada na admissão do paciente, normalmente utilizando-se fórmulas para cálculo do gasto energético no queimado. A dieta deve ser introduzida o mais precocemente possível e a via de administração preferencial é a oral. A dieta enteral pode ser associada e a parenteral é reservada para casos de impossibilidade das outras vias, uma vez que está relacionada a elevada morbidade.

COMPLICAÇÕES

Respiratórias

A intoxicação por monóxido de carbono (CO) pode ocorrer em casos de confinamento no local do incêndio. Ela se apresenta com cefaleia, confusão mental, náuseas, tonturas, distúrbios visuais e perda de consciência. O nível de carboxi-hemoglobina (COHb) tem relação direta com os efeitos da intoxicação, e a oximetria de pulso e a gasometria podem estar erroneamente normais. A oxigenioterapia em alto fluxo, com uso de máscara unidirecional e sem recirculação, é o tratamento de escolha.

A lesão química broncopulmonar ocorre devido à inalação da fumaça, que é fonte de toxinas que causam inflamação do epitélio respiratório. O quadro típico é a evolução tardia (após 2 a 3 dias) para insuficiência respiratória. O diagnóstico é confirmado por broncoscopia e o tratamento é baseado em fisioterapia e fornecimento de oxigênio, podendo ser necessária a IOT.

Infecção

A área queimada se mantém estéril por um curto intervalo de tempo e, após cerca de 48h, está colonizada. No entanto, o uso rotineiro da antibioticoterapia sistêmica não está indicado, sendo utilizado apenas quando diagnosticado um quadro infeccioso. A realização de exames laboratoriais, radiográficos e culturas auxiliam no diagnóstico e norteiam a escolha dos medicamentos. A infecção e a sepse são a principal causa de óbito no paciente queimado e o foco mais envolvido é o pulmonar.

Outras complicações

O íleo adinâmico se mostra frequente nos primeiros dias após a queimadura e úlceras gástricas e duodenais agudas devem ser evitadas com o uso de protetores gástricos. Em pacientes graves, pode-se observar insuficiência hepatocelular, colecistite alitiásica e coagulopatia. A úlcera de Marjolin é um tipo de carcinoma espinocelular que pode aparecer em cicatrizes de queimadura anos após o trauma.

TIPOS ESPECIAIS DE QUEIMADURA
Elétrica

Ocorre quando a eletricidade é conduzida pelo corpo do paciente, apresentando lesões exteriorizadas nas portas de entrada e saída da corrente (geralmente nos membros). A gravidade está associada à voltagem e amperagem da rede.

A pele conduz menos eletricidade do que os demais tecidos mais profundos e, portanto, a queimadura aparente na superfície, muitas vezes, não corresponde ao dano real causado. Por esse motivo, queimaduras elétricas tendem a progredir ("aprofundar") nos primeiros dias de evolução.

É necessária monitorização cardíaca, dosagem de marcadores de necrose muscular e miocárdica (CPK, CKMB e troponina) e controle rigoroso do débito urinário. A rabdomiólise gerada pode causar mioglobinúria, levando à insuficiência renal aguda. Portanto, nesses casos, deve-se ter como objetivo um débito urinário de até 2 mL/kg/h. Para proteção da função renal pode ser indicado o uso de manitol e bicarbonato de sódio.

Deve ser diferenciada da queimadura tipo *flash burn*, em que a explosão de material elétrico pode lançar o paciente à distância, sem que, no entanto, tenha havido condução de energia pelos tecidos.

Química

São queimaduras frequentemente associadas ao ambiente de trabalho. Geram lesões progressivas até que o agente causador seja totalmente retirado. Idealmente, deve-se identificar a substância para que a correta remoção seja realizada. Na maioria dos casos, pode ser feita com água em abundância, exceto em situações específicas (p. ex.: fenol). Nunca se deve tentar neutralizar o produto, o que levaria a uma reação química com mais produção de calor e potencial de agravamento da lesão.

BIBLIOGRAFIA

1. Neligan PC, Song DH. Cirurgia plástica: tronco, extremidade inferior e queimaduras. 3 ed. Rio de Janeiro: Elsevier; 2015. p.393-434.
2. Melega JM, Viterbo F, Mendes FH. Cirurgia plástica: os princípios e a atualidade. Rio de Janeiro: Guanabara Koogan; 2011. P.180-211.
3. Speranzini MB, Deutsch CR, Yagi OK. Manual de diagnóstico e tratamento para o residente de cirurgia. São Paulo: Atheneu; 2013. p.493-511.
4. Brasil. Ministério da Saúde. Cartilha para tratamento de emergência das queimaduras. Disponível na Internet: http://bvsms.saude.gov.br/bvs/publicacoes/cartilha_tratamento_ emergencia_queimaduras.pdf
5. SBQ – Sociedade Brasileira de Queimaduras. Conceito e Causas. Disponível na Internet: http://sbqueimaduras.org.br/queimaduras-conceito-e-causas/
6. Cruz BF, Cordovil PBL, Batista KN. Perfil epidemiológico de pacientes que sofreram queimaduras no Brasil: revisão de literatura. 2012. Disponível na Internet: http://www.rbqueimaduras.com.br/details/130/pt-BR (Acesso 31 mai. 2017)

Capítulo 21

Damage Control – Cirurgia de Controle de Danos

Karina Scalabrin Longo
Mário Paulo Faro Junior

■ INTRODUÇÃO

O termo *damage control* ou controle de danos faz alusão às equipes da Marinha norte-americana, especializadas e responsáveis por manter flutuando os navios com grave dano até retornarem ao porto para reparo definitivo. De modo semelhante, a cirurgia para o controle de danos atende às condições imediatas com risco de morte do paciente, mantendo-o vivo para o manejo definitivo. Também chamada de laparotomia abreviada, a estratégia cirúrgica é reduzir o tempo operatório e sacrificar o reparo imediato das lesões, a fim de restaurar os parâmetros fisiológicos do paciente instável.

A ideia da cirurgia abreviada surgiu em 1983, quando Stone *et al*. demonstraram que a taxa de mortalidade caíra de 98% para 35% com o emprego de uma laparotomia inicial com colocação de compressas intra-abdominais para conter hemorragia maciça, ligadura de vasos e ressecção intestinal rápida sem anastomose. A operação era prontamente interrompida se o paciente apresentasse coagulopatia. O reparo cirúrgico definitivo era realizado em um segundo momento, com o paciente estável e com suas condições fisiológicas restabelecidas. Dez anos após, em 1993, Rotondo *et al*. introduziram o termo "controle de danos".

Apesar desse procedimento ser descrito inicialmente para lesões abdominais graves, o princípio se estendeu para todos os aspectos do trauma, aplicada ao tratamento de lesões torácicas, ortopédicas e vasculares. Além disso, pode ser aplicado para cenários não traumáticos, em pacientes no intraoperatórios com instabilidade hemodinâmica que impede que a operação seja realizada até o fim.

A cirurgia para o controle de danos é um conceito amplamente aceito atualmente entre os especialistas em trauma, quando se trata de doentes gravemente traumatizados. Nestes pacientes, a morte decorre, na maioria das vezes, da instalação da tríade letal (hipotermia, coagulopatia e acidose) e não da incapacidade de reparar as graves lesões presentes.

TRÍADE LETAL

Descrita por Burch *et al.*, a tríade letal envolve um desarranjo metabólico com coagulopatia, hipotermia e acidose. A taxa de hemorragia pela coagulopatia cresce para 50% quando associada à hipotermia, 60% quando associada à acidose e 98% na presença de toda a tríade letal.

- **Hipotermia:** No politrauma, a hipotermia decorre da perda sanguínea, da exposição do doente e da perda da termorregulação pelos danos neurológicos. Torna-se clinicamente importante abaixo de 36 °C por mais de 4 horas e relaciona-se a um pior prognóstico, quando abaixo de 35 °C. Acarreta hipoperfusão pela vasoconstrição periférica.

- **Acidose metabólica:** A acidose écum preditor importante de gravidade de lesão e de pior prognóstico, sendo um pH < 7,2 relacionado com um aumento da mortalidade. A acidose agrava o quadro da coagulopatia e sobrecarrega o sistema respiratório na tentativa de realizar uma alcalose respiratória compensatória.

- **Coagulopatia:** A maioria dos pacientes politraumatizados encontra-se em um estado de hipercoagulabilidade ou com parâmetros de coagulação pouco alterados. Entretanto, os 10% restantes apresentam hipocoagulabilidade e um pior prognóstico. Moore *et al.* descreveram que a coagulopatia grave (TP > duas vezes seu valor normal e TTPa > duas vezes seu valor normal) é um importante preditor de mortalidade.

MANEJO

O paciente com lesões graves necessita de uma intervenção imediata para tratar as condições que ameaçam a sua vida, quando não possui reserva fisiológica para tolerar uma operação prolongada.

Didaticamente, podemos dividir o procedimento em quatro fases, conforme o descrito a seguir:

- **Fase 1: Cirurgia para o controle de danos propriamente dita:** controle da hemorragia, limitação da contaminação e manutenção do fluxo sanguíneo para órgãos vitais e extremidades. Limitar o tempo operatório utilizando métodos de fechamento temporário da parede abdominal, com o objetivo de minimizar a tríade letal.

- **Fase 2: Ressucitação em unidade de terapia intensiva:** reposição de volume plasmático, combate a hipotermia com intenso aquecimento do paciente e suporte ventilatório, medidas que ajudam a normalizar a oferta tecidual de oxigênio e melhorar a acidose e a coagulopatia.

- **Fase 3: Reparo definitivo das lesepa encontradas:** o tempo transcorrido para a reabordagem é determinado pelo *status* do paciente.

- **Fase 4: Fechamento definitivo do abdome ou dos tecidos moles:** geralmente envolve cirurgias de reconstrução complexas, após a recuperação completa do paciente.

O "controle de danos" começa no momento do trauma e continua durante o transporte e a avaliação primária.

Antes de chegar ao hospital, a resposta fisiológica ao trauma pode ser mensurada pelos sinais vitais e pelo estado neurológico do paciente.

Durante o transporte ao hospital, a melhor estratégia para minimizar a mortalidade, aparentemente, é efetuar apenas as intervenções absolutamente necessárias para a manutenção da vida do paciente, basicamente o controle da via aérea e o controle de sangramentos.

Na sala de emergência, podemos avaliar rapidamente a gravidade da situação e indicar a necessidade da laparotomia exploradora e/ou de outras abordagens.

Não há consenso absoluto quanto aos critérios que devem ser utilizados para a indicação de uma cirurgia abreviada, entretanto, não há dúvida de que essa escolha deve ser tomada precocemente. A equipe cirúrgica deve ficar atenta aos sinais intraoperatórios que o paciente apresenta, evitando situações com alterações fisiológicas limítrofes, pois essas podem representar a perda do momento ideal para a instituição da cirurgia para o controle de danos. Deve haver um entendimento, uma sintonia entre a equipe cirúrgica em campo, que vive a dramaticidade da situação e a equipe de anestesia.

Constituem os principais parâmetros fisiológicos para a adoção do procedimento:

- instabilidade hemodinâmica (hipotensão grave);
- hipotermia < 34 °C;
- coagulopatia (alteração laboratorial da coagulação ou intraoperatório com sangramento difuso sem coágulos);
- sangramento incontrolável;
- choque persistente ou refratário;
- dificuldade de reparo de lesões vasculares;
- lesões de órgãos abdominais e pélvicos de difícil acesso e reparo;
- impossibilidade de fechamento da parede abdominal ou torácica pelo edema visceral;
- sinais de síndrome compartimental;
- necessidade de reavaliar viabilidade das alças intestinais em um segundo tempo.

FASE 1: CIRURGIA PARA CONTROLE DE DANOS (LAPAROTOMIA ABREVIADA)

O objetivo da cirurgia é conter a hemorragia, limitar a contaminação e manter o fluxo de sangue para órgãos vitais.

Independentemente da localização da lesão, o controle de danos pode ser aplicado na cabeça, no pescoço, no tórax, no abdome ou nas extremidades.

O tempo cirúrgico preconizado não deve extrapolar 90 minutos, pois, se prolongado, exacerba a hipotermia, a coagulopatia e a acidose, o que aumenta substancialmente a morbimortalidade.

A laparotomia exploradora é realizada por incisão mediana, para rápido acesso a toda cavidade e completa mobilização das estruturas intraperitoneais ou retroperitoneais.

Devemos proceder à abertura por planos até o peritônio e preparar o anestesista para a abertura completa da cavidade, que pode proporcionar descompensação clínica do paciente ao destamponar a fonte do sangramento.

   a) **Empacotamento e exploração:** Imediatamente após a abertura do peritônio, ao se deparar com o sangramento profuso, deve-se empacotar o abdome com compressas reparadas nos quatro quadrantes. Para explorar a cavidade, as compressas devem ser retiradas de modo reverso, até encontrar a fonte do sangramento ativo. As compressas podem ser trocadas durante a operação e, eventualmente, podem ser deixadas na cavidade abdominal e retiradas somente na reoperação programada.

   b) **Controle da hemorragia:** É estabelecida através da ligadura de vasos abdominais transeccionados ou por *shunts* em vasos essenciais que não podem ser ligados. Os reparos vasculares complexos não devem ser realizados nesse momento. Ainda pode-se submeter o paciente à esplenectomia quando o sangramento advém do baço, órgão não essencial, ou ao empacotamento de órgãos vitais severamente lesionados, como o fígado. As ressecções regradas e mais complexas devem ser evitadas, e os sangramentos também podem ser tratados com sutura do parênquima, desde que possível. Devem ser evitados procedimentos mais complexos nessa fase.

   c) **Controle da contaminação:** É obtido pelo reparo ou pela ressecção de vísceras ocas. O cirurgião deve inspecionar toda a extensão das alças intestinais, do ângulo de Treitz ao reto. A correção das lesões deve ser feita com sutura simples, se possível. Quando as lesões forem mais extensas, a ressecção do segmento intestinal traumatizado pode ser feita, e os cotos, distal e proximal, ligados. Quando ressecadas, as alças podem ser deixadas em descontinuidade para serem reanastomosadas em um segundo tempo. Realizar anastomose neste cenário de contaminação e choque aumenta o risco de complicações pós-operatórias e de deiscência da anastomose.

   d) **Fechamento temporário:** Após a primeira abordagem na cirurgia para o controle de danos, o abdome deverá ser fechado progressivamente, para qual se dispõem de várias táticas: fechamento contínuo da pele, Bolsa de Bogotá, curativo a vácuo. Esta tática permite uma abreviação da abordagem cirúrgica inicial, além de prevenir a Síndrome Compartimental intra-abdominal e facilitar o *"second-look"*, isto é, uma segunda abordagem necessária para o reparo definitivo das lesões e reavaliação da viabilidade dos órgãos intra-abdominais lesionados.

■ FASE 2: RESSUSCITAÇÃO NO CONTROLE DE DANOS – RECUPERAÇÃO NA UTI

Tão importante quanto a abordagem cirúrgica é o manejo clínico do politrauma grave em unidade de terapia intensiva. O objetivo é restaurar os parâmetros fisiológicos do paciente pela correção da volemia, pelo suporte ventilatório e aquecimento, afastando a tríade letal da coagulopatia, hipotermia e acidose.

São ofertados ao paciente solução cristaloide e transfusão de hemoconcentrados, com reavaliação periódica do *status* pós-cirúrgico.

Exames de imagem adicionais podem ser realizados para investigar potenciais lesões ou avaliar a extensão de lesões já identificadas.

Estas manobras de reanimação do paciente grave são realizadas para que ele possa ser submetido a nova operação. Esse período pode levar de 24 a 48 horas. Entretanto, não existe um consenso absoluto quanto aos parâmetros a serem atingidos. A Tabela 21.1 mostra alguns valores que podem servir como metas a serem atingidas.

a) **Correção da acidose:** A acidose é diretamente proporcional ao choque e à insuficiência vascular periférica com má perfusão tecidual. Portanto, corrigir a acidose é corrigir a oferta de oxigênio e a temperatura corporal.

**Tabela 21.1
Metas a serem atingidas da UTI.**

Parâmetro	*Meta*
Pressão arterial sistólica	90 mmHg
Lactato sérico	< 2,5 mmol/L
Base Excess	> –4 mmol/L
Hemoglobina	> 10 g/dL
Hematócrito	> 30%
Temperatura	> 35 °C
Tempo de protrombina	< 15 s
TTPa	< 35 s
Plaquetas	> 50.000/mm^3
Fibrinogênio	> 100 mg/dL
Cálcio sérico	> 0,9 mmol/L
Índice cardíaco	> 3 L/min/m^2
Saturação de O$_2$	> 95%
FIO$_2$	< 50%
Dosagem de inotrópicos	Baixa

Nesta fase é primordial, melhorar certos parâmetros como a hemoglobina, a saturação de O_2 e o débito cardíaco, mediante uma reposição volêmica adequada, instauração de drogas vasoativas e controle da hipotermia. A correção bioquímica da acidose com o uso de bicarbonato também tem importância nesta fase.

b) **Correção da hipotermia:** Sua prevenção é mais fácil que sua correção. Para isso algumas medidas podem ser tomadas, como abreviação do tempo cirúrgico, retirada de roupas úmidas, aquecimento do ambiente e de todos os fluidos antes da sua ministração ao paciente.

c) **Correção da coagulopatia:** Para a correção da coagulopatia, podem ser utilizados plasma fresco, concentrado de plaquetas ou crioprecipitados, entre outros. Nos protocolos de transfusão maciça, para pacientes que necessitam de transfusões volumosas, alguns autores sugerem a ministração na proporção 1:1:1 (concentrado de hemácias, plasma fresco e plaquetas) e a regra dos 10 (10 unidades em cada em 24 horas).

● FASE 3: REPARO DEFINITIVO – REOPERAÇÃO PROGRAMADA

O reparo definitivo pode ser instituído idealmente em 36 a 48 horas após a primeira abordagem cirúrgica. Não há período mínimo ou máximo para o retorno do paciente ao centro cirúrgico. O momento exato é determinado pelo seu *status* fisiológico, pois o paciente, idealmente, deve apresentar normalidade fisiológica dos seus sistemas antes de retornar ao centro cirúrgico. São medidas preconizadas a serem realizadas na reabordagem do paciente:

- retirada cuidadosa das compressas quando o abdome foi empacotado na primeira abordagem;
- reanastomose de segmentos de alças intestinais em descontinuidade ou confecção de estomas se necessário;
- *shunts* vasculares são substituídos pelo reparo primário das lesões;
- desbridamento de tecidos desvitalizados ou necrosados;
- fechamento definitivo da cavidade abdominal, quando possível;
- o reparo definitivo pode exigir uma abordagem conjunta com a equipe da cirurgia plástica.

● FASE 4: FECHAMENTO DA PAREDE ABDOMINAL

O fechamento definitivo do abdome pode ser um grande desafio para os cirurgiões. Independentemente da técnica utilizada. O importante é deixar a sutura da aponeurose livre de tensão, para prevenir o aparecimento de hérnias ventrais e, consequentemente, a necessidade de uma reoperação. Se transcorrido muito tempo entre a cirurgia para o controle de danos com fechamento temporário e fechamento definitivo, os músculos da parede se contraem lateralmente, deixando um defeito na linha média às vezes de difícil reparo.

O cirurgião pode empregar várias técnicas para o fechamento, como utilização de telas ou separação de componentes músculo-aponeuróticos da parede abdominal. Nas situações onde o fechamento não for possível, pode-se utilizar sistemas como o curativo com aspiração contínua por vácuo ou aplicação de retalhos cutâneos, visando uma correção posterior da hérnia incisional que será formada.

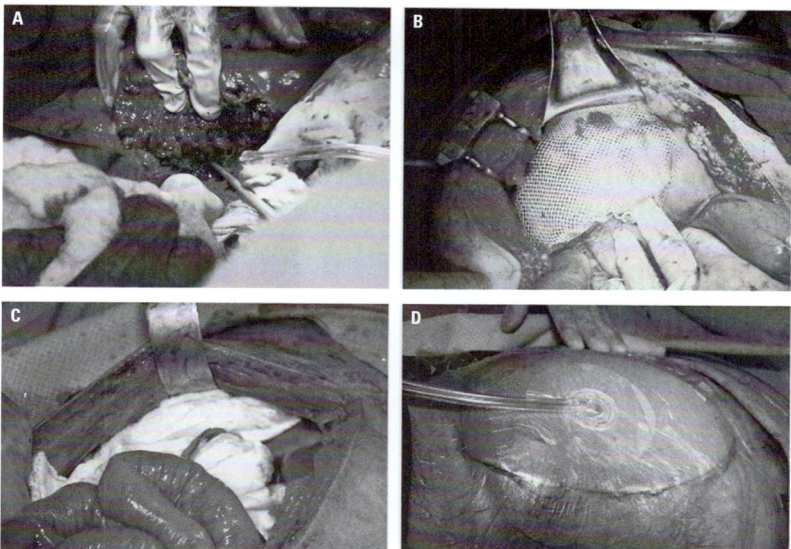

Figura 21.1 *Cirurgia para controle de danos.* (A) *lesão hepática grave;* (B) *ligadura vascular e desbridamento não anatômico;* (C) *empacotamento com compressas;* (D) *curativo a vácuo.*
Fonte: Atlas of Surgical Techniques in Trauma.

BIBLIOGRAFIA

1. Edelmuth R, Buscarolli Y, Fontenelle M. Cirurgia para controle de danos: estado atual. Rev Col Bras Cir 2013;40(2):142-51.
2. Sarani B, Martin N. Overview of damage control surgery and resuscitation in patients sustaining severe injury. Last Up todate 2017, Jul 26.
3. Sugrue M, D'Amours SK, Joshipura M. Damage control surgery and the abdomen. Injury 2004; 35(7):642-8.
4. Shapiro MB, Jenkins DH, Schwab CW, Rotondo MF. Damage control: collective review. J Trauma 2000; 49(5):969-78.
5. Roberts DJ, Bobrovitz N, Zygun DA, et al. Indications for use of damage control surgery in civilian trauma patients: a content analysis and expert appropriateness rating study. Ann Surg 2016; 263(5):1018-27.
6. Kaplan M, Demetriades D. Damage control surgery. Atlas of Surgical Techniques in Trauma. Cambridge: Cambridge University Press; 2015.

Seção 3

Urgências Não Traumáticas

Coordenador: Luiz Augusto Lucas Martins de Rizzo

Capítulo 22

Emergências Vasculares

Aska Moriyama
Luiz Augusto Lucas Martins de Rizzo
Francisco Cialdine Frota Carneiro Junior

Trombose Venosa Profunda

■ INTRODUÇÃO

- Trombose Venosa Profunda (TVP) é uma doença causada por oclusão de veias profundas por trombos, em sua grande maioria nos membros inferiores (MMII), podendo também acometer membros superiores.
- Veias são consideradas profundas quando estão localizadas profundas à fáscia muscular, correspondendo, nos MMII, a: ilíacas, femorais, poplíteas, soleares, gastrocnêmias, tíbias anterior e posterior e fibulares. Nos membros superiores (MMSS), são: subclávias, axilares, braquiais, radiais e lunares.
- É uma doença relativamente frequente no ambiente intra-hospitalar, principalmente pelos fatores de risco associados à hospitalização, como imobilidade, trauma e procedimentos cirúrgicos.
- Destaca-se como uma patologia com necessidade de rápido diagnóstico e tratamento por conta das possíveis complicações, como tromboembolismo pulmonar (cerca de 90% dos TEPs são causados por TVP), flegmasia (alba e cerúlea *dolens*), gangrena venosa e até óbito.
- Para manejo clínico da doença, é necessário instituir um tratamento urgente e em médio/longo prazo, sendo responsabilidade do profissional que faz o diagnóstico já oferecer o plano terapêutico ao paciente, oferecer diversas possibilidades de tratamento, devendo levar em conta a vontade do paciente, suas condições de aderir às necessidades logísticas do tratamento (como idas periódicas a serviços de saúde para exames) e os custos dos tratamentos.

■) Etiologia

A etiologia da TVP, assim como de outros tromboembolismos venosos (TEVs), é baseada nos componentes da tríade de Virchow (lesão endotelial, estase sanguínea e estado de hipercoagulabilidade), estando presentes na maioria dos pacientes em período pré ou pós-operatório, sendo necessária então a identificação dos principais fatores de risco e possíveis causadores da doença:

- Grandes cirurgias (principalmente ortopédicas) ou traumas;
- Internação hospitalar recente (últimos 90 dias);
- Imobilidade (pacientes acamados);
- Gravidez/puerpério;
- Trombofilias (inclusive história familiar);
- Quadros prévios;
- Anticoncepcional oral ou terapia de reposição hormonal;
- Neoplasia/quimioterapia;
- Outros fatores, como: obesidade, varizes de MMII, síndrome nefrótica, doença inflamatória intestinal, doenças hematológicas (por exemplo, policitemia vera, trombocitemia essencial etc.).

O quadro de TVP de membros inferiores pode ser subdividido em distal ou proximal. A TVP proximal acomete basicamente veias ilíacas, femorais ou poplíteas, e a TVP distal, as veias profundas abaixo do joelho.

A TVP em membros superiores é um quadro incomum, mas que tem se tornado mais frequente devido à cateterização de veias centrais (para acesso, nutrição parenteral antibioticoterapia prolongada, diálise, quimioterapia ou marca-passo), além de trombofilias e neoplasias, podendo-se destacar a síndrome de Paget-Schroetter.

■) Diagnóstico

A suspeita diagnóstica de TVP se dá quando o paciente se queixa de edema e dor locais de início agudo/subagudo, sendo necessária uma investigação pormenorizada dos antecedentes (principalmente uma pesquisa de fatores de risco), identificação de sinais ao exame clínico, exames laboratoriais e de imagem para confirmação da suspeita. Para guiar a conduta, utiliza-se o escore de Wells (Tabela 22.1).

É importante ressaltar que achados clínicos isolados não devem ser utilizados para diagnóstico (Tabela 22.2).

No caso de haver sintomas nos dois membros inferiores, utilizar o mais sintomático para avaliação.

Obs.: Não confundir com escore de Wells para TVP com Escore de Wells para TEP.

Tabela 22.1
Sinais, sintomas e exame físico relevantes para diagnóstico de TVP.

Sintomas	Sensibilidade/Especificidade
Edema	97%/33%
Dor	86%/19%
Exame físico	*Valor diagnóstico*
Presença de diferença de diâmetro das pernas > 3 cm	RV positiva: 1,8/IC: 1,5-2,2 (95%)
Ausência de diferença de diâmetro das pernas	RV negativa: 0,57/IC: 0,44-0,72 (95%)
Ausência de edema	RV negativa: 0,67/IC: 0,58-0,78 (95%)
Sinal de Homans, Bancroft, bandeira	Sem evidência

RV: Razão de verossimilhança; IC: Intervalo de confiança.

Tabela 22.2
Escore de Wells para trombose venosa profunda.

Característica clínica	Pontuação
Neoplasia em atividade (paciente recebendo tratamento atualmente ou há 6 meses)	+1
Paralisia, paresia ou imobilização recente dos membros inferiores	+1
Imobilização (acamado) recente por 3 dias ou mais, ou grande cirurgia nas últimas 2 semanas que realizou anestesia geral ou raquidiana	+1
Dor à palpação na topografia do sistema venoso profundo dos membros inferiores	+1
Edema em todo o membro inferior	+1
Edema de panturrilha com 3 cm ou mais de diâmetro em comparação com a perna assintomática (medida 10 cm abaixo da tuberosidade da tíbia)	+1
Edema depressível (sinal do cacifo presente) maior na perna acometida	+1
Veias colaterais superficiais (não varicosas)	+1
Diagnóstico diferencial mais provável (ver diagnóstico diferencial a seguir)	-2

Pontuação	Risco para TVP
-2 a 0	Baixo
1 a 2	Moderado
> 2	Alto

Fonte: adaptada de Wells *et al.* (1997, p. 350 e 1795).

■) Exames complementares

D-dímero
É um produto da degradação da fibrina, uma das proteínas presentes no coágulo. Pode estar alterado em vários casos, como gravidez, cirurgia ou trauma recentes, idade avançada, neoplasia, processos infecciosos, uso de anticoagulantes, além de outras situações, não apresentando especificidade para TVP. Tem valor preditivo negativo de 94%, mas ainda com limitações para diagnóstico dessa doença. Em indivíduos com classificação clínica de risco baixo para TVP e D-dímero negativo (valor preditivo negativo de 94%), pode ser descartado o diagnóstico de TVP.

> Obs.: Sua dosagem limite de normalidade deve ser corrigida pela idade do paciente.

■) Exames de imagem

- **Ultrassonografia (US) de membros inferiores:** é o exame não invasivo de escolha para diagnóstico de TVP. Apesar de ser examinador-dependente, apresenta valor preditivo positivo de cerca de 94%, tornando-se, por seu custo e disponibilidade, o exame mais importante para o diagnóstico dessa doença.
- **Flebografia (venografia):** é o exame padrão-ouro para o diagnóstico de TVP. Sendo invasivo e custoso, além de menor disponibilidade, tem indicação mais restrita. É a escolha para exclusão do diagnóstico em pacientes com alto risco por classificação clínica com US normal ou em pacientes com baixo risco e US alterado.
- **Ressonância magnética**: é um exame cuja aplicação tem sido estudada. Em alguns trabalhos, teve acurácia semelhante à flebografia e, mesmo sendo não invasivo, torna-se inviável pelo alto custo. Apresenta-se como uma possível alternativa para pacientes com alergia a contraste da flebografia, nos casos em que é indicada.
- **Tomografia computadorizada:** é um exame também ainda em estudo, ou seja, não tem sua aplicação prática bem estabelecida para trombose venosa de membros inferiores/superiores, além de ter alto custo, disponibilidade menor que a do US e expor o paciente à radiação. Mais indicada para vasos de maior calibre.

Quadro complicado
- **TVP em território proximal (iliofemoral):** pode evoluir com quadro incomum, conhecido como flegmasia. Inicia-se geralmente com a flegmasia alba **dolens**, apresentando-se com dor e edema intensos, eventualmente associados à palidez, pela presença do vasoespamo no membro afetado. Pode ocorrer ainda obstrução total ou quase total das veias desse segmento, bem como de veias que atuam como colaterais, levando a um quadro de flegmasia cerúlea **dolens**, na qual o membro apresenta, além da piora dos sintomas já descritos, dor ex-

cruciante, diminuição evidente da temperatura em relação ao lado contralateral e cianose, podendo o quadro evoluir para gangrena venosa, causando óbito em até 32% dos pacientes. Em aproximadamente dos casos, a flegmasia cerúlea **dolens** parece ser uma evolução da flegmasia alba **dolens**.

- Nesses casos, é sempre necessário realizar um diagnóstico diferencial com obstrução arterial aguda (OAA).

DIAGNÓSTICOS DIFERENCIAIS PARA TVP

- Lesão osteomuscular (40%);
- Edema no membro imobilizado (9%);
- Doença do sistema linfático: linfangite, obstrução linfática etc. (7%);
- Insuficiência venosa (7%);
- Cisto de Baker (5%);
- Celulite (3%);
- Doença no joelho (2%);
- Outras causas/desconhecido (26%).

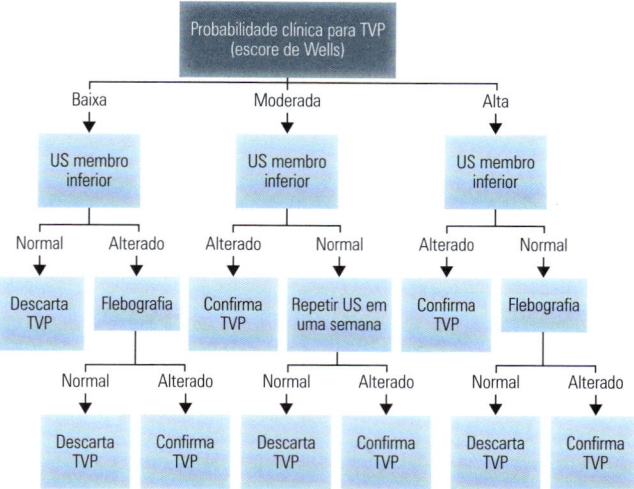

Fig. 22.1 – *Organograma para tratamento da TVP.*

Complicação tardia

- **Síndrome Pós-Trombótica (SPT):** síndrome que surge após alguns casos de TVP, por presença de hipertensão venosa de longa duração, na qual há desenvolvimento de sinais e sintomas de insuficiência venosa crônica, como dor, edema, dilatação venosa, hiperpigmentação da pele e até surgimento de úlcera venosa. Pode surgir semanas ou até meses depois do quadro inicial.

TRATAMENTO

Divide-se basicamente em três tipos de tratamento:

1. **Tratamento para TVP sem complicações.**
   a) Primeiros 10 dias
   b) Até 3 a 12 meses
   c) Contínua
2. **Tratamento para TVP com complicações.**
3. **Tratamento em paciente com contraindicação para anticoagulação.**

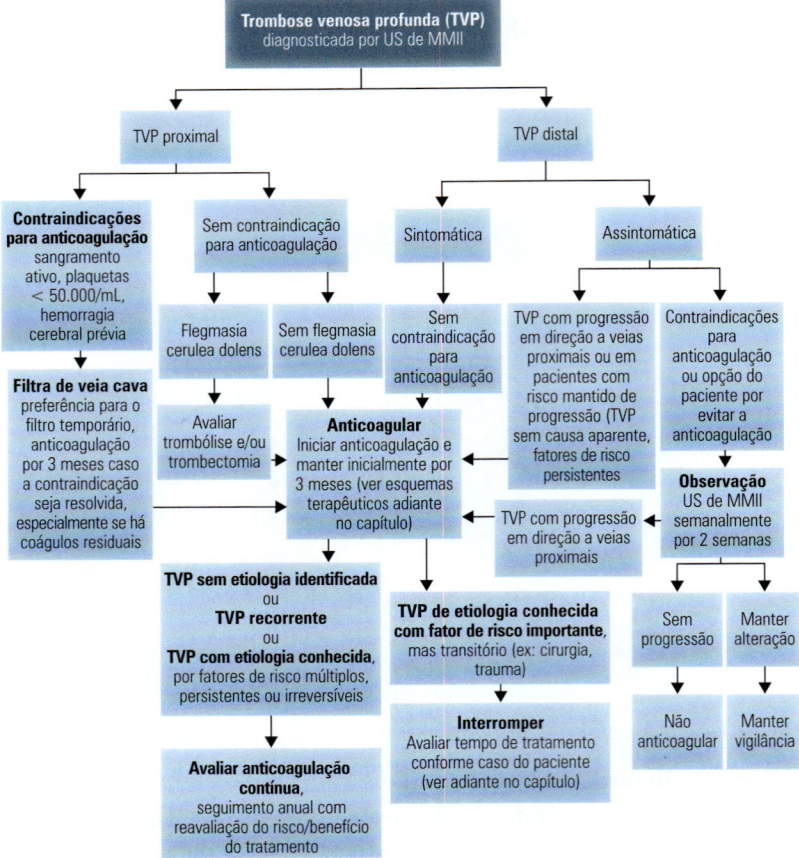

Fig. 22.2 – *Organograma para tratamento de TVP.*

1. a) Anticoagulação inicial (10 dias):

Tabela 22.3 Esquema de anticoagulação inicial.		
Medicação inicial	**Via**	**Seguimento**
Heparina de baixo peso molecular (enoxaparina, bemiparina)	Subcutânea	Manutenção/troca por oral
Heparina não fracionada	Endovenosa (preferência) ou Subcutânea	Adicionar anticoagulante oral na internação
Fondaparinux	Subcutânea	Manutenção/troca por oral
Inibidores orais do fator Xa (rivaroxabana)*	Oral	Manutenção
Inibidores diretos da trombina (dabigatrana)*	Oral	Manutenção
Antagonista de vitamina K (varfarina)	Oral	Usar para seguimento

Pacientes hemodinamicamente estáveis: preferência pela enoxaparina, fondaparinux ou inibidores do fator Xa.

* Evitar em TVP proximal complicada e em gestantes.

** Gestantes e varfarina: pode passar pela barreira placentária.

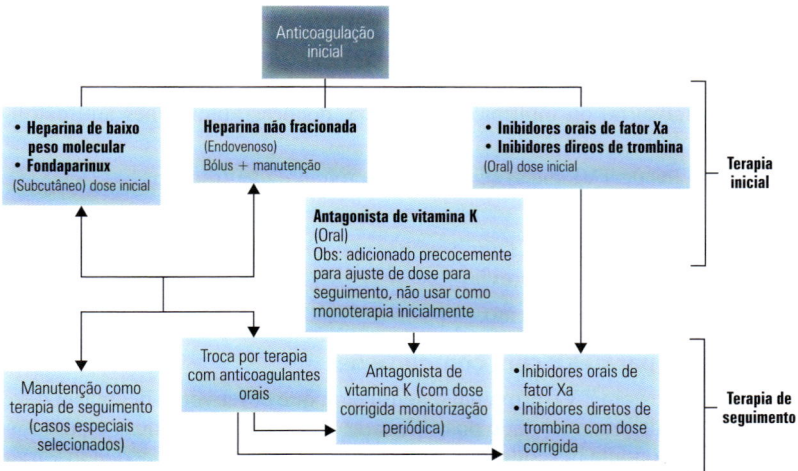

Fig. 22.3 – *Organograma para anticoagulação inicial para TVP.*

b) **Anticoagulação (até 3 a 12 meses):** deve-se discutir diversas possibilidades do paciente.

Tabela 22.4
Esquema de continuação da anticoagulação.

Medicação inicial	Via	Seguimento
Heparina de baixo peso molecular (enoxaparina)	Subcutânea	Manutenção/troca por oral
Heparina não fracionada	Subcutâneo	Adicionar anticoagulante oral na internação
Fondaparinux	Subcutânea	Manutenção/troca por oral
Inibidores do fator Xa*	Oral	Manutenção
Inibidores diretos da trombina*	Oral	Manutenção

c) **Anticoagulação contínua:**

- Indicações:
  - Episódio de TVP proximal ou TEP sintomático sem etiologia identificada.
  - Episódios recorrentes de tromboembolismo venoso (TEV) sem etiologia identificada.
- Considerar:
  - Episódios recorrentes de TEV com fatores precipitantes conhecidos (internação hospitalar, cirurgia, trauma etc.).
  - Episódios de TEV com fator(es) de risco importante(s), persistente(s), irreversível(is) ou múltiplos (neoplasia, doenças autoimunes antifosfolípides etc.).
  - Episódios de TVP distal sem fator precipitante identificado.
- Não indicada em:
  - Episódio de VTE com fator precipitante conhecido e transitório (cirurgia, internação hospitalar prévia)
  - Alto risco de sangramento.

Tratamento para TVP com complicações

Paciente com TVP proximal extensa e/ou que desenvolve flegmasia deve ter outra abordagem, incluindo possibilidade de uso de fibrinolíticos e/ou trombectomia. A conduta depende da especialidade de cada serviço, podendo variar de trombólise sistêmica até trombectomia aberta.

Por isso, deve-se entrar em contato com a equipe de cirurgia vascular o mais rápido possível, para determinação de conduta, pelo risco de perda de membro, TEP e complicações sistêmicas que podem resultar em óbito em dias ou até horas.

Anticoagulação

É fundamental não atrasar o início da anticoagulação, a não ser sob expressa orientação da equipe especialista. Neste caso, o tratamento deve ser feito com heparina não fracionada endovenosa, por não haver estudos com outras drogas e pela facilidade em interromper a anticoagulação, dependendo do procedimento a ser realizado.

Trombólise sistêmica

A trombólise pode ser realizada de duas maneiras: sistêmica ou guiada por cateter, esta com melhores resultados, por sua ação mais localizada. Só está indicada em quadros com menos de 14 dias de duração em paciente com hemodinâmica estável e com baixo risco de sangramento.

A anticoagulação deve ser interrompida durante a trombólise e retomada prontamente após a lise do trombo.

**Tabela 22.5
Recomendações para trombólise em TVP.**

Diagnóstico confirmado de TVP
Descartar contraindicações
Interromper anticoagulação (suspender heparina)
Administrar por acesso venoso periférico (caso a trombólise *in situ* não esteja disponível – o ideal é fazer *in situ* com cateter)
Continuar ou iniciar outras medidas de suporte clínico

**Tabela 22.6
Drogas para trombólise e dosagem.**

Medicamento	Via de administração	Posologia
Alteplase (rtPA)	Endovenosa	Administrar 100 mg em 2h.
Estreptoquinase	Endovenosa	Administrar 250 mil UI nos primeiros 30 min. Após, 100 mil UI/h por 24 a 72h. (É necessária monitorização e observação clínica para reações adversas)
Uroquinase	Endovenosa	Administrar 4.400 UI/kg nos primeiros 10 min. Após, 2.200 UI/kg/h por 12h.

Tratamento em paciente com contraindicação para anticoagulação

Nos casos em que há contraindicação para anticoagulação (vide a seguir), deve-se proceder com **passagem de filtro de veia cava**.

- **Contraindicações absolutas:** sangramento ativo, nível de plaquetas menor que 50 mil UI/mm^3, cirurgia recente ou necessidade de procedimento de urgência com alto risco de sangramento, história de sangramento intracraniano, trauma importante, distúrbios de coagulação que predispõem a sangramento.
- **Contraindicações relativas:** quadros de repetição de sangramento pelo aparelho digestivo, nível de plaquetas menor que 100 mil UI/mm^3, cirurgia recente ou necessidade de procedimento de urgência com baixo risco de sangramento, grande aneurisma de aorta abdominal associado com hipertensão, dissecção de aorta estável, tumores do SNC, hemorragias gastrintestinais recorrentes.

OUTRAS MEDIDAS TERAPÊUTICAS

Deambulação

Ao contrário do que se acreditava, novas evidências têm provado que a deambulação, após o início da terapia de anticoagulação, traz benefícios ao paciente, principalmente na prevenção da síndrome pós-trombótica. Deve-se apenas respeitar, além do início da terapia, a limitação pelos sintomas do paciente, principalmente de dor e edema.

Uso de meia elástica de compressão

Não há estudos conclusivos sobre os benefícios do uso de meia elástica pelos pacientes com TVP, nem da prevenção de síndrome pós-trombótica, apesar de alguns sugerirem que tem papel preventivo no surgimento da SPT. Entretanto, a elastocompressão auxilia no alívio dos sintomas da TVP, principalmente na dor e no edema, e, como consequência, ajuda também na deambulação precoce.

É importante ressaltar ainda que esta modalidade não deve ser utilizada antes do início da anticoagulação, em casos com insuficiência arterial nos membros inferiores ou alergia ao material.

INTERNAÇÃO HOSPITALAR

A internação hospitalar não é mandatória para todos os pacientes. Alguns beneficiam-se mais do tratamento domiciliar/ambulatorial. A decisão deve ser tomada pela equipe médica em conjunto com o paciente, levando em conta alguns fatores que determinam se há reais condições de prosseguir com tratamento extra-hospitalar.

É fundamental que o início do tratamento com anticoagulantes não seja postergado enquanto a conduta sobre a internação não estiver definida.

Tabela 22.7
Condições mínimas para tratamento domiciliar/ambulatorial de TEV.

Paciente hemodinamicamente estável
Baixo risco de sangramento com anticoagulação
Função renal preservada
Estrutura adequada para tratamento e vigilância de possíveis complicações (principalmente sangramento)

Fonte: adaptada de Hyers *et al.* (2001, p. 119 e p. 176S).

Por estrutura para tratamento, pode-se entender toda a parte de acesso à medicação necessária, com suporte para correta administração e monitorização (principalmente no caso de drogas de uso subcutâneo e no uso de varfarina, com monitorização dos níveis de RNI), além de equipe de saúde/familiares com condições de oferecer suporte e reconhecer sinais de alerta para retorno ao pronto-socorro (como novos eventos tromboembólicos ou sangramentos).

Pelo fato das diversas variantes presentes nessa condição, a equipe médica deve ter atenção na comunicação com o paciente e os familiares e, caso julgue que haja a possibilidade de tratamento domiciliar, orientá-los cuidadosamente, sempre levando em conta a vontade do paciente.

Além dos pacientes que não atendem às condições descritas anteriormente, há contraindicações para tratamento domiciliar/ambulatorial, necessitando de internação hospitalar inicialmente:

- TVP proximal extensa, principalmente iliofemoral ou com complicações (flegmasia cerúlea *dolens*);
- TEP sintomático concomitante;
- Alto risco de sangramento com anticoagulação;
- Comorbidades que podem levar o paciente a evoluir desfavoravelmente, com necessidade de internação.

■) Seguimento

Após a alta hospitalar, os pacientes devem manter o tratamento conforme prescrito, sempre atentos a possíveis complicações, como novos episódios tromboembólicos, sangramento, síndrome pós-trombótica.

Além disso, devem manter cuidado com a correta administração da medicação e a monitorização, visto que algumas alterações metabólicas (ganho de peso, gestação, piora da função renal ou hepática etc.) podem modificar a meia-vida dos anticoagulantes.

Deve-se ter especial cuidado com a varfarina, fazendo controle periódico rígido do RNI em acompanhamento médico, sendo a faixa terapêutica entre 2 e 3 (idealmente 2,5), salvo algumas exceções, como em pacientes com TVP de repetição ou TVP em vigência de anticoagulação, nos quais é indicado RNI mais alto, sem padrão definido (em geral entre 3 e 3,5).

Pacientes com fatores de risco persistentes para novos eventos, como suspeita de trombofilia ou neoplasia, devem procurar acompanhamento ambulatorial para tratamento da doença primária.

Tromboembolismo Pulmonar

● INTRODUÇÃO

- Tromboembolismo pulmonar (TEP) é uma patologia decorrente da oclusão da artéria pulmonar ou de seus ramos, responsáveis por conduzir o sangue aos alvéolos para realizar trocas gasosas, ocorrendo, assim, uma diminuição desse fluxo e o desenvolvimento de um processo inflamatório local, o que dificulta as trocas gasosas, causando prejuízo com consequências locais e sistêmicas.
- Ocorre em sua grande maioria por êmbolos provenientes de coágulos presentes na trombose venosa profunda (TVP), tendo, portanto, os mesmos fatores de risco, já citados anteriormente neste capítulo.
- Assim como a TVP, é fundamental que haja diagnóstico precoce, pelo risco de complicações que podem levar a óbito, tendo o agravante de ter apresentação clínica muito variável, podendo ser assintomática ou até causar morte súbita.
- Ainda existem outros tipos de embolia pulmonar, como gasosa, gordurosa ou neoplásica, entretanto, com menor relevância e frequência, sendo relacionadas a condições específicas.

● CLASSIFICAÇÃO

Existem algumas classificações de TEP que devem ser utilizadas para facilitar o diagnóstico e a escolha do tratamento:

●❱ Tempo de evolução

- **Agudo:** início imediatamente após obstrução dos vasos pulmonares;
- **Subagudo:** início dias ou até semanas após o evento;
- **Crônico:** desenvolvimento lento e progressivo de hipertensão pulmonar, com surgimento insidioso dos respectivos sinais e sintomas – diagnóstico geralmente mais tardio.

●❱ Repercussão hemodinâmica

- **Alto risco (ou maciço):** TEP que cursa com instabilidade hemodinâmica, independentemente da extensão;
- **Médio risco: (submaciço):** estabilidade hemodinâmica, mas com sobrecarga de ventrículo direito (VD);
- **Baixo risco:** estabilidade hemodinâmica, sem sobrecarga de VD.

A instabilidade hemodinâmica é considerada quando há:

- Pressão arterial sistólica (PAS) < 90 mmHg;
- Queda ≥ 40 mmHg em 15 minutos da PAS basal;
- Hipotensão com necessidade do uso de droga vasoativa (sem outra causa associada, como sepse, cardiopatia ou hipovolemia).

Classificação anatômica

Pode ser classificado dependendo da localização do trombo dentro da vascularização pulmonar (central, lobar, segmentar e subsegmentar). Alguns autores também classificam o "coágulo em trânsito" pelo coração, pelo alto risco de TEP e elevada mortalidade.

Presença de sintomas

- **Sintomático:** presença de sintomas de TEP (ver adiante) que levam ao diagnóstico;
- **Assintomático:** imagem compatível com TEP como achado incidental de exame, sem sintomas relatados.

DIAGNÓSTICO

O diagnóstico deve ser suspeitado quando o paciente apresenta queixas de desconforto respiratório, dispneia, dor torácica e tosse, principalmente na presença de fatores de risco.

Alguns estudos indicam o diagnóstico clínico tem sensibilidade de 85% e especificidade de 51%, o que reforça a importância de exames complementares, com inclusão de escores de probabilidades (Wells, Wells modificado ou Genebra modificado) para realizar diagnóstico e consequentemente definir a conduta terapêutica.

Tabela 22.8
Incidência dos sinais e sintomas no TEP.

Sinais/Sintomas	Frequência
Dispneia (em repouso ou ao esforço)	73%
Dor torácica (pleurítica)	66%
Tosse	37%
Ortopneia	28%
Dor (e/ou edema) em membro inferior	44%
Chiado	21%
Hemoptise	13%

Outros sintomas mais raros (com frequência menor que 10%): arritmias (transitórias ou persistentes), pré-síncope/síncope, colapso hemodinâmico.

Tabela 22.9
Incidência dos achados em exame físico no TEP.

Exame físico	Frequência
Taquipneia	54%
Sinais de TVP nos membros inferiores	47%
Taquicardia	24%
Estertores	18%
Murmúrios vesiculares diminuídos	17%
Segunda bulha acentuada no foco pulmonar	15%
Turgência jugular	14%
Febre (mimetizando pneumonia)	3%

Fonte: Stein *et al.* (1991, p. 100 e p. 598); Stein, Saltzman e Weg (1991, p. 68 e p. 1723); Stein *et al.* (2007, p. 120 e p. 871).

Os escores mais utilizados são o de Wells e o de Genebra (revisado).

Tabela 22.10
Escore de Wells para embolia pulmonar.

Característica clínica	Pontuação
Sinais e/ou sintomas de TVP	3
Outros diagnósticos menos prováveis que EP	3
Frequência cardíaca > 100	1,5
Imobilização (≥ 3 dias) ou cirurgia prévia nas últimas 4 semanas	1,5
TVP ou TEP prévios	1,5
Hemoptise	1
Neoplasia maligna	1

Tabela 22.11
Escore de Genebra modificado.

Característica clínica	Pontuação
FC > 95 bpm	+5
Edema (unilateral) em membro inferior com dor à palpação venosa	+4
Dor em membro inferior (unilateral)	+3
FC entre 75-94 bpm	+3
TEP ou TVP prévio	+3
Neoplasia maligna em atividade	+2
Hemoptise	+2
Cirurgia ou fratura de MMII no último mês	+2
Idade > 65 anos	+1

Tabela 22.12
Probabilidade pré-teste de embolia pulmonar.

Critério de Wells		Escore Genebra	
Probabilidade	Pontuação	Probabilidade	Pontuação
Baixa	< 2	Baixa	0-3
Moderada	2-6	Intermediária	4-10
Alta	> 6	Alta	≥ 11

Fonte: Van Belle *et al.* (2006, p. 295 e p. 172).

Obs.: Não confundir com escore de Wells para TVP com escore de Wells para TEP.

■) Exames complementares

- **Exames laboratoriais gerais:** pode haver leucocitose; aumento de DHL (lactato desidrogenase) e TGO (aspartatoaminotransferase). Convém avaliar a função renal para verificar a possibilidade de realização de tomografica computadorizada com contraste (ver adiante).
- **Gasometria arterial:** a hipoxemia pode ser sinal de TEP, principalmente quando o raio X de tórax é normal, apesar de, em 18% dos pacientes, esse exame apresentar-se normal. Achados e sua frequência:
  - Hipoxemia (presente em 74% dos casos);
  - Gradiente alvéolo-arterial aumentado (presente em 62% a 86% dos casos);
  - Alcalose respiratória e hipocapnia (presente em 41% dos casos).

> Obs.: Acidose (inclusive de componente respiratório) e hipercapnia são incomuns, mas podem ser observados em pacientes com TEP maciço que evoluem com choque.

- **BNP (*brain atriuretic peptide*) e troponinas (I e T):** têm pouco valor diagnóstico, mas podem ser solicitados para avaliação prognóstica. Diferentemente de eventos isquêmicos cardíacos, no TEP, os níveis de troponina tendem a ser normalizados após 40 horas.
- **D-dímero:** assim como descrito anteriormente (capítulo de TVP), o D-dímero isolado não faz diagnóstico de TEP, mas pode ser utilizado para descartar esse diagnóstico.
- **Eletrocardiograma (ECG):** exame geralmente alterado em pacientes com TEP, mas sem especificidade. Os achados mais comuns incluem taquicardia com alteração do segmento ST e inversão de onda T (70% dos casos).
- Alterações consideradas mais específicas, como padrão S1Q3T3 (onda S ampla em D1, onda Q e inversão de T em D3), sobrecarga de ventrículo direito ou bloqueio parcial ou completo de ramo direito estão presentes em menos de 10% dos casos, possuindo mais valor prognóstico.
- **Rx tórax:** é solicitado na maior parte das vezes para descartar outros diagnósticos; geralmente tem achados inespecíficos (derrame pleural, atelectasia, entre outros), podendo ser normal em 12% a 22% dos pacientes.
  Presença de sinal de Pallas, Hampton ou Westermark são mais sugestivos de TEP, mas são achados incomuns.
  Nos casos em que uma AngioTC de tórax já está programada, esse exame torna-se desnecessário.
- **Angiotomografia de tórax (AngioTC):** é um exame de escolha para diagnóstico de TEP, por possuir alta sensibilidade (> 90% isoladamente, que aumenta para ≥ 96%, quando combinada com a probabilidade pré-teste moderada ou alta) e a especificidade (cerca de 96% em alguns estudos). Também é útil para visualizar outras alterações torácicas, auxiliando a incluir ou descartar outros diagnósticos.
- **Mapeamento ventilação/perfusão (V/Q):** é um exame de escolha para pacientes com contraindicação para AngioTC ou quando há resultado inconclusivo em paciente com TEP provável. É importante ressaltar que só deve ser realizado em paciente com raio x de tórax normal, pois alterações neste podem causar alterações nos resultados.
- **Angiografia pulmonar:** padrão-ouro para diagnóstico de TEP, apesar de estar indicado apenas em situações específicas, por conta da rapidez, disponibilidade e acurácia de outros exames (principalmente da AngioTC). Seu uso fica mais restrito para casos em que há alta probabilidade de TEP e a AngioTC e o Mapeamento V/Q tiveram resultados inconclusivos ou em pacientes que necessitam de diagnóstico definitivo mais urgentemente, por necessidade de terapêutica mais agressiva, podendo já ser realizada durante o próprio exame.

- **Angiorressonância magnética de tórax:** é um exame pouco utilizado, por apresentar baixa sensibilidade (78%), apesar da alta especificidade (99%).
- **Ultrassonografia (US) de membros inferiores:** sendo o exame não invasivo de escolha para TVP, se diagnosticada, torna o quadro altamente sugestivo de TEP.

CONDUÇÃO DA INVESTIGAÇÃO DIAGNÓSTICA EM DIFERENTES PACIENTES

Dependendo do quadro clínico do paciente, existem diferentes condutas para realizar o diagnóstico após feita a hipótese de TEP. Apesar da maioria dos pacientes com TEP apresentar-se estável, é importante ressaltar a diferença na conduta.

1. Pacientes estáveis hemodinamicamente (não gestantes) (Fig. 22.4 e 22.5):

- **Exame adicional:** Mapeamento V/Q, angiografia pulmonar, AngioRM, US MMII.

> Obs.: Há ainda a escala PERC (*Pulmonary Embolismo Rule-out Criteria*), que pode ser utilizada para descartar TEP em pacientes com **baixo risco de TEP** e que atendam a todos os oito critérios, sem necessidade de investigação adicional.

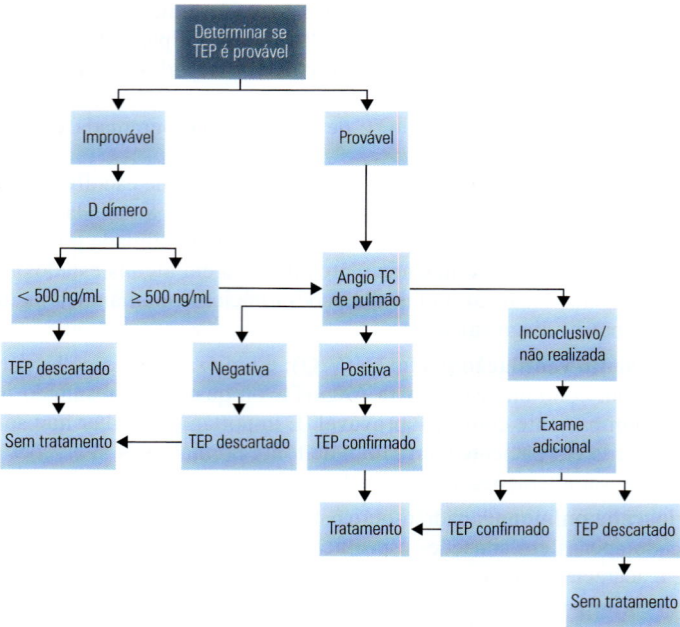

Fig. 22.4 – *Organograma para diagnóstico de TEP em pacientes hemodinamicamente estáveis.*

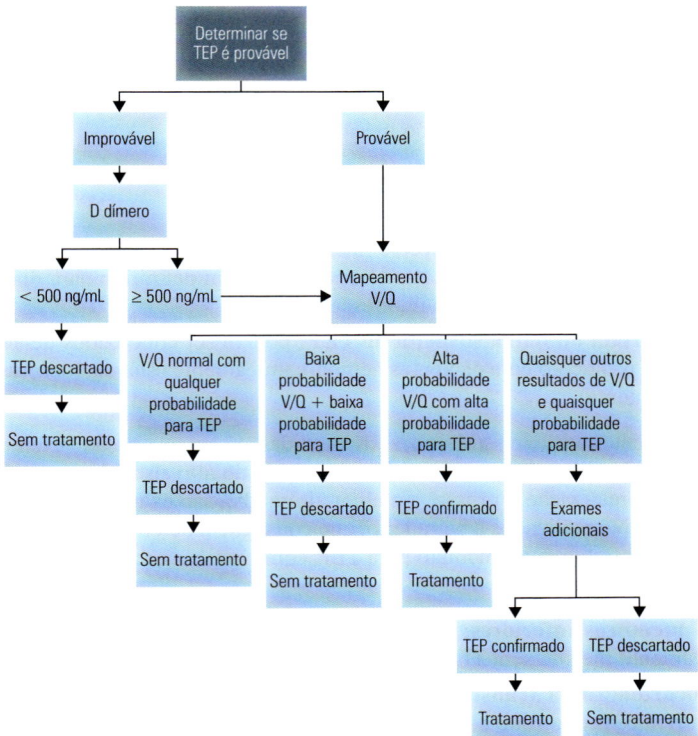

Fig. 22.5 – *Organograma de tratamento para TEP em paciente hemodinamicamente estável.*

Tabela 22.13 Escala PERC.
Idade < 50 anos
FC < 100 bpm
Saturação > 95%
Ausência de hemoptise
Não usar componentes derivados de estrógeno
Sem TVP ou TEP prévios
Ausência de edema de membro inferior (unilateral)
Ausência de cirurgia ou trauma, com necessidade de internação hospitalar nas últimas 4 semanas

Fonte: Kline *et al.* (2008, p. 6 e p. 772).

2. Pacientes instáveis hemodinamicamente: deve-se iniciar prontamente medidas de ressuscitação volêmica, como expansão com cristaloides e/ou uso de drogas vasoativas (se necessário), e respiratória, como aumento da oferta de oxigênio por cânula/máscara ou até proceder com intubação orotraqueal e ventilação mecânica.

Pacientes rapidamente estáveis após introdução de medidas de ressuscitação:

- **Alta suspeita de TEP:** deve-se iniciar anticoagulação imediatamente (se não houver contraindicação) e exame de imagem definitivo para diagnóstico, sendo a AngioTC a melhor escolha.
- **Moderada ou baixa suspeita de TEP:** podem ser conduzidos de acordo com o protocolo para pacientes hemodinamicamente estáveis (descrito anteriormente).

Pacientes instáveis mesmo após medidas de ressuscitação: exames de imagem definitivos não são indicados, por conta do alto risco de piora clínica durante sua realização. Por isso, a melhor alternativa são exames para diagnóstico presuntivo realizados à beira leito, que conseguem determinar a necessidade de iniciar tratamento imediato para TEP, como anticoagulação e trombólise. Pode-se solicitar:

- **US membros inferiores:** para realizar diagnóstico de TVP, que já indica tratamento mesmo sem TEP diagnosticado.
- **Ecocardiograma transtorácico:** pode identificar sinais de sobrecarga de ventrículo direito (que não havia antes do início do quadro) ou até o "coágulo em trânsito" pelo coração, que sugere TEP, e pode auxiliar a instituir o tratamento.
- **Diagnóstico diferencial**: por ter apresentação variável, há diversos diagnósticos diferenciais que podem ser considerados, principalmente cardiopatias, doenças pulmonares (incluindo pneumonia e pneumotórax), dor musculoesquelética, entre outros.

Tabela 22.14
Classificação de risco.

PESI completo (*Pulmonary Embolism Severity Index*)	
Fator	**Pontuação**
Idade	X (x = idade)
Sexo masculino	10
Antecedente de câncer	30
Insuficiência cardíaca	10
Doença pulmonar crônica	10

(*Continua*)

Tabela 22.14
Classificação de risco.
(Continuação)

PESI completo (Pulmonary Embolism Severity Index)		
Frequência cardíaca ≥ 110		20
Pressão arterial sistólica < 100 mmHg		30
Frequência respiratória ≥ 30 ipm		20
Temperatura < 36 °C		20
Alteração do nível de consciência		60
Saturação de oxigênio arterial < 90%		20
Classe I	Baixo risco	< 66
Classe II	Baixo risco	66-85
Classe III	Alto risco	86-105
Classe IV	Alto risco	106-125
Classe V	Alto risco	> 125
sPESI – PESI simplificado		
Fator		**Valor**
Idade > 80 anos		1
Antecedente de câncer		1
Frequência cardíaca ≥ 110		1
Pressão arterial sistólica < 100 mmHg		1
Saturação de oxigênio arterial < 90%		1
Baixo risco		0
Alto risco		≥ 1

Fonte: adaptada de Aujesky et al. (2005, p. 172 e p. 1041) e Jiménez et al. (2010, p. 170 e p. 1383).

■ TRATAMENTO

O primeiro aspecto no qual deve-se ter especial atenção é na estabilização hemodinâmica do paciente, com medidas de ressuscitação imediatas, visto que é uma patologia que afeta o pulmão e sua circulação, envolvendo também a função cardíaca. As principais medidas são:

- **Componente cardíaco:** expansão volêmica com cristaloide (entre 500 mL e 1000 mL), tomando cuidado se há sobrecarga de VD, que exige um menor volume e uso de droga vasoativa, se necessário para manter PA estável.
- **Componente respiratório/pulmonar:** suplementação com O_2 (cânula ou máscara), podendo até evoluir para via aérea invasiva com intubação orotraqueal para introdução de ventilação mecânica para melhor manejo, conforme necessidade (manter saturação ≥ 90 %).

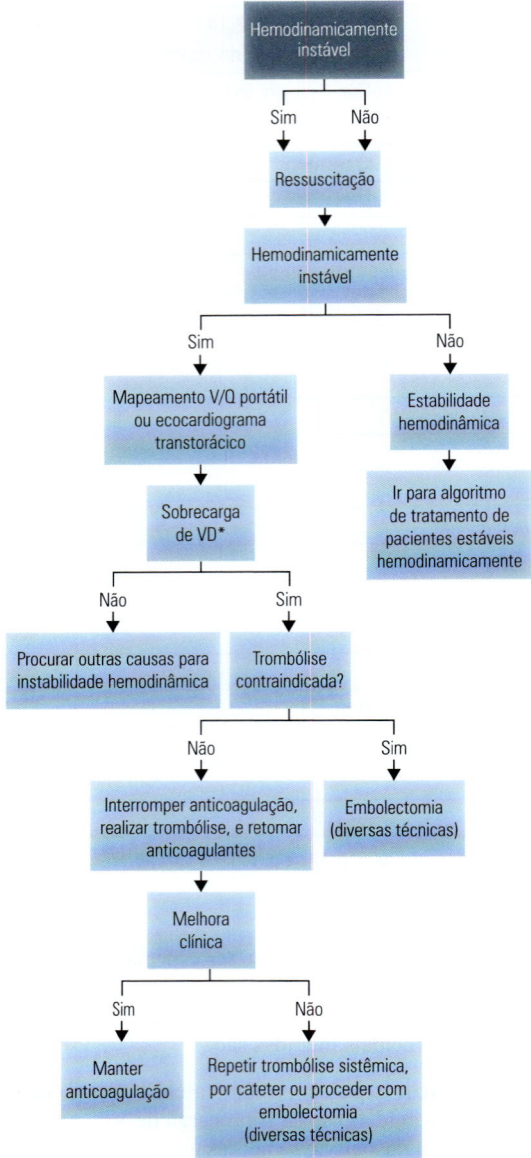

Fig. 22.6 – *Organograma de tratamento para TEP em paciente hemodinamicamente instável.*

* VD: ventrículo direito

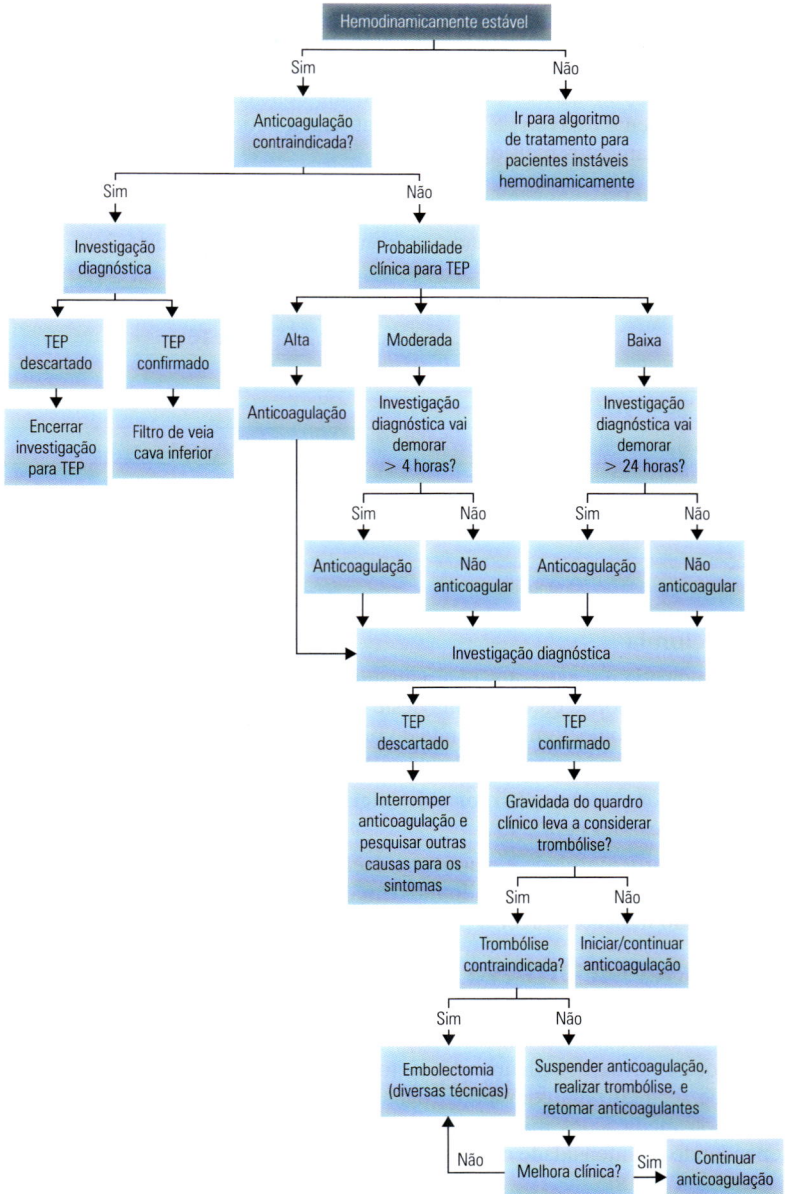

Fig. 22.7 – *Organograma de tratamento para TEP em paciente hemodinamicamente estável.*

A anticoagulação empírica deve ser considerada de acordo com risco de sangramento. Deve ser realizada com heparina não fracionada em pacientes com instabilidade hemodinâmica, que têm possibilidade de serem submetidos a procedimentos invasivos. Pode ser realizada com HBPM em pacientes hemodinamicamente estáveis. Não se deve atrasar a anticoagulação enquanto se decide por tratamentos mais agressivos.

■) Trombólise

Avaliar a trombólise levando em consideração contra indicações:

Tabela 22.15 Indicações potenciais para trombólise em TEV.
Presença de hipotensão relacionada à TEP*
Presença de hipoxemia severa
Distúrbio perfusional substancial
Disfunção de ventrículo direito associado à TEP
TVP extensa

*Indicação amplamente aceita pela urgência do quadro; demais devem levar mais em consideração contraindicações relativas à trombólise.

Embolectomia

É indicada em pacientes hemodinamicamente instáveis, com contraindicação para trombólise ou com falha deste tratamento. A técnica escolhida para realização da embolectomia depende do protocolo de cada serviço. Na maioria das vezes, é realizada por cateterismo ou cirurgicamente.

A anticoagulação após o manejo inicial e a estabilização segue o mesmo esquema já descrito para TVP.

Uma particularidade é a anticoagulação em TEP subsegmentar (a maior parte assintomática, sendo achado incidental de exame) que ainda é controversa, não tendo indicação precisa para anticoagulação.

● OUTRAS MEDIDAS TERAPÊUTICAS

■) Analgesia

Por conta da dor pleurítica, muitos pacientes necessitam de analgesia, que pode ser realizada com analgésicos simples, anti-inflamatórios não esteroidais ou medicações mais potentes (derivados de opioides, por exemplo), dependendo da intensidade da dor do paciente.

■) Deambulação e uso de meia elástica de compressão

Têm indicações similares às estabelecidas para TVP.

Tratamento domiciliar/ambulatorial

Alguns estudos demonstram que o tratamento extra-hospitalar é seguro nos pacientes que atendem às seguintes condições:

Tabela 22.16 Condições para tratamento extra-hospitalar.
Baixo risco de óbito (PESI classe I ou II, ou sPESI 0)
Sem necessidade de oxigênio suplementar
Sem desconforto respiratório
PA e FC normais
Sem necessidade do uso de analgésicos
Sem história de sangramento recente ou fatores de risco para sangramento
Sem comorbidades importantes (como cardiopatias, doenças pulmonares crônicas, insuficiência hepática ou renal, neoplasia, trombocitopenia)
Ausência de TVP concomitante
Estrutura adequada para tratamento e vigilância de possíveis complicações (principalmente sangramento ou novo evento tromboembólico)

Dados do uptodate

SEGUIMENTO

Assim que o paciente estiver em condição de alta hospitalar, seu seguimento é bem semelhante ao da monitorização. Deve-se manter vigilância para sinais de alerta, principalmente para sangramento, novo TEP ou outros eventos tromboembólicos.

É recomendado que o paciente seja encaminhado para seguimento ambulatorial, principalmente durante a anticoagulação para monitorização e para investigação de possíveis fatores de risco para TVE (neoplasia, trombofilia etc.).

Anticoagulação TVP/TEP

A anticoagulação para TEP é a mesma para TVP, já descrita neste capítulo.

As particularidades e dosagens de cada droga serão abordadas na Tabela 22.17.

Tabela 22.17
Drogas anticoagulantes.

Heparina de baixo peso molecular (HBPM) *Enoxaparina*	**Indicações** Tratamento inicial de quadros de TEV em geral, sem previsão de outro tratamento mais invasivo (como trombólise/trombectomia/embolectomia) Tratamento de manutenção em gestantes e portadores de neoplasia **Precauções:** Função renal prejudicada: optar por outra medicação (mais recomendado) ou ajustar com dosagem de fator Xa	**Abordagem/Dose** Dose: 1 mg/kg de 12/12h SC até introdução de anticoagulante oral (até 10 dias) ou 1,5 mg/kg 1x/dia Dose para anticoagulação prolongada: encaminhar ao especialista para manejo (obstetra, oncologista ou profissional com o qual acompanha) • Deve ser introduzido anticoagulante oral assim que possível. para tratamento prolongado
Heparina não fracionada (HNF)	**Indicações** Tratamento inicial de TEV, principalmente em insuficiência renal e com possibilidade de realização de procedimento invasivo Necessita de controle e correção de dosagem de acordo com TTPa (alto risco de sangramento em dosagens altas e ineficiente em dosagens baixas) Tratamento contínuo por via subcutânea: opção apenas em casos especiais	Dose inicial: dose de ataque 80 UI/kg em bólus + manutenção 18 UI/kg/h (realizada em bomba de infusão) • Deve ser introduzido anticoagulante oral assim que possível, para tratamento prolongado
Inibidoresorais do fatorXa *Rivaroxabana/ apixabana*	**Indicações (aplicam-se a todos)** Indicados para tratamento de TEVs, podendo ser utilizados já como tratamento inicial. São utilizados como monoterapia **Precauções:** Função renalprejudicada: optar por outra medicação (mais recomendado)	**Rivaroxabana** Dose inicial (primeiros 21 dias): 15 mg 12/12h Dose seguimento: 20 mg 1x/dia Seguimento **Apixabana** Dose inicial (primeiros 7 dias): 10 mg 12/12h Dose de manutenção (até 6 meses): 5 mg 12/12h

(Continua)

Tabela 22.17
Drogas anticoagulantes.
(Continuação)

Inibidor do fatorXa (subcutâneo) **Fondaparinux**	Tratamento inicial de quadros de TEV em geral, sem previsão de outro tratamento mais invasivo (comotrombólise/ trombectomia/embolectomia) **Precauções:** Função renal prejudicada: optar por outra medicação (mais recomendado) ou ajustar dosagem	Dose inicial: < 50 kg: 5 mg 1 x/dia 50-100 kg: 7,5 mg 1x/dia > 100 kg: 10 mg 1x/dia Dose seguimento: encaminhar ao especialista para manejo
Varfarina **(Antagonista de vitamina K)**	**Indicações** Anticogulante oral mais comum para tratamento de seguimento. NÃO deve ser usado como monoterapia, inicialmente **Precauções** • Não usar como monoterapia, inicialmente • Monitorização de rotina da dose tanto intra-hospitalar quanto ambulatorial, para manter-se na faixa terapêutica • Cuidado em pacientes com alto risco de sangramento (medicação acima da faixa aumenta o risco de sangramento)	**Dose** Inicial: 5 mg/dia por 2 dias, seguido de aumento para 10 mg no dia 3 caso RNI fora da faixa terapêutica. Seguimento: dosagem ajustada conforme exames de RNI de rotina (ambulatoriais) RNI alvo: 2-3 (2,5 ideal)

Tabela 22.18
Alguns fatores que influenciam na escolha do anticoagulante no tratamento de TEV.

Fator	Anticoagulante de escolha	Observações
Neoplasia	HBPM	Mais indicado se: neoplasia recém-diagnosticada. VTE extenso; neoplasia metastática, sintomática ou vômitos por quimioterapia

(Continua)

Tabela 22.18
Alguns fatores que influenciam na escolha do anticoagulante no tratamento de TEV.

Fator	Anticoagulante de escolha	Observações
Terapia parenteral contraindicada	Rivaroxabana, apixabana	AVK, dabigatrana e edoxabana precisam de terapia inicial parenteral com outras medicações
Terapia VO dose única ao dia	Rivaroxabana, edoxabana, AVK	
Doença hepática e coagulopatia	HBPM	Anticoagulantes orais contraindicados se RNI elevado; AVK dosagem de difícil controle e o RNI pode não refletir o efeito anticoagulante
Doença renal ou ClCr < 30 mL/min	AVK	Demais medicações são nefrotóxicas; se necessário, realizar ajuste de dose com especialista
Doença arterial coronariana	AVK, rivaroxabana, apixabana, edoxabana	Eventos coronarianos tem maior incidência na vigência de dabigatrana.
Dispepsia ou história de sangramento do TGI	AVK, apixabana	Dabigatrana, rivaroxabana e edoxabana estão mais relacionados a sangramento de TGI (dabigatrana piora dispepsia)
Baixo custo	AVK	Explicar necessidade de monitorização ambulatorial do RNI (pode haver outros custos de logística, como transporte)
Uso de trombolíticos	HNF (bomba de infusão)	Mais estudos com uso de HNF em pacientes em terapia trombolítica
Necessidade de antídotos para reversão do efeito	AVK, HNF	
Gestação ou risco de gravidez	HBPM	Outros agentes podem ultrapassar barreira placentária

Fonte: adaptada de Kearon *et al.* (2016, p. 149 e p. 315).

Obstrução Arterial Aguda

■ INTRODUÇÃO

- A obstrução arterial aguda (OAA) corresponde a uma súbita redução da perfusão dos membros, podendo levar ao comprometimento de sua viabilidade.
- Ao exame físico, pode-se notar a presença dos 6Ps: palidez (**pallor**), frialdade (**poikilothermia**), paralisia (**paresis**), parestesia (**paresthesia**), dor (**pain**) e diminuição dos pulsos (**pulseless**).
- Uma vez diagnosticado o quadro de OAA, iniciar imediatamente anticoagulação com heparina (preferencialmente não fracionada).

Conforme o *Inter-Society Consensus for the Management of Peripheral Arterial Disease* (TASC II), a obstrução arterial aguda (OAA) de extremidades é definida como a redução súbita da perfusão do membro que pode vir a comprometer sua viabilidade.

Quadros isquêmicos com mais de duas semanas de instalação são considerados tardios.

■ ETIOLOGIA

As principais condições clínicas etiológicas de OAA encontram-se listadas na Tabela 22.19.

■ MANIFESTAÇÕES CLÍNICAS

Além das características das manifestações clínicas já citadas previamente na Tabela 22.19, outras características das manifestações clínicas são os 6Ps da isquemia aguda citadas na Tabela 22.20.

■ EXAME FÍSICO

Durante o exame físico dos membros, observar os itens:

- **Neurológico:** sensibilidade e força muscular;
- Caracterização e palpação dos pulsos femorais, poplíteos, tibiais anteriores e posteriores da extremidade acometida e da contralateral, comparando-os;
- Caracterização e palpação dos pulsos da subclávias, axilares, braquiais, radiais e ulnares bilaterais;
- Mensurar o índice tornozelo-braquial bilateralmente.

Tabela 22.19
Características das manifestações clínicas.

Etiologia	Origem	Manifestação clínica
Êmbolos arteriais	Cardiogênicos: • Fibrilação atrial/arritmias, • Lesões orovalvares • IAM • Insuficiência cardíaca • Materiais protéticos • Aneurisma ventricular • Mixoma atrial Não cardiogênicos: • Placas trombóticas de aneurismas • Placas ateroscleróticas	• Geralmente alojam-se em locais de estreitamento do lúmen arterial como bifurcações (exemplo: femoral/aorto-ilíaco) • Quadro isquêmico súbito e exuberante em pacientes previamente assintomáticos. Os 6Ps costumam estar presentes* • A intensidade dos pulsos do membro contralateral costuma estar normal • Microêmbolos arteriais podem causar oclusão de pequenos vasos, como as artérias digitais produzindo a síndrome do dedo azul ou de arteríolas cutâneas, produzindo um quadro semelhante ao livedo cutâneo
Embolia paradoxal	Trombos de origem venosa que alcançam a circulação arterial através de defeitos nas paredes de átrios ou ventrículos (exemplo: comunicação interatrial ou forame oval patente)	• Apresentam quadro de OAA associado aos de TVP ou TEP, sem apresentar quadros típicos de doença cardíaca ou doença obstrutiva arterial periférica. • Pacientes costumam ser mais jovens que pacientes com trombose (39 versus 68 anos)
Trombose arterial	Ocorre sobre a superfície de: • placas ateroscleróticas • aneurismas arteriais • locais previamente revascularizados (stents, derivações com uso de próteses ou enxerto venoso) • artérias periféricas de pacientes com trombofilias	• O quadro isquêmico costuma ser menos severo e mais insidioso (horas a dias) do que nos pacientes vítimas de OAA de origem embólica, devido à circulação colateral já estabelecida antes do insulto agudo. • Ao exame, pode-se notar a redução na intensidade dos pulsos assintomática/oligossintomática no membro contralateral • Pacientes com quadro de obstrução arterial crônica que manifestam piora repentina dos sintomas • Oclusões de derivações podem manifestar-se com sintomas parecidos ou mais intensos que aqueles prévios à revascularização

(Continua)

Tabela 22.19
Características das manifestações clínicas. (Continuação)

Etiologia	Origem	Manifestação clínica
Trauma arterial	• após procedimentos invasivos, como cateterismos cardíacos ou endovasculares; ou • secundário a traumas de extremidades	

*vide Tabela 22.2.

Tabela 22.20
Sinais e sintomas característicos de obstrução arterial aguda.

Pain *(dor)*	• Localização distal ao ponto de oclusão arterial. • Piora progressiva da intensidade com irradiação para a região proximal, após a piora do quadro de isquemia. • Comprometimento sensorial, com a evolução do quadro; pode levar à redução da intensidade da dor, indicando um grau avançado de isquemia.
Pulseless *(redução dos pulsos)*	• Os pulsos costumam estar reduzidos no membro acometido. • Os pulsos do membro contralateral assintomático podem estar normais nos casos de OAA de origem embólica ou reduzidos nos casos de OAA de origem trombótica. • Na vigência de pulso palpável, realizar a mensuração do índice tornozelo-braquial. Já na ausência de pulsos à palpação, confirmar a ausência com o uso do Doppler e, se possível, mensurar o índice tonnozelo-braquial.
Palor *(palidez)*	O membro acometido costuma apresentar palidez e frialdade, o nível da obstrução costuma localizar-se uma articulação acima do local com as manifestações isquêmicas.
Hipotérmico *(frialdade)*	vide item Palidez.
Parestesia	• *Déficits* sensitivos como parestesias são sinais precoces de isquemia dos nervos periféricos; piora dos *déficits* sensitivos indica isquemia avançada. • Redução da sensibilidade dorsal do pé e do compartimento anterior da perna são os sinais mais precoces de isquemia.
Paralisia *(paralysis)*	Redução da função motora sinaliza quadro isquêmico avançado; inicialmente, a dorsiflexão encontra-se comprometida, seguida pela flexão plantar.

DIAGNÓSTICO

O diagnóstico de OAA é clínico, por meio de anamnese e exame físico. Conforme a gravidade do quadro isquêmico, pode-se adicionar outros testes diagnósticos.

Entre os testes diagnósticos adicionais, enfatiza-se a importância dos exames de imagem:

- nos casos de oclusão de vasos previamente revascularizados, para comparações;
- a arteriografia e a angiotomografia ajudam na distinção entre etiologia trombótica e embólica.

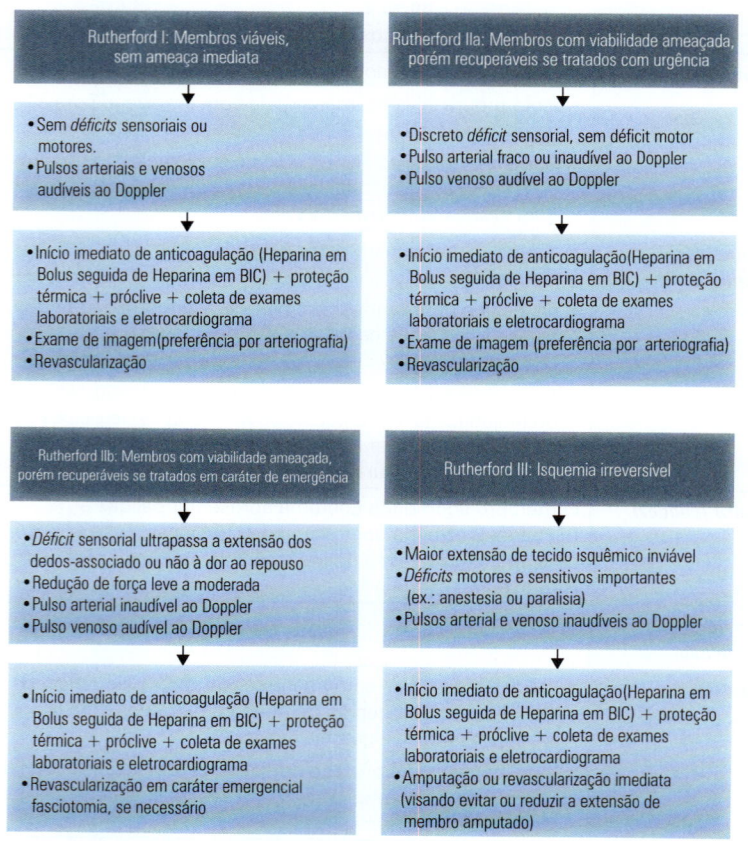

Fig. 22.12 – *Categorias clínicas de isquemia.*

■ DIAGNÓSTICO DIFERENCIAL

As principais doenças e condições que levam à redução da perfusão de extremidades entram no diagnóstico diferencial de OAA:

Tabela 22.21
Diagnósticos diferenciais de OAA.

Doenças	Como diferenciar de OAA
Obstrução arterial crônica	Quadro insidioso com duração superior a 2 semanas
Síndrome compartimental	• Dor desencadeada pela palpação ou movimentação passiva • Edema de membro
Trombose venosa profunda	Edema de membro associado ao quadro
Vasoespasmos em membros (ex. fenômeno de Raynaud)	• Uso prévio de vasoconstritores, como ergotamínicos • Isquemia digital associada a pulsos distais preservados • Associação com vasculites
Dor devido à etiologia não isquêmica em membros	Ocasionada por: • Gota • Neuropatias • Trauma

Fonte: acervo dos autores.

■ TRATAMENTO

■) Medidas iniciais

O objetivo principal consiste em preservar a viabilidade do membro, a vida do paciente, prepará-lo para uma eventual cirurgia e realizar a revascularização o mais rápido possível.

Deve-se realizar exames que demonstrem o grau de isquemia para avaliar a urgência cirúrgica demandada para o caso, a necessidade de arteriografia e as condições clínicas do paciente (exemplo: eletrocardiograma, radiografia de tórax, hemograma completo, coagulograma, dosagem de CPK e CKMB). Transportar o paciente para centros onde possam estabelecer a avaliação e o tratamento adequado, evitando manobras intempestivas durante o transporte e o atendimento inicial (Tabela 22.22).

**Tabela 22.22
Tratamento medicamentoso.**

Analgésicos e sedativos	Nos casos de indicação cirúrgica, a sedação possui a vantagem de promover vasodilatação. Quando houver necessidade de retardo no tratamento cirúrgico, realizar a analgesia antes de iniciar a heparina.
Anticoagulantes	• Iniciar logo após o diagnóstico. • Prevenir a extensão do trombo já formado. • Evitar a heparina de baixo peso molecular (sem antídoto específico, o tempo de meia-vida mais longo pode comprometer o sucesso do procedimento cirúrgico). • Atentar às contraindicações formais do uso de anticoagulantes. • Dose de ataque: heparina não fracionada 80-100 U/kg/hora (endovenosa). • Dose de manutenção: 18 U/kg/hora (endovenosa).
Vasodilatadores	• Sem evidências efetivas que sejam úteis na vigência de OAA.
Fibrinolíticos (uroquinase, estreptoquinase, alteplase, reteplase)	• Importante nos casos em que há limitação técnica do cateter de Fogarty (trombose da árvore distal e trombos superpostos às placas ateroscleróticas). • Trombólise local (cateter intratrombo) é superior à trombólise sistêmica. • Recomendação (grau 2B): na ausência de contraindicações ao fibrinolítico, com menos de 14 dias de história, presença de circulação colateral que assegure a viabilidade do membro durante o período necessário para o efeito da trombólise (10-12h), baixo risco de desenvolver micronecrose ou comprometimento nervoso durante o período necessário para o efeito da trombólise. • Excluir aneurisma de aorta antes de iniciar a trombólise. • Pode ser usada para complementar outras técnicas.

Tabela 22.23 Indicações de tratamento.	
Revacularização cirúrgica	• Viabilidade do membro ameaçada (isquemia grave): classe IIb, alguns casos de classe III.
Embolectomia com cateter Fogarty	• OAA por êmbolos em artérias sem ou com pouca aterosclerose.
Tratamento cirúrgico (Tromboendarterectomia, derivação ou angioplastia transluminal)	• As tromboses costumam ser tratadas com tromboendarterectomia, derivação ou angioplastia transluminal. • Embolias aorto-ilíacas, fêmoro-poplíteas, subclávio-axilo-femoral geralmente são tratadas cirurgicamente.
Tratamento clínico	• Tromboses de pequenas artérias de membros superiores ou inferiores. • Iniciar o tratamento clínico nos casos de OAA trombótico dos segmentos aorto-ilíaco, femoral e poplíteo e subclávio-axilar em pacientes de alto risco cirúrgico e que demandam compensação clínica prévia ao procedimento cirúrgico.

SÍNDROME COMPARTIMENTAL

Pode ocorrer associada à OAA ou após a revascularização, devido à síndrome de isquemia-reperfusão. Ocorre aumento da pressão nos compartimentos musculares dos membros com ameaça da perfusão tecidual. Algumas das suas manifestações clínicas são: dor associada ou não à flexão e extensão dos pés, edema, anestesia, parestesia, paralisa e redução da intensidade dos pulsos distais. A fasciotomia precoce deve ser realizada.

Dissecção de Aorta

■ INTRODUÇÃO

A dissecção de aorta (DA) ocorre quando o sangue flui por meio de um falso trajeto na parede do vaso, correndo entre as camadas média e adventícia, após uma laceração na camada íntima. A partir deste momento, a aorta passa a ter dois lumens: um verdadeiro e um falso.

A incidência de DA gira em torno de 2,6 a 3,5 a cada 100 mil pessoas-ano. Nota-se um progressivo aumento da incidência, provavelmente associado ao aumento da incidência de hipertensão arterial. Possui elevada mortalidade com óbito em torno de 90% nos casos não tratados e taxa de óbito em torno de 74% nas primeiras semanas.

Conforme o comprometimento anatômico, a DA possui dois sistemas de classificação, Stanford e Debakey, conforme Fig. 22.8, a seguir.

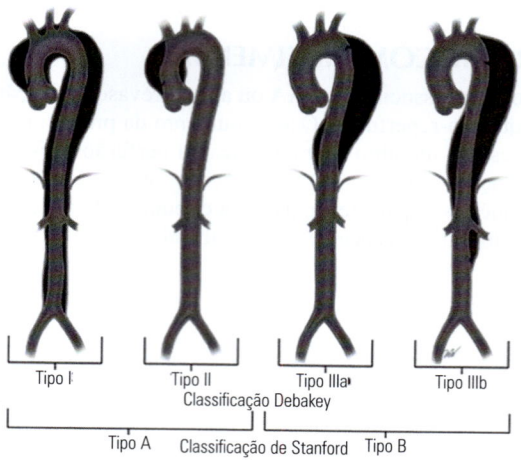

Fig. 22.8 – *Classificação de Debakey conforme a extensão anatômica da dissecção: Tipo I: aorta ascendente e toracoabdominal; Tipo II: apenas a aorta ascendente; Tipo IIIa: aorta descendente (distal a artéria subclávia); Tipo IIIB: aorta descendente torácica e abdominal. O tipo A de Stanford corresponde aos tipos I e II de Debakey, já o tipo B corresponde ao tipo III de Debakey.*
Fonte: http://www.uptodate.com/contents/management-of-acute-aortic-dissection.

Classificação conforme a duração dos sintomas:

- **agudo:** até duas semanas
- **subagudo:** de duas semanas a 60 a 90 dias
- **crônico:** superior a 60 a 90 dias

A dissecção de aorta pode levar ao óbito nas seguintes situações:

- ruptura intrapericárdica da dissecção, com subsequente tamponamento cardíaco;
- dissecção aguda acometendo o ânulo valvar, ocasionando regurgitação importante da valva aórtica;
- obstrução aguda de artéria coronária, levando a infarto agudo do miocárdio;
- isquemia de órgãos distais devido ao comprometimento da perfusão por obstrução de seus vasos.

ETIOLOGIA

Condições que se associam à dissecção são:

- Desordens do tecido conjuntivo associadas às alterações genéticas: síndrome de Marfan, Ehler-Danlos, Ectasia ânulo aórtica;
- Aneurisma de aorta preexistente
- Valva aórtica bicúspide
- Cirurgia ou procedimento prévio na aorta (por exemplo: cateterização cardíaca prévia)
- Coarctação da aorta
- Síndrome de Turner
- Doenças inflamatórias que causam vasculites
- Trauma aórtico
- Gestação e parto
- Hipertensão arterial
- Uso de cocaína
- Halterofilismo

DIAGNÓSTICO

- Quadro clínico: deve-se levantar a suspeita de dissecção na presença dos seguintes sinais e sintomas:
  - dor torácica súbita em facada, pontada;
  - variação no pulso dos membros: ausência de pulso distal de um ou mais membros ou diferença de pressão > 20 mmHg entre membros superiores contralaterais;
  - alargamento do mediastino ou aorta na radiografia de tórax.

Nas dissecções do tipo A, há dor lacerante na região torácica ou dorsal. Podem ocorrer redução súbita ou ausência de pulsos e perfusão distal associados ao quadro.

Nos casos em que ocorre ruptura de valva ou tamponamento pericárdico, pode ocorrer hipotensão.

Nas dissecções do tipo B, também há dor lancinante em tórax ou dorsal. A dissecção pode render-se até as artérias ilíacas, comprometendo a perfusão da medula espinal, renal, membros inferiores e outras vísceras.

- Diagnóstico por imagem: após a suspeita clínica, é de suma importância a confirmação do quadro por exame de imagem que demonstre o retalho de camada íntima separando a verdadeira e a falsa luz. Outro dado importante é a distinção entre dissecção que acomete a porção ascendente e a dissecção que acomete apenas a porção descendente;
- A angiotomografia é o exame de imagem de eleição. Fornece dados como a patência dos ramos aórticos, presença ou não de extravasamento de contraste que sugere ruptura, localiza o local de início da laceração na íntima. Apresenta sensibilidade entre 83% e 95% e especificidade entre 87% e 100%, além de ser disponível e rápida. Deve ser realizada em todos os pacientes hemodinamicamente estáveis. A principal limitação está associada à lesão renal, devido ao uso de contraste.

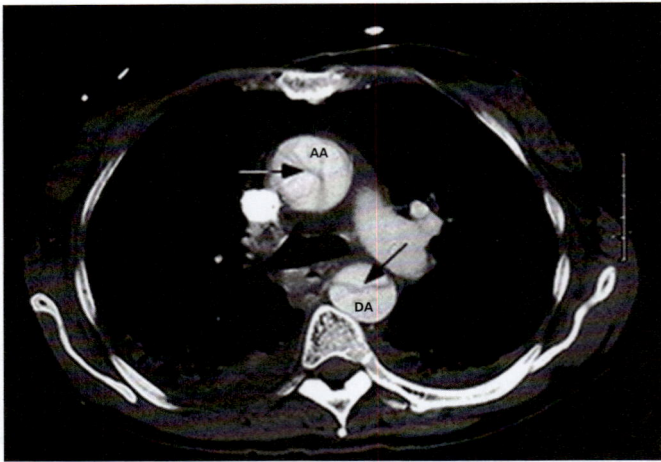

Fig. 22.9 – *Tomografia computadorizada indicando aorta ascendente (AA) e descendente (DA), com retalho de camada da íntima (setas) separando os lumens falso e verdadeiro.*

Fonte: http://www.uptodate.com/contents/clinical-features-and-diagnosis-of-acute-aortic-dissection.

Outros métodos de imagem que podem ser usados são: ecocardiograma, ressonância magnética, eletrocardiograma acoplado à ressonância e ultrassom intravascular.

A arteriografia permite uma avaliação anatômica adequada, diagnóstico e intervenção terapêutica logo após o diagnóstico.

Cabe lembrar, neste momento, que nos pacientes hemodinamicamente instáveis, o ecocardiograma transesofágIco assume papel fundamental no diagnóstico, com sensibilidade superior a 98%. Possui como desvantagens a necessidade de intubação, sedação, limitação na visualização da porção distal da aorta ascendente e proximal do arco aórtico, além de ser operador dependente.

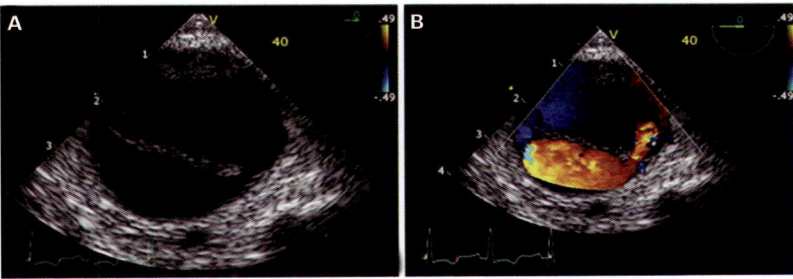

Fig. 22.10 – *Imagem de ecocardiograma transesofágico. Em (A) notar o retalho da camada da íntima separando os lumens falso e verdadeir. Em (B) apesar do Doppler indicando o alto fluxo na região alaranjada e baixo fluxo na região azulada, não há como distinguir os lumens falso e verdadeiro.*
Fonte: http://www.uptodate.com/contents/clinical-features-and-diagnosis-of-acute-aortic-dissection.

▇ TRATAMENTO
▇▶ Dissecção de aorta stanford tipo B

Nos pacientes estáveis hemodinamicamente e que não apresentam complicações associadas à dissecção, opta-se pelo tratamento clínico:

- Suporte intensivo;
- Uso de betabloqueadores endovenosos para controle da frequência cardíaca (labetalol, metoprolol, propranolol);
- Emprego de anti-hipertensivo (nitroprussiato-endovenoso), visando manter a pressão arterial em nível adequado (sem comprometer a função neurológica ou débito urinário); não iniciar nos casos de hipotensão. É importante iniciar o nitroprussiato somente após a introdução dos betabloqueadores, pois a vasodilatação estimula o reflexo simpático, levando ao aumento da contração ventricular e ao estresse no arco aórtico. Deve-se evitar vasodilatadores como hidralazina, que também aumentam o estresse sobre a parede aórtica;
- Analgesia.

O tratamento cirúrgico associado às medidas clínicas iniciais está indicado na vigência das seguintes complicações:

- obstrução arterial com comprometimento da perfusão de membros inferiores, medula espinhal ou dos órgãos distais,
- hipertensão arterial persistente e não controlada,
- propagação da dissecção,
- aneurisma em expansão,
- expansão precoce do hematoma ou rotura da aorta
- diâmetro da aorta superior a 5,5 cm
- dor refratária a analgesia ou recorrente
- nos casos de Síndrome de Marfan associada a dissecções agudas distais

O tratamento endovascular com colocação de endoprótese tem sido uma opção menos invasiva que a cirurgia aberta. A endoprótese é posicionada de maneira a comprimir o retalho da íntima, ocluindo o falso lúmen (Fig 22.11).

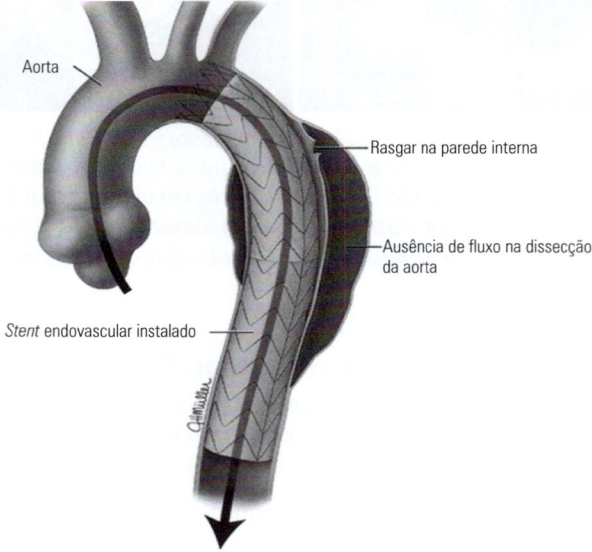

Fig. 22.11 – Stent *posicionado após o tratamento endovascular para dissecção de aorta do Tipo B de Stanford.*
Fonte: http://www.uptodate.com/contents/management-of-acute-aortic-dissection.

Já o tratamento cirúrgico aberto costuma ser indicado nos casos em que a anatomia não favorece o tratamento endovascular com *stent* e nos casos com alto risco de etiologia genética da dissecção. Consiste em dois tipos: a fenestração (visando manter a perfusão de vísceras e nos membros inferiores) ou a derivação cirúrgica (cujo objetivo é interromper a ruptura e o alargamento da aorta).

Nos casos que evoluem sem complicações na fase aguda, portanto, não necessitando de abordagem cirúrgica ou endovascular nas primeiras duas semanas; o melhor momento para se programar a correção, seja por tratamento endovascular ou cirúrgico, é na fase subaguda.

Dissecção de Aorta – Stanford A

Trata-se de uma emergência cirúrgica com elevada taxa de mortalidade precoce, associada a complicações, como regurgitação da valva aórtica, tamponamento cardíaco e infarto agudo do miocárdio.

- Além das medidas clínicas iniciais, indica-se o tratamento cirúrgico com urgência.
- A contraindicação relativa para a abordagem cirúrgica corresponde ao acidente vascular encefálico hemorrágico.
- Na cirurgia aberta, o paciente é submetido à circulação extracorpórea, oclusão do falso lúmen e sutura do enxerto distalmente à valva aórtica e proximal ao arco transverso.

Seguimento

- Os pacientes devem fazer uso contínuo de anti-hipertensivo e manter a pressão arterial em torno de 120 × 80 mmHg;
- Realizar exames de imagem seriados (angiotomografia ou angiorressonância) nos 3, 6 e 12 meses seguintes; após, anualmente. O objetivo é detectar novas dissecções e formação de aneurismas.

Há necessidade de nova abordagem cirúrgica nos seguintes casos:

- Recorrência da dissecção;
- Formação de aneurisma de aorta;
- Deiscência e infecção associado ao *stent*;
- Regurgitação da valva aórtica.

BIBLIOGRAFIA

1. Kearon C, Akl EA, Ornelas J, et al. Antithrombotic Therapy for VTE Disease: CHEST Guideline and Expert Panel Report. Chest 2016; 149:315.
2. Wells PS, Anderson DR, Bormanis J, et al. Value of assessment of pre-test probability of deep-vein thrombosis in clinical management. Lancet 1997; 350:1795
3. Wells PS, Anderson,DR, Rodger M, et al. Evaluation of D-dimer in the diagnosis of suspected deep-vein thrombosis. N Engl J Med 2003; 349:1227

4. Hyers, TM, Agnelli, G, Hull, RD, et al. Anti thrombotic therapy for venous thromboembolic disease. Chest 2001; 119:176S. (Sixth ACCP Consensus Conference on Antithrombotic Therapy).
5. van Belle A, Buller HR, Huisman MV, et al. Effectiveness of managing suspected pulmonary embolism using an algorithm combining clinical probability, D-dimer testing, and computed tomography. JAMA 2006; 295:172.
6. Wells PS, Forgie MA, Rodger MA. Treatment of venous thromboembolism. JAMA 2014; 311:717.
7. Lip GYH, Hull RD. Overview of the treatment of lower extremity deep vein thrombosis (DVT). In: UpToDate, Post TW (Ed), UpToDate, Waltham, MA. (Acessado em 12 de março de 2017).
8. Kearon C, Bauer KA. Clinical presentation and diagnosis of the nonpregnant adult with suspected deep vein thrombosis of the lower extremity. In: UpToDate, Post TW (Ed), UpToDate, Waltham, MA. (Acessado em 12 de março de 2017)
9. Lip GYH, Hull RD. Rationale and indications for indefinite anticoagulation in patients with venous thromboembolism. In: UpToDate, Post TW (Ed), UpToDate, Waltham, MA. (Acessado em 12 de março de 2017)
10. Bauer KA, Lip GYH. Overview of the causes of venous thrombosis. In: UpToDate, Post TW (Ed), UpToDate, Waltham, MA. (Acessado em 12 de março de 2017)
11. Goshima K. Primary (spontaneous) upper extremity deep vein thrombosis. In: UpToDate, Post TW (Ed), UpToDate, Waltham, MA. (Acessado em 12 de março de 2017)
12. Tapson VF. Fibrinolytic (thrombolytic) therapy in acute pulmonary embolism and lower extremity deep vein thrombosis. In: UpToDate, Post TW (Ed), UpToDate, Waltham, MA. (Acessado em 12 de março de 2017)
13. Hull RD, Lip GYH. Venous thromboembolism: Anticoagulation after initial management. In: UpToDate, Post TW (Ed), UpToDate, Waltham, MA. (Acessado em 12 de março de 2017)
14. Lip GYH, Hull RD. Venous thromboembolism: Initiation of anticoagulation (first 10 days). In: UpToDate, Post TW (Ed), UpToDate, Waltham, MA. (Acessado em 12 de março de 2017)
15. Alguire PC, Mathes BM. Post-thrombotic (postphlebitic) syndrome. In: UpToDate, Post TW (Ed), UpToDate, Waltham, MA. (Acessado em 12 de março de 2017)
16. Thompson BT, Kabrhel C. Overview of acute pulmonary embolism in adults. In: UpToDate, Post TW (Ed), UpToDate, Waltham, MA. (Acessado em 12 de março de 2017)
17. Thompson BT, Kabrhel C. Clinical presentation, evaluation, and diagnosis of the nonpregnant adult with suspected acute pulmonary embolism. In: UpToDate, Post TW (Ed), UpToDate, Waltham, MA. (Acessado em 12 de março de 2017)

18. Tapson VF. Treatment, prognosis, and follow-up of acute pulmonary embolism in adults. In: UpToDate, Post TW (Ed), UpToDate, Waltham, MA. (Acessado em 12 de março de 2017)
19. Maffei FHA, Lastória S; Yoshida WB et al. Doenças vasculares periféricas. São Paulo: Medsi; 2002. Parte 8, seção A.
20. Volpe GJ, Joaquim LF, Dias LBA et al. Tromboembolismo pulmonary. Medicina (Ribeirão Preto) 2010;43(3): 258-71.
21. Stein PD, Beemath A, Matta F et al. Clinical characteristics of patients with acute pulmonary embolism: data from PIOPED II. Am J Med. 2007;120(10):871
22. James H Black, III, MD; Warren J Manning, MD; Management of acute aortic dissection; disponível em http://www.uptodate.com/contents/management-of-acute-aortic-dissection?source=search_result&search=dissec%C3%A7%C3%A3o+de+aorta&selectedTitle=2%7E150, visualizado em 05/06/17 as 21h19
23. Clinical features and diagnosis of acute aortic dissection; http://www.uptodate.com/contents/clinical-features-and-diagnosis-of-acute-aortic-dissection?source=search_result&search=dissec%C3%A7%C3%A3o+de+aorta&selectedTitle=1%7E150; visualizado em 05/06/17 as 21h13
24. Embolia arterial aguda; Dr. Carlos E. Varela Jardim; disponível em https://cbcsp.org.br/wp-content/uploads/2016/.../Emboliaarterialaguda.ppt, visualizado em 09/06/17 as 18h41
25. Marc E Mitchell, MD; Jeffrey P Carpenter, MD; John F Eidt, MD; Joseph L Mills, Sr, MD; Emile R Mohler III, MD; Emile R Mohler III, MD; Overview of acute arterial occlusion of the extremities (acute limb ischemia), disponível em:http://www.uptodate.com/contents/search?search=obstru%C3%A7%C3%A3o+arterial+aguda&x=0&y=0, visualizado em 02/03/17 as 12h39
26. Doenças vasculares periféricas. Maffei et al. 5ª Ed. Guanabara koogan, 2016

Capítulo 23

Hemorragia Digestiva Alta

Arthur Cristiano Baston
Fábio Eiti Nishibe Minamoto

■ INTRODUÇÃO

- Hemorragia digestiva alta pode ser definida como sangramento originado do trato gastrointestinal proximal ao ligamento de Treitz.
- Nos Estados Unidos representa aproximadamente 100 pacientes para cada 100.000 hospitalizações, contabilizando em quase 80% dos casos de hemorragias digestivas. Acomete principalmente homens de idade avançada.

■ ETIOLOGIA

É habitualmente dividida em: causas de origem não varicosa e causas relacionadas à hipertensão portal (Tabela 23.1). As causas não varicosas representam aproximadamente 80% dos casos, sendo a mais comum doença ulcerosa péptica. Nos outros 20% encontram-se na maioria cirróticos,

Tabela 23.1
Causas comuns de hemorragia digestiva alta.

Causas de origem não varicosa (80%)	Causas relacionadas à hipertensão portal (20%)
Doença ulcerosa péptica 30%-50%	Varizes esofagogástricas > 90%
Síndrome de Mallory Weiss 15%-20%	Gastropatia hipertensiva portal < 5%
Gastrite ou duodenite 10%-15%	Varizes gástricas isoladas, raro
Esofagite 5%-10%	
Malformações arteriovenosas 5%	
Tumores 2%	
Outros 5%	

cuja hipertensão portal leva ao surgimento de varizes de esôfago, gástricas ou gastropatia hipertensiva, todos estes potenciais focos de hemorragia.

■ DIAGNÓSTICO

O diagnóstico se baseia na história clínica, exame físico e exames complementares. Em casos suspeitos de hemorragia digestiva alta, o objetivo é determinar rapidamente a gravidade do sangramento e identificar as prováveis causas.

- **História clínica**: pacientes geralmente apresentam queixa de hematêmese (vômitos com sangue ou em borra de café) e/ou melena, podendo estar associada com sintomas sugestivos de repercussões sistêmicas como fraqueza, lipotimia, síncope e hipotensão ortostática. Algumas vezes podem apresentar hematoquezia ou enterorragia, porém é menos frequente e está mais relacionada com hemorragias de trato baixo, mas pode ocorrer em casos de sangramento alto e maciço. Além disso, pode-se pesquisar outros sintomas associados como dor abdominal, perda ponderal, disfagia, história de hiperêmese.
  - Lembrar de investigar antecedentes pessoais do paciente à procura de fatores que possam inferir prováveis causas como: episódios de sangramento prévio, história de varizes esofágicas, abuso de álcool, hepatopatias, história de úlcera péptica prévia, infecções por DSTs, uso prolongado de anti-inflamatórios não esteroidais, uso de anticoagulantes, infecção por *Helicobacter pylori*.
- **Exame físico**: avaliar o estado hemodinâmico do paciente à procura de sinais de hipovolemia e hipoperfusão. Taquicardia, hipotensão arterial, taquipneia, descoramento de mucosas, desidratação, enchimento capilar lentificado, sudorese, alteração do nível de consciência são sinais indicativos de hipoperfusão e determinam necessidade de monitorização contínua e ressuscitação volêmica.
  - Ademais, deve-se realizar um exame físico completo, à procura de sinais que auxiliem na determinação da gravidade, da causa e em diagnósticos diferenciais. O exame físico abdominal tem sua importância na avaliação da dor abdominal, pois quando significativa pode falar mais a favor de etiologia ulcerosa. A presença de icterícia e ascite sugere um quadro mais relacionado com hepatopatia.
  - Sempre deve ser realizado toque retal para constatar a presença de melena ou sangue nas fezes, correlacionando com a história clínica. Pode-se, também, realizar lavagem nasogástrica em casos duvidosos, entretanto, é recomendado realizar tal procedimento apenas quando for necessária a remoção de resíduos para facilitar a realização da endoscopia.
- **Exames diagnósticos**:
  - **Laboratório**: para casos suspeitos de HDA deve-se obter exames gerais com hemograma completo, provas de coagulação, dosagem de creatinina

e ureia séricas, enzimas hepáticas e tipagem sanguínea. O nível sérico de hemoglobina é um parâmetro de grande valor na determinação da gravidade do sangramento e na necessidade de transfusão de hemocomponentes, porém é comum que se apresente dentro dos níveis de normalidade do paciente no início do quadro. Deve-se, portanto, realizar dosagens seriadas a cada 2 a 12 horas para acompanhar a evolução do quadro. Os níveis de ureia sérica podem estar aumentados, uma vez que o sangue é absorvido no intestino delgado; dessa forma, a razão ureia-creatinina tipicamente está acima de 100.

- **Endoscopia digestiva alta:** é o exame de escolha para diagnóstico de HDA, tendo alta sensibilidade e especificidade na identificação de lesões sangrantes. Além disso, é muitas vezes terapêutica, alcançando hemostasia e prevenindo hemorragias recorrentes na maioria dos pacientes. É recomendada endoscopia precoce (dentro de 24 horas da admissão no serviço médico), porém deve-se priorizar a estabilização hemodinâmica do paciente. Em pacientes com resposta parcial à ressuscitação hemodinâmica, deve-se proceder à endoscopia digestiva alta em menor intervalo de tempo.
- **Escores de gravidade:** atualmente o sistema mais utilizado é o Escore de Glasgow-Blatchford (Tabela 23.2), que leva em consideração a frequência cardíaca, pressão arterial sistólica, hemoglobina, ureia e presença de melena, síncope, hepatopatia e/ou insuficiência cardíaca. Seu uso correlaciona-se com redução do uso de recursos e hospitalização.

Tabela 23.2
Escore de Glasgow-Blatchford.

Parâmetro	Valor	Pontuação
Ureia (mg/dL)	< 39	0
	≥ 39 e < 48	2
	≥ 48 e < 60	3
	≥ 60 e < 150	4
	≥ 150	6
Hemoglobina (g/dL)	Homem ≥ 13	0
	Homem ≥ 12 e < 13	1
	Homem ≥ 10 e < 12	3
	Mulher ≥ 12	0
	Mulher ≥ 10 e < 12	1
	Homem ou mulher < 10	6

(Continua)

Tabela 23.2
Escore de Glasgow-Blatchford. *(Continuação)*

Parâmetro	Valor	Pontuação
Pressão arterial sistólica (mmHg)	≥ 110	0
	100 a 109	1
	90 a 99	2
	<90	3
Pulso (bpm)	≥ 100	1
Melena ao exame	Sim	1
Apresentação com síncope	Sim	2
Hepatopatia	Sim	2
Insuficiência cardíaca	Sim	2

O escore de Glasgow-Blatchford deve ser usado para predizer a necessidade de tratamento (transfusão sanguínea, endoscopia ou cirurgia). Devido ao seu alto valor preditivo negativo e sensibilidade, é indicado para identificar pacientes de baixo risco, com escore de 0 pontos, que não necessitam de internação hospitalar ou qualquer procedimento de urgência.

TRATAMENTO

Abordagem inicial

A abordagem inicial dos casos de hemorragia digestiva alta envolve a rápida triagem de pacientes hemodinamicamente instáveis ou com sangramento que devem ser admitidos em sala de emergência para ressuscitação, observação, monitorização dos sinais vitais e débito urinário.

As medidas iniciais para esses pacientes incluem: jejum oral, 2 acessos venosos periféricos calibrosos, oxigênio suplementar, proteção de via aérea e expansão volêmica com solução cristaloide (em alíquotas de 500 mL, principalmente em cirróticos). A transfusão de hemoderivados deve ser criteriosa e fica restrita a alguns casos:

- **Concentrados de hemácias:** para pacientes com níveis de hemoglobina < 7,0 g/dL ou < 9,0 g/dL de alto risco cardiovascular (coronariopatas, cardiopatas, história prévia de AVC ou AIT) ou instabilidade hemodinâmica a despeito da ressuscitação com cristaloide com sangramento ativo;
- **Concentrados de plaquetas:** pacientes com sangramento ativo e contagem de plaquetas abaixo de 50.000;
- **Plasma fresco congelado:** coagulopatia com INR > 1.5.

Pode-se proceder com intubação orotraqueal em pacientes com sinais de insuficiência respiratória aguda ou com rebaixamento do nível de consciência, com risco de broncoaspiração do conteúdo gástrico, devendo ser preferencialmente realizada em sequência rápida.

Inibidores de bomba de prótons: é recomendado que sejam iniciados IBPs empiricamente, em dose plena, via endovenosa, em todos os pacientes com hemorragia digestiva alta, devendo ser mantidos até a confirmação da causa do sangramento. Omeprazol é uma boa escolha e deve ser administrado na dose de 40 mg a cada 12 horas, após ataque de 80 mg.

Pode-se administrar drogas procinéticas previamente à realização da EDA, uma vez que melhoram o esvaziamento gástrico e estudos mostram que reduzem a necessidade da realização de nova endoscopia. Há relato de uso de metoclopramida e eritromicina para tal finalidade.

Após estabilização inicial, deve-se proceder com a realização de endoscopia digestiva alta para diagnosticar e muitas vezes tratar o foco do sangramento. Além disso, deve-se proceder com farmacoterapia específica para cada etiologia. Os achados e a terapêutica específica serão discutidos adiante, divididos em causas varicosas e não varicosas.

ABORDAGEM DE HEMORRAGIA DIGESTIVA ALTA NÃO VARICOSA

A discussão da abordagem desses casos será dividida baseada nas peculiaridades relacionadas com cada etiologia, com as medidas para estabilização iniciais já vistas anteriormente.

- **Doença ulcerosa péptica:** as úlceras identificadas na endoscopia com base clara ou com hematina na base da mesma não necessitam de tratamento endoscópico, apenas inibidor de bomba de prótons (IBP). Úlceras com hemorragia ativa, vasos visíveis ou coágulo aderido irão necessitar de tratamento endoscópico, além de IBP.
  - A terapia dupla é o método de escolha pela via endoscópica. Ela consiste em injeção de epinefrina associada a um dos seguintes métodos: ligadura elástica, hemoclipe ou termocoagulação. O *"second-look"* representa uma nova endoscopia realizada após 24h, o mesmo é indicado em casos onde a presença de sangue ou restos alimentares tenha prejudicado a endoscopia e em casos onde o endoscopista julgue que o primeiro tratamento não foi satisfatório.
  - Caso haja falha no tratamento endoscópico é possível realizar tratamento cirúrgico e endovascular. O tratamento endovascular consiste em embolização transarterial por angiografia. É preferível realizar o tratamento endovascular primeiro por ser menos invasivo. Caso este também venha a falhar é necessário fazer o tratamento cirúrgico. Na cirurgia é realizada com sutura do fundo da úlcera (a fim de ligar a artéria sangrante).

- O tratamento com IBP deverá ser mantido por 4 a 8 semanas, em úlceras duodenais, e 8 a 12 semanas, em gástricas. Todos os pacientes devem ser submetidos à pesquisa de infecção por *Helycobacter pilori* e tratados adequadamente. É recomendada a realização de EDA de controle após 12 semanas, apenas para úlceras gástricas.
- **Mallory-Weiss:** na maioria dos casos o tratamento é feito apenas com inibidor de bombas de prótons (IBP), dose padrão (omeprazol 20 mg/dia). Em casos onde a endoscopia observa sangramento em babação ou em jato, é necessário fazer tratamento endoscópico (termocoagulação, ligadura elástica ou hemoclipe, associado ou não à injeção de epinefrina).
- **Malformação arteriovenosa:** o tratamento de malformação em casos de HDA é basicamente endoscópico, sendo a coagulação com plasma de argônio o método mais utilizado. Também é possível realizar eletrocoagulação, clipagem ou ligadura elástica.
- **Tumor:** o tratamento endoscópico irá cessar o sangramento momentaneamente, sendo necessário definir um tratamento definitivo para o paciente, seja ele curativo ou paliativo (radioterapia hemostática).
- **Lesão de Dieulafoy:** esta lesão ocorre devido a um vaso de calibre aumentado na camada submucosa, que em geral encontra-se na porção proximal do estômago na curvatura menor. A endoscopia é o melhor método diagnóstico e terapêutico. O diagnóstico é feito com sangramento ativo em uma área do estômago que não apresente úlcera ou tumor. O tratamento é realizado através de hemostasia endoscópica e em casos de ressangramento deve-se optar por arteriografia junto com endoscopia e considerar intervenção cirúrgica.
- Úlcera por estresse em pacientes críticos: incide em até 15% dos pacientes de UTI que não fazem uso de profilaxia, acometendo principalmente fundo e corpo gástrico, ocorrendo na maioria dos casos nas primeiras 72 horas após o evento traumático.
    - **Fatores de risco:** ventilação mecânica por mais de 48 horas e coagulopatia representam os dois principais fatores para formação de úlcera por estresse. Outros são choque, sepse, insuficiência hepática, insuficiência renal, politrauma, grandes queimaduras, transplante de órgãos, TCE, trauma raquimedular, história de úlcera péptica.
    - **Quadro clínico e diagnóstico:** hematêmese, melena ou anemia de etiologia indeterminada. O diagnóstico é feito através de visualização direta por EDA.
    - Profilaxia deve ser feita em todo paciente crítico com alguma das seguintes características para alto risco:
        - Coagulopatia (plaquetas < 50.000 ou INR > 1,5 ou TTPa > 2 vezes o valor normal);
        - Ventilação mecânica por mais de 48 horas;
        - História de sangramento ou úlcera gastrointestinal no último ano;

- Lesão traumática de crânio ou medula espinhal ou queimadura;
- Dois ou mais dos seguintes casos: sepse, cuidados intensivos por mais de 1 semana, sangramento gastrointestinal por 6 ou mais dias, terapia com corticoides (> 250 mg/dia de hidrocortisona ou equivalente).

ABORDAGEM DA HEMORRAGIA DIGESTIVA ALTA VARICOSA

Em todo paciente cirrótico ou com hipertensão portal, qualquer hemorragia digestiva alta com repercussões hemodinâmicas deve ser tratada como de origem varicosa até que se prove o contrário.

Definições

- **Sangramento clinicamente significativo:** necessidade de transfusão de 2 concentrados de hemácias ou mais dentro de 24 horas da admissão com pressão arterial sistólica abaixo de 100 mmHg, hipotensão postural com variação acima de 20 mmHg e/ou frequência cardíaca acima de 100 bpm na admissão.
- **Episódio de sangramento agudo:** dentro de 5 dias da admissão.
- **Falha do tratamento:** qualquer um dos seguintes critérios dentro dos 5 dias:
  - Hematêmese após 2 horas da administração de droga específica ou tratamento endoscópico;
  - Desenvolvimento de choque hipovolêmico;
  - Queda ≥ 3 g/dL dos níveis de hemoglobina em 24 horas.
- **Ressangramento precoce:** que ocorre entre 5 dias e 6 semanas da admissão hospitalar.
- **Ressangramento tardio:** que ocorre após 6 semanas.

Princípios gerais

- **Ressuscitação hemodinâmica:** discutido anteriormente no tópico de abordagem inicial, com uma particularidade de pacientes com hipertensão portal, nos quais deve-se atentar para evitar sobrecarga de volume, devido ao risco de aumentar ou induzir a novo sangramento.
- **Terapia farmacológica específica:** para tratamento da hemorragia derivada de varizes esofagogástricas, são usados análogos da vasopressina (terlipressina) e da somatostatina (octreotide), pois reduzem a circulação esplâncnica e, por consequência, a portal. É recomendado administrar uma dessas drogas em todos os pacientes com diagnóstico de varizes ou com alto de risco de as apresentarem, não devendo ser atrasado a depender do resultado da endoscopia. A terlipressina deve ser administrada em dose de 2 mg IV a cada 4 horas e pode ser ajustada para 1 mg IV, após controle do sangramento. O octreotide deve ser administrado em bolus de 50 mcg IV, seguido de infusão contínua de 50 mcg por hora. A terapia farmacológica deve ser mantida por 3 a 5 dias.

- **Balão esôfago-gástrico (Sengstaken-Blakemore):** é método efetivo para alcançar hemostasia temporária em curto prazo de paciente com sangramento ativo, porém, devido a complicações e alta chance de ressangramento quando desinsuflado, é reservado para casos graves quando há impossibilidade de realizar terapia definitiva de imediato ou houver falha no tratamento endoscópico, com risco de exsanguinação. Tem duas vias, uma gástrica e uma esofágica que devem ser insufladas com ar, com a pressão no balão esofágico devendo ser medida periodicamente, pois altas pressões podem precipitar necrose e ruptura esofágica. O paciente deve estar intubado antes da passagem do balão para prevenir aspiração e o balão pode ser mantido por até 24 a 48 horas.
- **Endoscopia digestiva alta:** é o método de escolha para tratamento de hemorragia digestiva alta varicosa devido a sua alta eficácia e baixo índice de complicações. Dentre seu arsenal terapêutico estão ligadura elástica e escleroterapia, pois ambos apresentam a mesma eficácia. Porém, a ligadura elástica apresenta menor taxa de ressangramentos e complicações.
    - **Ligadura elástica:** envolve a colocação de uma banda elástica ao redor das varizes nos 5 cm distais do esôfago.
    - **Escleroterapia:** envolve a injeção de substância esclerosante na luz das varizes.
    - **Injeção de cianoacrilato:** para varizes de fundo gástrico.
- Em aproximadamente 10% a 20% dos casos, a terapia endoscópica não é capaz de controlar o sangramento, sendo necessárias outras medidas para hemostasia definitiva. Recomenda-se, entretanto, caso haja insucesso no controle do sangramento na primeira endoscopia, a tentativa de uma segunda endoscopia, antes de considerar estratégias alternativas. São descritas duas estratégias para esses casos, nas quais o objetivo é a descompressão portal para cessar sangramento: TIPS (*shunt* portossistêmico intra-hepático transjugular) e cirurgia.
    - O TIPS tem vantagem por ser um procedimento transjugular, não necessitar anestesia e apresentar mortalidade significativamente menor do que a cirurgia. É colocado *stent* intra-hepático entre a veia hepática e a veia porta, reduzindo a pressão do sistema portal.
    - A cirurgia é bastante efetiva no controle do sangramento, porém está relacionada com mortalidade de até 50% dos casos. São divididas em cirurgias com *shunt*, nas quais o princípio é descomprimir o sistema portal através da criação de *shunts*, e sem *shunt*, nas quais se incluem transecção esofágica e desvascularização da junção esofagogástrica.
- Antibioticoprofilaxia: pacientes cirróticos com hemorragia digestiva alta apresentam alto risco para infecções bacterianas associadas. Os sítios mais comuns são trato urinário, peritonite bacteriana espontânea e bacteremia primária. Recomenda-se para todos esses pacientes a introdução de antibiótico de amplo espectro, com duração de 7 dias, sendo habitualmente administrado norfloxacino, ciprofloxacino ou ceftriaxone.

SEGUIMENTO

Pacientes com um episódio prévio de hemorragia digestiva de etiologia varicosa devem iniciar profilaxia secundária para hemorragia, preconizada com a combinação betabloqueador não seletivo e ligadura elástica.

- Betabloqueadores não seletivos diminuem a pressão portal e reduzem tanto isoladamente a chance do primeiro episódio de sangramento, como as chances de ressangramento quando associados à ligadura. Portanto, devem ser usados tanto na profilaxia primária, quanto secundária. A droga de escolha é o propranolol. Não devem ser introduzidos durante a fase de sangramento ativo.
- A endoscopia deve ser idealmente repetida em 1 a 2 semanas, com ligadura de varizes até obliteração total. Uma vez alcançada, o primeiro controle é feito entre 1 a 3 meses e após a cada 6 a 12 meses.

BIBLIOGRAFIA

1. Pagliaro L, D'Amico G, Sörensen TI, et al. Prevention of first bleeding in cirrhosis: a meta-analysis of randomized trials of nonsurgical treatment. Ann Intern Med 1992;117(1):59-62.
2. Blatchford O, Murray WR, Blatchford M. A risk score to predict need for treatment for upper-gastrointestinal haemorrhage. *Lancet* 2000;356(9238):1318-21.
3. Cappell MS, Friedel D. Initial management of acute upper gastrointestinal bleeding: from initial evaluation up to gastrointestinal endoscopy. Med Clin North Am 2008; 92(3):491-509.
4. Burroughs AK, Jenkins WJ, Sherlock S, et al. Controlled trial of propranolol for the prevention of recurrent variceal hemorrhage in patients with cirrhosis. N Engl J Med 1983; 309(25):1539-42.
5. Burroughs AK, McCormick PA. Prevention of variceal rebleeding. Gastroenterol Clin North Am 1992; 21(1):119-47.
6. Wells M, Chande N, Adams P, et al. Meta-analysis: vasoactive medications for the management of acute variceal bleeds. Aliment Pharmacol Ther 2012; 35(11):1267-78.
7. Ioannou G, Doust J, Rockey DC. Terlipressin for acute esophageal variceal hemorrhage. Cochrane Database Syst Rev 2003;(1) CD002147.
8. Bañares R, Albillos A, Rincón D, et al. Endoscopic treatment versus endoscopic plus pharmacologic treatment for acute variceal bleeding: a meta-analysis. Hepatology 2002; 35(3):609-15.

Hemorragia Digestiva Baixa

Amanda Aquino de Miranda Pombo
Diego Adão Fanti Silva

INTRODUÇÃO

Hemorragia digestiva baixa (HDB) se refere às hemorragias originadas no trato gastrointestinal, com sangramento para a luz da alça, distalmente ao ligamento/ângulo de Treitz. As HDBs podem ser divididas em colônicas (90%) e jejunoileais (10%).

A HDB ocorre em aproximadamente 20% de todos os casos de hemorragia gastrointestinal e costuma cessar espontaneamente em até 85% deles. Após investigação, 15% destes que inicialmente se pensava ser HDB, apresentam-se como hemorragia digestiva alta.

Após investigação diagnóstica, 5% dos casos podem permanecer sem identificação de causa de sangramento, sendo denominados como hemorragia de origem indeterminada.

ETIOLOGIA

Diversas são as causas de hemorragias digestivas baixas. A mais prevalente entre elas é a doença diverticular (para as HDBs de origem colônicas) e as angiodisplasias (para as HDBs de origem jejunoileais). Outras causas incluem: sangramento após polipectomia, colite isquêmica, doença inflamatória intestinal, neoplasias. Outras causas menos comuns são: pólipos colorretais, lesão de Dieulafoy e sangramentos anorretais (proctite, hemorroidas, úlcera retal solitária) (Tabela 24.1).

Considerando somente sangramento anorretal, as hemorroidas representam a causa mais comum em pacientes abaixo de 50 anos, seguidas das fissuras e fístulas. Porém, em nosso meio, preferimos nos referir a esses casos como "sangramentos orificiais" dada sua ótima evolução, excluindo-os das etiologias de HDB.

Tabela 24.1
Divisão de causas.

- Anatômica
  - Divertículos (causa mais comum);
  - Divertículo de Meckel (mais comum na faixa etária pediátrica);
  - Pólipos.
- Vasculares
  - Angiodisplasia;
  - Retite actínica;
  - Colite isquêmica.
- Inflamatória
  - Doença inflamatória intestinal;
  - Endometriose intestinal;
  - Enterocolite infecciosa.
- Neoplasia
- Doenças orificiais

DIAGNÓSTICO

Pode se manifestar como enterorragia (sangramentos distais ou de grande volume) ou melena (sangramentos proximais) (Tabela 24.2).

Tabela 24.2
Sinal × Definição.

Sinal	Definição
Hematoquezia	Presença de sangue vivo junto às fezes, termo reservado aos sangramentos orificiais.
Melena	Fezes de coloração vinhoso-escurecida, com odor fétido, mais comum em HDA ou em HDB proximal.
Enterorragia	Sangramento volumoso, não digerido, aderido ou não a coágulos, mais comum em HDB ou HDAs de grande volume.

Entre os métodos para investigação diagnóstica, podemos incluir:

1. **Exames laboratoriais:** hemograma, eletrólitos, ureia, coagulograma e tipagem sanguínea com prova cruzada. Devem ser solicitados para todos os pacientes. Pacientes com HDB e função renal normal possuem relação ureia:creatinina < 100:1;

2. **Exame proctológico:** permite avaliação quanto ao aspecto do sangramento e associação com doenças orificiais;

3. **Colonoscopia:** exame mais importante para avaliação da hemorragia digestiva baixa por oferecer diagnóstico e possibilidade terapêutica. Pode ser realizado na vigência de sangramento ativo e preparo de cólon anterógrado, apesar de maior dificuldade técnica.
   - **Possibilidades terapêuticas:** injeção de vasoconstritores, eletrocoagulação, plasma de argônio, hemostasia por calor e polipectomia;
   - O rendimento diagnóstico da colonoscopia varia de 48% a 90%;
   - Uma vez que o paciente encontra-se hemodinamicamente estável, deve ser realizada com uma limpeza adequada do cólon. Protocolos para este preparo variam de acordo com cada serviço, assim como uso de procinéticos e tempo de jejum.
4. **Endoscopia digestiva alta:** indicada em qualquer hemorragia com repercussão hemodinâmica, pois essa é mais comum em HDA, independentemente se o paciente apresentar melena ou enterorragia. Também deve ser solicitada em pacientes com fator de risco par HDA (dispepsia, uso de AINE, cirrose, histórico de úlcera, *H. pylori*,etc.)
5. **Angiotomografia**: exame de escolha para casos em que a colonoscopia não encontra-se prontamente disponível e a EDA é normal. Permite localizar a fonte de sangramento, guiando a arteriografia ou a cirurgia, caso necessárias.
6. **Arteriografia:** capaz de diagnosticar sangramentos de até 0,5 mL/min, desde que ativos no momento do exame.
   - Possibilidades terapêuticas: injeção de substâncias vasoconstritoras ou embolização.
7. **Cintilografia com Tc99m, cápsula endoscópica, enteroscopia com duplo balão:** restritos a centros especializados.
8. **Enema com bário**: obsoleto.

CONDUTA

Todo atendimento de um paciente com hemorragia digestiva deve ser, inicialmente, focado na hemorragia, considerando um potencial choque hemorrágico. Dessa forma, o atendimento deve ser realizado em sala de emergência, com monitorização e enfoque na via aérea, oxigenação e perfusão tecidual (ABC). Deve ser solicitada a tipagem sanguínea e reserva de hemocomponentes a todos os pacientes.

Após a estabilização do paciente, a anamnese e o exame físico devem conter elementos da história como passado de hemorragia prévia, cirurgias abdominais ou vasculares, úlcera péptica, radioterapia abdominopélvica. As comorbidades incluem as cardiopulmonares, renal, hepáticas, que podem agravar o quadro clínico. Além disso, medicações em uso devem ser anotadas, em especial o uso de anti-inflamatórios não esteroidais, antiplaquetários e anticoagulantes.

- Ácido acetilsalicílico como profilaxia secundária a condições cardiovasculares não deve ser suspenso.

O exame físico consta de aferição de sinais vitais, incluindo alterações à mudança de decúbito. Exame abdominal, cardiopulmonar, proctológico e toque retal.

Após a avaliação inicial da HDB, a conduta se baseia na estabilização hemodinâmica com uso de cristaloides (Ringer lactato, não excedendo 1.000 mL) e transfusão sanguínea se necessário.

- Transfusão de concentrado de hemácias deve ser considerada se hemoglobina < 7 ou ≤ 9 g/dL e se coronariopatia. Cada bolsa de glóbulo vermelho aumenta em média 3 a 6 pontos de hematócrito.
- Procedimentos endoscópicos hemostáticos podem ser tentados com INR (*International Normalized Ratio*) entre 1,5 e 2,5. Porém, acima deste último valor, impreterivelmente, agentes reversores como plasma fresco, complexo protrombínico ou vitamina K devem ser utilizados. O plasma deve ser utilizado em pacientes com choque e necessidade de volume. O complexo protrombínico é a primeira escolha para reversão do efeito cumarínico da varfarina. A vitamina K deve ser utilizada em pacientes em uso de inibidores da vitamina K ou em colestase obstrutiva.
- Transfusão de plaquetas tem como alvo uma taxa > 50×10^9/L.
- Os protocolos de hipotensão permissiva e transfusão maciça encontram-se em fase de validação para HDB.

Proceder com investigação diagnóstica e terapêutica com colonoscopia, com preparo de cólon se paciente suportar e estável hemodinamicamente, ou lançar mão de angiotomografia, seguida de arteriografia com embolização ou cirurgia com ressecção segmentar.

Em casos de não identificação de local ou origem do sangramento com colonoscopia ou endoscopia digestiva alta, estes exames podem ser repetidos após novo preparo ou lavagem gástrica e uso de pró-cinéticos (eritromicina).

Em poucos casos, o tratamento cirúrgico é utilizado como último recurso após falha ou impossibilidade diagnóstica e/ou terapêutica. Ressecções intestinais são preferência se identificado o local de sangramento, porém cirurgias mais radicais, como colectomia total, podem ser feitas em casos de extrema urgência com não localização exata.

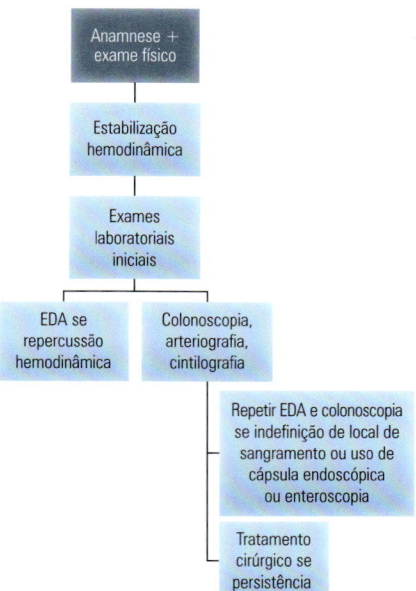

Fluxograma 24.1 – *Conduta na hemorragia digestiva baixa.*

BIBLIOGRAFIA

1. Laine L. Blood transfusion for gastrointestinal bleeding. N Engl J Med 2013;368(1):75-6.
2. Strate LL. Lower GI bleeding: epidemiology and diagnosis. Gastroenterol Clin 2005;34(4): 643-64.
3. Gralnek IM, Strate LL. ACG clinical guideline: management of patients with acute lower gastrointestinal bleeding. Am J Gastroenterol 2016;111(4):459-63.
4. Green BT, Rockey DC, Portwood G, et al. Urgent colonoscopy for evaluation and management of acute lower gastrointestinal hemorrhage: a randomized controlled trial. Am J Gastroenterol. 2005;100(11):2395-402.

Capítulo 25

Abscessos Cervicais

Daniel Kitayama Shiraiwa
Adriana Terumi Shimozono
João Henrique Zanotelli dos Santos
Thatiana Guerrieri
Larissa Izumi Fujii

INTRODUÇÃO

Abscessos cervicais são infecções nos espaços e planos cervicais profundos do pescoço com formação de coleções purulentas.[1] Apesar da diminuição da prevalência e obtenção de melhor prognóstico com o advento dos antibióticos, o abscesso cervical ainda é uma condição frequente com potencial morbidade e mortalidade.[1-3] O tratamento adequado desses pacientes exige a utilização de métodos diagnósticos apropriados, entendimento da fisiopatologia e conhecimento da anatomia do pescoço.

ANATOMIA DOS ESPAÇOS CERVICAIS

O conhecimento da anatomia das fáscias e dos espaços cervicais é importante para a compreensão da fisiopatologia e evolução da doença. Isto permite uma abordagem terapêutica mais precisa e, consequentemente, redução nas complicações.

Fáscias cervicais

As fáscias cervicais são compostas por tecido conectivo fibroso que recobre vísceras, músculos e estruturas neurovasculares criando uma superfície de deslizamento entre estas estruturas, além de promover sustentação. Elas são divididas em fáscia cervical superficial (FCS) e fáscia cervical profunda (FCP).[1]

A FCS localiza-se logo abaixo da derme e contém os músculos da mímica facial, o músculo platisma e se estende da cabeça aos ombros, axila e tórax.

A FCP envolve o conteúdo do pescoço e é o componente mais importante na disseminação das infecções no pescoço. É dividida nas camadas superficial, média e profunda.

A camada superficial da FCP contém os músculos da mastigação, esternocleidomastóideo, trapézio e as glândulas parótida e submandibular, desde a crista nucal, mandíbula e osso hioide até seu limite inferior no esterno, clavícula e acrômio. A camada média envolve as vísceras do pescoço e, por isso, também pode ser chamada da camada visceral. Reveste a musculatura pré-tireoideana, os órgãos do trato aerodigestivo superior e a tireoide. A camada profunda delamina-se e recobre a porção posterior do pescoço e contém os músculos escalenos, elevador da escápula e o esplênio da cabeça. É dividida em fáscia pré-vertebral e fáscia alar.[2]

A fáscia pré-vertebral é a mais próxima aos corpos vertebrais e ligada aos processos espinhosos das vértebras que formam um assoalho para o trígono posterior do pescoço. Já a fáscia alar é anterior à pré-vertebral e posterior à camada média da FCP. Sua extensão vai da base do crânio à segunda vértebra torácica. O espaço entre estas duas camadas da FCP é chamado de espaço de perigo.[2,3]

■) Espaços cervicais

Os espaços cervicais são espaços virtuais formados entre as fáscias cervicais ou suas divisões – são numerosos os espaços cervicais presentes; dessa forma, optamos por discutir aqueles que apresentam maior relevância clínica (Figura 25.1).

- **Espaço submandibular:** consiste em dois compartimentos divididos pela linha transversa do músculo milo-hióideo. O superior é o espaço sublingual e o inferior, o submaxilar. Este espaço tem importância clínica por ser acometido com frequência nos abscessos cervicais, principalmente devido às infecções odontogênicas e à sialoadenite. Merece atenção, pois o edema no soalho de boca pode promover dificuldade na deglutição e, principalmente, obstrução de via aérea.[2,4]

- **Espaço visceral anterior:** se estende da cartilagem tireoide até o mediastino superior. Seu acometimento pode se dar por perfuração esofágica anterior ou trauma.[2-4]

- **Espaço do perigo (*Danger space*):** situa-se entre as fáscias alar e pré-vertebral da camada profunda e se estende da base do crânio ao diafragma. É considerado o mais perigoso, pois permite disseminação mais extensa da infecção. O acometimento deste espaço pode cursar com mediastinite, abscesso diafragmático e abdominal.[3,4]

- **Espaço mastigador:** é bilateral e contém a artéria maxilar interna, ramo ascendente da mandíbula e músculos da mastigação e, portanto, seu acometimento pode gerar trismo. Frequentemente está associado a processos infecciosos dos molares superiores.[2,4]

- **Espaço parotídeo:** dentre seu conteúdo se destacam a glândula parótida, o nervo facial, a artéria carótida externa e os linfonodos bilateralmente. Obstrução no ducto da parótida, parotidite e processos supurativos dos linfonodos podem gerar coleções neste espaço.[4]

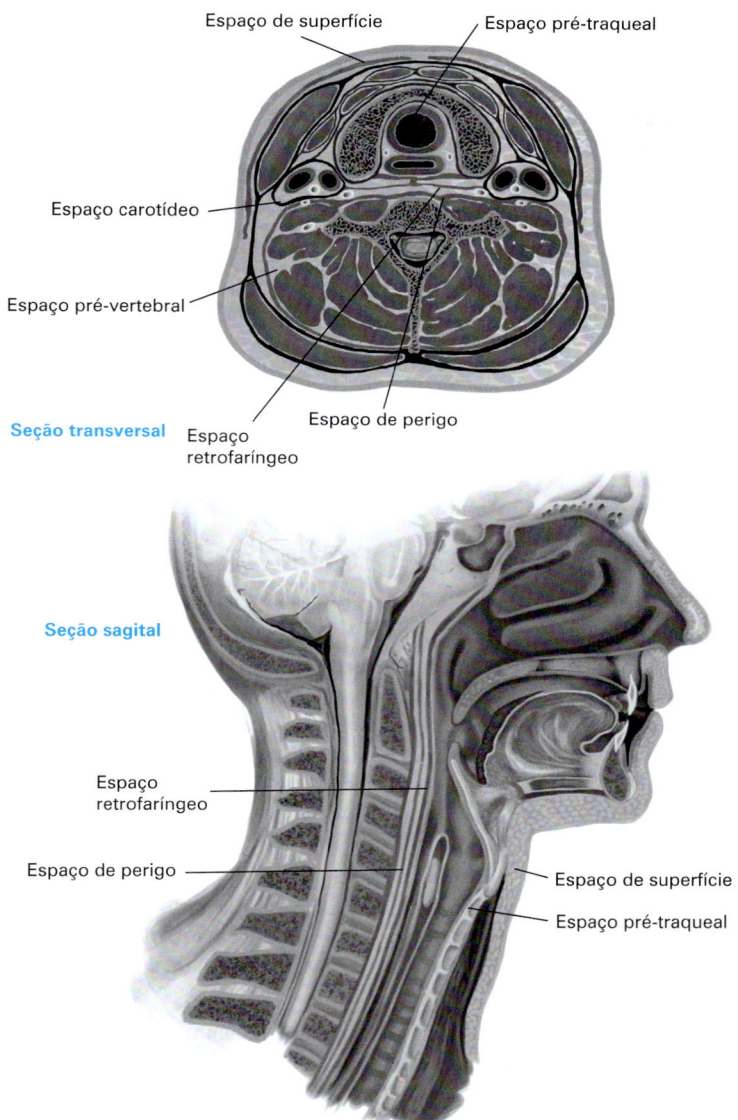

Fig. 25.1 – *Relação anatômica dos espaços cervicais em corte axial e sagital. Note a relação de alguns espaços cervicais com a base do crânio e com o mediastino.*[5]
Fonte: Netter.

- **Espaço parafaríngeo:** é bilateral e possui a forma de uma pirâmide, com o ápice no osso hioide e porção mais larga na base do crânio. Possui valiosa importância clínica, pois devido à sua localização, comunica-se com facilidade aos outros espaços e, consequentemente, é um dos espaços mais acometidos nos abscessos cervicais. Apresenta bastante proximidade à bainha carotídea.[2,4,6]
- **Espaço retrofaríngeo:** situa-se entre a camada profunda e a média da FCP. Contém tecido linfático e tecido conectivo, se estendendo da base do crânio ao mediastino. Possui valor clínico pela proximidade com outros espaços e, portanto, é uma via de disseminação de infecções.[7]
- Infecções odontogênicas maxilares frequentemente se disseminam aos espaços bucal, mastigador e parafaríngeo. Geralmente infecções dos incisivos, caninos, pré-molares e primeiros molares maxilares disseminam-se ao espaço bucal, enquanto o segundo molar se dissemina ao espaço mastigador, e o terceiro molar tende a disseminar-se ao espaço parafaríngeo. Com relação aos dentes mandibulares, os incisivos, caninos e primeiros pré-molares se disseminam ao espaço sublingual; já os segundos e terceiros molares se disseminam ao espaço submandibular.[4,8]

ETIOLOGIA E MICROBIOLOGIA DOS ABSCESSOS CERVICAIS

As principais causas de abscesso cervical consistem em infecções dentárias, tonsilites, cirurgias ou traumas cervicais e linfadenite após infecção de vias aéreas superiores.[9-12] A principal causa de abscesso cervical é a ondotogênica em adultos e infecção em orofaringe em crianças. Outras causas consistem em manipulação cirúrgica do trato aerodigestivo superior, sialoadenite ou sialolitíase, linfadenites, infecção de cistos congênitos e outras menos frequentes como traumas, perfuração esofágica, uso de drogas intravenosas, corpo estranho e mastoidite.[12]

Quanto à bacteriologia destas doenças, caracteriza-se por ser polimicrobiana: os agentes causais refletem a flora normal do trato aerodigestivo superior, incluindo microrganismos aeróbios e anaeróbios (Vide tabela 25.1).[9,13] Estreptococos e estafilococos são as bactérias mais comumente isoladas, além dos anaeróbios.[9,13]

O diabetes mellitus (DM), comorbidade altamente prevalente na sociedade, é um importante fator de risco para a formação de abscesso cervical.[10] Diabéticos são mais suscetíveis a abscessos e infecções cervicais profundas acometidas devido aos mecanismos de defesa do hospedeiro. Uma metanálise de Hidaka *et al.* demonstra que diabéticos apresentam mais de um espaço cervical acometido, têm internação hospitalar mais prolongada e mais complicações em relação aos não diabéticos.[14] Além disso, *Klebsiella pneumoniae* são mais frequentemente isoladas em culturas de secreção destes pacientes, enquanto o inverso ocorre com bactérias anaeróbias.[13-15]

Tabela 25.1
Bactérias mais frequentemente isoladas em abscessos cervicais.

Bactérias aeróbias mais frequentes[13]	Bactérias anaeróbias mais frequentes[13]
Gram-positivos: *Streptococcus viridans*, estreptococos β-hemolítico, *Staphylococcus aureus*	Gram-positivos: *Peptostreptococcus* sp., *Propionibacterium* sp.
Gram-negativas: *Haemophilus influenzae*, *Klebsiella pneumoniae*	Gram-negativas: *Prevotela* sp., *Fusobacterium* sp.

QUADRO CLÍNICO E DIAGNÓSTICO

Pacientes com abscessos cervicais apresentam sintomas relacionados com o sítio da infecção além de sintomas gerais compatíveis com quadro infeccioso. Os sintomas como o abaulamento cervical com sinais flogísticos, febre e taquicardia são comuns.[4,9,10,16,17] Em abscessos periamigdalianos, dor de garganta e odinofagia se tornam os sintomas mais frequentes.[16] Sintomas como disfagia, odinoagia, voz abafada, rouquidão, dispneia, trismo e otalgia podem também informar sobre potencial gravidade.[4]

No exame físico, paciente pode apresentar dor ou ponto de flutuação palpável. Pacientes com trauma de via aérea ou infecções por bactérias produtoras de gases frequentemente apresentam creptos. O trismo pode estar presente se houver comprometimento do espaço mastigatório. A oroscopia é importante para avaliar focos sugestivos de infecção, como odontogênicos, manifestados por edema alveolar, saída de pus perialveolar e dentes em mau estado de conservação, frouxos. A avaliação da cavidade oral também pode revelar hipertrofia de amígdala com abaulamento de orofaringe e flutuação, sugestivo de abscesso de etiologia amigdaliana. Além disso, a oroscopia é importante para diagnósticos diferenciais – abaulamento unilateral de parede faríngea sem sinais inflamatórios deve levantar suspeita de neoplasias parafaríngeas, assim como uma amígdala com aumento unilateral, irregular ou ulcerada na presença de fatores de risco para neoplasias.[4]

A avaliação minuciosa de via aérea é imprescindível – a obstrução de via aérea superior é a complicação mais frequente e letal dos abscessos cervicais. Sintomas como rouquidão, disfonia, dispneia ou desconforto respiratório devem ser pesquisados.[18] A nasofibroscopia, na presença dos sintomas previamente descritos, é um importante adjunto. A oximetria de pulso normal não implica em via aérea completamente preservada – a queda de saturação de pulso de oxigênio é mais frequente em obstrução total de vias aéreas.[4] Os pacientes com abscessos retrofaríngeos, ou que acometem múltiplos espaços, e angina de Ludwig, são associados com maior incidência de obstrução de vias aéreas superiores.[11]

Existe um quadro particular chamado angina de Ludwig, descrita pela primeira vez em 1836 e uma importante causa de morte na era pré-antibióticos.[8,19] Consiste em abscesso de etiologia odontogênica na maioria das vezes, que ocorre nos espaços submandibulares e sublingual e se caracteriza por gangrena de evolução rápida e obstrução de vias aéreas. Devido ao acometimento bilateral desta topografia, resulta em elevação e deslocamento posterior da língua.[19,20] Geralmente associada a infecções dentárias, sua manifestação clínica é marcada por trismo, incapacidade de deglutição, dispneia, taquipneia, estridor, desidratação, bem como edema e abaulamento, e eritema submandibular.[19] Se não tratado a tempo, o paciente pode evoluir a óbito seja por sepse ou por obstrução de via aérea.[2-4]

A avaliação minuciosa de via aérea é imprescindível – a obstrução de via aérea superior é a complicação mais frequente e letal dos abscessos cervicais. Sintomas como rouquidão, disfonia, dispneia ou desconforto respiratório devem ser pesquisados.[18] A nasofibroscopia, na presença dos sintomas previamente descritos, é um importante adjunto. A oximetria de pulso normal não implica em via aérea completamente preservada – a queda de saturação de pulso de oxigênio é mais frequente em obstrução total de vias aéreas.[4] Os pacientes com abscessos retrofaríngeos, ou que acometem múltiplos espaços, e angina de Ludwig, são associados com maior incidência de obstrução de vias aéreas superiores.[11]

Em avaliação laboratorial, tipicamente se observam leucocitose com predomínio polimorfonuclear e elevação de títulos de proteína C-reativa.[4,9] Estes exames também são importantes na avaliação seriada para monitorar a resposta terapêutica. Avaliação de eletrólitos e da função renal é importante, seja para avaliar a disfunção orgânica em sépticos, avaliar função renal para realização de exames contrastados ou se o paciente for submetido à anestesia geral.[4]

Com relação aos exames de imagem, atualmente pouco se utiliza a radiografia simples devido à superioridade de outros exames disponíveis nas emergências. Esta, porém, possui valor na detecção de cálculos maiores que 5 mm em glândulas salivares, assim como pode indicar abscesso perialveolar ao mostrar imagem transluscente.[4,6] A radiografia também pode revelar nível hidroaéreo, sugestivo de coleção, assim como espessamento pré-vertebral compatível com infecção retrofaríngea, além de possibilitar avaliação do tórax.[6]

A ultrassonografia, por não ser um exame invasivo e nem promover irradiação, se torna atrativa para avaliação de crianças. Porém, pode ter sua sensibilidade prejudicada se houver a presença de edema ou flegmão, além de não poder detectar por vezes coleções em espaços mais profundos na linha média.[4] Sendo assim, a não visualização de coleções não exclui a presença delas, e muitas vezes serão necessários outros métodos de imagem para complementar a investigação.[6]

A tomografia computadorizada com contraste endovenoso é o exame mais utilizado para avaliação desta condição, pois além de diferenciar edema de coleção, assim como mostrar a presença de gás, revela quais os espaços cervicais estão comprometidos e, portanto, é um exame importante para definição de conduta em abscesso cervical.[4,9,12,21,22] O exame físico isoladamente é incapaz de avaliar corretamente o sítio e o número de espaços cervicais, podendo subestimar a extensão dos abscessos em até 70% dos casos.[21,22] O contraste endovenoso permite avaliar estruturas vasculares, diferenciar áreas de celulite de abscesso, acometimento dos espaços cervicais e linfonodos.[9,21] Devemos nos atentar aos espaços cervicais acometidos, presença de coleções e de celulite, possíveis sinais de comprometimento de vias aéreas, possibilidade de disseminação da doença, acometimento de grandes vasos.[6]

A ressonância magnética geralmente não é usada de rotina pois demanda mais tempo para ser obtida e, por vezes, não é bem tolerada por pacientes com dor ou desconforto respiratório.[4] Em alguns casos, porém, pode ser superior à tomografia computadorizada, como por exemplo em casos em que há suspeita de extensão intracraniana ou avaliação do espaço pré-vertebral.[4,7]

TRATAMENTO
Controle de vias aéreas

Abscessos cervicais oferecem um grande risco à patência das vias aéreas, sendo vital assegurar a sua segurança delas.[9,23-25] Frequentemente, uma observação rigorosa da patência de vias aéreas é o suficiente para estes pacientes, mas, como não há consenso a respeito da indicação desta conduta, tal avaliação deve ser individualizada para cada paciente.[18] A oximetria de pulso e a nasofibroscopia são elementos importantes para ajudar a individualizar a conduta. Sinais de deterioração clínica importante fazem o controle de via aérea ter prioridade em relação ao exame tomográfico.[18]

Pacientes com sinais de comprometimento de vias aéreas devem ser intubados ou traqueostomizados o mais precoce possível.[9,18,23,24] Retardar tal medida significa realizar o procedimento em situações mais adversas ainda, causando maiores riscos ao paciente.[18] O controle de via aérea nesta situação é delicada pela distorção da anatomia local – intubação nasal pode lesar uma mucosa já fragilizada, perfurar abscesso ou obstruir completamente a via aérea.[18] Máscaras laríngeas podem não realizar a vedação adequada devido às alterações anatômicas do trato aerodigestivo superior.[18] A intubação orotraqueal guiada por broncofibroscopia é uma alternativa segura para obtenção de via aérea definitiva, lembrando que se trata de procedimento operador-dependente e exige experiência por se tratar de via aérea frequentemente edemaciada, com alteração importante de anatomia, dificultando visualização adequada.[9,18] Mesmo após abordagem cirúrgica para a drenagem de abscesso cervical, a manutenção de via aérea é uma prioridade, podendo necessitar da intubação até a redução do edema para minimizar o risco de obstrução de vias aéreas no pós-operatório.[24]

Antibioticoterapia e medidas adjuntas

Devido à rápida progressão destas infecções, a antibioticoterapia parenteral deve ser instituída empiricamente assim que feito o diagnóstico.[26]

Considerando que estes abscessos envolvem flora polimicrobiana de cocos gram-positivos, bastões gram-negativos e anaeróbios, como já exposto previamente, recomenda-se iniciar antibioticoterapia de amplo espectro cobrindo anaeróbios.[9,13,26] Alguns esquemas antimicrobianos estão listados na Tabela 25.2.[26-28] Em nosso serviço, iniciamos com ceftriaxone e clindamicina endovenosos, por seu espectro amplo e possibilidade de ampliar esse espectro, se necessário. Além disso, é um esquema antimicrobiano que podemos descalonar para antibioticoterapia por via oral após o controle local da doença e na programação de antibioticoterapia oral domiciliar.

Tabela 25.2
Esquemas antimicrobianos sugeridos para abscessos cervicais.

Ceftriaxona 1 g IV 12/12h + Clindamicina 600 mg IV 6/6h
Ampicilina-Sulbactam 1,5-3 g IV 6/6h
Piperacilina-Tazobactam 4,5 g IV 6/6h
Meropenem 1 g IV 8/8h

Alguns pacientes podem ser tratados com antibioticoterapia parenteral sem necessitar de drenagem de abscesso. Pacientes clinicamente estáveis, com coleções bem delimitadas menores que 2,2 cm em seu maior eixo, acometendo um espaço único, pode-se considerar antibioticoterapia empírica por 48 a 72h.[29] Estes pacientes devem ser reavaliados cuidadosamente e, se não houver rápida melhora clínica-laboratorial, devem ser operados.[29,30] Em nosso serviço, outro pré-requisito para tratamento não operatório de abscessos cervicais é a sua localização em um espaço que não apresente comunicação direta com o mediastino. Se o paciente for submetido à drenagem de abscessos, é recomendada a cultura de secreção para isolar bactérias, e avaliar seu perfil de sensibilidade para o escalonamento de antimicrobiano.[4,9,28]

Além da antibioticoterapia é necessário praticar medidas de suporte. Estes pacientes geralmente apresentam dor, febre, odinofagia e não conseguem manter ingestão hídrica adequada. Assim, analgesia, controle de temperatura e hidratação endovenosa são adjuntos importantes no tratamento.[26,27] Corticoide endovenoso pode ser utilizado por seu efeito anti-inflamatório potente, ajudando a reduzir edema e processo inflamatório local.[19,26] Deve-se lembrar que os corticosteroides provocam aumento do leucograma; assim, a avaliação laboratorial de controle da infecção deve ser realizada com crítica minuciosa. Controle glicêmico do paciente se torna vital para evitar imunodepressão pela hiperglicemia, sendo necessário controle adequado para melhores desfechos.[15] Estes pacientes devem permanecer internados em observação por pelo menos 48 a 72h do início da antibioticoterapia ou após a cirurgia, com reavaliação clínica seriada e vigilância dos exames laboratoriais. Qualquer sinal de deterioração no quadro clínico pode demandar nova investigação clínica e novos exames de imagem.

■❚ Drenagem do abscesso cervical

A maioria dos abscessos cervicais requer alguma forma de drenagem, com casuísticas na literatura chegando até 83% dos pacientes.[28] Existem duas formas de drenagem: a cirúrgica e a guiada por ultrassonografia. O atraso na drenagem de abscesso cervical, especialmente em adultos, é associada a maior taxa de morbimortalidade e internação hospitalar prolongada – não se deve retardar o controle da doença pela escolha da via de abordagem.[31]

A drenagem cirúrgica transcervical é a abordagem mais frequentemente realizada e é padrão-ouro para o tratamento da doença.[9,16,32] É mandatória em pacientes com abscessos volumosos ou que ocupam mais de um espaço, resposta insatisfatória à antibioticoterapia isolada, sinais de comprometimento de vias aéreas, mediastinite ou instabilidade hemodinâmica.[15] Em nosso serviço, a tomografia computadorizada é uma ferramenta vital para o planejamento. A cervicotomia é realizada de forma a obter fácil acesso ao espaço cervical acometido pelo abscesso. A confecção do retalho da cervicotomia é feita para ganhar mobilidade e evitar sutura sob tensão durante o fechamento. É realizada drenagem do abscesso, com desbridamento de tecidos desvitalizados, seguida de vigorosa limpeza e irrigação do campo cirúrgico. Para evitar novas coleções formadas, locamos um dreno de Penrose em topografia do abscesso e do espaço cervical. Além disso, o fechamento da incisão não é feita de forma hermética, para permitir drenagem de secreção pela ferida operatória.

A drenagem de abscesso cervical, guiada por ultrassonografia, é uma forma de tratamento minimamente invasivo, apresentando em ensaio clínico randomizado eficácia similar à drenagem cirúrgica, com redução do tempo de internação. Porém, é dependente de equipe de radiointervenção e requer paciente sem comprometimento de via aérea, com coleção bem delimitada, sem loculações, acometendo em um espaço único.[32] Em nosso serviço, além dessas condições, o abscesso deve se encontrar em topografia de fácil acesso para a drenagem percutânea. Dessa forma, esta modalidade terapêutica é conduta de exceção.

Considerando as principais causas de abscesso cervical, se possível, é realizada a extração do dente acometido já no mesmo tempo cirúrgico. A amigdalectomia, porém, não é mandatória nem no intraoperatório e nem após a resolução do quadro.[4]

■❚ COMPLICAÇÕES

É importante avaliar sinais sugestivos de complicações graves aos pacientes: os principais, além de sepse e obstrução de vias aéreas, são: mediastinite, trombose de seio cavernoso e fasceíte craniocervical necrotizante.[10,11]

■❚ Mediastinite

Ainda que incomum, a mediastinite apresenta alta taxa de morbimortalidade. A disseminação de abscesso cervical para o mediastino pode ocorrer pela bainha carotídea pelo espaço para faríngeo ou pelo espaço visceral anterior ou ainda pelo espaço retrofaríngeo, devido a componentes que atravessam a abertura torácica.[21] Clinicamente, são pacientes com dor torácica importante, dispneia ou com sinais de sepse.[9,10] Além disso, pacientes diabéticos, abscessos com múltiplos espaços cervicais acometidos ou sinais de liquefação em tomografia devem levantar maior suspeita para a possibilidade de mediastinite.[9] Achados tomográficos que sugerem disseminação do processo infeccioso para tórax incluem abscesso, alargamento de mediastino, trilha gasosa, empiema e derrame pleural ou pericárdico.[33]

O tratamento envolve antibioticoterapia IV de amplo espectro e drenagem de coleções mediastinais, cervicais, desbridamento cervical e irrigação mediastinal e pleural.[34] A abordagem mediastinal depende dos achados tomográficos – processos de mediastino superior acima da carina da traqueia em coleção, a drenagem mediastinal transcervical é considerada uma forma adequada de controle.[34,35] Doenças mais extensas ou coleções não capsuladas requerem abordagem mais agressiva, apresentando mais benefício da abordagem subxifoídea ou transtorácica.[34]

■❱ Trombose de seio cavernoso

Trombose de seio cavernoso é uma complicação grave causada pela disseminação retrógrada da infecção pelo sistema venoso oftálmico ao seio cavernoso. Manifesta-se por febre, letargia, dor orbitária, proptose, redução de musculatura ocular extrínseca e dilatação de pupilas. Achados tomográficos de trombose de seio cavernoso incluem aumento do seio cavernoso e presença de falha de enchimento sugerindo trombose, bem como aumento e trombose de veia oftálmica superior.[6] Além de antibioticoterapia parenteral, o tratamento envolve suporte crítico e terapia de anticoagulação.[4]

■❱ Fasceíte craniocervical necrotizante

Fasceíte craniocervical necrotizante (FCCN) é uma forma grave de infecção de espaço cervical profundo mais comumente encontrada em idosos e em imunocomprometidos, incluindo diabéticos e etilistas crônicos.[4,33,36] Apresenta taxa de morbimortalidade importante devido a choque séptico, coagulação intravascular disseminada e disfunção orgânica.[36] Os principais focos de infecção são odontogênicos e envolvem flora bacteriana mista.[33,37]

Pacientes apresentam celulite rapidamente progressiva com edema, podendo ter enfisema subcutâneo ou não; pacientes podem não apresentar dor devido à lesão nervosa adjacente.[33] O paciente com FCCN, quando apresenta sinais clínicos de sepse, frequentemente denota doença em estágio avançado.[33] A TC evidencia focos gasosos de permeio e áreas hipodensas sem loculação ou realce a contraste, característico de necrose de liquefação.[4,33] Durante achados intraoperatórios, estes incluem secreção fluida de odor fétido e tecido subcutâneo desvitalizado.[4,33]

O tratamento da FCCN deve ser iniciado brevemente – assim, baixo limiar para suspeita da doença e diagnóstico precoce são vitais para reduzir morbimortalidade. Deve-se suspeitar de FCCN na presença de enfisema subcutâneo, edema, enduração e ponto de flutuação.[33] Deve-se introduzir antibioticoterapia de amplo espectro e realizar abordagem cirúrgica agressiva, realizando cervicotomia ampla, desbridamento extenso de tecido necrótico até obter leito cirúrgico com tecido sadio e drenagem de espaço cervical.[37] Esses pacientes geralmente necessitam de cuidados em ambiente de UTI e necessitam da troca frequente de curativos para desbridamento e cicatrização.[33] Há estudos que demonstram que Oxigenoterapia Hiperbárica é uma medida adjuvante que ajuda a evitar a extensão da FCCN após o desbridamento.[33,37]

As Figs. 25.2, 25.3 e 25.4 demonstram alguns cortes de tomografias de pacientes previamente internados pelo serviço de Cirurgia de Cabeça e Pescoço do Hospital São Paulo, da Escola Paulista de Medicina, com abscessos cervicais em topografias distintas e com complicações distintas da doença.

A Fig. 25.2 mostra um caso de paciente com história prévia de manipulação dentária complicando com abscesso em fossa pterigoide e espaço mastigatório complicando com mediastinite. A Fig. 25.3 representa uma série de cortes tomográficos de um paciente internado por um abscesso de Bezold por otite média crônica colesteatomatosa, complicado com abscesso cervical acometendo espaços paravertebral e carotídeo esquerdos, trombose de seio cavernoso, mas sem mediastinite. Já a Fig. 25.4 mostra uma paciente internada por abscesso cervical em região parafaríngea direita invadindo o espaço do perigo, dissecando até o mediastino, onde se observa mediastinite e derrame pleural.

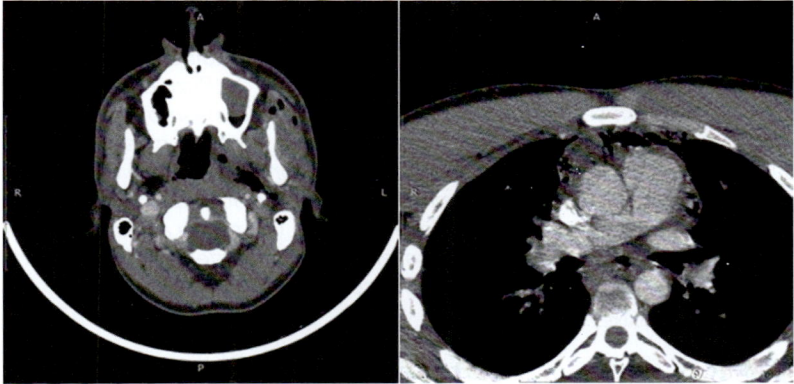

Fig. 25.2 – *Paciente com história de manipulação dentária prévia, evoluindo com dor, febre, abaulamento cervical e hiperemia de tórax e fúrcula esternal. Realizou tomografia de pescoço e tórax evidenciando coleção em fossa pterigoide e espaço mastigatório, e em tórax apresentando sinais de mediastinite por coleção mediastinal e foco de permeio gasoso.*
Fonte: acervo dos autores.

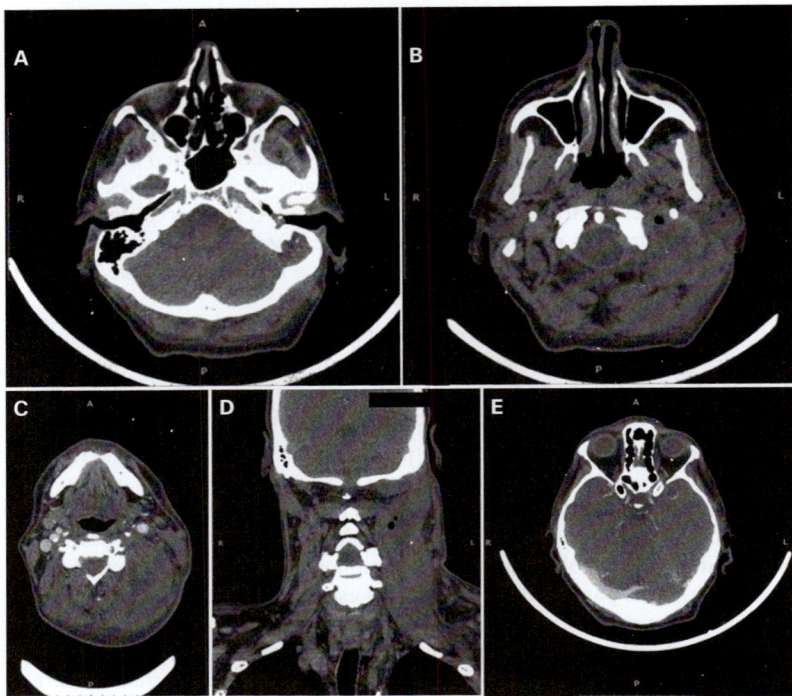

Fig. 25.3 – *Tomografia de crânio e pescoço de paciente com otite média colesteatomatosa, com otalgia esquerda, evoluindo com abaulamento cervical, com abaulamento cervical extenso de mastoide até a clavícula esquerda. Observe na imagem* (A) *um abscesso de Bezold evidenciado com coleção em seio mastóideo com destruição do mesmo e continuidade tênue para o hemisfério cerebelar. Imagens* (B) *e* (C) *mostram extensão da doença acometendo espaços paravertebral e carotídeo esquerdos. Imagem* (D) *mostra em corte coronal à extensão do abscesso cervical, mas sem sinais sugestivos de mediastinite. Imagem* (E) *mostra ausência de enchimento de contraste endovenoso em seio sigmoide esquerdo, sendo sugestivo de trombose de seio cavernoso.*
Fonte: acervo dos autores.

CONCLUSÃO

Os abscessos cervicais são patologias infecciosas graves, com alto risco de complicações graves e alta taxa de morbimortalidade.

- As principais causas de abscesso cervical envolvem: infecções odontogênicas, abscessos periamigdalianos e trauma cervical.

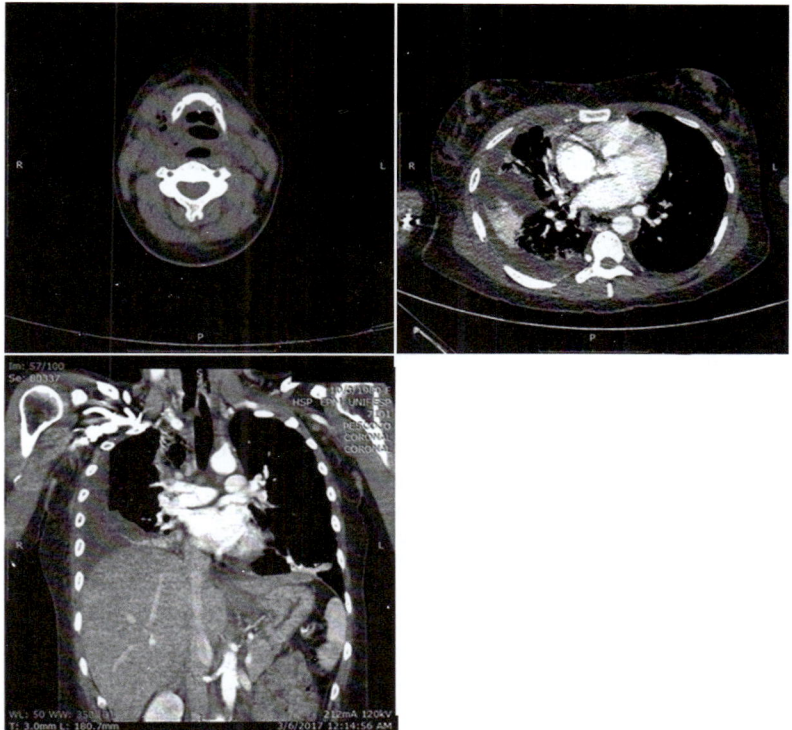

Fig. 25.4 – *Paciente de 36 anos que chega ao pronto-socorro do Hospital São Paulo em choque séptico, insuficiência respiratória aguda. Tomografia computadorizada em corte axial evidencia pequena quantidade de coleção em espaço parafaríngeo e espaço do perigo, com disseminação até o mediastino, onde se observa coleção líquida em mediastino, borramento mediastinal e derrame pleural em hemitórax direito. Corte coronal do mesmo exame demonstrando acometimento de* danger space *com invasão de mediastino.*

Fonte: acervo dos autores.

- A flora de um abscesso cervical reflete a microbiologia do processo de base, frequentemente consistindo em flora bacteriana mista, com bactérias gram--positivas, gram-negativas e anaeróbias.
- Abaulamento cervical, dor e febre são os principais sintomas de abscesso cervical; o médico deve apresentar alta suspeita para abscessos cervicais nestas situações, sendo a tomografia computadorizada uma ferramenta vital para o diagnóstico e tratamento.

- O tratamento de abscesso cervical deve ser agressivo e ter como metas o controle rigoroso de vias aéreas, início de antibioticoterapia endovenosa de amplo espectro e o controle de infecção local, geralmente requerendo drenagem cirúrgica.
- As principais complicações são: obstrução de vias aéreas, mediastinite, fasceíte craniocervical necrotizante e trombose de seio cavernoso.

BIBLIOGRAFIA

1. Reynolds SC, Chow AW. Severe soft tissue infections of the head and neck: a primer for critical care physicians. Lung 2009;187(5):271-9.
2. Durazzo PF, Loures MS, Volpi EM, et al. Os espaços cervicais profundos e seu interesse nas infecções da região. Rev Ass Med Brasil 1997;43(2):119-26.
3. Standring S. Gray's anatomy: the anatomical basis of clinical practice. 41st ed. New York: Elsevier; 2016.
4. Flint PW, Lund VJ, Niparko JK, Robbins KT, et al. Cummings otolaryngology: head and neck surgery. 6th ed. Philadelphia: Saunders; 2015.
5. Netter F. Atlas of Human Anatomy. 6th ed. Philadelphia: Saunders; 2014.
6. Hurley MC, Heran MK. Imaging studies for head and neck infections. Infecti Dis Clin North Am 2007;21(2):305-53.
7. Wippold FJ, 2nd. Head and neck imaging: the role of CT and MRI. J Magn Res Imaging : JMRI 2007;25(3):453-65.
8. Rana RS, Moonis G. Head and neck infection and inflammation. Radiol Clin North Am 2011;49(1):165-82.
9. Boscolo-Rizzo PS, Muzzi E, Mantovani M, et al. Deep neck infections: a study of 365 cases highlighting recommendations for management and treatment. Eur Arch Otorhinolaryngol 2012;2012(269):1241-9.
10. Brito TP, Fernandes FN, Bento LR, et al. Deep neck abscesses: study of 101 cases. Braz J Otorhinolaryngol 2017;83(3):341-348.
11. Huang TT, Chen PR, Tseng FY, et al. Deep Neck infection: analysis of 185 cases. Head & Neck 2004;26(10):854-60
12. Parhiscar AH, Har-El G. Deep neck abscess: a retrospective view of 210 cases. Ann Otol Rhinol Laryngol. 2001;110(11):1051-54.
13. Celakovsky P, Kalfert D, Smatanova K, T, et al. Bacteriology of deep neck infections: analysis of 634 patients. Aust Dental J 2015;60(2):212-5.
14. Hidaka H, Yamaguchi T, Hasegawa J, et al. Clinical and bacteriological influence of diabetes mellitus on deep neck infection: Systematic review and meta-analysis. Head & Neck 2015;37(10):1536-46.
15. Huang TT, Tseng FY, Yeh TH, et al. Factors affecting the bacteriology of deep neck infection: a retrospective study of 128 patients. Acta oto-laryngol 2006;126(4):396-401.
16. Wang LF, Kuo WR, Tsai SM, Huang KJ. Characterizations of life-threatening deep cervical space infections: a review of one hundred ninety-six cases. Am J Otolaryngol 2003; 24(2):111-7.

17. Eftekharian A, Roozbahany NA, Vaezeafshar R, Narimani N. Deep neck infections: a retrospective review of 112 cases. Eur Arch Otorhinolaryngol 2009;266(2):273-7.
18. Karkos PD, Leong SC, Beer H, et al. Challenging airways in deep neck space infections. Am J Otolaryngol 2007;28(6):415-8.
19. Costain NM. Ludwig's angina. Am J Med 2011;124(2):115-7.
20. Manasia AM, Bassily-Marcus A, Oropello J, Kohli-Seth R. Ludwig's angina complicated by fatal cervicofasial and mediastinal necrotizing fasciitis. IDCases. 2016;4:32-3.
21. Wang B, Gao BL, Xu GP, Xiang C. Images of deep neck space infection and the clinical significance. Acta Radiol 2014;55(8):945-51.
22. Crespo AN, Chone CT, Fonseca AS, et al. Clinical versus computed tomography evaluation in the diagnosis and management of deep neck infection. Rev Paulista Med 2004;122(6): 259-63.
23. Boscolo-Rizzo P, Da Mosto MC. Submandibular space infection: a potentially lethal infection. International journal of infectious diseases : IJID : official publication of the International Society for Infectious Diseases. 2009;13(3):327-33.
24. Fellini RT, Volquind, D., Schnor O.H, Angeletti, M.G., Souza, O.E. Manejo da via aérea na angina de Ludwig - um desafio: relato de caso. Rev Bras Anestesiol. 2016.
25. Parhiscar A, Har-El G. Deep neck abscess: a retrospective review of 210 cases. Ann Otol Rhinol Laryngol. 2001;110(11):1051-4.
26. Bakir S, Tanriverdi MH, Gun R, Yorgancilar AE, Yildirim M, Tekbas G, et al. Deep neck space infections: a retrospective review of 173 cases. American journal of otolaryngology. 2012;33(1):56-63.
27. Brook I. Microbiology and principles of antimicrobial therapy for head and neck infections. Infectious disease clinics of North America. 2007;21(2):355-91, vi.
28. Osborn TM, Assael LA, Bell RB. Deep space neck infection: principles of surgical management. Oral and maxillofacial surgery clinics of North America. 2008;20(3):353-65.
29. Cheng J, Elden L. Children with deep space neck infections: our experience with 178 children. Otolaryngology--head and neck surgery : official journal of American Academy of Otolaryngology-Head and Neck Surgery. 2013;148(6):1037-42.
30. Wong DK, Brown C, Mills N, Spielmann P, Neeff M. To drain or not to drain - management of pediatric deep neck abscesses: a case-control study. International journal of pediatric otorhinolaryngology. 2012;76(12):1810-3.
31. Cramer JD, Purkey MR, Smith SS, Schroeder JW, Jr. The impact of delayed surgical drainage of deep neck abscesses in adult and pediatric populations. The Laryngoscope. 2016;126(8):1753-60.
32. Biron VL, Kurien G, Dziegielewski P, Barber B, Seikaly H. Surgical vs ultrasound-guided drainage of deep neck space abscesses: a randomized controlled trial: surgical vs ultrasound drainage. Journal of otolaryngo-

logy – head & neck surgery = Le Journal d'oto-rhino-laryngologie et de chirurgie cervico-faciale. 2013;42:18.
33. Bahu SJ, Shibuya TY, Meleca RJ, Mathog RH, Yoo GH, Stachler RJ, et al. Craniocervical necrotizing fasciitis: an 11-year experience. Otolaryngology-head and neck surgery: official journal of American Academy of Otolaryngology-Head and Neck Surgery. 2001;125(3): 245-52.
34. Marty-Ane CH, Berthet JP, Alric P, Pegis JD, Rouviere P, Mary H. Management of descending necrotizing mediastinitis: an aggressive treatment for an aggressive disease. The Annals of thoracic surgery. 1999;68(1):212-7.
35. Chen KC, Chen JS, Kuo SW, Huang PM, Hsu HH, Lee JM, et al. Descending necrotizing mediastinitis: a 10-year surgical experience in a single institution. The Journal of thoracic and cardiovascular surgery. 2008;136(1):191-8.
36. Mao JC, Carron MA, Fountain KR, Stachler RJ, Yoo GH, Mathog RH, et al. Craniocervical necrotizing fasciitis with and without thoracic extension: management strategies and outcome. American journal of otolaryngology. 2009;30(1):17-23.
37. Mao JC, Fountain KR, Stachler RJ, et al. Craniocervical necrotizing fasciitis with and without thoracic extension: management strategies and outcome. Am J Otolaryngol Head Neck Med Surg 2009;2009(30):17-23.

Capítulo 26

Abdome Agudo Obstrutivo

Raina Caterina Coelho Arrais
Diego Adão Fanti Silva

■ INTRODUÇÃO

Por definição a síndrome do abdome agudo obstrutivo (AAO) ocorre quando o fluxo normal de conteúdo intraluminal intestinal é interrompido. Essa obstrução pode ser funcional (devido à fisiologia intestinal anormal) ou devido à uma obstrução mecânica, que pode ser aguda ou crônica. A idade média dos pacientes com obstrução aguda é de 64 anos, as mulheres constituem 60% do grupo, sendo em algumas literaturas igual a distribuição em ambos sexos.

Em estudo coorte realizado por Bizer *et al.* com 405 pacientes com obstrução do intestino delgado, foram demonstradas as causas mais comuns conforme descrito em Fig. 26.1. Dentre as causas neoplásicas pode-se incluir GIST, tumores carcinoides, adenomas, leiomiomas, lipomas, linfangiomas ou tumores vasculares, como hemangiomas, adenocarcinoma, metástases, linfoma e melanoma.

Apesar da ampliação na triagem de câncer colorretal, a obstrução do intestino grosso é o sintoma inicial de câncer de cólon em até 30% dos casos. A causa mais comum de obstrução colorretal e que leva à cirurgia emergente

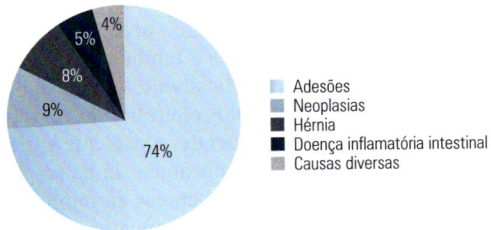

Fig. 26.1 – *Distribuição das causas de obstrução do intestino delgado.*

(70%) é a neoplasia maligna de retossigmoide. Já a causa benigna mais comum de obstrução colorretal é o volvo (5% a 15%), sendo o volvo sigmoide a etiologia mais comum da obstrução do cólon no mundo em desenvolvimento. Outras causas incluem adesões pós-operatórias, estenoses devido a episódios repetidos de doença diverticular (1,7% a 10%) e hérnia com encarceramento colônico (2,5%). Raras etiologias benignas incluem doença inflamatória intestinal, colite isquêmica, aderências, bezoares, intussuscepção e fibrose retroperitoneal.

ETIOLOGIA

Dentre as diversas etiologias do abdome agudo obstrutivo podemos citar causas mecânicas, dentre elas as afecções intrínsecas, extrínsecas e intraluminais e causas funcionais, conforme descrito em Tabela 26.1. Dentre as causas mecânicas, a aderência/bridas confere a causa mais comum de obstrução intestinal, embora a obstrução do intestino delgado seja mais comum; pode ocorrer obstrução por aderências em intestino grosso.

Dessa forma, o intestino delgado está envolvido em cerca de 74% a 80% dos casos de obstrução intestinal mecânica, sendo que o fator de risco com maior relevância é a cirurgia abdominal prévia, causando aderências pós-operatórias. Em uma revisão sistemática, a incidência de obstrução intestinal pós-operatória devida a qualquer causa foi de 9,4%.

Já a obstrução colônica mais comum é por neoplasia maligna colorretal que ocorre em até 30% dos cânceres colorretais. Entretanto, neoplasias não colônicas como neoplasia pancreática, câncer ovariano e linfoma, causam aproximadamente 10% das obstruções colorretais. Dentre outras causas de obstrução intestinal mecânica pode-se citar: hérnia, doença inflamatória intestinal, volvo, fecaloma, diverticulite complicada, outras neoplasias (GIST, tumor carcinoide, hemangiomas), e outras causas não usuais como: intuscepção, atresia intestinal, áscaris, íleo biliar, endometriose.

A obstrução funcional ou pseudo-obstrução intestinal aguda ocorre com dilatação maciça do trato intestinal na ausência de obstrução mecânica e é geralmente associada com cirurgia, medicamentos e/ou condições médicas subjacentes. Quando acomete predominantemente o intestino delgado é chamada de íleo metabólico ou paralítico; quando acomete o intestino grosso, denomina-se síndrome de Ogielvie. Assim, o íleo paralítico ocorre em algum grau após quase todas as operações abdominais abertas e também pode ser causado por peritonite, trauma, isquemia intestinal e medicamentos (por exemplo, opiáceos, anticolinérgicos). É exacerbada por distúrbios eletrolíticos, particularmente hipocalemia. À medida que o intestino se distende, o paciente experimenta muitos dos mesmos sintomas que a obstrução mecânica. Já na pseudo-obstrução/síndrome de Ogilvie é o desequilíbrio de influências autonômicas que produz deficiência parassimpática sacral com atividade simpática sem oposição, causando hipotonia intestinal e resultando em estase luminal e dilatação do cólon através da expulsão ineficiente de gás intraluminal e fezes, ocorrendo geralmente em homens, com mais de 60 anos, hospitalizados e pacientes obesos.

Tabela 26.1
Etiologia do AAO – Fatores extrínsecos, intrínsecos, intraluminais e pseudo-obstrução.

Afecções extrínsecas

Aderências	Hérnia	Volvo (ceco/sigmoide)	Abscesso Intra-abdominal	Carcinomatose Peritoneal	Endometriose	Isquemia mesentérica	Tumor desmoide	Síndrome da artéria mesentérica superior
Cirurgia anterior	Inguinal	Constipação crônica	Diverticulite	CA de ovário		Aterosclerose		
Diverticulite	Femoral		Apendicite	CA de Cólon		Trauma abdominal		Rápida perda de peso
Doença de Crohn	Diafragmática	Megacólon	Doença de Crohn	CA gástrico		Trombofilia		
Peritonite	Umbilical					Neoplasia maligna		
						Tumor neuroendócrino		

(Continua)

Tabela 26.1
Etiologia do AAO – Fatores extrínsecos, intrínsecos, intraluminais e pseudo-obstrução. (Continuação)

Afecções intrínsecas

Malformações Congênitas	Neoplasia do cólon	Neoplasia do intestino delgado	Estenose por anastomose	Estenose por inflamação	Estenose por isquemia	Estenose/Enterite por radiação
Atresia intestinal	Adenocarcinoma / Síndromes hereditárias / Doença inflamatória intestinal / Radiação	Adenocarcinoma	Cirurgia intestinal prévia	Doença de Crohn	Cirurgia aórtica	Irradiação abdominal prévia
		Leiomiossarcoma				
		Paraganglioma				
	Carcinoide	Schwannoma				
		Metástase				
	Tumor neuroendócrino	Tumor estromal				
Má rotação intestinal		Tumor neuroendócrino				
	Desmoide	Linfoma (Inflamações crônicas)		Diverticulite	Ressecção aórtica	
	Linfoma	Lesões Benignas (Pólipos Peutz-Jeghers; Xantomas; Leiomiomas)				

Afecções intraluminais

Intussuscepção	Ílio biliar	Mecônio	Bezoar	Hematoma intramural	Corpo estranho	Parasitas
Tumores do intestino delgado	Colecistite calculosa	Constipação	Doença da motilidade Intestinal	Trauma abdominal	Distúrbios Psiquiátricos	Áscaris lumbricoides
Idiopática		Fibrose cística		Terapia antitrombótica	Sondas	Strongyloides stercoralis

(Continua)

Tabela 26.1
Etiologia do AAO – Fatores extrínsecos, intrínsecos, intraluminais e pseudo-obstrução. *(Continuação)*

Pseudo-obstruções/Obstrução funcional

Medicamentos	Traumas asssociados com pseudo obstrução	Neoplasias malignas	Infecções	Doenças neurológicas	Distúrbios metabólicos	Distúrbios cardiovasculares	Outras causas
Opioides		Leucemia	Colecistite	Parkinson	Insuf. renal		Ventilação mecânica
Bloqueadores do canal de cálcio	Pélvico		Meningite	Alzheimer	Insuf. hepática		Pancreatite aguda
Antidepressivos	Torácico	Tumor retroperitoneal	Abscesso pélvico	Esclerose múltipla	Diabetes mellitus		Hemorragia retroperitoneal
Antiparkisoniano			Pneumonia	Meningioma	Libação alcoólica		Gravidez
Clonidina	Coluna	Síndrome paraneoplásica (timoma; oat-cell)	Citomegalovírus	Guillain-Barre	Hipocalemia	IAM	Transplante renal
Teofilina			Sepse	Neuropatia diabética	Hipocalcemia		Pesticidas
Baclofeno			Herpes-zoster				Hipopituitarismo
Quimioterápico	Fratura de ossos longos	Mieloma múltiplo	Kawasaki	Neurofibromatose	Hipomagnesemia		Hipotireoidismo
Corticoides			Dengue				Pós-colonoscopia

● DIAGNÓSTICO

O diagnóstico baseia-se no quadro clínico, antecedentes pessoais e exames complementares, conforme descrito na Tabela 26.2. O quadro clínico caracteriza-se por dor abdominal difusa, náuseas, vômitos, parada da eliminação

<table>
<tr><th colspan="2">Tabela 26.2
Diagnóstico AAO.</th></tr>
<tr><td rowspan="3">Clínica e exame físico</td><td>Dor abdominal difusa, náuseas, alívio com vômito, parada de eliminação de flatos, parada de eliminação de fezes</td></tr>
<tr><td>Ao exame físico - distensão abdominal, ondas peristálticas visíveis (onda de Kussmaul), ruído hidroaéreos aumentados a princípio e em fases tardias diminuídos. Examine a presença de hérnias externas. Toque retal imprescindível para notar presença de fecaloma, tumores retais e sangramentos.</td></tr>
<tr><td>Sinais de complicações (perfuração intestinal ou isquemia/necrose de alças) febre, taquipneia, taquicardia, hipotensão, diminuição da diurese e peritonite</td></tr>
<tr><td rowspan="2">Laboratório</td><td>Devem ser solicitados exames de creatinina, ureia, hemograma, gasometria arterial, eletrólitos. Alterações metabólicas e leucocitose podem sugerir isquemia intestinal, mas baixa especificidade</td></tr>
<tr><td>Acidose metabólica que se caracteriza por pH < 7,38 e bicarbonato (HCO3-) < 22 mEq/L (22 mmol/L) hiperclorêmica ou com ânion gap aumentado, assim como lactato aumentado</td></tr>
<tr><td rowspan="3">Radiológico</td><td>A tomografia computadorizada (TC) é a modalidade de imagem primária, sendo o raio x de abdome útil ainda na diferenciação de oclusões intestinais delgado e cólon, sendo que a imagem de válvulas coniventes ou empilhamento de moedas sugere obstrução de delgado e haustrações sugerem acometimento colônico</td></tr>
<tr><td>Na TC pode ser encontrado ponto de transição com dilatação intestinal proximal e descompressão distal; o contraste intraluminal não passa além do ponto de transição; cólon contém pouco gás ou fluido. Imagem de fecaloma com bolhas de gás, imagem de obstrução completa ou em alça fechada (p. ex., alça em forma de U, distendidos, cheios de fluido)</td></tr>
<tr><td>Achados que indicam complicação: ar livre em rx simples ou TC indicando perfuração intestinal. Sinais de isquemia intestinal - pneumatose intestinal, gás venoso portal; imagem de curso incomum da vasculatura mesentérica, espessamento de parede e congestão venosa mesentérica</td></tr>
<tr><td>Antecedentes pessoais</td><td>Cirurgia abdominal prévia; história de constipação intestinal, história de doença inflamatória intestinal, história de neoplasia maligna (perda de peso, hiporexia)</td></tr>
</table>

de gases e fezes, e distensão abdominal. Os pacientes podem ter diminuição ou ausência de ingestão oral, mínima evidência de passagem de flatos caracterizando suboclusão intestinal ou parada de eliminação de flatos e fezes diferenciando uma obstrução completa.

A radiografia simples de abdome está indicada para maioria dos pacientes com suspeita de abdome agudo obstrutivo, como exame inicial, pois pode confirmar rapidamente o diagnóstico de obstrução intestinal. É amplamente disponível, possui baixo custo, e pode demonstrar resultados que indicam a necessidade imediata de descompressão (como por exemplo, volvo de sigmoide) ou intervenção cirúrgica urgente (como por exemplo, pneumoperitônio ou volvo cecal). A radiografia simples também avalia o tórax quanto à evidência de aspiração nos pacientes com quadro clínico de vômitos de repetição e pode ser facilmente repetida para acompanhar o progresso do paciente.

Dessa forma, o exame radiológico básico deve incluir um filme de tórax vertical e dois abdominais em ortostalse e em decúbito dorsal; entretanto, se o paciente não tem condições físicas ou clínicas para realizar a radiografia em ortostalse, poderá ser realizada uma película abdominal de decúbito lateral para demonstrar níveis de ar e/ou fluido livres.

A radiografia simples pode ainda diferenciar oclusões intestinais de delgado e de cólon, sendo os achados que os diferenciam descritos na Tabela 26.3.

Tabela 26.3
Diferenças radiológicas entre obstrução de intestino delgado e cólon.

Obstrução intestino delgado	Obstrução cólon
Obstrução pode ser diagnosticada se o intestino delgado proximal estiver dilatado com mais de 2,5 cm e o intestino delgado distal não.	Imagens gasosas são maiores, assim como os níveis líquidos, as pregas e haustrações são nítidas
Na posição supina níveis hidroaéreos estão em paralelo e na posição ortostática é perpendicular ao filme	
Pequenas quantidades de gás intraluminal se acumulam ao longo da parede intestinal superior separadas pelas válvulas coniventes com aspecto de "empilhamento de moedas"	Imagens gasosas são maiores, assim como os níveis líquidos, as pregas e haustrações são nítidas

Outros exames de imagem complementares como a USG e RNM são alternativos à TC, sendo que a RNM possui valor sensitivo e específico semelhante à TC de abdome e tem seu valor no diagnóstico de AAO em mulheres grávidas e crianças.

A AAO deve ser considerada no diagnóstico diferencial de qualquer paciente com abdome agudo, entre os quadros podemos citar apendicite, pielonefrite aguda, constipação grave, colecistite aguda, pancreatite aguda, torção ovariana, doença inflamatória pélvica, gravidez ectópica e torção testicular.

Dentre as causas funcionais de AAO, no exame radiológico, no íleo paralítico há ar no cólon e no reto, e na tomografia computadorizada abdominal (TC), ou na série do intestino delgado, não há obstrução mecânica demonstrável; já na síndrome de Ogilvie há dilatação proximal do cólon, frequentemente com uma zona de transição intermediária na, ou adjacente à flexura esplênica sem uma causa estrutural de obstrução colônica. Ocasionalmente, a dilatação pode se estender até o reto.

TRATAMENTO

Com relação ao tratamento, o manejo da obstrução intestinal depende da etiologia, gravidade e localização da obstrução. Os objetivos do tratamento inicialmente são aliviar o desconforto e restaurar o volume normal de fluido e eletrólitos na preparação para uma possível intervenção cirúrgica, sendo que alguns pacientes podem ser candidatos a manejo não cirúrgico, como evidenciado na Fig. 26.2.

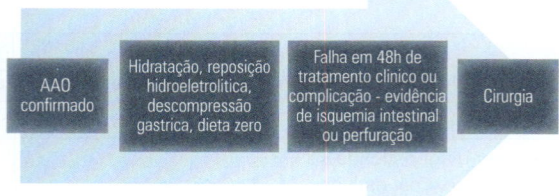

Fig. 26.2 – *Fluxograma para tratamento de AAO.*

Pacientes com características clínicas de AAO requerem, na grande maioria dos casos, a internação hospitalar para manejo inicial. A obstrução mecânica crônica e/ou intermitente como as estenoses relacionadas à doença de Crohn, enterite por radiação e outras etiologias que causam obstrução parcial, podem ser gerenciadas de forma expectante no regime ambulatorial desde que ocorra um controle da ingesta hídrica e equilíbrio eletrolítico adequado.

O controle inicial do paciente deve ser feito com terapia de reposição de fluidos (ressuscitação em pacientes chocados ou hidratação em pacientes desidratados), considerando que geralmente esses pacientes possuem êmese em grande quantidade, sintomas com muitos dias de duração ou obstrução com grande sequestro de líquido intraluminal. Após a admissão será prioritário o acesso intravenoso calibroso com 2 vias, com administração de cristaloide.

Posteriormente, é necessária a regulação dos eletrólitos. Deve ser tomado especial cuidado na reposição de potássio em pacientes com suspeita de insuficiência renal aguda. O controle eletrolítico e a hidratação venosa, mesmo em casos de cirurgia imediata, evitam complicações relacionadas a alguns agentes de indução anestésica no pós-cirúrgico.

A princípio, todo paciente com obstrução intestinal mecânica deve ficar em dieta zero para evitar a distensão abdominal. Após a avaliação inicial e controle hídrico, certos pacientes com obstrução parcial podem tolerar uma pequena quantidade de líquidos.

A descompressão gastrointestinal continua a ser uma questão de julgamento clínico. A mesma é feita com a introdução de sonda nasogástrica em pacientes com uma importante distensão abdominal, náusea e vômitos. A descompressão funciona não apenas para amenizar a sintomatologia e o incômodo do paciente, mas para controle do mesmo visando posterior cirurgia realizada na mesma internação.

No abdome agudo obstrutivo sem complicações os antibióticos não devem ser administrados. Embora a administração de antibióticos de amplo espectro seja praticada devido a preocupações com a translocação bacteriana, os dados são inadequados para apoiar ou refutar essa prática.

Entretanto, na doença diverticular colônica que causa obstrução, a terapia com antibióticos é necessária. Os antibióticos também são fundamentais para pacientes com complicações (por exemplo, perfuração) e a profilaxia antibiótica deve ser administrada para aqueles que serão submetidos à exploração cirúrgica.

O tratamento não cirúrgico conservador resolve sintomas em muitos pacientes com obstrução parcial do intestino delgado sem instabilidade hemodinâmica ou sinais infecciosos, mas as taxas de sucesso dependem da etiologia. O paciente ainda precisa ser cuidadosamente monitorado com exame abdominal em série e estudos laboratoriais. Alguns se beneficiarão de imagens de acompanhamento.

Todos os pacientes suspeitos de obstrução intestinal complicada (obstrução completa, obstrução de alça fechada, isquemia intestinal, necrose ou perfuração), com base no exame clínico e radiológico, devem ser levados ao centro cirúrgico para exploração abdominal.

Em uma análise multivariada, seis valores clínicos e radiográficos correlacionaram-se com a necessidade de ressecção intestinal. As variáveis incluíram: história de dor com duração superior a quatro dias, defesa em exame físico abdominal, leucocitose, presença de mais de 500 ml de líquido livre intra-abdominal na TC, redução do realce do contraste de parede na TC, PCR acima de 75 mg/L, sendo atribuído um ponto a cada uma dessas variáveis. Uma pontuação total ≥ 3 pontos previu a necessidade de ressecção com uma especificidade de 90,8%.

Para os pacientes que não resolvem a obstrução intestinal no prazo de 48 horas após a admissão, há a alternativa de realizar tomografia com contraste antes da intervenção cirúrgica para diferenciar a obstrução parcial, que ainda pode resolver, da obstrução completa, embora tal procedimento não seja necessário em pacientes com neoplasia.

No tratamento cirúrgico de neoplasia obstrutiva do cólon direito é consenso que a ressecção da lesão, seguida de anastomose primária, seja a melhor conduta, porém, existe controvérsia sobre a melhor forma de conduzir uma oclusão no cólon esquerdo, pois as anastomoses realizadas na vigência de obstrução são associadas a maior risco de deiscência devido ao edema, distensão e dificuldade no manuseio cirúrgico do intestino grosso sem preparo (vide Fig. 26.3).

Uma colectomia subtotal, ao invés de uma ressecção segmentar, geralmente deve ser realizada quando a lesão distal obstrutiva apresenta, em combinação com uma perfuração colônica mais proximal, acometimento da serosa ou alterações isquêmicas de distensão colônica grave ou pólipos síncronos. Uma anastomose ileocolônica primária é apropriada nesta situação, mas, dependendo das circunstâncias clínicas, uma ileostomia terminal possivelmente permanente pode ser a escolha. A anastomose ileorretal geralmente é desencorajada em pacientes com incontinência fecal preexistente.

As vantagens da colectomia subtotal incluem a eliminação de tumores proximais síncronos e potencialmente metacrônicos e a remoção do cólon dilatado proximal. Foram relatados resultados em longo prazo aceitáveis para a colectomia subtotal com anastomose primária, a diarreia no pós-operatório precoce pode ser controlada com medicação, e não há relato da diferença na mortalidade hospitalar em relação às outras técnicas cirúrgicas.

Assim, são contraindicações absolutas na colectomia subtotal: cirurgia abdominal prévia mostrando câncer metastático difuso, envolvimento proximal do estômago, perturbação grave da motilidade intestinal por carcinomatose intraperitoneal, massas intra-abdominais palpáveis difusas, ascite grave que requer paracenteses frequentes. Dentre as contraindicações relativas podemos citar: metástases extra-abdominais que produzem sintomas difíceis de controlar (por exemplo, dispneia), desnutrição, idade avançada em associação com caquexia, terapia de radiação prévia para abdômen ou pelve. Nesses casos, é preferível ressecção segmentar com colostomia de proteção. É importante ressaltar que doença metastática para o fígado não é contraindicação para ressecção e anastomose primária.

No tratamento da obstrução intestinal por hérnia inguinal encarcerada ou estrangulada, o uso de telas para reparação pode aumentar o risco de infecção subsequente. Se o uso de tela for considerado seguro em um paciente que apresenta hérnia inguinal encarcerada ou estrangulada, é indicado o reparo de Lichtenstein, em vez de um reparo laparoscópico. É considerada contraindicação absoluta nessa situação: peritonite pré-operatória ou para aqueles submetidos à ressecção intestinal devido necrose isquêmica como resultado de hérnia estrangulada.

Quando a tela é contraindicada recomenda-se um reparo com a técnica de Shouldice ou um reparo de Bassini para hérnias inguinais.

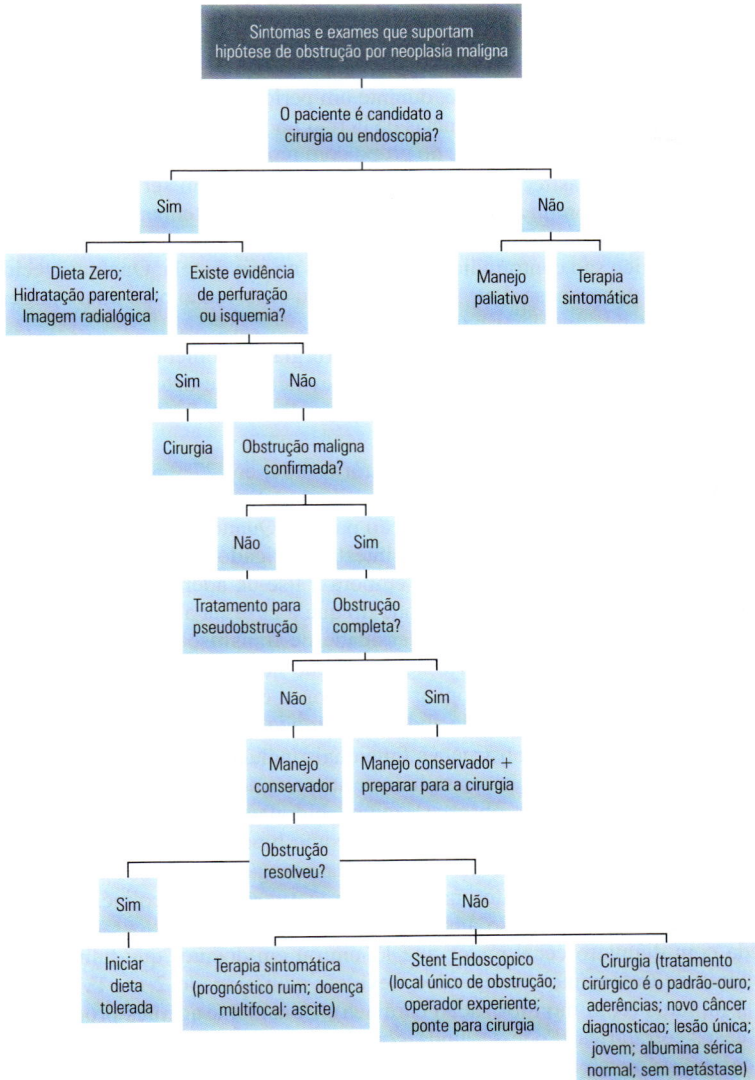

Fig. 26.3 – *Fluxograma para tratamento de AAO de causa provável neoplasia maligna.*

Evitar ou não usar tela para todas as circunstâncias da hérnia inguinal complicada é controversa. Em ensaio randomizado, 54 pacientes com hérnia inguinal estrangulada foram distribuídos aleatoriamente para reparação Lichtenstein ou reparação usando a técnica de Bassini. A incidência de complicações cirúrgicas não diferiu significativamente entre os grupos, mas a internação pós-operatória foi expressivamente maior naqueles que foram submetidos à tela em comparação com o reparo sem tela. Entretanto, durante um período médio de seguimento de 22 meses, não ocorreram recorrências de hérnia no grupo de reparação de Lichtenstein, porém houve 3 recidivas no grupo com reparação de Bassini.

Dessa forma, as técnicas de reparo com tela parecem ser seguras para o reparo de hérnias complicadas, desde que os tecidos não tenham comprometimento ou apenas estejam ligeiramente edematosos. O edema profundo e/ou o tecido isquêmico são contraindicações relativas ao uso da tela. Qualquer tecido não viável ou gangrenoso deve ser ressecado ou desbridado para uma margem saudável antes de considerar o uso de tela.

Na obstrução intestinal por bridas, a cirurgia é recomendada se constatada peritonite generalizada no exame físico, evidência de deterioração clínica, acidose metabólica, febre, leucocitose, taquicardia, dor refratária à analgesia e sinais de isquemia intestinal.

Nesses casos, o manejo não operatório falha em 27% a 59% dos casos com obstrução completa e a ressecção intestinal pode ser necessária e falha em 20% a 35% dos pacientes com obstrução parcial. Quando a intervenção cirúrgica é necessária para a obstrução do intestino delgado, a cirurgia abdominal aberta é mais comumente realizada, embora a lise de aderências via laparoscópica tenha causado menos morbidade do que a cirurgia aberta, como menos infecções de ferida operatória e necessidade de transfusões intraoperatórias, bem como um período mais curto de internação hospitalar. No entanto, a lise de aderências por via laparoscópica nem sempre é viável, especialmente em pacientes que realizaram cirurgia abdominal prévia.

Os tratamentos das obstruções funcionais incluem tratar o distúrbio subjacente, administrar antibióticos se houver suspeita de infecção e, assim como nas obstruções mecânicas, observar: jejum, hidratação venosa e correção de desequilíbrios de fluidos e eletrólitos (tais como hipocalemia, hipocalcemia e hipomagnesia), e descompressão com sonda nasogástrica. Prioriza-se a descontinuação de medicamentos narcóticos, sedativos ou anticolinérgicos. Na síndrome de Ogilvie pode-se administrar neostigmina em distensão colônica aguda com diâmetro cecal maior que 12 cm ou em doentes que falham 24 a 48 horas de tratamento conservador, deve ser administrado 2 mg IV durante 3 a 5 minutos (com monitorização cardíaca). Considerar agentes procinéticos em casos refratários. Pode-se ainda considerar a colonoscopia com tubo de descompressão em pacientes com contraindicações para neostigmina e aqueles que falharam com tratamento conservador. A cirurgia deve ser utilizada em pacientes com perfuração aberta ou sinais de peritonite.

■ RECOMENDAÇÕES GERAIS/SUMÁRIO

Obstrução intestinal ocorre quando o fluxo normal de conteúdo intraluminal é interrompido, levando à distensão e sequestro de líquido dentro do lúmen do intestino: o fluxo sanguíneo do tecido intestinal é assim comprometido levando à isquemia, necrose e perfuração de alça. A causa mais comum de obstrução mecânica do intestino é a aderência pós-operatória de cirurgia abdominal ou pélvica prévia. Obstrução intestinal também pode ser devido à doença intrínseca à parede do intestino (por exemplo, tumor, estenose, hematoma intramural) ou processos que causam obstrução intraluminal (por exemplo, intussuscepção, cálculos biliares, corpo estranho). A apresentação clínica da obstrução mecânica do intestino depende do local e da etiologia da obstrução. Os pacientes podem apresentar sintomas agudos de náuseas, vômitos e dor abdominal, sintomas obstrutivos intermitentes (períodos assintomáticos entre episódios), ou com desconforto pós-prandial crônico e distensão abdominal. O vômito pode ser grave em pacientes com obstrução proximal, enquanto em pacientes com obstrução distal, a distensão abdominal pode ser mais proeminente. Em doentes com obstrução aguda, os exames laboratoriais avaliam a gravidade da hipovolemia e anormalidades eletrolíticas, podendo indicar a possibilidade de complicações. O estudo de imagem abdominal é geralmente necessário para confirmar o diagnóstico de obstrução mecânica do intestino, identificar a localização da obstrução, avaliar se a obstrução é parcial ou completa, identificar complicações relacionadas à obstrução (isquemia, necrose, perfuração) e determinar a etiologia potencial. O tratamento é conservador, com hidratação, jejum, sonda nasogástrica, correção eletrolítica. Em caso de falha ou peritonismo/isquemia intestinal é indicado tratamento cirúrgico.

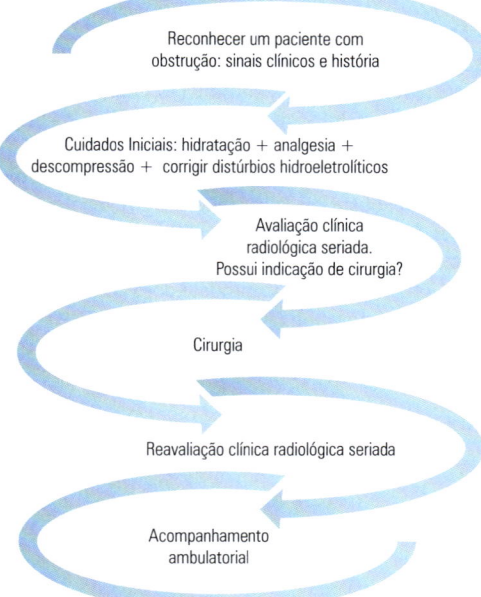

Fluxograma 26.1 – *Fluxograma de atendimento do paciente com obstrução intestinal.*

BIBLIOGRAFIA

1. Bordeianou L, Yeh DD, Soybel DI, Chen W. Overview of management of mechanical small bowel obstruction in adults, Literature review current through. https://www.uptodate.com/contents/ overview-of-management-of-mechanical-small-bowel-obstruction-in-adults (Acesso em ago. 2018)
2. Rodriguez-Bigas MA, Grothey A, Tanabe K, et al. Overview of the management of primary colon câncer. https://www.uptodate.com/contents/overview-of-management-of-mechanical-small-bowel-obstruction-in-adults (Acesso em ago. 2018)
3. Bordeianou L, Yeh D, Soybel D, et al. Epidemiology, clinical features, and diagnosis of mechanical small bowel obstruction in adults Literature review current through. https://www.uptodate.com/contents/epidemiology-clinical-features-and-diagnosis-of-mechanical-small-bowel-obstruction-in-adults (Acesso em ago. 2018)
4. Neuman MI, Fleisher GR, DrutzJ, Wiley JF. Causes of acute abdominal pain in children and adolescentes https://www.google.com.br/search?q=Causes+of+acute+abdominal... (Acesso em ago. 2018)
5. Yeh DD, Bordeianou L, Weiser M, Chen W. Overview of mechanical colorectal obstruction. https://www.uptodate.com/contents/ overview-of--management-of-mechanical-small-bowel-obstruction-in-adults (Acesso em ago. 2018)
6. Camilleri M, Talley NJ, Shilpa G. Acute colonic pseudo-obstruction (Ogilvie's syndrome) https://www.uptodate.com/contents/acute-colonic--pseudo-obstruction-ogilvies-syndrome (Acesso em ago. 2018)
7. Kulaylat MN, Doerr RJ. Small bowel obstruction. https://www.ncbi.nlm.nih.gov/books/ NBK6873/ (Acesso em ago. 2018)
8. Cousins SE, Tempest E, Feuer DJ. Surgery for the resolution of symptoms in malignant bowel obstruction in advanced gynaecological and gastrointestinal cancer. Cochrane Database Syst Rev 2016;(1):CD002764.
9. Michael J, Cahalane MJ, Weiser M, et al. Overview of gastrointestinal tract perforation. https://www.uptodate.com/contents/overview-of-gastrointestinal-tract-perforation (Acesso em ago. 2018)
10. Kalff JC, Wehner S, Likouhi B, et al. Postoperative ileus. Ther Clin Risk Manag 2008; 4(5):913-17.

Capítulo 27

Abdome Agudo Vascular

Francisco Cialdine Frota Carneiro Junior
Marco Aurélio Santo Filho

■ INTRODUÇÃO

A isquemia intestinal pode ser definida como uma oferta insuficiente de oxigênio e nutrientes necessários para o metabolismo celular.[1]

Pode ser causada por qualquer processo que diminua o fluxo vascular intestinal, tais como oclusão arterial, oclusão venosa ou também causas não oclusivas.

A sua incidência é de cerca de 16 casos por 100.000 pessoas/ano.[2]

Anatomicamente, pode ser dividida em isquemia mesentérica, relacionada ao intestino delgado, e isquemia colônica, atribuída ao intestino grosso – a forma mais frequente.

De acordo com o tempo de início da doença, pode ser classificada em isquemia intestinal aguda ou crônica.

A isquemia mesentérica aguda é responsável por cerca de 60% a 70% dos casos de isquemia do intestino delgado sintomáticos e está associada a um índice de mortalidade que pode superar 60% dos casos.[3]

O intestino é irrigado fundamentalmente pelas artérias mesentérica superior e inferior. A drenagem venosa é paralela à circulação arterial e se dirige ao sistema portal.

A artéria mesentérica superior irriga todo o intestino delgado, exceto pela porção inicial do duodeno, o cólon direito e a parte proximal do cólon transverso. Por outro lado, a artéria mesentérica inferior nutre todo o restante do intestino grosso e o reto, juntamente com ramos das artérias hipogástricas (ilíacas internas).

O intestino grosso é relativamente mais vulnerável ao hipofluxo, pois recebe menor quantidade de sangue comparado ao restante do trato gastrointestinal. Ele é protegido por uma extensa rede de circulação colateral, no entanto, pode-se destacar três áreas mais suscetíveis: transição íleo terminal – cólon ascendente (ponto de Treves), flexura esplênica (ponto de Griffith) e junção retossigmoide (ponto de Sudeck).[4,5]

O diagnóstico rápido é essencial para o tratamento e prognóstico do paciente, uma vez que as formas complicadas da doença possuem elevados níveis de mortalidade, com valores que podem variar de 50% a 90%. Após 6 horas, boa parte dos pacientes já apresenta sinas de inviabilidade de alça.[6]

ETIOLOGIA

As principais etiologias são:[1,6]

Tabela 27.1
Principais etiologias do abdome agudo vascular.

Etiologia	Informação complementar
Embolia arterial	50% das isquemias mesentéricas
Trombose arterial	15%-25% das isquemias mesentéricas
Trombose venosa mesentérica	5% das isquemias mesentéricas
Isquemia não oclusiva	95% das isquemias colônicas e 20%-30% das mesentéricas

- A artéria mesentérica superior tem um maior diâmetro e um ângulo inicial mais agudo em relação ao plano da aorta, o que a torna anatomicamente mais suscetível a eventos embólicos em comparação com a artéria mesentérica inferior.[6]
- O segmento médio do jejuno é a porção mais frequentemente acometida nas isquemias mesentéricas agudas de etiologia embólica, por ter vascularização proveniente de ramos distais da artéria mesentérica superior.
- A trombose das veias mesentéricas quase sempre envolve o intestino delgado, principalmente íleo e jejuno, raramente acometendo o cólon. Sua fisiopatologia está associada ao aumento da resistência do leito vascular venoso. Isto gera um edema importante da parede do intestino, assim como sequestro dos fluidos para dentro do lúmen intestinal, causando hipovolemia relativa e hipotensão.[7]
- A isquemia não oclusiva está associada a mecanismos homeostáticos que mantém o fluxo vascular cerebral e cardíaco à custa da vasoconstrição esplênica e periférica, causando um hipofluxo intestinal. Sua incidência tem aumentado com o advento da hemodiálise.[8]

DIAGNÓSTICO

O diagnóstico depende de um alto nível de suspeição clínica, especialmente nos casos de pacientes que apresentam fatores de risco para a doença. Ele baseia-se, portanto, em uma história clínica detalhada, associada ao exame físico e exames complementares.

- A dor abdominal é o sintoma mais comum dos pacientes com isquemia intestinal. Sua descrição clássica é a de uma dor abdominal intensa e fora de proporção com o exame físico. No entanto, suas características podem variar de acordo com sua localização e a presença de circulação colateral.
- Indivíduos com isquemia mesentérica crônica possuem como queixa principal dor abdominal pós-prandial.
- Pacientes com trombose venosa mesentérica podem apresentar-se de três formas: aguda, subaguda e crônica. Na forma aguda, a dor é semelhante à forma clássica da doença, no entanto, frequentemente a instalação da dor é mais lenta, menos intensa e o paciente já apresentava dor pós-prandial previamente. Dessa forma, em mais de 75% dos casos procura-se atendimento após dois dias do início dos sintomas. Na subaguda, a dor é ainda mais insidiosa, podendo levar dias a semanas até o diagnóstico. Por fim, na forma crônica, os indivíduos geralmente são assintomáticos e o diagnóstico se dá por achado de exame de imagem. Naqueles casos em que o doente encontra-se sintomático, isto frequentemente ocorre nas tromboses de veia porta ou esplênica, e com sintomas associados à hipertensão portal, como ascite e varizes sangrantes (Tabela 27.2).[9]

O exame físico pode inicialmente estar normal ou com apenas discreta distensão abdominal. À medida que há progressão da isquemia intestinal, o abdômen pode se distender de maneira significativa e podem surgir sinais de peritonite, como descompressão brusca positiva e defesa à palpação, os quais indicam já haver complicação. A presença de má perfusão tecidual e choque são indicativos de deterioração clínica do paciente.

Nos casos em que o paciente encontra-se instável e com sinais de peritonite, o diagnóstico necessariamente deve ser feito no centro cirúrgico após exploração da cavidade abdominal.

Exames laboratoriais são inespecíficos, de modo que exames alterados podem auxiliar no diagnóstico, mas exames sem alterações não podem excluir isquemia intestinal aguda. Os principais achados incluem leucocitose, com possível desvio à esquerda, aumento do hematócrito e, principalmente, acidose metabólica com aumento de lactato. Pacientes com dor abdominal aguda e acidose metabólica devem ser investigados até que se possa excluir o diagnóstico de abdômen agudo vascular.[10]

- Segundo revisão sistemática, o lactato possui sensibilidade de 86% para isquemia mesentérica e especificidade de 44%, com alguns estudos atingindo sensibilidade de 100%, sendo assim possível concluir que este é o melhor marcador para isquemia mesentérica aguda no momento.[11]
- D-dímero é outro marcador com elevada sensibilidade e baixa especificidade, de modo que valores normais ajudam a excluir isquemia intestinal aguda, porém valores elevados são menos úteis para o diagnóstico.[12]

**Tabela 27.2
Etiologia do evento isquêmico agudo.**

Etiologia do evento isquêmico agudo	Dor abdominal	História clínica
Embolia mesentérica	Dor de início súbito, de forte intensidade, localizada na região periumbilical, associada a náuseas e vômitos.	Presença de fatores de risco para embolia: arritmias cardíacas, valvulopatias cardíacas, endocardite infecciosa, aneurisma aórtico e ventricular, e ateroesclerose aórtica.
Trombose mesentérica	Dor semelhante à descrita para embolia mesentérica ou dor abdominal pós-prandial que piorou de forma significativa, associada à perda ponderal não desejada.	Paciente com doença vascular periférica, com formação progressiva de placas de aterosclerose. Por conta disso, ela geralmente se sobrepõe a um quadro de isquemia crônica.
Trombose venosa mesentérica	Dor abdominal inespecífica e insidiosa, que pode apresentar períodos de melhora e piora.	História pessoal ou familiar de trombose venosa profunda ou presença de outros fatores de risco como: massa abdominal com compressão venosa, processo inflamatório abdominal, hipertensão portal, doença inflamatória intestinal, doenças mieloproliferativas e trombofilias.
Isquemia não oclusiva	Dor em hemiabdome esquerdo, associada a episódios de sangramento intestinal e diarreia.	Tipicamente acomete pacientes mais idosos e clinicamente críticos, com doença cardiovascular grave, complicações potencialmente fatais, como sepse, infarto do miocárdio e insuficiência cardíaca, e muitas vezes recebendo drogas inotrópicas. Sua incidência tem aumentado com o advento da hemodiálise.

- Outros dois possíveis marcadores são amilase e fosfato. O primeiro está aumentado em cerca de metade dos pacientes, enquanto o segundo pode atingir taxas de 80%.[13]

    Com relação aos exames de imagem, a tomografia computadorizada com angiografia (angioTC) é o exame mais indicado para avaliação inicial dos pacientes estáveis hemodinamicamente, uma vez que se trata de um exame com custo relativamente baixo e amplamente disponível nos dias de hoje. Além de auxiliar no diagnóstico, é capaz de diferenciar entre as possíveis etiologias e detectar possíveis complicações.[14]

- Radiografia de abdome é relativamente inespecífica e pode estar normal em cerca de 25% dos casos. Alguns achados possíveis são: distensão de alças, espessamento da parede intestinal e pneumoperitônio - este achado é indicação imediata de exploração cirúrgica.[15]
- A angioTC deve ser feita sem contraste oral, pois isso pode dificultar a visualização dos vasos mesentéricos e o espessamento da parede intestinal.
- Estudos realizados com o objetivo de avaliar a acurácia da angioTC encontraram valores de sensibilidade de 93% e especificidade de 96%. Dentre os achados, pode-se destacar espessamento de parede, pneumatose intestinal, dilatação de alças, pneumoperitônio e obstrução arterial ou venosa.[16]
- A angiorressonância é outro exame possível. Apesar de mais sensível para o diagnóstico de trombose venosa mesentérica, por exemplo, é um exame com custos mais elevados e está menos disponível quando comparado com a tomografia.
- Caso o diagnóstico de isquemia mesentérica aguda não tenha sido confirmado e se mantenha elevada suspeita clínica, pode-se realizar arteriografia convencional.

TRATAMENTO

A abordagem inicial de pacientes com diagnóstico de abdome agudo vascular envolve monitorização hemodinâmica, jejum oral, ressuscitação volêmica, correção de distúrbios hidroeletrolíticos, controle de dor, uso de inibidores de bomba de prótons, suspensão de drogas vasopressoras e antibioticoterapia de amplo espectro.

- Pacientes estáveis hemodinamicamente, que não apresentam sinais clínicos ou radiológicos de isquemia intestinal avançada e que possuem evidências de uma boa rede de circulação colateral, podem ser observados clinicamente e tratados com anticoagulação plena. Nesses casos, o paciente deve ser avaliado clínico-laboratorialmente de forma seriada, com a realização de exames de imagem se necessário e também ter à sua disposição tratamento cirúrgico convencional ou endovascular caso ocorra piora clínica. Essa situação pode ser utilizada principalmente nos quadros de oclusão arterial trombótica secundária ao quadro de isquemia crônica, uma vez que, como descrito

- anteriormente, esses indivíduos geralmente desenvolvem uma significativa circulação colateral.
- Há também a possibilidade de uma abordagem paliativa. Isto é possível nos casos em que há uma isquemia intestinal extensa, por exemplo, desde o intestino delgado até o cólon transverso, tornando a ressecção cirúrgica incompatível com a vida.
- Paciente com sinais clínicos ou radiológicos de isquemia intestinal avançada devem ser levados diretamente para o centro cirúrgico para exploração da cavidade abdominal.
- O tratamento mais tradicional para embolia mesentérica aguda é a laparotomia exploradora precoce com troboembolectomia utilizando cateter tipo Fogarty, principalmente nos casos de obstrução proximal da artéria mesentérica superior e por êmbolo único. Nos pacientes estáveis hemodinamicamente e sem sinais clínicos ou radiológicos de isquemia intestinal avançada, o tratamento endovascular é uma alternativa – as opções podem ser aspiração do coágulo ou uso de trombolíticos.
- Na oclusão mesentérica de origem trombótica, a primeira opção é pela abordagem endovascular. Nesses casos, pode ser feita trombectomia farmacológica ou mecânica e angioplastia com *stent*. A primeira técnica pode ser realizada apenas até 8 horas após o início da dor abdominal. No caso de instabilidade clínica ou sinais de infarto intestinal, a abordagem cirúrgica é a indicada, sendo o *bypass* mesentérico o método mais praticado.
- Alguns estudos demonstraram mortalidade em 30 dias semelhante entre pacientes com embolia mesentérica aguda submetidos ao tratamento convencional e endovascular (37% × 33%). Já nas oclusões mesentéricas trombóticas, a mortalidade nos pacientes que realizaram laparotomia exploradora foi estatisticamente maior (56% × 23%). Outros estudos com seguimento mais longo (5 anos), também evidenciaram menor mortalidade nos pacientes que realizaram tratamento endovascular para oclusão trombótica.[17,18]
- Nos pacientes com indicação de abordagem cirúrgica, a preferência se dá pela técnica aberta. O mais indicado é que a revascularização preceda a ressecção intestinal, no entanto, áreas claramente não viáveis podem ser rapidamente retiradas – presença de sinais como ausência de peristaltismo, necrose da parede intestinal e até mesmo sua perfuração, com a presença de conteúdo fecaloide intra-abdominal. O uso do USG doppler e a experiência do cirurgião mostraram capacidades semelhantes para avaliar a viabilidade das alças intestinais.
- A reabordagem cirúrgica (*second-look*) é geralmente necessária após 24 a 48 horas para reavaliação das alças intestinais, principalmente se houve um grande tempo de isquemia, causando importante edema local. Nesses casos, pode-se optar por deixar a parede abdominal aberta. Caso tenha se optado pelo fechamento da cavidade, deve-se atentar no pós-operatório para a pressão intra-abdominal. Alguns estudos mostraram a necessidade de rea-

bordagem em 80% dos pacientes submetidos à revascularização cirúrgica, do quais 28% apresentavam áreas de necrose intestinal.[19]
- Na trombose de veia mesentérica, o tratamento geralmente é predominantemente clínico, com anticoagulação sistêmica associada a repouso intestinal e observação clínica rigorosa. A exploração cirúrgica está indicada apenas nos casos complicados com infarto intestinal. Antibioticoterapia também está indicada por conta de possível translocação bacteriana. Nos pacientes com trombose da veia porta, está indicado o uso de betabloqueador, que comprovadamente diminuiu a mortalidade desses indivíduos. Pacientes com hipertensão portal ou varizes secundárias à trombose de veia porta não devem ser anticoagulados sistemicamente por conta do risco de sangramento. Uma vez que a condição clínica do paciente tenha se estabilizado e não haja nenhum planejamento cirúrgico, pode-se iniciar o uso de anticoagulantes orais, como a varfarina.[20]
- Nos indivíduos com isquemia não oclusiva, o tratamento tem como objetivo principal restaurar o fluxo sanguíneo intestinal o mais rápido possível. Isso pode ser feito retirando drogas vasoconstritoras, realizando suporte hemodinâmico e tratando a causa de base da descompensação clínica do paciente (sepse, choque, falência cardíaca). Entre as medidas principais estão: melhorar a função cardíaca, correção de hipovolemia, correção de acidose metabólica, descompressão gástrica e antibioticoterapia de amplo espectro. Há também como opção, principalmente nos casos de vasoespasmo, a infusão de papaverina, preferencialmente *in loco* guiada por cateter. A indicação de cirurgia também está restrita aos casos com sinais de peritonite e sofrimento intestinal. Por conta da gravidade clínica dos pacientes, esta é a etiologia com menor sobrevida, com taxas de mortalidade que podem variar em 70% e 90%.[21]

SEGUIMENTO

As recomendações de seguimento variam de acordo com a etiologia do evento vascular e também com o tratamento realizado.

- Pacientes que apresentaram episódio embólico devem manter o uso de anticoagulantes orais por longo período para a prevenção de novos eventos.[22]
- Nos casos de oclusão trombótica, é essencial o cuidado com a doença vascular periférica, o que inclui o uso de antiagregantes plaquetários e estatinas visando diminuir o risco cardiovascular.
- Se implementado *stent*, deve-se realizar exames periódicos (ultrassonografia doppler ou angioTC) para avaliar a perviedade do mesmo. É sugerida avaliação por imagem 3 meses após o procedimento, em seguida de 6 em 6 meses até que se complete 2 anos. Se não houver evidência de estenose, prossegue-se com reavaliação anual.
- Nos indivíduos com trombose venosa que não possuem fatores de risco ou apenas fatores de risco transitórios (exemplo: inflamação abdominal, uso de

anticoncepcionais), a anticoagulação deve ser mantida por 3 a 6 meses. Nesses casos, são recomendados também testes de hipercoagulabilidade para investigação de possível coagulopatia que não havia sido diagnosticada previamente ao evento. Já naqueles em que os fatores de risco não podem ser corrigidos (exemplo: neoplasia maligna ou trombofilias), a manutenção deve ser por longos períodos.
- Nos casos de isquemia colônica com necessidade de colectomia associada à ileostomia ou colostomia, a reconstrução do trânsito intestinal só deve ser programada após 4 a 6 meses.
- Isquemias do cólon severas podem causar ulceração e inflamação, que podem evoluir com colites segmentares e estenoses. Nesses indivíduos, está indicada realização de colonoscopia para investigação. Essas complicações surgem tipicamente 3 a 6 meses após o quadro.

Tabela 27.3 Tabela de medicamentos.		
Medicamento	**Indicações/Precauções**	**Dosagem**
Antibioticoterapia:		
• Ceftriaxona (Cefalosporina de 3ª geração)	Deve ser iniciada de forma precoce nos casos de suspeita de AAV.	• Dose de ataque: 2 g IV. Manutenção: 1 g IV 12/12h.
• Metronidazol		• 500 mg IV 8/8h.
Anticoagulação:		
• Heparina não fracionada (HNF)	Contraindicada quando risco de sangramento elevado – avaliar risco x benefício em cada um dos casos.	• HNF – dose terapêutica (dose plena): bolus de 60-70 U/Kg (máximo 5.000 U) seguido de infusão contínua de 12-15 U/Kg/h (máximo de 1.000 U/h) – ajuste de acordo com controle de TTPA.
• Heparina de baixo peso molecular (HBPM)	Deve-se realizar controle de TTPA de 6/6 horas quando uso de HNF em BIC. Prefere-se a utilização da HNF em relação à HPBM nos pacientes com função renal alterada (*clearance* < 30 mL/min).	• HBPM: dose plena 1 mg/Kg 12/12h SC. Diminuir para 0,75 mg/Kg se idade > 75 anos.
• Varfarina (antagonista vit K)	Atenção com controle de RNI enquanto uso de varfarina.	• Varfarina: iniciar com 5 mg VO 1x por dia. Controle de RNI para valor entre 2,0-3,0.

REFERÊNCIAS BIBLIOGRÁFICAS

1. Brandt LJ, Feuerstadt P, Longstreth GF, Boley SJ. ACG clinical guideline: epidemiology, risk factors, patterns of presentation, diagnosis, and management of colon ischemia (CI). Am J Gastroenterol 2015;110(1):18-25.
2. Yadav S, Dave M, Edakkanambeth Varayil J, et al. A population-based study of incidence, risk factors, clinical spectrum, and outcomes of ischemic colitis. ClinGastroenterolHepatol 2015; 13(4):731-8.e1-6.
3. Walker TG. Mesenteric vasculature and collateral pathways. Semin Intervent Radiol 2009; 26(3):167-7.
4. Meyers MA. Griffiths' point: critical anastomosis at the splenic flexure. Significance in ischemia of the colon. AJR Am J Roentgenol 1976;126(1):77-9.
5. Yamazaki T, Shirai Y, Sakai Y, Hatakeyama K. Ischemic stricture of the rectosigmoid colon caused by division of the superior rectal artery below Sudeck's point during sigmoidectomy: report of a case. Surg Today 1997;27(3):254-6.
6. Cappell MS. Intestinal (mesenteric) vasculopathy. I. Acute superior mesenteric arteriopathy and venopathy. Gastroenterol Clin North Am 1998;27(4):783.
7. Johnson CC, Baggenstoss AH. Mesenteric vascular occlusion; study of 99 cases of occlusion of veins. Proc Staff Meet Mayo Clin 1949;24(25):628-36.
8. Wilcox MG, Howard TJ, Plaskon LA, ET AL. Current theories of pathogenesis and treatment of nonocclusive mesenteric ischemia. Diag Dis Sci 1995;40(4):709-12.
9. Harnik IG, Brandt LJ. Mesenteric venous thrombosis. Vasc Med 2010;15(5):407-18.
10. Glenister KM, Corke CF. Infarcted intestine: a diagnostic void. ANZ J Surg 2004;74(4):260-4.
11. Lange H, Jäckel R. Usefulness of plasma lactate concentration in the diagnosis of acute abdominal disease. Eur J Surg 1994;160(6-7):381-5.
12. Block T, Nilsson TK, Björck M, Acosta S. Diagnostic accuracy of plasma biomarkers for intestinal ischaemia. Scand J Clin Lab Invest 2008;68(3):242-7.
13. Wilson C, Imrie CW. Amylase and gut infarction. Br J Surg 1986;73(3):219-28.
14. Hagspiel KD, Leung DA, Angle JF, et al. MR angiography of the mesenteric vasculature. Radiol Clin North Am 2002;40(4):867-71.
15. McKinsey JF, Gewertz BL. Acute mesenteric ischemia. Surg Clin North Am 1997;77(2):307-15.
16. Menke J. Diagnostic accuracy of multidetector CT in acute mesenteric ischemia: systematic review and meta-analysis. Radiology 2010;256(1):93-101.

17. Björnsson S, Resch T, Acosta S. Symptomatic mesenteric atherosclerotic disease-lessons learned from the diagnostic workup. J Gastrointest Surg 2013;17(5):973-80.
18. Block TA, Acosta S, Björck M. Endovascular and open surgery for acute occlusion of the superior mesenteric artery. J Vasc Surg 2010;52(4):959-66.
19. Arthurs ZM, Titus J, Bannazadeh M, et al. A comparison of endovascular revascularization with traditional therapy for the treatment of acute mesenteric ischemia. J Vasc Surg 2011;53(3):698-704.
20. Singal AK, Kamath PS, Tefferi A. Mesenteric venous thrombosis. Mayo Clin Proc 2013;88(3):285-94.
21. Mitsuyoshi A, Obama K, Shinkura N, et al. Survival in nonocclusive mesenteric ischemia: early diagnosis by multidetector row computed tomography and early treatment with continuous intravenous high-dose prostaglandin E(1). Ann Surg 2007;246(2):229-32.
22. Klempnauer J, Grothues F, Bektas H, Pichlmayr R. Long-term results after surgery for acute mesenteric ischemia. Surgery 1997;121(3):239-43.

Capítulo 28

Doença Inflamatória Pélvica (DIP)

Mariana Raffo Pereda
Natalia Staut Pinhal
Diego Adão Fanti Silva
Maria Gabriela Baumgarten Kuster Uyeda

INTRODUÇÃO

Trata-se de uma infecção do trato genital superior que pode acometer útero, tubas, ovários e também se estender para órgãos vizinhos.

ETIOLOGIA

A maioria dos patógenos relacionados é sexualmente transmissível, com destaque para *Chlamidya trachomatis* e *Neisseria gonorrhoeae*, mas também pode decorrer de outros agentes, como *Ureaplasma* e *Mycoplasma*.

Os fatores de risco incluem múltiplos parceiros sexuais, idade inferior a 25 anos, história prévia de DIP, dispositivo intrauterino e uso de ducha vaginal.

QUADRO CLÍNICO

A principal manifestação clínica é dor abdominal, usualmente em região inferior, bilateral e com duração menor que duas semanas. A minoria das pacientes desenvolve peritonite e abscesso tubo-ovariano, que cursam com sintomas sistêmicos, como febre. Sintomas menos específicos incluem sangramento uterino anormal e aumento de frequência urinária. Ao exame físico, observa-se dor à palpação de quadrantes inferiores do abdome, diminuição de ruídos hidroaéreos, dor à mobilização de colo uterino e corrimento genital purulento.

O diagnóstico clínico implica na presença de três critérios maiores e um critério menor, ou um critério elaborado.

- **Critérios maiores:** dor em hipogastro, dor à palpação anexial e dor à mobilização de colo uterino.

- **Critérios menores:** temperatura axilar maior que 37,5 ºC ou oral maior que 38,3ºC, conteúdo vaginal anormal, massa pélvica, seis ou mais leucócitos por campo em lâmina de secreção, leucocitose, aumento de proteínas inflamatórias e comprovação laboratorial de infecção por *Chlamydia trachomatis*, *Neisseria gonorrhoeae* ou *Mycoplasma*.
- **Critérios elaborados:** comprovação histológica de endometrite, presença de abscesso tubo-ovariano em exame de imagem e evidência laparoscópica.

COMPLICAÇÕES

- **Peri-hepatite (síndrome de Fitz-Hugh-Curtis):** inflamação da cápsula hepática e superfície peritoneal adjacente. Caracteriza-se por dor em hipocôndrio direito, com componente pleurítico. Pode haver elevação de enzimas hepáticas.
- **Abscesso tubo-ovariano:** forma-se a partir de doença inflamatória do trato genital superior ou de outros sítios, como apendicite ou disseminação hematogênica. Geralmente são unilaterais e podem evoluir para ruptura, causando peritonite. Ao ultrassom, é possível visualizar formação cística espessada e irregular, com septos e debris. A tomografia computadorizada pode ser necessária em casos menos evidentes.
- **Crônicas:** infertilidade, gravidez ectópica e dor pélvica crônica.

EXAMES COMPLEMENTARES

Achados laboratoriais são, em sua maioria, inespecíficos. Em casos mais avançados pode-se encontrar leucocitose e aumento de provas inflamatórias. São utilizados principalmente para monitorização de resposta ao tratamento. Deve-se solicitar beta hCG (para excluir gestação ectópica como diagnóstico diferencial), microscopia, PCR de clamídia e gonorreia, sorologias para HIV e sífilis, e urina 1 (se sintomas urinários).

Exames de imagem são utilizados para exclusão de diagnósticos diferenciais e comprovar complicações, como abscesso tubo-ovariano. Ao ultrassom, são encontradas alterações mínimas em DIP não complicada, como aumento da espessura tubária, presença de líquido, sinais de endometrite (endométrio heterogeneamente espessado, com presença de gás ou líquido). No abscesso tubo-ovariano, encontra-se coleção cística multilocular na região anexial, com níveis líquidos ou ecos internos.

TRATAMENTO

O tratamento se baseia principalmente em antibioticoterapia e abordagem cirúrgica em casos selecionados. Parceiros sexuais dos últimos 60 dias também devem ser tratados com cobertura para *Chlamydia trachomatis* e *Neisseria gonorrhoeae*.

Esquema terapêutico

- **Ambulatorial:** ceftriaxone 250 mg intramuscular dose única, associado à doxicilina 100 mg, duas vezes ao dia, por 14 dias, e metronidazol 500 mg, via oral, duas vezes ao dia, por 14 dias. Ceftriaxone pode ser substituído por cefotaxima 500 mg, via intramuscular, dose única.

- **Hospitalar:** cefoxitina 2 g, intravenoso, quatro vezes ao dia, por 14 dias, associado à doxiciclina 100 mg, via oral, duas vezes ao dia, por 14 dias. Como segunda opção, pode-se usar clindamicina 900 mg, intravenosa, três vezes ao dia, por 14 dias, com gentamicina (dose de ataque 2 mg/kg e manutenção 3 a 5 mg/kg/dia) por 14 dias.
- **Critérios para tratamento hospitalar:** abscesso tubo-ovariano, ausência de melhora clínica após 72 horas de antibioticoterapia oral, mal estado geral, náuseas e vômitos incoercíveis e dificuldade diagnóstica (não sendo possível excluir outros diagnósticos como apendicite).

Em caso de abscesso tubo-ovariano, na ausência de melhora clínica após 2-3 dias de tratamento, pode-se alterar antibioticoterapia antes de optar por tratamento cirúrgico. Em abscessos maiores ou iguais a 8 cm, é possível realizar drenagem associada à antibioticoterapia como terapêutica inicial. Nos casos refratários ou com ruptura do abscesso, há necessidade de laparoscopia ou laparotomia exploradora.

BIBLIOGRAFIA

1. Frequently asked questions. The American College of obstetricians and gynecologists, 2015.
2. Wiesenfeld HC. Pelvic inflammatory disease: treatment, 2016. https://www.uptodate.com/ contents/pelvic-inflammatory-disease-treatment-in--adults-and-adolescents (Acesso em ago. 2018)
3. Beigi RH. Epidemiology, clinical manifestations, and diagnosis of tubo--ovaria abscess, 2015. https://www.uptodate.com/contents/epidemiology-clinical-manifestations-and-diagnosis-of-tubo-ovarian-abscess (Acesso em ago. 2018)
4. Girão MJ, Lima GR, Baracat EC. Ginecologia. Barueri(SP): Manole; 2009.
5. Ross J. Pelvic inflamatory disease: clinical manifestations and diagnosis, 2016. https://www.uptodate.com/contents/pelvic-inflammatory-disease--clinical-manifestations-and-diagnosis (Acesso em ago. 2018)
6. Atlanta, Center for Disease Control and Prevention, 2014.

Capítulo 29

Abdome Agudo Perfurativo

Luiz Augusto Lucas Martins de Rizzo
Diego Adão Fanti Silva

▪ INTRODUÇÃO

- Abdome agudo perfurativo caracteriza-se como a doença causada pela perfuração de víscera oca dentro da cavidade abdominal, sem identificação de fator externo direto (trauma).
- A importância do diagnóstico precoce dessa condição deve-se principalmente ao potencial de evolução desfavorável, com infecção, seja ela local ou disseminada (sepse), disfunção orgânica, podendo evoluir para óbito, decorrente da grande contaminação da cavidade abdominal com conteúdo do trato gastrointestinal.
- Pode ser a complicação de outras doenças e tipos de abdome agudo não tratadas, por isso torna-se fundamental a correta condução do caso em pacientes já debilitados por essas outras doenças.
- Seu tratamento geralmente é cirúrgico, o que torna mais importante ser diagnosticado rapidamente para que o paciente possa ser transferido para serviço de cirurgia.

▪ ETIOLOGIA

Para haver perfuração, deve haver rompimento total da parede da víscera, que pode ser causada por vários agentes e condições, que variam da região onde ocorreu a lesão.

Deve-se pensar em todo tipo de agressão à parede, mesmo que não cause a ruptura imediata, mas que possa evoluir com perfuração.

Deve-se atentar principalmente a manipulação cirúrgica/endoscópica recente, abdome agudo de outras etiologias (obstrutivo, inflamatório, vascular) e neoplasia. Outras causas vide Tabela 29.1:

Tabela 29.1 Causas de perfuração.		
Região	**Causas particulares**	**Causas gerais**
Estômago Duodeno	Úlcera perfurada	• Manipulação cirúrgica/endoscópica
• Corpo estranho
• Neoplasia
• Obstrução
• Hérnia estrangulada (inguinal, incisional, umbilical, interna, diafragmática etc)
• Doença inflamatória intestinal
Intestino delgado	Infecções (tifo, tuberculose, esquistossomose)	
Cólon Reto	• Abdome agudo inflamatório (apendicite, diverticulite)
• Uso de anti-inflamatórios não esteroidais (AINEs) - principalmente ibuprofeno e diclofenaco
• Uso de corticoides
• Deiscência de anastomose (pós-operatório)	

DIAGNÓSTICO

O abdome agudo perfurativo, como qualquer abdome agudo, tem sua suspeita a partir da queixa de dor abdominal.

História e exame físico

O paciente geralmente apresenta-se com queixa de dor abdominal de forte intensidade, geralmente súbita (podendo haver um breve intervalo de melhora após o início), que pode ser mais insidiosa caso o paciente faça uso de anti-inflamatório ou imunossupressores.

Importante ressaltar que a característica da dor depende da localização da perfuração, o que muda o diagnóstico topográfico (por exemplo, perfuração de vísceras retroperitoniais, como duodeno, pode causar dor no dorso).

No exame físico, há defesa abdominal, com sinais de peritonite localizada ou difusa, podendo haver também massas (correspondendo a abscessos ou bloqueio da lesão). O paciente tende a evitar qualquer tipo de movimento, permanecendo em posição fetal em virtude da dor.

Além disso, em geral, esses pacientes chegam ao serviço com sinais vitais alterados, com taquicardia, com possibilidade de apresentarem sinais de sepse ou quadros mais graves.

Toque retal pode revelar massa palpável ou dor, correspondendo nesses casos em possíveis abscessos intracavitários.

■) Exames complementares

Exames laboratoriais: podem auxiliar na avaliação do estado geral do paciente, excluindo diagnósticos diferenciais e evidenciando disfunções orgânicas (consequência de sepse), além de servirem como exames pré-operatórios.

- **Hemograma, principalmente pelo leucograma:** se alterado pode indicar presença e extensão de processo infeccioso);
- Creatinina/ureia, para avaliar função renal, importante para definir se paciente pode realizar tomografia computadorizada com contraste;
- **Eletrólitos, podendo haver alterações em função do extravasamento de conteúdo do trato gastrointestinal, sendo que as alterações dependem da região da perfuração:** objetivo de estabilizar o paciente para tratamento cirúrgico;
- **Enzimas hepáticas e pancreáticas, com importância principalmente da amilase e lipase:** podem estar elevadas em perfuração, por conta absorção peritoneal dessas enzimas presentes do líquido entérico extravasado (necessário considerar diagnóstico diferencial de pancreatite aguda);
- PCR (proteína C reativa) como marcador inflamatório;
- Coagulograma (para planejamento cirúrgico).

■) Exames de imagem

Necessários para o diagnóstico de perfuração, podendo por vezes até localizar a região da lesão.

Radiografia

Exame com sensibilidade de 72% e especificidade de 92,5%, de amplo acesso e baixo custo, pode ser uma boa opção para o diagnóstico, sendo mais confiável quando realizado em três posições (incidência anteroposterior em decúbito, em ortostase com incidência anteroposterior de cúpulas diafragmáticas), de preferência mantendo o paciente sentado por 10 a 20 minutos antes do exame. Em pacientes que não podem manter-se sentados, pode-se realizar o exame em decúbito lateral com raios horizontais (Figs. 29.1 e 29.2).

Principais sinais a serem observados: Rigler e ar livre (Figs. 29.3 a 29.5).

Sempre atentar para não confundir interposição de alça colônica ar livre (Sinal de Chilaiditi) (Fig. 29.1)

Ultrassonografia

Exame que tem ganho espaço como importante instrumento para detecção de pneumoperitônio por apresentar bons valores de sensibilidade (95,5%) e especificidade (81,8%). Tem a vantagem de poder ser realizado à beira leito, porém é operador-dependente, apresentando menor eficácia com radiologistas menos experientes, além de tornar o exame menos acessível.

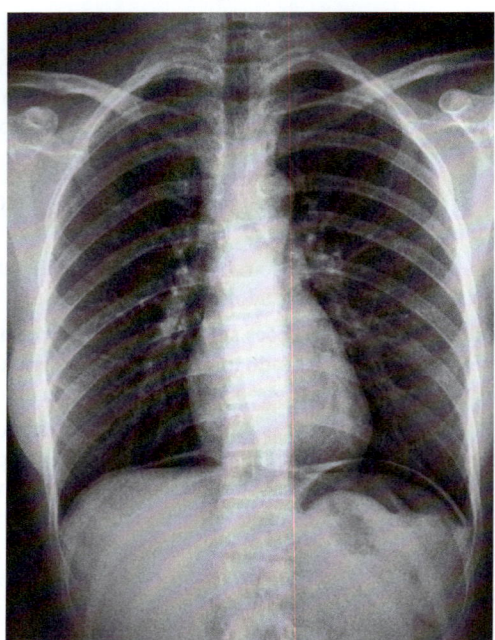

Fig. 29.1 – *Ar livre sob cúpulas diafragmáticas.*
Fonte: Radipaedia.org

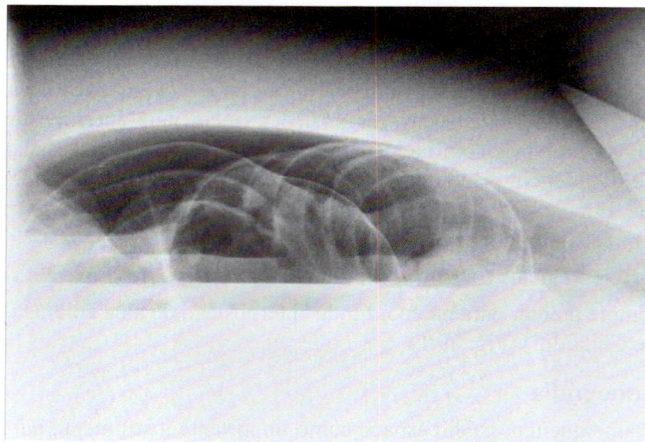

Fig. 29.2 – *Ar livre na cavidade abdominal (Imagem obtida em decúbito horizontal).*
Fonte: Radipaedia.org

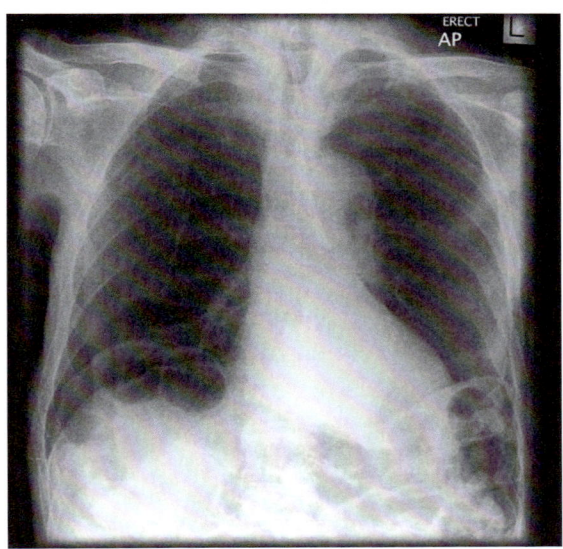

Fig. 29.3 – *Sinal de Chilaiditi – Interposição de cólon entre fígado e diafragma.*
Fonte: Radipaedia.org

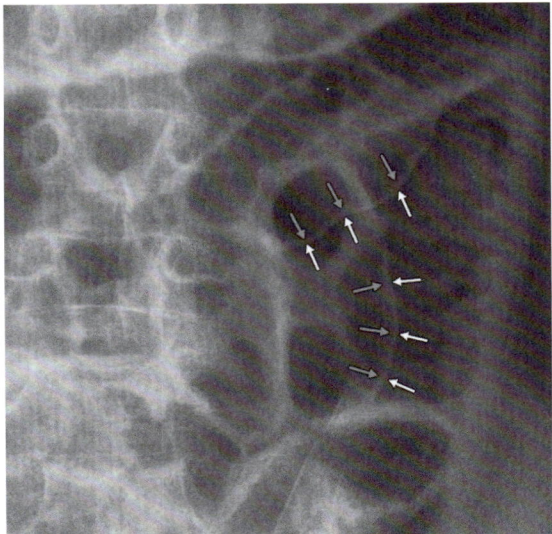

Fig. 29.4 – *Sinal de Rigler (setas) – Relce das paredes das alças por presença de ar dentro e fora da ala (pela perfuração).*
Fonte: Radipaedia.org

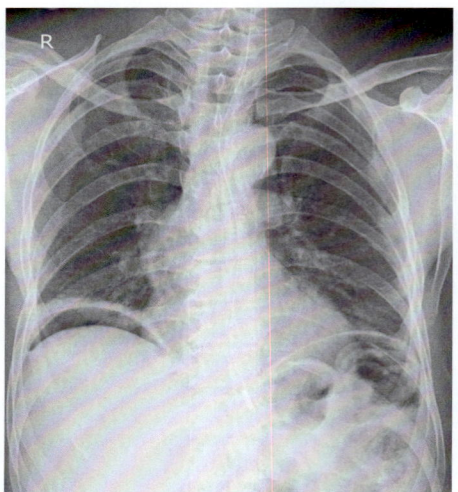

Fig. 29.5 – *Ar livre entre o fígado e a cúpula diafragmática.*
Fonte: Radipaedia.org

Tomografia computadorizada

É considerado o padrão ouro para diagnóstico de perfuração de vísceras abdominais. Além de apresentar sensibilidade e especificidade altas (em alguns estudos chegaram a quase 100%), permite localizar a perfuração e identificar eventuais coleções, massas e bloqueios, o que pode ajudar no planejamento cirúrgico.

Tem a desvantagem de ser um exame pouco acessível, caro, e, como necessita de contraste para o melhor resultado, pode impossibilitar a sua correta realização em pacientes com função renal prejudicada.

DIAGNÓSTICOS DIFERENCIAIS

Diagnósticos diferenciais devem-se basicamente ao achado de pneumoperitônio nos exames de imagem.

- Pós operatório recente;
- Uso de ventilação mecânica (com uso prolongado de CPAP ou com PEEP alto);
- Paracentese;
- Diálise peritoneal;
- Peritonite bacteriana (importante ressaltar que laparotomia exploradora em paciente cirrótico cursa com cerca de 80% de mortalidade, por isso é fundamental que o diagnóstico seja bem feito e a cirurgia indicada corretamente).

TRATAMENTO

Por se tratar de uma doença com repercussões sistêmicas importantes, com grande possibilidade de necessidade de tratamento cirúrgico, é necessário que haja medidas iniciais para estabilização do paciente e prevenção de complicações (Tabela 29.2).

Tabela 29.2 Medidas iniciais para estabilização do paciente.	
Jejum absoluto	
Hidratação endovenosa (EV)	Cristaloides
Correção de distúrbios eletrolíticos	De acordo com o distúrbio encontrado
Antibióticos	Cobertura de gram negativos e anaeróbios – usualmente ceftriaxona + metronidazol
Inibidor de bomba de próton	Quando há suspeita de úlcera perfurada – usualmente omeprazol EV
Sintomáticos	Evitar AINEs
Sondagem vesical de demora	Quantificação de diurese

Realizadas as medidas iniciais, deve-se prosseguir para avaliação do tratamento definitivo.

A cirurgia é o tratamento definitivo para grande parte dos casos de abdome agudo perfurativo, havendo diferentes técnicas, que variam juntamente com a localização e tipo de perfuração.

Tratamento conservador

Apesar disso, ainda há possibilidade de tratamento conservador para algumas condições bem restritas e específicas. Elas levam em consideração o baixo acometimento sistêmico da doença, quando não há sinais de sepse e o processo inflamatório/infeccioso está bloqueado e restrito ao sítio da perfuração, devendo o paciente ser reavaliado com frequência e estar sob rigorosa observação.

Está restrito basicamente a duas doenças: apendicite ou diverticulite perfuradas.

O tratamento conservador consiste em terapia com antibióticos, suporte nutricional (via parenteral) e drenagem de abscessos ou coleções intra-abdominais.

Além disso, pacientes em estado muito grave, clinicamente instáveis, e que não suportariam a indução anestésica ou cirurgia, também são candidatos ao tratamento conservador (Tabela 29.3).

Tabela 29.3
Principais condutas cirúrgicas.

Úlcera gástrica e duodenal perfuradas	Rafia da lesão seguida de sobreposição e fixação de segmento de epíplon (omentoplastia a Graham) Na lesão gástrica, realizar biópsia das bordas da úlcera para investigação de neoplasia gástrica
Perfuração de delgado	Enterectomia segmentar com anastomose primária (se o paciente apresentar condições clínicas favoráveis)
Perfuração do cólon por diverticulite ou neoplasia	Realização de colectomia segmentar e ostomia protetora (na suspeita de neoplasia, respeitar margem de segurança de 5 cm proximal e distal à lesão.)

SEGUIMENTO

O pós-operatório deve ser acompanhado em UTI até que haja condição de alta, ou seja, que o paciente esteja clinicamente estável, sem sinais de infecção ou recidiva da doença, que esteja aceitando bem a dieta, recebendo nutrição de maneira que possa manter-se em domicílio (seja por via oral, gastrostomia, jejunostomia etc), além de independência para cuidados básicos ou suporte familiar ou de equipe de saúde para tal.

O paciente, após a alta hospitalar, deve manter seguimento ambulatorial para acompanhamento pós-operatório (ferida operatória, ostomias, estado geral) e também para tratamento e/ou investigação da doença causadora da perfuração.

BIBLIOGRAFIA

1. Cahalane, MJ. Overview of gastrointestinal tract perforation. https://www.uptodate.com/contents/overview-of-gastrointestinal-tract-perforation (Acesso em ago. 2018)
2. Nazerian P, Tozzetti C, Vanni S, et al. Accuracy of abdominal ultrasound for the diagnosis of pneumoperitoneum in patients with acute abdominal pain: a pilot study. Crit Ultrasound J 2015;7(1):15-20.
3. Brown CV. Small bowel and colon perforation. Surg Clin North Am 2014;94(2):471-5.

Capítulo 30

Abdome Agudo na Gestante

Jônatas Teixeira Santos
Beatriz Pavin de Toledo
Maria Gabriela Baumgarten Kuster Uyeda

■ RESUMO

Por ser incomum, o abdome agudo durante a gestação é sempre um desafio na prática clínica, seja por achados clínicos menos evidentes, sintomas semelhantes àqueles observados em uma gestação normal e às alterações anatômicas do período gestacional. Devido a considerável morbimortalidade materno-fetal e necessidade de rápida tomada de decisão terapêutica, serão expostas nos tópicos a seguir as principais doenças e armadilhas diagnósticas durante o período gestacional.

■ INTRODUÇÃO

Abdome agudo é um termo tradicionalmente utilizado para designar os quadros súbitos de urgências abdominais que requerem tomada de decisões em curto intervalo de tempo, muitas vezes uma decisão cirúrgica. O espectro diagnóstico nos quadros de sintomas abdominais nas gestantes é estendido, por incluir causas obstétricas e não obstétricas.

Os sintomas típicos da gestação incluem dor abdominal, náuseas e vômitos e os achados laboratoriais incluem leucocitose, elementos fundamentais para o raciocínio diagnóstico nos quadros de abdome agudo. Achados anatômicos, como o crescimento uterino em suas fases gestacionais específicas, dificultam ainda mais o diagnóstico por comprometer a topografia de órgãos intracavitários, como será exposto mais adiante.

O objetivo deste capítulo inclui fornecer informações e elementos diagnósticos úteis de uma maneira geral e fornecer informações específicas de doenças que, embora menos comuns que as de causa obstétrica, acometem as mulheres no período gestacional.

■) Aspectos gerais do abdome agudo na gestante

Pela elevada prevalência e pela grande importância, é necessário rever conceitos importantes sobre abdome agudo em gestante para minimizar grande parte das dúvidas do médico, que muitas vezes atrasa o diagnóstico ou faz diagnóstico de forma precitada ou até mesmo o deixa de fazer por julgar que os sintomas apresentados em determinadas situações sejam atribuídos à gestação.

Os exames laboratoriais devem ser avaliados de forma mais criteriosa que em período não gestacional. A contagem de leucócitos na mulher grávida pode chegar até 16.000 e os níveis de VHS podem estar discretamente elevados, porém, o aumento de células brancas jovens não é esperado e merece maior atenção. Dessa forma, a avaliação do hemograma deve ser diferenciada devido a menor especificidade.

Os exames de imagem devem ser solicitados de acordo com a necessidade e avaliando os riscos fetais e maternos, evitando-se atraso diagnóstico e exposição desnecessária ao feto. A ultrassonografia tem grande importância na avaliação do abdome agudo na gestante por ser um exame, barato, rápido, disponível em grande parte dos serviços e não emitir radiação ionizante. A ressonância magnética também deve ser utilizada, quando necessário e disponível, para avaliação de doenças intra-abdominais, principalmente doenças das vias biliares como a coledocolitíase, pancreatite, dentre outras. Deve-se lançar mão de exames como radiografia e tomografia computadorizada quando houver necessidade, principalmente relacionados à indicação materna. Apesar dos efeitos deletérios da radiação ionizante, a dose de radiação de uma radiografia é muito abaixo da dose de radiação máxima recomendada para o início da gestação.

A laparotomia foi considerada por muito tempo como a única via de acesso cirúrgico para as afecções intra-abdominais no período gestacional. Nas últimas décadas, a cirurgia minimamente invasiva vem ganhando espaço durante a gestação. Várias são as suas vantagens, dentre elas menor dor pós-operatória, menor trauma metabólico, menor taxa de infecção de sítio cirúrgico e maior facilidade na visualização de vísceras intra-abdominais, frequentemente deslocadas de suas posições habituais durante o período gestacional. Apesar do melhor momento para o procedimento cirúrgico na gestação ser no segundo trimestre, não há evidências que contraindiquem cirurgia nos outros períodos.

■) Abdome agudo de causa não obstétrica

Apendicite aguda

Apendicite aguda é a principal causa de abdome agudo não obstétrico em gestante, ocorrendo no segundo semestre em quase 50% das vezes. O atraso no diagnóstico pode levar à morte fetal em 3% a 5% dos quadros com o apêndice íntegro e em até 20% nos casos de perfuração.

De localização habitual no ponto de McBurney, o apêndice vermiforme se desloca no sentido cranial à medida que o útero cresce, alcançando a posição extrapélvica com 12 semanas, nível da cicatriz umbilical com 20 semanas e aumento progressivo até a data de interrupção da gestação. Apesar do conhecimento dessas possibilidades, o principal local de dor referida por gestantes com diagnóstico confirmado de apendicite aguda continua sendo no quadrante inferior do abdome, mas não raro o apêndice pode se localizar em topografia mais alta, sendo importante o diagnóstico diferencial com colecistite aguda.

Assim como em outras doenças abdominais durante a gestação, na apendicite também não se deve esperar sintomas clássicos quando ocorre no segundo e terceiro trimestres gestacionais. O principal sintoma é a dor em quadrante inferior direito. Náuseas, vômitos e hiporexia são esperados em gestações normais, mas não devem ser deixados de lado.

O hemograma, na grande maioria das vezes evidencia leucocitose, típico em gestações normais, e desvio à esquerda, sendo esse de maior valor diagnóstico. Sempre que possível deve-se lançar mão de exames de imagem, de preferência a ultrassonografia que, além de ser livre de radiação ionizante, possui boa acurácia diagnóstica nos quadros de apendicite aguda, mesmo com as dificuldades técnicas na realização do exame nos períodos gestacionais mais elevados.

O tratamento consiste na administração de antimicrobianos efetivos contra microrganismos aeróbios e anaeróbios, infusão de cristaloides intravenosos e apendicectomia. Esta pode ser por via convencional ou laparoscópica a depender da experiência do cirurgião e da idade gestacional.

Colecistite aguda

Segunda causa mais frequente de abdome agudo de causa não obstétrica em gestantes, a colecistite aguda tem sua incidência aumentada durante esse período por uma série de fatores de risco. Dentre esses podemos citar a ação da progesterona sobre a motilidade da musculatura lisa da vesícula biliar, aumento da capacidade litogênica da bile, decorrente do aumento dos níveis séricos de estrogênios, e o esvaziamento pós-prandial lentificado da vesícula biliar durante a gestação.

O diagnóstico da colecistite aguda na gestante é semelhante ao da não gestante, tendo como sintoma mais comum a dor em quadrante superior direito, além de náuseas e vômitos, na maioria das vezes em pacientes que relatam cólicas biliares prévias. A dor, porém, é referida geralmente como de menor intensidade que em não gestantes.

O diagnóstico é confirmado preferencialmente com exames laboratoriais que podem evidenciar leucocitose com desvio à esquerda e aumento de enzimas canaliculares, bilirrubinas e enzimas hepáticas. Dos exames de imagem, a ultrassonografia é, sem dúvida, o exame mais adequado para a avaliação radiológica da colecistite tendo sensibilidade e especificidade de 70% a 86% em gestantes.

Ao contrário da apendicite aguda, onde a conduta operatória é consenso entre a maioria dos autores, na colecistite aguda o tratamento deve ser conservador na maioria dos casos, incluindo hidratação intravenosa, antibióticos e sintomáticos.

Em casos refratários, deve-se proceder o tratamento cirúrgico, de preferência, no segundo semestre ou após o parto. Em caso de colecistite aguda no primeiro trimestre, a colecistectomia deve ser postergada até o segundo trimestre, evitando dessa forma efeitos teratogênicos dos anestésicos em um período de intensa organogênese e abortamentos. Já no terceiro trimestre, a cirurgia pode ocasionar lesão uterina e trabalho de parto precoce. Mesmo com tais recomendações em casos de refratariedade e necessidade de tratamento cirúrgico, esse deve ser realizado de forma mandatória através da colecistectomia aberta ou laparoscópica.

Abdome agudo obstrutivo

A obstrução intestinal em grávidas é causada mais frequentemente por bridas, podendo decorrer de outras causas bem menos comuns como volvo, hérnias, tumores, bezoares e intussuscepção.

O diagnóstico é feito pela presença de dor abdominal, frequentemente em cólicas intermitentes, náuseas e vômitos biliosos ou fecaloides, a depender da topografia do nível de obstrução. Ao contrário de pacientes não grávidas, a distensão abdominal e a peristalse de luta são encontrados de forma bem menos prevalentes.

O diagnóstico deve ser realizado com anamnese e exame físico completo, incluindo toque retal, e complementado com exames laboratoriais, que podem evidenciar intensa leucocitose, acidose metabólica e hiperamilasemia, em situações de diagnóstico mais tardio. Não se deve atrasar a realização de radiografia simples de abdome já que este apresenta elevada sensibilidade e possui dose de radiação ionizante baixa em relação ao benefício de realizá-lo.

Uma vez diagnosticada a obstrução, deve-se iniciar o tratamento com manejo clínico através de hidratação, sondagem nasogástrica, correção de desequilíbrios metabólicos e administração ou não de antimicrobianos. Caso não haja melhora, a instituição do tratamento cirúrgico deve ocorrer através de laparotomia exploradora com inventário de cavidade, identificação do ponto de obstrução e verificação da viabilidade de alças intestinais. Estudos indicam que a interrupção da gestação deve ser feita quando houver maturidade fetal adequada.

Pielonefrite aguda

Vários são os motivos que tornam a pielonefrite uma entidade de preocupação à parte durante as gestações, sendo a morbimortalidade materna, e principalmente fetal, o principal aspecto a ser considerado.

Apesar de controverso, a gestação proporciona alterações que podem levar ao aumento da incidência de infecções do trato urinário através de dilatação pielocalicinal como: compressão extrínseca pelo útero aumentado de tamanho e rede vascular ovariana ingurgitada, hipertrofia da musculatura longitudinal do terço distal do ureter, redução do tônus vesical, relaxamento da musculatura lisa pelo aumento dos níveis de progesterona circulantes, dentre outros.

O diagnóstico é feito através de sintomas clínicos que inclui disúria, febre, náuseas, lombalgia e prostração, associado a exames laboratoriais, sendo a urocultura, colhida de forma adequada, o principal deles. A ultrassonografia auxilia na identificação de outros fatores obstrutivos como ureterolitíase e complicações mais graves como abscessos renais.

O tratamento da pielonefrite em gestantes inclui internação hospitalar em todos os casos, instituição de antibioticoterapia adequada, como cefalosporinas de terceira geração e monitorização materna e fetal. Caso não ocorra melhora com os antibióticos introduzidos inicialmente, os mesmos podem ser escalonados de acordo com os resultados da urocultura.

Pancreatite aguda

A pancreatite aguda na gestação ocorre por fisiopatologia semelhante à do período não gestacional, através de obstrução do ducto pancreático (normalmente por cálculo biliar impactado na papila duodenal), ativando uma série de atividades enzimáticas, ainda não totalmente esclarecidas, que gera degradação do tecido pancreático.

Os sintomas são semelhantes aos de não gestantes, como dor abdominal em andar superior, podendo se irradiar para flanco ou dorso, náuseas e vômitos incoercíveis acompanhados de febre e icterícia, em uma porcentagem menor de pacientes. Os níveis de amilase costumam estar aumentados 3 ou mais vezes, assim como os níveis de lipase que, apesar de mais específica, se eleva mais tarde que os de amilase.

O diagnóstico de imagem pode ser feito inicialmente com ultrassonografia ou colangiorressonância. Em caso de piora clínica da paciente e suspeita de complicações como necrose ou coleções, pode-se lançar mão da tomografia abdominal com contraste intravenoso, mesmo sendo esse um método com uso de contraste nocivo ao feto e elevada radiação materno-fetal.

O tratamento é através de internação hospitalar, administração de cristaloides, sintomáticos, analgesia, monitorização hemodinâmica materna, monitorização de vitalidade fetal e antibioticoterapia em casos selecionados, reservando o tratamento cirúrgico para situações de extrema exceção.

Trauma abdominal na gestação

O trauma abdominal é causa importante de morbimortalidade materno-fetal com um amplo espectro de acometimento, que inclui desde traumas penetrantes abdominais até acidentes automobilísticos.

A gestação atua como fator protetor para a mãe em traumas penetrantes devido ao aumento uterino em fases mais avançadas, porém expõe o feto diretamente a traumas de alta energia. Já os traumas fechados têm como principal causa acidentes automobilísticos, não se podendo ignorar a violência doméstica.

O enfoque da gestante vítima de trauma abdominal em nada difere da paciente não gestante. Deve-se proceder a avaliação primária com administração de cristaloide intravenoso, analgesia e suplementação de oxigênio com monitorização materna de forma prioritária e avaliação fetal por médico obstetra, de preferência.

É importante salientar que os parâmetros vitais em pacientes grávidas diferem da paciente não grávida em decorrência das alterações fisiológicas e hemodinâmicas específicas do período gestacional. Com relação a isso, se destaca o aumento do volume uterino e sua compressão aorto-cava, diminuindo o retorno venoso, com consequente redução do débito cardíaco. Sempre que houver suspeita de choque hemorrágico hipovolêmico e não houver contraindicação, a paciente deve ser posicionada em decúbito lateral esquerdo para estabilização hemodinâmica.

Não se pode esquecer das consequências da hemorragia feto-materna, que pode causar a aloimunização de pacientes Rh negativos, além de anemia fetal e morte. Pequenas quantidades de sangue podem causar esse efeito deletério em pacientes Rh negativas, justificando indicação de imunoglobulina anti-D preferencialmente nas primeiras 72 horas do ocorrido.

Jamais deve-se atrasar uma laparotomia em gestante com indicação clara, já que as consequências maternas e fetais podem ser significativas, irreversíveis e até letais. Caso haja necessidade de observação ou dúvida quanto à gravidade do quadro, a gestante deve ser monitorizada de forma contínua em ambiente intensivo e o feto através de cardiotocografia, além de outras formas de monitorização de vitalidade fetal.

■▶ Abdome agudo de causa obstétrica

No abdome agudo de causa obstétrica é importante avaliar a idade gestacional para realização de um diagnóstico preciso. Na primeira metade da gestação, as causas mais importantes de dor abdominal são abortamento e gestação ectópica. Na segunda metade da gestação, o diagnóstico é principalmente de descolamento prematuro de placenta, rotura uterina ou até mesmo trabalho de parto.

Abortamento

Abortamento espontâneo é a complicação mais comum das gestações iniciais e é definido como uma perda de gestação clinicamente reconhecida antes de completar 20 semanas. A Organização Mundial de Saúde (OMS) define como a expulsão ou extração de embrião/feto com peso menor ou igual a 500 gramas.

A incidência de abortamento espontâneo diminui com o aumento da idade gestacional. Em gestações clinicamente reconhecidas até 20 semanas é de 8% a 20% e em gestações não reconhecidas é ainda maior, ocorrendo em 13% a 26% dos casos.

O abortamento espontâneo geralmente apresenta-se clinicamente como um sangramento genital associado ou não à dor abdominal, mas pode ser também um achado acidental de ultrassonografia de pacientes assintomáticas. O sangramento via vaginal pode variar de um escape marrom escurecido (como "borra de café") a sangramento vermelho vivo intenso com coágulos, sendo que o volume ou padrão deste não prediz a ocorrência do abortamento. A dor abdominal é geralmente incômoda e em cólica, e pode ser constante ou intermitente.

O diagnóstico é geralmente baseado no exame físico da paciente e em achados ultrassonográficos, devendo ser realizado em tempo hábil, porém, com cautela para confirmar que os critérios diagnósticos são atendidos, evitando o término de uma gravidez saudável.

O tratamento e manejo clínico dependem do tipo de abortamento.

Nas ameaças de aborto, casos em que houve sangramento genital, porém, o orifício interno do colo uterino está fechado e não são atendidos os critérios diagnósticos ultrassonográficos, a conduta é expectante até que ocorra remissão dos sintomas e seguimento gestacional normal ou evolução do quadro para um abortamento inevitável, podendo ser completo, incompleto ou retido. O tratamento com progesterona é o mais promissor, mas sua eficácia ainda não foi comprovada.

Mulheres com abortamento inevitável (com o orifício interno do colo pérvio), incompleto (quando há presença de restos ovulares na ultrassonografia) ou retido (com o orifício interno do colo fechado) precisam ser monitorizadas para garantir o completo esvaziamento da cavidade uterina. Esse manejo pode ser realizado de forma cirúrgica (curetagem uterina ou aspiração manual intrauterina), medicamentosa (misoprostol) ou de forma expectante. As três formas têm eficácia similar e a escolha depende da estabilidade clínica da paciente e de sua preferência.

Gestação ectópica

Gestação ectópica é uma gravidez extrauterina que ocorre mais frequentemente na tuba uterina (93%) porém, outros possíveis sítios incluem: cervical, intersticial (ou cornual), intramural, ovariana, abdominal ou em cicatriz de cesárea anterior.

A apresentação clínica mais comum é de sangramento genital de primeiro trimestre e/ou dor abdominal, podendo também ser assintomática. Esses sintomas geralmente aparecem de 6 a 8 semanas após o último período menstrual normal, podendo ocorrer mais tardiamente, especialmente nos casos de localização outra que não a tuba uterina.

Na paciente de risco para gravidez ectópica hemodinamicamente estável, esta condição deve ser diagnosticada de forma não invasiva pela ultrassonografia transvaginal, isto é, sem a necessidade da laparoscopia, e antes de ocorrer ruptura tubária. O diagnóstico deve ser complementado com a realização de exames subsidiários, como a evolução dos títulos da gonadotrofina coriônica e, excepcionalmente, com a curetagem uterina – esta realizada com o objetivo de verificar a presença da reação de Arias-Stella (reação do endométrio por estímulo da gravidez) ou descartar o diagnóstico mediante a presença de restos ovulares.

Como consequência do aprimoramento do diagnóstico da gravidez ectópica, sua apresentação clínica tem mudado de uma situação de risco de vida necessitando de cirurgia de emergência para uma nova situação com condições mais favoráveis, por vezes, com pacientes assintomáticas. Esta modificação resultou numa grande mudança na conduta, com mais opções terapêuticas. Entre elas, destacamos a cirurgia, que pode ser a salpingectomia ou a salpingostomia por via laparotômica ou laparoscópica; e o tratamento medicamentoso, com uma variedade de substâncias que podem ser ministrados de forma sistêmica ou pelo tratamento local guiado por ultrassonografia transvaginal e, por fim, a conduta expectante.

Descolamento prematuro de placenta

Descolamento prematuro de placenta é definido como um sangramento na interface decídua-placentária que causa um descolamento parcial ou total da placenta antes do nascimento do feto, após 20 semanas de gestação.

A etiologia continua sendo apenas especulativa na maioria dos casos, apesar de extensas pesquisas clínicas e epidemiológicas. Uma pequena proporção está relacionada a eventos mecânicas abruptos, como traumas abdominais ou rápida descompressão uterina. Outras causas menos comuns de descolamento incluem anormalidades uterinas, uso de cocaína e tabagismo. Entretanto, a maioria dos descolamentos parece estar relacionada a um processo crônico. Nesses casos, anormalidades no desenvolvimento da vascularização placentária levam a necrose decidual, inflamação placentária e possível infarto, até eventualmente ruptura vascular e sangramento.

Mulheres com descolamento de placenta agudo classicamente apresentam sangramento via vaginal de início abrupto, além de dor abdominal e/ou lombar de leve a moderada intensidade e contrações uterinas, que são geralmente de baixa amplitude e elevada frequência, porém, o padrão de trabalho de parto também é possível e este pode ocorrer rapidamente. O tônus uterino geralmente está aumentado.

O sangramento genital pode variar de leve e clinicamente insignificante até severo e com risco de vida. A perda sanguínea pode ser subestimada porque o sangue pode ficar retido atrás da placenta, sendo difícil de ser quantificado. Entretanto, a quantidade de sangramento via vaginal correlaciona-se mal com o grau de separação placentária e não serve como um marcador útil de risco fetal ou materno iminente. A dor abdominal é um melhor preditor de desfecho desfavorável. Hipotensão materna e anormalidades na frequência cardíaca fetal sugerem descolamento clinicamente significativo que pode resultar em morte fetal e grave morbidade materna. Quando o descolamento placentário excede 50%, é possível ocorrer coagulação intravascular disseminada aguda e morte fetal.

O diagnóstico de descolamento de placenta é principalmente clínico, mas os achados de exames de imagem, laboratório e anatomopatológico pós-parto podem ser utilizados para confirmar o diagnóstico.

Os fatores mais importantes para decidir a conduta nesses casos, entre a resolução da gestação e a conduta expectante são idade gestacional e estado materno e fetal, que refletem a gravidade do descolamento. Este é considerado grave se houver fatores maternos como coagulação intravascular disseminada, choque hipovolêmico, insuficiência renal e necessidade de transfusão sanguínea; ou fetais que incluem sofrimento fetal, restrição de crescimento intrauterino, necessidade de parto prematuro e óbito fetal.

Mulheres com descolamento de placenta têm maior risco de apresentar novamente o quadro em uma próxima gestação. Três a quinze por cento das mulheres têm uma recorrência, em comparação com uma incidência basal de 0,4% a 1,3% na população em geral.

Rotura uterina

A rotura uterina é uma complicação gestacional com importante risco para o binômio materno-fetal, ocorrendo principalmente em trabalho de parto após antecedente de parto cesariano. É evento raro em útero sem cicatriz anterior e está associado a maior morbimortalidade.

Os fatores de risco, em ordem de significância, são rotura uterina prévia, histerotomia longitudinal ou fúndica, indução de trabalho de parto e trabalho de parto, especialmente em casos com fase ativa prolongada. Outros fatores de risco podem ser considerados como idade materna avançada, idade gestacional acima de 40 semanas, peso ao nascer acima de 4.000 gramas, intervalo interpartal entre 18 e 24 meses, histerorrafia em camada única e mais que um parto cesariano anterior.

Não há método confiável para predizer a rotura uterina em gestantes com parto cesariano anterior. Alguns autores utilizam a espessura do segmento uterino menor que 2,0 mm como fator preditor de aumento de risco para rotura ou deiscência.

Os achados clínicos incluem anormalidade de frequência cardíaca fetal, instabilidade hemodinâmica materna, diminuição da amplitude das contrações, dor abdominal súbita, sangramento genital e hematúria. Exames de imagem geralmente não são realizados visto que a rotura uterina é uma emergência obstétrica.

O principal diagnóstico diferencial é o descolamento prematuro de placenta, que pode ser indistinguível clinicamente da rotura uterina antes da laparotomia. Outra causa que pode cursar com instabilidade hemodinâmica é a rotura hepática (pré-eclâmpsia grave ou HELLP síndrome).

A conduta baseia-se em estabilização hemodinâmica da paciente com fluidos e/ou transfusão sanguínea e parto cesariano, sendo que a incisão abdominal deve se basear na área de exposição desejada. Com relação ao intraoperatório, pode ser feita tentativa de reparo com técnica similar à histerorrafia convencional ou histerectomia, caso não se consiga fechamento e hemostasia adequados. A decisão de realizar a histerectomia se baseia em diversos fatores, como o desejo de gestação futura, estabilidade clínica, extensão da rotura e habilidade cirúrgica para reparo primário.

Nas futuras gestações, a maioria dos obstetras tendem a recomendar parto cesariano eletivo, antes do início do trabalho de parto, para reduzir o risco de recorrência de rotura uterina. Entretanto, não há consenso a respeito da idade gestacional para resolução.

Trabalho de parto

O trabalho de parto deve ser sempre considerado no diagnóstico diferencial de dor abdominal em mulheres grávidas. É um diagnóstico clínico definido por contrações uterinas de frequência, intensidade e duração cada vez maiores que causam dilatação cervical e/ou esvaecimento do colo ao longo do tempo. A presença de sangramento genital leve e/ou rotura de membranas aumenta a certeza diagnóstica em mulheres com dilatação ou esvaecimento cervical leve. Por definição, o trabalho de parto é prematuro entre 20 e 37 semanas de gestação e termo após 37 semanas de gestação.

CONCLUSÃO

Durante a gestação, as diversas alterações anatômicas e laboratoriais que são fisiológicas deste período fazem do abdome agudo na gestante um quadro de avaliação complexa, de origem obstétrica ou não. A gestante deve sempre ser avaliada de forma multidisciplinar, sendo os resultados alterados de exames de imagem ou de laboratório avaliados com cautela pela equipe assistente a fim de evitar atrasos no diagnóstico ou a realização de medidas desnecessárias.

BIBLIOGRAFIA

1. Coleman MT, Trianfo VA, Rund DA. Nonobstetric emergencies in pregnancy: trauma and surgical conditions. Am J Obstet Gynecol. 1997;177(3):497-502. 3. Augustin G, Majerovic M. Non-obstetrical acute abdomen during pregnancy. Eur J a rare etiology of an acute abdomen during pregnancy.
2. Rollins MD, Chan KJ, Price RR. Laparoscopy for appendicitis and cholelithiasis during pregnancy: a new standard of care. Surg Endosc. 2004;18(2): 237-41
3. Alexander RH, Proctor HJ. Trauma na gravidez. In: Alexander RH, Proctor HJ. American College of Surgeons Committee on Trauma: advanced trauma life support student manual. 5 ed. Chicago: American College of Surgeons; 2004.
4. Melnick DM, Wahl WL, Dalton VK. Management of general surgical problems in the pregnant patient. Am J Surg. 2004;187(2):170-80.
5. Parangi S, Levine D, Henry A, Isakovich N, Pories S. Surgical gastrointestinal disorders during pregnancy. Am J Surg 2007;193(2):223-32
6. Weber Sánchez A, Garteiz Martínez D, Itzkovich RN, Núñez Vargas E. Analysis of the increasing role of laparoscopy in the management of acute abdomen in pregnancy. Ginecol Obstet Mex. 2001;69:422-30
7. Khan A, Muradali D. Imaging acute obstetric and gynecologic abnormalities. Semin Roentgenol. 2001;36(2):165-72.

8. Non-obstetrical acute abdomen during pregnancy. Eur J Obstet Gynecol Reprod Biol. 2007;131(1):4-12. 4 10) Tamir IL, Bongard FS, Klein SR. Acute appendicitis in the pregnant patient. Am J Surg 1990; 160:571. 11) Atakan Al R, Borekci B, Ozturk G, et al. Acute mesenteric venous thrombosis due to protein S deficiency in a pregnant woman. J Obstet Gynaecol Res 2009; 35:804.
9. Sakaguchi I, Ohba T, Ikeda O, et al. Embolization for post-partum rupture of ovarian artery aneurysm: case report and review. J Obstet Gynaecol Res 2015; 41:623.
10. Regan L, Rai R. Epidemiology and the medical causes of miscarriage. Baillieres Best Pract Res Clin Obstet Gynaecol 2000; 14:839.
11. Wilcox AJ, Weinberg CR, O'Connor JF, et al. Incidence of early loss of pregnancy. N Engl J Med 1988; 319:189.
12. Jurkovic D, Overton C, Bender-Atik R. Diagnosis and management of first trimester miscarriage. BMJ 2013; 346:f3676.
13. Strobino B, Pantel-Silverman J. Gestational vaginal bleeding and pregnancy outcome. Am J Epidemiol 1989; 129:806.
14. Doubilet PM, Benson CB, Bourne T, et al. Diagnostic criteria for nonviable pregnancy early in the first trimester. N Engl J Med 2013; 369:1443.
15. Sotiriadis A, Makrydimas G, Papatheodorou S, Ioannidis JP. Expectant, medical, or surgical management of first-trimester miscarriage: a meta-analysis. Obstet Gynecol 2005; 105:1104.
16. Nanda K, Lopez LM, Grimes DA, et al. Expectant care versus surgical treatment for miscarriage. Cochrane Database Syst Rev 2012; :CD003518.
17. Neilson JP, Gyte GM, Hickey M, et al. Medical treatments for incomplete miscarriage (less than 24 weeks). Cochrane Database Syst Rev 2010; :CD007223.
18. Shelley JM, Healy D, Grover S. A randomised trial of surgical, medical and expectant management of first trimester spontaneous miscarriage. Aust N Z J Obstet Gynaecol 2005; 45:122.
19. Bouyer J, Coste J, Fernandez H, et al. Sites of ectopic pregnancy: a 10 year population-based study of 1800 cases. Hum Reprod 2002; 17:3224.
20. Alkatout I, Honemeyer U, Strauss A, et al. Clinical diagnosis and treatment of ectopic pregnancy. Obstet Gynecol Surv 2013; 68:571.
21. Stovall TG, Ling FW, Carson SA, Buster JE. Nonsurgical diagnosis and treatment of tubal pregnancy. Fertil Steril. 1990;54(3):537-8.
22. Barnhart K, Mennuti MT, Benjamin I, Jacobson S, Goodman D, Coutifaris C. Prompt diagnosis of ectopic pregnancy in an emergency department setting. Obstet Gynecol. 1994;84(6):1010-5.
23. Gracia CR, Barnhart KT. Diagnosing ectopic pregnancy: decision analysis comparing six strategies. Obstet Gynecol. 2001;97(3):464-70.
24. Elito Junior j, Montenegro NAMM, Soares RC, Camano L. Unruptured ectopic pregnancy – diagnosis and treatment. State of art. Rev Bras Ginecol Obstet. 2008; 30(3):149-59

25. Tikkanen M, Luukkaala T, Gissler M, et al. Decreasing perinatal mortality in placental abruption. Acta Obstet Gynecol Scand 2013; 92:298.
26. Ananth CV, Getahun D, Peltier MR, Smulian JC. Placental abruption in term and preterm gestations: evidence for heterogeneity in clinical pathways. Obstet Gynecol 2006; 107:785.
27. Ananth CV, Oyelese Y, Prasad V, et al. Evidence of placental abruption as a chronic process: associations with vaginal bleeding early in pregnancy and placental lesions. Eur J Obstet Gynecol Reprod Biol 2006; 128:15.
28. Jackson S, Fleege L, Fridman M, et al. Morbidity following primary cesarean delivery in the Danish National Birth Cohort. Am J Obstet Gynecol 2012; 206:139.e1.
29. Kasai M, Aoki S, Ogawa M, et al. Prediction of perinatal outcomes based on primary symptoms in women with placental abruption. J Obstet Gynaecol Res 2015; 41:850.
30. Oyelese Y, Ananth CV. Placental abruption. Obstet Gynecol 2006; 108:1005.
31. Ananth CV, Berkowitz GS, Savitz DA, Lapinski RH. Placental abruption and adverse perinatal outcomes. JAMA 1999; 282:1646.
32. Ananth CV, Lavery JA, Vintzileos AM, et al. Severe placental abruption: clinical definition and associations with maternal complications. Am J Obstet Gynecol 2016; 214:272.e1.
33. Toivonen S, Heinonen S, Anttila M, et al. Obstetric prognosis after placental abruption. Fetal Diagn Ther 2004; 19:336.
34. Tikkanen M, Nuutila M, Hiilesmaa V, et al. Prepregnancy risk factors for placental abruption. Acta Obstet Gynecol Scand 2006; 85:40.
35. Rasmussen S, Irgens LM, Albrechtsen S, Dalaker K. Women with a history of placental abruption: when in a subsequent pregnancy should special surveillance for a recurrent placental abruption be initiated? Acta Obstet Gynecol Scand 2001; 80:708.

Capítulo 31

Urgências Urológicas Não Traumáticas

Guilherme Andrade Peixoto
Milton Ghirelli Filho

INTRODUÇÃO

As urgências urológicas estão presentes no dia a dia dos serviços de urgência e emergência. Dessa maneira, o primeiro atendimento acaba sendo realizado pelo cirurgião geral de plantão na maioria dos hospitais. De uma forma prática, discutiremos nesse capítulo as principais urgências resultantes de distúrbios urológicos.

PRIAPISMO

Introdução

O priapismo é uma doença relativamente rara, tendo por definição uma ereção completa ou incompleta que persiste por mais de 4 horas além da estimulação sexual ou do orgasmo, ou sem que tenha existido algum tipo de estímulo sexual.

Classificação

O priapismo está relacionado a dois principais mecanismos:

Priapismo isquêmico ou de baixo fluxo (PBF)

Também conhecido como veno-oclusivo, é uma ereção com fluxo de sangue ausente ou diminuído que evolui com hipóxia do órgão, produção elevada de ácido lático e de dióxido de carbono, acarretando em lesão dos corpos cavernosos por formação de fibrose que resultará em uma disfunção erétil irreversível.

A etiologia apresenta diversas causas (Tabela 31.1), com destaque para o uso de injeção intracavernosa, antidepressivos, anticoagulantes, hipotensores, drogas psicossomáticas, álcool, maconha, cocaína e medicações para o tratamento de disfunção erétil. Além disso, outras patologias como neoplasias ou doenças hematológicas também fazem parte de causas conhecidas. A

Tabela 31.1
Etiologias envolvidas no priapismo.

Etiologias envolvidas no priaprismo
Antagonistas de receptores alfa-adrenérgicos Prazosina, terazosina, doxazosina, tansulosina.
Antialérgico Hidroxizina.
Anticoagulantes Heparina, varfarina.
Antidepressivos e antipsicóticos Trazodona, bupropiona, fluoxetina, sertralina, lítio, clozapina, resperidona, olanzapina, clorpromazina, tioridazina, fenotiazina.
Anti-hipertensivos Hidralazina, guanidina, propanolol.
Drogas Álcool, cocaína, crack, maconha.
Geniturinário Lesão por coito, trauma pélvico, trauma de pênis ou períneo, cirurgia de *bypass* arteriovenosa ou arteriocavernosa, retenção urinária.
Discrasias hematológicas Doença falciforme, talassemia, leucemia granulocítica, leucemia mieloide, leucemia linfocítica, mieloma múltiplo, hemodiálise, deficiência de glicose-6-fosfato desidrogenase.
Hormônios Hormônio liberador de gonadotrofina, testosterona.
Infecciosa Picada de escorpião, mordida de aranha, raiva, malária.
Metabólico Amiloidose, Doença de Fabry, gota.
Neoplásico Próstata, uretra, testículos, bexiga, reto, pulmão, rim.
Neurogênico Sífilis, lesão da medula espinhal, compressão de cauda equina, neuropatia autonômica, hérnia de disco lombar, estenose espinhal, acidente vascular cerebral, tumor cerebral, anestesia espinhal, síndrome da cauda equina.
Agentes provocadores de ereção Papaverina, fentolamina, prostaglandina E1, inibidores da fosfodiesterase 5.

anemia falciforme chega a representar 23% dos casos de distúrbios hematológicos relacionados ao priapismo em adultos e mais da metade em crianças.

Priapismo não isquêmico ou de alto fluxo (PAF)

É caracterizado por uma ereção de fluxo arterial não controlado, decorrente da formação de uma fístula arteriovenosa após laceração da artéria cavernosa ou de algum de seus ramos. Essa laceração é resultado de trauma contuso na região perineal ou na base do pênis, de lesão iatrogênica decorrente de punção peniana ou de complicações na revascularização peniana.

Devido à ausência de isquemia, a patologia não se caracteriza como uma urgência médica, podendo a ereção permanecer por tempo indeterminado sem comprometer a estrutura do corpo cavernoso.

Embora raro, devemos ficar atentos ao fato de que uma das complicações no tratamento do priapismo isquêmico é a evolução para o priapismo de alto fluxo. Isso ocorre durante a tentativa de tratamento por punção do pênis. Outro procedimento que pode acarretar em complicação semelhante é a uretrotomia com faca fria, por lesão da artéria cavernosa ou um dos seus ramos.

■▶ Quadro clínico

Além da história natural caracterizada por uma ereção de mais de 4 horas, o priapismo isquêmico se correlaciona a uma rigidez plena e dolorosa do pênis, enquanto a de alto fluxo tende a se apresentar com uma tumescência parcial e indolor.

■▶ Diagnóstico

A anamnese deve conter o uso de medicações e drogas, assim como história pregressa de trauma ou de distúrbios hematológicos e câncer. O exame físico deve contemplar tanto a genitália quanto o períneo e procurar traumas ou lesões sugestivas de câncer.

No atendimento primário, o exame de eletroforese para células falciformes pode ficar restrito aos pacientes afrodescendentes. Contudo, o hemograma com contagem de plaquetas, o perfil de coagulação e a gasometria de corpos cavernosos devem ser realizados em todos os pacientes. A ultrassonografia com *Doppler* é preferencialmente reservada aos casos de suspeita de priapismo de alto fluxo ou da ereção isquêmica refratária ao tratamento. Importante ressaltar que o exame de ultrassonografia deve sempre avaliar a região perineal à procura de fístulas vasculares.

A gasometria do corpo cavernoso no priapismo de baixo fluxo se apresenta com características isquêmicas: $PO_2 < 30$ mmHg, $PCO_2 > 60$ mmHg e PH $< 7,25$. Já a gasometria de pacientes com a patologia de alto fluxo tem parâmetros semelhantes ao do sangue arterial.

A arteriografia peniana é restrita ao priapismo de alto fluxo e, embora seja um exame pertinente na identificação de fístulas, somente deve ser solicitado com intuito terapêutico, ou seja, para a realização de embolização arterial.

Outros exames auxiliares seriam a eletroforese de hemoglobina na suspeita de anemia falciforme e o toxicológico de sangue ou de urina se houver indícios do uso de drogas lícitas ou ilícitas.

▌▶ Tratamento

O tratamento de emergência fica reservado ao priapismo isquêmico. O período entre o diagnóstico e o tratamento é crucial na preservação estrutural do corpo cavernoso e, com isso, da função sexual do paciente. Intervenções tardias, superiores a 48h a 72h, a contar do início da patologia, podem ajudar no alívio da ereção e da dor, porém terão pouco benefício na preservação da função sexual.

A sequência de tratamento deve ser do menos para o mais invasivo. Dessa forma, inicia-se pela punção isolada do corpo cavernoso, com seu esvaziamento por completo. A punção é realizada com agulha de grande calibre, inserida perpendicularmente na junção peno-escrotal às 3 ou 9 horas, para evitar perfuração do feixe neurovascular dorsal do pênis. O cirurgião deve comprimir o eixo do pênis entre o polegar e o primeiro dígito, logo abaixo da agulha, aspirando o sangue do pênis até a sua flacidez ou até o aspirado ficar da mesma coloração do sangue arterial. Na falha dessa abordagem, deve-se associar a lavagem intracavernosa com soro fisiológico. Deixando-se a agulha locada, a lavagem com soro pode ser repetida diversas vezes.

A lavagem do corpo cavernoso, se não bem-sucedida, deve ser seguida da injeção e irrigação intracavernosas com drogas simpatomiméticas (fenilefrina, efedrina, epinefrina ou norepinefrina), responsáveis pela contração dos vasos penianos. A fenilefrina, por exemplo, é diluída em solução salina na concentração de 100 a 500 μg/mL e administrada em doses de 1 ml cada 3 a 5 minutos. A dose deve ser intermitente e dividida ao longo de uma hora. O pênis também deve ser aspirado entre as injeções sucessivas, apertando o eixo na junção peno-escrotal, logo abaixo do local de inserção da agulha. Aspira-se até que a parte distal da haste esteja vazia. Por fim, deve-se injetar a fenilefrina, liberando a compressão na junção peno-escrotal, permitindo que o pênis volte a receber sangue fresco. Os extremos da idade e as doenças cardiovasculares preexistentes devem ser levados em consideração antes da administração de qualquer simpaticomimético. Além disso, o monitoramento seriado da pressão sanguínea e do pulso deve ser realizado durante e após todo o procedimento. Como efeitos adversos, pode-se observar cefaleia, tonturas, hipertensão, bradicardia, taquicardia e arritmias.

O tratamento sistêmico e isolado para os pacientes portadores de anemia falciforme não mostrou bons resultados em estudos controlados. Dessa forma, a intervenção local, na sequência descrita acima, deve ser associada para melhores resultados.

O manejo cirúrgico do priapismo isquêmico será sempre a última opção terapêutica, ficando reservado aos casos refratários às primeiras medidas ou a pacientes que apresentaram efeito adverso ao uso das drogas simpatomiméticas intracavernosas.

De maneira geral, apenas citaremos as possíveis técnicas cirúrgicas envolvidas, devido à discussão detalhada sobre as técnicas não ser o objetivo desse capítulo.

Ainda respeitando a sequência do menos para o mais invasivo, inicia-se a abordagem através dos *shunts* distais que compreendem as punções percutâneas (Winter e T-*shunt*), seguidos dos *shunts* abertos (Al-Ghorab e Corporal Snake). Na sequência, passa-se para as derivações vasculares através de revascularização proximal (veia safena ou veia dorsal profunda).

Nos casos de priapismo de alto fluxo, o tratamento não é emergencial e pode ser postergado. A probabilidade de resolução espontânea chega a 62% se tratados com medidas conservadoras (compressão perineal e uso de gelo local). Importante ressaltar que a lavagem intracavernosa com soro fisiológico ou a injeção de drogas vasoativas não têm resultado significativo no priapismo de etiologia arterial. A principal abordagem terapêutica nesses casos é a embolização por meio de arteriografia, com recidiva de até 30%, podendo ser repetida em casos refratários.

ESCROTO AGUDO

Introdução

O escroto agudo é caracterizado pela presença de dor local, acompanhado ou não de edema e alteração de consistência das estruturas da bolsa escrotal. Constitui uma urgência urológica e corresponde a 0,5% dos atendimentos nos serviços de emergência.

A dor testicular geralmente está relacionada a patologias como a orquiepididimite, a torção testicular ou de seu apêndice. Muitas vezes, devido ao edema da região, é difícil distinguir entre essas condições. Mais raramente, a dor escrotal também pode ser resultado de uma inflamação da própria parede escrotal decorrente de um simples folículo capilar infectado ou de um cisto sebáceo, assim como secundário a uma gangrena de Fournier.

A anormalidade anatômica que predispõe à torção do cordão espermático foi identificada em 12% dos homens em uma série de autópsia (Caesar e Kaplan, 1994). Esta variante anatômica é resultado da insuficiência parcial ou completa da fusão da túnica vaginal ao longo do epidídimo, resultando na ligação incompleta do testículo/epidídimo ao escroto, ou a uma ligação anormalmente ampla do testículo ao epidídimo. O evento desencadeante nos indivíduos suscetíveis é desconhecido, mas pode incluir temperatura fria, movimento repentino, trauma, reflexo cremastérico ou crescimento rápido do testículo durante a puberdade.

Além da torção testicular intravaginal, acima citada, podemos ainda observar outros dois tipos de torção: a extravaginal e a do apêndice testicular.

Na torção extravaginal, ou perinatal, ocorre a rotação testicular juntamente com a torção do cordão espermático e a túnica vaginal, antes da conexão estabelecida entre a túnica e o dartos. Este evento é mais comum antes do nascimento e, dependendo do tempo, pode apresentar-se como testículo não "palpável" nas crianças avaliadas por suspeita de criptorquidismo, ainda nas primeiras consultas pós-natal. Esse evento pode ocorrer em recém-nascidos até 1 mês de vida e há casos já relatados de torção até 9 meses de idade. Já a torção do apêndice testicular é a causa mais comum de escroto agudo em crianças pré-púberes (idade entre 7 e 12 anos). É muito difícil diferenciar a apresentação das queixas entre meninos com torção testicular da de apêndice, mas, em geral, a torsão de apêndices tem sintomas menos agudos, com retardamento a procura por atendimento.

A orquite isolada é uma condição relativamente rara e geralmente é de origem viral, que se instala por via hematogênica. A forma mais comum é a infecção por caxumba e, em menor proporção, a mononucleose. A maioria dos casos de orquite, particularmente a bacteriana, ocorre secundariamente à disseminação local do epidídimo ipsilateral e são caracterizadas como orquiepididimites. Em jovens sexualmente ativos, as DSTs são muitas vezes as responsáveis pela infecção (*Neisseria gonorrhoeae*, *Chlamydia trachomatis* e *Treponema pallidum*). A orquite bacteriana é frequentemente causada por agentes patogênicos urinários, incluindo *Escherichia coli* e pseudomonas. Menos comumente, as espécies de *Staphylococcus* ou *Streptococcus* também são responsáveis, ficando os casos mais graves relacionados a *Escherichia coli* e ao *Proteus* (orquite xantogranulomatosa).

▰▶ Quadro clínico

Embora algumas características clínicas sejam mais confiáveis do que outras, poucos detalhes na história, exame físico ou imagens são absolutamente fidedignos para o diagnóstico definitivo. A torção testicular intravaginal pode ocorrer em qualquer homem jovem, contudo, a idade máxima está entre 12 e 16 anos (86% a 93% dos casos após os 10 anos), ocorrendo alguns casos raros no pós-púberes.

Classicamente, os pacientes se queixam de dor escrotal repentina e grave que pode ocorrer em repouso, atividade física, ou durante o sono. História similar anterior pode ou não ter ocorrido, sendo geralmente no lado ipsilateral. Náuseas e vômitos ocorrem em 10% a 60% dos meninos com torção testicular intravaginal e podem ser mais comuns em meninos púberes e pós-púberes. O edema escrotal está presente dependendo da duração e do grau de torção, assim como outros sintomas como a febre e o eritema escrotal.

Nas torções de apêndice testicular, os eventos físicos dependem da gravidade da inflamação e da duração dos sintomas. Como citado acima, o paciente tende a apresentar uma evolução mais lenta dos sintomas, procurando atendimento já com alguns dias de história. Sintomas como vômitos e náuseas são menos frequentes e o sinal do ponto azul, descrito por Dresner (1973), como uma descoloração pronunciada do polo superior do testículo aparente através da parede escrotal no momento em que a pele é esticada, está presente em 52% dos casos e sempre no período inicial dos sintomas.

A epididimite, embora tenha sintomas semelhantes à torção testicular, é rara em pacientes pré-púberes e só deve ser levada em consideração quando há sinais claros de infecção. Al-Taheini, em 2008, propôs critérios para o diagnóstico que incluem a dor escrotal aguda, hiperemia e aumento de volume do epidídimo à ultrassonografia, além de pelo menos dois dos seguintes sinais: febre maior ou igual a 37,5 °C, leucocitose, piúria (> 10 branco – células sanguíneas por campo de alta potência) e cultura de urina positiva.

■) Diagnóstico

Os dois achados físicos mais comuns na torção testicular são a dor testicular generalizada e a ausência do reflexo cremastérico (presente a partir de 2 anos de idade). Além do sinal de ponto azul ser considerado específico para a torção de apêndice, a ecografia escrotal normal, na presença dos sintomas de torção, também é um achado característico. Outros sinais presentes na suspeita de torção são a não melhora dos sintomas ao levantamento testicular (sinal de Prehn negativo), posição epididimária anterior à palpação, espessamento do cordão espermático, endurecimento testicular, perda dos limites entre o testículo e o epidídimo e edema ou eritema escrotal que variam de acordo com a idade do paciente e a duração da torção.

O exame de urina deve ser solicitado a fim de identificar piúria, bacteriúria, ou hematúria, que indicariam outras patologias como cálculo urinário ou infecção do trato urinário. Embora os resultados da análise de urina sejam geralmente normais nos casos de torção testicular, a piúria pode estar presente e criar confusão diagnóstica.

A ultrassonografia é usada para visualizar a arquitetura testicular e o fluxo sanguíneo intraparenquimatoso do testículo e do cordão espermático. Como alterações pertinentes, temos formas de onda Doppler reduzidas ou ausentes, heterogeneidade parenquimatosa e ecotextura alterada em comparação ao testículo contralateral. Importante ressaltar que uma ecogenicidade heterogênea à ultrassonografia deve estar relacionada a áreas necróticas, o que resultaria num aumento do risco para orquiectomia, enquanto a ecogenicidade homogênea prevê um risco reduzido para a mesma. Outro ponto importante é saber que o fluxo arterial pode persistir mesmo na presença de torsão estabelecida, principalmente em homens com um cordão espermático espesso.

■) Tratamento

Quando há suspeita de torção, a exploração testicular não deve ser postergada se a realização dos exames auxiliares for atrasar o tratamento dentro de um período seguro a ponto de diminuir as chances de salvamento do órgão. No futuro, as técnicas de diagnóstico podem se desenvolver e se tornarem mais confiáveis, porém, atualmente, ainda não se demostram altamente precisas, podendo retardar uma abordagem necessária, sem trazer informações pertinentes.

Alguns especialistas recomendam a tentativa de destorcer manualmente o testículo antes da cirurgia com base no pressuposto de que a grande maioria das torções testiculares ocorrem medialmente, sendo a torção lateral correspondente a somente 33% dos casos. No entanto, estima-se que as manobras manuais não conseguem aliviar completamente a torção em até 30% dos casos. Da mesma forma, o alívio dos sintomas após manobra manual não pode ser interpretado como sucesso no tratamento. Dessa forma, embora a manobra possa ser tentada, não deve atrasar a transferência do paciente para o centro cirúrgico.

Após a indução anestésica, o testículo afetado pode ser abordado através de incisão transversa ou em linha média. Uma vez exposto, o cirurgião deve distorcer e documentar o número de rotações do cordão e o grau de isquemia. O testículo é observado quanto à melhora da coloração, mas a decisão de remover o testículo é subjetiva e, além da aparência do testículo, também deve-se levar em conta a idade do paciente, o grau de isquemia e o tempo de duração da torção.

O acompanhamento por pelo menos 6 meses é obrigatório para determinar o grau de perda do volume testicular. Para casos de orquiectomia, a colocação da prótese pode ser oferecida após cicatrização completa, o que geralmente ocorre após 6 meses do procedimento cirúrgico.

Nos casos documentados de epididimite ou orquiepididimite, deve-se realizar o tratamento com antibióticos, oral ou endovenoso, respeitando a hipótese diagnóstica. A hospitalização fica reservada aos casos mais graves para tratamento endovenoso e para realização de exames de imagem complementares, incluindo a ultrassonografia renal e a cistouretrografia miccional para investigação de todo o trato urinário. A orquiectomia deve ser levada em consideração nas orquites xantogranulomatosas devido à gravidade da infecção e a rápida evolução da doença.

HEMATÚRIA

Introdução

De uma forma genérica, a hematúria é a presença de sangue na urina. A definição correta é a presença de mais de três glóbulos vermelhos por campo microscópico em duas de três amostras de urina. Pode ser dividida em micro ou macroscópica, sendo o diferencial a presença de mais de 50 hemácias por campo no grande aumento microscópico.

Os pacientes com hematúria macroscópica geralmente ficam assustados com o seu aparecimento repentino, procurando o pronto-atendimento para uma avaliação. De qualquer forma, a hematúria nunca pode ser subestimada e em adultos deve ser considerada como um sintoma de malignidade urológica até que se prove o contrário.

O médico deve ter ciência que a cor da urina pode variar por diversos outros fatores como aumento de concentração, medicamento em uso, produtos metabólicos e infecções do trato urinário (Tabela 31.2). Um exemplo do cotidiano dos pronto-atendimentos é a urina nebulosa, resultado da fosfatúria, um processo benigno no qual o excesso de cristais de fosfato precipita em urina alcalina. Isso ocorre após as refeições ou a ingestão de uma grande quantidade de leite, sendo assintomática de forma geral. O diagnóstico de fosfatúria se deve pela acidificação da urina com ácido acético que resulta na limpeza imediata da urina, ou através da análise microscópica que revela grandes quantidades de cristais de fosfato amorfo. Outro diagnóstico diferencial de urina turva é a piúria, que está relacionada a um grande aumento do número de glóbulos brancos na urina, modificando o aspecto da mesma. A piúria é prontamente distinguida da fosfatúria tanto pelo cheiro da urina (odor pungente característico) como pelo exame microscópico, que distingue facilmente os cristais de fosfato amorfo dos leucócitos.

Tabela 31.2
Causas comuns de alteração da coloração da urina.

Diferentes colorações da urina
Incolor
Urina muito diluída, hiper-hidratação.
Opaca ou leitosa
Fosfatúria, piúria, quilúria.
Avermelhada
Hematúria, hemoglobinúria, mioglobinúria, antocianina encontrada em beterrabas ou amoras, envenenamento crônico por chumbo ou mercúrio, fenolftaleína, fenotiazinas, rifampicina.
Alaranjada
Desidratação, fenazopiridina (Pyridium), sulfassalazina (Azul Dine).
Amarelada
Normal, fenitinina, Ribo Avin (vitamina B-2).
Azul esverdeada
Biliverdin, indicanúria (metabolito de Triptofano Indol), amitriptilina (Elavil), carmim índigo, azul de metileno, fenóis (por exemplo, cimetidina [Tagamet] ou prometazina [Fenergan]), resorcina.
Acastanhado
Urobilinogênio, porfiria, aloe, feijão e ruibarbo, cloroquina, primaquina, furazolidona (Furoxone); metronidazol (Flagyl), nitrofurantoína (Furadantin).
Marrom preto
Alcaptonúria (ácido homogentísico), hemorragia, melanina, tirosinase, cascara, laxantes, metocarbamol (Robaxin), metildopa (Aldomet), sorbitol.

■▶ Quadro clínico

Na avaliação da hematúria, várias perguntas podem ser feitas para melhor direcionar a avaliação diagnóstica subsequente: **A hematúria é macro ou microscópica? Em que momento durante a micção ocorre a hematúria (início, final ou durante todo o fluxo)? Está associada à dor? Apresenta coágulos?**

- **Hematúria macro ou microscópica:** definir o grau de hematúria pode definir a patologia relacionada. O paciente com hematúria macroscópica geralmente possui causa diagnosticável através de exames auxiliares, enquanto é bastante comum os pacientes com hematúria microscópica ter uma avaliação urológica negativa. Apenas 5% dos pacientes com hematúria microscópica apresentam alguma patologia maligna, sendo que a maioria é atribuída à próstata ou à bexiga.
- **Momento da hematúria:** o momento da hematúria durante a micção pode indicar o local de origem. A hematúria inicial geralmente surge da uretra (causa menos comum) e está associada à estenose ou ao trauma. A hematúria total é a mais comum e indica que o sangramento é provavelmente proveniente da bexiga ou do trato urinário superior. A hematúria terminal ocorre ao final da micção e, geralmente, é secundária à inflamação da área do colo vesical ou da uretra prostática. Ocorre ao final da micção, pois há a contração do colo, espremendo o último volume de urina.
- **Associação com dor:** a hematúria por si só não é dolorosa, a menos que esteja associada a um processo inflamatório intenso ou à obstrução. Assim, pacientes com cistite ou hematúria secundária podem apresentar sintomas dolorosos inerentes à causa primária. Da mesma forma, a dor pode se agravar devido à obstrução do trato urinário pelos coágulos. Quando não obstruem, a passagem dos coágulos pode resultar em dor severa, semelhante à produzida por um cálculo ureteral, ajudando a identificar a topografia do sangramento.
- **Presença de coágulos:** a presença de coágulos tem relação direta com causas urológicas. Quanto maior o grau da hematúria, maior a probabilidade de neoplasias malignas associadas. A ausência de coágulos sugere doenças nefrológicas glomerulares como a nefropatia por IgA, as nefrites ou a doença da membrana basal, estando relacionados a eritrócitos dismórficos e à proteinúria.

■) Diagnóstico

Para a confirmação da existência de hematúria, o exame de urina ou o *dispstick* são suficientes. A avaliação microscópica da urina não só confirma a hematúria, como também ajuda a diferenciar uma hematúria glomerular da não glomerular, através da análise de hemácias dismórficas presentes, o que não ocorre nas hematúrias não glomerulares.

Outros exames auxiliares são direcionados de acordo com a história clínica do paciente. A cultura de urina é um importante instrumento na suspeita de infecção do trato urinário, assim como a dosagem de creatinina sérica e de ureia também são imprescindíveis em pacientes com suspeita de patologia glomerular associada à insuficiência renal. Já a citologia oncótica pode auxiliar no diagnóstico de neoplasias de bexiga ou do trato urinário superior, devendo ser colhida pela manhã (primeira urina do dia) e, se possível, em mais de um dia seguido para aumentar a sensibilidade do exame.

A ultrassonografia é um dos principais exames de imagem na investigação de causas para hematúria. Além de não invasivo e de não utilizar contraste para sua realização, é capaz de identificar diversas patologias urológicas como uropatias obstrutivas, cistos e tumores do trato urinário. Da mesma forma, é um exame seguro para ser realizado em gestantes. Contudo, a tomografia computadorizada ainda é o melhor exame para identificar a maioria das causas de hematúria, principalmente nos casos de cálculos.

A cistoscopia, embora seja o exame padrão ouro nas hematúrias macroscópicas, é um exame complexo que fica refém da disponibilidade de equipamento e de equipe específica para sua realização. De qualquer forma, o procedimento frequentemente identifica a fonte de sangramento ou determina sua topografia (uretra, bexiga, trato urinário superior). Quando o sangramento é proveniente do trato urinário superior, visualiza-se o jato de urina hematúrico oriundo do meato uretral envolvido.

Todos os pacientes com hematúria macroscópica, exceto mulheres jovens diagnosticadas com cistite hemorrágica bacteriana aguda, devem ser submetidos à avaliação urológica. A causa mais comum de hematúria em pacientes com idade superior a 50 anos é o câncer de bexiga, e em homens mais jovens é a hiperplasia prostática benigna (HPB).

Tratamento
Quando solicitar avaliação do urologista

Toda hematúria macroscópica deve ser investigada por um urologista, mesmo que os primeiros exames sejam negativos para patologias urológicas.

Pacientes com hematúria microscópica persistente devem ser investigados com exames de imagem. Dentre esses, a tomografia de abdome e pelve com e sem contraste, assim como a ultrassonografia, são os principais na investigação do trato urinário. A ultrassonografia ganha importância em gestantes, porém, a tomografia computadorizada se supera na qualidade do diagnóstico.

Quando indicar o paciente ao nefrologista

A avaliação da nefrologia é necessária em pacientes com quadro de hematúria de etiologia glomerular, isto é, quando se apresentarem com hemácias dismórficas, proteinúria ou cilindros hemáticos.

É importante ressaltar que pacientes portadores de hipertensão arterial não controlada, associada à diminuição da taxa de filtração glomerular, aumentam as suspeitas de que a origem da hematúria seja de causa nefrológica.

RETENÇÃO URINÁRIA AGUDA
Epidemiologia

A obstrução do trato urinário é uma patologia comum nos atendimentos de emergência. Pode ser aguda ou crônica, afetar o trato urinário superior ou inferior, assim como ambos.

Quando relacionada ao trato urinário superior, a principal causa é o cálculo ureteral que pode estar impactado em um dos 3 principais estreitamentos do ureter: junção ureteropiélica (JUP), cruzamento com os vasos ilíacos ou junção ureterovesical (JUV). Outras patologias também relacionadas à obstrução superior são o megaureter, o ureter retrocaval, a fibrose retroperitonial, os tumores uroteliais, a estenose de ureter, a endometriose, a própria gestação, a ureterocele e os tumores pélvicos como o de ovário ou de colo de útero.

Com relação ao trato urinário inferior, a obstrução pode ser causada por outra variedade de condições, incluindo câncer de bexiga, obstrução do colo vesical, hipertrofia prostática benigna ou maligna, prolapsos, estenose de uretra e fimose.

Embora não seja o foco deste capítulo, é importante ressaltar que a obstrução urinária, em todos os níveis anatômicos, é um fator de risco importante para a infecção do trato urinário (ITU). A obstrução inibe o fluxo normal de urina, e a estase resultante compromete o funcionamento da bexiga e os mecanismos de defesa renal. Os episódios leves de cistite ou de pielonefrite podem tornar-se graves quando a obstrução se torna presente. Homens com resíduo de urina podem até permanecer sem infecção por períodos longos. No entanto, quando apresentam uma infecção, mesmo que de baixo potencial de progressão, se torna mais grave e de difícil erradicação.

▪▶ Quadro clínico

Na obstrução do trato urinário superior, a cólica renal tende a ser extremamente dolorosa, muitas vezes a pior dor que o paciente já experimentou. A irradiação segue para fosse ilíaca, períneo, testículos ou lábios vaginais. A palpação abdominal pode ser dolorosa, com piora a percussão devido à distensão da cápsula renal.

Já no trato urinário inferior, a retenção aguda se caracteriza por dor suprapúbica com possível palpação e percussão da distensão vesical. A maioria dos pacientes apresenta sintomas de armazenamento e de esvaziamento anteriores à retenção. Os sintomas de esvaziamento incluem hesitação, fluxo urinário fraco, hematúria e disúria. Já os sintomas de armazenamento se caracterizam por aumento da frequência urinária, urgência miccional e noctúria. Os sintomas eventualmente se tornam tão graves que causam obstrução completa, resultando na retenção urinária aguda.

Os tumores no trato urinário geralmente não causam dor, a menos que eles produzam obstrução ou se estendam para além do órgão primário, envolvendo estruturas e nervos adjacentes. Assim, a dor associada a malignidades é uma manifestação secundária e um sinal de doença avançada.

A incontinência paradoxal é um fator de confusão muito comum em pacientes com história de retenção urinária crônica. O que ocorre é um transbordamento por aumento da pressão vesical devido à grande quantidade de urina residual; isso confunde o paciente, que pensa estar incontinente com perda de pequenas quantidades de urina periodicamente. A perda tende a se intensificar durante a noite, quando o paciente tem menos capacidade de inibir o vazamento vesical. Nesses pacientes, a bexiga fica distendida cronicamente e nunca se esvazia por completo, o que pode levar à insuficiência renal ou à infecção do trato urinário. Esse tipo de história não pode confundir o médico em atendimento, que deve entender o mecanismo fisiopatológico envolvido.

■) Diagnóstico

Alguns exames auxiliares são melhores para o trato urinário superior, enquanto outros para o inferior. Contudo, há exames obrigatórios para ambas as topografias como a análise de urina, a urocultura e a função renal.

Como investigação inicial, a ultrassonografia de vias urinárias identifica possíveis dilações do sistema coletor ou repleção vesical, assim como já pode determinar a maioria das causas de obstrução. Tradicionalmente, a ferramenta diagnóstica utilizada na obstrução do trato urinário superior sempre foi a urografia excretora, feita através de uma série de radiografias após a injeção endovenosa de um meio de contraste. Com o aprimoramento dos exames diagnósticos, a tomografia computadorizada (TC) se tornou o padrão ouro, identificando praticamente todos os tipos de cálculos, com uma sensibilidade e especificidade superior a qualquer outro exame complementar. A única exceção à regra é o cálculo de indinavir, resultante do uso de antivirais que são radiotransparentes à TC ou ao raio-x. Se a dor lombar não for devido a um cálculo, a TC também pode auxiliar no diagnóstico definitivo. Os estudos de medicina nuclear não são úteis nas obstruções agudas.

Nos casos de obstrução do trato urinário inferior, o exame físico pode ser o suficiente para determinar tanto a distensão vesical quanto a causa da mesma. O toque retal estima o tamanho prostático, assim como a palpação e a percussão determinam a repleção vesical e o diagnóstico de bexigoma. Nos casos extremos, a distensão pode ser visível já na inspeção.

Na suspeita de retenção por lesão ou estenose de uretra, o exame de eleição é a uretrografia. Outros exames como a ultrassonografia ou a ressonância magnética podem ser alternativas, porém sua realização é mais complexa e não há evidências de melhores resultados comparados à uretrografia feita de forma adequada.

■) Tratamento

As obstruções tanto altas quando baixas são tratadas através de derivação urinária. As primeiras são realizadas através de cateteres ureterais (duplo J) ou de nefrostomia. A gravidade e a urgência de abordagem estão relacionadas à infecção do trato urinário e à alteração da função renal. Já a derivação urinária baixa é realizada através de sondagem vesical, de punção vesical suprapúbica, ou de cistostomia, podendo esses procedimentos serem realizados por qualquer médico devidamente preparado.

Antes de descrever a técnica de sondagem vesical, é importante fixarmos alguns conceitos anatômicos. Diferentemente da uretra feminina que tem um comprimento relativamente pequeno de 5 a 7 cm, a uretra masculina tem uma extensão de 18 a 20 cm e, por isso, pode ser dividida em segmentos (peniana, bulbar, membranosa e prostática), sendo a prostática suscetível à obstrução total ou parcial devido a hiperplasia prostática benigna. Além disso, a uretra do homem detém duas curvaturas importantes: a curvatura proximal (junção uretra membranosa e bulbar) e a curvatura distal (junção uretra bulbar e peniana). Tanto a anatomia, quanto a hiperplasia prostática são fatores complicadores durante o procedimento, que é delicado e pode causar complicações como o trauma de uretra.

A sondagem vesical é um procedimento estéril, devendo ser realizada com a antissepsia de toda a genitália e períneo. Após a preparação, faz-se a retração do prepúcio com exposição da glande por inteiro. Segura-se o eixo lateral do pênis com a mão não dominante e retifica-se o pênis em um ângulo de 90 graus, perpendicular para o paciente. Esta manobra elimina a curvatura uretral distal ou pendente. Lubrifica-se a uretra com solução gelatinosa, de preferência com anestésico em sua composição, inserindo a ponta lubrificada do cateter no meato uretral e suavemente avançando o cateter por cerca de 7 a 10 cm (até a região da uretra bulbar), enquanto simultaneamente traz-se o eixo do pênis para o plano horizontal ou paralelo ao paciente. Continua-se avançando o cateter, enquanto espera-se sentir um ligeiro aumento de resistência à medida que a uretra membranosa (esfíncter estriado externo) é percorrida. Uma vez que todo o comprimento do cateter foi introduzido (até a junção do conector ou a bifurcação terminal da sonda), aguarda-se o extravasamento espontâneo da urina, confirmando a colocação adequada do cateter na bexiga. Se a drenagem espontânea da urina não for observada, pressiona-se suavemente a área suprapúbica do paciente. Se, apesar dessa manobra, não houver drenagem, injeta-se lentamente 20 mL de solução salina usando uma seringa no orifício de drenagem do cateter e, em seguida, aspira-se lentamente o líquido instilado. Esta manobra deve limpar qualquer obstrução do orifício lateral do cateter por lubrificante ou outro material. Se o cateter estiver na bexiga, o líquido deve ser aspirado sem resistência. Se o cateter ainda estiver dentro da uretra, a pressão negativa produzirá colapso da parede uretral e não permitirá o retorno do líquido instilado. Somente após a certeza do posicionamento adequado do cateter está autorizada a insuflação do balão. O cateter deve ser anexado a um sistema de coletor fechado estéril. O saco de drenagem deve ser colocado abaixo do nível da bexiga para drenagem por gravidade, com a sonda mais retificada possível, evitando torções que possam prejudicar a passagem do líquido. A drenagem rápida da bexiga pode resultar em hematúria induzida por descompressão, conhecida como *hematúria ex vacuo*. Nesses pacientes, o cateter deve ser bloqueado intermitentemente para permitir a descompressão gradual da bexiga durante 30 a 60 minutos. Se o paciente não for circuncisado, deve-se atentar para a reposição do prepúcio à sua posição normal a fim de evitar parafimose.

COMPLICAÇÕES

A principal complicação da tentativa de sondagem vesical é o trauma de uretra. Nesse momento, deve-se interromper o procedimento e escolher outra forma de derivação. A persistência pode piorar a lesão já causada, aumentando as chances de complicações tardias como estenoses.

BIBLIOGRAFIA

1. Morey AF, Brandes S, Dugi III DD, et al. Urotrauma American Urological Association Guideline, 2014. http://www.auanet.org/guidelines/urotrauma-(2014-amended-2017) (Acesso ago. 2018)
2. Nardi AC, Nardozza Junior A, Bezerra CA, et al. Urologia Brasil. São Paulo: Planmark; 2013.
3. Reis RB, Zequi SC, Zeratti Filho M. Urologia Moderna. São Paulo: Lemar; 2013.
4. Summerton DJ, Djakovic N, Kitrey ND, et al. European Association of Urology Guidelines on Urological Trauma. 2014.
5. Wein AJ, Kavoussi LR, Novick AC et al. Campbell – Walsh Urology. 11th ed. Philadelphia: Elsevier; 2016.
6. O'Reilly PH, Philippou M. Urinary tract obstruction. Medicine 2007;35(8):415-78.
7. Mernagh JR, Caco C, De Maria J. Testicular torsion revisited. Curr Prob Diagn Radiol 2004; 33(2):60-73.
8. Murphy FL, Fletcher L, Pease P. Early scrotal exploration in all cases is the investigation and intervention of choice in the acute pediatric scrotum. Pediatric Surg Int 2006; 22(5):413–6.
9. Mäkelä E, Lahdes-Vasama T, Rajakorpi H, et al. A 19-year review of pediatric patients with acute scrotum. Scand J Surg 2007; 96(1):62–6.

Capítulo 32

Evisceração

Miguel Rodolpho Benjamin
Diego Adão Fanti Silva

INTRODUÇÃO

Evisceração é definida como a saída de vísceras para fora da cavidade, pela parede abdominal. Pode ter origem traumática ou pós-operatória. Daremos ênfase neste capítulo, no entanto, à evisceração pós-operatória.

A evisceração baseia-se na deiscência total da parede abdominal (peritônio, planos musculares e aponeuróticos, e pele), ocorrendo entre 1% e 3% das laparatomias e está associado à mortalidade de 10% (podendo elevar-se até a 30%), normalmente em virtude de infecção associada.

Quando há deiscência parcial da parede abdominal, sem exposição das alças e pele intacta, denomina-se eventração – que pode evoluir para uma deiscência total e futura evisceração; ou manter-se estável e ser abordada futuramente como uma hérnia incisional.

ETIOLOGIA

Os fatores de risco para deiscência da parede abdominal dividem-se em dois grupos: sistêmicos e locais. (Tabela 32.1)

Tabela 32.1	
Sistemicos	**Locais**
• *Diabetes mellitus* • Obesidade • Hipoambuminemia • Uremia • Anemia • Imunossupressão – uso de corticoides sistêmicos • Sepse • Desnutrição	• Técnica inadequada de fechamento • Cirurgia de urgência • Infecção da ferida operatória • Local da cirurgia (tipo de hospital) • Aumento da pressão intra-abdominal • (DPOC, tosse, edema de alça, íleo pós-operatório)

Os fatores de risco sistêmicos referem-se às condições clínicas e comorbidades inerentes ao paciente submetido à cirurgia. Por outro lado, os fatores de risco locais se baseiam nos fatores ambientais que cercam o procedimento cirúrgico e são dependentes da equipe médica, hospital e cuidados no pós-operatório.

Técnica inadequada consiste na escolha do cirurgião pelo tipo de fio e técnica de sutura para o fechamento da parede, bem como a qualidade da própria aponeurose; em cirurgias de urgências, a abertura da cavidade acontece de maneira mais veloz e menos cuidadosa que em condições eletivas, propiciando uma maior dificuldade, ao fim do procedimento, na sutura da aponeurose; hospitais universitários, centros referenciados com especialidades cirúrgicas apresentam maior incidência devido ao maior número de doentes graves nessas instalações.

■▶ Quadro clínico

O pico de incidência de deiscência da ferida operatória, levando à eventração ou evisceração, ocorre entre o 7º e 10º dia de pós-operatório, mas pode estar presente nos primeiros 30 dias após o procedimento cirúrgico.

Não há dificuldade em se estabelecer diagnóstico clássico da evisceração – presença de alças expostas através da parede abdominal e pele, em contato com o meio externo. O quadro clínico, no entanto, pode ser identificado precocemente, com saída de secreção serossanguinolenta (líquido peritoneal associado a sangramento da aponeurose) pela ferida operatória, presença de íleo adinâmico e, na palpação abdominal, presença de afastamento da parede aponeurótica, com conteúdo visceral palpável (este último dificultado se paciente com grande quantidade de tecido adiposo).

Quando a deiscência se dá pós-aumento súbito da pressão abdominal, como no caso de tosse, broncoespasmo, DPOC ou agitação do paciente associado a aumento da força abdominal, normalmente o mesmo pode referir um estalo ou sensação de que algo se rompeu na parede abdominal.

Outra condição que normalmente precede a deiscência é a infecção da ferida operatória, onde é possível observar hiperemia de bordas, dor, presença de secreção purulenta associada a líquido sero-hemático drenando pela ferida.

A investigação complementar pode ser feita com exames de imagem uma vez que não haja extravasamento de alças (eventração) – a ultrassonografia de abdômen (ou parede abdominal) poderá detectar a presença de alças em contato com a pele e falha de continuidade da parede aponeurótica; a tomografia também apresenta alta sensibilidade em detectar falhas de continuidade na parede abdominal.

■▶ Tratamento

A evisceração é uma emergência médica e a abordagem cirúrgica deve ocorrer o mais precocemente possível. Quando as alças estão expostas, compressas estéreis úmidas devem ser colocadas sobre a ferida e feito um curativo sobre a mesma, até o paciente ser encaminhado para o centro cirúrgico.

Quando o diagnóstico é feito precocemente e não há exposição de alças, o paciente deve ser compensado clinicamente antes da reabordagem, considerando que estas situações estão comumente associadas à peritonite e sepse; e em pacientes graves, muitas vezes em unidades de terapia intensiva, deve-se ponderar o controle dos fatores de risco sistêmicos antes da reabordagem, visando evitar uma nova deiscência.

Dessa forma, separamos os tratamentos da evisceração em dois pilares: a correção cirúrgica da deiscência da ferida operatória e o controle dos fatores de risco sistêmicos e locais, para evitar uma nova complicação.

O controle dos fatores de risco

Pacientes desnutridos, oncológicos (em vigência de síndrome consumptiva), em vigência de hipoalbuminemia e anemia apresentam parede abdominal aponeurótica frágil, e a deiscência ocorre por fragilidade e rompimento da aponeurose. Desta maneira, mesmo com técnica cirúrgica adequada, deve-se compensar o paciente antes da reabordagem – evitar estados catabólicos, terapia nutricional com NPT (nutrição parenteral) e controle da anemia são as bases para controle desses fatores.

O controle das condições que levam ao aumento da pressão abdominal é essencial para evitar recidivas. Pacientes com DPOC e quadros de tosse (asma, broncoespasmo) deverão ser controlados antes da reabordagem, e o processo de extubação, na UTI ou centro cirúrgico, deverá ter atenção especial por parte do intensivista ou anestesista – evitando, assim, aumentos súbitos da pressão abdominal.

Edema de alças e íleo são complicações comuns do pós-operatório de laparotomias, e fatores de suma importância no aumento da pressão intra-abdominal; o manejo clínico do processo infeccioso, normalmente associado à sepse, é essencial neste caso, pois agravam estas condições.

O manejo cirúrgico

O tratamento cirúrgico da evisceração deverá ser realizado em centro cirúrgico; a ferida operatória deve ser aberta e explorada: todos os pontos e suturas devem ser desfeitos cuidadosamente e deve-se atentar a possível causa da deiscência (rotura de sutura, parede aponeurótica lacerada, presença de material de conteúdo infeccioso) – caso haja tecido desvitalizado ou necrótico, o mesmo deve ser ressecado e retirado. A cavidade abdominal deverá ser explorada, atentando-se para suturas, estomas e anastomoses realizados no procedimento inicial, e as mesmas devem ser reabordadas se necessário. A lavagem exaustiva da cavidade deve ser realizada, evacuando tecido de fibrina e coleções existentes; cuidadosa revisão da hemostasia deverá ser realizada e, por fim, deve-se proceder ao fechamento da parede abdominal.

A primeira decisão a ser tomada em relação ao fechamento é: há condições para que esse fechamento seja de fato efetivo e não haja uma nova evisceração? Neste momento, avalia-se a integridade da aponeurose, presença de peritonite, edema de alças – quando estas condições estão desfavoráveis, não será realizado o fechamento primário, deixando-se a peritoniostomia e optando-se pela Bolsa de Bogotá ou curativo a vácuo; e, dessa forma, após o manejo das condições iniciais, a reabordagem poderá será realizada dentro de 48 a 72 horas, para revisão da parede abdominal e nova avaliação das condições de fechamento.

Caso as condições de fechamento sejam favoráveis, será realizado o fechamento primário da parede abdominal. Opta-se pelo fechamento da aponeurose com uma sutura de retenção. Neste caso, a principal escolha entre os cirurgiões é a técnica de Smead-Jones. A técnica se baseia em duas linhas de sutura: a primeira, distando 6 a 8 cm entre si, com pontos de retenção separados, com fio absorvível Vycril 0 ou 1, e a segunda, contínua, com fio inabsorvível (Prolene 0, por exemplo) ou absorvível de longa permanência – muito importante aqui, é, no momento da sutura, sempre manter a tensão nas duas suturas, para não haver frouxidão entre as suturas ou interposição de alças.

Pode-se utilizar, como reforço, uma tela de polipropileno para evitar novas eventrações e eviscerações – esta é colocada sobre a aponeurose, com uma margem de pelo menos 5 cm da linha de sutura mediana e fixada com pontos (separados ou contínuos) de Prolene. O tecido subcutâneo é então fixado na tela, de modo reduzir a tensão na ferida operatória, facilitando o fechamento da pele, e diminuir o espaço morto no pós-operatório. Um dreno com pressão negativa (Port-O-Vac) é rotineiramente deixado no espaço pré-aponeurótico para drenagem.

Deve-se, ainda, reforçar para o paciente a importância do repouso nos primeiros 30 a 60 dias do pós-operatório, evitando esforços que elevem a pressão intra-abdominal, mas estimulando deambulação e atividades leves, bem como o uso de cinta elástica abdominal, desde o pós-operatório na UTI/enfermaria até em casa, após a alta.

BIBLIOGRAFIA

1. Adriano Zuardi Ushinohama; Jocielle Santos de Miranda. Tratamento da Evisceração. Procedimentos Básicos em Cirurgia Geral 2ª Edição.
2. Amy D. Wyrzykowski and David V. Feliciano. Trauma Damage Control. Trauma - Mattox 7a Ed.
3. López-Cano M, Pereira JA, Armengol-Carrasco M. "Acute postoperative open abdominal wall": Nosological concept and treatment implications. World J Gastrointest Surg. 2013 Dec 27;5(12):314-20.

Capítulo 33

Síndrome Compartimental Abdominal

Walyson Naves Gonçalves
Diego Adão Fanti Silva

INTRODUÇÃO

Síndrome Compartimental Abdominal (SCAb) refere-se à disfunção orgânica causada pela hipertensão intra-abdominal (HIA).

Pressão intra-abdominal (PIA) normal: 5 a 7 mmHg para pacientes internados, podendo variar de acordo com o IMC. Obesos mórbidos e pacientes gestantes podem desenvolver pressões de até 10 a 15 mmHg sem sequelas.

Pode ser subdiagnosticada porque afeta principalmente pacientes já em condições graves, podendo ser confundida com a progressão da doença de base, sendo importante ser considerada como diagnóstico diferencial nesses casos.

ETIOLOGIA

SCAb pode ser classificada em primária e secundária. A primária acontece quando é causada por ferimento ou doença na região abdomino-pélvica. A secundária, refere-se a condições que não se originam do abdome ou pelve (Tabela 33.1).

Tabela 33.1 Etiologias da síndrome compartimental abdominal.			
Primária	• Trauma abdominal • Hemoperitônio • Patologias retroperitoneais, como pancreatite ou aneurisma de aorta abdominal roto • Transplante hepático • Ascite • Cirurgia abdominal	*Secundária*	• Doenças que requerem ressuscitação volêmica agressiva ou que aumentam a perda líquida para o terceiro espaço. Ex: queimaduras graves, traumas com grande perda de volume, sepse.

DIAGNÓSTICO

É importante o diagnóstico precoce da hipertensão intra-abdominal, para que seja tratada antes do surgimento da síndrome compartimental abdominal.

- **Sintomas**: A maioria dos pacientes com SCAb estão em estado crítico e incapazes de se comunicar. Os poucos pacientes capazes de referir sintomas apresentam mal-estar, fraqueza, tonturas, dispneia, edema ou dor abdominal.
- **Sinais**: Quase todos os pacientes com SCAb têm um abdômen distendido. Apesar disso, o exame físico do abdômen é um fraco preditor de SCAb. Isso porque apresenta sensibilidade de 56%, especificidade de 87%, valor preditivo positivo de 35% e valor preditivo negativo de 94%. Ou seja, o exame físico abdominal normal não afasta o diagnóstico de SCAb.
- **Achados de imagem**: A imagem não é útil no diagnóstico da SCA. Uma radiografia de tórax pode mostrar redução dos volumes pulmonares, atelectasia ou elevação diafragmática. A tomografia computadorizada de abdome (TC) pode demonstrar infiltração tensa do retroperitônio que é desproporcional à doença peritoneal, compressão extrínseca da veia cava inferior, distensão abdominal maciça, compressão ou deslocamento renal direto, espessamento da parede intestinal ou herniação inguinal bilateral.

O diagnóstico definitivo da SCAb requer a medida da pressão intra-abdominal, que deve ser realizada mesmo sob baixo limiar de suspeita. Isso é particularmente verdadeiro para pacientes com trauma, transplante hepático, obstrução intestinal, pancreatite ou peritonite, visto que essas condições são classicamente associadas à síndrome. A medida padrão de pressão intra-abdominal é aquela feita indiretamente por via intravesical, que é simples, minimamente invasiva e precisa (Tabela 33.2).

Tratamento

O manejo da hipertensão intra-abdominal (HIA) e SCAb consiste em suporte clínico e, quando necessário, descompressão abdominal. A descompressão cirúrgica da cavidade abdominal é considerada o tratamento definitivo.

As metas do tratamento clínico em pacientes com HIA incluem:

- A redução do volume intra-abdominal evitando balanço hídrico positivo após reposição volêmica inicial;
- Esvaziamento de conteúdo intraluminal, seja por meio do uso de sonda nasogástrica, seja por sonda retal, mantendo o paciente em jejum;
- Evacuação de conteúdo intra ou retroperitoneal (ascite, hematoma), quando possível, por drenagem percutânea ou diálise;
- Medidas para melhorar a complacência abdominal, como um bom controle analgésico (e, se necessário, o bloqueio nervoso) e, em último caso, tratamento cirúrgico.

Tabela 33.2.
Definições do consenso de 2013 da WSACS.

1.	A pressão intra-abdominal é, por definição, a pressão contida dentro do compartimento abdominal.
2.	O padrão de referência para medidas de PIA intermitente é via bexiga, com instilação máxima de volume de 25 mL de soro fisiológico estéril.
3.	A PIA deve ser mensurada em mmHg, em posição supina e em expiração após constatação de que não há contração da parede abdominal e que o transdutor está "zerado" no nível da linha axilar média.
4.	A PIA é de aproximadamente 5-7 mmHg em adultos em adultos em estado crítico.
5.	HIA é definida por uma elevação patológica sustentada ou repetida da PIA $\geq$ 12 mmHg
6.	SCAb é definida como uma PIA > 20 mmHg (com ou sem uma PPA < 60 mmHg) que é associada a nova disfunção/falência orgânica.
7.	HIA é graduada como: • Grau I, PIA 12-15 mmHg • Grau II, PIA 16-20 mm Hg • Grau III, PIA 21-25 mmHg • Grau IV, PIA > 25 mmHg
8.	HIA ou SCAb primária é a condição associada com lesão ou doença na região abdominopélvica, que frequentemente requer intervenção cirúrgica ou radiológica precoce.
9.	HIA ou SCAb secundária se refere a condições que não se originam na região abdominopélvica.
10.	HIA ou SCAb recorrente se refere à condição na qual a HIA ou SCAb reaparece após tratamento cirúrgico ou farmacológico prévio de HIA ou SCAb primária ou secundária.
11.	Pressão de perfusão abdominal (PPA) = pressão arterial média (PAM) – pressão intra-abdominal (PIA).
12.	Síndrome policompartimental é a condição na qual dois ou mais compartimentos anatômicos apresentam pressões compartimentais elevadas.
13.	Complacência abdominal é a medida da facilidade da expansão abdominal, que é determinada pela elasticidade da parede abdominal e do diafragma. Deve ser expressada como a mudança do volume intrabdominal sobre a mudança da PIA.
14.	Abdome aberto é aquele que requer fechamento abdominal temporário devido à pele e a fáscia não conseguirem ser fechadas após laparotomia.
15.	Lateralização da parede abdominal é o fenômeno no qual a musculatura e fácia da parede abdominal, melhor exemplificada pelos músculos do reto abdominal e sua fáscia envelopante, movem-se lateralmente, longe da linha média, com o tempo.

Fonte: *Word Society of the Abdominal Compartment Syndrome.*

O paciente deve ser deixado em posição supina, uma vez que a elevação da cabeceira aumenta a pressão intra-abdominal e interfere com a medida da PIA.

▄▌ Descompressão abdominal

A descompressão cirúrgica está indicada quando houver falência do tratamento clínico. Porém, a conduta expectante não deve exceder 6h, pois a descompressão tardia está associada a pior prognóstico. Muitos médicos acreditam que ela deve ser guiada pela pressão de perfusão abdominal (PPA), que é a diferença entre a pressão arterial média (PAM) e a pressão intra-abdominal (PIA), conforme a fórmula PPA = PAM-PIA.

Num estudo retrospectivo, uma PPA abaixo de 50 mmHg previu mortalidade com maior sensibilidade e especificidade do que a pressão arterial média ou apenas a pressão intra-abdominal.

▄ RECOMENDAÇÕES GERAIS

- A SCAb pode prejudicar a função de quase todos os órgãos. As consequências fisiológicas incluem insuficiência cardíaca, diminuição do retorno venoso, hipoxemia, hipercarbia, insuficiência renal, diminuição da perfusão intestinal e elevação da pressão intracraniana.
- O diagnóstico de SCAb requer que a pressão intra-abdominal seja medida. Sintomas, sinais físicos e achados de imagem são insuficientes para diagnosticar SCAb.
- O manejo inicial consiste em observação cuidadosa e cuidados de suporte. Em alguns casos, a descompressão abdominal cirúrgica é necessária.

▄ BIBLIOGRAFIA

1. Malbrain Ml, Cheatham Ml, Kirkpatrick A, et al. Results from the international conference of experts on intra-abdominal hypertension and abdominal compartment syndrome. I. Definitions. Intens Care Med 2006;32(11):1722-32.
2. Townsend CM, Beauchamp RD, Evers MB, et al. Sabinston tratado de cirurgia: a base biológica da prática cirúrgica moderna. 19 ed. Rio de Janeiro: Elsevier; 2015.
3. Kirkpatrick AW, Roberts DJ, de Wwaele J, et al. Intra-abdominal hypertension and the abdominal compartment syndrome: updated consensus definitions and clinical practice guidelines from the world society of the abdominal compartment syndrome. Intens Care Med 2013;39(7):1190-206.
4. Https://www.uptodate.com/contents/abdominal-compartment-syndrome-in-adults?Source=search_result&search=s%c3%adndrome%20compartimental%20abdominal&selectedtitle=1~62 (Acesso em mar. 2017)
5. Sanchez NC, Tenofsky PL, Dort JM, et al. What is normal intra-abdominal pressure? Am Surg 2001; 67(3):243-8.

6. Cheatham ML, White MW, Sagraves SG, et al. Abdominal perfusion pressure: a superior parameter in the assessment of intra-abdominal hypertension. J Trauma 2000; 49(4):621-6.
7. Kirkpatrick AW, Roberts DJ, de Waele J, et al. Intra-abdominal hypertension and the abdominal compartment syndrome: updated consensus definitions and clinical practice guidelines from the world society of the abdominal compartment syndrome. Intens Care Med 2013;39(7):1190-206.

Seção 4

Cirurgia do Aparelho Digestivo

Coordenador: Ricardo Moreno

Capítulo 34

Contribuição dos Métodos de Imagem nas Afecções do Aparelho Digestivo

Daniela Valentini Fernandes
André Brunheroto
Zélia Maria de Sousa Campos

■ INTRODUÇÃO

Nos últimos 40 anos, o diagnóstico por imagem avançou com a introdução de novos métodos, inicialmente, a ultrassonografia, seguida da tomografia computadorizada e, nos anos de 1980, da ressonância magnética. Essa variedade de exames pode levar a dúvidas quanto à escolha do método diagnóstico.

Neste capítulo falaremos sobre a contribuição dos métodos de imagem nas afecções do aparelho digestivo, abordando cada método de exame.

■ RADIOGRAFIA SIMPLES NO ABDOME

Historicamente a radiologia convencional para o diagnóstico do abdome agudo vem sendo utilizada como ferramenta universal na avaliação dos pacientes com dor abdominal aguda em virtude da sua ampla disponibilidade, simplicidade, rapidez de execução e baixo custo.[1]

O raio x (RX) tem como limitação o baixo contraste natural. A maioria dos órgãos abdominais tem a mesma densidade, mas pode demonstrar satisfatoriamente a distribuição do ar, dentro e fora de alças, o que pode ser decisivo para o diagnóstico.

Na pesquisa do abdome agudo, utilizam-se rotineiramente as incidências de abdômen anteroposterior (AP) em decúbito dorsal, ortostática e para cúpulas. Quando o paciente não apresenta condições clínicas para se manter em posição ortostática, esta incidência pode ser substituída pela radiografia em decúbito lateral direito ou esquerdo.[2]

A radiografia panorâmica ortostática em incidência AP é frequentemente utilizada na suspeita de abdome agudo perfurativo e obstrutivo (Fig. 34.1).[2]

Quando aventada a hipótese diagnóstica de abdome agudo perfurativo, atentar-se para a pesquisa de pneumoperitônio, caracterizado no RX ortostático como bolha de gás livre na cavidade abdominal, situada abaixo das cúpulas diafragmáticas, anteriormente, ou entre o fígado e a parede abdominal direita.[3]

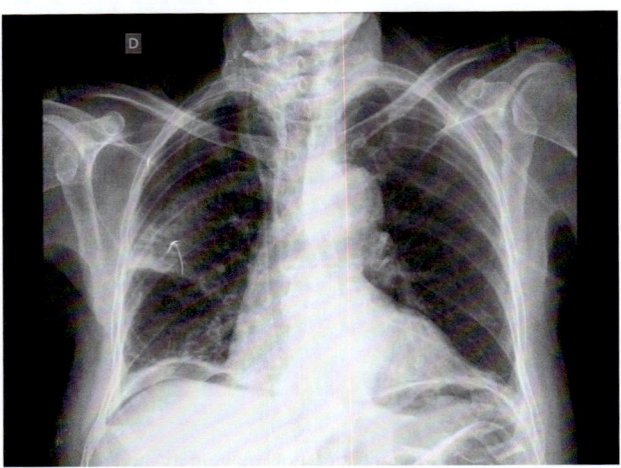

Fig. 34.1 – *Radiografia simples de tórax em incidência póstero-anterior (PA) na suspeita de abdome agudo perfurativo. Nota-se pneumoperitônio abaixo das cúpulas diafragmáticas direita e esquerda.*
Fonte: acervo de Daniela Valentini Fernandes.

No abdome agudo obstrutivo, o estudo radiológico tem como objetivo caracterizar segmentos intestinais dilatados com ou sem a presença de níveis de líquido. Quando acometido o intestino delgado, ficam evidentes as valvas coniventes, dobras mucosas do intestino delgado, aspecto radiológico descrito como "empilhamento em moedas" (Fig. 34.2).

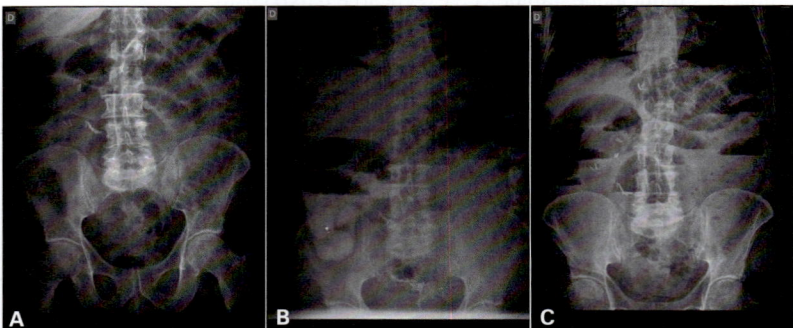

Fig. 34.2 – *Radiografia simples em decúbito dorsal (A) e em ortostática (B e C) em paciente com suspeita de obstrução intestinal. Nota-se distensão de alças intestinais (A), níveis hidroaéreos e pneumoperitônio (B e C).*

ESTUDO RADIOLÓGICO CONTRASTADO

Os exames contrastados podem ser realizados com contrastes baritado ou iodado. Normalmente utiliza-se o contraste baritado, mas se houver suspeita de perfuração de vísceras ocas, fístula mediastinal, fístula entérica, diverticulite aguda ou pacientes candidatos à cirurgia imediatamente após o procedimento radiológico, deve-se utilizar meio de contraste iodado.

O número de exames radiológicos contrastados vem diminuindo, sendo substituídos por exames endoscópicos, tomografia computadorizada ou ressonância magnética; no entanto, os contrastados ainda são importantes ferramentas na avaliação do paciente.

O estudo contrastado do esôfago, estômago e duodeno (EED) tem como objetivo avaliar a permeabilidade, o calibre, a elasticidade, a motilidade, os contornos, o relevo mucoso do trato digestivo alto, a presença de lesões orgânicas e refluxo gastroesofágico, sendo indicado para pesquisa de distúrbio da motilidade (ex. acalasia), fístulas, refluxo gastroesofágico, entre outras indicações (Fig. 34.3).[2,4]

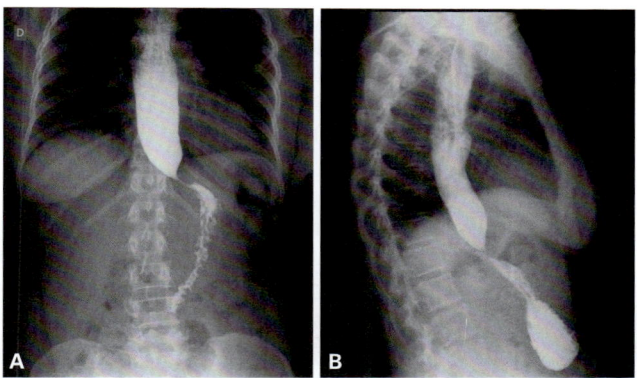

Fig. 34.3 – EED demonstrando o estreitamento da junção esofagogástrica, dilatação do esôfago a montante e o aspecto denominado em "bico de pássaro", paciente em ostostase, realizadas incidências AP (A) e lateral (B).

O trânsito intestinal avalia a intestino delgado e o enema opaco o intestino grosso, utilizados para pesquisas de obstrução, neoplasia, doença inflamatória, sangramento de origem a esclarecer, fístula, divertículos dos cólons e megacólon.[2]

ULTRASSONOGRAFIA

A ultrassonografia (USG) representa uma modalidade diagnóstica importante e versátil, sendo um dos métodos de obtenção de imagem mais utilizados devido ao seu baixo custo, portabilidade e aparente ausência de efeitos biológicos, permitindo ainda interação em tempo real com o paciente.[5]

A USG do trato gastrointestinal é frequentemente um desafio, pois os gases da luz intestinal podem dificultar ou impossibilitar a avaliação. No entanto, em algumas condições como a estenose hipertrófica do piloro, a apendicite aguda e a diverticulite aguda, o ultrassom pode exercer papel de importante ajuda.

O espessamento do tubo digestivo, particularmente quando associado a anomalias dos tecidos moles adjacentes, produz um efeito de massa, sendo mais facilmente visualizado ao ultrassom. A condição benigna clássica de espessamento da parede do trato gastrointestinal é a doença de Crohn, enquanto a maligna é o adenocarcinoma do estômago ou do cólon. Assim, a USG contribuí para o rastreio do espessamento, sendo necessário prosseguir a investigação do espessamento com outros métodos.[5]

Na estenose hipertrófica do piloro a USG tem se mostrado altamente sensível por permitir a visualização direta da musculatura pilórica e caracterizar o músculo pilórico hipertrofiado e o canal pilórico alongado e estreitado, sendo utilizada como método de escolha para diagnóstico.[6]

Na suspeita de apendicite aguda, tanto a USG quanto a tomografia computadorizada (TC) fornecem um diagnóstico sensível e acurado. Na USG será caracterizada estrutura tubular em fundo cego, não compressível, aperistáltica, com diâmetro maior que 6 mm, surgindo na base do ceco. Ainda como achados auxiliares pode ser observada inflamação da gordura perientérica, coleções pericecais e/ou apendicolitíase (Fig. 34.4).[5]

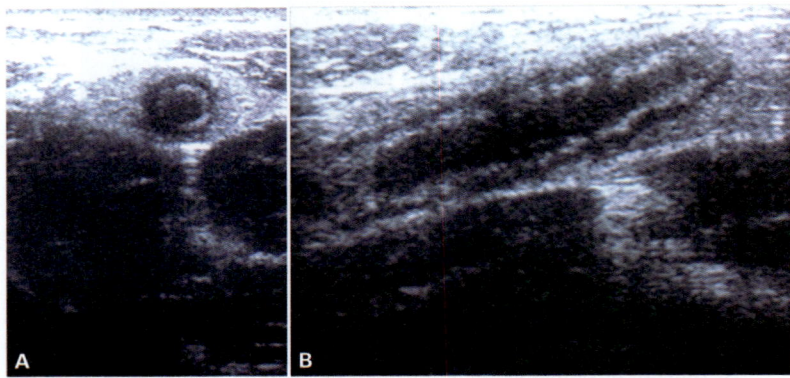

Fig. 34.4 – *Apendicite aguda. Imagens ultrassonográficas nos planos apendiculares axial* (A) *e longitudinal* (B) *mostram apêndice cecal difusamente espessado, associado a aumento da ecogenicidade da gordura periapendicular.*

O ultrassom tem valor na abordagem precoce do paciente com suspeita de diverticulite aguda. Os achados clássicos incluem espessamento intestinal segmentar, divertículos inflamados e gordura perientérica inflamada. No entanto, um exame ultrassonográfico negativo em um paciente com quadro clínico altamente sugestivo justifica a realização de tomografia computadorizada.[5]

TOMOGRAFIA COMPUTADORIZADA

A tomografia computadorizada (TC) é atualmente, após a ultrassonografia, o principal método de imagem na avaliação das estruturas abdominais. Nos casos mais difíceis, a TC pode superar as limitações dos outros métodos e acelerar a tomada de decisão, especialmente nas obstruções intestinais, pancreatites e nos abcessos.[1,2]

No estudo do trato gastrointestinal, a TC tem sido utilizada para avaliação do tubo digestivo, vísceras sólidas, peritônio e retroperitônio, bem como no estudo do território vascular.

Existem diversos protocolos tomográficos para a avaliação do abdome. Alguns protocolos de rastreamento utilizam os meios de contraste iodado endovenoso (EV), oral (VO) e/ou retal (VR). Outros já não fazem uso dessas substâncias.

Algumas indicações do uso do contraste iodado oral são: pesquisa de fístulas, de abscessos, de coleções e no pós-operatório recente de cirurgia abdominal. Deve-se evitar o uso do contaste iodado quando na pesquisa de corpo estranho intracavitário.[2]

O meio de contraste iodado endovenoso tem um valor inestimável na maioria dos exames tomográficos do abdome, sendo indiscutível seu papel no diagnóstico das doenças do trato gastrointestinal, mas pode ser dispensável em algumas situações, como na pesquisa de urolitíase ou no diagnóstico de esteatose hepática.

Já o contraste iodado via retal é utilizado na pesquisa de fístulas, diverticulite e apendicite, outros processos inflamatórios do cólon, tumores pélvicos e obstrução intestinal baixa de origem a esclarecer. Na neoplasia colorretal melhor utilizar soro fisiológico puro, sem contraste.[2]

Existem também protocolos de rastreamento não contrastados, que têm como vantagem maior rapidez no exame tomográfico e a possibilidade de universalização do procedimento, estendendo-se inclusive para pessoas com antecedentes alérgicos ou demais contraindicações (por exemplo, insuficiência renal).

A TC tem grande importância na avaliação das paredes e do lúmen das vísceras do trato gastrointestinal, fornecendo informações de cada órgão, como por exemplo ao identificar o esôfago com espessamento parietal, pensa-se em causas inflamatórias e/ou neoplásicas, e se ainda houver aumento do diâmetro luminal, com conteúdo líquido ou formação de nível fluído-gás, pode-se inferir obstrução ou grave dismotilidade esofágica.[7]

No abdome agudo obstrutivo a TC pode caracterizar a distensão das alças intestinais e ainda avançar a avaliação, determinando a causa da obstrução. No abdômen inflamatório é possível identificar o segmento gastrointestinal inflamado, por exemplo o apêndice, ou o divertículo, e ainda fornecer informações adicionais, como densificação dos planos gordurosos adjacentes à inflamação e sinais de complicação, gás extraluminal e abscessos (Fig. 34.5).

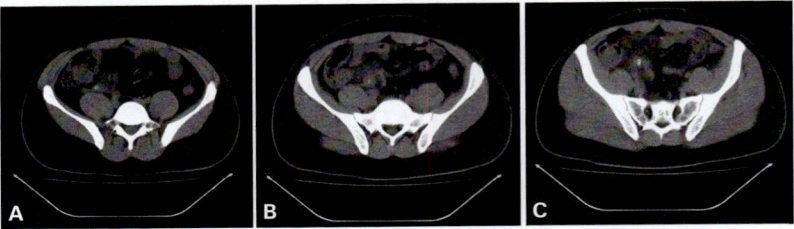

Fig. 34.5 – *Apendicite aguda. TC sem contraste IV, imagens axiais (A, B e C), evidenciam espessamento do apêndice, com densificação da gordura periapendicular. Nota-se imagens densas no interior do apêndice, correspondendo a apendicolitos.*

Os tomógrafos modernos com múltiplas camadas de detectores (TC *multislice*) permitem a aquisições e reconstruções angiográficas, auxiliando no diagnóstico do abdome agudo vascular.

No abdome agudo traumático realiza-se primeiro a ultrassonografia na sala de primeiro-atendimento ao trauma. Se essa não for conclusiva, pode-se realizar então a TC, desde que o paciente esteja hemodinamicamente estável.

A TC também é muito utilizada para o estadiamento do paciente oncológico, conseguindo avaliar a extensão da lesão tumoral, o comprometimento linfonodal e a pesquisa de lesões metastáticas. Além disso, fornece informações sobre a relação das lesões com as estruturas vasculares, critério esse importante para a terapêutica a ser adotada.

Não se pode deixar de citar que a TC é considerada, de maneira simplista, o método mais indicado nas pesquisas e acompanhamento de doenças pancreáticas, utilizando-se sempre que possível o contraste endovenoso no estudo.

■ RESSONÂNCIA MAGNÉTICA

A ressonância magnética (RM) vem sendo cada vez mais utilizada no estudo do sistema digestivo. O grande desafio em um exame de RM é obter boa qualidade de imagem num curto tempo de aquisição e de forma consistente e reprodutível.

O exame de RM do abdome e pelve requer orientação adequada ao paciente e jejum de 3-4 horas para diminuir o peristaltismo intestinal e manter a vesícula biliar distendida. Além disso, o uso de antiespasmódicos por via EV ou intramuscular pode melhorar a qualidade das imagens obtidas, reduzindo o peristaltismo. Ao contrário da TC, raramente utiliza-se contraste por via oral (VO).

De maneira geral, a RM de abdome é realizada antes e após a injeção endovenosa (EV) de contraste paramagnético. A principal característica do contraste é tornar mais evidentes as lesões viscerais que apresentam comportamento vascular distinto do órgão que lhe deu origem. O uso do contraste EV é particularmente útil na detecção de metástases hepáticas hipervasculares, na avaliação da atividade de doenças inflamatórias e na diferenciação de fibrose e recidiva tumoral do câncer anorretal.

As principais indicações de RM de abdome e pelve em gastroenterologia são identificação e caracterização da lesão hepática focal e do tumor pancreático, avaliação das vias biliares (lesões benignas e malignas), estadiamento do tumor gastrointestinal, avaliação pré-operatória de doadores hepáticos, avaliação da hepatopatia crônica, pesquisa da causa de pancreatite aguda e crônica, estudo do soalho pélvico, avaliação da doença intestinal inflamatória e pesquisa de fístula perianal.

Uma das principais vantagens da RM é a sua capacidade de obter imagens nos planos axial, coronal e sagital. A multiplanaridade é particularmente útil no estudo da pelve, permitindo avaliar com precisão a complexa anatomia anorretal. É também útil para avaliar as relações anatômicas de grandes massas abdominais, definir a sua localização, diferenciando as lesões intra e retroperitoneais, além de auxiliar no planejamento cirúrgico (Fig. 34.5).[2]

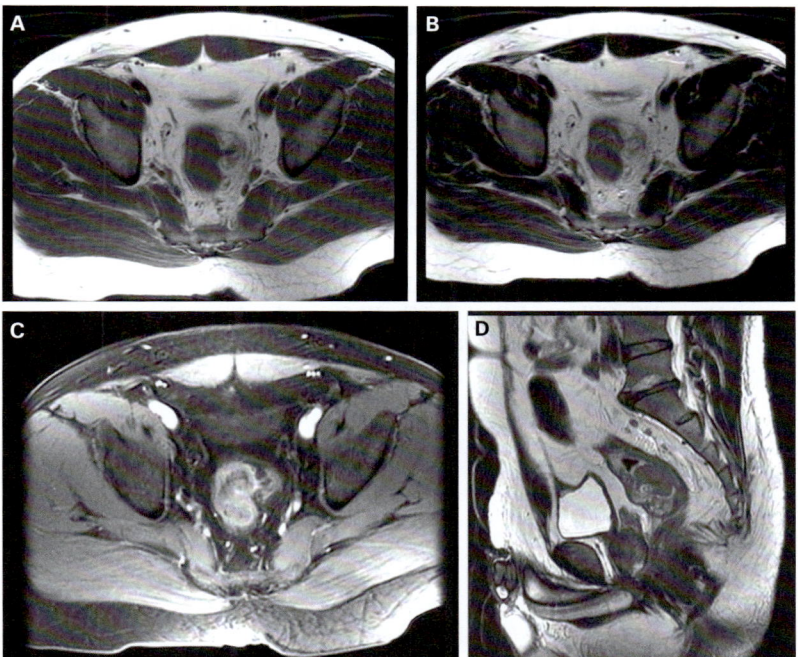

Fig. 34.6 – *Paciente com tumor de cólon sigmoide/reto. Imagens de RM ponderadas em T1 axial (A), T2 axial (B), T1 axial após a injeção EV do contraste (C) e T2 sagital (D), demonstrando formação expansiva heterogênea no cólon sigmoide/reto, com realce após a administração do meios de contraste EV (C).*
Fonte: acervo de Daniela Valentini Fernandes.

CONCLUSÃO

A radiologia tem como objetivo principal auxiliar o médico a estabelecer o diagnóstico. Para que isso ocorra é necessária uma boa avaliação clínica, levando em consideração a história clínica, o exame físico, a hipótese diagnóstica aventada e prévio conhecimento das indicações e limitações dos métodos de imagem por parte do médico solicitante.

REFERÊNCIAS BIBLIOGRÁFICAS

1. Monteiro AM, Lima CM, Ribeiro EB. Diagnóstico por imagem no abdome agudo não traumático. Rev Hosp Univers Pedro Ernesto 2009; 8(1):11-30.
2. D'Ippolito G, Caldana R. Gastrointestinal. Rio de Janeiro: Elsevier; 2011. (Série Colégio Brasileiro de Radiologia e Diagnóstico por Imagem)
3. Alvares BR, Martins DL, Roma RL, et al. Aspectos radiológicos relevantes no diagnóstico da enterocolite necrosante e suas complicações. Radiol Bras 2007;40(2):127-30.
4. Woodfield CA, Levine MS, Rubesin SE et al. Diagnosis of primary versus secondary achalasia: reassessment of clinical and radiographic criteria. AJR Am J Roentgenol 2000; 175(3):727-31.
5. Wilson SR. O trato gastrointestinal. In: Rumack CM, Wilson SR, Charboneau JW et al. Tratado de ultrassonografia diagnóstica. 4 ed. Rio de Janeiro: Elsevier; 2012. p.261-316.
6. Figueirêdo SD, Araújo Junior CR, Nóbrega BB, et al. Hypertrophic pyloric stenosis: clinical, radiographic and sonographic characterization. Radiol Bras 2003;36(2):111-6.
7. Ha HK, Park SH, Lee SS, et al. Trato gastrointestinal. In: Haaga JR, Dogra VS, Gilkeson EC, et al. TC e RM uma abordagem do corpo humano completo. 5 ed. Rio de Janeiro: Elsevier; 2010. p.1221-82.

Capítulo 35

Doenças Benignas do Esôfago

Ricardo Moreno
Wanderson Gonçalves de Almeida Lage
Felipe Augusto Yamauti Ferreira
Adriano Miyake

■ DIVERTÍCULOS ESOFÁGICOS

Os divertículos esofágicos são protusões na parede do órgão e divididos anatomicamente em:

- **Faringeal ou divertículo de Zenker:** imediatamente acima do esfíncter esofagiano superior (EES);
- **Médio:** divertículo de tração no esôfago médio;
- **Distal ou epifrênico:** imediatamente acima do esfíncter esofagiano inferior (EEI).

São classificados, ainda, em dois tipos:

1. **Verdadeiros (tração):** aqueles que possuem todas as suas camadas esofágicas herniadas, tendo como principal divertículo o de esôfago médio. Ocorre por tração da parede devido cicatrização de processos inflamatórios ou infecciosos (infecção fúngica, tuberculose). Estudos recentes têm mostrado que o divertículo de esôfago médio também está associado a distúrbios da motilidade como espasmo, acalasia e hipertensão do EEI.
2. **Falsos (pulsão):** possuem basicamente mucosa e submucosa herniados (divertículo de Zenker e epifrênico).

■) Divertículo de Zenker

Acomete geralmente pacientes na 7ª década de vida. Instalam-se em uma região de fraqueza natural denominada **triângulo de Killian:** o aumento da pressão intraluminal força a protrusão da mucosa e submucosa esofágica entre o músculo tireofaríngeo (fibras oblíquas) e o cricofaríngeo (fibras horizontais). A protusão ocorre devido ao aumento crônico da pressão nessa região, a qual ocorre em geral devido à pressão do bolo alimentar durante a deglutição, associado a distúrbio do EES.

Sintomas

Inicia-se assintomático, porém com o passar dos anos e a depender das dimensões do divertículo e, consequentemente, da quantidade de alimento e secreção salivar acumulados, pode provocar halitose, disfagia, tosse, sensação de corpo estranho, regurgitação de material não digerido e massa cervical. Infecções respiratórias podem surgir por aspiração desses conteúdos "armazenados".

O desenvolvimento de carcinoma espinocelular no divertículo é raro.

Diagnóstico

É feito basicamente pelo esofagograma baritado (Fig. 35.1). A endoscopia digestiva alta (EDA) faz diagnóstico e pode ser terapêutica também (Fig. 35.2).

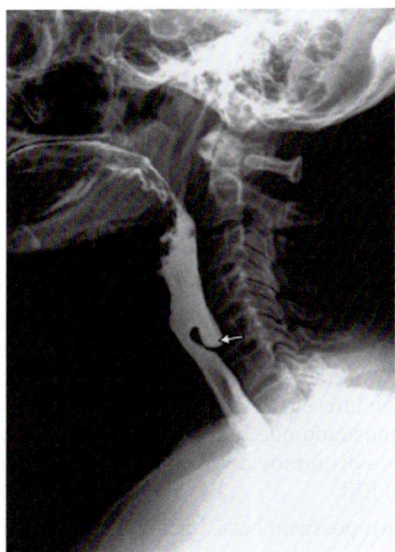

Fig. 35.1 – *Divertículo de Zenker visualizado em esofagograma baritado.*
Fonte: Le Mouel JP, et al. N Engl J Med. 2017 Nov 30;377(22):e31.

Tratamento

O tratamento do divertículo sintomático é cirúrgico, porém a via endoscópica minimamente invasiva vem ganhando espaço. Não há, porém, consenso sobre qual a melhor técnica, mas, de um modo geral, as dimensões do divertículo é que guiam essa escolha, de modo que, independentemente da escolha técnica, deve ser feita a miotomia.

Divertículos pequenos, em geral < 2 cm, quando sintomáticos podem ser tratados com miotomia cricofaringeal apenas. Pacientes de alto risco cirúrgico ou com divertículo de moderado tamanho, a miotomia cricofaringeal com diverticulopexia é o tratamento de escolha. Tais tratamentos são realizados via cervicotomia.

Há também a abordagem via intraluminal, conhecida como técnica de Dohlman, que envolve a secção do septo entre o divertículo e a luz esofágica, utilizando-se endoscópio rígido e com o paciente em anestesia geral, a secção pode ser realizada com laser de CO_2 ou com pinças ultrassônicas/eletrocirurgia avançada. Uma variante dessa técnica envolve a utilização de grampeador (*endoscopic stapler esophagodiverticulotomy* – ESED). As principais complicações são hiperextensão cervical, danos dentários, perfuração, paralisia do nervo laríngeo recorrente. Utiliza-se essa técnica para divertículo de tamanho moderado (2 a 5 cm).

Porém, a abordagem com endoscópio flexível, associado ao endogrampeador, vem ganhando espaço no tratamento dos divertículos de média e grande dimensões, inclusive em paciente idoso ou de alto risco cirúrgico. Realizado com o paciente sob sedação, o endogrampeador realiza a diverticulotomia (Fig. 35.2), sendo a perfuração a principal complicação, apesar de infrequente. Essa técnica tem feito da diverticulectomia uma técnica cada vez menos utilizada, mesmo para os divertículos > 5 cm.

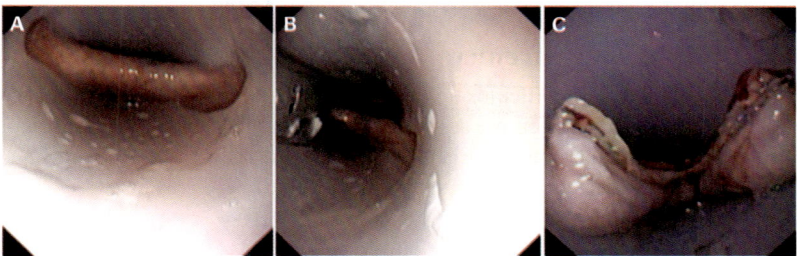

Fig. 35.2 – *Tratamento endoscópico do divertículo de Zenker:* (A) Visualização endoscópica do septo entre luz esofágica e o divertículo; (B) Grampeador endoscópico posicionado no centro do septo para diverticulotomia; (C) Secção do septo com visualização das linhas de grampo.
Fonte: adaptada de Wilmsen J, *et al.* World J Gastroenterol 2017 May 7; 23(17): 3084-3091.

■❱ Divertículo de esôfago médio

Mais comumente observado em pacientes com tuberculose ou histoplasmose. Acreditava-se que a etiologia do divertículo de esôfago médio (DEM) estava associada ao crescimento de um linfonodo reacional à infecção, o qual provocaria tração na parede do órgão. Porém, a fisiopatologia do DEM não é bem definida, de modo que estudos recentes têm associado a presença de dismotilidades esofágicas ao seu desenvolvimento, assim como no divertículo epifrênico: acalasia, hipertonia do EEI e espasmo esofágico.

Sintomas

Geralmente assintomático, é diagnosticado durante investigação da doença-base. Entretanto, pode haver disfagia, dor torácica, regurgitação e tosse crônica.

Diagnóstico

Realizado através do esofagograma baritado. EDA e broncoscopia são utilizados para verificação de possíveis fístulas. A tomografia computadorizada (TC) é utilizada para melhor avaliação das dimensões do divertículo e de sua relação com estruturas adjacentes. A manometria esofágica envolve a avaliação complementar do esôfago.

Tratamento

É fundamental a identificação de infecção associada e o seu devido tratamento. Divertículos pequenos (< 2 cm) e/ou assintomáticos podem ter conduta conservadora, porém, a cirurgia é o único tratamento definitivo para os divertículos sintomáticos, sendo a diverticulectomia associado à miotomia o tratamento de escolha, seja via toracotomia, seja por videotoracoscopia esquerda, ambas com resultados semelhantes.

■) Divertículo epifrênico

Esses tipos de divertículos aparecem devido a aumento de espessura da mucosa esofágica quase sempre associado à dismotilidade esofágica, especialmente espasmo e hipertonia do EEI. Costumam localizar-se nos 10 cm distais do esôfago intratorácico.

Sintomas

Geralmente assintomáticos, são identificados durante investigação de disfunção motora primária. Porém, pode existir tosse crônica, halitose, regurgitação, dor torácica e disfagia.

Diagnóstico

Esofagograma baritado e EDA (Fig. 35.3). A manometria esofágica promove avaliação complementar do esôfago.

Tratamento

A diverticulectomia com cardiomiotomia e fundoplicatura é o tratamento de escolha, podendo ser realizada por toracotomia ou videotoracoscopia.

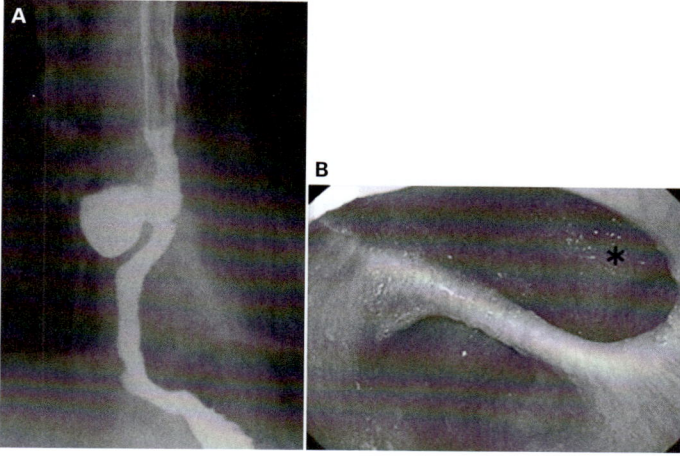

Fig. 35.3 – *Divertículo epifrênico.* (A) *Esofagograma baritado;* (B) *EDA: asterisco corresponde ao divertículo epifrênico.*

Fonte: (A) James D. Luketich, Rodney J. Landreneau, Arjun Pennathur. Master techniques in surgery. Esophageal Surgery. 2014, WOLTERS KLUWER, Philadelphia, USA; (B) Adaptada de Taniguchi, Y, *et al* Surgical Case Reports, 2017, 3: 63.

ANÉIS VASCULARES (ANOMALIAS CONGÊNITAS DO ARCO AÓRTICO)

São anomalias congênitas raras do arco aórtico que resultam em compressão da árvore traqueobrônquica e/ou do esôfago, podendo causar sintomas respiratórios e/ou digestivos. Dizem respeito a 1% a 3% das doenças congênitas cardiovasculares e o sexo masculino tem risco de 1,4 a 2,0 vezes maior de desenvolvê-las.

São classificados como completos (circundam toda a região traqueoesofágica) ou incompletos (ou *slings*, comprimem uma porção esofágica ou traqueal).

Os anéis vasculares completos mais comuns são:

- **Arco aórtico duplo:** ocorre devido à falha na remodelação embriogênica e persistência dos ramos direito e esquerdo do arco aórtico, resultando em dois arcos, ambos com comunicação com a aorta ascendente e descendente. A aorta ascendente bifurca anteriormente à traqueia e ao esôfago, de modo que um arco passa lateralmente à esquerda e outro pela direita. Os arcos então se confluem na aorta descendente, posteriormente à traqueia e ao esôfago, circundando por completo ambas as estruturas (Fig. 35.4). Desse arco duplo pode-se ter arco direito dominante (75% dos casos), arco esquerdo dominante ou arcos equivalentes (ou balanceados), informações importantes para o tratamento.

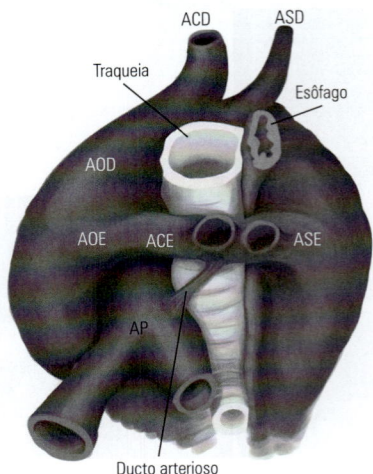

Fig. 35.4 – *Ilustração do arco aórtico duplo em visão lateral esquerda. ACD: artéria carótida direita; ASD: artéria subclávia direita; AOD: arco aórtico direito; AOE: arco aórtico esquerdo; ACE: artéria carótida esquerda; ASE: artéria subclávia esquerda; AP: artéria pulmonar.*

Fonte: adaptada de Hardin RE, et al. Treatment of Symptomatic Vascular Rings in the Elderly. Tex Heart Inst J 2003;32:411-5.

- **Aorco aórtico direito com artéria subclávia esquerda anômala e ducto arterioso:** o ducto arterioso emerge posteriormente no mediastino e cursa anteriormente e à esquerda da traqueia e do esôfago e se conecta com a artéria pulmonar. Dessa forma, a traqueia e o esôfago são completamente circundados pelo arco aórtico (à direita) e pela base da artéria subclávia esquerda e o ducto arterioso. Pode-se ocorrer associadamente, apesar de raro, o aneurisma na origem da artéria subclávia esquerda, quadro denominado de divertículo de Kommerell.

Os anéis vasculares incompletos mais comuns são:

- ***Sling* pulmonar (ou anel da artéria pulmonar):** a artéria pulmonar esquerda emerge da artéria pulmonar direita e passa entre a traqueia e o esôfago antes de compor o hilo pulmonar esquerdo, causando uma compressão na traqueia e/ou no esôfago.

- **Síndrome da compressão da artéria inonimada (artéria subclávia anômala):** quando a artéria inonimada (ou artéria braquiocefalia) se origina mais lateralmente à esquerda do que o habitual e, ao passar anteriormente à traqueia, pode ocasionar compressão e eventualmente sintomas respiratórios.

■) Sinais e sintomas

O quadro clínico pode variar desde insuficiência respiratória aguda grave no período neonatal até um achado incidental de exame em adultos assintomáticos. De um modo geral, mesmo quando não há manifestação grave dos sintomas, suas manifestações clínicas costumam ter início no período neonatal com disfagia, tosse, estridor respiratório, pneumonias de repetição, sibilos crônicos, vômitos, cianose exacerbada pelo choro ou pela alimentação.

O arco aórtico duplo geralmente causa sintomas mais precoces. Os sintomas disfágicos costumam se manifestar quando da transição do alimento líquido para o sólido.

Os anéis vasculares incompletos geralmente são assintomáticos e diagnosticados incidentalmente em exames radiológicos. Podem apresentar manifestações clínicas na 7ª à 8ª décadas de vida, a medida que os vasos anômalos se tornam ectásicos ou calcificados.

■) Diagnóstico

O diagnóstico geralmente é tardio devido à raridade, baixa suspeita diagnóstica e ponderação com outros diagnósticos como doença do refluxo gastroesofágico, dismotilidade esofágica, asma e outras doenças pulmonares.

O raio X simples de tórax e o esofagograma baritado (Fig. 35.5) são exames iniciais na investigação. A TC de tórax com contraste intravenoso (Figs. 35.6 e 35.7) e a angiotomografia (angioTC) permitem uma boa avaliação das estruturas e anatomia vascular. A ressonância nuclear magnética também pode ser utilizada, em geral na presença de alergia ao contraste iodado e impossibilidade de realização da TC. Com a melhora da qualidade da angioTC (Fig. 35.8),

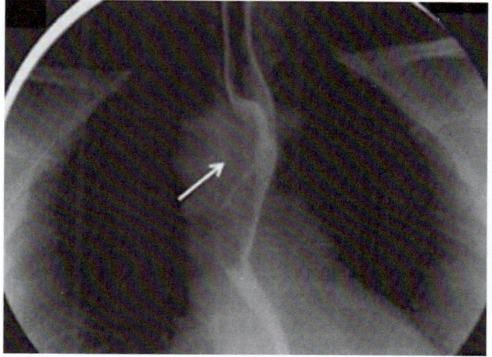

Fig. 35.5 – *Esofagograma mostrando compressão extrínseca no terço médio do esôfago na região do arco aórtico.*

Fonte: Faistauer A, et al. Arco aórtico à direita associado a artéria inominada esquerda aberrante originada de divertículo de Kommerell. Radiol Bras. 2016 Jul/Ago;49(4):264–266.

a arteriografia acaba sendo menos utilizada por ser um exame invasivo, apesar de promover uma boa avaliação da anatomia vascular. A broncoscopia permite avaliação da via aérea e apesar de não avaliar as estruturas vasculares, permite identificação da compressão traqueal, bem como seu nível na traqueia.

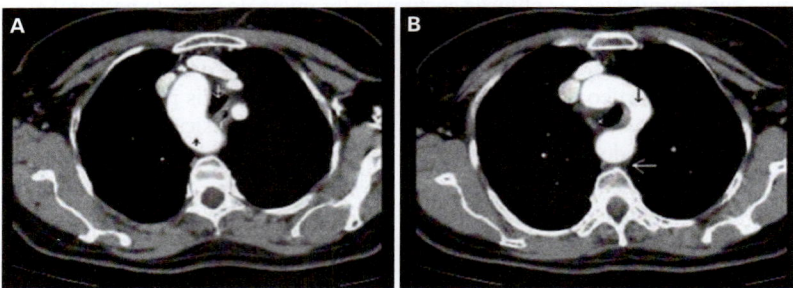

Fig. 35.6 – *Arco aórtico duplo visualizado em TC de tórax em corte axial e contraste intravenoso.* (A) *arco aórtico direito (seta preta) envolvendo a traqueia (seta branca) e o esôfago;* (B) *arco aórtico esquerdo (seta preta) envolvendo a traqueia (x) e compressão posterior do esôfago.*

Fonte: adaptada de Abrão AR, et al. Duplo arco aórtico: a quebra do silêncio. J Vasc Bras. 2011;10(1):59-63.

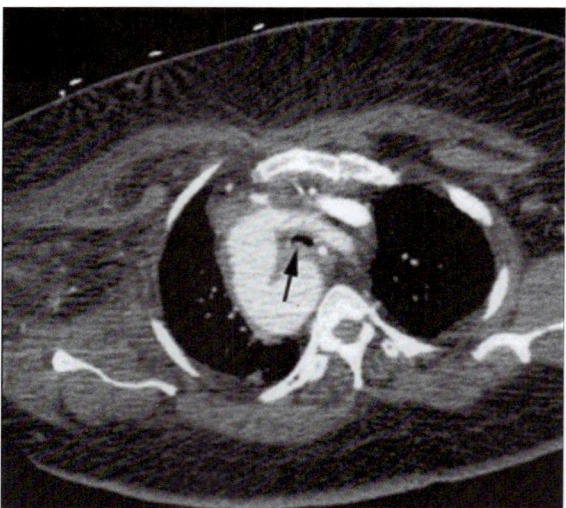

Fig. 35.7 – *Arco aórtico direito com artéria braquiocefálica anômala comprimindo a artéria anteriormente visualizado em TC de tórax com contraste intravenoso.*

Fonte: Hardin RE, et al. Treatment of Symptomatic Vascular Rings in the Elderly. Tex Heart Inst J 2003;32:411-5.

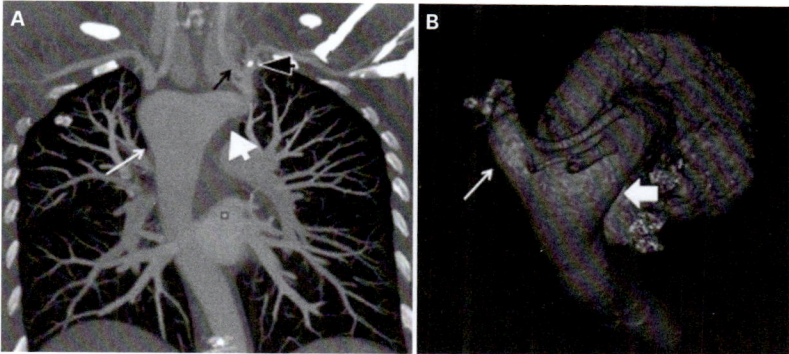

Fig. 35.8 – *Arco aórtico direito e divertículo de Kommerell.* (A) *angioTC em plano coronal mostrando arco aórtico direito (seta branca fina) e divertículo de Kommerell (ponta de seta branca) que origina a artéria carótida comum esquerda (seta preta fina) e a subclávia esquerda (ponta de seta preta);* (B) *reconstrução tridimensional em visão superoposterior da aorta e vasos da base onde se observa arco aórtico direito (seta grossa) e artéria inonimada esquerda anômala(ou aberrante) originada do divertículo de Kommerell (seta fina).*

Fonte: Faistauer A, et al. Arco aórtico à direita associado a artéria inominada esquerda aberrante originada de divertículo de Kommerell. Radiol Bras. 2016 Jul/Ago;49(4):264-266.

Tendo em vista 11% a 20% dos casos apresentarem anomalias cardíacas associadas, o ecocardiograma entra como método diagnóstico auxiliar.

Tratamento

O tratamento é cirurgia e a via de acesso é a toracotomia posterolateral esquerda para a maioria dos quadros de anel vascular. A esternotomia, em geral, fica reservada para os casos de *sling* pulmonar.

No arco aórtico duplo é feita a divisão do arco ora no ramo atrésico ora no ramo não dominante, preservando-se as ramificações. Realiza-se ainda a lise de aderências obstrutivas. No arco aórtico direito é feita a divisão do ligamento/ducto arterioso. Na síndrome da compressão da artéria inonimada é feito o reimplante da artéria no lado direito da aorta descendente. No *sling* pulmonar, a artéria pulmonar esquerda é desinserida da artéria pulmonar direita, translocada anteriormente à traqueia e reimplantada na artéria pulmonar principal.

A correção cirúrgica dos anéis vasculares possui baixa morbimortalidade e pode ser realizada via videotoracoscopia em alguns casos.

DISTURBIOS MOTORES PRIMÁRIOS

Observa-se na Tabela 35.1 uma visão geral dos distúrbios motores primários do esôfago.

Tabela 35.1
Visão geral das principais características dos distúrbios primários do esôfago.

Característica	Esôfago normal	Acalasia	EEI hipertenso	Esôfago quebra-nozes	Motilidade esofágica ineficaz
Sintomas	Nenhum	Disfagia Pressão torácica regurgitação	Disfagia	Disfagia Dor torácica	Disfagia Pirose Dor torácica
Esofagograma	Normal	Bico de pássaro Dilatação esofágica	Obstrução distal	Ondas terciárias	Trânsito lento Clareamento incompleto
EDA	Normal	Dilatação esofágica	Normal	Hiperperistaltismo	Normal
Pressão do EEI	15-25 mmHg	> 26 mmHg	> 26 mmHg	Normal	Normal ou baixa
Relaxamento do EEI	Após deglutição	Incompleto	Normal	Normal	Normal
Peristalse	Normal	Nenhuma	Normal	Hipertensa	Anormal
Tratamento	Nenhum	Nitratos + Bloqueador de canal de cálcio Esofagomiotomia Dilatação por sondagem Dilatação com balão Esofagectomia (megaesôfago ou falha de miotomia)	Botox – alívio temporário curto Dilatação com balão – alívio temporário maior Esôfago miotomia + fundoplicatura	Nitratos + Bloqueador de canal de cálcio Dilatação com sondagem	Prevenção de DRGE Não há tratamento específico

ANÉIS ESOFÁGICOS

Trata-se de uma estenose concêntrica da luz esofágica compreendida por mucosa. Pode ocorrer em diversos segmentos do esôfago, porém acomete mais tipicamente o esôfago distal, na junção escamocolunar, sendo este denominado anel de Schatzki (o tipo mais comum de anel esofágico).

Sua prevalência é pouco conhecida, pois grande parte dos casos são assintomáticos. Sua etiologia também é incerta, mas há duas hipóteses na literatura, uma envolvendo agressão crônica à mucosa devido à doença do refluxo gastroesofágico e outra congênita. Pode estar associado a outras doenças como hérnia de hiato e esofagite eosinofílica.

Sinais e sintomas

A maioria dos pacientes é assintomática. O sintoma mais comum é a disfagia para sólidos. A obstrução completa pode ser repentina causando desconforto retroesternal e dor torácica e os sintomas aliviam quando há a passagem espontânea do bolo alimentar para o estômago.

Diagnóstico

Os principais diagnósticos diferenciais são acalásia e outras estenoses esofágicas (neoplásica, pós-traumática etc) e os exames mais utilizados são o esofagograma baritado e a EDA (Figura 35.9).

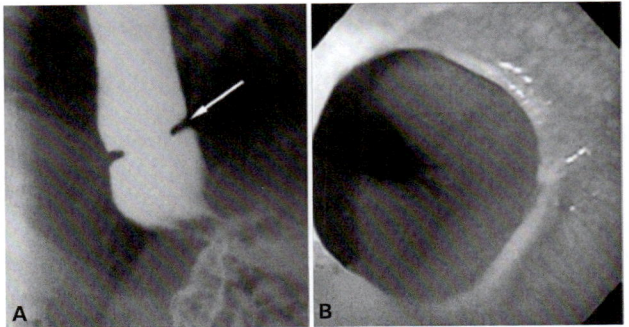

Fig. 35.9 – *Anel de Schatzki – anel esofágico distal.* (A) *Esofagograma baritado;* (B) *EDA.*
Fonte: adaptada de Lima EJB, et al. Arq Bras Cir Dig 2007, 20(3): 201-204.

A acalasia no esofagograma baritado apresenta importante dilatação esofágica à montante do EEI e a transição esofagogástrica com aspecto de "bico de pássaro". A EDA consegue identificar o tipo de estenose, de modo que as neoplásicas são de fácil diferenciação e as estenoses "não anéis" (em geral fibrosas) se diferenciam dos anéis esofágicos por não se alterarem com o peristaltismo do órgão.

A EDA possui ainda importante papel no diagnóstico por possibilitar a biópsia da região e a identificação de esofagite eosinofílica associada, importante para o tratamento.

■) Tratamento

Pacientes assintomáticos não são tratados, mas permanecem em acompanhamento anual. Em paciente em urgência por obstrução é realizada EDA de urgência com retirada dos restos alimentares.

Em pacientes sintomáticos, é importante a identificação da associação de DRGE, hérnia de hiato ou esofagite eosinofílica, pois os respectivos tratamentos devem ser associados.

O tratamento endoscópico é o mais utilizado e geralmente com dilatações esofágicas, que podem ter durabilidade de até 18 meses e podem ser repetidas de acordo com a recidiva da disfagia. Em paciente com recidiva dos sintomas, importante descartar esofagite eosinofílica associada através da biópsia.

Para pacientes refratários há estudos associando injeção endoscópica de corticoide no anel associada à dilatação ou incisão endoscópica através de eletrocautério, porém em ambos os casos as eficácias ainda não foram comprovadas.

O tratamento cirúrgico é reservado para recidivas precoces às dilatações, em casos selecionados, sendo realizada dilatação intraoperatória com fundoplicatura.

■ LESÕES CÁUSTICAS E CORROSIVAS

A incidência de lesões cáusticas em adultos e crianças são diferentes e, geralmente, por motivos diferentes: em crianças até 5 anos, geralmente a ingesta é acidental; em adolescentes e adultos, intencional (distúrbios psiquiátricos, tentativa de suicídio ou comportamento sob efeito de drogas). Geralmente, as substâncias ácidas causam queimaduras e sintomas imediatos, enquanto as lesões cáusticas causam efeitos mais tardios. Porém, tal relação depende de três fatores importantes:

- Propriedades corrosivas da substância;
- Concentração e forma de apresentação da substância (sólida ou líquida);
- Duração do contato com a mucosa.

Os álcalis envolvidos em geral são amônia e hidróxido de sódio ou de potássio, conteúdo de produtos de limpeza e baterias. Ácidos em alta concentração em geral são compostos por ácido sulfúrico, fosfórico ou clorídrico, componentes de produtos de limpeza de vaso sanitário e piscinas, antiferrugem ou fluidos de bateria.

Os álcalis em geral originam lesões esofágicas, enquanto os ácidos afetam mais o estômago. Há três fases envolvidas na ingesta de álcalis (Tabela 35.2).

Tabela 35.2
Grau de lesões teciduais provenientes da ingestão de álcalis.

Fase	Lesão tecidual	Início	Duração	Resposta inflamatória
1	Necrose aguda	1-4 dias	1-4 dias	Trombose vascular Processo inflamatório intenso
2	Úlceras e granulação tecidual	3-5 dias	3-14 dias	Substituição do tecido necrosado por granulação em tecido ulcerado
3	Contração e cicatrização	3 semanas	1-6 meses	Repitelização/ cicatrização e formação de aderências*

* Nessa fase são realizados esforços para evitar a estenose esofágica

A ingestão de ácido em grande quantidade é difícil de acontecer, devido à queimação local imediata causada pela substância. A queimadura ácida forma uma necrose coagulativa com escara "protetora" que limita a penetração em tecido mais profundo.

■▶ Sinais e sintomas

Rouquidão, estridor e dispneia são indícios de lesão de vias aéreas. Dorsalgia e dor torácica podem indicar perfuração esofágica e dor abdominal por perfuração em víscera abdominal. Insuficiência respiratória pode ocorrer nas primeiras horas por broncoaspiração. Sepse e instabilidade hemodinâmica indicam perfuração com complicação (mediastinite, peritonite).

À ingesta de álcali, os sinais e sintomas são determinados pelo grau de lesão esofágica e pelas fases de lesão tecidual.

- **Fase 1:** dor oral e subesternal (mais comum em ingesta de ácidos), sialorreia, disfagia, odinofagia, vômitos e hematêmese;
- **Fase 2:** os sintomas acima desaparecem, permanecendo apenas a disfagia;
- **Fase 3:** progressão da disfagia devido a cicatrização e encurtamento do lúmen esofágico, podendo determinar estenose esofágica.

■▶ Diagnóstico

O diagnóstico preciso inicia-se na anamnese e exame físico minucioso visando identificação precoce de possível instabilidade clínica do paciente e condutas precoces: inspeção da cavidade oral e orofaringe avaliando nível de queimadura local, ausculta pulmonar para determinar possível comprometimento de vias aéreas e exame abdominal para averiguar possíveis perfurações do TGI.

EDA precoce (12-24h) é importante para determinar a extensão das lesões esofágicas, as quais possuem classificação descrita na Tabela 35.3 (classificação endoscópica de Zagar).

Na ausência de instabilidade clínica do paciente, os exames radiológicos acabam por ser mais relevantes nas fases tardias para determinar o grau de possível estenose esofágica. Porém, se o paciente apresenta instabilidade clínica, sugerindo perfuração esofágica, a TC pode auxiliar no diagnóstico.

Se houver evidência de perfuração a EDA está contraindicada.

Tabela 35.3 Classificação endoscópica de Zagar e prognóstico de acordo com grau de lesão.		
Grau	**Descrição endoscópica**	**Prognóstico**
0	Normal	Ótimo
1	Edema ou hiperemia de mucosa	Baixa probabilidade de morbidade aguda ou subsequente estenose
2A	Úlceras superficiais, hemorragia, exsudato, tecidos friáveis	Baixa probabilidade de morbidade aguda ou subsequente estenose
2B	Úlceras profundas e/ou circunferenciais	Estenose ocorre em 70%-100% dos casos
3A	Áreas de necrose	Estenose ocorre em 70%-100% dos casos
3B	Necrose extensa	Mortalidade precoce em 65% dos casos, com alta probabilidade de esofagectomia de emergência

O grau de lesão no trato gastrointestinal pode ainda ser classificado em:

- **Primeiro grau:** lesão superficial da mucosa, com presença de eritema, edema e/ou hemorragia focal ou difusamente. Em geral, evolui sem formação de escaras;
- **Segundo grau:** lesão de mucosa e submucosa, com úlceras, exsudato e flictemas. Acarreta em formação de tecido de granulação e, consequentemente, reação fibroblástica e cicatrização com eventual estenose;
- **Terceiro grau:** lesão transmural, com úlceras profundas e perfuração.

▶ Tratamento

De um modo geral, à admissão hospitalar o paciente deve ser encaminhado para a unidade de terapia intensiva para melhor monitorização e detecção precoce de complicações. Na ausência de suspeita de perfuração, a EDA deve ser realizada em até 24 horas.

Tanto para ingesta de álcali quanto de ácido, algumas manobras são contraindicadas:

- Vômitos provocados;
- Ingesta de agentes "neutralizantes";
- Passagem de sonda nasogástrica (pode provocar vômito ou perfurar tecido friável).

Na **fase aguda** o tratamento é focado na identificação precoce de perfurações e suporte nutricional de acordo com o grau de lesão. Lesões severas em orofaringe podem orientar a busca por via aérea definitiva precocemente. O uso de corticoides não é indicado. O uso de inibidor de bomba de prótons é mandatório via intravenosa. Frente a um quadro de perfuração esofágica, a esofagectomia está indicada.

A EDA é fundamental para orientar o manejo do paciente em relação à via nutricional e medidas mais invasivas:

- **Grau 1 ou 2A**: pode-se ofertar dieta líquida via oral e possível progressão da dieta em 48 horas se manutenção ou melhora do quadro clínico geral;
- **Grau 2B**: passagem de sonda nasoenteral (SNE) via EDA e vigilância clínica rigorosa;
- **Grau 3A ou 3B**: passagem de SNE via EDA, mantendo-a por pelo menos 1 semana com vigilância clínica rigorosa, principalmente nas primeiras 48-72 horas de internação.

Na presença de perfuração, a esofagectomia está indicada, sendo este quadro associado à elevada morbimortalidade. A cirurgia pode ser realizada via videotoracoscopia + videolaparoscopia ou toracotomia + laparotomia, dependendo da experiência da equipe. A decisão de reconstrução imediata irá depender das condições clínicas do paciente, de modo que, na vigência de instabilidade hemodinâmica, a esofagectomia com esofagostomia cervical e jejunostomia pode ser a melhor opção, a fim de evitar complicações como fístula ou deiscência de anastomose, bem como abreviar o tempo cirúrgico. Na presença de perfuração, a antibioticoterapia é obrigatória. O uso de *stent* esofágico profilático à perfuração não é recomendado.

O tratamento da **fase tardia** envolve o manejo das complicações, principalmente estenose e desenvolvimento de carcinoma espinocelular (CEC) de esôfago. O pico de incidência da disfagia ocorre em torno de 2 meses, mas pode se iniciar semanas ou anos após a ingesta. A disfagia pode ocorrer tanto devido à estenose, quanto à alteração na motilidade esofágica com ondas peristálticas de baixa amplitude e longa duração, correspondendo às áreas de cicatrização.

O estudo da disfagia é feito basicamente com esofagograma baritado e EDA. Os seguintes achados podem ser encontrados: estenose (única ou múltiplas), pseudodivertículos, áreas de cicatrização e neoplasia esofágica; área de cicatrização gástrica (geralmente em antro) ou linite plástica.

O risco de neoplasia gástrica não se eleva, ao contrário do CEC de esôfago. Devido à contração antropilórica no momento da ingesta, o duodeno em geral é pouco afetado, tanto na fase aguda quanto crônica. A síndrome de obstrução antropilórica (saciedade e vômitos precoce) pode ser indício de estenose na região.

Na presença de estenose esofágica, não é aconselhável a dilatação precoce pelo risco de perfuração. Em geral, espera-se entre 3 e 6 semanas da ingesta para dar início ao tratamento endoscópico. As dilatações esofágicas podem ser seriadas e programadas, de modo que, na refratariedade dos sintomas, o tratamento cirúrgico com esofagectomia eletiva está indicado.

Nos pacientes que desenvolvem CEC de esôfago, em geral o prognóstico é melhor naqueles com neoplasia de esôfago não relacionada à ingesta de álcalis, pois nestes casos a disfagia se apresenta mais precocemente e, em geral, o paciente já está em seguimento endoscópico devido ao trauma.

Apesar de não haver consenso quanto à EDA de rotina nesses pacientes, a *American Society for Gastrointestinal Endoscopy* (ASGE) sugere vigilância endoscópica a cada 1 a 3 anos, iniciando-se após cerca de 15 a 20 anos da ingesta cáustica.

PERFURAÇÃO ESOFÁGICA

A perfuração esofágica consiste em um desafio diagnóstico e terapêutico, tendo em vista sua raridade e variabilidade de apresentação. A hipótese deve sempre ser levantada frente ao quadro clínico que envolve disfagia, dor cervical, sialorreia intensa, dor e desconforto retroesternal, hematêmese, odinofagia ou enfisema subcutâneo.

As perfurações podem ocorrer em qualquer segmento esofágico, porém existem 3 pontos anatômicos de estreitamento do órgão (músculo cricofaríngeo; constrição broncoaórtica e junção gastroesofágica) em que há maior propensão para ocorrer lesões perfurativas. O aumento da pressão intraluminal nesses pontos de estreitamento ou outras áreas de estenose provocadas por condições como tumores, corpos estranhos e acalasia podem provocar a ruptura da parede do esôfago, resultando no extravasamento de seu conteúdo para cavidades livres.

Mais da metade das perfurações esofágicas é iatrogênica e ocorre durante exames endoscópicos. Porém, existem outros fatores etiológicos:

- Perfurações espontâneas (Síndrome de Boerhaave's) (15%);
- Ingesta de corpos estranhos (12%);
- Lesão intraoperatória (2%);
- Doenças malignas/neoplasia (1%).

Em geral, por se tratar de morbidade rara e com um amplo espectro de apresentação clínica, o diagnóstico torna-se tardio, pois outras condições mais comuns apresentam-se como diagnóstico diferencial (infarto agudo do miocárdio, pneumonia e doença ulcerosa péptica).

■) Primeiro-atendimento

A perfuração esofágica é uma emergência cirúrgica independente da etiologia. A ruptura da parede esofágica e a presença de secreção gástrica no mediastino ou cavidade peritoneal pode levar rapidamente à sepse, falência de múltiplos órgãos e morte, atingindo taxas de mortalidade entre 14% e 27% caso o diagnóstico ocorra 24 horas após a lesão.

Isso reforça a necessidade de se realizar um diagnóstico preciso e rápido a fim de instituir o tratamento adequado. A conduta nesses casos deve seguir princípios básicos como estabilização hemodinâmica do paciente, introdução de antibioticoterapia, controle da contaminação extraluminal e reparo da lesão primariamente, sempre que possível.

Portanto, feita a hipótese diagnóstica de perfuração esofágica, deve-se prontamente iniciar o tratamento:

- Jejum oral absoluto;
- Monitorização e estabilização hemodinâmica, com reposição de fluidos intravenosos, com soluções salinas ou ringer lactato;
- Antibioticoterapia de amplo espectro com cobertura para aeróbios e anaeróbios;
- Cobertura antifúngica é utilizada em casos específicos, como em pacientes hospitalizados por período prolongado e que já fizeram uso de outros agentes antimicrobianos previamente à perfuração esofágica, usuários crônicos de corticosteroides e antiácidos, pacientes imunodeprimidos e ausência de melhora clínica apesar do uso de antibióticos adequados.

■) Princípios do tratamento cirúrgico

O reparo cirúrgico primário da perfuração (Fig. 35.10) é o procedimento de escolha (padrão ouro), mesmo que o diagnóstico seja tardio, superior a 24 horas. No entanto, algumas situações não permitem a correção do defeito, tais como perfuração do esôfago cervical inacessível, porém passível de drenagem, necrose mediastinal difusa, lesões extensas que não podem ser reaproximadas (lesões extensas), neoplasias, doenças benignas avançadas (acalasia com megaesôfago avançado) ou se o paciente encontra-se instável hemodinamicamente.

A correção cirúrgica primária deve incluir alguns princípios:

- Desbridamento dos tecidos desvitalizados no sítio da lesão e reavivamento das bordas esofágicas no local da perfuração;
- A camada muscular deve ser incisada longitudinalmente, acima e abaixo da perfuração a fim de se obter exposição completa da mucosa, o que se não realizado torna-se causa comum de fístula persistente;
- A mucosa é aproximada com pontos simples absorvíveis, enquanto a camada muscular com pontos simples inabsorvíveis.

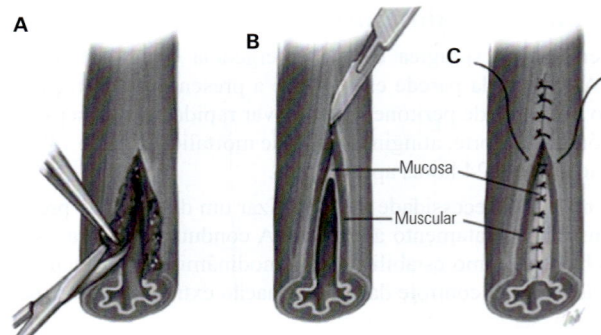

Fig. 35.10 – *Reparo primário da perfuração esofágica.* (A) *desbridamento do tecido desvitalizado e reavivamento das bordas;* (B) *incisão longitudinal para exposição de toda a mucosa;* (C) *sutura primária com pontos separados: mucosa com fio absorvível e muscular com fio inabsorvível.*
Fonte: adaptada de Surgical management of esophageal perforation. UpToDate 2017.

Nos casos diagnosticados tardiamente e/ou em que há contaminação grosseira por extravasamento de secreções e necrose tecidual importante, o reparo da parede esofágica pode ser reforçado utilizando-se retalhos vascularizados, mais comumente um retalho de músculo intercostal.

A **perfuração do esôfago cervical** é tipicamente tratada com maior facilidade que as lesões torácicas e intra-abdominais. O reparo é realizado através de acesso por cervicotomia esquerda sobre o terço distal do músculo esternocleidomastoídeo. Se não for possível identificar claramente a lesão (perfurações puntiformes, por exemplo), pode-se irrigar com soluções salinas e proceder com drenagem ampla do local, já que as estruturas anatômicas da região cervical criam compartimentos capazes de restringir a contaminação extraluminal, permitindo uma cicatrização espontânea adequada.

Quando se trata de **perfurações do esôfago torácico**, o nível da lesão determina o tipo de abordagem cirúrgica. Para as perfurações do esôfago médio, a toracotomia direita no 6º ou 7º espaço intercostal é preferível, enquanto para o esôfago distal, a abordagem preferencial é por toracotomia esquerda no 7º ou 8º espaço intercostal.

Após reparo da perfuração e desbridamento dos tecidos desvitalizados do espaço pleural e mediastinal, pode-se realizar um *flap* de músculo intercostal ou da pleura parietal a fim de reforçar a sutura esofágica. O sítio da correção cirúrgica é habitualmente drenado com dois drenos torácicos 28 ou 32 french.

O tratamento das **perfurações do esôfago intra-abdominal** segue os mesmos princípios, incluindo dissecção cuidadosa para identificar a lesão sem causar danos a estruturas vitais e desbridamento de necrose e tecidos desvitalizados. Laparotomia mediana é o acesso cirúrgico preferencial, uma vez que permite visualização adequada do hiato diafragmático. Depois do reparo do local da perfuração, procede-se com hiatoplastia e confecção de fundoplicatura à dor (180° anterior) ou Nissen (360° posterior), com o objetivo de recobrir a área suturada do esôfago.

■▶ Cuidados pós-operatórios

Usualmente, utiliza-se sonda nasoenteral para realimentação no pós--operatório. Suporte nutricional é necessário até que a dieta via oral possa ser reintroduzida e suprir as necessidades calóricas. A dieta por sonda nasoenteral posicionada no estômago ou pós-pilórica pode ser iniciada no 2º ou 3º dia de pós-operatório ou tão logo o paciente saia do quadro de íleo pós-operatório. Caso não tenha sido realizada a passagem de sonda para alimentação durante o intraoperatório, pode-se administrar nutrição parenteral quando há perspectiva de jejum muito prolongado.

O paciente permanece em jejum oral por pelo menos 7 dias, quando se realiza esofagograma contrastado para avaliar a integridade da correção cirúrgica e iniciar realimentação via oral com dieta líquida caso não haja evidências de extravasamento.

A antibioticoterapia intravenosa de amplo espectro é mantida por 7 a 10 dias, a depender da evolução clínica.

Os drenos permanecem até que o paciente tolere bem a dieta via oral e não apresente sinais clínicos de fístula.

■▶ Alternativas ao reparo cirúrgico primário

Quando o reparo cirúrgico imediato não é possível ou o paciente apresenta-se instável hemodinamicamente, existem outras possibilidades para o manejo da perfuração esofágica.

A **drenagem cirúrgica isoladamente** é reservada para lesões do esôfago cervical que não podem ser completamente identificadas e em que não há contaminação extraluminal grosseira ou sinais clínicos de sepse. Está contraindicada nos casos de perfuração do esôfago torácico ou intra-abdominal, devido a fístulas de alto débito e contaminação cavitária (pleura, mediastino e peritônio) que podem levar à rápida deterioração clínica.

A **derivação do esôfago,** através de esofagostomia, está indicada quando:

- Paciente instável hemodinamicamente;
- Reparo primário não é possível devido à extensão da perfuração e friabilidade dos tecidos adjacentes;
- Doença esofágica preexistente.

Quando se opta por derivar o conteúdo esofágico, alguns cuidados devem ser seguidos:

- Controle e drenagem da contaminação cavitária extraluminal;
- Derivação esofágica proximal com confecção de esofagostomia cervical exteriorizada na parede anterior do tórax;

- Ressecção do esôfago remanescente, se houver estabilidade hemodinâmica e condições para proceder à esofagectomia;
- Confecção de gastrostomia ou jejunostomia para realimentação pós-operatória;
- Fechamento do hiato diafragmático para evitar formação de hérnia hiatal.

O manejo pós-operatório desses pacientes inclui avaliação da funcionalidade das pregas vocais; dilatação digital da estomia para evitar estenose; suporte nutricional intensivo.

A reconstrução do esôfago é normalmente realizada após completa recuperação, entre 6 e 12 meses.

Os *stents* esofágicos revestidos podem ser utilizados em pacientes selecionados, como os que apresentam múltiplas comorbidades, sepse mediastinal grave, defeitos esofágicos extensos ou pacientes que não toleram procedimentos cirúrgicos mais agressivos.

A colocação adequada da prótese esofágica restaura a integridade da luz esofágica e evita extravasamento do conteúdo para o espaço extraluminal. Porém, a contaminação cavitária deve estar controlada e drenada.

O insucesso da utilização dessas próteses está relacionado à:

- Lesão do esôfago cervical proximal;
- Lesão próxima à junção gastresofágica;
- Lesão maior que 6 centímetros.

Após posicionamento da prótese esofágica, deve-se realizar esofagograma contrastado para verificar sua posição e se o trajeto fistuloso está obliterado. Caso não haja evidências de extravasamento, a introdução da dieta via oral ocorre assim que o paciente apresentar condições clínicas adequadas.

Algumas condições como neoplasia de esôfago, acalasia com megaesôfago avançado e estenoses esofágicas não passíveis de dilatação, exigem realização de **esofagectomia com reconstrução com tubo gástrico** no momento do diagnóstico da perfuração, se houver condições clínicas e mínima contaminação. Se o diagnóstico for tardio, pode-se proceder à esofagectomia com confecção de esofagostomia cervical derivativa.

A mortalidade decorrente de perfuração esofágica está relacionada à demora diagnóstica, tipo de reparo utilizado, localização da lesão e etiologia.

As complicações mais frequentes são fístula persistente, mediastinite, empiema, estenose esofágica, pneumonia, abscessos e sepse.

Tratamento não operatório

O manejo não operatório das perfurações esofágicas deve ser bastante criterioso, envolvendo os casos de pacientes diagnosticados precocemente em que a perfuração está contida e com mínimo extravasamento, o que é mais comum nas lesões cervicais.

As perfurações para cavidade pleural ou peritoneal são contraindicações relativas para o tratamento conservador, devido à dificuldade de controlar a contaminação em cavidades livres.

Os cuidados incluem jejum oral, administração de fluidos intravenosos e antibioticoterapia de amplo espectro por 5 a 7 dias. De acordo com a evolução clínica, se sem sinais de sepse, realiza-se esofagograma 5 a 7 dias após a perfuração para avaliar possibilidade de reintrodução de dieta via oral.

Se o paciente apresentar a qualquer momento sinais sépticos (taquicardia, febre, etc) deve ser prontamente submetido à cirurgia para controle de contaminação, drenagem e restauração da integridade da luz esofágica.

FÍSTULAS TRAQUEOESOFÁGICAS

Fístulas traqueoesofágicas são trajetos epitelizados entre a traqueia e o esôfago. Várias são as causas de fístulas: tumores erosivos tanto traqueais quanto esofágicos, iatrogênicos (Intubação orotraqueal, traqueostomias, balão esofágico de alta pressão, infecções, uso de esteroides, dentre outros)

Sinais e sintomas

Independentemente do tamanho da fístula os sintomas são bem semelhantes entre os pacientes: tosse crônica, principalmente à ingesta alimentar e expectoração corada de bile são as principais queixas. Alguns pacientes podem evoluir com pneumonias de repetição devido à broncoaspiração (mais comuns em pacientes com fístulas maiores).

Diagnóstico

O esofagograma contrastado é um dos exames que pode ser usado no diagnóstico de perfurações esofágicas de fístulas traqueoesofágicas. Porém, existe o risco de pneumonite química causada pelo bário em casos de fístulas traqueoesofágicas. Dessa forma, na suspeita de fístulas o ideal é realizar o exame com contrastes hidrossolúveis como o iodo.

A EDA e broncoscopia são exames padrão-ouro na determinação do tamanho da fístula e da localização exata, determinado em relação à arcada dentária superior, ao EEI e ao EES.

Tratamento

O tratamento é realizado em dois tempos:

- Em um primeiro momento realiza-se uma via de alimentação para o paciente (jejunostomia ou gastrostomia); depois mantém-se o paciente em IOT e coloca-se um *stent* esofágico;
- Num segundo momento, tem-se a obliteração do trajeto fistuloso seja pela via endoscópica ou cirúrgica.

Na maioria dos casos o reparo cirúrgico se faz necessário, através de cervicotomia ou toracotomia. Faz-se uma ressecção segmentar da traqueia e reparo primário do esôfago. Pode ser realizado, ainda, um retalho muscular entre o esôfago e a traqueia para estimular a cicatrização e evitar deiscências que promovam novas fístulas.

■ BIBLIOGRAFIA

1. Courtney M, Townsend JR. Sabiston tratado de cirurgia. 19 ed. Rio de janeiro: elsevier; 2015.
2. Keck T, Rozsasi A, Grum PM. Surgical treatment of hypopharyngeal diverticulum (zenker's diverticulum). Eur Arch Otorhinolaryngol 2010;267(4):587-92.
3. Ritcher JE. Modern mangement of achalasia, cur treat options gastroenterol 2005;8(4):275-283.
4. Granderath FA, Kamolz T, Schweiger UM, Pointner R. Laparoscopic refundoplication with prosthetic hiatal closure for recurrent hiatal hernia after primary failed antireflux. Arch Surg 2003;138(8):902-7.
5. Zagar ZA, Kochjar R, Mehta S, Mehta SK. The role of endoscopy in the management of corrosive ingestion and modified endoscopic classification of burns. Gastrointest Endosc 1991;37(2):165-9.
6. Henry MA, Lerco MM, Oliveira WK, et al. Perfurações esofágicas. ABCD Arq Bras Cir Diag (São Paulo) 2007;20(2):73-6.
7. Le Mouel JP, Fumery M. Zenker's Diverticulum. N Engl J Med 2017;377(22):e31.
8. Taniguchi Y, Takahashi T, Nakajima K, et al. Multiple huge epiphrenic esophageal diverticula with motility disease treated with video-assisted thoracoscopic and hand-assisted laparoscopic esophagectomy: a case report. Surgical Case Reports, 2017, 3: 63.
9. Amadi C, Gatenby P. Barrett's oesophagus: current controversies. World J Gastroenterol 2017; 23(28): 5051-67.
10. Wilmsen J, Baumbach R, Stüker D, et al. New flexible endoscopic controlled stapler technique for the treatment of Zenker's diverticulum: a case series. World J Gastroenterol 2017; 23(17):3084-91.
11. Guider J, Scott L. Esophageal rings and stricture related to a circumferential inlet patch. ACG Case Rep J 2016;3(4):e124.
12. Lima EJ, Malafaia DT, Barbosa-Neto SG, et al. Membranas e anéis esofágicos. ABCD Arq Bras Cir Diag (São Paulo) 2007;20(3):201-4.
13. Contini S, Scarpignato C. Caustic injury of the upper gastrointestinal tract: a comprehensive review. World J Gastroenterol 2013;19(25):3918-30.
14. Poley JW, Steyerberg EW, Kuipers EJ, et al. Ingestion of acid and alkaline agents: outcome and prognostic value of early upper endoscopy. Gastrointest Endosc 2004; 60(3):372-7.
15. Chirica M, Brette MD, Faron M, et al. Upper digestive tract reconstruction for caustic injuries. Ann Surg 2015; 261:894.
16. Chirica M, Resche-Rigon M, Bongrand NM, et al. Surgery for caustic injuries of the upper gastrointestinal tract. Ann Surg 2012; 256:994.

17. Harlak A, Yigit T, Coskun K, et al. Surgical treatment of caustic esophageal strictures in adults. Int J Surg 2013; 11:164.
18. Merchea A, Cullinane DC, Sawyer MD, et al. Esophagogastroduodenoscopy-associated gastrointestinal perforations: a single-center experience. Surgery 2010; 148:876.
19. Bufkin BL, Miller JI Jr, Mansour KA. Esophageal perforation: emphasis on management. Ann Thorac Surg 1996; 61:1447.
20. Brinster CJ, Singhal S, Lee L, et al. Evolving options in the management of esophageal perforation. Ann Thorac Surg 2004; 77:1475.
21. Salo JA, Isolauri JO, Heikkilä LJ, et al. Management of delayed esophageal perforation with mediastinal sepsis. Esophagectomy or primary repair? J Thorac Cardiovasc Surg 1993; 106:1088.
22. Kim-Deobald J, Kozarek RA. Esophageal perforation: an 8-year review of a multispecialty clinic's experience. Am J Gastroenterol 1992; 87:1112.
23. Wright CD, Mathisen DJ, Wain JC, et al. Reinforced primary repair of thoracic esophageal perforation. Ann Thorac Surg 1995; 60:245.
24. Schmidt SC, Strauch S, Rösch T, et al. Management of esophageal perforations. Surg Endosc 2010; 24:2809.
25. Freeman RK, Herrera A, Ascioti AJ, et al. A propensity-matched comparison of cost and outcomes after esophageal stent placement or primary surgical repair for iatrogenic esophageal perforation. J Thorac Cardiovasc Surg 2015; 149:1550.
26. Sharma P, Kozarek R, Practice Parameters Committee of American College of Gastroenterology. Role of esophageal stents in benign and malignant diseases. Am J Gastroenterol 2010; 105:258.
27. Freeman RK, Ascioti AJ, Giannini T, Mahidhara RJ. Analysis of unsuccessful esophageal stent placements for esophageal perforation, fistula, or anastomotic leak. Ann Thorac Surg 2012; 94:959.
28. Altorjay A, Kiss J, Vörös A, Bohák A. Nonoperative management of esophageal perforations. Is it justified? Ann Surg 1997; 225:415.
29. Cameron JL, Kieffer RF, Hendrix TR, et al. Selective nonoperative management of contained intrathoracic esophageal disruptions. Ann Thorac Surg 1979; 27:404.
30. Vogel SB, Rout WR, Martin TD, Abbitt PL. Esophageal perforation in adults: aggressive, conservative treatment lowers morbidity and mortality. Ann Surg 2005; 241:1016.

Capítulo 36

Esôfago de Barret

Ricardo Moreno
Adriano Miyake

■ INTRODUÇÃO

O esôfago de Barret (EB) é caracterizado pela substituição do epitélio escamoso estratificado do esôfago por metaplasia colunar epitelial, condição esta que predispõe ao desenvolvimento de adenocarcinoma de esôfago. Tal substituição histológica ocorre, principalmente, devido à exposição crônica à doença do refluxo gastroesofágico (DRGE), acometendo 10% a 15% dos pacientes com DRGE crônica.

O potencial de malignização varia de 2% a 40% de acordo com a extensão da metaplasia, grau de displasia, duração e severidade da doença. O adenocarcinoma associado ao EB é um dos tipos de câncer que mais aumentaram em frequência no mundo ocidental nos últimos anos, sendo mais comuns em homens com aproximadamente 55 anos de idade e da raça branca. O número de mulheres com a doença está aumentando conjuntamente à mudança de estilo de vida ocidental (sedentarismo, obesidade, tabagismo, *junk-food*). Trata-se de uma doença adquirida e não congênita, porém há estudos avaliando grupos de pacientes com EB que pertencem à mesma família, de modo que não está clara se a influência maior é genética ou inerente à mesma exposição ambiental (costumes, alimentação etc).

Pacientes com EB em geral morrem por causas não relacionadas nem ao EB, nem ao adenocarcinoma, especialmente nos pacientes idosos ou obesos, os quais em geral têm associado elevados fatores de risco para doenças cardiovasculares.

■ QUADRO CLÍNICO

A metaplasia colunar epitelial em si não causa sintomas. As queixas do paciente, quando presentes, são relacionadas aos sintomas da DRGE: pirose retroesternal, regurgitação, eructação, empachamento pós-prandial, disfagia. Desse modo, em geral, o EB é diagnosticado durante investigação e tratamento da DRGE, podendo, entretanto, ser diagnosticado ao acaso em paciente com DRGE oligo ou assintomático em que é solicitada endoscopia digestiva alta (EDA). por outros motivos.

DIAGNÓSTICO

O diagnóstico é realizado através da EDA com biópsia de múltiplos segmentos, de modo que dois fatores devem estar presentes:
- A visão macroscópica da EDA deve documentar a linha de epitélio colunar no esôfago distal. Macroscopicamente, o epitélio colunar possui coloração avermelhada e textura aveludada, enquanto o epitélio escamoso é pálido e brilhante. Denomina-se a junção desses epitélios como junção escamocolunar ou linha Z (Fig. 36.1).

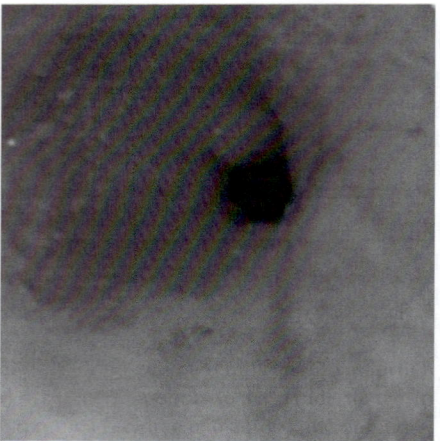

Fig. 36.1 – *Esôfago de Barret visualizado por EDA. Nota-se a diferença do aspecto macroscópico dos epitélios e a linha Z.*
Fonte: Amadi C, Gatenby P. Barrett's oesophagus: Current controversies. World J Gastroenterol 2017 July 28; 23(28): 5051-5067.

Não há um protocolo definido de biópsias, porém o mais utilizado é o de Seattle: 4 biópsias a cada 2 cm, sendo uma por quadrante, além das biópsias de cada região elevada ou deprimida. A Sociedade Brasileira de Endoscopia Digestiva (SBED) orienta, ainda, que cada fragmento deve ser colocado em frascos separados a fim de identificar a área biopsiada para futura localização da região, caso haja presença de displasia.
- O estudo histopatológico da biópsia deve confirmar metaplasia intestinal (contém células caliciformes). Vale ressaltar que tem-se considerado também a metaplasia gástrica tipo cárdica no esôfago, com lesão predisponente para o adenocarcinoma esofágico, sendo esta situação também considerada EB.

Outra característica importante após a definição diagnóstica do EB é a extensão longitudinal dessa metaplasia. Tendo como referência a distância entre a linha Z e a transição esofagogástrica (TEG), considera-se **EB curto** aquele com extensão ≤ 3 cm e **EB longo** quando > 3 cm. Quando a linha Z coincide com a TEG, denomina-se metaplasia intestinal de TEG.

Importante ressaltar que a metaplasia intestinal pode ocorrer também na mucosa gástrica devido à infecção por *Helicobacter pylori*, com as mesmas características histológicas quando ocorre no esôfago. Porém, o riso de desenvolvimento de adenocarcinoma é muito mais elevado no esôfago, de modo que, ao diagnóstico de metaplasia intestinal no estômago, a conduta, em geral, pode ser mais conservadora. Há estudos em busca de marcadores para diferenciar o EB curto do da metaplasia intestinal da cárdia, porém, ainda não há resultados significativos.

A prevalência do EB curto é maior que a do EB longo, mas ambos ocorrem mais em homens e da raça branca. Em geral, os pacientes com EB longo são expostos à inflamação crônica da DRGE e, consequentemente, mais predispostos aos sintomas da doença. O EB curto está associado a uma menor incidência de displasia, sendo o risco de adenocarcinoma esofágico 2 a 15 vezes maior no EB longo.

A DRGE, quando associada ao EB longo, aumenta o risco de complicações esofágicas como úlcera, estenose e sangramento. Ressalta-se, ainda, o fato de pacientes com DRGE apresentarem esofagite erosiva, fator de risco independente para EB. Devido a grande associação do EB com DRGE, a confirmação desta doença é fundamental e acaba por fazer parte da investigação diagnóstica.

RASTREAMENTO DO ESÔFAGO DE BARRET E VIGILÂNCIA DA DISPLASIA

Na tentativa de diminuir a mortalidade por adenocarcinoma de esôfago, grupos e sociedade médicas propõem um *screening* nos pacientes com DRGE. Não há, porém, dados consistentes na literatura de impacto na mortalidade. Acrescenta-se a isso o fato de grande parte dos pacientes com adenocarcinoma não apresentarem sintomas semelhantes à DRGE.

A *American Gastroenterological Association* recomenda o *screening* para pacientes com fatores de risco para adenocarcinoma gástrico (sexo masculino, DRGE crônica, tabagismo, > 50 anos, obesidade etc) e para todos os pacientes com DRGE. O *American College of Physicians*, por sua vez, recomenda EDA para pacientes do sexo masculino, com idade > 50 anos e DRGE sintomática há mais de cinco anos, quando estão presentes fatores de risco como tabagismo, obesidade, sintomas noturnos da DRGE, hérnia de hiato. De um modo geral, as principais sociedades norte-americanas e europeias recomendam a vigilância endoscópica no EB.

A EDA, quando realizada, deve ser feita quando os sintomas da DRGE estiverem controlados, e a biópsia deve ser realizada quando os pacientes não apresentarem sinais de esofagite endoscópica, pois a inflamação pode comprometer a avaliação patológica das amostras.

O grande fator envolvido no seguimento do paciente com EB é a presença ou não de displasia, que pode ser displasia de baixo grau (DBG) ou displasia de alto grau (DAG). Pacientes com DBG apresentam 3 a 5 vezes mais chance de desenvolver o adenocarcinoma de esôfago comparado ao com EB sem displasia. Por sua vez, 30% a 40% dos pacientes com DAG desenvolverão câncer em 5 anos.

Na **ausência de displasia**, a EDA pode ser repetida em um intervalo variável, que pode ser de até 3 a 5 anos. Se resultado histológico vier **indefinido para displasia**, orienta-se otimizar o tratamento clínico da DRGE e repetir a EDA em um intervalo de 2 a 6 meses. Na permanência do resultado, idealmente deve ser encaminhado para patologista com alta experiência em EB ou repetir EDA anualmente.

Na presença da **DBG** a SBED orienta revisão de lâminas por um segundo patologista, de modo que, se confirmada a displasia, o paciente deve ser submetido à EDA a cada 6 a 12 meses até o desaparecimento ou progressão, neste caso sendo então encaminhado para respectiva conduta. Pode-se optar por otimização do tratamento clínico antes da nova EDA, repetindo em um intervalo de 8 a 12 semanas após a otimização. O risco de progressão da DBG para a DAG é de 10% a 30% em 5 anos. Confirmada a DBG o paciente, em geral, é encaminhado para tratamento endoscópico, mais comumente a ablação por radiofrequência.

Já para os pacientes com **DAG**, a SBED divide a conduta em duas situações:

- **Mucosa de Barret sem nodulações ou úlceras:** a displasia deve ser confirmada por um segundo patologista e o paciente submetido à nova EDA com o dobro do número de biópsias (4 biópsias a cada 1 cm);
- **Displasia detectada em zonas nodulares ou elevadas ou com irregularidades de mucosa:** deve ser ressecada por mucosectomia para melhor avaliação, de modo que a presença de DAG (neoplasia intraepitelial de alto grau) ou de adenocarcinoma intramucoso indica o tratamento definitivo, sendo este, em geral, endoscópico.

Importante frisar que, apesar de diversos *guidelines* sugerirem a vigilância em pacientes com EB, não há consenso sobre o seu real benefício. Há ainda, na vigilância, o envolvimento psicológico e emocional do paciente em lidar continuamente com a "possibilidade de ter câncer", bem como os riscos inerentes aos procedimentos endoscópicos, além do fato da possibilidade de lesões displásicas passarem despercebidas. Dessa forma, deve haver um bom vínculo médico-paciente para esclarecimento dos riscos, vantagens e desvantagens entre se optar pela vigilância ou não.

TRATAMENTO

Tendo em vista a associação do EB à DRGE, o tratamento clínico dessa doença faz parte do manejo dos pacientes com EB, incluindo protetor gástrico, especialmente os inibidores de bomba de prótons e medidas dieto-comportamentais (Algoritmos 36.1 e 36.2).

A fundoplicatura videolaparoscópica, ou cirurgia antirrefluxo, pode ser realizada em pacientes bem selecionados e sua indicação está baseada na me-

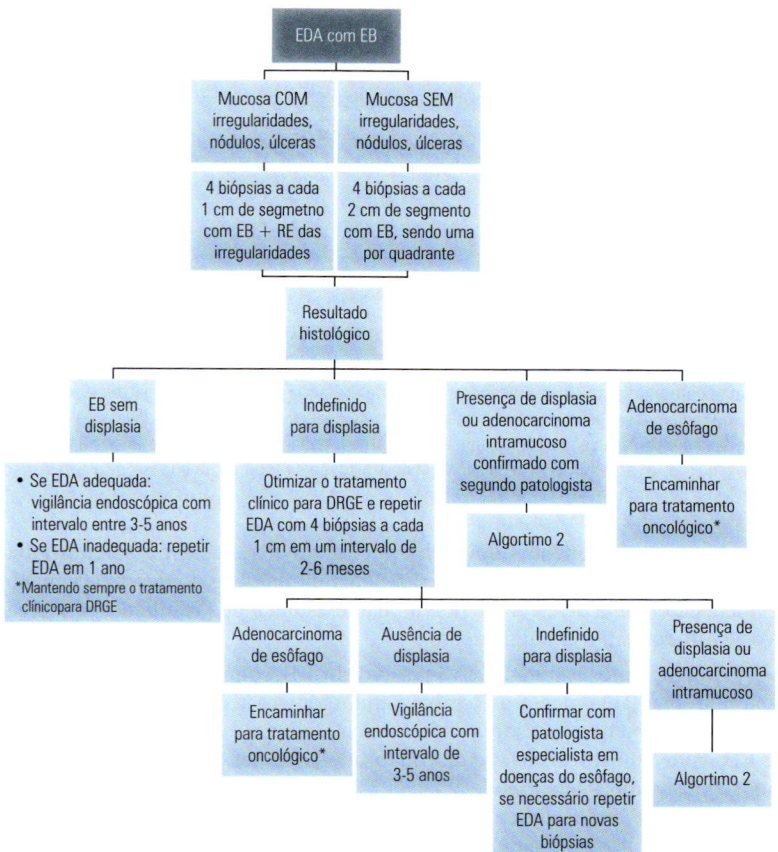

Algoritmo 36.1 – *Conduta frente ao diagnóstico de Esôfago de Barret.*
* O tratamento oncológico para o adenocarcinoma de esôfago pode incluir esofagectomia, quimioterapia e/ou radioterapia, dependendo do estadiamento da doença e das condições clínicas do paciente.
RE: Ressecção endoscópica

lhora da sintomatologia do paciente, já que não há dados na literatura que comprovem a efetividade da fundoplicatura na prevenção do adenocarcinoma de esôfago. Há estudos que mostram uma redução na metaplasia intestinal em pacientes submetidos à fundoplicatura, especialmente naqueles com EB curto, sem poder, entretanto, afirmar que esses pacientes estão isentos da progressão para displasia. Dessa forma, o seguimento endoscópico pós-operatório é mandatório. Não havendo consenso na literatura quanto à indicação da fundoplicatura em pacientes com EB, ao ser indicada a cirurgia antirrefluxo deve-se levar em consideração, idade, comorbidades, extensão da lesão e o grau de displasia.

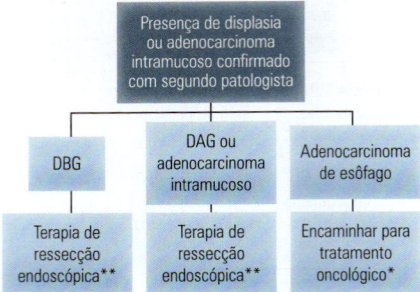

Algoritmo 36.2 – *Conduta para Esôfago de Barret na presença de displasia ou diagnóstico de adenocarcinoma intramucoso.*

* O tratamento oncológico para o adenocarcinoma de esôfago pode incluir esofagectomia, quimioterapia e/ou radioterapia, dependendo do estadiamento da doença e das condições clínicas do paciente.
** A terapia de ressecção endoscópica envolve ablação por radiofrequência, terapia fotodinâmica, crioterapia em *spray* e ressecção endoscópica. Na impossibilidade de tratamento endoscópico a esofagectomia é uma alternativa.

Ainda no tratamento clínico, há estudos envolvendo aspirina, anti-inflamatórios inibidores da COX e até estatina na diminuição do desenvolvimento de adenocarcinoma de esôfago, porém, não existem ainda resultados significativos e estudos estão em andamento.

Antigamente, o tratamento invasivo do EB com displasia era a esofagectomia, mas atualmente as terapias endoscópicas têm sido cada vez mais utilizadas. O objetivo da terapia endoscópica moderna é erradicar todo o tecido do EB, com ou sem displasia, de modo que pode ser associada a ressecção endoscópica com as técnicas de ablação. Chama-se essa estratégia de "**terapia de erradicação endoscópica**" (TEE).

Todo diagnóstico de displasia, idealmente, deve ser confirmado por um segundo patologista, sendo este, de preferência, com experiência em EB/doenças do esôfago. Na presença de displasia confirmada, especialmente a DAG, os *guidelines* recomendam terapias endoscópicas, entre elas:

- Ablação por radiofrequência;
- Terapia fotodinâmica;
- Crioterapia em *spray*;
- Ressecção endoscópica.

As técnicas de ablação, seja por energia térmica ou fotoquímica, destroem a mucosa com metaplasia, porém não permitem prover amostras para estudos histológicos. A ressecção endoscópica, por sua vez, remove o seguimento de esôfago com mucosa e submucosa, ou seja, além de promover material histológico para o estadiamento T (no caso da DAG ou adenocarcinoma), pode representar a terapêutica definitiva.

Pacientes com **DBG confirmada** podem ser encaminhados para a TEE, em geral, com ablação por radiofrequência. Se não for optado por não realizar o tratamento endoscópico, a vigilância endoscópica deve ser realizada em um intervalo de 6 a 12 meses e, após, anualmente até que se tenha reversão ou progressão.

Para os pacientes com **DAG confirmada** alguns fatores devem ser considerados: idade, expectativa de vida, comorbidades, extensão da displasia (EB curto tem o procedimento ablativo endoscópico mais fácil comparado ao EB longo com múltiplos focos de displasia), experiência da equipe de cirurgiões e endoscopistas, e escolha do paciente.

Pacientes com DAG ou adenocarcinoma intramucoso devem ser submetidos à TEE, com ressecção endoscópica, de modo que as áreas com irregularidades, nodulações ou elevações devem ser ressecadas e enviadas para estudo histológico. Se uma das amostras vier com invasão de submucosa, a terapia endoscópica não é aconselhável, e a esofagectomia deve ser considerada, tendo em vista se tratar de um adenocarcinoma pT1b pNx pMx.

Não há ainda dados na literatura a respeito do seguimento em longo prazo dos pacientes tratados com TEE, inclusive em relação à possibilidade de recorrência do quadro. A esofagectomia não é mais o tratamento inicial na abordagem do paciente com DAG ou adenocarcinoma intramucoso, porém, pode ser indicada caso o paciente não aceite os fatores envolvidos na vigilância e no TEE. A esofagectomia é o único tratamento para DAG que permite a remoção completa da doença, inclusive de linfonodos regionais.

BIBLIOGRAFIA

1. Cappellanes CA, Moreira EF, Lima JCP, et al. Projeto Diretrizes Sociedade Brasileira de Endoscopia Digestiva. Porto Alegre: SOBERB; 2010.
2. Sharma P, McQuaid KR, Dent J, et al. A critical review of the diagnosis and management of Barrett`s esophagus: the AGA Chicago Workshop. Gastroenterology 2004;127(1):310-30.
3. Wang KK, Sampliner RE. Updated Guidelines 2008 for the diagnosis, surveillance and therapy of Barrett`s esophagus. Am J Gastroenterol 2008;103(3):788-97.
4. Cohen H, Moraes-Filho JPP, Cafferata ML, et al. An evidence-based, LatinAmerican consensus on gastro-oesophageal reflux disease. Eur J Gastroenterol 2006;18(4):349-68.
5. Sharma P, Falk GA, Weston AP, et al. Dysplasia and cancer in a large multicenter cohort of patients with Barrett`s esophagus. Clin Gastroenterol Hepatol 2006;4(5):566-72.
6. Henry MA. Diagnóstico e tratamento da Doença do Refluxo Gastroesofágico. ABCD Arq Bras Cir Dig 2014;27(3):210-15.
7. Spechler SJ, Souza RF. Barrett's esophagus. N Engl J Med 2014; 371(9):836-45.

8. Bennett C, Moayyedi P, Corley DA, et al. BOB CAT: a large-scale review and delphi consensus for management of Barrett's esophagus with no dysplasia, indefinite for, or low-grade dysplasia. Am J Gastroenterol 2015; 110(5):662-82.
9. Rastogi A, Puli S, El-Serag HB, et al. Incidence of esophageal adenocarcinoma in patients with Barrett's esophagus and high-grade dysplasia: a meta-analysis. Gastrointest Endosc 2008; 67(3):394-8.
10. Shaheen NJ, Falk GW, Iyer PG, et al. ACG Clinical Guideline: diagnosis and management of Barrett's esophagus. Am J Gastroenterol 2016;111(7):30.
11. Maret-Ouda J, Konings P, Lagergren J, Brusselaers N. Antireflux surgery and risk of esophageal adenocarcinoma: a systematic review and meta-analysis. Ann Surg 2016; 263(2):251-7.
12. Shaheen NJ, Weinberg DS, Denberg TD, et al. Upper endoscopy for gastroesophageal reflux disease: best practice advice from the clinical guidelines committee of the American College of Physicians. Ann Intern Med 2012; 157(11):808-16.

Capítulo 37

Câncer de Esôfago

Ricardo Moreno
Karina Scalabrin Longo
Alexandre Cruz Henriques

INTRODUÇÃO

Adenocarcinoma e carcinoma espinocelular (CEC) constituem cerca de 95% das neoplasias malignas do esôfago. Nas últimas duas a três décadas a incidência de adenocarcinoma aumentou, especialmente nos países ocidentais.

Para esses dois tipos histológicos há diferentes características quanto a fatores de risco, localização anatômica mais prevalente, comportamento biológico, dentre outros.

Porém, independentemente do tipo histológico, cerca de 50% a 60% dos pacientes com câncer de esôfago se apresentam em estadios localmente avançados ou metastáticos ao momento do diagnóstico. Apenas uma minoria dos pacientes possui doença limitada à mucosa ou submucosa, a qual possui alta taxa de cura com cirurgia ou, em casos selecionados, ressecção endoscópica. Dos pacientes com invasão da parede esofágica ou com linfonodos regionais acometidos, o prognóstico é ruim e apenas 15% alcançam a cura com tratamento multimodal.

FATORES DE RISCO
Carcinoma espinocelular (CEC)

Trata-se de um tipo histológico que é mais prevalente em homens, áreas urbanas e de piores condições socioeconômicas.

Tabagismo e **etilismo** são os principais fatores de risco, além de possuírem um efeito sinérgico de aumento no risco do desenvolvimento do câncer de esôfago, assim como se observa nos CEC de cabeça e pescoço. Vale ressaltar, que de 10% a 15% dos pacientes com diagnóstico de câncer de esôfago apresentam alguma neoplasia maligna de cabeça e pescoço, sincrônica ou metacrônica. Além disso, pacientes com qualquer neoplasia maligna do trato aerodigestivo superior têm risco aumentado de desenvolver CEC de esôfago sincrônico ou como segundo sítio primário.

Características da **dieta** parecem servir como fatores de risco para desenvolvimento de CEC de esôfago, apesar de não haver ainda comprovação científica. Uma revisão sistemática que envolveu 59 estudos mostrou que mais da metade desses encontraram relação entre a ingesta de líquidos quentes com um maior risco de câncer de esôfago.

Doenças prévias do esôfago, como acalásia e estenose cáustica, aumentam o risco de desenvolvimento de CEC. Pacientes com acalásia de esôfago possuem risco cerca de 15 vezes maior de desenvolver CEC, de modo que o câncer, em geral, é diagnosticado cerca de 15 anos após o diagnóstico de acalasia. Já para os pacientes com estenose cáustica, o diagnóstico do câncer de esôfago é feito em torno de 40 anos após a ingesta da substância.

Gastrite atrófica aumenta em duas vezes o risco de desenvolvimento de CEC, porém não há relação com o adenocarcinoma.

Adenocarcinoma

Sua incidência vem aumentando nas últimas décadas e tal aumento está associado ao aumento da incidência de alguns de seus principais fatores de risco: tabagismo, obesidade, doença do refluxo gastroesofágico (DRGE) e dieta pobre em frutas e vegetais.

A **raça branca** é cinco vezes mais acometida do que a negra e o **sexo masculino** até oito vezes mais, especialmente na faixa etária entre **45 e 65 anos**.

A **DRGE**, especialmente as mais severas, resulta na maioria dos casos em esôfago de Barret: metaplasia intestinal da mucosa esofágica, em que há substituição do epitélio escamoso estratificado por epitélio colunar. O risco aumenta quanto maior a severidade dos sintomas e sua duração, especialmente quando por mais de 20 anos. Na presença do esôfago de Barret, o risco aumenta até 30 vezes. Apesar dessa relação de fator de risco, cerca de metade dos pacientes com adenocarcinoma de esôfago não apresentam sintomas de DRGE.

O **tabagismo** aumenta em duas vezes o risco de desenvolver adenocarcinoma de esôfago. Em contrapartida, ao contrário do CEC, uma metanálise recente mostrou não haver associação do etilismo com o adenocarcinoma de esôfago.

A **obesidade e a síndrome metabólica** tem sido muito associadas ao aumento da incidência de adenocarcinoma de esôfago, aumentando o risco de desenvolvê-lo em cerca de duas vezes, o que não é observado no CEC. Acredita-se que tal relação ocorra devido a uma maior predisposição do obeso em desenvolver DRGE e, consequentemente, esôfago de Barret.

A **dieta** rica em fibra, vitamina C e B6, pobre em colesterol e em proteína animal parece estar relacionada como fatores de proteção.

Essas diferenças entre os fatores de risco, especialmente em relação ao esôfago de Barret e à DRGE, sugerem fisiopatologias diferentes entre os tipos histológicos. Além disso, sabe-se que apresentam comportamentos diferentes:

- O CEC de esôfago costuma localizar-se na porção média do órgão e invade a submucosa de forma precoce, estendendo-se pela parede do órgão por continuidade. A disseminação linfonodal também ocorre precocemente.
- O adenocarcinoma, por sua vez, em geral se localiza na porção distal ou na transição esôfago-gástrica (TEG). A disseminação linfonodal também ocorre precocemente, porém com acometimento mais frequente das cadeias peri-hepáticas e tronco celíaco, devido a sua posição anatômica.

QUADRO CLÍNICO

Apesar das diferenças supracitadas entre os tipos histológicos, o quadro clínico é semelhante, tipicamente apresentando-se com uma disfagia progressiva e síndrome consumptiva, esta associada tanto à alteração do padrão de alimentação, quanto à hiporexia relacionada ao câncer.

Pirose e desconforto retroesternal podem ser queixas apresentadas pelo paciente, assim como melena ou achado de sangue oculta nas fezes positivo. Não é comum a apresentação por hematêmese.

Regurgitação de saliva ou comida geralmente é encontrada em quadros de doença avançada.

Pneumonia de repetição ou tosse refratária podem ser indícios de doença avançada, ora pela regurgitação associada à broncoaspiração, ora por fístulas traqueoesofágicas.

DIAGNÓSTICO

O diagnóstico é efeito através de endoscopia digestiva alta (Fig. 37.1), com biópsia da lesão que, macroscopicamente, pode se apresentar como placas, nódulos ou ulceroinfiltrações, com ou sem acometimento circunferencial e estenose da luz.

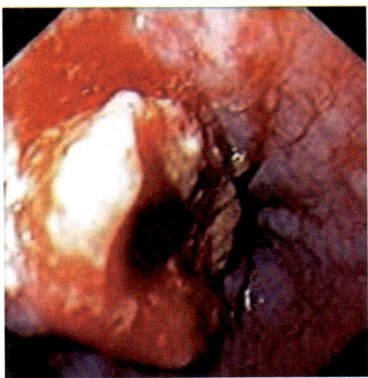

Fig. 37.1 – *Visão endoscópica de câncer de esôfago (lesão ulceroinfiltrativa).*
Fonte: imagem do autor Alexandre Cruz Henriques.

Uma radiografia contrastada do esôfago, estômago e duodeno (ou esôfago-estômago-duodenograma – Fig. 37.2) pode auxiliar na avaliação da extensão da lesão ou mesmo de fístulas traqueoesofágicas, apesar de seu uso estar em declínio devido à Tomografia Computadorizada (TC) e à broncoscopia, respectivamente. Na suspeita de fístula traqueoesofágica deve-se utilizar o contraste iodado, ao invés do bário.

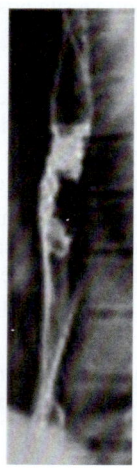

Fig. 37.2 – *Radiografia contrastada do esôfago demonstrando imagem de "maçã mordida", representando tumor de esôfago estenosante.*
Fonte: imagem do autor Alexandre Cruz Henriques.

ESTADIAMENTO

O estadiamento segue o esquema TNM proposto pela *American Joint Committee on Cancer* (AJCC). Independentemente do tipo histológico, TNM 2010 classificava como "câncer de esôfago" todos os tumores do esôfago cervical, torácico e abdominal, incluindo os de TEG e os de envolvimento de até 5 cm do estômago proximal (Siewert I, II e III) (Tabela 37.1).

A mais recente revisão da AJCC (8ª edição TNM – 2017) alterou a definição de "câncer de esôfago" para os tumores que envolvem a TEG. Assim, tumores com seu epicentro localizado a < 2 cm no estômago proximal são considerados "câncer de esôfago", enquanto os com > 2 cm são considerados "câncer de estômago" (Tabela 37.2).

O envolvimento neoplásico linfonodal é de extrema importância no prognóstico do paciente. Linfonodos regionais são os da cadeia periesofágica e celíaca, e não houve alteração entre o TNM 2010 e 2017.

Frente ao diagnóstico de câncer de esôfago, a tomografia computadorizada de tórax (Fig. 37.3) e abdome superior é mandatória. Com sensi-

Tabela 37.1
Classificação de Siewert e respectivas condutas terapêuticas cirúrgicas.

Classificação	Tratamento
I – Lesão em 1 a 5 cm acima da TEG adenocarcinoma de esôfago distal	Esofagectomia subtotal + gastrectomia proximal + linfadenectomia 2 campos
II – Lesão entre 1 cm acima e 2 cm abaixo da TEG adenocarcinoma de cárdia	Esofagectomia subtotal + gastrectomia proximal + linfadenectomia 2 campos
III – Lesão entre 2 e 5 cm abaixo da TEG Adenocarcinoma subcárdico	Gastrectomia total

Tabela 37.2
Estadiamento TNM do câncer de esôfago (AJCC 2017).

Tumor primário	
T0	Sem evidência de tumor
Tis	Displasia de alto grau, restrita ao epitélio
T1a	Tumor invade lâmina própria ou muscular da mucosa
T1b	Tumor invade a submucosa
T2	Tumor invade a muscular própria
T3	Tumor invade a adventícia
T4a	Tumor invade pleura, pericárdio, veia ázigos, diafragma ou peritônio
T4b	Tumor invade estruturas adjacentes como aorta, traqueia e corpos vertebrais
Linfonodos	
N0	Ausência de metástase em linfonodo regional
N1	Acometimento de até 2 linfonodos regionais
N2	Acometimento de 3 a 6 linfonodos regionais
N3	Acometimento de 7 ou mais linfonodos regionais
Metástase à distância	
M0	Ausência de metástase
M1	Presença de metástase

bilidade razoável para linfonodomegalias, sua sensibilidade para avaliação linfonodal do tronco celíaco é ruim, além de não permitir uma boa avaliação do comprometimento da parede do esôfago, especialmente para os pouco avançados.

O exame de escolha para a avaliação do comprometimento locorregional é a ecoendoscopia (ou ultrassonografia endoscópica), com uma acurácia de até 80% para estadiamento T e 90% para o N. Além disso, permite a realização de biópsias linfonodais através da PAAF (Punção Aspirativa por Agulha Fina). Entretanto, perde sua capacidade de avaliação no caso de tumores intransponíveis ao endoscópio.

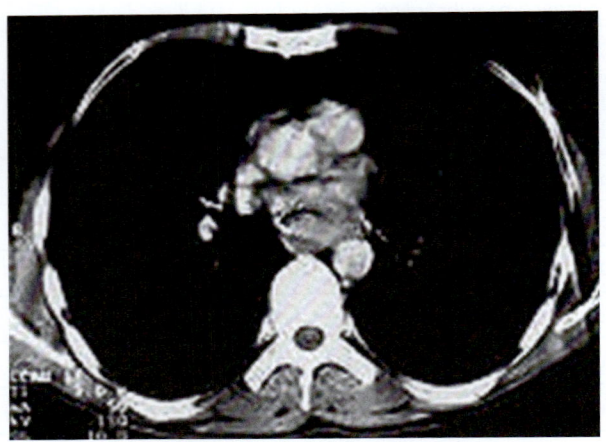

Fig. 37.3 – *Tomografia computadoriza em corte axial demonstrando espessamento parietal do esôfago.*
Fonte: imagem do autor Alexandre Cruz Henriques.

Os principais focos de metástase à distância são fígado, pulmão, osso e adrenal. Como supracitado, a avaliação de metástases inicialmente é feita com a TC. Porém, metástases pequenas podem não ser detectadas por esse exame, de modo que outros métodos podem ser utilizados a fim de se evitar a cirurgia em pacientes metastáticos.

A PET-scan, apesar de seu alto custo absoluto, pode apresentar um bom custo-benefício na identificação de pacientes com metástases "ocultas", aos quais não há proposta de tratamento curativo. A PET-CT (técnica radiológica que associa PET-Scan com imagens de TC) aumenta a acurácia da detecção anatômica das lesões. Não há consenso, entretanto, quanto ao seu uso rotineiro no estadiamento do câncer de esôfago.

O uso da laparoscopia na detecção de metástases peritoneais é um método mais invasivo e que, geralmente, é utilizado para os adenocarcinomas distais, especialmente os de TEG, de modo que não há consenso na literatura quanto ao seu emprego sistemático. A *National Comprehensive Cancer Network* (NCCN) e a *European Society for Medical Oncology* (ESMO) sugerem o uso da laparoscopia em pacientes com tumor de TEG e sem evidência de metástase à distância.

Por fim, a broncoscopia é utilizada para tumores localizados até o nível da carina, e sempre que houver suspeita de fístula traqueoesofágica. Além da avaliação direta, permite a realização de biópsias e escovado citológico.

TRATAMENTO MULTIMODAL

Diversos *trials* e metanálises demonstraram o benefício da abordagem trimodal no câncer de esôfago: quimiorradioterapia perioperatória, seguida por cirurgia, proporciona uma maior sobrevivência e menor recidiva quando comparada à cirurgia isolada. Em pacientes selecionados, tumores aparentemente irressecáveis com invasão local atingem uma resposta suficientemente adequada com a terapia neoadjuvante, tornando-se curativamente ressecáveis. O restadiamento dos pacientes (com TC e PET) após neoadjuvância torna-se necessário para o planejamento terapêutico, visando à identificação de regressão ou progressão de doença no intervalo.

A definição da terapêutica a ser utilizada depende do estadiamento do paciente e, não havendo consenso sobre qual a melhor abordagem, tem-se as seguintes recomendações:

- T1aN0M0 (até mucosa): ressecção endoscópica;
- T1bN0M0 (até submucosa): esofagectomia + linfadenectomia regional;
- T 2-3 ou N+: Radioterapia(RT) + Quimioterapia(QT) neoadjuvante + esofagectomia com linfadenectomia regional após 4 a 6 semanas;
- T4 ou M1 (doença irressecável, metastática) ou paciente sem *status* cirúrgico: RT+QT Paliativa;
- Esôfago cervical (tumor cabeça e pescoço): RT+QT;
- Tumores com N+ que foram completamente ressecados sem neoadjuvância: indicado adjuvância;
- Tumores de TEG: mesmo benefício da terapia trimodal combinada para câncer de esôfago.

A Tabela 37.3 resume as possíveis técnicas cirúrgicas, bem como suas vias de acesso, localização da anastomose e principais complicações. Importante frisar que na cirurgia de Ivor-Lewis há uma menor frequência de fístulas de anastomose, quando comparada às demais técnicas. Entretanto, quando presente, a fístula intratorácica pode evoluir com complicação grave (mediastinite), enquanto as fístulas cervicais evoluem, no geral, com complicações locais e são autolimitadas quando tratadas com jejum via oral e nutrição via enteral (mais comumente) ou parenteral.

Tabela 37.3
Acessos cirúrgicos na esofagectomia.

Acesso esofagectomia	Anastomose	Complicações
Ivor-lewis: esofagectomia transtorácica • Toracotomia posterolateral direita • Videotoracoscopia • Laparotomia/videolaparoscopia	Intratorácica	Mediastinite
Esofagectomia trans-hiatal • Cervicotomia esquerda • Laparotomia/videolaparoscopia	Cervical	Hemorragia mediastinal Linfadenectomia comprometida
Esofagectomia em 3 campos • Cervicotomia esquerda • Toracotomia posterolateral direita • Videotoracoscopia • Laparotomia/videolaparoscopia	Cervical	Cirurgia longa e agressiva

Preconiza-se na cirurgia uma margem proximal de 10 cm e distal de 5 cm. A reconstrução do trânsito em geral é feita através do tubo gástrico (Figs. 37.1, 37.2, 37.4 e 37.5). Se paciente com gastrectomia prévia ou impossibilidade de uso do estômago devido à invasão tumoral, pode-se reconstruir com cólon transverso (por isso alguns serviços preconizam a colonoscopia pré-operatória para todos os pacientes).

A maioria dos serviços preconiza a linfadenectomia em 2 campos (torácico/mediastinal e abdominal) com ressecção em monobloco. A linfadenectomia em 3 campos, o que inclui a cervical, é utilizada em casos selecionados, especialmente tumores mais proximais. Não há consenso na literatura a respeito do número mínimo de linfonodos a serem ressecados.

As principais complicações pós-operatórias são:

- Fístula anastomótica: precoce ou tardia, intratorácica ou cervical;
- Gastroparesia;
- Hemorragia;
- Quilotórax (por lesão do ducto torácico);
- Disfonia (por lesão do nervo laríngeo recorrente);
- Necrose do tubo gástrico;
- Complicações gerais: infecções (pneumonia, mediastinite), tromboembolia pulmonar.

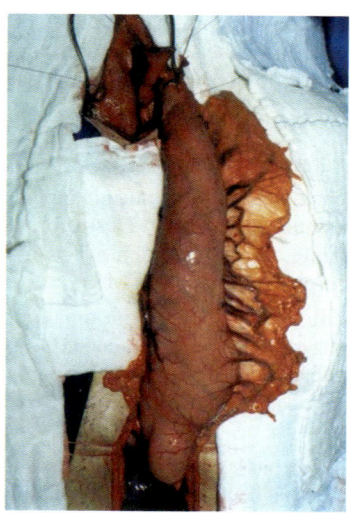

Fig. 37.4 – *Intraoperatório de esofagectomia com reconstrução com tubo gástrico. Observa-se a aproximação cranial sem tensão mesmo que sobre o tórax e sua boa perfusão. O tubo gástrico é então tracionado cranialmente via transtorácica para posterior anastomose cervical.*
Fonte: imagem do autor Alexandre Cruz Henriques.

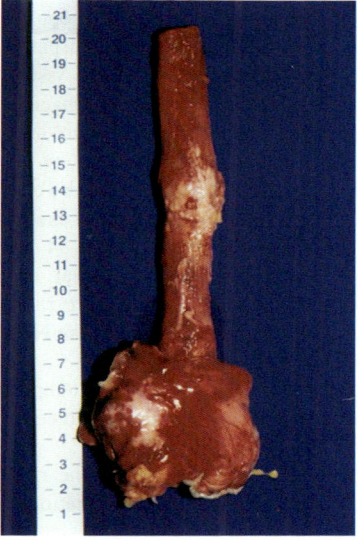

Fig. 37.5 – *Produto de esofagectomia subtotal.*
Fonte: imagem do autor Alexandre Cruz Henriques.

O tratamento multimodal inclui a adjuvância com QT e RT se margens cirúrgicas comprometidas ou doença residual (ressecção não R0). Os principais esquemas de QT utilizados são carboplatina + paclitaxel ou cisplatina + 5-fluorouracil.

■ TRATAMENTO PALIATIVO

Paciente com doença localmente avançada ou metastática não são candidatos a tratamento com intenção curativa. Dessa forma, a esofagectomia está contraindicada em paciente com estadiamento T4 (invasão de aorta, traqueia – com ou sem fístula, corpos vertebrais) ou M1.

Há alternativas paliativas que permitem uma melhor qualidade de vida, especialmente no que diz respeito à alimentação. O uso de prótese esofágica expansiva através de endoscopia é uma alternativa para tumores irressecáveis e estenosantes (para garantir via de alimentação) ou para os tumores com fístula traqueoesofágica.

Na impossibilidade da passagem da prótese devido à estenose, por exemplo, a passagem de sonda nasoenteral para via de alimentação é uma opção. Gastrostomia ou jejunostomia são outras opções para via de alimentação em pacientes merecedores de tratamento paliativo.

A via de alimentação deve ser instaurada antes do início da quimiorradioterapia.

■ BIBLIOGRAFIA

1. Baquet CR, Commiskey P, Mack K, et al. Esophageal cancer epidemiology in blacks and whites: racial and gender disparities in incidence, mortality, survival rates and histology. J Natl Med Assoc 2005;97(11):1471-8.
2. Pottern LM, Morris LE, Blot WJ, et al. Esophageal cancer among black men in Washington, D.C. I. Alcohol, tobacco, and other risk factors. J Natl Cancer Inst 1981;67(4):777-83.
3. Gammon MD, Schoenberg JB, Ahsan H, et al. Tobacco, alcohol, and socioeconomic status and adenocarcinomas of the esophagus and gastric cardia. J Natl Cancer Inst 1997;89 (17):1277-84.
4. Freedman ND, Abnet CC, Caporaso NE, et al. Impact of changing US cigarette smoking patterns on incident cancer: risks of 20 smoking-related cancers among the women and men of the NIH-AARP cohort. Int J Epidemiol 2016;45(3):846-56.
5. Islami F, Boffetta P, Ren JS, et al. High-temperature beverages and foods and esophageal cancer risk – a systematic review. Int J Cancer 2009;125(3):491-524.
6. Sandler RS, Nyrén O, Ekbom A, et al. The risk of esophageal cancer in patients with achalasia. A population-based study. JAMA 1995;274(17):1359-62.
7. Appelqvist P, Salmo M. Lye corrosion carcinoma of the esophagus: a review of 63 cases. Cancer 1980;45(10):2655-8.

8. Islami F, Sheikhattari P, Ren JS, Kamangar F. Gastric atrophy and risk of oesophageal cancer and gastric cardia adenocarcinoma--a systematic review and meta-analysis. Ann Oncol 2011;22(4):754-60.
9. Bollschweiler E, Wolfgarten E, Gutschow C, Hölscher AH. Demographic variations in the rising incidence of esophageal adenocarcinoma in white males. Cancer 2001;92(3):549-55.
10. Rubenstein JH, Taylor JB. Meta-analysis: the association of oesophageal adenocarcinoma with symptoms of gastro-oesophageal reflux. Aliment Pharmacol Ther 2010;32(10):1222-7.
11. Hvid-Jensen F, Pedersen L, Drewes AM, et al. Incidence of adenocarcinoma among patients with Barrett's esophagus. N Engl J Med 2011;365(15):1375-83.
12. Bytzer P, Christensen PB, Damkier P, et al. Adenocarcinoma of the esophagus and Barrett's esophagus: a population-based study. Am J Gastroenterol 1999;94(1):86-91.
13. Cook MB, Kamangar F, Whiteman DC, et al. Cigarette smoking and adenocarcinomas of the esophagus and esophagogastric junction: a pooled analysis from the international BEACON consortium. J Natl Cancer Inst 2010;102(17):1344-53.
14. Tramacere I, Pelucchi C, Bagnardi V, et al. A meta-analysis on alcohol drinking and esophageal and gastric cardia adenocarcinoma risk. Ann Oncol 2012;23(2):287-97.
15. Lauby-Secretan B, Scoccianti C, Loomis D, et al. Body Fatness and Cancer – Viewpoint of the IARC Working Group. N Engl J Med 2016;375(8):794-8.
16. Turati F, Tramacere I, La Vecchia C, Negri E. A meta-analysis of body mass index and esophageal and gastric cardia adenocarcinoma. Ann Oncol 2013;24(3):609-17.
17. Mayne ST, Risch HA, Dubrow R, et al. Nutrient intake and risk of subtypes of esophageal and gastric cancer. Cancer Epidemiol Biomarkers Prev 2001;10(1):1055-62.
18. Ajani JA, In H, Sano T, et al. Stomach. In: AJCC Cancer Staging Manual. 8th ed. Chicago: AJCC; 2017. p.203.
19. van Vliet EP, Heijenbrok-Kal MH, Hunink MG, et al. Staging investigations for oesophageal cancer: a meta-analysis. Br J Cancer 2008;98(3):547-57.
20. Räsänen JV, Sihvo EI, Knuuti MJ, et al. Prospective analysis of accuracy of positron emission tomography, computed tomography, and endoscopic ultrasonography in staging of adenocarcinoma of the esophagus and the esophagogastric junction. Ann Surg Oncol 2003;10(8):954-60.
21. Lordick F, Mariette C, Haustermans K, et al. Oesophageal cancer: ESMO Clinical Practice Guidelines for diagnosis, treatment and follow-up. Ann Oncol 2016;27(Suppl 5):v50-57.
22. Esophageal and Esophagogastric Junction Cancers. New York: National Comprehensive Cancer Network; 2012.

Capítulo 38

pHmetria, Impedanciometria e Manometria Esofágicas

Renan Machado Bianchi
Carlos Eduardo Rodante Corsi

■ INTRODUÇÃO

Das doenças esofágicas, a doença do refluxo gastroesofágico (DRGE) é de prevalência muito elevada, caracterizada por sintomas de queimação retroesternal ou regurgitação ácida pelo menos uma vez por semana e sua incidência varia de 15% a 25% na população. No Brasil, cerca de 12% da população apresenta queimação retroesternal ao menos uma vez por semana e dado esse contexto, definimos a DRGE como condição que se desenvolve quando o refluxo do conteúdo gástrico gera sintomas ou complicações que alteram a qualidade de vida do paciente.

Dado que o seu não controle pode acarretar lesões precursoras de neoplasia, a criação de métodos diagnósticos com alta especificidade e acurácia aparecem neste cenário para tentar evitar cada vez mais o aparecimento dessas lesões, bem como seu diagnóstico precoce, caso ela já exista.

O esôfago de Barrett é caracterizado como uma alteração da mucosa esofágica devido a um refluxo gastroesofágico intenso e por tempo prolongado. O epitélio do esôfago, estratificado, pavimentoso, não queratinizado ou parcialmente queratinizado, sofre uma metaplasia colunar do tipo intestinal. A importância da identificação dessa lesão está na sua relação potencial com o adenocarcinoma do esôfago, que apresentou grande aumento de sua frequência nos últimos anos, principalmente no ocidente, superando inclusive a incidência do carcinoma espinocelular.

O objetivo final no tratamento desses pacientes é interromper a agressão tecidual que provoca a inflamação deste tecido e futura progressão para displasia e câncer. Dessa forma, evitar o refluxo ácido gastroesofágico é tido como principal foco de tratamento por ser o principal estímulo lesivo para a mucosa esofágica. O tratamento pode ser baseado em terapia clínica e medidas comportamentais diárias para diminuição dos sintomas de refluxo e da produção ácida gástrica. O tratamento cirúrgico visa evitar o refluxo por confecção de uma válvula antirrefluxo, através do aumento dos níveis de pressão do esfíncter esofagiano inferior (EEI) e consequente normalização da exposição da mucosa esofágica ao conteúdo ácido, portanto, maior controle do refluxo.

Mesmo com o uso de métodos gráficos como endoscopia digestiva alta (EDA) e deglutograma, e após tratamento, pacientes continuavam a desenvolver esôfago de Barrett, o que gerou grandes discussões sobre a manutenção da exposição ácida do esôfago, principalmente em suas porções mais distais, e novos exames surgem nesse cenário para ajudar no diagnóstico e seguimento desses pacientes.

pHMETRIA ESOFÁGICA

A pHmetria esofágica se define como um exame essencialmente ambulatorial e muito útil para a confirmação de sintomas de refluxo nos pacientes com sintomas persistentes, que não possuem evidência de lesão de mucosa esofágica na EDA, principalmente se já utilizado tratamento clínico com IBP (inibidor de bomba de prótons) em dose otimizada (Tabela 38.1).

A pHmetria ambulatorial pode ser feita tanto com cateter alocado por passagem nasal (Figs. 38.1 e 38.2) ou por um sistema em forma de cápsula, ambos fixados na mucosa do esôfago distal. No caso do cateter, o eletrodo com o sensor de pH é acoplado 5 cm acima do limite superior do EEI. No caso da cápsula, ela é alocada 6 cm do limite endoscópico da junção escamocolunar, localizada na margem caudal do EEI, no espaço correspondente ao hiato diafragmático.

Tabela 38.1 Indicações de pHmetria esofágica.
Em pacientes com indicação de confecção de válvula antirrefluxo sem lesão observada na eda (deve ser realizada após 1 semana de suspensão do uso de IBP)
Em pacientes que já possuem válvula antirrefluxo e com suspeita de manter refluxo patológico (deve ser realizada após 1 semana de suspensão do uso de IBP)
Em pacientes com achados endoscópicos e sintomas de refluxo refratários ao uso de IBP (deve ser realizada após 1 semana de suspensão do uso de IBP)
Indicação relativa em pacientes com refluxo refratário e sintomas torácicos não cardíacos (após avaliação cardiológica) e que fez uso de algum esquema terapêutico antissecretivo
Indicação relativa em pacientes com sintomas supraesofágicos (laringite, faringite e tosse crônica) de DRGE e que não responderam à terapia de uso de ibp por 4 semanas
Indicação relativa em documentar DRGE em adultos com crises de asma não alérgica, com exacerbação induzida pelo refluxo
Não é indicado para diagnóstico de esofagite de refluxo (é um diagnóstico endoscópico)
Não é indicado para avaliação de refluxo alcalino

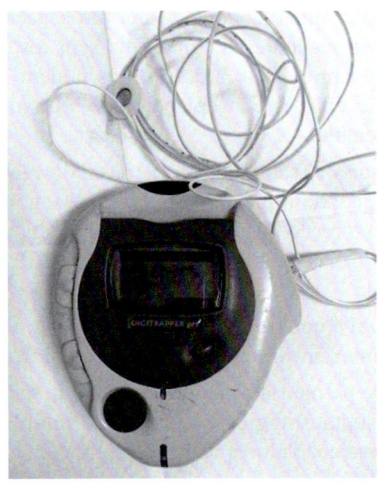

Fig. 38.1 – *Aparelho de pHmetria.*
Fonte: imagem do autor Carlos Eduardo Rodante Corsi.

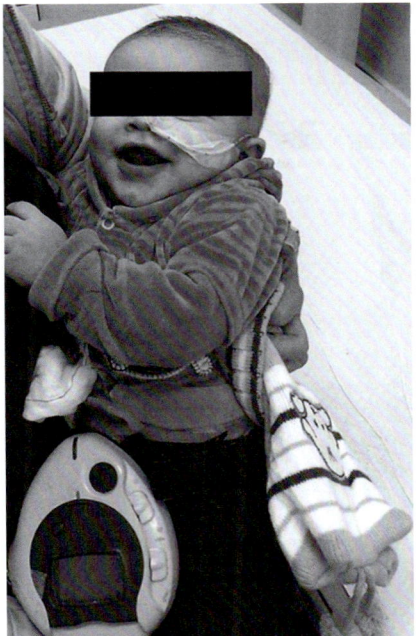

Fig. 38.2 – *Paciente com aparelho de pHmetria alocado via nasal.*
Fonte: imagem do autor Carlos Eduardo Rodante Corsi.

Normalmente, o exame é conduzido por um espaço de tempo de 24 horas, sendo orientado ao paciente ter uma dieta sem restrições. Se utilizada a cápsula, períodos de exame de 48 até 96 horas podem dar uma força maior ao resultado do estudo em detectar episódios de refluxo e os correlacionar à sintomatologia do paciente.

Vale ressaltar que os resultados da pHmetria foram definidos como válidos no diagnóstico quando o paciente não está na vigência de tratamento de drogas inibitórias de secreção gástrica, portanto os estudos devem ser realizados após pelo menos 7 dias de suspensão do uso de IBP, caso o paciente faça uso de terapia contínua.

O consenso atual é considerar o pH intraesofágico < 4 como a melhor medida para discriminar entre refluxo esofágico fisiológico e patológico.

Outro uso para a pHmetria se dá na detecção de refluxo patológico associado com sintomas supraesofágicos, tais como laringite de refluxo ou tosse, porém, não há consenso nos valores de pH a serem considerados como refluxo patológico.

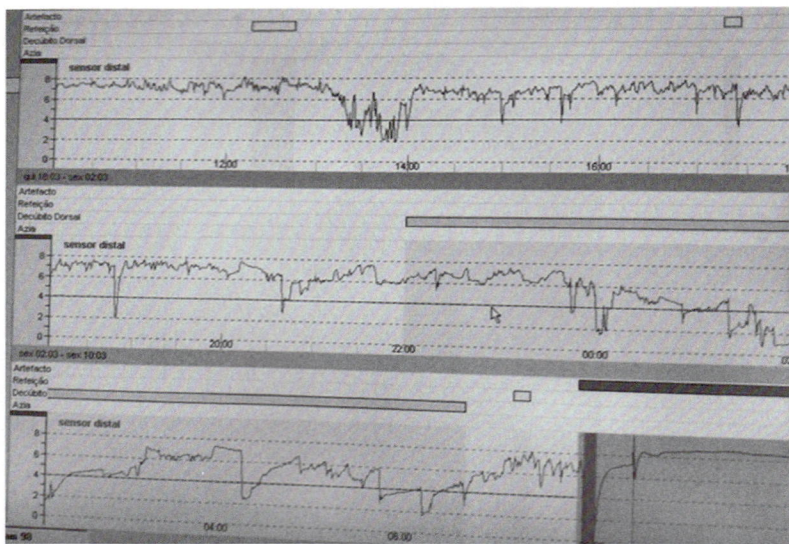

Fig. 38.3 – *Gráfico de pHmetria de um canal.*
Fonte: imagem do autor Carlos Eduardo Rodante Corsi.

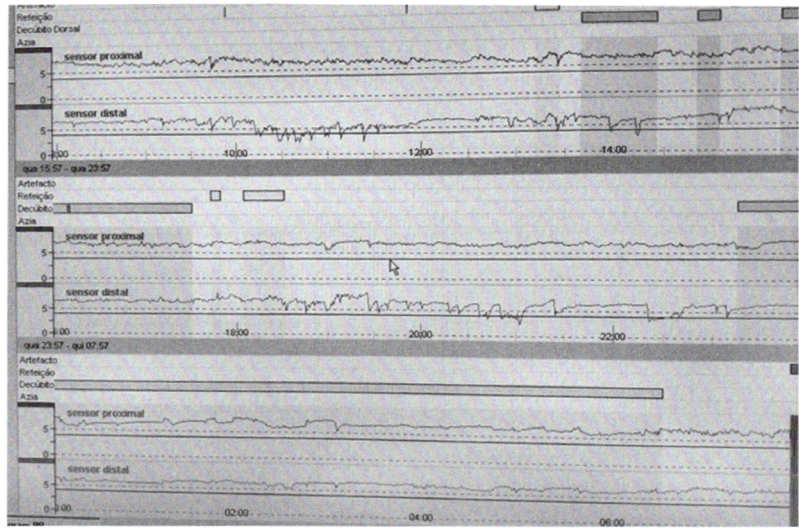

Fig. 38.4 – *Gráfico de pHmetria de dois canais (um sensor próximo ao EES – esfíncter esofagiano superior – e outro ao EEI).*

Fonte: imagem do autor Carlos Eduardo Rodante Corsi.

IMPEDANCIOMETRIA ESOFÁGICA

O teste de impedanciometria se baseia em medir a alteração da resistência elétrica em uma corrente elétrica alternada quando o bolus alimentar passa por um par de anéis metálicos montados num cateter. No esôfago, a corrente elétrica entre esses anéis é conduzida por alguns íons presentes dentro e na superfície de sua mucosa.

Bolus alimentares líquidos possuem muitos íons livres, portanto, possuem uma condução maior, e quando entram na região de medida de impedância, a resistência irá diminuir, e logo as medidas irão atingir o valor de ponto mais baixo no gráfico, abaixo da linha de base, e se manterá esse valor até que o bolus saia do segmento de medida, retornando à linha de base no gráfico quando as contrações levarem o bolus alimentar.

Seguindo raciocínio semelhante, a contração esofágica sem bolus, cria um aumento na resistência e, por consequência, um aumento na impedância, gerando uma linha acima da linha de base no gráfico gerado, devido à diminuição transitória do diâmetro do esôfago e também devido ao fato de que o gás presente no local de medida da impedância ser um péssimo condutor de corrente elétrica, gerando valores maiores que 3.000 Ohms.

O tipo de exame mais comum é o chamado multicanal, com diversos pares de anéis de medida de impedância, podendo assim, seguindo a forma dos gráficos, saber a direção para qual o bolus está se dirigindo. Se a progressão for do receptor proximal para distal, temos um fluxo anterógrado, enquanto bolus que progridem de distal para proximal, evidenciam um movimento retrógrado (Fig. 38.5).

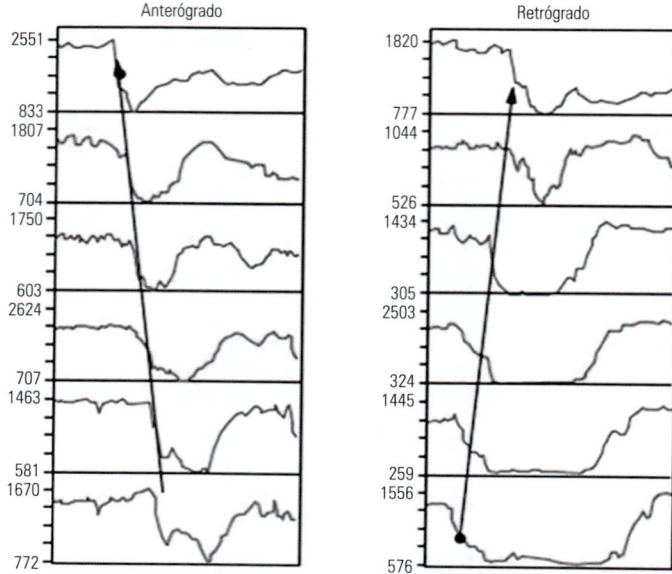

Fig. 38.5 – *Gráfico da impedanciometria.*

MANOMETRIA ESOFÁGICA

A manometria esofágica avalia a pressão intraluminal do esôfago, peristalse e trânsito do bolus alimentar. Em geral, indica-se a manometria esofágica na avaliação de disfagia e de sintomas da DRGE.

- **Disfagia:** em pacientes com EDA inconclusiva, a manometria esofágica pode diagnosticar uma dismotilidade. Também pode ajudar no diagnóstico de disfagia orofaríngea, identificando pacientes que podem se beneficiar de uma miotomia cirúrgica.

- **DRGE:** o papel mais importante da manometria se mostra no contexto de pacientes com essa doença, prévio à indicação de cirurgia de confecção de válvula antirrefluxo, servindo para excluir diagnósticos diferenciais como esclerodermia e acalasia, que contraindicariam a realização dessa cirurgia. Vale ressaltar que a manometria não é um exame diagnóstico de DRGE, e também não consegue predizer a gravidade do refluxo com suas complicações associadas. Achados manométricos não específicos da doença incluem menor amplitude peristáltica e EEI hipotônico.

A técnica pode ser realizada tanto com manometria convencional como manometria de alta resolução. A principal diferença entre os dois se dá pelo número de sensores presentes no cateter esofágico. Os de alta resolução têm de 20 a 36 sensores, ou canais, separados de um e um centímetro, enquanto o convencional possui de 4 a 8 sensores, separados de 3 a 5 centímetros entre si. A manometria de alta resolução tem mais acurácia na medição da variação de pressão intraluminal, principalmente na medida de pressão dos esfíncteres esofagianos, tanto no superior como inferior, quando comparada com a convencional (Fig. 38.6).

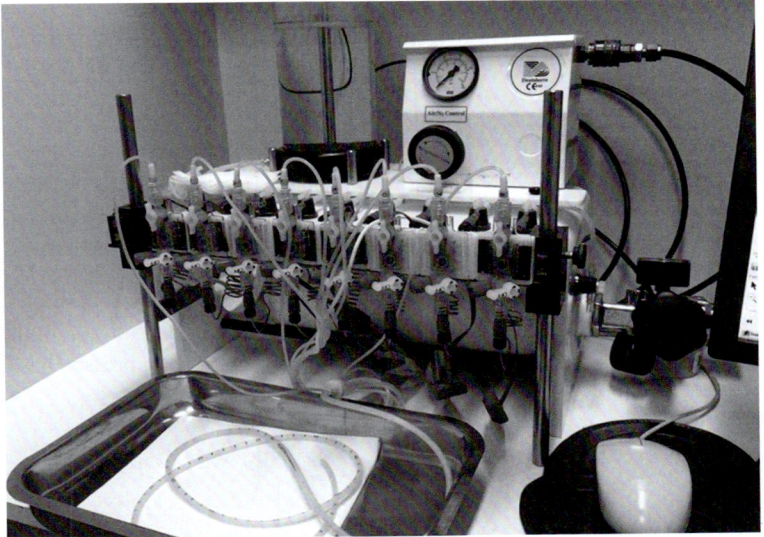

Fig. 38.6 – *Aparelho de manometria, cujos dados são transferidos a um computador e seus resultados apresentados em gráficos.*
Fonte: imagem do autor Carlos Eduardo Rodante Corsi.

Após a colocação do cateter no esôfago do paciente, ele é submetido a um protocolo de deglutir 10 vezes 5 ml de água, na posição supina ou semivertical. São analisadas, então, as pressões do EEI e esfíncter esofagiano superior (EES), bem como a peristalse esofágica.

- **EES**: as principais análises giram em torno do grau de relaxamento do esfíncter, pressão do bolus, usado como medida da resistência do fluxo através do EES e a presença ou não da peristalse faríngea.
- **Corpo esofágico**: a função motora do esôfago é medida através da amplitude e propagação das ondas de pressão. Esses dois parâmetros são usados para determinar se há a presença de peristalse e se essa é efetiva ou não.

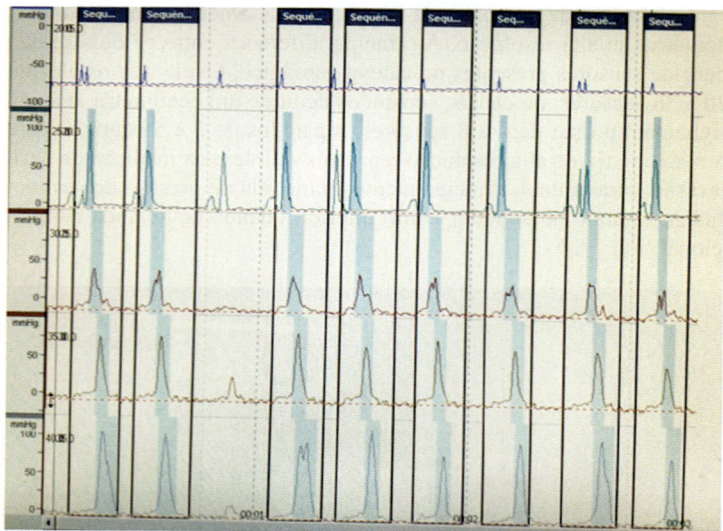

Fig. 38.7 – *Gráfico da manometria do corpo esofágico.*
Fonte: imagem do autor Carlos Eduardo Rodante Corsi.

- **EEI**: envolve a determinação da localização desse esfíncter, pressão basal e grau de relaxamento.

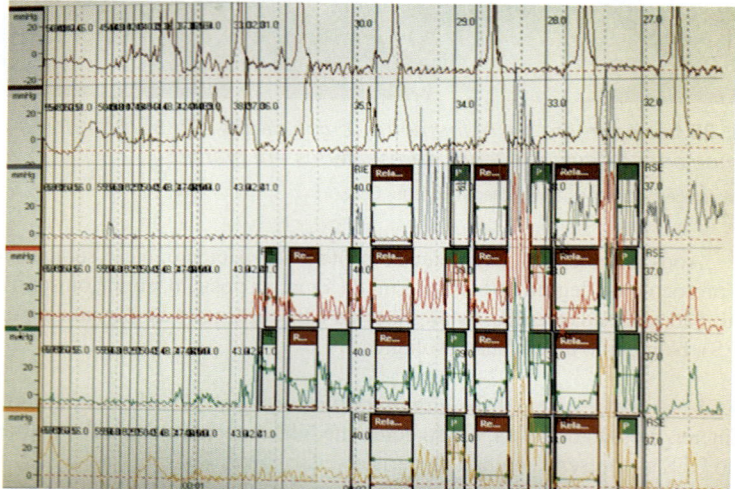

Fig. 38.8 – *Gráfico de manometria do EEI e do corpo esofágico.*
Fonte: imagem do autor Carlos Eduardo Rodante Corsi.

A manometria tem por objetivo caracterizar a peristalse esofágica e a função dos esfíncteres esofagianos.

BIBLIOGRAFIA

1. Richter JE. The many manifestations of gastroesophageal reflux disease: presentation, evaluation, and treatment. Gastroenterol Clin North Am 2007;36(3):577-99.
2. Moraes-Filho JP. Gastroesophageal reflux disease: prevalence and management in Brazil. Best Pract Res Clin Gastroenterol 2004;18(Suppl):23-6.
3. Provenzale D, Schmitt C, Wong JB. Barrett's esophagus: a new look at surveillance based on emerging estimates of cancer risk. Am J Gastroenterol 1999;94(8):2043-53.
4. Ribeiro U, Jr, Sallum RA, Seguro F, et al. Epidemiologic aspects of the esophagogastric junction adenocarcinoma in Brazil. J Clin Gastroenterol 2008;42(Suppl1):S34-8.
5. Watson DI, Mayne GC, Hussey DJ. Barrett's Esophagus, fundoplication, and cancer. World J Surg 2007;31(3):447-9.
6. DeMeester SR, DeMeester TR. Columnar mucosa and intestinal metaplasia of the esophagus: fifty years of controversy. Ann Surg 2000;231(3):303-21.
7. Kahrilas PJ, Quigley EM. Clinical esophageal pH recording: a technical review for practice guideline development. Gastroenterology 1996;110(6):1982-96.
8. Nasi A, de Moraes-Filho JP, Cecconello I. Gastroesophageal reflux disease: an overview. Arq Gastroenterol 2006;43(4):334-41.
9. Crookes PF, Ritter MP, Johnson WE, et al. Static and dynamic function of the lower esophageal sphincter before and after laparoscopic Nissen fundoplication. J Gastrointest Surg 1997;1(6):499-504.
10. Felix VN, Yogi I, Perini M, et al. Surgical treatment of the non-complicated gastroesophageal reflux: fundoplication without division of the short gastric vessels. Arq Gastroenterol 2002;39(2):93-7.
11. Gutschow CA, Schroder W, Holscher AH. Barrett's esophagus: what is the poison - alkaline, biliary or acidic reflux? Dis Esophagus 2002;15(1):5-9.
12. Pastore R, Crema E, Silveira MC, et al. Electromanometry and acid pH-metry of 24 hours in postoperative evaluation of the hiatoplasty and total antireflux wrap laparoscopic. Arq Gastroenterol 2006;43(2):112-6.
13. Hirano I, Richter JE. ACG practice guidelines: esophageal reflux testing. Am J Gastroenterol 2007;102(3):668-85.
14. Pandolfino JE, Kahrilas PJ. Prolonged pH monitoring: Bravo capsule. Gastrointest Endosc Clin N Am 2005;15(2):307-18.
15. Pandolfino JE, Schreiner MA, Lee TJ, et al. Comparison of the Bravo wireless and Digitrapper catheter-based pH monitoring systems for measuring esophageal acid exposure. Am J Gastroenterol 2005; 100:1466.
16. Chander B, Hanley-Williams N, Deng Y, Sheth A. 24 Versus 48-hour bravo pH monitoring. J Clin Gastroenterol 2012; 46:197.

17. Pandolfino JE, Richter JE, Ours T, et al. Ambulatory esophageal pH monitoring using a wireless system. Am J Gastroenterol 2003; 98:740.
18. Garrean CP, Zhang Q, Gonsalves N, Hirano I. Acid reflux detection and symptom-reflux association using 4-day wireless pH recording combining 48-hour periods off and on PPI therapy. Am J Gastroenterol 2008; 103:1631.
19. Galmiche P, Scarpignato C. Esophageal pH monitoring. In: Functional Evaluation in Esophageal Disease, Scarpignato C, Galmiche JP (Eds). Front Gastrointest Res 1994; 22:71.
20. Pandolfino JE, Kahrilas PJ, American Gastroenterological Association. AGA technical review on the clinical use of esophageal manometry. Gastroenterology 2005; 128:209.
21. Kahrilas PJ, Dodds WJ, Hogan WJ, et al. Esophageal peristaltic dysfunction in peptic esophagitis. Gastroenterology 1986; 91:897.
22. Ghosh SK, Pandolfino JE, Zhang Q, et al. Quantifying esophageal peristalsis with high-resolution manometry: a study 75 asymptomatic volunteers. Am J Physiol Gastrointest Liver Physiol 2006; 290:G988.
23. Kahrilas PJ, Sifrim D. High-resolution manometry and impedance-pH/manometry: valuable tools in clinical and investigational esophagology. Gastroenterology 2008; 135:756.

Capítulo 39

Doença do Refluxo Gastroesofágico

Ricardo Moreno
Bruno Mirandola Bulisani
Vivian Sati Oba Bourroul

■ INTRODUÇÃO

O refluxo gastroesofágico é um processo fisiológico de retorno (sem esforço) do conteúdo gástrico para o esôfago. A maioria desses eventos é de curta duração, são assintomáticos e geralmente ocorrem no período pós-prandial.

Pode ser patológico, definido como uma afecção crônica decorrente do fluxo retrógrado do conteúdo gástrico para o esôfago e/ou órgãos adjacentes a ele, acarretando um espectro variável de sinais e sintomas (esofagianos e/ou extraesofagianos) que afetam a qualidade de vida, associados ou não a lesões teciduais (diagnosticadas via endoscópica).

A prevalência da Doença do Refluxo Gastroesofágico (DRGE) gira em torno de 18% a 28% na América do Norte e de 23% na América do Sul, tratando-se da afecção orgânica mais comum do aparelho digestivo.

A DRGE pode ser dividida, segundo achados endoscópicos, em:

- **Esofagite erosiva**: rupturas ou lesões na mucosa do esôfago, independente dos sintomas;
- **DRGE não erosiva**: doença sintomática sem evidências endoscópicas de lesão na mucosa esofágica.

Seu diagnóstico é feito através da anamnese, podendo ser acompanhada de exames subsidiários (endoscopia digestiva alta, exame radiológico contrastado do esôfago, cintilografia, manometria, pHmetria de 24 horas).

■ ANAMNESE

Os sintomas podem ser caracterizados como típicos e atípicos. Os sintomas típicos são: pirose (geralmente referida pelo paciente como azia) e regurgitação. Os sintomas atípicos são: broncoespasmo, laringite e a tosse crônica em geral não produtiva (Tabela 39.1).

Vale salientar que a presença de sintomas típicos não descarta outras doenças como gastrites, úlceras pépticas e neoplasias. No entanto, quando os sintomas típicos coexistem, a possibilidade de DRGE é superior a 90%.

Pacientes que apresentam sintomas com frequência mínima de duas vezes por semana, há cerca de quatro a oito semanas, devem ser considerados possíveis portadores de DRGE.

São consideradas manifestações de alarme: disfagia, odinofagia, anemia, hemorragia digestiva, emagrecimento, ocorrência noturna, vômitos persistentes, história familiar de câncer, além de sintomas de intensidade suficiente para comprometer a qualidade de vida.

Tabela 39.1
Manifestações atípicas na DRGE.

Manifestação	Tipo
Esofágica	Dor torácica sem evidência de etiologia cardiológica.
Pulmonar	Asma, tosse crônica, hemoptise, bronquite, bronquiectasia e pneumonias de repetição.
Otorrinolaringológica	Rouquidão, laringite posterior crônica, sinusite crônica, otalgia, pigarro.
Oral	Desgaste do esmalte dentário, halitose, aftas, sialorreia.

■ INVESTIGAÇÃO DIAGNÓSTICA

Pacientes que se apresentam com a sintomatologia clássica da DRGE não necessitam, em geral, de exames diagnósticos complementares, de modo que o tratamento clínico deve ser iniciado. Porém, manifestações atípicas podem tornar necessária a investigação diagnóstica, assim como nos casos de persistência dos sintomas apesar do tratamento clínico otimizado. Os principais diagnósticos diferenciais estão listados na Tabela 39.2.

Tabela 39.2
Diagnósticos diferencias da DRGE.

Esofagite infecciosa	Síndrome dispéptica não ulcerosa
Esofagite eosinofílica	Doenças do trato biliar
Distúrbios motores do esôfago	Doença arterial coronariana
Doença ulcerosa péptica	

De acordo com a *American Gastroenterological Association* a **endoscopia digestiva alta (EDA)** deve ser realizada nos pacientes com mais de 40 anos, naqueles que apresentam sintomas do DRGE associados às manifestações de alarme, além daqueles em que o tratamento clínico não obteve resultado. Não há, porém, consenso em quando solicitá-la.

Vale ressaltar que a EDA, apesar de ser o método de escolha para identificação de lesões esofagogástricas, pode não demonstrar alterações em até 40% dos pacientes com DRGE.

A EDA auxilia no diagnóstico de complicações da DRGE (esôfago de Barret, estenoses e ulcerações esofageanas) e afecções associadas (hérnia de hiato, úlceras e neoplasias).

Quando presente, a esofagite pode ser classificada endoscopicamente. A classificação mais utilizada é a de Los Angeles (Tabela 39.3).

Tabela 39.3 Classificação de Los Angeles – diagnóstico endoscópico de esofagite.	
Descrição endoscópica	
Grau A	Uma solução de continuidade (ou mais) da mucosa confinada às pregas mucosas, não maiores que 5 mm cada.
Grau B	Pelo menos uma solução de continuidade da mucosa com mais de 5 mm de comprimento, confinada às pregas mucosas e não contíguas entre o topo de duas pregas.
Grau C	Pelo menos uma solução de continuidade da mucosa contígua entre o topo de duas (ou mais) pregas mucosas, mas não circunferencial (ocupa menos que 75% da circunferência do esôfago).
Grau D	Uma ou mais solução de continuidade da mucosa circunferencial (ocupa no mínimo 75% da circunferência do esôfago).

A **Manometria Esofágica** deve ser considerada em pacientes com sintomas de DRGE e EDA sem esofagite, especialmente na presença de disfagia ou odinofagia, ou sintomas atípicos. É utilizada para análise da peristalse do corpo esofagiano, podendo descartar doenças associadas como as doenças do colágeno, acalasia, espasmo esofágico difuso, esôfago em quebra-nozes. A manometria é fundamental no pré-operatório, pois permite ao cirurgião considerar a possibilidade da realização de fundoplicatura parcial caso haja alterações da motilidade esofagiana.

A manometria pode fornecer um bom parâmetro preditivo de evolução da doença em casos com hipotonia severa do esfíncter esofagiano inferior que necessitam de tratamento clínico prolongado ou indicação precoce do tratamento cirúrgico.

Também é utilizada para o posicionamento adequado dos sensores da phmetria esofágica, uma vez que o exame localiza a altura dos esfíncteres esofagianos.

O **estudo radiológico contrastado do esôfago** avalia a morfologia do esôfago, a presença de complicações da doença e a presença de hérnia de hiato e ângulo de His anormal.

A **pHmetria** em geral é utilizada em paciente com persistência dos sintomas e ausência de alterações na EDA. Pode ser utilizado ainda em pacientes com manifestações extraesofágicas sem presença de esofagite.

Apesar de nem sempre utilizado, é considerado o exame diagnóstico padrão-ouro e é essencial em pacientes com programação cirúrgica.

O exame pode caracterizar o padrão do refluxo (ortostático, supino ou combinado), avaliar a recidiva dos sintomas no pós-operatório e a eficácia do tratamento clínico.

De um modo geral, considera-se o pH esofágico inferior a quatro como patológico, entretanto não há consenso quanto ao valor ou parâmetro independente a ser utilizado como critério diagnóstico, de modo que o quadro clínico deve sempre ser considerado.

Através desse estudo, algumas informações são obtidas:

- número total de episódios de refluxo (pH < 4);
- episódio de refluxo mais longo (em minutos);
- número de episódios com duração maior que cinco minutos;
- porcentagem de tempo total de refluxo;
- porcentagem de tempo de refluxo em ortostatismo;
- porcentagem de tempo de refluxo em decúbito dorsal.

Através de uma fórmula que denota um peso para cada item, um escore final é obtido: Classificação de DeMeester. Considera-se exame normal quando o escore é de até 14,72.

A **impedanciophmetria** estuda o movimento anterógrado (fisiológico) e retrógado (refluxo) do esôfago associado ao estudo na natureza física (gasoso, líquido ou misto) e química (ácido e não ácido) do conteúdo intraluminal. Pode ser útil no estudo dos pacientes com DRGE não ácidos ou com refluxo laringo--esofagianos que não respondem ao tratamento clínico.

TRATAMENTO CLÍNICO

O tratamento inicialmente é clínico na maioria dos casos e envolve, além do tratamento farmacológico, alterações dietéticas e no estilo de vida. Visa a melhora dos sintomas e qualidade de vida do paciente, além da cicatrização das lesões endoscópicas.

Os principais medicamentos estão listados na Fig. 39.1, porém os mais frequentemente utilizados são os inibidores de bomba de prótons (IBP) e, eventualmente, bloqueadores do receptor H2. Considera-se "tratamento clínico otimizado" quando o medicamento escolhido está sendo administrado em sua dose plena. Recomenda-se o prazo de tratamento entre 6 e 12 semanas. Os IBPs possuem eficácia superior aos bloqueadores de receptor H2.

Medicamentos empregados na DRGE		
Classe	Substância	Dose plena diária
Antiácidos ou alcalinos	Hidróxido de alumínio Hidróxido de magnésio	Variável, a depender da concentração dos componentes
Bloqueadores dos receptores H2 da histamina	Cimetidina Ranitidina Famotidina Nizatidina	800 mg 300 mg 40 mg 300 mg
Inibidores da bomba protônica	Omeprazol Lansoprazol Pantoprazol Rabeprazol Esomeprazol	20 mg 30 mg 40 mg 20 mg 40 mg
Procinéticos	Cisaprida Domperidona Metoclopramida	15-30 mg 30 mg 30 mg

Fig. 39.1 – *Medicamentos empregados na DRGE.*

Fonte: Projeto Diretrizes. Federação Brasileira de Gastroenterologia. Refluxo Gastroesofágico: Diagnóstico e Tratamento 2003.

Há duas principais formas de abordagem medicamentosa:

- **Step-up:** inicia-se com doses baixas do medicamento de escolha (em geral IBP), com aumento progressivo, se necessário;
- **Step-down:** inicia-se com dose plena do medicamento, seguida de sua redução conforme melhora dos sintomas.

O tratamento farmacológico associado às alterações no estilo de vida possuem potencial de resolução dos sintomas, especialmente em pacientes não obesos e naqueles em que não há esofagite severa. Entretanto, cerca de 65% dos pacientes com DRGE não erosiva e quase todos os pacientes com esofagite erosiva apresentam retorno dos sintomas se o tratamento clínico for suspenso ou abandonado.

Frente a uma melhora dos sintomas, pode-se optar por manutenção do tratamento farmacológico em doses mais baixas possíveis ou suspender e reiniciar medicação na vigência dos sintomas (terapia intermitente ou sob demanda), sendo controverso na literatura qual a melhor terapia. Porém, a terapia contínua garante melhor controle dos sintomas, melhor qualidade de vida e maior taxa de remissão endoscópica.

Sugere-se não suspender o tratamento farmacológico em paciente com diagnóstico inicial de esofagite severa (Los Angeles C ou D) ou com esôfago de Barret, tendo em vista altas taxas de recorrência dos sintomas e dos riscos relacionados à progressão da doença.

De um modo geral, as orientações quanto às modificações no estilo de vida incluem:

- Pacientes que se encontram acima do peso ideal ou tiveram ganho de peso importante nos últimos meses devem sempre ser orientados a seguir uma dieta restritiva orientada para a perda de peso.
- A elevação da cabeceira da cama tem importante efeito de melhora dos sintomas, especialmente em pacientes com sintomas noturnos e/ou laríngeos (rouquidão, tosse).
- Orienta-se, ainda, evitar esforços físicos de moderados a intensos após as refeições, bem como evitar o decúbito horizontal.
- Evitar frituras, alimentos gordurosos, chocolate, pimenta, café, cítricos, tomate, bebidas gaseificadas, menta e hortelã.
- Cessar tabagismo e etilismo.
- Refeições fracionadas sem jejum prolongado.
- Respeitar o intervalo de 2 horas em jejum antes de deitar-se.

TRATAMENTO ENDOSCÓPICO

Algumas técnicas endoscópicas de tratamento da DRGE têm sido desenvolvidas: plicatura endoscópica, aplicação de radiofrequência e injeção de polímeros na transição esôfago-gástrica. Porém, elas não têm demonstrado resultados em médio prazo e apesar da relatos de melhora da queixa de pirose, não se encontra a normalização do refluxo à pHmetria e nem cicatrização da esofagite endoscópica. Dessa forma, as técnicas endoscópicas seguem como modelos experimentais.

TRATAMENTO CIRÚRGICO

As principais indicações do tratamento cirúrgico são:

- Falha do tratamento clínico otimizado;
- Complicações da DRGE (estenose esofágica);
- Esofagite severa refratária;
- Metaplasia de Barret (na ausência de displasia e carcinoma);
- Asma com sintomas refratários.

Não há uma técnica operatória de escolha para todos os pacientes, porém, a mais comumente utilizada é a fundoplicatura a 360° (técnica de Nissen – Figs. 39.2 e 39.3), especialmente em pacientes sem alterações da motilidade e comprimento esofágico. Na presença de hipomotilidade esofagiana, a fundoplicatura parcial (como as técnicas de Toupet – Fig. 39.4 e Brandalise – Fig. 39.5) está indicada.

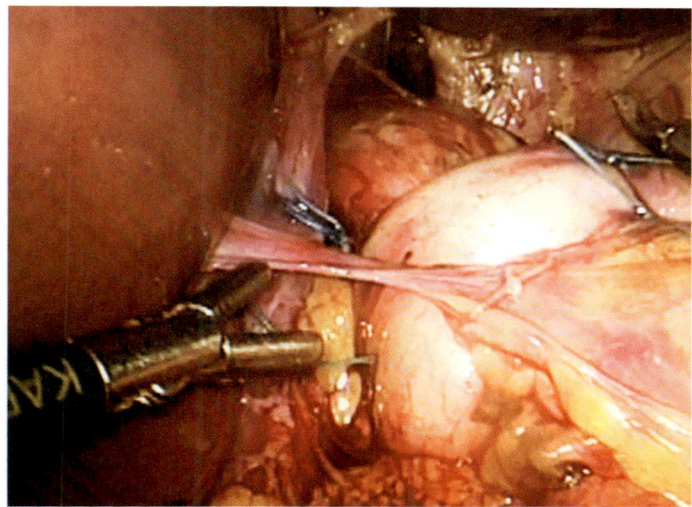

Fig. 39.2 – *Visão videolaparoscópica de fundoplicatura à Nissen (360°), onde se observa o hiato e o esôfago abdominal, bem como a preservação do ramo hepático do nervo vago.*
Fonte: imagem da autora Vivian Sati Oba Bourroul.

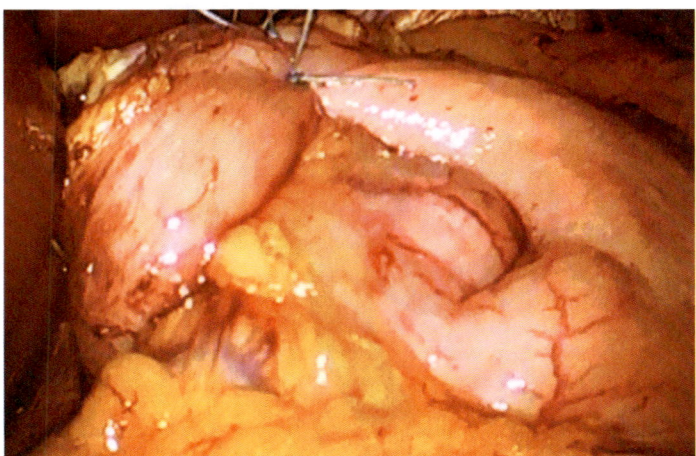

Fig. 39.3 – *Visão videolaparoscópica de fundoplicatura à Nissen (360°).*
Fonte: imagem da autora Vivian Sati Oba Bourroul.

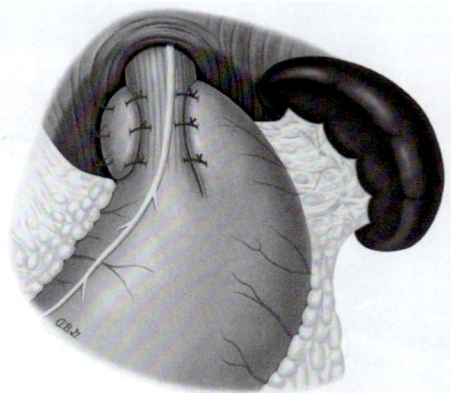

Fig. 39.4 – *Fundoplicatura à Toupet (270°).*
Fonte: Surgical management of gastroesophageal reflux in adults. Uptodate.com 2017.

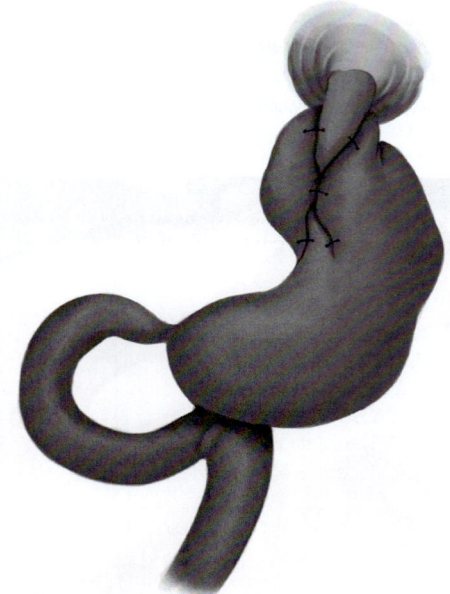

Fig. 39.5 – *Fundoplicatura à Brandalise (técnica mista).*
Fonte: Henry, MCA. ABCD 2014, 27(3), 210-215.

Cerca de 85% dos pacientes submetidos ao tratamento cirúrgico evoluem com melhora dos sintomas.

BIBLIOGRAFIA

1. Vakil N, van Zanten SV, Kahrilas P, et al. The Montreal definition and classification of gastroesophageal reflux disease: a global evidence-based consensus. Am J Gastroenterol 2006;101(18):1900-20.
2. Bytzer P, Jones R, Vakil N, et al. Limited ability of the proton-pump inhibitor test to identify patients with gastroesophageal reflux disease. Clin Gastroenterol Hepatol 2012;10(6): 1360-6.
3. Moayyedi P, Talley NJ. Gastro-oesophageal reflux disease. Lancet 2006;367(9528):2086-100.
4. Hemmink GJ, Bredenoord AJ, Weusten BL, et al. Esophageal pH-impedance monitoring in patients with therapy-resistant reflux symptoms: 'on' or 'off' proton pump inhibitor? Am J Gastroenterol 2008;103(10):2446-53.
5. Kahrilas PJ, Shaheen NJ, Vaezi MF, et al. American Gastroenterological Association Medical Position Statement on the management of gastroesophageal reflux disease. Gastroenterology 2008;135(4):1383-91.
6. Kahrilas PJ, Shaheen NJ, Vaezi MF, et al. American Gastroenterological Association Institute technical review on the management of gastroesophageal reflux disease. Gastroenterology 2008;135(4):1392-413.
7. Katz PO, Gerson LB, Vela MF. Guidelines for the diagnosis and management of gastroesophageal reflux disease. Am J Gastroenterol 2013;108(3):308-28.
8. Zaninotto G, Attwood SE. Surgical management of refractory gastro-esophageal reflux. Br J Surg 2010;97(2):139-40.
9. Ludemann R, Watson DI, Jamieson GG, et al. Five-year follow-up of a randomized clinical trial of laparoscopic total versus anterior 180 degrees fundoplication. Br J Surg 2005; 92(2):240-3.
10. Ellis FH Jr. The Nissen fundoplication. Ann Thorac Surg 1992;54(6):1231-5.
11. Singhal V, Khaitan L. Preoperative evaluation of gastroesophageal reflux disease. Surg Clin North Am 2015;95(3):615-27.
12. Henry MA. Diagnóstico e tratamento da Doença do Refluxo Gastroesofágico. ABCD Arq Bras Cir Dig 2014;27(3):210-5.
13. Nasi A, Moraes-Filho JPP, Cecconello I. Doença do refluxo gastroesofágico: revisão ampliada. Arq Gastroenterol 2006;43 (4):334-41.

Capítulo 40

Doença Ulcerosa Péptica

Ricardo Moreno
Bruno Mirandola Bulisani
Vivian Sati Oba Bourroul

■ INTRODUÇÃO

Úlcera péptica é definida como uma falha na parede que penetra a muscular da mucosa de pelo menos 0,5 cm. As falhas menores são denominadas erosões. Pode ser de localização gástrica ou duodenal.

As principais etiologias da doença ulcerosa péptica são infecção por *Helicobacter pylori* (HP) e uso crônico de anti-inflamatórios não esteroidais (AINES) (Tabela 40.1).

Tabela 40.1 Principais etiologias da doença ulcerosa péptica.
Causas comuns
Infecção por *H. pylori*
Uso de AINE
Tabagismo
Causas raras
Gastrinoma (múltiplas úlceras simultâneas ou em localizações pouco frequentes como segunda porção duodenal)
Síndrome de Zollinger-Ellison
Hiperparatireoidismo
Doenças granulomatosas (doença de Crohn, sarcoidose)
Neoplasias (carcinoma, linfoma, leiomioma, leiomiossarcoma)
Infecções (tuberculose, sífilis, herpes simples, citomegalovírus)
Tecido pancreático ectópico

QUADRO CLÍNICO

A doença ulcerosa péptica (DUP) pode ser assintomática (cerca de 70% dos casos), porém o quadro clínico clássico consiste em epigastralgia tipo pirose, que pode irradiar para o dorso ou, menos frequente, para o tórax ou outras regiões do abdome.

Quando não tratada, as complicações podem ocorrer em até 30% dos pacientes e incluem:

- Hemorragia digestiva alta (20%) manifestada por melena, hematêmese ou por perda de sangue oculto nas fezes/anemia;
- Perfuração (6%);
- Obstrução piloroduodenal (4%).

Em 10% dos ulcerosos, a hemorragia é a primeira manifestação da doença, e em um terço dos pacientes com úlcera perfurada esse episódio constituiu o primeiro sintoma da doença.

DIAGNÓSTICO

A confirmação diagnóstica é realizada através da endoscopia digestiva alta (EDA). O aspecto endoscópico macroscópico da úlcera péptica pode ser descrita como uma lesão plana, arredondada, com bordas lisas e bem delimitadas, geralmente com exsudato presente. A EDA tem sensibilidade de cerca de 90% no diagnóstico da DUP. Na suspeita de ausência de malignidade, a biópsia da lesão não é mandatória, porém, se dúvida diagnóstica suspeita de malignidade ou doença de Crohn, deve-se realizar biópsia da lesão.

É de extrema importância a identificação etiológica da DUP para melhor manejo terapêutico. Todos os pacientes com DUP devem ser investigados com teste de detecção de infecção por HP, sendo o mais utilizado o teste da urease na biópsia, o qual deve ser realizado em pacientes que não estão em uso de antibióticos ou inibidor de bomba de prótons (IBP).

Os diagnósticos diferenciais envolvem as mais diversas causas de síndrome dispéptico-dolorosa: neoplasia gástrica, doenças do trato biliar, pancreatite crônica, doença celíaca, entre outras.

COMPLICAÇÕES

Entre as complicações da doença úlcera péptica (DUP) estão: sangramento, perfuração, penetração e obstrução gástrica. Importante frisar que a DUP pode ter como primeira manifestação clínica um quadro complicado, especialmente com perfuração ou hemorragia.

Com o tempo, houve uma importante queda na prevalência de DUP em países desenvolvidos, em consequência disso o índice de complicações, principalmente perfuração e sangramento, diminuiu, refletindo a queda na prevalência de HP e as melhorias vindas da terapêutica com os IBP.

Essas complicações variam em frequência de acordo com a região geográfica. Nos Estados Unidos, a hemorragia é a complicação mais comum (73%), seguida de perfuração (9%) e obstrução (3%). O índice de mortalidade por complicações de DUP é 10 vezes maior que a de apendicite aguda ou colecistite aguda, sendo que a perfuração tem a maior mortalidade, seguida de obstrução e hemorragia.

Os fatores de risco da DUP associados a alguns fatores do paciente, como presença de comorbidades, idade avançada e pior performance *status*, estão relacionados a um pior prognóstico.

Todos os pacientes com DUP complicada requerem cuidados de suporte adequados, como jejum via oral e ressuscitação volêmica. O manejo multidisciplinar entre as equipes médicas, cirúrgicas e radiológicas, a administração de terapia de supressão ácida, o tratamento de HP, se presente, e a interrupção do uso de AINE aplicam-se a todos os pacientes, independentemente do tipo de complicação (sangramento, perfuração ou obstrução gástrica).

SANGRAMENTO

O sangramento secundário à DUP é condição comum que resulta em alta morbidade e custos com cuidados médicos. Os pacientes geralmente apresentam hematêmese, melena ou ambos.

O diagnóstico é feito por meio de anamnese, exame físico e EDA. A maioria dos pacientes é tratada de forma clínica e endoscópica, com ressuscitação volêmica, transfusões de hemoderivados, terapia com IBP e intervenção endoscópica. O tratamento com IBP promove cicatrização rápida da úlcera e reduz as chances de ressangramento.

No entanto, alguns pacientes apresentam necessidade de terapêutica cirúrgica. A cirurgia para DUP é indicada nas seguintes circunstâncias:

- Falha na terapêutica endoscópica;
- Instabilidade hemodinâmica refratária à ressuscitação com hemoderivados (> 3 unidades de concentrado de hemáceas);
- Ressangramento após duas tentativas de terapia endoscópica;
- Hemorragia lenta e contínua, com necessidade superior a três concentrados de hemáceas por dia.

Uma alternativa terapêutica seria a angiografia. O atraso no tratamento cirúrgico pode comprometer o prognóstico para pacientes de alto risco. Reanimação volêmica prolongada, grande volume transfusional e períodos prolongados de hipotensão são mal tolerados.

PERFURAÇÃO

A perfuração deve ser suspeitada em pacientes que apresentam dor abdominal de forte intensidade e abrupta. As úlceras duodenal, antral e de corpo gástrico correspondem a 60%, 20% e 20% das perfurações, respectivamente.

Além disso, irritação peritoneal e sinais clínicos de sepse podem ocorrer de acordo com o tempo decorrido da perfuração.

Se a perfuração for transmural ou se o fluido gástrico estiver confinado por tecido fibroso, os sintomas podem ser menos graves. A perfuração da parede posterior (retroperitoneal) é outra situação em que os sintomas são menos dramáticos. Comparada com perfurações intraperitoneais, a dor abdominal é mais insidiosa, a evolução clínica muitas vezes tardia e o exame abdominal é frequentemente inespecífico, podendo evoluir com coleções "bloqueadas".

O diagnóstico rápido é essencial, uma vez que o prognóstico é excelente nas primeiras seis horas, mas deteriora-se com mais de doze horas de apresentação clínica. A perfuração decorre em grande parte desde um diagnóstico clínico com a anamnese, o exame físico e os raios x simples de abdome, que podem detectar pneumoperitônio.

Uma vez que o diagnóstico de perfuração decorrente da DUP é realizado, o manejo inicial inclui reposição volêmica, tratamento com IBP e antibióticos de amplo espectro. A tática e a técnica cirúrgica a serem realizadas dependem da localização da perfuração, no geral sendo uma ulcerorrafia ou gastrectomia parcial.

OBSTRUÇÃO

A obstrução gástrica é a complicação menos frequente de DUP. A maioria está relacionada às úlceras pilóricas e duodenais. À medida que as úlceras pépticas se tornaram menos frequentes, a neoplasia gástrica surgiu como a principal causa de obstrução gástrica. As obstruções decorrentes a DUP correspondem a cerca de 5% apenas.

O primeiro passo é determinar se os sintomas se referem à retenção gástrica e, em caso afirmativo, identificar qual a causa dessa obstrução. A EDA é indicada na maioria dos casos e geralmente fornece um diagnóstico definitivo da patologia subjacente, especialmente para excluir malignidade.

Após a confirmação diagnóstica, sendo um quadro agudo, as medidas clínicas iniciais e a introdução de uma sonda nasogástrica para descompressão gástrica devem ser realizadas.

A obstrução gástrica não é uma emergência; em pacientes que não respondem à terapia clínica, a intervenção endoscópica e cirúrgica deve ser adiada até que o paciente apresente estabilidade e equilíbrio hidroeletrolítico, além de estado nutricional adequado.

A EDA é indicada para a maioria dos pacientes após de quatro a seis semanas do tratamento definitivo, para excluir neoplasia e outros diagnósticos e para estabelecer a cura. Além disso, devem ser obtidas biópsias para pesquisa de HP ou para confirmar sua erradicação naqueles que foram tratados.

TRATAMENTO

Sendo a maioria das úlceras secundárias à infecção pelo HP, a abordagem terapêutica consiste, fundamentalmente, na erradicação do microrganismo e na utilização de um antissecretor, idealmente os inibidores de bomba de prótons (IBP).

O tratamento mais comum para infecção por HP consiste em:

- **Omeprazol 40 mg + Claritromicina 500 mg + Amoxacilina 1 g 12/12 horas, por 7 dias**

Porém, em 17% dos casos há resistência antimicrobiana para o tratamento acima. Repeti-lo está acompanhado de nova falha terapêutica em até 60% dos casos. Dessa forma, há como alternativas os seguintes tratamentos:

1. Omeprazol 40 mg + Amoxacilina 1 g 12/12 horas + Levofloxacino 500 mg 1 vez ao dia, por 10 dias;
2. Omeprazol 40 mg 12/12 horas + Levofloxacino 500 mg + Furazolidona 400 mg 1 vez ao dia, por 10 dias;
3. Omeprazol 40 mg + Levofloxacino 250 mg + Furazolidona 200 mg 12/12 horas, por 7 dias.

Essas três opções apresentam resultados semelhantes, com erradicação do HP em torno de 80%.

A erradicação do HP na DUP, tanto gástrica quanto duodenal, está associada a altos índices de cicatrização da úlcera. Pacientes que realizaram tratamento para HP devem realizar nova EDA após cerca de 4 semanas para avaliar resposta terapêutica. A interrupção de outros fatores agressores, como o uso de AINE e o tabagismo, é fundamental no tratamento clínico da DUP.

Todo paciente com DUP deve receber tratamento com IBP, e a duração do tratamento depende da localização e da etiologia da doença:

- **HP positivo**
  - úlcera duodenal sem complicação, o tratamento com IBP deve ser realizado por 14 dias (durante período de antibioticoterapia para HP);
  - úlcera duodenal complicada, IBP por 4 a 8 semanas;
  - úlceras gástricas, IBP por 8 a 12 semanas.
- **Induzido por AINE:** IBP deve ser mantido por pelo menos 8 semanas. Se paciente não puder suspender o uso de AINE ou aspirina, considerar a manutenção do IBP.
- **Não relacionado a AINE nem HP:** IBP por 4 a 8 semanas se duodenal e 8 a 12 semanas se gástrica.

O tratamento com IBP pode ser mantido continuamente em pacientes com DUP nas seguintes situações:

- Úlcera gigante (> 2 cm);
- Etiologia indefinida;
- Falha na erradicação do HP;

- DUP refratária;
- Frequentes recorrências da DUP.

Define-se como **DUP refratária** quando há manutenção de úlcera com pelo menos 5 mm de diâmetro após 8 a 12 semanas de tratamento clínico adequado. A **DUP recorrente**, por sua vez, é definida como presença de úlcera com pelo menos 5 mm de diâmetro que se desenvolve após a cicatrização e resolução da úlcera prévia. Apesar do tratamento clínico, de 5% a 10% dos casos são refratários e de 5% a 30% são recorrentes no primeiro ano. Tais situações podem envolver tratamento clínico inadequado, falha na detecção de HP, hipersecreção gástrica (como gastrinoma), cirrose associada, imunodepressão, entre outros.

Devido ao baixo risco de malignidade das úlceras duodenais, não é mandatória uma nova EDA após tratamento clínico, desde que cessados os sintomas. Já na úlcera gástrica, uma vigilância endoscópica pode ser realizada, inclusive com realização de novas biópsias, em um intervalo de 12 semanas do tratamento clínico, especialmente nas seguintes situações:

- Manutenção dos sintomas apesar do tratamento clínico;
- Etiologia indefinida;
- Úlceras gigantes (> 2 cm);
- Úlcera de aspecto suspeito para malignidade ou mal definida na primeira EDA;
- Fatores de risco para câncer gástrico (antecedente familiar, > 50 anos, presença de gastrite atrófica, adenoma ou displasia).

O desenvolvimento de IBP e a erradicação do HP diminuíram drasticamente a necessidade de tratamento cirúrgico na DUP, especialmente no que diz respeito ao tratamento cirúrgico eletivo.

Dessa forma, como já mencionado, o tratamento cirúrgico é empregado, em geral, na vigência de complicações (estenose, perfuração, hemorragia) ou se falha terapêutica, muito rara.

O tratamento cirúrgico eletivo da DUP é raro e envolve pacientes com DUP refratária ou recorrente, apesar do tratamento clínico adequado. A vagotomia é uma das técnicas utilizadas no tratamento cirúrgico e pode ser troncular, seletiva ou superseletiva. Com exceção da vagotomia superseletiva, as demais, em geral, são acompanhadas de piloroplastia.

A piloroplastia consiste em um procedimento cirúrgico que promove um aumento do orifício pilórico para melhor esvaziamento gástrico. Dentre as diversas técnicas descritas de piloroplastia, tem-se:

- **Técnica de Heineke-Mikulicz**: incisão duodenogástrica longitudinal envolvendo todas as camadas, de cerca de 5 cm, tendo o piloro como centro, seguida de rafia transversal (Fig. 40.1).

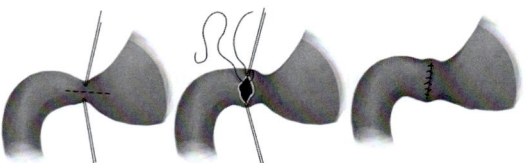

Fig. 40.1 – *Piloroplastia à Heineke-Mikulicz.*
Fonte: adaptada de Galindo F. *Técnicas quirúrgicas em patologia gastroduodenal:* Cierre de la úlcera perforada, piloroplastia y anastomosis gastroyeyunal. Cirurgia Digestiva, www.sacd.org.ar, 2009, II-211, p. 1-11.

- **Técnica de Finney**: incisão duodenogástrica longitudinal envolvendo todas as camadas, com extensão suficiente para uma boa aproximação entre o antro e o duodeno para posterior gastroduodeno anastomose (Fig. 40.2). Pouco utilizada atualmente, tendo em vista menores taxas de complicações da gastrojejuno anastomose.

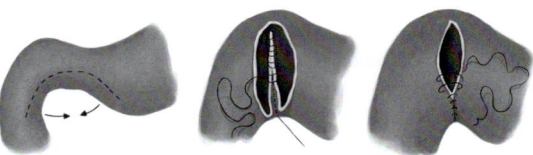

Fig. 40.2 – *Piloroplastia à Finney.*
Fonte: adaptada de Galindo F. *Técnicas quirúrgicas em patologia gastroduodenal:* Cierre de la úlcera perforada, piloroplastia y anastomosis gastroyeyunal. Cirurgia Digestiva, www.sacd.org.ar, 2009, II-211, p. 1-11.

- Outra opção terapêutica é a **antrectomia ou gastrectomia subtotal**, cuja reconstrução do trânsito pode ser realizada pela técnica de Billroth II ou, preferencialmente, Y-de-Roux (Fig. 40.3).

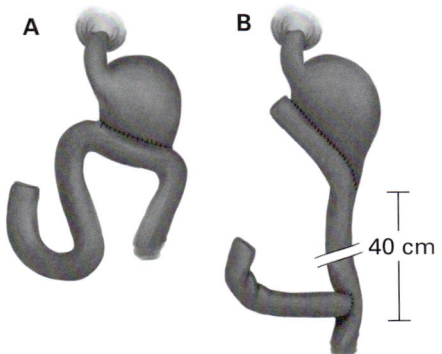

Fig. 40.3 – *Reconstrução de trânsito à Billroth II* (A) *e à Y-de-Roux* (B).
Fonte: adaptada de *CURRENT cirurgia:* procedimentos. AMGH Editora, 2012.

A escolha da técnica cirúrgica depende do fator indicador do procedimento, das condições clínicas do paciente, especialmente nos casos de cirurgia de urgências, bem como da experiência do cirurgião.

BIBLIOGRAFIA

1. Coelho LG, Maguinilk I, Zaterka S, et al. 3rd Brazilian Consensus on Helicobacter pylori. Arq Gastroenterol 2013;50(2):81-96.
2. Kim HU. Diagnostic and treatment approaches for refractory peptic ulcers. Clin Endosc 2015;48(4):285-90.
3. Chung KT, Shelat VG. Perforated peptic ulcer - an update. World J Gastrointest Surg 2017; 9(1):1-12.
4. Malfertheiner P, Megraud F, O'Morain CA, et al. Management of Helicobacter pylori infection-the Maastricht V/Florence Consensus Report. Gut 2017;66(1):6-30.
5. Thomopoulos KC, Vagenas KA, Vagianos CE, et al. Changes in aetiology and clinical outcome of acute upper gastrointestinal bleeding during the last 15 years. Eur J Gastroenterol Hepatol 2004;16(2):177-82.
6. Sonnenberg A. Time trends of ulcer mortality in Europe. Gastroenterology 2007;132(7): 2320-7.
7. Wang YR, Richter JE, Dempsey DT. Trends and outcomes of hospitalizations for peptic ulcer disease in the United States, 1993 to 2006. Ann Surg 2010;251(1):51-8.
8. Huang JQ, Sridhar S, Hunt RH. Role of Helicobacter pylori infection and non-steroidal anti-inflammatory drugs in peptic-ulcer disease: a meta-analysis. Lancet 2002;359(9300):14-22.
9. Gielisse EA, Kuyvenhoven JP. Follow-up endoscopy for benign-appearing gastric ulcers has no additive value in detecting malignancy: It is time to individualise surveillance endoscopy. Gastric Cancer 2015;18(4):803-9.
10. Noguiera C, Silva AS, Santos JN, et al. Perforated peptic ulcer: main factors of morbidity and mortality. World J Surg 2003;27(7):782-7.

Capítulo 41

Hérnia de Hiato

Ricardo Moreno
Felipe Augusto Yamauti Ferreira
Carlos Alberto Godinho

■ ANATOMIA E FISIOLOGIA DA TRANSIÇÃO ESÔFAGO-GÁSTRICA

A junção esofágica é uma zona de alta pressão de 3 a 4 cm de comprimento, localizada logo acima da junção do esôfago com o estômago. A extremidade distal do esôfago é ancorada ao diafragma pela membrana freno-esofágica, formada pela fáscia endotorácica e endoabdominal. Essa membrana elástica insere-se de forma circular na musculatura esofágica, muito próxima da junção escamocolunar e, consequentemente, do hiato diafragmático.

Essa configuração é alterada durante o peristaltismo iniciado pela deglutição, que promove contração sequencial da musculatura longitudinal e circular, responsável pela propulsão do bolo alimentar através do esôfago. A contração do músculo longitudinal esofágico encurta o órgão e promove alongamento da membrana frenoesofágica em direção superior, elevando a junção escamocolunar. Após o relaxamento da musculatura do esôfago, a junção retorna a sua posição inicial. Isso ocorre depois de todo o processo de deglutição.

A estrutura globular visibilizada radiograficamente que se forma acima do diafragma e embaixo do esôfago durante a deglutição é denominada ampola frênica. Fisiologicamente, a ampola frênica é o esfíncter esofágico inferior (EEI) relaxado e alongado. O esvaziamento da ampola ocorre entre as inspirações em conjunto com o relaxamento do esôfago e a contração do EEI.

Além da sua função propulsora anterógrada, a transição esôfago-gástrica (TEG) também serve para minimizar o refluxo gastresofágico, o que ocorre por um mecanismo valvular complexo, cuja função é atribuída ao esôfago, ao estômago e ao diafragma. O componente esofágico tem sido amplamente analisado e consiste no EEI, um segmento de aproximadamente 2 cm de músculo liso contraído tonicamente:

- A margem proximal do EEI prolonga-se em direção superior, a uma curta distância da junção escamocolunar (JEC).
- A margem distal do EEI é mais difícil de definir, mas estudos anatômicos sugerem que ela seja composta de elementos da musculatura gástrica, como as fibras transversais e longitudinais da cárdia do estômago.
- Ao redor do EEI, no nível da junção escamocolunar, está o diafragma crural, composto principalmente do pilar diafragmático direito.

Estudos fisiológicos demonstraram que a contração diafragmática aumenta a pressão da TEG, atuando também como um esfíncter externo.

DEFINIÇÃO E CLASSIFICAÇÃO

A hérnia de hiato (HH) consiste na migração de elementos da cavidade abdominal através do hiato esofágico do diafragma. É constituída, de acordo com a classificação de Hill, de hérnias por deslizamento ou tipo I e hérnias paraesofágicas, que são subdivididas nos tipos II, III e IV. Os tipos de hérnia diferem entre si pelo conteúdo e pela posição da TEG (Fig. 41.1):

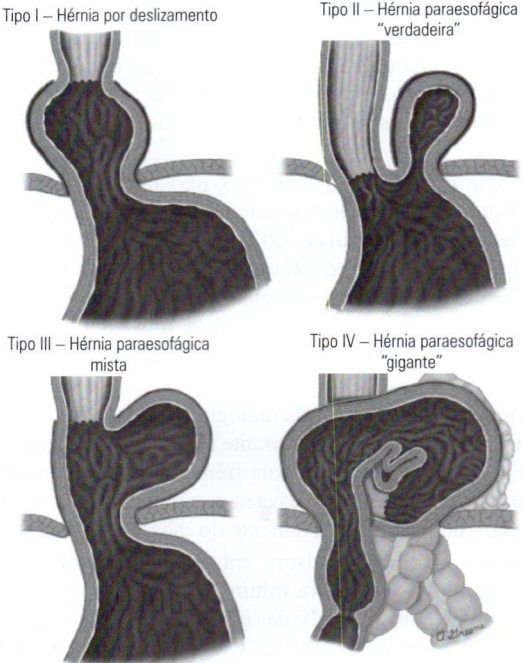

Fig. 41.1 – *Classificação da hérnia de hiato.*
Fonte: modificada de *Surgical management of paraesophageal hérnia*. UpToDate 2017.

- **Tipo I ou hérnia de deslizamento**: trata-se do deslocamento da TEG para cima do diafragma, de modo que o estômago, em geral, permaneça com seu eixo longitudinal e o fundo gástrico abaixo da TEG, caracterizando uma distopia da JEC em relação ao pinçamento diafragmático.
- **Tipo II ou hérnia paraesofágica "verdadeira"**: ocorre devido a um defeito na membrana frenoesofágica, sendo o fundo gástrico o conteúdo herniário inicial. Nesse tipo de HH, a TEG permanece fixa à fáscia pré-aórtica e ao ligamento arqueado médio.
- **Tipo III ou hérnia paraesofágica mista**: trata-se de uma associação dos tipos I e II, sendo que o fundo gástrico e a TEG são os componentes do conteúdo herniário, de modo que o fundo gástrico e a JEC se posicionam acima do pinçamento diafragmático.
- **Tipo IV**: hérnia paraesofágica com defeito grande na membrana frenoesofágica que permite a herniação de outros órgãos além do estômago (cólon, baço, intestino delgado).

EPIDEMIOLOGIA

Estima-se, de acordo com a classificação aqui utilizada, que mais de 95% das hérnias de hiato sejam do tipo I (deslizamento), enquanto as hérnias paraesofágicas representam apenas 5% do total de casos. Das hérnias paraesofágicas, mais de 90% são do tipo III, e as menos prevalentes são as hérnias de tipo II.

FISIOPATOLOGIA

O estresse repetitivo da deglutição, associado ao esforço abdominal e a episódios de vômito, submete a membrana frenoesofágica a um desgaste substancial, o qual piora quando associada à intensa degeneração relacionada à idade. Outra fonte potencial de estresse na membrana frenoesofágica é a contração tônica do músculo longitudinal esofágico induzida por refluxo gastroesofágico e acidificação da mucosa.

Tipo I ou hérnia por deslizamento

A HH tipo I resulta da degeneração progressiva da TEG. A ampliação do túnel hiatal muscular e o relaxamento circunferencial da membrana frenoesofágica permitem que uma parte da cárdia gástrica sofra herniação através do hiato diafragmático. Dessa forma, a hérnia por deslizamento não possui saco herniário e simplesmente "desliza" em direção ao tórax, uma vez que a TEG não está fixa no interior do abdome. A membrana frenoesofágica permanece intacta e a hérnia fica localizada no compartimento mediastinal posterior. A hérnia de hiato do tipo I pode desencadear piora do refluxo gastresofágico, uma vez que afeta a competência da TEG na prevenção do refluxo e compromete o processo de depuração esofágica das secreções ácidas do estômago. A probabilidade de refluxo gastresofágico sintomático aumenta de acordo com o tamanho da hérnia hiatal.

Hérnias paraesofágicas

As hérnias paraesofágicas estão associadas à frouxidão anormal dos ligamentos gastroesplênico e gastrocólico, que normalmente impedem o deslocamento do estômago. À medida que a hérnia aumenta, a curvatura maior do estômago migra para o tórax, promovendo rotação do eixo longitudinal e resultando em volvo organoaxial, já que o estômago está fixado na TEG. Infrequentemente, a rotação ocorre em torno do eixo transversal, resultando em um volvo mesenteroaxial.

CARACTERÍSTICAS CLÍNICAS

A maioria dos pacientes com hérnias hiatais do tipo I (deslizamento) é assintomática. De acordo com o tamanho da hérnia, podem ter sintomas relacionados à doença do refluxo gastresofágico (DRGE), como pirose, regurgitação e disfagia. Nesses casos, as complicações são raras e geralmente estão relacionadas ao refluxo gastresofágico.

Em pacientes com histórico de manipulação e dissecção cirúrgica da região do hiato diafragmático, como em procedimentos antirrefluxo, esofagomiotomias e gastrectomias parciais, deve-se levantar a suspeita de hérnias paraesofágicas. Muitos pacientes com hérnias tipo II, III e IV são assintomáticos ou têm apenas sintomas vagos e intermitentes. Os sintomas mais comuns são dor epigástrica ou subesternal associada à plenitude pós-prandial, náuseas e vômitos. Os sintomas de DRGE são menos prevalentes em comparação com pacientes com hérnia do tipo I.

A maioria das complicações de uma hérnia paraesofágica é decorrente de problemas mecânicos causados pela migração gástrica e apresentam os seguintes quadros: o volvo gástrico pode causar disfagia e a dor pós-prandial geralmente está relacionada à distensão gástrica. Sangramento, embora infrequente, ocorre por úlcera gástrica, gastrite hemorrágica ou erosões (lesões de Cameron) no estômago que está encarcerado. As complicações respiratórias resultam da compressão mecânica do pulmão por uma hérnia de grandes proporções.

INVESTIGAÇÃO DIAGNÓSTICA

A hérnia de hiato não costuma ser uma suspeita diagnóstica inicial. Geralmente, é diagnosticada incidentalmente na endoscopia digestiva alta (EDA), na eletromanometria ou em outros exames de imagem realizados para excluir outros diagnósticos ou como parte de investigação pré-operatória em pacientes com DRGE.

As HH por deslizamento maiores que 2 cm na extensão axial podem ser diagnosticadas por radiografia contrastada com bário, EDA ou eletromanometria esofágica. Em contraste, pequenas hérnias de hiato só podem ser diagnosticadas com certeza durante a cirurgia, em razão da TEG ser altamente móvel durante o processo de deglutição e da falta de padronização nas medidas do tamanho da hérnia de acordo com o encurtamento do esôfago. As hérnias paraesofágicas podem ser diagnosticadas por EDA, mas a radiografia contrastada com bário é mais sensível.

Na EDA, uma hérnia de hiato por deslizamento (Fig. 41.2) é definida como uma separação maior que 2 cm entre a JEC e a impressão diafragmática. Em pacientes com hérnia paraesofágica (Fig. 41.3), a retrovisão endoscópica mostra uma porção do fundo gástrico herniada através do diafragma adjacente ao endoscópio.

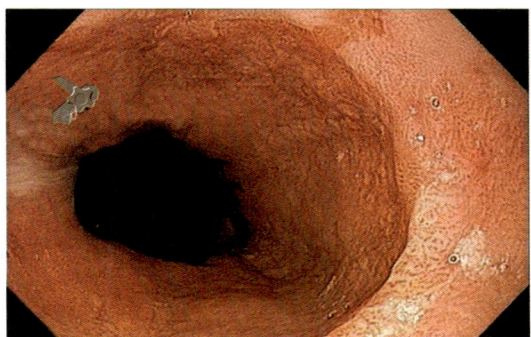

Fig. 41.2 – *Hérnia de hiato por deslizamento (tipo I) visualizada em EDA.*
Fonte: <www.endoscopiaterapeutica.com.br>. Acesso em: fev./2018)

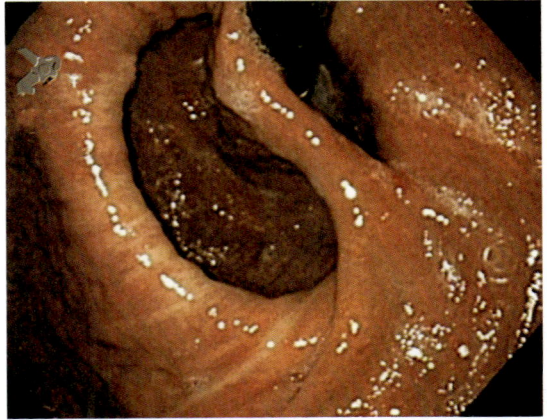

Fig. 41.3 – *Hérnia de hiato paraesofágica (tipo II) visualizada em EDA.*
Fonte: <www.endoscopiaterapeutica.com.br>. Acesso em: fev./2018.

O exame de **raios x contrastado com bário via oral** pode determinar a anatomia, o tamanho da hérnia, a orientação do estômago e a localização da TEG (Figs. 41.4 e 41.5).

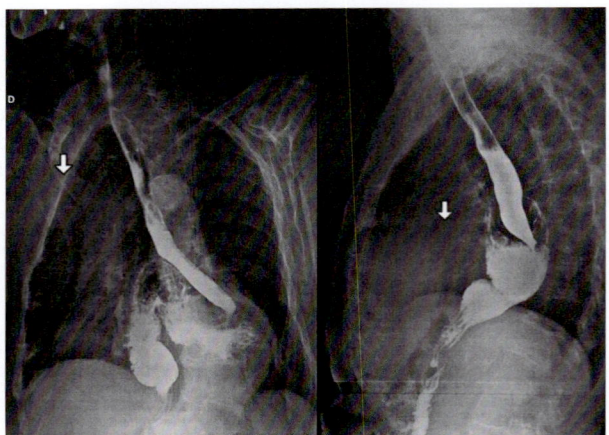

Fig. 41.4 – *Hérnia de hiato em radiografia contrastada com bário administrado via oral.*

Fonte: agradecimento ao Dr. Diogo Amaro Domingues de Oliveira.

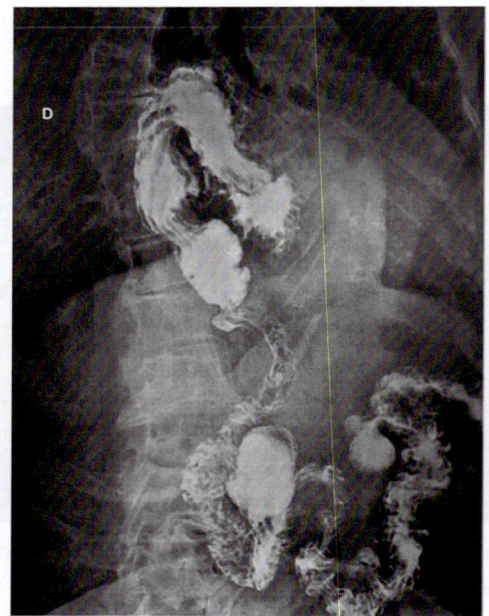

Fig. 41.5 – *Hérnia de hiato com volvo gástrico em radiografia contrastada com bário via oral.*

Fonte: agradecimento ao Dr. Diogo Amaro Domingues de Oliveira.

A **radiografia simples** de tórax pode auxiliar no diagnóstico de hérnia de hiato tipo IV (Fig. 41.6).

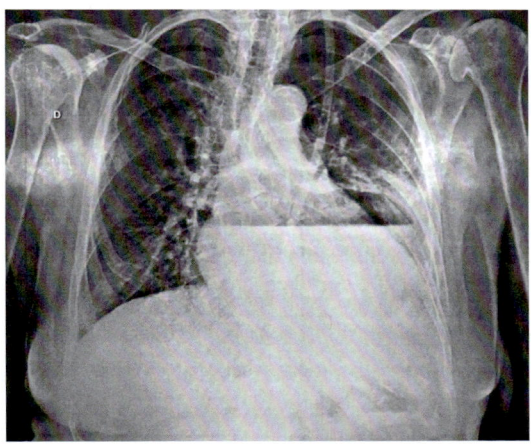

Fig. 41.6 – *Raios X simples de tórax em incidência posteroanterior em que se observa imagem de nível hidroaéreo, correspondendo ao estômago intratorácico.*

Fonte: agradecimento ao Dr. Diogo Amaro Domingues de Oliveira.

Em pacientes com hérnias paraesofágicas, radiografia em posição supina, **tomografia computadorizada** (TC) ou, menos frequentemente, ressonância nuclear magnética (RNM) do tórax podem revelar um nível hidroaéreo retrocardíaco, representando o estômago intratorácico. Na hérnia paraesofágica tipo IV, outros órgãos podem ser identificados na TC ou na RNM do tórax (Fig. 41.7).

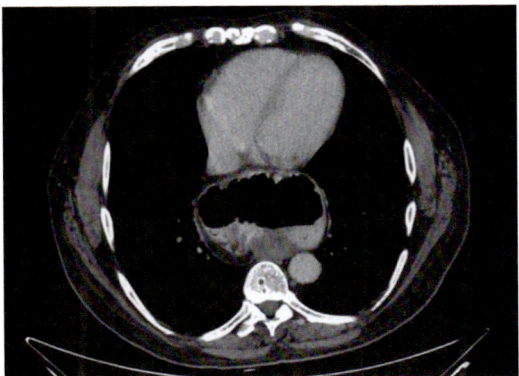

Fig. 41.7 – *Hérnia de hiato tipo IV visualizada em TC.*
Fonte: Sakran N. *Case Reports in Surgery*. 2017, doi.org/10.1155/2017/7428195.

Na **eletromanometria esofágica de alta resolução** com topografia de pressão esofágica, uma hérnia de hiato é caracterizada pela separação do diafragma crural do esfíncter esofágico inferior (EEI) por uma diferença de gradiente de pressão. Ao contrário da eletromanometria convencional, a eletromanometria de alta resolução pode identificar de forma confiável uma hérnia de hiato deslizante, pois permite a localização em tempo real dos componentes da TEG sem artefatos relacionados com a deformação ou distensão do estômago.

DIAGNÓSTICO DIFERENCIAL

O diagnóstico diferencial da hérnia do hiato inclui outras etiologias de dor epigástrica ou subesternal, disfagia, pirose e regurgitação, que são sintomas comuns na DRGE. Isso inclui esofagite, desordens de motilidade esofágica, dispepsia funcional e doença arterial coronariana.

TRATAMENTO

O tratamento cirúrgico eletivo está indicado quando há falha no tratamento clínico dos sintomas associado à HH:

- Refluxo gastresofágico refratário ao tratamento clínico e mudanças comportamentais;
- Disfagia;
- Regurgitação;
- Dispneia;
- Saciedade precoce;
- Anemia secundária ao prejuízo na alimentação;
- Vômitos;
- Dor abdominal ou dor torácica pós-prandial que afetam a qualidade de vida.

Levando-se em conta a classificação das HH para as paraesofágicas, o tratamento cirúrgico eletivo está sempre indicado, enquanto para as de deslizamento a indicação depende de sintomatologia, achados endoscópicos, eletromanometria esofágica e extensão da herniação.

O tratamento cirúrgico de urgência ou emergência está indicado na presença de sangramento incontrolável, obstrução, estrangulamento, perfuração ou volvo gástrico agudo. Nessas situações há uma elevada taxa de mortalidade.

A via de acesso padrão-ouro é a videolaparoscópica (Fig. 41.8). A via transtorácica é pouco utilizada e em geral está indicada para pacientes com falha nos reparos abdominais prévios, em hérnia com encarceramento crônico intratorácico ou esôfago curto. Ela está associada a um maior tempo de internação, maior tempo de ventilação mecânica e a um maior risco de embolismo pulmonar. Seu acesso é via minitoracotomia esquerda. Não há, entretanto, estudos randomizados comparativos entre as três vias de acesso (laparotomia, videolaparoscopia e toracotomia).

Os passos fundamentais na realização da fundoplicatura são:

1. Dissecção dos pilares esofágicos;
2. Liberação dos vasos curtos;
3. Redução da JEC 3 cm abaixo do diafragma;
4. Ressecção do saco herniário;
5. Confecção da válvula 360 graus frouxa de 2 a 3 cm.

Nos casos de hérnias grandes, inicia-se com a redução do saco herniário do mediastino, que deve ser cautelosa (Figs 41.8 e 41.9), para o espaço intra--abdominal, de modo a não lesar a pleura, a aorta ou o pericárdio. A presença de volvo gástrico associado, em geral, torna esse tempo cirúrgico mais laborioso.

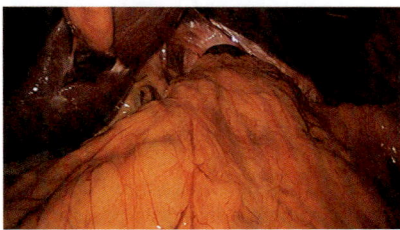

Fig 41.8 – *Visão videolaparoscópica de hérnia de hiato tipo IV, com cólon transverso e grande omento herniando para a cavidade torácica.*
Fonte: agradecimento ao Dr. Diogo Amaro Domingues de Oliveira.

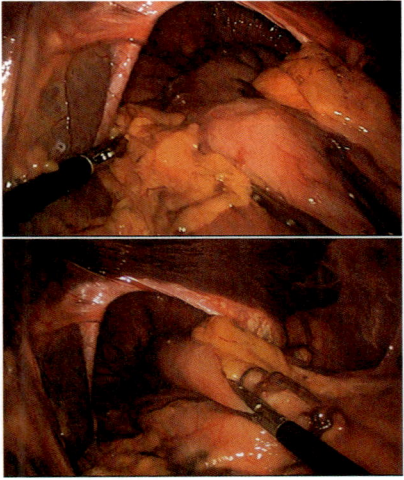

Fig. 41.9 – *Visão videolaparoscópica de hérnia de hiato tipo IV.*
Fonte: agradecimento ao Dr. Diogo Amaro Domingues de Oliveira.

Após a redução do conteúdo herniário e a visualização do fundo gástrico e da TEG, prossegue-se com a dissecção periesofageana até a liberação do pilar diafragmático esquerdo e direito (Fig. 41.10). Durante a dissecção à direita, deve-se preservar o ramo vesicular do nervo vago.

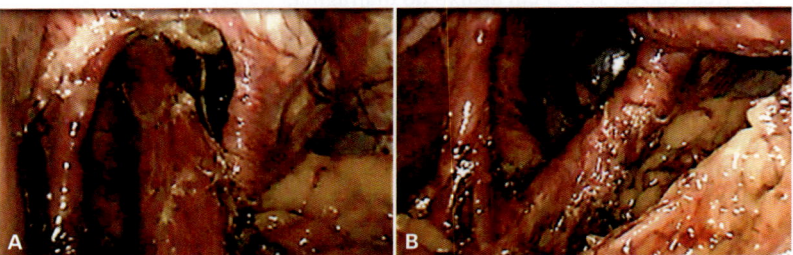

Fig. 41.10 – *Intraoperatório de hernioplastia hiatal videolaparoscópica: esôfago dissecado e tracionado após dissecção periesofageana* (A) *dissecção anterior;* (B) *dissecção posterior (esôfago tracionado com dreno laminar).*
Fonte: imagem do autor Carlos Alberto Godinho e Ricardo Moreno.

A colocação de um dreno laminar do tipo Penrose® ao redor do esôfago (Fig. 41.10) facilita sua tração para a dissecção posterior do esôfago e a do pilar diafragmático direito e consequente tração da TEG para a cavidade abdominal e o isolamento do esôfago abdominal. Importante também é a identificação e preservação dos nervos vago posterior e vago anterior.

A crurorrafia, sutura do hiato diafragmático, deve ser feita com fio inabsorvível e com pontos separados (em "U", "X" ou simples), de modo que não haja tensão (Figs 41.11 a 41.13). Se houver ruptura excessiva das fibras musculares do pilar, surgir um defeito herniário grande ou tratar-se de uma hérnia recidivada, o uso de prótese pode se tornar uma opção.

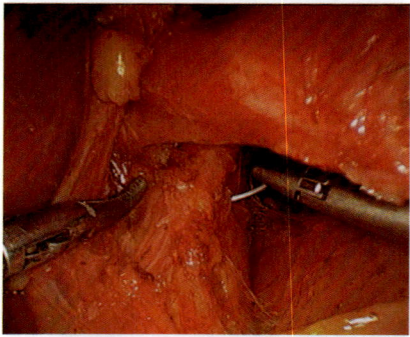

Fig. 41.11 – *Sutura do hiato diafragmático posterior com fio inabsorvível via videolaparoscópica.*
Fonte: imagem do autor Carlos Alberto Godinho e Ricardo Moreno.

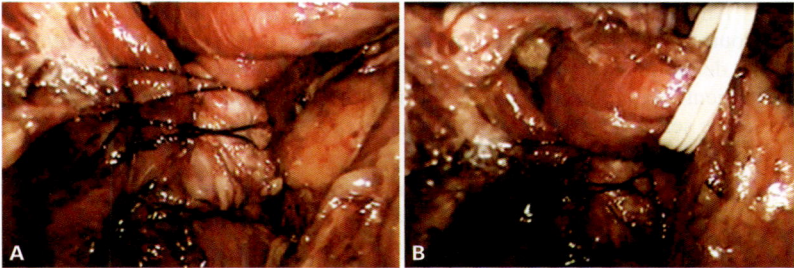

Fig. 41.12 – *Hernioplastia hiatal videolaparoscópica:* (A) *hiato posterior suturado, esôfago tracionado para apresentação;* (B) *esôfago sem tensão, ausência de tensão no hiato remanescente.*

Fonte: imagem do autor Carlos Alberto Godinho e Ricardo Moreno.

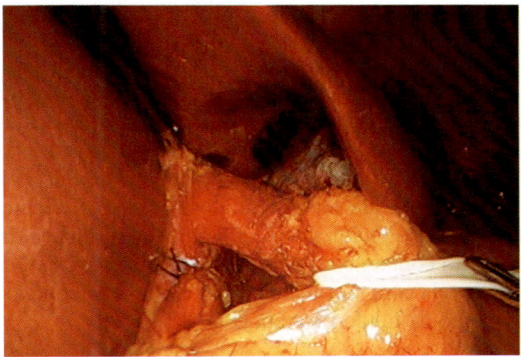

Fig. 41.13 – *Hernioplastia hiatal videolaparoscópica: esôfago intra-abdominal dissecado e tracionado para a sutura do hiato diafragmático posterior.*

Fonte: imagem do autor Carlos Alberto Godinho e Ricardo Moreno.

Após avaliação final da crurorrafia, sendo certificada a ausência de tensão e angulação esofageana (estando o esôfago em repouso – Fig. 41.12), prossegue-se com a fundoplicatura.

Alguns aspectos da confecção da fundoplicatura são controversos. A divisão dos vasos curtos, apesar de inicialmente considerada importante para melhor resultado cirúrgico, não encontrou suporte em estudos randomizados. Para confecção da válvula, a grande maioria dos cirurgiões concorda com a utilização da parede posterior ou grande curvatura, chamada de fundoplicatura a Nissen. Para facilitar a mobilização para a fundoplicatura, quando se opta pela técnica de Nissen, a ligadura dos vasos breves do fundo gástrico pode ser realizada. Alguns grupos se utilizam da parede anterior para confecção da válvula, sem liberação dos vasos curtos, fundoplicatura designada Nissen-Rosseti, com resultados semelhantes aos do procedimento tradicional.

Ambas as técnicas citadas envolvem uma fundoplicatura a 360°, porém outra técnica utilizada é o envolvimento parcial, com fundoplicatura a 270°, denominada técnica de Toupet-Lind. Importante frisar que, independentemente da técnica utilizada, a fundoplicatura deve ser frouxa, podendo inclusive ser "calibrada" com sonda gástrica tipo Fouchet ou Levine (sondas calibrosas).

O efeito funcional da fundoplicatura inclui o aumento da extensão e da tonicidade do EEI, além de mantê-lo na cavidade abdominal.

A decisão final sobre o tipo de válvula a ser utilizada é resultado da avaliação de múltiplos aspectos clínico-laboratoriais e da avaliação de possíveis distúrbios motores diagnosticados no período pré-operatório.

A presença de esôfago curto "verdadeiro" é rara (< 1%), de modo que a dissecção periesofagena deve se estender cranialmente para garantir mobilização distal suficiente para a sutura do hiato diafragmático e para uma fundoplicatura sem tensão. Uma dissecção inadequada aumenta o risco de recorrência herniária.

Em hérnia recidivadas ou volumosas, pode-se utilizar telas, além da sutura do hiato. A tela de escolha é a de tecido biológico, porém a sintética separadora de componentes também pode ser utilizada. O posicionamento do grande omento em contato com a face visceral da tela pode ser realizado como tática cirúrgica. Há ainda a possibilidade do uso de tela de polipropileno na hernioplastia hiatal, desde que sejam seguidos os aspectos técnicos publicados por Brandalise et al., que inclui a proteção da borda côncava da tela (cortada em "U"), que fica em contato com o esôfago com cateter de silicone e recobrimento completo da tela com o omento maior, evitando o contato da tela com o esôfago e o estômago da fundoplicatura (Fig. 41.14).

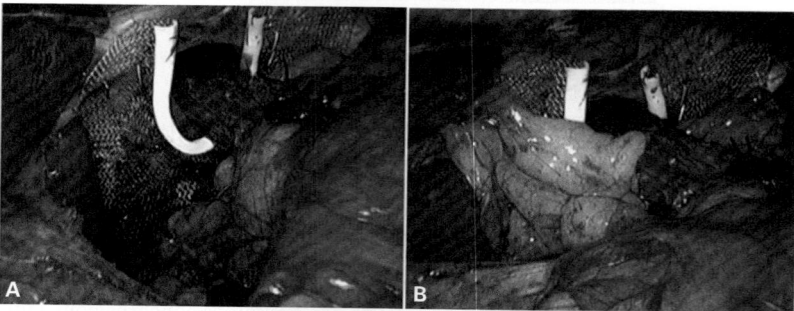

Fig. 41.14 – *Técnica de Brandalise para hernioplastia hiatal com tela de polipropileno.* (A) *Prótese com proteção de cateter de silicone em borda que fica em contato com o esôfago;* (B) *Colocação e fixação do omento maior entre a prótese e a fundoplicatura.*

Fonte: adaptada de Brandalise et al. ABCD Arq Bras Cir Dig. 2012;25(4):224-228.

Devido à pressão positiva intra-abdominal e negativa intratorácica, algumas táticas cirúrgicas podem ser realizadas a fim de se evitar a recidiva, como a fixação gástrica anterior na parede abdominal ou a fixação gástrica no próprio hiato. Não há, porém, dados na literatura que comprovem a eficiência dessas manobras cirúrgicas.

Desde o pós-operatório imediato, esses pacientes devem ter extrema atenção quanto ao uso de antieméticos e dieta restrita. Em geral, recebem alta hospitalar no primeiro ou segundo dia de pós-operatório sob a orientação de manter dieta líquida por 7 dias. Após esse período, introduz-se dieta pastosa liquidificada por mais 7 dias, seguida de pastosa e, após 21 dias, a dieta sólida.

Entre as complicações pós-operatórias imediatas estão náusea, vômito, dor abdominal ou torácica, sendo que o quadro de algia epigástrica ou retroesternal é altamente sugestivo de migração da válvula ou recidiva herniária precoce, demandando reoperação.

O sintoma da disfagia pode persistir por até 2 meses de pós-operatório, de modo que, permanecendo após esse período, seu manejo pode incluir dilatação endoscópica e, se falha, reoperação para reconfecção da fundoplicatura.

Não é necessária a repetição sistemática de EDA no seguimento pós-operatório, porém quando realizada o achado endoscópico da fundoplicatura é característico (Fig. 41.15).

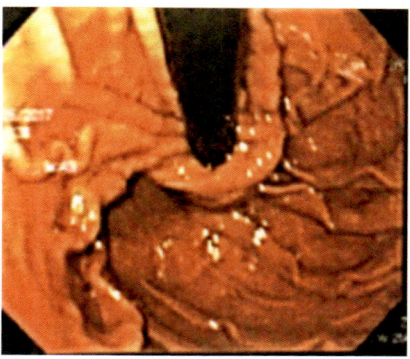

Fig. 41.15 – *EDA em pós-operatório tardio mostrando a fundoplicatura à retrovisão.*
Fonte: imagem do autor Carlos Alberto Godinho.

BIBLIOGRAFIA

1. Paterson WG, Kolyn DM. Esophageal shortening induced by short-term intraluminal acid perfusion in opossum: a cause for hiatus hernia? Gastroenterology 1994;107(6):1736-9.
2. Peridikis G, Hinder RA. Paraesophageal hiatal hernia. In: Hernia, Nyhus LM, Condon RE. Philadelphia: JB Lippincott; 1995. p.544.

3. Weston AP. Hiatal hernia with cameron ulcers and erosions. Gastrointest Endosc Clin N Am 1996;6(4):671-8.
4. Weston AP. Hiatal hernia with cameron ulcers and erosions. Gastrointest Endosc Clin N Am 1996;6(4):671-7.
5. Kahrilas PJ, Kim HC, Pandolfino JE. Approaches to the diagnosis and grading of hiatal hernia. Best Pract Res Clin Gastroenterol. 2008;22(4):601-9.
6. Sakran N, Nevo H, Dar R, et al. Laparoscopic repair of a large paraesophageal hernia with migration of the stomach into the mediastinum creating an upside-down stomach. Case Rep Surg. 2017;2017:7428195.
7. Kohn GP, Price RR, DeMeester SR, et al. Guidelines for the management of hiatal hernia. Surg Endosc 2013; 27(12):4409-28.
8. Brandalise A, Aranha NC, Brandalise NA. Tela de polipropileno no reparo laparoscópico de grandes Hérnias hiatais: aspectos técnicos. ABCD Arq Bras Cir Dig 2012;25(4):224-8.
9. Luna RA. Conduta atual no tratamento cirúrgico da doença do refluxo gastresofágico. In: Manso JEF, Gasparini Neto S. PROACI Programa de Atualização em Cirurgia: Ciclo 12. Porto Alegre: Artmed Panamericana; 2016. p.75-97. (Sistema de Educação Continuada a Distnacia, v.2).

Capítulo 42

Câncer Gástrico

Felipe Augusto Yamauti Ferreira
Ricardo Moreno
Fernando Simionato Perrotta

■ INTRODUÇÃO

As neoplasias do trato gastrointestinal alto, originadas no esôfago, transição esofagogástrica e estômago, constituem problema de saúde pública. O câncer gástrico é o 4º tipo de neoplasia mais comum no mundo, com estimativa de 990 mil novos casos a cada ano. Porém, é responsável por aproximadamente 738 mil mortes por ano, o que lhe confere a segunda colocação quando se trata de mortalidade. No Brasil, segundo o Instituto Nacional de Câncer (INCA), a previsão para o ano de 2016 foi de 12.920 novos casos entre homens e 7.600 novos casos entre mulheres.

Apesar disso, a incidência global do câncer gástrico vem diminuindo rapidamente ao longo das últimas décadas, em parte devido ao reconhecimento de fatores de risco como o *Helicobacter pylori* e fatores dietéticos e ambientais envolvidos na carcinogênese.

O câncer gástrico apresenta diferenças significativas em sua distribuição geográfica, étnica e socioeconômica. No entanto, tanto em países desenvolvidos quanto em países em desenvolvimento, a doença é mais comum em homens do que em mulheres.

Cerca de 60% dos casos de câncer gástrico diagnosticados no mundo ocorrem no oriente, sendo 42% na China. Porém, apesar da alta incidência nessas regiões, mais de 50% dos pacientes são diagnosticados em estágios precoces, elevando a taxa de sobrevida em 5 anos acima de 60%. Isso deve-se a programas eficientes de rastreamento populacional com ênfase em prevenção e diagnóstico precoce. Em contrapartida, no ocidente, os pacientes tendem a ser diagnosticados mais tardiamente, quando a doença se encontra em estágios avançados e sem proposta terapêutica curativa. No momento do diagnóstico, 50% apresentam metástases, reduzindo a sobrevida em 5 anos para 20% a 30%.

A migração populacional também está relacionada com as mudanças no risco de desenvolvimento de câncer gástrico, devido, principalmente, a alterações no estilo de vida com a adoção de novos hábitos alimentares, culturais e comportamentais. Estudos clássicos apontam que filhos de imigrantes japoneses que vivem nos Estados Unidos, especialmente a segunda e a terceira geração, apresentaram menor incidência da doença e das taxas de mortalidade, confirmando que a exposição precoce a fatores ambientais é tão expressiva quanto fatores genéticos no processo de carcinogênese.

Segundo a classificação de Lauren, existem dois tipos histológicos principais de adenocarcinoma gástrico. A variante mais comum é o tipo intestinal, que apresenta morfologia similar ao adenocarcinoma originado no trato intestinal. Manifesta-se com mais frequência no sexo masculino e em grupos etários mais idosos, sendo mais prevalente em áreas de alto risco e associado a fatores ambientais. Atualmente, corresponde a aproximadamente 30% dos carcinomas gástricos.

Já o tipo difuso é caracterizado por ausência de adesões intracelulares, o que impossibilita a formação de estruturas glandulares. Nos pacientes com formas hereditárias, isso é causado por mutação de linhagem germinativa na proteína de adesão celular E-caderina (CDH1). Acomete ambos os sexos de forma igualitária e é mais comum em jovens, o que resulta em pior prognóstico.

Apesar do declínio da incidência global, houve um aumento significativo nos casos de tumores proximais, principalmente da TEG e cárdia, já que estão mais associados a alterações decorrentes do esôfago de Barret, obesidade, doença do refluxo gastroesofágico e consumo excessivo de álcool e cigarro.

O câncer gástrico hereditário corresponde a apenas 1% a 3% da prevalência mundial. A maior parte dos casos de adenocarcinoma de estômago é esporádica. Dessa forma, existem fatores de risco e lesões precursoras que estão associados ao aumento do risco de desenvolvimento da doença, como úlceras gástricas não tratadas de forma adequada, pólipos adenomatosos e metaplasia intestinal.

O desenvolvimento de câncer gástrico em pacientes considerados de risco intermediário envolve uma interação entre fatores bacterianos, hospedeiros e ambientais. A dieta (compostos nitrosos, dieta rica em sódio e pobre em vegetais) e o estilo de vida (tabagismo, consumo de álcool e bebidas quentes) provavelmente representam de um terço a metade de todos os casos de câncer gástrico. Já a infecção por *H. pylori*, especialmente alguns genótipos (vacAs1, vacAm1 e cagA-positivo), continua a ser um importante fator de risco.

O câncer gástrico também foi descrito em associação com outras síndromes hereditárias, incluindo síndrome de Lynch (câncer colorretal não polipoide hereditário), polipose adenomatosa familiar (PAF), síndrome de Li-Fraumeni, síndrome de Peutz-Jeghers, polipose juvenil, entre outras. Todas são causas raras de câncer gástrico, porém pacientes portadores dessas síndromes devem ser triados para exclusão dessa patologia.

QUADRO CLÍNICO

Perda de peso e dor abdominal persistente são os sintomas iniciais mais comuns. Outros sintomas presentes são náusea, disfagia, melena e saciedade precoce.

A perda de peso geralmente é resultado da ingesta calórica insuficiente e pode ser atribuída a anorexia, náuseas, dor abdominal, saciedade precoce e/ou disfagia. Quando presente, a dor abdominal tende a ser epigástrica, inespecífica e leve no início do quadro, porém mais grave e constante à medida que a doença progride. Já disfagia apresenta-se em pacientes acometidos por tumores proximais do estômago ou na junção esofagogástrica.

Os pacientes também podem apresentar náuseas ou saciedade precoce decorrente de massas tumorais volumosas ou nos casos mais agressivos de câncer gástrico do tipo difuso (linite plástica), no qual há distensibilidade reduzida do estômago. Nos casos de tumores distais avançados, os pacientes podem cursar com vômitos tardios de aspecto alimentar, caracterizando obstrução antropilórica.

O sangramento gastrointestinal oculto com ou sem anemia por deficiência de ferro não é incomum, enquanto quadros de hemorragia digestiva alta manifestados por melena ou hematêmese são observados em menos de 20% dos casos. A presença de massa abdominal palpável é o achado físico mais comum e, geralmente, indica doença avançada.

Os pacientes também podem apresentar sinais ou sintomas de doença metastática, sendo os sítios mais comuns o fígado, as superfícies peritoneais e os linfonodos não regionais. Com menos frequência, observa-se disseminação para os ovários, sistema nervoso central, ossos, pulmão e partes moles.

Uma vez que o câncer gástrico tem disseminação preferencialmente linfática, o exame físico pode revelar linfonodomegalia palpável em região supraclavicular esquerda (Linfonodo de Virchow – Fig. 42.1), que é o achado mais

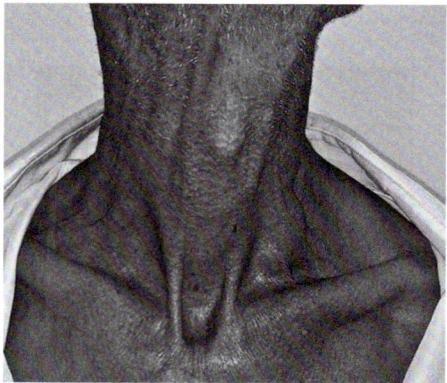

Fig. 42.1 – *Nódulo de Virchow.*
Fonte: Siosaki MD, Souza AT. N Engl J Med, 2013; 368:e7 DOI: 10.1056/NEJMicm1204740.

comum na doença metastática. Outros linfonodos palpáveis característicos podem ser encontrados na região periumbilical (linfonodo Sister Mary Joseph) e na região axilar esquerda (Linfonodo de Irish).

A disseminação peritoneal do câncer gástrico pode manifestar-se com ascite, acometimento do ovário (tumor de Krukenberg) ou tumores palpáveis no fundo de saco durante o exame proctológico (prateleira de Blummer).

Apesar de metástases hepáticas serem frequentemente multifocais, acometimento do fígado pode resultar em massas palpáveis, associadas ao aumento da concentração da fosfatase alcalina sérica. Icterícia e outros sinais clínicos de falência hepática são observados em casos de doença metastática avançada.

DIAGNÓSTICO E ESTADIAMENTO

Diante da suspeita clínica de neoplasia gástrica, é recomendável a realização de endoscopia digestiva alta (EDA, Figs. 42.2 e 42.3). Como até 5% das

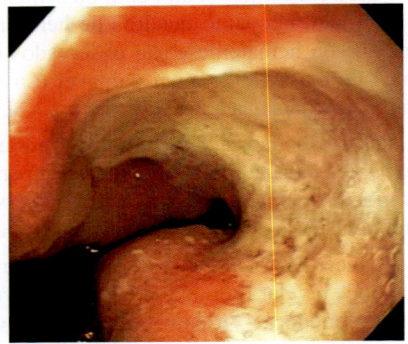

Fig. 42.2 – *Lesão ulceroinfiltrativa em mucosa gástrica visualizada em EDA.*
Fonte: imagem do autor Fernando Simionato Perrotta.

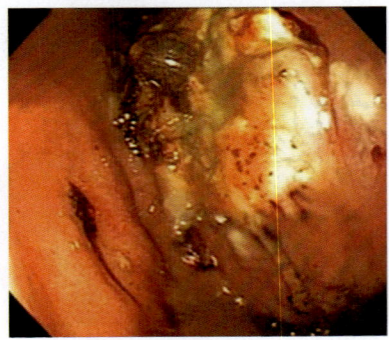

Fig. 42.3 – *Neoplasia gástrica maligna com necrose central visualizada em EDA.*
Fonte: imagem do autor Fernando Simionato Perrotta.

úlceras malignas apresentam-se macroscopicamente sem sinais de malignidade e, portanto, com aspecto benigno é mandatória a realização de biópsias das lesões visualizadas endoscopicamente, para posterior avaliação histológica.

O aspecto macroscópico dos tumores gástricos é descrito de acordo com a classificação de Borrmann (Fig. 42.4).

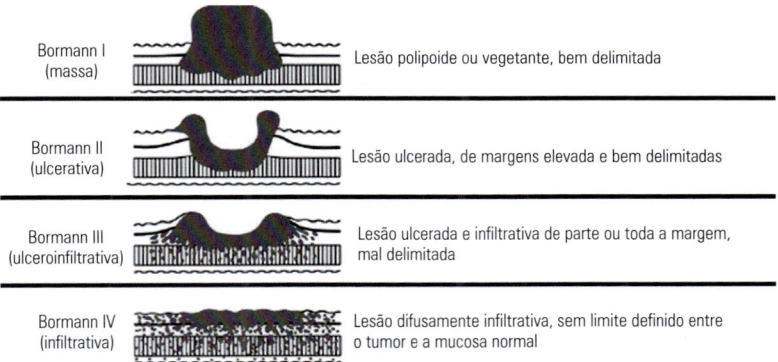

Fig. 42.4 – *Classificação macroscópica de* Borrmann.
Fonte: dados consagrados na literatura: http://www.sovegastro.org/pdf/prodigo_material/librillo17.pdf.

Nos casos de adenocarcinoma gástrico do tipo difuso agressivo que se manifestam como linite plástica, o diagnóstico endoscópico pode ser prejudicado, pois o tumor tende a infiltrar a submucosa e a muscular própria, conferindo, por vezes, um aspecto normal à superfície mucosa e, consequentemente, resultando em biópsias com falso negativo.

Portanto, o único cenário em que a radiografia contrastada com bário pode ser superior à EDA é nos pacientes com linite plástica, na qual o estômago adquire uma aparência clássica decorrente de sua pouca distensibilidade.

Pacientes com câncer gástrico documentado por estudo histológico devem ser submetidos a estadiamento clínico a fim de avaliar a extensão locorregional do tumor e a presença de metástases à distância, definir a melhor conduta terapêutica e predizer o prognóstico da doença. O estadiamento bem realizado permite à equipe médica selecionar o tratamento mais adequado, minimizando cirurgias desnecessárias e não terapêuticas e aumentando as taxas de sucesso do tratamento selecionado.

A classificação da *American Joint Committee on Cancer* (AJCC) e da *Union for International Cancer Control* (UICC), que é mais amplamente usada no mundo inteiro, baseia-se na profundidade do tumor na parede do órgão (T), envolvimento linfonodal (N) e presença de metástases à distância (M). O estadiamento completo do câncer gástrico pode ser visto nas Tabelas 42.1 e 42.2.

Tumor primário	
Tis	Carcinoma *in situ* *
T1a	Tumor invade a lâmina própria ou muscular da mucosa
T1b	Tumor invade a submucosa
T2	Tumor invade a muscular própria
T3	Tumor penetra a muscular própria e se estende até o tecido conectivo (ligamentos gastrocólico ou hepatogástrico, pequeno ou grande omento) sem perfurar o peritônio visceral que recobre tais estruturas
T4a	Tumor invade a serosa ou perfura o peritônio visceral
T4b	Tumor invade estruturas ou órgãos adjacentes: baço, cólon transverso, fígado, diafragma, pâncreas, parede abdominal, glândula adrenal, rim, intestino delgado, retroperitônio**

* Displasia de alto grau, tumor intraepitelial sem invasão da lâmina própria.
** Invasão transmural do duodeno ou esôfago não é considerada invasão de estruturas ou órgãos adjacentes, de modo que o estadiamento então é definido pelo maior grau de invasão transmural.

Tabela 42.1
Estadiamento TNM do câncer de estômago.

Linfonodos regionais	
N0	Nenhum linfonodo acometido
N1	Acometimento de 1 ou 2 linfonodos regionais
N2	Acometimento de 3 a 6 linfonodos regionais
N3a	Acometimento de 7 a 15 linfonodos regionais
N3b	Acometimento de 16 ou mais linfonodos regionais
Metástase à distância	
M0	Sem doença metastática
M1	Presença de metástase à distância

Fonte: AJCC *Cancer Staging Manual*, 8ª edição, 2017.

Tabela 42.2
Estágio de acordo com o estadiamento TNM do câncer de estômago.

Estágio	T	N	M
0	Tis	N0	M0
I	T1 - T2	N0	M0
IIa	T1 – T2	N1 – N3	M0
IIb	T3 – T4a	N0	M0
IIi	T3 – T4a	N1 – N3	M0
Iva	T4b	Qualquer N	M0
IVb	Qualquer T	Qualquer N	M1

Fonte: AJCC *Cancer Staging Manual*, 8ª edição, 2017.

A tomografia computadorizada (TC) de abdome e pelve com contraste endovenoso (Fig. 42.5) é indicada para avaliar principalmente a presença de doença metastática. Seu papel na avaliação da profundidade do tumor (T) e na presença de linfonodomegalias (N), além de disseminação peritoneal, pode não ser fidedigno. Para que o exame seja mais acurado, deve-se realizar distensão do estômago com a ingestão de água ou outro meio de contraste antes do exame. Essa técnica permite uma melhor avaliação da profundidade do tumor (T).

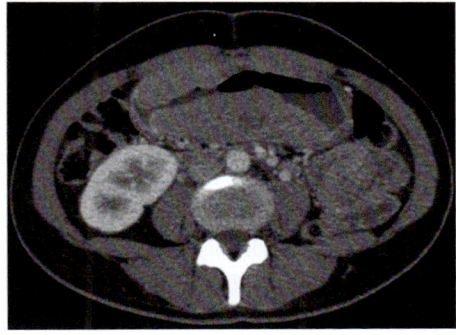

Fig. 42.5 – *Corte axial de TC em fase portal mostrando espessamento parietal em região de antro gástrico.*
Fonte: imagem do autor Fernando Simionato Perrotta.

A ecoendoscopia é mais acurada que a TC na avaliação da profundidade do tumor e no envolvimento das cadeias linfonodais perigástricas, com possibilidade de realização de punção aspirativa com agulha fina (PAAF) para obtenção de material citológico. A determinação precisa dos estágios T e N torna-se importante para seleção do tratamento, principalmente nos pacientes que se apresentam com tumores avançados locorregionalmente e sem evidências de metástases à distância, e que seriam candidatos à terapia neoadjuvante.

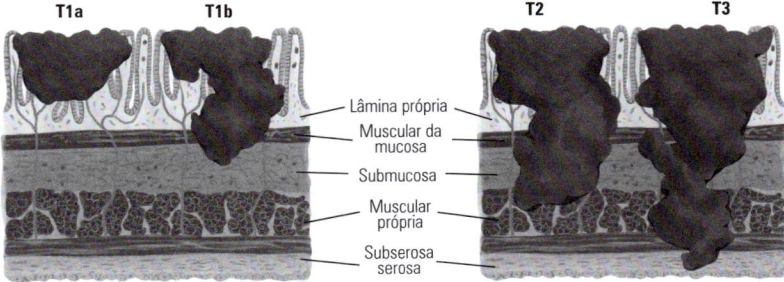

Fig. 42.6 – *Estadiamento T do câncer gástrico.*
Fonte: adaptada de AJCC *Cancer Staging Manual*, 8ª edição, 2017.

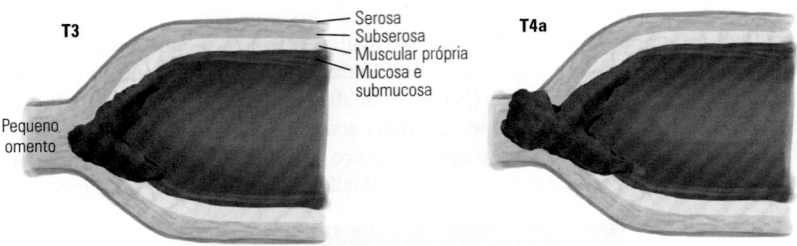

Fig. 42.7 – *Diferenciação entre estadiamento T3 e T4a: na seta, a perfuração do peritônio visceral pelo tumor.*
Fonte: adaptada de AJCC *Cancer Staging Manual*, 8ª edição, 2017.

O papel do PET scan não está bem definido e é controverso, não sendo indicado de forma rotineira. Porém, se o estadiamento radiológico é negativo para metástases à distância, é razoável a realização de PET scan para avaliação pré-operatória de pacientes com estadiamento superior a T2N0 e, assim, afastar definitivamente a possibilidade de doença metastática. Assim como na TC, as lesões suspeitas visualizadas no PET scan necessitam de biópsia, uma vez que, em geral, há baixa captação de 5-FDG nas neoplasias gástricas, particularmente no tipo histológico difuso.

Os marcadores tumorais séricos (incluindo CEA e CA 19-9) são de uso limitado e devem ser usados apenas como fatores prognósticos e seguimento após realização do tratamento selecionado.

A laparoscopia diagnóstica ou estadiadora, apesar de mais invasiva que TC e ecoendoscopia, tem a vantagem de visualizar diretamente as superfícies hepática e peritoneais, bem como avaliar a presença de linfonodos suspeitos nas cadeias perigástricas. Entre 20% e 30% dos pacientes que apresentam doença com estágio superior ao T1 do estadiamento clínico-radiológico são diagnosticados com metástase peritoneal, apesar de TC negativa. Nesses casos, a realização da laparoscopia pode alterar a conduta, evitando-se laparotomias desnecessárias e sem intuito curativo, em mais da metade dos pacientes.

Portanto, a laparoscopia é recomendada para todos os pacientes com neoplasia gástrica em estágios T3-T4 e/ou N+, sem evidências de metástase (M0) e que não apresentam critérios para serem submetidos à gastrectomia paliativa por sintomas de obstrução antro-pilórica ou sangramento. A realização de laparoscopia estadiadora é recomendável nos pacientes candidatos à neoadjuvância. A realização de lavado peritoneal para posterior análise de células neoplásicas é mandatória, pois, em caso de positividade, altera o estadiamento e, consequentemente, o curso do tratamento.

Após o término do estadiamento, os pacientes com doença locorregional (estágios I-III) são considerados potencialmente curáveis e, portanto, devem ser abordados de forma multidisciplinar para definir a melhor alternativa terapêutica. Já os pacientes com doença avançada e metastática (estágio IV) são frequentemente referenciados para tratamento paliativo. No entanto, dependendo dos sintomas e *status* funcional do paciente, pode-se considerar o uso de tratamento sistêmico com quimioterapia, a fim de reduzir sintomas, aumentar a sobrevida global e melhorar sua qualidade de vida.

Estão incluídos como critérios de irressecabilidade do câncer gástrico a invasão de estruturas vasculares nobres, como a aorta, ou o envolvimento e a oclusão da artéria hepática ou o tronco celíaco/artéria esplênica proximal. O envolvimento distal da artéria esplênica não é um indicador de irressecabilidade, pois o vaso pode ser ressecado em bloco junto com estômago, baço e cauda pancreática.

Como as cadeias de drenagem linfática do estômago são complexas, a presença de linfonodos nas cadeias locorregionais distantes do tumor primário não necessariamente é considerada doença metastática. Pacientes que possuem conglomerado linfonodal volumoso aderido à cabeça do pâncreas, com necessidade de realização de procedimento de Whipple, são de alto risco para metástases ocultas. Dessa forma, tal procedimento deve ser considerado de maneira cuidadosa, constituindo-se em conduta de exceção. Além disso, linfonodos localizados posterior ou inferiormente ao pâncreas, na região aortocaval ou no hilo hepático estão tipicamente fora do campo cirúrgico e, portanto, é evidência de doença metastática.

Em cerca de 5% dos tumores primários do estômago, a parede gástrica está extensivamente infiltrada pela neoplasia, tornando-se espessada e rígida (linite plástica). Nessa situação, o prognóstico é reservado, a despeito de não ser contraindicado o tratamento cirúrgico.

MODALIDADES TERAPÊUTICAS

Apesar do declínio significativo da incidência e mortalidade do câncer gástrico desde a década de 1930, ainda é uma doença muito letal. Entretanto, seu prognóstico tem se tornado melhor devido aos avanços tecnológicos nas últimas duas décadas, principalmente a melhora das técnicas e dispositivos empregados na cirurgia, cuidados pós-operatórios e a terapia multimodal, a qual emerge com papel importante na busca por tratamento curativo eficaz.

Tratamento cirúrgico do câncer gástrico

O tratamento cirúrgico do câncer gástrico foi padronizado pelos japoneses, sendo amplamente difundido e praticado à nível mundial tanto no oriente como no ocidente. A classificação da *Japanese Gastric Cancer Association* (JGCA) é baseada na localização anatômica refinada, particularmente a localização da lesão no estômago e nas cadeias linfonodais, a fim de definir o tipo de linfadenectomia a ser realizada.

A gastrectomia-padrão, de maneira geral, envolve a ressecção de pelo menos dois terços do estômago associado à linfadenectomia D2, sendo a abordagem mais empregada no tratamento do câncer gástrico invasivo com intuito curativo, embora algumas lesões precoces possam ser tratadas endoscopicamente.

A gastrectomia total, na qual se remove todo o estômago, é usualmente utilizada quando os tumores se encontram no terço proximal, enquanto a gastrectomia parcial (distal ou subtotal) é adequada para tumores localizados nos dois terços distais do estômago, sendo determinada pela margem cirúrgica livre de doença. Estudos apontam que a qualidade de vida dos pacientes após a gastrectomia parcial é superior à dos pacientes submetidos à ressecção completa do estômago.

Sintomas graves, como sangramento ou obstrução, podem desenvolver-se em um paciente com câncer gástrico avançado ou metastático. A cirurgia para aliviar sintomas pode então ser considerada uma opção. Assim, gastrectomia paliativa ou gastrojejuno-anastomose (associada ou não à septação gástrica) pode ser selecionada de acordo com a ressecabilidade do tumor primário e/ou riscos cirúrgicos. Em casos de sangramento, existe também a possibilidade de uso de radioterapia hemostática.

As margens de ressecção devem sempre ser asseguradas quando se estabelece o nível da gastrectomia. Margem proximal de pelo menos 3 cm é recomendada para tumores com estágio T2 ou mais profundos com padrão de crescimento expansivo (Borrmann 1 e 2) e 5 cm para aqueles com padrão infiltrativo (Borrmann 3 e 4). Quando a margem de segurança não pode ser assegurada ou o tumor invade o esôfago, é aconselhável a congelação das margens para avaliar se há sinais de neoplasia, a fim de garantir uma ressecção R0. Para os tumores estágio T1, margem proximal de 2 cm é suficiente.

Um dos pontos mais controversos no manejo cirúrgico do câncer gástrico é a extensão ideal da linfadenectomia.

A drenagem linfática do estômago foi dividida meticulosamente em 16 cadeias linfonodais por cirurgiões japoneses (Figs. 42.8 e 42.9): estações de 1 a 6 são perigástricas; e as outras 10 estão localizadas junto a grandes vasos, posterior ao pâncreas e ao longo da aorta.

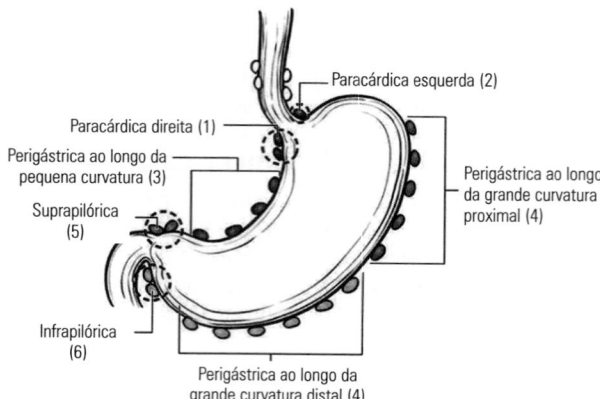

Fig. 42.8 – *Cadeias linfonodais regionais – cadeias de 1 a 6.*
Fonte: adaptada de AJCC *Cancer Staging Manual*, 8ª edição, 2017.

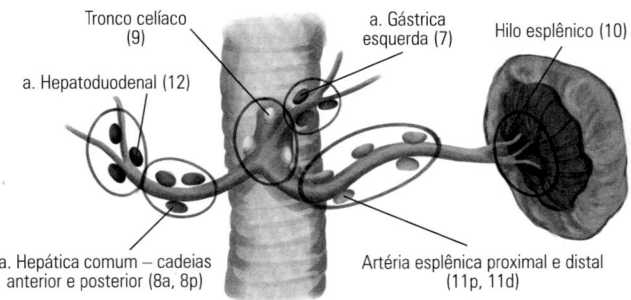

Fig. 42.9 – *Cadeias linfonodais regionais – cadeias de 7 a 12.*
Fonte: adaptada de AJCC *Cancer Staging Manual*, 8ª edição, 2017.

A **linfadenectomia D1** refere-se a uma dissecção limitada aos linfonodos perigástricos (cadeias 1-7).

A **linfadenectomia D2** é uma dissecção estendida, incluindo as cadeias das artérias hepática, gástrica esquerda, esplênica e do tronco celíaco, assim como os linfonodos do hilo esplênico (cadeias 1 a 12 ou D1 + 8a, 9, 10, 11p, 11d, 12a). Está indicada sempre que houver suspeita de acometimento linfonodal e tumores cT1N+ e cT2-T4Nx, em que há proposta curativa. A esplenectomia não deve ser realizada, exceto quando a lesão invade diretamente o baço ou está localizada na grande curvatura do estômago proximal.

A **linfadenectomia D3** é a linfadenectomia D2 associada à dissecção bastante ampliada que envolve as cadeias periaórticas (*Periaortic Nodal Dissection* – PAND). A *American Joint Committee on Cancer* (AJCC) classifica a presença de linfonodos nessas topografias como metástase e, por isso, não recomenda a dissecção dessas cadeias rotineiramente nas gastrectomias com intuito curativo. O trial randomizado JCOG 9501 mostrou que não há benefícios em se realizar PAND profilático. Embora a ressecção R0 seja possível nessas situações de envolvimento linfonodal para-aórtico, o prognóstico desses pacientes é reservado. Por isso, outra possibilidade promissora seria quimioterapia neoadjuvante seguida de linfadenectomia D2.

Os argumentos a favor do uso de linfadenectomias estendidas, como D2 e D3, são que a ressecção de maior número de linfonodos permite um melhor estadiamento patológico da doença, e que não os removendo aumenta-se a chance de recidiva e progressão da neoplasia. Para todos os estágios, a sobrevida foi significativamente melhor quanto mais linfonodos foram avaliados.

Por outro lado, existem outros argumentos que são contra o emprego de linfadenectomias estendidas, como o aumento de morbidade e mortalidade associadas ao procedimento, principalmente quando é necessária a realização de esplenectomia; e a ausência de melhora da sobrevida global e livre de doença na maior parte dos estudos randomizados disponíveis.

Os guidelines da AJCC recomendam que pelo menos 16 linfonodos sejam avaliados patologicamente. Entretanto, a avaliação de pelo menos 30 linfonodos é a ideal.

■▶ Outros aspectos técnicos da cirurgia de câncer gástrico

- **Preservação do nervo vago**: a preservação do ramo hepático do vago anterior e/ou do ramo celíaco do vago posterior contribui para melhorar a qualidade de vida dos pacientes no pós-operatório, reduzindo a chance de formação de cálculos biliares, diarreia e perda de peso.
- **Omentectomia**: a retirada cirúrgica do grande omento é usualmente integrada às gastrectomias-padrão para tumores T3 ou mais profundos, enquanto em tumores T1-T2 recomenda-se preservar o omento além de 3 cm da arcada das gastroepiploicas (Fig. 42.10).
- **Bursectomia**: para tumores que penetram a serosa da parede gástrica posterior, a bursectomia (retirada de toda a superfície peritoneal da bolsa omental) deve ser realizada com o objetivo de remover depósitos microscópicos de células neoplásicas que podem se acumular nessa região. Não há evidências claras de que a bursectomia diminua o risco de recorrência peritoneal ou local, e deve ser evitada em tumores T1-T2 para prevenir injúrias ao pâncreas e/ou às estruturas vasculares adjacentes.
- **Ressecção combinada de órgãos adjacentes**: para tumores nos quais a lesão primária ou metastática invade diretamente órgãos adjacentes, a ressecção em bloco pode ser realizada a fim de se obter ressecção R0.

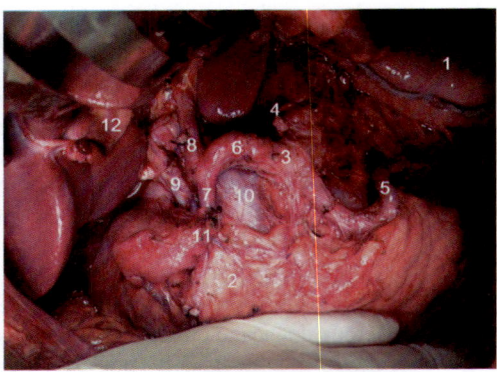

Fig. 42.10 – *Intraoperatório de gastrectomia parcial com linfadenectomia D2.* **1.** *coto proximal do estômago;* **2.** *pâncreas;* **3.** *tronco celíaco;* **4.** *coto da artéria gástrica esquerda;* **5.** *artéria esplênica;* **6.** *artéria hepática comum;* **7.** *artéria gastroduodenal;* **8.** *artéria hepática própria;* **9.** *ducto hepatocolédoco;* **10.** *veia porta;* **11.** *coto duodenal;* **12.** *leito da vesícula biliar.*
Fonte: imagem do autor Fernando Simionato Perrotta e Ricardo Moreno.

■ Cirurgia aberta × videolaparoscópica

A gastrectomia aberta continua sendo o tratamento cirúrgico preferencial para o câncer gástrico em todo o mundo. No entanto, em centros de referência, a ressecção gástrica laparoscópica é uma alternativa que oferece aos pacientes uma recuperação mais rápida e com menos complicações, ao mesmo tempo que é capaz de obter um número similar de linfonodos em comparação com a cirurgia aberta.

A gastrectomia laparoscópica é mais comumente realizada para câncer gástrico precoce (definido como câncer gástrico invasivo que não ultrapassa a submucosa) em pacientes que não são candidatos à ressecção endoscópica. No maior estudo clínico randomizado, desenvolvido na Coreia e que incluiu 1.416 pacientes com câncer gástrico do estágio clínico I, a gastrectomia distal laparoscópica resultou em menores taxas de infecção de feridas (3,1 versus 7,7%), infecções intra-abdominais (7,6 versus 10,3%) e complicações em geral (13 versus 2%) em comparação com a gastrectomia distal aberta.

A gastrectomia distal laparoscópica também vem sendo usada em casos mais avançados, quando se necessita de linfadenectomia mais extensa. Em um ensaio multicêntrico realizado na China, 1.056 pacientes com estágio clínico T2-4a, N0-3 e M0 foram distribuídos aleatoriamente para gastrectomia distal laparoscópica ou aberta. Os pacientes tratados tiveram mortalidade e morbidade pós-operatória similares, assim como a gravidade das morbidades e taxas de linfadenectomia D2 (99,4 versus 99%). O seguimento ainda não é suficientemente longo para avaliar de forma adequada os resultados oncológicos, e esses resultados podem não ser extrapolados para o ocidente, onde experiências de cirurgiões e características dos pacientes são diferentes.

Em uma metanálise que incluiu estudos principalmente retrospectivos comparando resultados entre pacientes submetidos à cirurgia laparoscópica ou aberta para câncer gástrico ressecável de todos os estágios, as taxas de sobrevida global em cinco anos (odds ratio [OR] 1,07, IC 95% 0,90-1,28) e sobrevida livre de doença (OR 0,83, IC 95% 0,68-1,02) não foram significativamente diferentes.

Ainda são necessários mais estudos prospectivos randomizados antes que a cirurgia laparoscópica possa ser considerada oncologicamente equivalente à cirurgia aberta no tratamento de câncer gástrico invasivo. Atualmente, a cirurgia laparoscópica pode ser considerada uma opção para tratamento do câncer gástrico estágio I, em que é indicado gastrectomia distal.

■ O papel da cirurgia na doença metastática

O papel da gastrectomia não é claro em pacientes com câncer gástrico metastático na ausência de sintomas urgentes, como sangramento ou obstrução. A cirurgia de citorredução visa prolongar a sobrevivência ou retardar o aparecimento dos sintomas reduzindo o volume do tumor, porém nenhuma evidência que valide a cirurgia de redução foi encontrada em ensaio controlado internacional.

As metástases hepáticas do câncer gástrico são classificadas como M1 e a cirurgia com intenção curativa não é indicada de acordo com o algoritmo de tratamento das diretrizes atuais. Nenhum estudo prospectivo explorando o benefício da hepatectomia foi conduzido, e apenas análises retrospectivas de pequenas coortes e unicêntricas coletadas ao longo de várias décadas estão disponíveis. Apesar da seleção extremamente rigorosa, a sobrevivência em longo prazo é extremamente rara após a ressecção de metástases hepáticas de câncer gástrico.

Tumores gástricos com citologia oncótica positiva na cavidade peritoneal (Cy1) também são classificadas como M1 e cirurgia com intenção curativa não é indicada de acordo com o algoritmo de tratamento das diretrizes atuais. Se a condição Cy1 foi descoberta após cirurgia, o tratamento adjuvante é recomendável. Em contrapartida, se a informação sobre o *status* Cy1 estava disponível antes da cirurgia, uma primeira abordagem com quimioterapia deve ser considerada. Assim, apenas pacientes que evoluíram com citologia negativa seriam candidatos reais à cirurgia.

■) Ressecção endoscópica

A ressecção endoscópica é indicada para tumores que têm muito baixa probabilidade de originar metástase linfonodal e são passíveis de ressecção em bloco. Basicamente, existem dois métodos principais:

- *Endoscopic mucosal resection* (EMR), na qual a lesão, junto com a mucosa adjacente, é levantada por injeção submucosa de solução salina (normo ou hipertônica) e removida com auxílio de alça de alta-frequência;
- *Endoscopic submucosal dissection* (ESD), em que a mucosa que circunda a lesão é incisada circunferencialmente e a camada submucosa é dissecada da camada muscular própria.

Classicamente, a EMR e a ESD são indicadas para tumores com a seguinte característica: adenocarcinoma bem diferenciado sem ulcerações microscópicas em que a invasão da parede gástrica é clinicamente diagnosticada como T1 e diâmetro menor que 2 cm.

Em caso de recorrência local após ressecção endoscópica, pode-se realizar tentativa de nova ESD, apesar da ausência de evidências de sobrevida em longo prazo.

O procedimento é considerado curativo quando ocorre ressecção em bloco da lesão, tumor menor que 2 cm, com tipo histológico bem diferenciado pT1a, margens horizontal e vertical negativas para neoplasia e ausência de infiltração linfovascular.

O acompanhamento com endoscopia anual ou semestral é necessário.

■) Tratamento multimodal

Com os avanços recentes e a evolução das drogas quimioterápicas, o tratamento sistêmico é capaz de promover regressão tumoral considerável em muitos casos de lesões irressecáveis ou tumores metastáticos/recidivados. Apesar disso, ainda não se consegue obter cura completa, e o tempo médio de sobrevida global alcançado para a doença nesse estágio permanece entre 6 e 13 meses. Portanto, nesses casos, a quimioterapia tem o papel de retardar a manifestação de sintomas relacionados à progressão da doença e prolongar a sobrevida.

A quimioterapia é indicada para pacientes com tumores irressecáveis, metastáticos ou recidivados e aqueles que foram submetidos à ressecção cirúrgica R2 não curativa. Os pacientes devem apresentar bom *status* funcional e funções orgânicas preservadas, já que se deve avaliar os benefícios do tratamento e os riscos de toxicidade.

O tratamento adjuvante (pós-operatório) é realizado com a intenção de reduzir o risco de recorrência da doença, controlando células tumorais residuais, após cirurgia com intuito curativo. Em geral, o tratamento deve ser iniciado em até 6 semanas da cirurgia, quando o paciente apresenta satisfatória recuperação da intervenção cirúrgica.

▮▶ Quimioterapia perioperatória

Nos casos de tumores gástricos localmente avançados (cT3-T4/N+/Cy+), a cirurgia com ressecção radical isolada está associada a maiores taxas de recorrência local, metástases metacrônicas, linfadenectomias incompletas e sobrevida global em 5 anos de apenas 20% a 30%. Nesse cenário, a quimioterapia neoadjuvante tem o papel de diminuir as taxas de recorrência da doença e, portanto, elevar a sobrevida dos pacientes; objetiva obter controle de micrometástases, promover *down-staging* do tumor primário, além de selecionar tumores mais sensíveis. Ademais, o tratamento sistêmico pré-operatório pode levar ao alívio dos sintomas relacionados à doença.

Metanálises evidenciam que a quimioterapia neoadjuvante pode ser segura e reprodutível, uma vez que pode acarretar melhora na sobrevida global e livre de doença, com *down-staging* do tumor e aumento significativo de ressecções R0, sem elevar a morbimortalidade perioperatória e o tempo de internação hospitalar.

Embora se observe melhora nos resultados oncológicos com o emprego da neoadjuvância, parece não haver benefício para alguns grupos de pacientes, como idosos e tumores com histologia com células de anel de sinete.

Os ensaios atuais ainda estão abordando o momento ideal da terapia adjuvante. Os dois principais estudos clínicos que mostraram benefícios da quimioterapia pós-operatória em termos de sobrevivência global e livre de doença são o estudo japonês ACTS-GC e o estudo coreano CLASSIC. Embora esses estudos bem conduzidos tenham tornado a quimioterapia pós-operatória a principal modalidade adjuvante em países asiáticos após cirurgia com linfadenectomia D2, a dúvida da reprodutibilidade desses estudos a uma população ocidental persiste. A maioria dos pacientes nos Estados Unidos recebe quimiorradiação no cenário adjuvante, porém uma estratégia de tratamento perioperatório emergiu como um padrão alternativo de cuidados após a publicação do ensaio MAGIC em 2006. Os resultados desse estudo mostraram que a sobrevida em 5 anos para pacientes randomizados para receber quimioterapia perioperatória foi significativamente melhor em comparação com aqueles submetidos à cirurgia isoladamente (36% *versus* 23%, $P = 0,009$). Destaca-se que apenas 40% desses pacientes foram submetidos à linfadenectomia D2 e 42% dos pacientes foram capazes de completar todos os 6 ciclos planejados de quimioterapia. Os resultados do ensaio MAGIC junto com o estudo francês FNCLCC/FFCD solidificaram a quimioterapia perioperatória como uma estratégia de tratamento aceitável no ocidente.

■❙ Quimio-radioterapia adjuvante e neoadjuvante

Sabendo que a cirurgia para adenocarcinoma gástrico é curativa em menos de 40% dos casos, Macdonald e colaboradores avaliaram a eficácia da quimio-radioterapia pós-operatória. O estudo mostrou significativa melhora da sobrevida global, reforçando o uso dessa modalidade terapêutica principalmente em pacientes com alto risco para recorrência da doença. Porém, uma crítica a esse estudo é o baixo número de pacientes que foram submetidos à linfadenectomia D2 (apenas 10%), o que pode ter influenciado os resultados.

A quimio-radioterapia neoadjuvante está sendo avaliada em alguns estudos ocidentais, nos quais se observa altas taxas de resposta patológica completa. Estudos como TOPGEAR avaliaram o benefício da adição de radioterapia neoadjuvante à quimioterapia perioperatória, evidenciando taxa de sobrevida global de aproximadamente 50%, o que é superior ao emprego de quimioterapia perioperatória isolada.

Nos casos de câncer gástrico localmente avançado, a quimio-radioterapia parece ser superior à quimioterapia neoadjuvante isolada:

- Probabilidade de resposta patológica completa (15,6% × 2,0%);
- Redução do estágio T/N pós-operatório (64,4% × 37,7%);
- Ressecção cirúrgica R0 atingindo 72%;
- Sobrevida em 3 anos 27,7% × 47,4% ($p = .07$);
- Mortalidade maior (10,2% × 3,8% – $p = .26$).

■❙ Tratamento paliativo

Segundo a OMS (2002), os cuidados paliativos são uma abordagem que visam melhorar a qualidade de vida dos pacientes e suas famílias, enfrentando os problemas associados às doenças através da prevenção e do alívio do sofrimento por meio de identificação precoce, avaliação minuciosa e tratamento da dor e outros problemas físicos, psicossociais e espirituais.

A importância dos cuidados paliativos aumenta substancialmente à medida que o câncer progride. O conhecimento e a técnica para lidar com a dor, a comunicação e a gestão dos sintomas são imprescindíveis. Entre os métodos para realizar esses objetivos estão analgésicos opioides, corticosteroides e antieméticos, além de suporte psicológico e espiritual.

PROGNÓSTICO

O prognóstico após a ressecção varia de acordo com o estadiamento patológico da doença, a localização do tumor e a população estudada. Em geral, as populações asiáticas tendem a ter melhores resultados oncológicos do que as populações ocidentais, e os tumores proximais (cárdia e junção esofagogástrica) apresentam pior prognóstico do que os cânceres distais.

SEGUIMENTO ONCOLÓGICO PÓS-TRATAMENTO

Não há estudos randomizados para orientar a estratégia de vigilância pós-operatória. As diretrizes baseadas no consenso da *National Comprehensive Cancer Network* (NCCN) sugerem o seguinte:

- História e exame físico a cada 3-6 meses nos 3 primeiros anos; a cada 6 meses nos próximos 2 anos; e, em seguida, anualmente;
- Exames laboratoriais, conforme indicado clinicamente;
- Exames radiológicos ou endoscopia, conforme indicado clinicamente;
- Monitorar e corrigir a deficiência de vitamina B12 e vitamina D em pacientes tratados cirurgicamente.

Alguns médicos verificam os marcadores tumorais, particularmente o antígeno carcinoembrionário (CEA), a cada consulta de acompanhamento e realizam TC a cada 3 a 6 meses, pelo menos durante os 2 primeiros anos. Isso é controverso, pois, embora a detecção precoce de possível recorrência possa facilitar o tratamento antes do desenvolvimento de doenças volumosas sintomáticas, não há dados que sustentem que o diagnóstico precoce de uma recorrência assintomática evidenciada por elevação do marcador tumoral ou imagem radiológica melhore a qualidade de vida ou prolongue a sobrevida.

Para os pacientes que tiveram uma gastrectomia parcial, realiza-se endoscopia de vigilância a cada 6 a 12 meses durante os 2 primeiros anos, uma vez que os sobreviventes estão em maior risco de um segundo câncer gástrico primário.

BIBLIOGRAFIA

1. Jemal A. Global cancer statistics. CA Cancer J Clin 2011;61(12): 69-90.
2. Coordenação de Prevenção e Vigilância Estimativa 2016: incidência de câncer no Brasil/Instituto Nacional de Câncer José Alencar Gomes da Silva. Rio de Janeiro: INCA; 2015.
3. Vam Cutsem E. The diagnosis and management of gastric cancer: expert discussion and recommendations from the 12th ESMO/World Congress on Gastrointestinal Cancer, Barcelona, 2010. Ann Oncol 2011;22(Suppl 5):1-9.
4. Lauren P. The two histological main types of gastric carcinoma: diffuse and so-called intestinal-type carcinoma. An attempt at a histo-clinical classification. Acta Pathol Microbiol Scand. 1965;64:31-49.
5. Ikeda Y, Mori M, Kamakura T, et al. Improvements in diagnosis have changed the incidence of histological types in advanced gastric cancer. Br J Cancer 1995;72(2):424-9.

6. Wanebo HJ, Kennedy BJ, Chmiel J, et al. Cancer of the stomach. A patient care study by the American College of Surgeons. Ann Surg 1993;218(5):583-7.
7. Graham DY, Schwartz JT, Cain GD, Gyorkey F. Prospective evaluation of biopsy number in the diagnosis of esophageal and gastric carcinoma. Gastroenterology. 1982;82(2):228.
8. Karita M, Tada M. Endoscopic and histologic diagnosis of submucosal tumors of the gastrointestinal tract using combined strip biopsy and bite biopsy. Gastrointest Endosc 1994;40(6):749-55.
9. Ajani JA, In H, Sano T, et al. Stomach. In: AJCC Cancer Staging Manual. 8th ed. Chicago: AJCC; 2017.
10. Simon M, Mal F, Perniceni T, et al. Accuracy of staging laparoscopy in detecting peritoneal dissemination in patients with gastroesophageal adenocarcinoma. Dis Esophagus. 2016;29(3):236-9.
11. Leake PA, Cardoso R, Seevaratnam R, et al. A systematic review of the accuracy and indications for diagnostic laparoscopy prior to curative-intent resection of gastric cancer. Gastric Cancer 2012;15(Suppl 1):S38-S42.
12. Japanese Gastric Cancer Association. Japanese gastric cancer treatment guidelines 2014. Gastric Cancer 2017;20(1):1-19.
13. Wu CW, Chiou JM, Ko FS, et al. Quality of life after curative gastrectomy for gastric cancer in a randomised controlled trial. Br J Cancer. 2008;98(1):54-9.
14. Japanese Gastric Cancer Association. Japanese gastric cancer treatment guidelines 2014 (ver. 4). Gastric Cancer. 2017 Jan;20(1):1-19.
15. Sasako M, Sano T, Yamamoto S, Kurokawa Y, Nashimoto A, Kurita A, Hiratsuka M, Tsujinaka T, Kinoshita T, Arai K, Yamamura Y, Okajima K, Japan Clinical Oncology Group. D2 lymphadenectomy alone or with para-aortic nodal dissection for gastric cancer. N Engl J Med. 2008;359(5):453.
16. Fujimura T1, Nakamura K, Oyama K, Funaki H, Fujita H, Kinami S, Ninomiya I, Fushida S, Nishimura G, Kayahara M, Ohta T. Selective lymphadenectomy of para-aortic lymph nodes for advanced gastric cancer. Oncol Rep. 2009 Sep;22(3):509-14.
17. Roukos DH, Kappas AM. Targeting the optimal extent of lymph node dissection for gastric cancer. J Surg Oncol. 2002;81(2):59.
18. Bunt AM, Hermans J, Smit VT, van de Velde CJ, Fleuren GJ, Bruijn JA. Surgical/pathologic-stage migration confounds comparisons of gastric cancer survival rates between Japan and Western countries. J Clin Oncol. 1995;13(1):19.
19. Smith DD, Schwarz RR, Schwarz RE. Impact of total lymph node count on staging and survival after gastrectomy for gastric cancer: data from a large US-population database. J Clin Oncol. 2005;23(28):7114.
20. Chen XZ, Wen L, Rui YY, Liu CX, Zhao QC, Zhou ZG, Hu JK. Long-term survival outcomes of laparoscopic versus open gastrectomy for gastric cancer: a systematic review and meta-analysis. Medicine (Baltimore). 2015;94(4):e454.

21. Viñuela EF, Gonen M, Brennan MF, Coit DG, Strong VE. Laparoscopic versus open distal gastrectomy for gastric cancer: a meta-analysis of randomized controlled trials and high-quality nonrandomized studies. Ann Surg. 2012 Mar;255(3):446-56.
22. Kim W, Kim HH, Han SU, Kim MC, Hyung WJ, Ryu SW, Cho GS, Kim CY, Yang HK, Park DJ, Song KY, Lee SI, Ryu SY, Lee JH, Lee HJ, Korean Laparo-endoscopic Gastrointestinal Surgery Study (KLASS) Group. Decreased Morbidity of Laparoscopic Distal Gastrectomy Compared With Open Distal Gastrectomy for Stage I Gastric Cancer: Short-term Outcomes From a Multicenter Randomized Controlled Trial (KLASS-01). Ann Surg. 2016;263(1):28.
23. Hu Y, Huang C, Sun Y, Su X, Cao H, Hu J, Xue Y, Suo J, Tao K, He X, Wei H, Ying M, Hu W, Du X, Chen P, Liu H, Zheng C, Liu F, Yu J, Li Z, Zhao G, Chen X, Wang K, Li P, Xing J, Li G. Morbidity and Mortality of Laparoscopic Versus Open D2 Distal Gastrectomy for Advanced Gastric Cancer: A Randomized Controlled Trial.J Clin Oncol. 2016 Apr;34(12):1350-7
24. Chen XZ, Wen L, Rui YY, Liu CX, Zhao QC, Zhou ZG, Hu JK. Long-term survival outcomes of laparoscopic versus open gastrectomy for gastric cancer: a systematic review and meta-analysis. Medicine (Baltimore). 2015;94(4):e454.
25. Fujitani K, Yang HK, Mizusawa J, et al. Gastrectomy plus chemotherapy versus chemotherapy alone for advanced gastric cancer with a single non-curable factor (REGATTA): a phase 3, randomised controlled trial. Lancet Oncol. 2016;17:309–18.
26. Sakamoto Y, Sano T, Shimada K, et al. Favorable indications for hepatectomy in patients with liver metastasis from gastric cancer. J Surg Oncol. 2007;95:534–9.
27. Takemura N, Saiura A, Koga R, et al. Long-term outcomes after surgical resection for gastric cancer liver metastasis: an analysis of 64 macroscopically complete resections. Langenbecks Arch Surg. 2012;397:951–7.
28. Cheon SH, Rha SY, Jeung HC, et al. Survival benefit of combined curative resection of the stomach (D2 dissection) and liver in gastric cancer
29. Ambiru S, Miyazaki M, Ito H, Nakagawa K, Shimizu H, Yoshidome H, Shimizu Y, Nakajima N. Benefits and limits of hepatic resection for gastric metastases. Am J Surg. 2001;181(3):279.
30. Okabe H, Ueda S, Obama K, et al. Induction chemotherapy with S-1 plus cisplatin followed by surgery for treatment of gastric cancer with peritoneal dissemination. Ann Surg Oncol. 2009;16: 3227–36.
31. Mezhir JJ, Shah MA, Jacks LM, et al. Positive peritoneal cytology in patients with gastric cancer: natural history and outcome of 291 patients. Ann Surg Oncol. 2010;17:3173–80
32. Ronnellenfitsch et al. Eur J Cancer. 2013;49(15):3149-58.
33. Xiong BH, Cheng Y, Ma L, Zhang CQ. An updated meta-analysis of randomized controlled trial assessing the effect of neoadjuvant chemothe-

rapy in advanced gastric cancer. Cancer Invest. 2014 Jul;32(6):272-84. doi: 10.3109/07357907.2014.911877. Epub 2014 May 6.
34. Bang YJ, Kim YW, Yang HK, Chung HC, Park YK, Lee KH, Lee KW, Kim YH, Noh SI, Cho JY, et al. Adjuvant capecitabine and oxaliplatin for gastric cancer after D2 gastrectomy (CLASSIC): a phase 3 open-label, randomised controlled trial. Lancet. 2012;379:315–321.
35. Sakuramoto S, Sasako M, Yamaguchi T, Kinoshita T, Fujii M, Nashimoto A, Furukawa H, Nakajima T, Ohashi Y, Imamura H, et al. Adjuvant chemotherapy for gastric cancer with S-1, an oral fluoropyrimidine. N Engl J Med. 2007;357:1810–1820
36. Cunningham D, Allum WH, Stenning SP, Thompson JN, Van de Velde CJ, Nicolson M, Scarffe JH, Lofts FJ, Falk SJ, Iveson TJ, et al. Perioperative chemotherapy versus surgery alone for resectable gastroesophageal cancer. N Engl J Med. 2006;355:11–20.
37. Ychou M, Boige V, Pignon JP, Conroy T, Bouché O, Lebreton G, Ducourtieux M, Bedenne L, Fabre JM, Saint-Aubert B, et al. Perioperative chemotherapy compared with surgery alone for resectable gastroesophageal adenocarcinoma: an FNCLCC and FFCD multicenter phase III trial. J Clin Oncol. 2011;29:1715–1721.
38. Macdonald JS. Chemoradiotherapy after surgery compared with surgery alone for adenocarcinoma of the stomach or gastroesophageal junction. N Engl J Med. 2001 Sep 6;345(10):725-30.
39. Leong T. TOPGEAR: a randomised phase III trial of perioperative ECF chemotherapy versus preoperative chemoradiation plus perioperative ECF chemotherapy for resectable gastric cancer (an international, intergroup trial of the AGITG/TROG/EORTC/NCIC CTG). BMC Cancer. 2015 Jul 21;15:532.
40. Stahl M. J Clin Oncol 2009;27:851-856. /// Van Hagen P. N Engl J Med 2012;366:2074-2084.
41. Eom BW, Ryu KW, Lee JH, Choi IJ, Kook MC, Cho SJ, Lee JY, Kim CG, Park SR, Lee JS, Kim YW. Oncologic effectiveness of regular follow-up to detect recurrence after curative resection of gastric cancer. Ann Surg Oncol. 2011;18(2):358.

Capítulo 43

Vesícula Biliar e Vias Biliares

Diego Ferreira de Andrade Garcia
Fernando Furlan Nunes
Fabiana Damiani Korsakoff
Paulo César Rozental

■ INTRODUÇÃO

Um dos pré-requisitos necessários ao médico residente é o devido reconhecimento e condução das doenças biliares. O espectro de doenças varia tanto que em uma extremidade temos as colelitíases assintomáticas, encontradas em exames de rotina, em que não há queixas ou suspeitas diagnósticas; e em outra as neoplasias malignas que acometem a vesícula e/ou as vias biliares e que ainda hoje se configuram como um verdadeiro desafio diagnóstico e terapêutico, dado o silêncio clínico e a agressividade com que se instalam.

■ ANATOMIA

Antes de prosseguir é sempre bom relembrar alguns conceitos anatômicos que certamente já povoam os pensamentos do residente e que são fundamentais para o melhor aproveitamento do tema (Fig. 43.1).

Lembre-se do conceito de via biliar extra-hepática
- Confluência dos ductos hepáticos esquerdo e direito;
- Ducto hepático comum;
- Colédoco;
- Ducto cístico e vesícula biliar.

Lembre-se das divisões da vesícula biliar
- Fundo;
- Corpo;
- Infundíbulo;

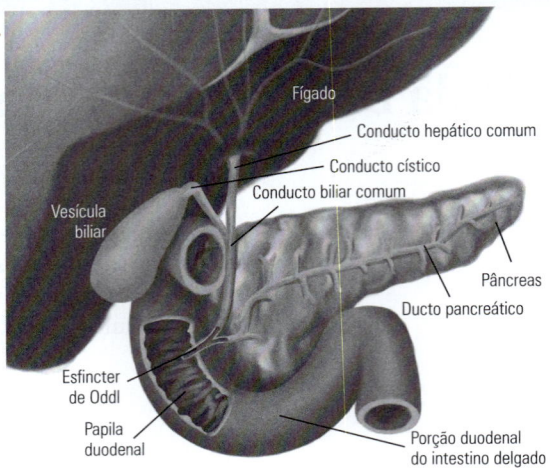

Fig 43.1 – *Sistema biliar.*
Fonte: A.D.A.M E.

- Colo (comunica-se com o ducto cístico), tanto no colo quanto no ducto cístico, identificamos as valvas de Heister, que consistem numa barreira para impedir a passagem de cálculos;
- Leito vesicular – é a impressão da vesícula no segmento hepático.

A região anatômica da placa hilar é um dos locais de maior incidência de variação anatômica. Essa informação deve ser respeitada pelo médico residente, uma vez que muitas complicações operatórias ocorrem em decorrência desse fenômeno. O ducto hepático direito é a estrutura mais frequentemente acometida pelas alterações (Fig. 43.2).

O ducto cístico também sofre variação quanto a sua extensão e sintopia em relação à arvore biliar principal. Ele pode ter um percurso paralelo em relação ao hepático comum ou mesmo desembocar no hepático direito. Deve-se sempre estar atento à presença do ducto hepático acessório ou ducto de Luschka, que é uma comunicação da vesícula com o fígado na região do leito vesicular. Por sua vez, a vesícula biliar é bem menos acometida pelas variantes anatômicas, sendo a principal a duplicação vesicular cujo sinal radiológico se chama vesícula em barrete frígio.

A irrigação sanguínea da vesícula biliar é reponsabilidade da artéria cística. Já a via biliar é nutrida pela artéria hepática direita através de seus ramos e também recebe contribuição da artéria cística. O médico residente que deseja realizar os procedimentos cirúrgicos da vesícula biliar deve se familiarizar com uma região de fundamental importância e que acaba por resumir os principais pontos de reparo anatômico para os procedimentos cirúrgicos na região vesicular: o *Trígono de Callot*.

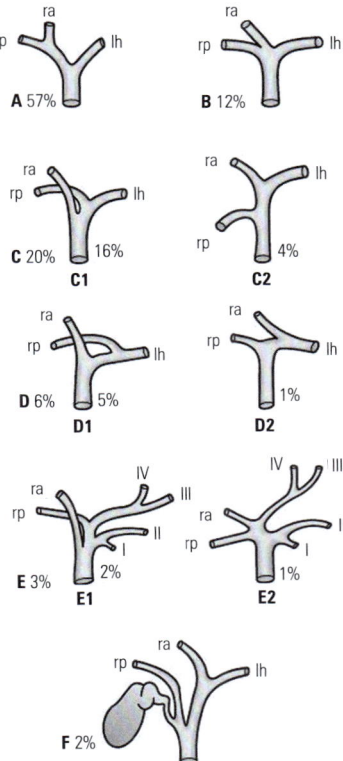

Fig 43.2 – *Variações anatômicas da via biliar.*
Fonte: Sabiston. Tratado de Cirurgia. Volume II. Ed. Elsevier.

- Margem ou rebordo hepático;
- Ducto hepático comum;
- Ducto cístico;
- Conteúdo do trígono: artéria cística e linfonodo de Mascagni.

> **Atenção!** As ligaduras cirúrgicas das seguintes estruturas: ducto cístico e artéria cística só podem ser realizadas após ampla dissecção e reconhecimento das estruturas do trígono de Callot.

LITOGÊNESE BILIAR

A grande responsável pela formação de cálculos biliares, sem dúvida, é a vesícula. Apenas 10% desses cálculos são formados na via biliar, são os chamados cálculos castanhos.

Quais os mecanismos litogênicos?
- Saturação de substância insolúvel na bile. Exemplo: o colesterol.
- Nucleação – precipitação de cristais na vesícula biliar.
- Hipomotilidade vesicular – favorece a estase de bile.
- Quais os mecanismos antilitogênicos?
- Micelas mistas – sais biliares que ajudam a solubilizar o colesterol. Exemplo: lecitinas e colato.
- Aumentos na concentração de substância insolúvel (colesterol) + diminuição de sais biliares (lecitina) + = formação de cálculos.

Fatores de risco

- Sexo feminino e anticoncepcionais – estrógeno aumenta produção de colesterol;
- Gestação e multiparidade – estímulo da progesterona aumenta a estase biliar;
- Dieta gordurosa;
- Idade acima de 40 anos;
- Obesidade com IMC > 30;
- Emagrecimento rápido – mobilização de estoque de colesterol – dieta – *by-pass*;
- Cirurgia gástrica;
- Parentes de primeiro grau;
- Doença de Crohn – diminuição da reabsorção de sais biliares no íleo terminal;
- Anemias hemolíticas e falciforme – hemólise – são os cálculos pretos.

COLELITÍASE

Acredita-se que de 10% a 20% da população mundial tem colelitíase. Desse número apenas um terço terá sintomas. Entretanto, o envelhecimento populacional e as mudanças no estilo de vida ao longo de décadas vêm incrementando um número cada vez maior de pacientes diagnosticados e complicações relacionadas à colelitíase. Isso pode ser evidenciado pelo crescente aumento nos diagnósticos dessa condição na população geriátrica e em crianças e adolescentes.

Vamos conhecer as manifestações clínicas:

- Colelitíase assintomática: geralmente um "achado" de exame de ultrassonografia num paciente sem queixas;
- Colelitíase sintomática (Colecistite Calculosa Crônica – CCC), também chamada de cólica biliar na ocasião da dor;
- Colecistite calculosa aguda;
- Pancreatite aguda biliar – tema abordado em outro capítulo;

- Síndrome de Mirizzi;
- Coledocolitíase;
- Colangite.

A colelitíase sintomática é caracterizada pela dor em cólica no andar superior do abdome, em geral, menos do que 6 horas. Em quadros em que a dor se mantém por mais de 6 horas e se intensifica ao longo de 24 horas a hipótese de colecistite aguda é a principal. O quadro é acompanhado muitas vezes por náuseas e vômitos. O diagnóstico deve ser feito após história clínica minuciosa com investigação de fatores de risco e exame físico, bem como através da realização de exames complementares. Nesse momento, os exames complementares devem ser: hemograma, eletrólitos, função renal, enzimas hepáticas e canaliculares; amilase e lipase; proteína C reativa e urina 1. Podem-se, naturalmente, acrescentar ou retirar alguns exames dentro do contexto clínico do paciente. O primeiro e mais útil exame radiológico para se estudar a vesícula biliar é a ultrassonografia do abdome superior. A chamada cólica biliar só poderá ser considerada após a realização dessa avaliação, em que se excluem complicações como pancreatite, colecistite aguda, entre outros diagnósticos. Nessas condições, o tratamento cirúrgico eletivo está indicado e é recomendada analgesia para casa, observação dos sinais de complicação de dieta hipogordurosa.

A colecistite aguda calculosa representa 95% das colecistites. Ocorre pela presença de um cálculo impacto do ducto cístico e pela inflamação aguda da vesícula. Muito cuidado com o paciente diabético. Essa obstrução leva à distensão vesicular, aumento de pressão gerando inflamação e edema. Nessa fase ocorre um processo inflamatório mediado por fatores químicos que pode ser colonizado por bactérias do trato gastrointestinal ao longo dos primeiros dias após o estabelecimento da inflamação. Se o cálculo se deslocar, o quadro inflamatório pode ser resolvido, porém nos casos em que isso não ocorrer não é incomum a evolução para isquemia, necrose e perfuração da parede, inclusive com coleperitônio. Pode ocorrer também o desenvolvimento de abscesso perivesicular ou no interior da vesícula (empiema de vesícula). A manifestação clínica é de dor em hipocôndrio direito, em alguns momentos com plastrão palpável, acima de 6 horas e que se perpetua e piora nas primeiras 24 horas. Náuseas e vômitos podem acompanhar, muitas vezes o paciente já refere episódios prévios, porém em menor intensidade, com resolução nas primeiras 6 horas. A presença de febre é um importante preditor para o diagnóstico.

■) Dor em HCD com Murphy positivo/febre/leucocitose

São sinais clássicos e fortemente indicativos de colecistite aguda. Murphy positivo é a pausa abrupta de uma inspiração profunda quando da compressão do ponto cístico.

Mais uma vez, os exames laboratoriais devem ser solicitados, e dessa vez provavelmente estarão alterados. Além da leucocitose já citada, há aumento de PCR e discretas alterações das enzimas hepáticas e canaliculares. Além disso, pode ocorrer a presença de hiperbilirrubinemia. Mas afinal colecistite é causa de icterícia? Entra nos diagnósticos diferenciais de síndromes ictéricas? A resposta é não! Não há compressão da via biliar para que ocorra colestase. Mas então por que ocorre aumento de bilirrubina e uma eventual e transitória icterícia e aumento de enzimas?

A explicação se dá por uma provável hepatite transinfecciosa secundária à colecistite aguda, é um quadro transitório e autolimitado. Atenção, residente: um diagnóstico de colecistite aguda franca com a presença de icterícia colestática clássica deve conduzi-lo para um diagnóstico de síndrome de Mirizzi, que será abordada em breve. Para encerrar o diagnóstico, deve ser solicitado mais uma vez a ultrassonografia de abdome superior, que pode trazer os seguintes achados:

- Espessamento da parede vesicular > 4 mm;
- Líquido perivesicular;
- Distensão e delaminação da parede vesicular;
- Cálculo impactado;
- Murphy ultrassonográfico.

Em casos atípicos, a cintilografia (HIDA) pode ser indicada por apresentar maior acurácia e maior sensibilidade para o diagnóstico de colecistite aguda.

O tratamento é realizado com sintomáticos e cobertura antibiótica para Gram-negativos e anaeróbios. A indicação cirúrgica, nesse momento, não é mais eletiva, mas sim de urgência em 24 a 72 horas. A via laparoscópica é a indicação. Nos últimos anos, as contraindicações absolutas a essa técnica estão praticamente restritas à instabilidade hemodinâmica grave e disfunções cardíacas graves, esta última já em reavaliação também. As relativas são referentes às cirurgias abdominais prévias e outras disfunções orgânicas, como coagulopatia, doença hepática terminal ou doença pulmonar obstrutiva crônica grave. O processo inflamatório agudo é um fator que pode conferir maior risco de conversão para técnica aberta: idade avançada, sexo masculino, ASA elevado, espessamento de parede maior do que 4 mm e obesidade são outros fatores.

Peculiaridades do tratamento

Em situações críticas e extremas em que o procedimento cirúrgico é contraindicado e proibitivo, pode-se lançar mão da colecistostomia por punção para drenagem da vesícula biliar. Em outras situações em que o tratamento cirúrgico não for realizado por alguma razão, pode-se preconizar um tratamento clínico conservador e programar o tratamento cirúrgico em aproximadamente 2 meses após o episódio (Fig. 43.3).

Em casos extremamente reservados, nos quais o processo inflamatório é extenso e dificulta o devido reconhecimento das estruturas anatômicas, uma

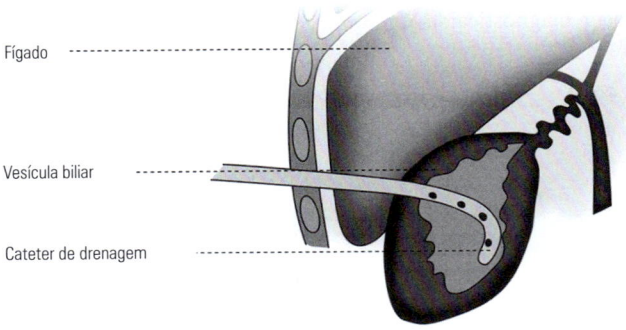

Fig. 43.3 – *Punção*.
Fonte: SOBRICE – Sociedade Brasileira de Radiologia Intervencionista e Cirurgia Endovascular.

colecistectomia subtotal com sutura do coto infundibular pode ser realizada, porém pode levar a uma nova formação de cálculos.

■▶ Complicações

- Empiema de vesícula: pus intravesicular;
- Colecistite enfisematosa: comum em pacientes diabéticos, geralmente após colonização por bactérias anaeróbias produtoras de gás. Agente: *Clostridium Welchii*;
- Gangrena e perfuração: a perfuração pode ser livre com presença de coleperitônio ou bloqueada pelo omento;
- Abscesso perivesicular ou peri-hepático;
- Fístula: o processo inflamatório intenso pode levar à fístula entre a vesícula e o duoeno (mais comum), vesícula e cólon transverso, vesícula e delgado e vesícula e estômago.

■ COLECISTITE AGUDA ALITIÁSICA

Geralmente em pacientes críticos e ambiente de UTI, muitas vezes internados por outras razões. O tratamento demanda compensação clínica e, em seguida, colecistectomia. Se inviabilidade clínica, a punção pode ser utilizada.

■ SÍNDROME DE MIRIZZI

Sempre que o médico residente se deparar com um quadro clássico de colecistite aguda, deve considerar se o paciente apresenta o seguinte quadro clínico: dor em hipocôndrio direito, Murphy positivo, febre, leucocitose e os achados ultrassonográficos, já enunciados aqui. Se coexistirem sinais francos de colestase, ou seja, colúria, acolia, icterícia, prurido e alterações laboratoriais, como elevação de bilirrubina total à custa de direta e das enzimas canaliculares (gama-GT e fosfatase alcalina), deve-se obrigatoriamente se aventar a possibilidade diagnóstica de *Síndrome de Mirizzi* (Fig. 43.4).

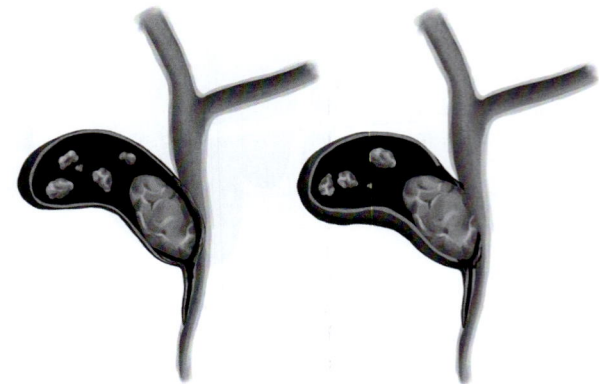

Fig. 43.4 – *Síndrome de Mirizzi. Variações de obstrução da via biliar por cálculo impactado.*

Afinal o que é isto? Essa síndrome é caracterizada por uma compressão extrínseca que um grande cálculo impactado no infundíbulo ou no ducto cístico exerce sobre a via biliar, principalmente no ducto hepático comum. Ocorre um acotovelamento da vesícula sobre a via biliar, ou seja, uma projeção de uma estrutura sobre a outra levando ao fator obstrutivo na via biliar, que resulta nos sinais colestáticos que o quadro apresenta. Naturalmente essa entidade clínica faz diagnóstico com as demais doenças que cursam com colestase e é uma causa importante de colangite.

Esse diagnóstico é obtido no intraoperatório, pois muitas vezes o quadro colestático não se manifesta por completo; quando a suspeita clínica ocorre antes da cirurgia, deve-se prosseguir com investigação radiológica com solicitação de ultrassonografia ou colangiorressonância.

Vamos ver os tipos e tratamentos.

Ausência de fístula

I. Compressão, porém sem fístula – colecistectomia costuma ser tratamento suficiente. Pode-se proceder a exploração da via biliar.

Presença de fístula biliobilar (vesícula × via biliar)

II. Alcança até um terço da luz da via biliar: colecistectomia, exploração de via biliar, rafia da fístula e/ou colocação de dreno de Kehr.

III. Alcança até dois terços da luz da via biliar: colecistectomia, exploração de via biliar, rafia da fístula e/ou colocação de dreno de Kehr. Ou realiza-se a coledocoplastia (cirurgia de Sandblom): colecistectomia subtotal com manutenção do infundíbulo, passagem do dreno de Kehr através do orifício fístulo infundibular, após isso sutura-se o infundíbulo ao redor do dreno. Acaba-se por se utilizar do infundíbulo para reparar a brecha na via biliar; uma alternativa é a derivação biliodigestiva.

IV. Alcança toda a luz da via biliar – derivação biliodigestiva.

COLEDOCOLITÍASE

É a presença de cálculos na via biliar, como já descrito em sua maioria. Esses cálculos são formados na vesícula e migram para a via biliar, porém podem ser formados primariamente na própria via. Estima-se que 6% dos pacientes que têm colelitíase também têm coledocolitíase, porcentagem que sobe nos idosos, algumas vezes são assintomáticos e sem alterações laboratoriais. Um conceito importante que o residente deve nutrir é o seguinte: imagine que uma paciente foi submetida a uma colecistectomia videolaparoscópica sem intercorrências e na qual não foi realizada exploração da via, como a colangiografia intraoperatória. Um mês depois essa paciente retorna com coledocolitíase, chama-se esse cálculo de residual, ou seja, provavelmente já estava lá e não foi identificado; em outro cenário, essa mesma paciente retorna com coledocolitíase, mas agora se passaram mais de 2 anos! Esses cálculos que se formam após 2 anos são chamados de recidivantes ou recorrentes.

O quadro clínico é de colestase clássica associada a certo desconforto ou dor no andar superior. O cálculo deve obstruir a via biliar levando à diminuição ou interrupção da drenagem da via biliar. Se esse cálculo for "flutuante" ou de tamanho menor que o diâmetro da via biliar ou da sua capacidade de dilatação, ele pode liberar a obstrução, que geralmente ocorre no colédoco distal próximo à papila duodenal maior, no esfíncter de Oddi, resultando numa drenagem de bile e melhora dos sintomas. Se o cálculo for muito pequeno (< 4 cm), certas vezes ele pode até migrar e ser eliminado nas fezes (Atenção: muitas vezes esse pequeno cálculo não obstrui a via biliar, mas sua passagem pela papila lesa e inflama o tecido celular dessa região gerando edema na papila duodenal, que é a base fisiológica para o início do quadro de pancreatite aguda, abordada em outro capítulo). Já os cálculos que ficam impactados na região da papila levam à obstrução completa, e o quadro de colestase se perpetua.

Atentem para os casos silenciosos, em que ocorre a coledocolitíase anictérica! Devem sempre ser tratados! O paciente com coledocolitíase deve ser tratado pelo seguinte binômio: desobstrução de via biliar seguida de colecistectomia (nos pacientes que ainda têm vesícula, evidentemente).

O quadro clínico é o clássico da síndrome ictérica de padrão colestático, e deve-se muitas vezes atentar para sinais de lesão renal (a bilirrubina impregna-se nos túbulos) e também sinais de colangite bacteriana aguda.

O diagnóstico deve ser realizado após história clínica e exame físico detalhado com auxílio laboratorial, que evidenciará alterações das enzimas canaliculares e o aumento de bilirrubina total à custa de direta. A presença de leucocitose é comum, e o isoladamente não confere o diagnóstico de colangite, mas é um importante auxílio para tal. O primeiro exame deve ser a ultrassonografia do abdome superior, porém o exame mais efetivo para a confirmação diagnóstica é a colangiorressonância, com sensibilidade e especificidade em torno de 95% e 98%. O médico residente deve se perguntar qual o papel da tomografia nesse fluxo. A tomografia pode ser um recurso diagnóstico quando a ultrassonografia não é definidora, quando não se dispõe do serviço de ressonância ou mesmo quando este é fornecido, porém com agenda restrita considerando seus custos e baixo acesso a alguns locais. Com exceção desses contextos a tomografia de abdome não faz parte do fluxo.

Certamente o tratamento da coledocolitíase é o tema que maior mudança sofreu nos últimos anos em toda a cirurgia geral. A colangiopancreatografia endoscópica retrógrada vem ganhando cada vez mais espaço e tendo sua oferta e disponibilidade aumentada nos serviços. Atualmente mais restrita à terapia, e não ao diagnóstico, como há alguns anos, a CPRE permite a desobstrução da via biliar, que apesar de ter riscos e complicações confere menor morbidade ao paciente.

Os pacientes sintomáticos ou que não apresentam coledocolitíase devem ser submetidos à CPRE e, posteriormente, à colecistectomia, embora muito se discute sobre qual o melhor momento para a realização desta última. Durante a CPRE, faz-se a papilotomia ou esfincterotomia. Depois da identificação do cálculo, procede-se a sua retirada por meio de basket e/ou de litotripsia mecânica.

Pacientes com colangite (tríade de Charcot) utilizam a antibioticoterapia e compensação clínica. Em um segundo momento, são submetidos à CPRE, dependendo da situação, eletiva ou dias após a internação. Os pacientes graves (pêntade de Reynolds) também carecem de antibióticos e compensação clínica, mas com CPRE para drenagem da via biliar de urgência! Nesse momento, o médico residente deve conhecer as alternativas terapêuticas, pois não raro a CPRE não estará disponível e o paciente precisa ser abordado. A melhor alternativa nesses casos gravíssimos, em que a CPRE não está disponível ou está disponível, mas não consegue proceder a devida drenagem e desobstrução da via, é a exploração cirúrgica da via biliar. Nesses casos, provavelmente pela técnica aberta dada a eventual instabilidade clínica, realiza-se colecistectomia com colangiografia intraoperatória. Identificado o cálculo, são realizadas manobras para descompressão da via biliar: está indicada a coledocotomia com exploração direta da via biliar utilizando basket ou pinças de Randall, por exemplo. No insucesso dessa opção, realiza-se uma duodenotomia na segunda porção duodenal e papilotomia aberta para retirada do cálculo. Após o procedimento, sutura-se o duodeno e a via biliar com a utilização de dreno de Kehr. Considerando a agressão cirúrgica e os riscos que esses procedimentos conferem ao paciente, essa opção é hoje em dia adotada em casos de exceção e nas situações adversas já descritas.

Imagine-se em outro cenário

Você está operando um paciente, realizando uma colecistectomia videolaparoscópica, independentemente da indicação, faz uma colangiografia intraoperatória e detecta a presença de cálculos. Qual a conduta? Bem, essa é uma das discussões mais atuais e divergentes que existem no meio, e a conduta deve ser individualizada, dados os recursos disponíveis em cada serviço. Vamos tentar organizar.

Sempre que se deparar com essa situação, extraia o cálculo. Se o recurso da CPRE estiver disponível no ato ou nos próximos dias, pode-se prosseguir com a cirurgia, principalmente em pacientes eletivos sem alterações laboratoriais e radiológicas. Uma opção é manter o cateter de colangiografia como dreno transcístico para evitar uma eventual obstrução. Se estiverem disponíveis os recursos para exploração laparoscópica da via biliar, com equipe treinada, a conduta a ser assumida deve ser esta: passagem de basket com retirada do cálculo ou mesmo através do coledocoscopio. Em situações totalmente adversas, com falta desses recursos ou no caso de insucesso ou indisponibilidade de CPRE, deve-se realizar a exploração aberta seguindo os passos já descritos.

Em algumas situações, o tratamento da doença calculosa da via biliar demanda a cirurgia biliodigestiva:

- Colédoco > 2 cm;
- Múltiplos cálculos recidivantes;
- Cálculo intra-hepático – em alguns casos, a CPRE é efetiva para o tratamento dessa condição;
- Falha terapêutica da CPRE;
- Divertículo duodenal.

É importante memorizar as indicações de colangiografia intraoperatória. Não esqueça que em algumas situações e serviços ela pode ser realizada de rotina, a despeito da presença das indicações clássicas, que são as seguintes:

- **Clínica:** história de pancreatite ou coledocolitíase;
- **Laboratorial:** aumento de enzimas hepáticas e/ou canaliculares e bilirrubina;
- **Imagem:** microcálculos, dilatação de via biliar e alterações anatômicas;
- **Intraoperatório:** dúvida em relação à definição das estruturas anatômica, suspeita de lesão ou variações anatômicas.

APÊNDICES FINAIS

Outro tema de relevante significância atual que pode parecer simples, mas vem sofrendo uma mudança sensível, é a própria indicação de colecistectomia.

As seguintes indicações cirúrgicas consagraram-se no meio, mas a mudança a que nos referimos está mais visível nas contraindicações. Vamos ver cada uma delas:

- Todo paciente sintomático tem indicação de cirurgia, exceto se existir alguma condição clínica proibitiva.
- Todo paciente assintomático que tem a chamada vesícula em porcelana (fator de risco para neoplasia), pólipos de alto risco associados à litíase, > 1 cm de tamanho, crescimento identificado após ultrassonografia realizada de 6 em 6 meses e idade maior do que 60 anos.

Atualmente existe uma tendência maior na indicação de colecistectomia no paciente assintomático que não necessariamente obedece a esses critérios citados. Uma vez que a população tem envelhecido, tem-se experimentado um número maior de complicações, principalmente nos portadores de microlitíase. Sobre os pólipos também há uma postura mais permissiva na indicação cirúrgica, principalmente na presença de dois ou mais pólipos.

Apesar de raras, o médico residente deve reconhecer as complicações agudas pós-CPRE, assim como seus respectivos tratamentos.

- Pancreatite.
- Hemorragia digestiva alta – provavelmente pela papilotomia.
- Colangite.
- Pneumoperitônio – perfuração duodenal.

BIBLIOGRAFIA

1. Mattos AA. Tratado de hepotologia. Rio de Janeiro: Rubio; 2010.
2. Towsend C. Sabiston - Textbook of surgery. The biological basis of modern surgical practice. 20th ed. Philadelphia: Saunders Elsevier; 2010.
3. Zucker K. Videocirurgia. 2 ed. Rio de Janeiro: Revinter; 2006.
4. Gama-Rodrigues JJ, Machado MC, Rasslan S. Clinica cirúrgica. 2008.
5. Zollinger Jr RM, Zollinger RM. Zollinger: atlas de cirurgia. 10 ed. Rio de Janeiro: Guanabara Koogan; 2017.
6. Carvalho M, Santana E. Técnica cirúrgica. Rio de Janeiro: Guanabara Koogan; 2006.
7. Orlando ZA, Orlando SA. Hepp-couinaud en el tratamiento de lesiones altas de la vía biliar Barcelona: Publicia; 2014.

Capítulo 44

Colangiocarcinoma

Ricardo Moreno
Marcus Paulo Lemos Lemes
Jaques Waisberg

INTRODUÇÃO

Colangiocarcinoma (CC) é uma neoplasia rara que se origina no epitélio do trato biliar. Representa 10% dos tumores hepatobiliares e 2% de todas as neoplasias malignas do sistema digestório. Pode ser dividido em intra-hepático e extra-hepático, este último pode acometer a região hilar ou a via biliar distal. Quando acomete a região hilar, também é denominado colangiocarcinoma hilar (CCH) ou tumor de Klatskin. De todos os CC, cerca de 40% a 60% são classificados como tumor de Klatskin e com menor frequência acometem os ductos biliares intra-hepáticos.

Os principais fatores de risco para o CC são: tabagismo, idade avançada, sexo masculino, colangite esclerosante, cirrose hepática e hepatite C.

QUADRO CLÍNICO

Icterícia por obstrução de via biliar e dilatação da árvore biliar a montante, geralmente de comportamento ascendente, associada à síndrome dispéptico-dolorosa em andar superior do abdome e emagrecimento, é o conjunto de manifestação clínica mais frequentemente encontrado nos casos de CC, especialmente os de localização extra-hepática.

Colangite (caracterizada pela tríade de Charcot: dor abdominal, icterícia e febre) pode estar presente no momento do diagnóstico, assim como a colangite grave (pêntade de Reynolds: hipotensão e rebaixamento do nível de consciência, associados à tríade de Charcot).

Como os sintomas iniciais geralmente são inespecíficos, por exemplo, dispepsia ou dor pós-prandial, o doente só procura atendimento médico quando a icterícia se manifesta, o que leva ao diagnóstico tardio.

■ DIAGNÓSTICO

Tendo em vista que a causa mais frequente de icterícia obstrutiva diante de um quadro clínico sugestivo de CC é a coledocolitíase, a investigação inicial deve ser feita para caracterizar a presença de icterícia clínica com padrão colestático (dosagem sérica de bilirrubinas totais e frações, fosfatase alcalina e gama-glutamil transferase), além da ultrassonografia abdominal (USG).

A USG é um exame operador dependente que avalia a presença de colelitíase e dilatação das vias biliares, intra ou extra-hepáticas.

Rotineiramente é realizada a dosagem sérica do CA (antígeno carboidrato) 19.9, um oncomarcador que, apesar de não possuir especificidade para o CC, é utilizado na investigação e pode contribuir tanto para o diagnóstico quanto para o prognóstico. Valores elevados do CA 19.9 no momento do diagnóstico estão associados ao pior prognóstico e seu valor maior que 1.000 UI/mL pode estar associado à doença avançada, em geral com disseminação peritoneal. Outro oncomarcador utilizado é o antígeno carcinoembriogênico (CEA), porém possui menor especificidade do que o CA 19.9.

A tomografia computadorizada (TC) permite avaliar de forma detalhada o parênquima hepático e as estruturas vasculares próximas. A colangiorressonância magnética (CM) permite a avaliação mais acurada de toda a árvore biliar (Fig. 44.1) e a identificação de obstrução da via biliar e de localização do ponto de obstrução em 95% dos casos, além de também permitir avaliar as estruturas adjacentes. Assim, ambos os exames permitem uma adequada avaliação em relação aos critérios de ressecabilidade.

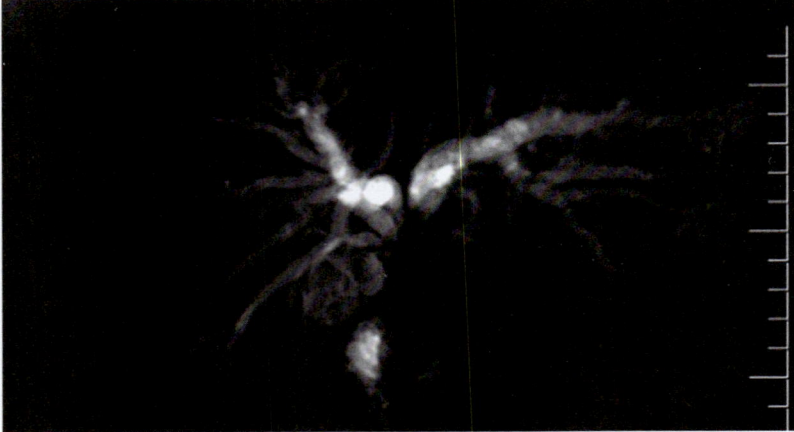

Fig. 44.1 – *Imagem radial de colangiorressonância magnética: observa-se "falha de enchimento" em região de confluência dos ductos hepáticos, com dilatação a montante de toda a árvore biliar intra-hepática.*

Fonte: imagem do autor Marcus Paulo Lemos Lemes.

A busca por um diagnóstico citológico nem sempre é necessária, especialmente nos casos de doença ressecável com proposta cirúrgica. Porém, se o tumor for irressecável e não houver proposta cirúrgica curativa, uma amostra histológica deve ser obtida sempre que possível.

A colangiopancreatografia retrógrada endoscópica (CPRE) permite ao mesmo tempo a realização da colangiografia e a passagem de endoprótese para permeação das vias biliares, com intuito de retirar o doente do quadro de colangite, e/ou para a drenagem biliar causada por tumores irressecáveis. Além disso, esse exame permite a realização de escovado das vias biliares para coleta de material para citologia (sensibilidade 9% a 57%).

A ecoendoscopia (ultrassonografia endoscópica) avalia a árvore biliar extra-hepática, presença de linfonodomegalias e de massas hilares, além da relação da neoplasia com as estruturas vasculares próximas. Além disso, permite a realização de biópsias através de punção aspirativa com agulha fina (PAAF).

Na suspeita de carcinomatose, a videolaparoscopia diagnóstica é útil no estadiamento e na coleta de material para biópsia, inclusive com congelação intraoperatória. Eventualmente, no mesmo tempo cirúrgico, pode ser realizada a derivação paliativa da via biliar por anastomose biliodigestiva ou drenagem da via biliar principal com dreno de Kehr.

ESTADIAMENTO

Devido ao fato de haver três divisões anatômicas para o CC (intra-hepática, hilar e extra-hepática distal) e cada uma delas possuir particularidades em relação às estruturas próximas, em sua última edição (7ª edição) a AJCC determinou três classificações diferentes do estadiamento TNM para o CC.

Esse estadiamento, acrescido da avalição clínica do doente, é que irá determinar se a cirurgia será curativa ou paliativa.

TRATAMENTO CIRÚRGICO

A ressecção R0 é o único tratamento com potencial.

Os critérios principais de irressecabilidade são:

- presença de metástase linfonodal nas cadeias peripancreática, artéria mesentérica superior, tronco celíaco ou para-aórtica;
- presença de metástase hepática ou à distância;
- presença de comprometimento vascular hepático bilateral;
- presença de comprometimento unilateral da artéria hepática associada ao comprometimento do ducto hepático contralateral;
- presença de invasão tumoral das estruturas adjacentes.

No caso dos CH com proposta cirúrgica, a classificação de Bismuth (Fig. 44.2) é fundamental para o planejamento operatório.

Tipo I – Tumor localizado abaixo da confluência dos ductos hepáticos direito e esquerdo, sem envolvê-la.

Tipo II – Tumor envolve a confluência dos ductos hepáticos direito e esquerdo.
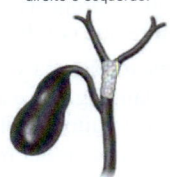

Tipo IIIA – Tumor envolve a confluência e se estende para o ducto hepático direito.
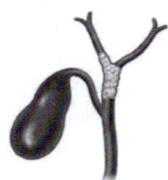

Tipo IIIB – Tumor envolve a confluência e se estende para o ducto hepático esquerdo.

Tipo IV – Tumor envolve a confluência e se estende para ambos os ductos hepáticos principais.
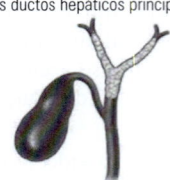

Tipo IV – Tumores multicêntricos.
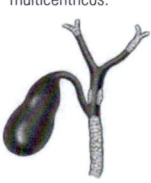

Fig. 44.2 – *Classificação de Bismuth para colangiocarcinoma hilar.*
Fonte: modificada de Groen PC *et al.* N Engl J Med 1999; 341:1368.

Nos tumores Bismuth I e II, a operação envolve a ressecção localizada e restrita da via biliar comprometida e com margens cirúrgicas livres, anastomose biliodigestiva, colecistectomia e linfadenectomia regional.

Nos tumores Bismuth IIIA e IIIB, além da ressecção localizada e restrita da via biliar comprometida e com margens cirúrgicas livres, colecistectomia e linfadenectomia regional, preconiza-se as hepatectomias (direita ou esquerda). Se houver a invasão da veia porta, a ressecção do segmento comprometido da veia com a reconstrução vascular deve ser realizada.

O tumor Bismuth IV é considerado irressecável, e o transplante hepático está indicado em casos selecionados.

Nos CC intra-hepáticos, a hepatectomia é mandatória.

Nos CC distais, indica-se a duodenopancreatectomia (ou a gastroduodenopancreatectomia).

A videolaparoscopia diagnóstica prévia à laparotomia pode ser indicada para detecção de doença avançada não identificada no estadiamento clínico-radiológico pré-operatório.

O PET-Scan pode ser utilizado para o diagnóstico de doença oculta e disseminada, evitando a abordagem cirúrgica desnecessária.

TRATAMENTO PALIATIVO

Frente a tumores classificados como irressecáveis, a prevenção da colangite e a desobstrução da via biliar para melhora da função hepática tornam-se necessárias.

Dessa forma, a abordagem por via endoscópica pela CPRE nos tumores distais da via biliar principal e com passagem de endoprótese é uma das opções quando se quer evitar uma operação devido ao tumor ser localmente avançado ou por condições clínicas desfavoráveis do doente. Uma alternativa menos invasiva é a drenagem percutânea trans-hepática para os tumores hilares.

O tratamento cirúrgico paliativo consiste na derivação das vias biliares por meio de anastomose biliodigestiva.

CONSIDERAÇÕES FINAIS

No CC, a ressecção R0 é a única oportunidade de cura, embora geralmente se apresentem em estádios avançados.

O tratamento adjuvante com quimioterapia sistêmica com 5-Fluorouracil não fornece ao doente um aumento significativo da sobrevivência. Da mesma forma, a radioterapia pouco contribui para a sobrevivência desses doentes.

BIBLIOGRAFIA

1. Nakeeb A, Pitt HA, Sohn TA, et al. Cholangiocarcinoma. A spectrum of intrahepatic, perihilar, and distal tumors. Ann Surg. 1996; 224(4):463-73.
2. Molina V, Sampson J, Ferrer J, et al. Klatskin tumor: diagnosis, preoperative evaluation and surgical considerations. Cir Esp 2015;93(9):552-60.
3. Abd ElWahab M, El Nakeeb A, El Hanafy E, et al. Predictors of long term survival after hepatic resection for hilar cholangiocarcinoma: A retrospective study of 5-year survivors. World Journal of Gastrointestinal Surgery 2016;8(6):436-43.
4. Endo I, Gonen M, Yopp AC, et al. Intrahepatic cholangiocarcinoma: rising frequency, improved survival, and determinants of outcome after resection. Ann Surg 2008; 248(1):84-96.
5. Bergquist JR, Ivanics T, Storlie CB, et al. Implications of CA19-9 elevation for survival, staging, and treatment sequencing in intrahepatic cholangiocarcinoma: a national cohort analysis. J Surg Oncol 2016;114(4):475-82.
6. Chung YJ, Choi DW, Choi SH, et al. Prognostic factors following surgical resection of distal bile duct cancer. J Korean Surg Soc 2013;85(2):212-8.
7. Sinakos E, Saenger AK, Keach J, et al. Many patients with primary sclerosing cholangitis and increased serum levels of carbohydrate antigen 19-9 do not have cholangiocarcinoma. Clin Gastroenterol Hepatol 2011;9(5):434-9.
8. Romagnuolo J, Bardou M, Rahme E, et al. Magnetic resonance cholangiopancreatography: a meta-analysis of test performance in suspected biliary disease. Ann Intern Med. 2003; 139(7):547-57.
9. Skipworth JRA, Keane MG, Pereira SP. Update on the management of cholangiocarcinoma. Dig Dis 2014;32(5):570–8.

Neoplasia da Vesícula Biliar

Ricardo Moreno
Marcus Paulo Lemos Lemes
Jaques Waisberg

INTRODUÇÃO

Trata-se de um câncer raro cujo diagnóstico geralmente é realizado apenas em estádios avançados ou incidentalmente em doentes submetidos à colecistectomia por litíase biliar. Entre 0,25% e 3,0% dos doentes colecistectomizados por doença benigna apresentam resultado anatomopatológico de carcinoma da vesícula biliar (CVB).

Entre 85% e 100% dos doentes em estádios iniciais, especialmente T1, alcançam a sobrevivência de 5 anos, porém apenas 10% dos casos sintomáticos e cerca de 20% daqueles com diagnóstico incidental se apresentam em estádios iniciais.

A incidência mundial do CVB é maior nos países da América do Sul, especialmente o Chile, mas existem casos também na Índia e no Japão. Caracteristicamente, as populações desses países apresentam prevalência elevada de colelitíase e de infecções por *Salmonella typhi*.

Os principais fatores de risco são:

- **Colelitíase**: apesar da baixa incidência de CVB em doentes submetidos à colecistectomia, a colelitíase está presente em 70% a 90% dos doentes com CVB, o que a torna um importante fator de risco, especialmente quando o diâmetro dos cálculos são > 3 cm e em doentes sintomáticos com colecistite crônica e síndrome de Mirizzi.
- **Vesícula biliar em porcelana**: quadro associado à colecistite crônica com calcificação da parede do órgão.
- **Pólipos da vesícula biliar**: podem ser benignos ou malignos, e os tipos histológicos mais frequentes se encontram relacionados na Tabela 45.1. O tipo histológico mais prevalente é o adenoma e a sua relação como lesão pré-maligna não é tão elevada como no caso do carcinoma colorretal.

Pólipos da vesícula biliar com dimensões < 0,5 cm devem ser observados; entre 0,5 cm e 1,0 cm, deve-se considerar a intervenção cirúrgica ou o seguimento radiológico; para os pólipos com > 1 cm, a operação é preconizada.

Tabela 45.1
Tipos histológicos de pólipos da vesícula biliar.

Benignos	Malignos
Pólipo de colesterol	Adenocarcinoma
Adenoma	Cistoadenoma mucionoso
Pólipo inflamatório	Carcinoma espinocelular
Adenomiomas	
Lipoma, fibroma	

- **Colangite esclerosante primária (CEP)**: processo inflamatório crônico das vias biliares com risco elevado de malignização. Estudo com 286 doentes com CEP apontou incidência de 6% de tumores em vesícula biliar de doentes com essa enfermidade, dos quais 56% eram câncer.
- **Salmonela**: Cerca de 1% a 4% dos doentes com quadro infeccioso agudo evoluem como portadores crônicos assintomáticos de *Salmonella typhi*. Uma metanálise recente sugeriu a associação de quadro de portador crônico de *Salmonella typhi* ao desenvolvimento de CVB.

QUADRO CLÍNICO

Inicialmente assintomático, o CVB em geral é diagnosticado tardiamente devido ao fato de se manifestar por sintomas muitas vezes inespecíficos, como síndrome dispéptico-dolorosa abdominal, especialmente no período pós-prandial.

O achado de icterícia de modo geral está associado aos tumores mais avançados e é causado por compressão da via biliar extra-hepática devido à invasão tumoral ou às massas linfonodais, ou ainda por grandes massas hepáticas.

Outros achados também podem compor o quadro clínico de neoplasia avançada: ascite, massas abdominais palpáveis e emagrecimento importante.

DIAGNÓSTICO

Assim como no colangiocarcinoma, os oncomarcadores mais utilizados são CA 19.9 e o CEA, ambos com baixa sensibilidade e especificidade e geralmente com níveis elevados. Outros achados laboratoriais são os mesmos encontrados em doenças obstrutivas benignas das vias biliares e da vesícula biliar, como elevação de fosfatase alcalina e gama-glutamil transferase.

O diagnóstico pré-operatório normalmente encontra doentes com neoplasias avançadas. Porém, doentes com quadro clínico de colecistite crônica ou vesícula em porcelana, por vezes, requerem uma investigação radiológica mais detalhada, a depender da história clínica minuciosa, com a realização de USG abdominal, TC e colangiorressonância.

Cálculos biliares costumam estar presentes na USG. Identifica-se parede irregularmente espessada e a massa intraluminal geralmente é hiperecoica sem sombra acústica. A invasão hepática em geral é hipoecoica.

Na TC, pode se identificar uma lesão polipoide intraluminal irregular que apresenta realce ao contraste ou massa hipodensa no leito da vesícula biliar, indicando invasão do parênquima hepático. Pode apresentar também espessamento difuso da parede da vesícula biliar. O realce após administração do contraste costuma ser discreto.

Na RNM, a lesão apresenta hipo ou isossinal nas imagens ponderadas em T1 e hiperssinal nas ponderadas em T2, com limites mal definidos com o fígado.

A ecoendoscopia auxilia no diagnóstico de metástases linfonodais e para uma melhor caracterização de pólipos vesiculares. Pode ainda auxiliar na busca pelo diagnóstico histopatológico através da PAAF, que somente é empregada em linfonodos ou lesões adjacentes ao tumor.

A CPRE geralmente é utilizada para terapêutica paliativa na drenagem da via biliar extra-hepática na doença avançada.

Quando o diagnóstico é feito incidentalmente no intraoperatório, a disponibilidade de exame de congelação para definição do diagnóstico é fundamental, e a conduta a ser tomada dependerá do estádio da neoplasia e das condições clínicas do doente, lembrando que, idealmente, deve-se suspender o ato operatório e prosseguir com estadiamento radiológico completo.

Quando o diagnóstico de CVB é realizado no pós-operatório de colecistectomias por doença benigna, a conduta tomada dependerá do estadiamento do tumor. Estudo retrospectivo mostrou que em 92% desses casos os tumores eram T2 (67%) e T3 (25%).

ESTADIAMENTO

O estadiamento segue o esquema TNM proposto pela AJCC (*American Joint Committee on Cancer*) e está detalhado na Tabela 45.2.

Uma revisão sistemática mostrou presença de metástase peritoneal e/ou hepática em 16% nos tumores T2, 42% nos T3 e em 79% nos T4. Além disso, a metástase linfonodal foi encontrada em 35% a 80% dos doentes com tumores T2-T4.

O estadiamento final muitas vezes é realizado durante videolaparoscopia diagnóstica ou em achados incidentais de colecistectomias. Diante de doença metastática, o tratamento cirúrgico com intenção curativa está contraindicado. Na ausência de metástases detectáveis, a biópsia de linfonodos com estudo por congelação é fundamental para decisão terapêutica, já que linfonodos acometidos na região celíaca, mesentérica superior, periduodenal e peripancreática são considerados doenças metastáticas. Outras contraindicações à ressecção cirúrgica são: a presença de metástase hepática ou peritoneal e o envolvimento importante do ligamento hepatoduodenal ou de grandes vasos.

Isoladamente, o envolvimento direto do colo, duodeno ou fígado não é contraindicação absoluta. Dessa forma, na ausência de sinais de doença metastática no pré-operatório, após indicado o tratamento cirúrgico, deve-se iniciar com a videolaparoscopia para confirmação da ausência de metástase e a ressecabilidade da neoplasia.

Embora a maioria dos serviços não utilize o exame de PET-Scan no estadiamento, seu uso pode ser considerado na investigação de doença metastática oculta, evitando-se abordagens cirúrgicas desnecessárias.

Tabela 45.2
Estadiamento TNM do câncer de vesícula biliar.

Tumor primário (T)	
T0	Sem evidência de tumor
Tis	Carcinoma *in situ*
T1a	Tumor invade a lâmina própria
T1b	Tumor invade a camada muscular
T2	Tumor invade tecido conectivo perimuscular, não se estendendo para o fígado nem além do peritônio visceral
T3	Tumor ultrapassa o peritônio visceral e/ou invade fígado e/ou invade órgãos adjacentes (exceto grandes vasos)
T4	Tumor invade veia porta ou artéria hepática ou mais de duas estruturas/órgãos adjacentes
Linfonodos (N)	
N0	Ausência de metástase linfonodal
N1	Metástase em linfonodo ao longo do ducto cístico, da via biliar comum, da artéria hepática e/ou da veia porta
N2	Metástase linfonodal em cadeias para-aórtica, pericaval, artéria mesentérica superior e/ou tronco celíaco
Metástase à distância (M)	
M0	Sem evidência de metástase
M1	Presença de metástase

Fonte: AJCC, ed. 7ª.

TRATAMENTO

A ressecção cirúrgica é o único tratamento potencialmente curativo para o CVB, e doentes no estádio 0, I ou II são os com maior potencial de cirurgia curativa. No estadiamento T3 frequentemente são encontrados tumores com invasão de órgãos adjacentes, porém com ressecção possível. No estadiamento T4 e/ou N0-1, raramente os tumores são ressecáveis. Já no estádio IVb, M1 ou N2, os tumores são considerados irressecáveis.

Tabela 45.3
Estádios do câncer de vesícula biliar.

Estádio	TNM
0	Tis N0 M0
I	T1 N0 M0
II	T2 N0 M0
IIIA	T3 N0 M0
IIIB	T 1-3 N1 M0
IVA	T4 N 0-1 M0
IVB	Qualquer T N2 M0 ou Qualquer T Qualquer N M1

Fonte: AJCC, ed. 7ª.

A via laparotômica para a ressecção cirúrgica é a preferencial, especialmente para os tumores T1a ou mais profundos, embora alguns centros especializados preconizem a colecistectomia videolaparoscópica.

No acesso laparotômico é realizada uma incisão subcostal direita (Kocher), estendendo-se como incisão bicostal (Chevron) ou mediana supraumbilical. Outra opção é a incisão em "J" (ou em "L"), que é uma incisão mediana supraumbilical que se estende transversalmente à direita.

Para os tumores T1b e T2, devido à incidência elevada de doença residual encontrada em doentes reoperados devido a achado incidental, preconiza-se a colecistectomia ampliada.

Alguns centros especializados preconizam para doentes selecionados com estadiamento T3 ou T4 e potencialmente ressecáveis a realização de ressecções mais agressivas, como hepatectomia, duodenopancreatectomia, colectomia, entre outras.

Nos casos de estadiamento N1 (linfonodos da cadeia cística, portal e/ou portocaval), a ressecção radical é preconizada: colecistectomia ampliada com linfadenectomia das cadeias regionais.

O estadiamento N2 faz do doente um portador de doença considerada incurável. Dessa forma, no estadiamento pré-operatório confirmado pela PAAF ou no diagnóstico intraoperatório, não há indicação de ressecções cirúrgicas e devem ser tomadas condutas cirúrgicas paliativas, como a derivação da via biliar principal.

É importante ressaltar a disponibilidade de exame de congelação intraoperatório para a análise das margens peritumorais, o que determina a necessidade de ampliação de margem, e também para a análise das margens do ducto cístico. Independentemente do estadiamento T (exceto para os T1a), a presença de neoplasia no ducto cístico da peça operatória torna necessária a ressecção da via biliar extra-hepática, linfadenectomia regional e derivação biliodigestiva.

CONSIDERAÇÕES FINAIS

O carcinoma da vesícula biliar é uma neoplasia maligna rara, porém agressiva. Doentes com estadiamento T1a possuem excelente prognóstico. Porém, a maioria dos doentes é diagnosticada em estádios mais avançados, o que torna o prognóstico mais sombrio. A cirurgia é o único tratamento potencialmente curativo para os doentes com CVB.

BIBLIOGRAFIA

1. Carriaga MT, Henson DE. Liver, gallbladder, extrahepatic bile ducts, and pancreas. Cancer 1995;75 (Suppl):171-90.
2. Hamrick RE Jr, Liner FJ, Hastings PR, Cohn I Jr. Primary carcinoma of the gallbladder. Ann Surg 1982;195(3):270-3.
3. Yamaguchi K, Chijiiwa K, Ichimiya H, et al. Gallbladder carcinoma in the era of laparoscopic cholecystectomy. Arch Surg 1996;131(9):981-4.
4. A prospective analysis of 1518 laparoscopic cholecystectomies. The Southern Surgeons Club. N Engl J Med 1991;324(16:1073-8.
5. Strom BL, Soloway RD, Rios-Dalenz JL, et al. Risk factors for gallbladder cancer. An international collaborative case-control study. Cancer 1995;76(10):1747-56.
6. Randi G, Franceschi S, La Vecchia C. Gallbladder cancer worldwide: geographical distribution and risk factors. Int J Cancer 2006;118(7):1591-602.
7. Scott TE, Carroll M, Cogliano FD, et al. A case-control assessment of risk factors for gallbladder carcinoma. Dig Dis Sci 1999; 44(8):1619-25.
8. Misra S, Chaturvedi A, Misra NC, Sharma ID. Carcinoma of the gallbladder. Lancet Oncol 2003;4(3):167-76.
9. Said K, Glaumann H, Bergquist A. Gallbladder disease in patients with primary sclerosing cholangitis. J Hepatol 2008; 48(4):598-605.
10. Pawlik TM, Gleisner AL, Vigano L, et al. Incidence of finding residual disease for incidental gallbladder carcinoma: implications for re-resection. J Gastrointest Surg 2007;11(:1478-86.
11. Edge SB, Byrd DR, Compton CC, et al. American Joint Committee on Cancer Staging Manual. 7th ed. New York: Springer; 2010. p.211.
12. Fong Y, Jarnagin W, Blumgart LH. Gallbladder cancer: comparison of patients presenting initially for definitive operation with those presenting after prior noncurative intervention. Ann Surg 2000;232(4):557-69.
13. Goetze TO, Paolucci V. Benefits of reoperation of T2 and more advanced incidental gallbladder carcinoma: analysis of the German registry. Ann Surg 2008;247(1):104-8.

14. Jayaraman S, Jarnagin WR. Management of gallbladder cancer. Gastroenterol Clin North Am 2010;39(2):331-42.
15. Dixon E, Vollmer CM Jr, Sahajpal A, et al. An aggressive surgical approach leads to improved survival in patients with gallbladder cancer: a 12-year study at a North American Center. Ann Surg 2005;241(3):385-94.
16. Chijiiwa K, Noshiro H, Nakano K, et al. Role of surgery for gallbladder carcinoma with special reference to lymph node metastasis and stage using western and Japanese classification systems. World J Surg 2000;24(10):1271-6.
17. Nagaraja V, Eslick GD. Systematic review with meta-analysis: the relationship between chronic Salmonella typhi carrier status and gall-bladder cancer. Aliment Pharmacol Ther 2014;39(8):745-50.

Capítulo 46

Pancreatite Aguda

Karina Scalabrin Longo
Shirley Lumi Nishitsuka

INTRODUÇÃO

A pancreatite aguda é uma condição inflamatória crítica e muitas vezes fatal com diagnóstico e tratamento desafiadores apesar dos avanços da medicina nas últimas décadas. Estudos recentes demonstram uma incidência anual crescente com uma taxa de mortalidade que se mantém inalterada mesmo com os esforços em sua terapêutica.

PATOGENIA

A inflamação aguda do pâncreas tem sua etiologia bem estabelecida, mas as teorias de sua patogenia ainda são controversas.

A principal causa de pancreatite aguda é a impactação de cálculo biliar no ducto biliopancreático comum ou na ampola de Vater, o que aumenta a pressão dentro do ducto pancreático. A segunda principal etiologia é o álcool, que hiperestimula a função do pâncreas. Tanto a hiperestimulação do pâncreas quanto a obstrução do ducto pancreático por cálculo elevam a pressão dentro do ducto pancreático e desregulam a ativação de tripsina nas células acinares do pâncreas. A ativação enzimática leva à autodigestão da glândula e à inflamação local.

O processo inflamatório é evidenciado pelo acúmulo de líquido peripancreático em graus diferentes e evolutivos de necrose tecidual. Inicialmente, a isquemia acomete os tecidos menos vascularizados na periferia do órgão.

ETIOLOGIA

A pancreatite aguda tem como principal etiologia a presença de litíase biliar seguida pelo consumo de álcool, com incidência variável conforme a população estudada. Seu diagnóstico e tratamento devem ser bem estabelecidos, pois a recorrência da doença tem alta prevalência e alta morbimortalidade.

Cerca de 3% a 7% dos pacientes com colelitíase desenvolvem pancreatite aguda, sendo o risco ainda maior nos cálculos < 5 mm.

A pancreatite alcoólica pode ocorrer em evento agudo após libação ou em agudização de pancreatite crônica. É considerado alto consumo de álcool a ingesta a partir de 50 g/dia, sendo relativo para cada organismo e com fatores genéticos envolvidos.

A pancreatite idiopática é definida como sem etiologia estabelecida mesmo após toda a investigação diagnóstica (Tabela 46.1).

Tabela 46.1 Principais etiologias de pancreatite aguda.
Colelitíase
Álcool
Metabólica: hipertrigliceridemia, hipercalcemia
Trauma
CPRE
Infecção: parotidite, hepatite, coxsackie vírus, citomegalovírus, mycoplasma, parasitas
Medicamentosa: paracetamol, anti-inflamatórios, eritromicina, azatioprina, mercaptopurina, furosemida, tiazídicos, estrógenos, ácido valproico, antirretrovirais etc.
Tumores pancreatobiliares
Anormalidades anatômicas: *pancreas divisum*
Idiopática
Lúpus eritematoso sistêmico
Fibrose cística

Algumas recomendações são fundamentais na investigação etiológica:

1. Ultrassonografia de abdome deve ser solicitada para todos os pacientes com pancreatite aguda (mesmo com antecedente de etiologia alcoólica) para investigar litíase biliar.
2. A ecoendoscopia pode diagnosticar microlitíase não visualizada na ultrassonografia.
3. Na ausência de colelitíase ou histórico de etilismo, dosar triglicérides e considerar essa etiologia se > 1.000 mg/dL.
4. Em pacientes > 40 anos sem etiologia estabelecida e curso recorrente, considerar tumor periampular como possível etiologia.

DIAGNÓSTICO

O diagnóstico de pancreatite aguda é estabelecido pela presença de 2 dos 3 critérios: clínico, laboratorial ou radiológico.

▪ Critérios clínicos

O principal sintoma é a dor abdominal: localizada em andar superior do abdome com irradiação para o dorso (em faixa), em pontada, de intensidade variável, geralmente súbita e sem pródromos, requer analgesia para melhora e piora com alimentação e álcool.

O paciente apresenta náuseas e vômitos, às vezes incoercíveis e refratários aos antieméticos, culminando com desidratação e distúrbios eletrolíticos.

A icterícia pode ser leve e transitória, e é causada pela impactação do cálculo no ducto biliopancreático comum ou pela reação inflamatória local.

Pode haver distensão abdominal e diminuição da peristalse em decorrência do íleo adinâmico pelo processo inflamatório pancreático.

Dimuição da ausculta pulmonar pode indicar derrame pleural, mais comum à esquerda.

Equimose em flanco esquerdo (sinal de Grey-Turner) ou na região periumbilical (sinal de Cullen) é indicativo de hemorragia retroperitoneal da pancreatite grave.

▪ Critérios laboratoriais

Considera-se critério diagnóstico enzimas pancreáticas de 3 a 5 vezes acima do valor de referência.

A amilase é o marcador clássico da pancreatite, com alta sensibilidade e baixa especificidade. Eleva-se poucas horas após a instalação dos sintomas e retorna ao normal em 3 a 5 dias. Pode ter seu valor aumentado inespecificamente em outras patologias como afecção das glândulas salivares, apendicite, colecistite, isquemia intestinal, úlcera péptica, pós-CPRE, entre outras.

A lipase é mais específica e se mantém elevada por um período mais longo de tempo em vigência da pancreatite.

▪ Critérios radiológicos

A tomografia computadorizada (Fig. 46.1) apresenta mais de 90% de sensibilidade e especificidade para diagnosticar pancreatite. Seu uso rotineiro não é indicado uma vez que o diagnóstico pode ser estabelecido clínico e laboratorialmente e a maioria dos pacientes apresenta um quadro leve de curso reversível. O exame de imagem abdominal está bem indicado nos pacientes com falha do tratamento clínico, após 48 a 72 horas da instalação dos sintomas, para avaliar possíveis complicações e severidade do quadro ou para aqueles que se apresentam em quadro grave à admissão hospitalar.

● ESTRATIFICAÇÃO DE RISCO

Avaliar a gravidade da pancreatite aguda é fundamental nas primeiras horas do início do quadro para guiar a conduta terapêutica e prever o tempo de internação. As principais ferramentas para estratificação de risco são:

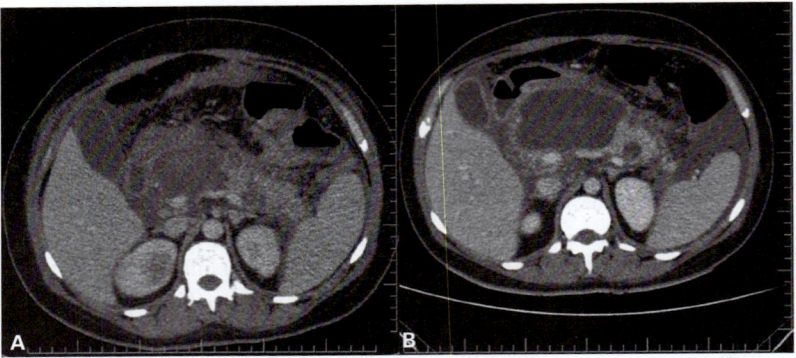

Fig. 46.1 – *Pancreatite aguda grave visualizada em tomografia computadorizada em cortes axiais com contraste intravenoso. (A) Imagens hipodensas em cabeça de corpo de pâncreas; (B) Após 6 semanas, observa-se pequena quantidade de líquido livre peripancreático e organização pseudocística do processo inflamatório inicial em cabeça e corpo de pâncreas; nota-se ainda efeito compressivo sobre a região de antro gástrico e duodeno.*

Fonte: imagem da autora Shirley Lumi Nishitsuka.

- **Critérios de Ranson:** pancreatite grave é definida pela presença de 3 ou mais critérios. Tem baixa sensibilidade e especificidade e requer avaliação por 48 horas (Tabela 46.2).

Tabela 46.2 Critérios de Ranson.	
Admissão	**Em 48 horas**
Idade > 55 anos	Queda do hematócrito > 10%
Leucócitos > 16.000 mm³	Aumento > 10 mg/dL
Glicemia > 200 mg/dL	Cálcio sérico < 8 mg/dL
LDH > 350 mg/dL	PaO_2 < 60 mmHg
TGO > 250 mg/dL	Déficit de base > 4 mmol/L
	Sequestro de líquido > 6.000 mL

- **Critérios de Balthazar:** pancreatite grave é definida pelos escores D e E, utilizando parâmetros tomográficos do grau de inflamação do pâncreas e da extensão da necrose (Tabela 46.3).
- **Critério de Atlanta 2013:** pancreatite grave é estratificada pelo quadro de disfunção orgânica e/ou presença de complicações locais (Tabela 46.4).

Tabela 46.3
Critérios de Balthazar.

Processo inflamatório	Achados tomográficos	Pontuação
A	Pâncreas normal	0
B	Aumento focal ou difuso do pâncreas	1
C	Inflamação peripancreática	2
D	Coleção líquida em uma localização	3
E	Duas ou mais coleções ou gás no pâncreas	4
Necrose pancreática	**Achados tomográficos**	**Pontuação**
I	Ausente	0
II	Menos de 30%	2
III	Entre 30%-50%	4
IV	Mais de 50%	6
Índice de severidade	**Severidade**	**Pontuação**
Baixo	Mortalidade 3% – Complicações 8%	0-3
Moderado	Mortalidade 6% – Complicações 35%	4-6
Grave	Mortalidade 17% – Complicações 92%	7-10

Tabela 46.4
Critérios de Atlanta (2013).

Pancreatite aguda leve	• Ausência de falência dos órgãos • Ausência de complicações locais (necrose, abscesso, pseudocisto)
Pancreatite moderadamente grave	• Falência dos órgãos transitória (< 48h) • Complicações locais
Pancreatite aguda grave	Falência dos órgãos persistente (> 48h)

- **Critério de APACHE II** (*Acute Physiology and Chronic Health Evaluation II Score*): pancreatite grave é definida pelo escore > 8 pontos. Utiliza parâmetros fisiológicos, laboratoriais, idade, *status* neurológico e comorbidades. A principal desvantagem do APACHE II é sua complexidade e pouca praticidade (Tabela 46.5).

TRATAMENTO

O manejo inicial do paciente se baseia no jejum via oral, hidratação e analgesia. Pacientes com quadro grave devem ser monitorizados em unidade de terapia intensiva.

Tabela 46.5
Apache II (Acute Physiology and Chronic Health Evaluation II Score).

A	4	3	2	1	0	1	2	3	4
T retal (C°)	> 40,9	39-40,9		38,5-38,9	36-38,4	34-35,9	32-33,9	30-31,9	< 30
PAM	> 159	130-159	110-129		70-109		50-69		< 50
FC	> 179	140-179	110-129		70-109		55-69	40-54	< 40
FR	> 49	35-49		25-34	12-24	10-11	6-9		< 6
SiFiO$_2$ > 0,5	> 499	350-499	200-349		<200				
SiFiO$_2$ < 0,5					>70	61-70		56-60	< 56
Ph arterial	> 7,69	7,60-7,69		7,50-7,59	7,33-7,49		7,25-7,32	7,15-7,24	<7,15
Na (mmol/L)	> 179	160-179	155-159	150-154	130-149		120-129	111-119	< 111
K (mmol/L)	> 6,9	6,0-6,9		5,5-5,9	3,5-5,4	3,0-3,4	2,5-2,9		< 2,5
Cr (mg/dL)	> 3,4	2-3,4	1,5-1,9		0,6-1,4		<0,6		
Ht (%)	> 59,9		50-59,9	46-49,9	30-45,9		20-29,9		< 20
GB (x1000)	> 39,9		20-39,9	15-19,9	3-14,9		1÷2,9		< 1

Soma de pontos (A) = 0 a 4 pontos por cada item.

Escala de coma de Glasgow (B): Soma de pontos = 15 – Escala de coma de Glasgow atual

Índice da idade (C)

Idade em anos:

< 45 anos: 0 pontos

45-54 anos: 2 pontos

55-64 anos: 3 pontos

65-74 anos: 5 pontos

75 anos ou mais: 6 pontos

Condições clínicas (D)

Comorbidades:

Sem doenças crônicas: 0 pontos

Com doenças crônicas, se for admitido após cirurgia eletiva: 2 pontos

Com doenças crônicas, se for admitido após cirurgia de urgência ou por outros motivos: 5 pontos

Escore de Apache II = Somatório de A + B + C + D

■) Hidratação

Deve ser agressiva, intravenosa, definida por 250 a 500 mL por hora de solução cristaloide isotônica, preferencialmente Ringer Lactato, nas primeiras 12 a 24 horas de tratamento, tomando os devidos cuidados em pacientes idosos, renais crônicos e cardiopatas. A reposição de fluido é de extrema importância, pois a inflamação altera a permeabilidade vascular, perdendo líquido para o terceiro espaço e piorando a hipoperfusão pancreática, que culmina com necrose e morte celular. A hidratação deve se monitorizada pela diurese (> 500 mL/h), hematócrito e creatinina sérica periódicos.

■) Analgesia

São classicamente utilizados analgésicos comuns associados a opioides, se necessário.

■) Nutrição

Na pancreatite leve, a realimentação oral pode ser iniciada assim que o paciente sentir fome e apresentar melhora da dor abdominal. A normalização da amilase e da lipase não é critério de realimentação. Inicialmente é recomendada dieta leve sem gordura, conforme aceitação do paciente.

Na pancreatite grave, é recomendada dieta enteral precoce para estimular a barreira mucosa intestinal e prevenir translocação bacteriana e infecção. A oferta da dieta por sonda nasojejunal locada após o Treitz via endoscópica é preferível. Dieta parenteral deve ser evitada, exceto se o paciente não tolerar dieta enteral ou se a oferta calórica necessária não for atingida.

■) Antibioticoterapia

Antibiótico está indicado na pancreatite com necrose infectada e deve penetrar no tecido necrótico, como os carbapenêmicos (meropenem, imipenem), quinolonas ou metronidazol. O uso de antibiótico na pancreatite com necrose estéril não é recomendado.

■) Cirurgia

Na pancreatite leve ou grave, de etiologia biliar, a colecistectomia é recomendada na mesma internação para prevenir recorrência de pancreatite. A literatura demonstra que 18% dos pacientes não colecistectomizados são readmitidos com novo episódio de pancreatite em até 90 dias após a alta.

Na pancreatite necrotizante de etiologia biliar, a colecistectomia deve ser postergada até resolução do quadro inflamatório. A colangiografia intraoperatória está bem recomendada para avaliar a via biliar e a presença de cálculo residual nesses pacientes.

A necrosectomia está indicada em pancreatites com necrose infectada.

A CPRE só tem indicação na pancreatite se houver colangite ou icterícia persistente para desobstruir a via biliar do paciente. Pacientes com colangite concomitante à pancreatite aguda devem ser submetidos à CPRE em até 24 horas da admissão. Em pacientes com idade muito avançada ou com comorbidades graves que impeçam a colecistectomia, a CPRE permite a papilotomia como opção terapêutica.

BIBLIOGRAFIA

1. Tenner S, Baillie J, DeWitt J, et al. American College of Gastroenterology Guideline: Management of Acute Pancreatitis. Am J Gastroenterol. 2013; 108(9):1400-15.
2. Wang G, Gao C, Wei D, et al. Acute pancreatitis: wtiology and common pathologenesis. World J Gastroenterol 2009;15(12):1427-30.
3. Guimarães A, Maya M, Leal P et al. Pancreatite aguda: etiologia, apresentação clínica e tratamento. Rev Hosp Universitário Pedro Ernesto 2009; 8(1):1983-2567.
4. Lipovestky F, Tonelli C, Ramos A et al. Pancreatitis aguda. Su manejo en Cuidados Intensivos. Rev Argentina Ter Intens 2016;33(1):2362-83.
5. IAP/APA evidence-based guidelines for the management of acute pancreatitis. Pancreatology 2013;13(4Suppl 2):e1-15
6. Ferreira AF, Bartelega JA, Urbano HC, Souza IK. Fatores preditivos de gravidade da pancreatite aguda: quais e quando utilizar?. Arq Bras Cir Dig 2015;28(3):207-11.

Capítulo 47

Pancreatite Crônica

Karina Scalabrin Longo
Ricardo Moreno
Felipe Emanuel Fuhro
Maurício Campanelli Costas

INTRODUÇÃO

A pancreatite crônica (PC) é uma doença complexa e multifatorial que envolve predisposição genética, resposta imune e inflamatória, adicionada a fatores ambientais como álcool, tabagismo e nutrição. Ocorre por lesão inflamatória progressiva, que acarreta em dano estrutural permanente, o qual, dependendo do grau de comprometimento do parênquima, pode ocasionar insuficiência pancreática endócrina e/ou exócrina.

O álcool responde por cerca de 90% da etiologia em nosso meio e o tabagismo aumenta o risco e acelera a progressão de todas as formas da doença, sendo o risco de pancreatite crônica de 7 a 17 vezes maior para tabagistas, quando comparado aos não fumantes. As principais etiologias de PC estão resumidas na Tabela 47.1.

Tabela 47.1 Pancreatite crônica e suas principais etiologias.		
Pancreatite crônica calcificante	**Pancreatite crônica obstrutiva**	**Pancreatite autoimune**
Álcool	*Pancreas divisum*	Isolada
Genética	Estenose do ducto principal	Síndromes
Metabólica	Estenose da papila duodenal	
Nutricional	Tumores periampulares	
Idiopática		

Algumas manifestações da PC podem ocorrer também na pancreatite aguda, como o pseudocisto. Porém, algumas características distinguem a pancreatite crônica da aguda (Tabela 47.2).

Tabela 47.2 Principais diferenças entre pancreatite aguda e pancreatite crônica.		
	Pancreatite aguda	Pancreatite crônica
Dor abdominal	Em geral, súbita e de moderada a forte intensidade, acompanhada de náusea e/ou vômito	Pode ser assintomática, de fraca a forte intensidade, crônica
Amilase/lipase séricas	Elevadas	Normais
Alteração morfológica do pâncreas	Resposta inflamatória predominantemente neutrofílica	Infiltrado mononuclear irregular e fibrose

DIAGNÓSTICO

Clínica

A **dor abdominal** é o sintoma mais comum, e geralmente é a primeira manifestação clínica da doença. Tipicamente epigástrica, com ou sem irradiação dorsal, pode estar associada a náusea e/ou vômito e tem início no período pós-prandial, porém à medida que a degeneração pancreática progride vai se tornando contínua. A dor decorre do aumento da pressão dentro dos ductos pancreáticos por obstrução e fibrose, acrescentadas à inflamação perineural peripancreática. Os episódios são desencadeados pelo abuso alcoólico ou por alimentação gordurosa.

O **emagrecimento** é causado pelo próprio consumo do processo inflamatório e pela redução da ingesta alimentar pela dor, agravado pela esteatorreia e pelo diabetes.

A **esteatorreia** é uma manifestação tardia da doença, caracterizada pela presença de gordura nas fezes em níveis acima de 7 g/dia. Consequentemente, pode-se ter deficiência das vitaminas lipossolúveis (A, D, E e K).

O **diabetes** surge da insuficiência pancreática causada pela substituição do parênquima pancreático endócrino, sendo mais comum nos pacientes que desenvolvem calcificações precoces. Pacientes com antecedentes familiar de diabetes tipo 1 ou 2 apresentam maior risco de desenvolvê-la associada à PC.

A **icterícia** decorre de compressão do colédoco por edema, fibrose ou pseudocisto.

Os **pseudocistos** pancreáticos se formam em até 75% dos pacientes com pancreatite, com encapsulamento de uma área de tecido desvitalizado ou necrótico ou tentativa de bloquear a rotura de algum ducto pancreático, que pode decorrer de um episódio de pancreatite aguda, de PC ou de uma agudização desta. Sua cápsula não possui epitélio e é composta por tecido fibrótico. São geralmente assintomáticos ou com sintomas compressivos (dor, náuseas, vômitos, icterícia). De tamanho variável, os pseudocistos podem ou não se comunicar com o ducto pancreático principal.

A **ascite** pancreática e o **derrame pleural** resultam do escoamento do suco pancreático por rompimento dos ductos pancreáticos ou de um pseudocisto. A análise laboratorial de ambos os líquidos demonstra um exsudato com elevadas concentrações de amilase (geralmente > 1.000 UI/L) e de proteína (> 3,0 g/dL). Para tratamento do derrame pleural, mais comum à esquerda, é necessário realizar toracocentese. Para tratamento da ascite pancreática, é necessário realizar paracentese, além de um exame de imagem para identificar o local da ruptura do ducto ou pseudocisto. O padrão-ouro é a colangiopancreatografia retrógrada endoscópica (CPRE) por meio da wirsungrafia. Pode ser terapêutica através da passagem de endoprótese pancreática.

Tabela 47.3 Principais sintomas da pancreatite crônica.	
Dor abdominal	92,2%
Emagrecimento	91,5%
Diabetes	46,2%
Pseudocisto	35,9%
Esteatorreia	33,9%
Icterícia	24,6%
Derrames cavitários (pleural, ascite)	13,3%
Hemorragia digestiva	2,3%

A **hemorragia digestiva**, exteriorizada por hematêmese ou melena, decorre da ruptura de varizes esofagogástricas. Raramente são secundárias diretamente à PC (por compressão ou trombose da veia esplênica), sendo em geral secundárias à hepatopatia alcoólica.

A ocorrência de **litíase biliar** é maior no paciente com pancreatite crônica, pelo retardo no esvaziamento da vesícula biliar, propiciando estase biliar e formação de cálculos. A **litíase renal** se favorece pela maior excreção renal de oxalato de cálcio do paciente com esteatorreia.

▋▌ Laboratorial

A amilase e a lipase sérica têm baixa sensibilidade e podem se elevar em um quadro de agudização da PC, mas não são bons parâmetros, pois há diminuição dos níveis enzimáticos com o progresso da destruição tecidual.

Outras alterações laboratoriais podem estar presentes, porém decorrentes de complicações secundárias, como aumento das bilirrubinas e enzimas canaliculares por obstrução coledociana.

Existem testes laboratoriais para determinar a insuficiência exócrina pancreática, mas não são facilmente acessíveis em nosso meio, como a dosagem fecal da elastase-1 e o teste respiratório com triglicerídeos marcados com C^{13}.

A pesquisa da gordura fecal não é útil como critério diagnóstico de esteatorreia para pancreatite crônica, sendo pouco específico. A dosagem quantitativa de gordura nas fezes em 72 horas é padrão-ouro.

Para a pancreatite autoimune, a dosagem de marcadores pode contribuir para o diagnóstico, como a hiperglobulinemia, o fator antinuclear FAN e a IgG4.

▌▶ Radiológico

A **tomografia computadorizada** (TC) é o exame de escolha na avaliação inicial na suspeita de PC, com alta sensibilidade e especificidade na detecção de calcificação pancreática (Fig. 47.1). São outros achados da TC: atrofia do parênquima pancreático, pseudocisto e dilatação do ducto pancreático principal. A presença de calcificações é o achado mais sensível e mais específico da pancreatite crônica.

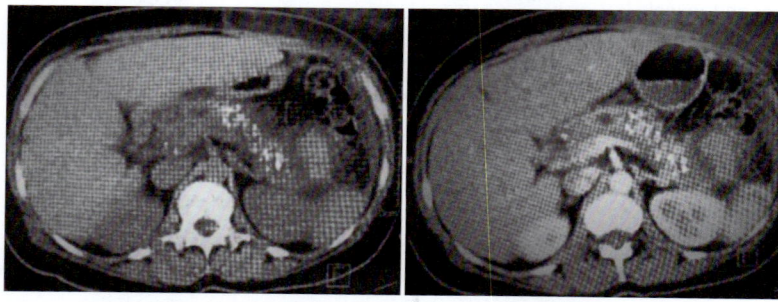

Fig. 47.1 – *Imagens de TC mostrando calcificação pancreática.*
Fonte: imagem do autor Ricardo Moreno.

Os mesmos parâmetros diagnósticos são encontrados na **ressonância nuclear magnética** (RNM), mas os aspectos de imagem mais típicos, que são as calcificações, são mais facilmente identificados na tomografia. A RNM permite uma melhor avaliação do ducto pancreático principal quando comparada à TC. A **colangiorressonância** magnética permite boa avaliação da árvore biliar e do ducto pancreático principal, especialmente nos casos de acometimento da cabeça do pâncreas pela PC (Fig. 47.2). O ducto pancreático principal normal possui calibre de 2 a 4 mm.

A **colangiopancreatografia retrógrada endoscópica** (CPRE) é considerada método diagnóstico para pancreatite crônica, podendo também ser terapêutico em casos selecionados. Está bem indicado para um subgrupo de pacientes com dor abdominal crônica e suspeita diagnóstica, mas sem evidências claras de insuficiência pancreática ou anormalidade em exame de imagem. Permite a realização da pancreatografia/wirsungrafia através da cateterização do ducto pancreático principal (Fig. 47.3).

A **ecoendoscopia digestiva alta** (ecoEDA), ou ultrassonografia endoscópica, produz imagens detalhadas do pâncreas. Sua sensibilidade permite detectar alterações parenquimatosas e ductais, estadiando a pancreatite crônica e

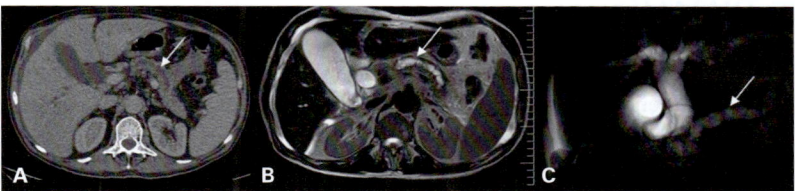

Fig. 47.2 – (A) *TC mostrando pâncreas com parênquima normal, porém com dilatação do ducto pancreático principal (seta); nota-se ainda pequena ascite peri-hepática e dilatação do ducto colédoco;* (B) *RNM com imagem ponderada em T2 mostrando wirsung dilatado (seta) e dilatação do ducto colédoco;* (C) *Colangiorressonância em corte radial mostrando dilatação de via biliar extra-hepática até confluência dos ductos hepáticos e, na seta, de ducto pancreático principal.*

Fonte: imagem do autor Mauricio Campanelli Costas.

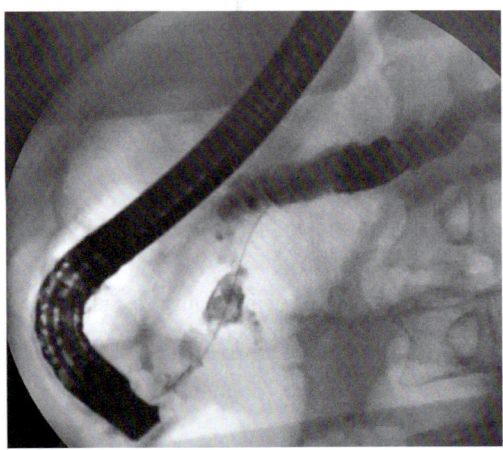

Figura 47.3 – *Wirsungrafia na CPRE mostrando ducto pancreático principal dilatado.*

Fonte: agradecimento ao Dr. Gustavo Luz.

evidenciando inclusive as alterações da pancreatite leve. Ainda permite a realização de biópsia por punção de massas pancreáticas (diagnóstico diferencial entre pancreatite crônica e neoplasias pancreáticas), além da drenagem (em geral transgástrica) de pseudocistos pancreáticos.

Não há consenso na literatura em relação ao melhor método de imagem diagnóstico para a PC, porém a maioria dos *guidelines* preconizam o uso de métodos menos invasivos, como TC e RNM, antes da realização da CPRE ou da ecoEDA.

TRATAMENTO

Controle da dor

O primeiro passo para o controle álgico na PC envolve descobrir o fator desencadeante da dor, o que inclui abstinência alcoólica, cessar tabagismo e adequação dietética para uma alimentação sem gordura. Interromper o uso do fator desencadeante da PC (p. ex.: álcool) é imperativo para o controle da dor, bem como para a redução da mortalidade. O tabagismo aumenta a progressão da PC e aumenta o risco de câncer de pâncreas.

O jejum está indicado apenas nos episódios de agudização, devendo-se considerar a realimentação o mais precoce possível.

O inibidor da bomba de prótons completa a neutralização ácida resultante da redução da secreção de bicarbonato pelo pâncreas.

A analgesia deve iniciar com analgésicos simples e ser escalonada, com codeína e outros opioides, além de analgésicos de ação central para dor neuropática crônica, como amitriptilina e gabapentina.

Casos de dor persistente refratários ao tratamento clínico devem ser considerados candidatos para o tratamento cirúrgico. O bloqueio neural do plexo celíaco fica reservado para pacientes com dor refratária sem condições clínicas para serem submetidos à cirurgia e apresenta resultados parcialmente satisfatórios, com recidiva da dor em 2 a 6 meses.

Tratamento da insuficiência exócrina: reposição enzimática

A pancreatite crônica é a principal causa de insuficiência exócrina do pâncreas em adultos, levando à desnutrição de micro e macronutrientes. É recomendada a dosagem inicial de albumina, vitaminas lipossolúveis, vitamina B12, ácido fólico, magnésio, cálcio, zinco e tiamina, que ajudarão no seguimento da resposta terapêutica.

A reposição enzimática deve ser iniciada precocemente, com enzimas pancreáticas em forma de microesferas, cujo principal componente é a lipase, para que se misturem ao quimo e atinjam o duodeno, no qual, em pH > 5, promoverão uma adequada digestão.

■ Tratamento da insuficiência endócrina: diabetes *mellitus*

O diabetes é resultado da pancreatite crônica e caracterizado pela redução da insulina, pela hipoglucagonemia e pela alteração do controle glicêmico, necessitando de orientação dietética, hipoglicemiantes orais e, em geral, insulinoterapia.

● TRATAMENTO CIRÚRGICO

Pode-se dividir os pacientes em dois grupos:

1. Sem complicações extrapancreáticas:
   - Dor grave e incapacitante, refratária ao tratamento medicamentoso;
   - Suspeita de câncer de pâncreas não descartada com exames de imagem.
2. Com complicações extrapancreáticas:
   - Pseudocistos sintomáticos;
   - Complicação vascular: varizes sangrantes por trombose de veia esplênica;
   - Obstrução biliar sintomática;
   - Obstrução duodenal sintomática.

O tratamento endoscópico pode ser realizado na tentativa de drenagem de ducto pancreático principal e de via biliar com endopróteses, especialmente nos pacientes sem condições clínicas para tratamento cirúrgico, já que a cirurgia tem mostrado melhores resultados.

O tratamento cirúrgico é indicado para pacientes com falha no controle clínico dos sintomas, especialmente a dor. Com base em estudos que mostram que 15% dos casos de câncer de pâncreas não são identificados previamente em pacientes submetidos ao tratamento cirúrgico, a investigação rigorosa dessa neoplasia é fundamental. O momento da indicação da cirurgia é controverso, pois alguns grupos sugerem que uma indicação precoce diminuiria a progressão lesiva da PC. Não há, entretanto, consenso em relação a isso e a indicação cirúrgica para PC envolve, principalmente, pacientes com falha no controle álgico.

As abordagens cirúrgicas mais utilizadas envolvem a drenagem, como o princípio básico da criação de uma conexão anastomótica entre o ducto pancreático principal dilatado e o lúmen intestinal. As principais **técnicas de drenagem** são:

- **Técnica de Puestow:** envolve a secção longitudinal do ducto pancreático e a invaginação do pâncreas aberto em uma alça de jejuno em Y-de-Roux. Requer esplenectomia.

- **Técnica de Partington-Rochelle:** Puestow modificado com a criação de uma anastomose laterolateral entre o ducto pancreático aberto e o jejuno, eliminando, dessa forma, a necessidade de esplenectomia (Fig. 47.4).

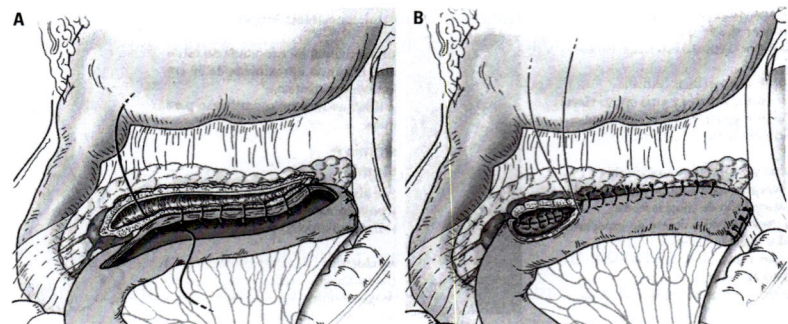

Figura 47.4 – *Cirurgia de Partington-Rochelle – derivação pancreatojejunal laterolateral. A reconstrução é feita em Y-de-Roux. (A) sutura da parede posterior da anastomose; (B) sutura da parede anterior.*
Fonte: Minter, RM, Doherty GM. Current: cirurgia: procedimentos. Porto Alegre: AMGH, 2012 – Lange.

- **Técnica de Frey:** também modificou o procedimento incluindo a remoção de parte da cabeça do pâncreas, marsupializando o ducto pancreático. Isso contribui para uma descompressão ductal ainda mais completa.

Na ausência de dilatação do ducto pancreático principal e na presença de falha do tratamento clínico da dor, a ressecção pancreática é a alternativa terapêutica. O princípio básico envolve a retirada do segmento mais acometido pela PC, de modo que a ressecção pode evolver:

- **Técnica de Whipple ou duodenopancreatectomia:** ressecção da cabeça e processo uncinado do pâncreas;
- **Pancreatectomia distal:** ressecção do corpo e cauda do pâncreas;
- **Pancreatectomia total:** ressecção do pâncreas em sua totalidade.

Trata-se de cirurgias com maior morbidade, especialmente quando envolve ressecção da cabeça do pâncreas.

Os pseudocistos assintomáticos são tratados de forma conservadora. A drenagem endoscópica guiada por ecoEDA é considerada a primeira escolha no tratamento de pseudocistos sintomáticos por ser menos invasiva. O tratamento cirúrgico está indicado na falha terapêutica endoscópica e pode ser realizada via gastrocistoanastomose (Figs. 47.5 e 47.6) ou jejunocistoanastomose.

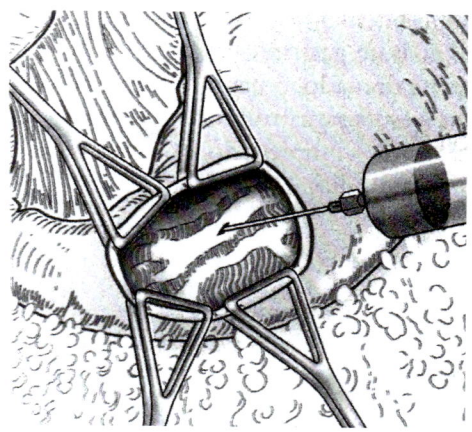

Fig. 47.5 – *Derivação pseudocistogástrica: após a gastrotomia anterior, é realizada punção em região de abaulamento da parede posterior para localização exata do pseudocisto. Segue-se com a gastrotomia posterior para sutura.*

Fonte: Minter, RM, Doherty GM. Current: cirurgia: procedimentos. Porto Alegre: AMGH, 2012 – Lange.

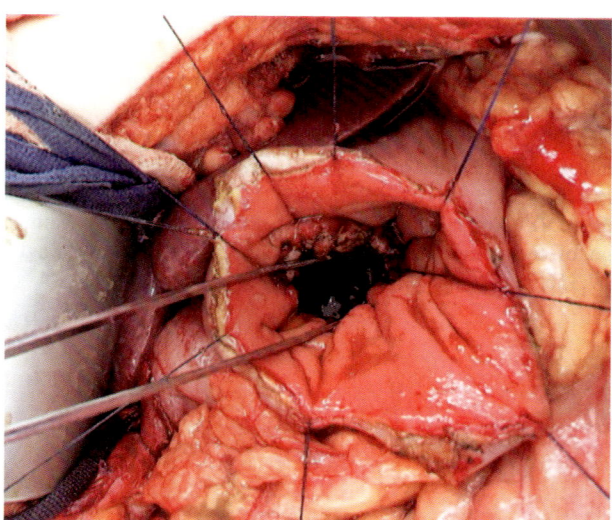

Fig. 47.6 – *Derivação pseudocistogástrica: observa-se a sutura da parede do pseudocisto com a parede gástrica posterior (fios reparados). A pinça aberta está localizada no que será a comunicação do pseudocisto com o estômago. Após essa sutura, procede-se com a sutura da parede gástrica anterior.*

Fonte: imagem do autor Felipe Emanuel Fuhro.

BIBLIOGRAFIA

1. IAP/APA evidence-based guidelines for the management of acute pancreatitis. Pancreatology 2013;13(4Suppl2):e1-15
2. Efron DT. Severe acute necrotizing pancreatitis: optimal treatment. Pancreatology 2013;13: e1-e15.
3. Galvão Alves J, Mott CB, Guarita DR, et al. II Diretriz Brasileira em Pancreatite Crônica – Federação Brasileira de Gatroenterologia. Rio de Janeiro: FBG; 2016.
4. Frulloni L, Falconi M, Gabbrielli A, et al. Italian consensus guidelines for chronic pancreatitis. Dig Liver Dis 2010;42(Suppl 6):S381-406.
5. Bormman PC, Botha JF, Ramos JM, et al. Guideline for the diagnosis and treatment of chronic pancreatitis. S Afr Med J 2010;100(12 Pt 2):845-60.
6. King JC1, Abeywardina S, Farrell JJ, et al. A modern review of the operative management of chronic pancreatitis. Am Surg 2010;76(10):1071-4.
7. Issa Y, Kempeneers MA, van Santvoort HC, et al. Diagnostic performance of imaging modalities in chronic pancreatitis: a systematic review and meta-analysis. Eur Radiol 2017; 27(9):3820-44.
8. Bang UC, Benfield T, Hyldstrup L, et al. Mortality, cancer, and comorbidities associated with chronic pancreatitis: a Danish nationwide matched-cohort study. Gastroenterology 2014; 146(4):989-94.
9. Maisonneuve P, Lowenfels AB, Müllhaupt B, et al. Cigarette smoking accelerates progression of alcoholic chronic pancreatitis. Gut 2005;54(4):510-4.
10. Singh VV, Toskes PP. Medical therapy for chronic pancreatitis pain. Curr Gastroenterol Rep 2003;5(2):110-6.
11. Rösch T, Daniel S, Scholz M, et al. Endoscopic treatment of chronic pancreatitis: a multicenter study of 1000 patients with long-term follow-up. Endoscopy 2002;34(10):765-71.
12. Cahen DL, Gouma DJ, Nio Y, et al. Endoscopic versus surgical drainage of the pancreatic duct in chronic pancreatitis. N Engl J Med 2007;356(7):676-84.

Capítulo 48

Câncer de Pâncreas

Ricardo Moreno
Bruno Mirandola Bulisani
Thiago Bassaneze

INTRODUÇÃO

Mais de 95% das neoplasias malignas do pâncreas têm origem nos elementos exócrinos do órgão, sendo que os adenocarcinomas ductais representam mais de 90% desses tumores.

A maioria dos pacientes com adenocarcinoma do pâncreas possui doença incurável quando o diagnóstico é estabelecido e apenas 15% a 20% dos pacientes são candidatos à cirurgia. O quadro clínico insidioso e a agressividade celular favorecem o diagnóstico em fases avançadas, levando a baixos índices de cura. A sobrevida global em cinco anos dos pacientes operados varia de 10% a 25% (para pacientes com e sem doença linfonodal, respectivamente).

No Brasil, o câncer de pâncreas representa 2% de todos os tipos de neoplasias, sendo responsável por 4% do total de mortes por câncer.

Idade avançada, tabagismo, diabetes, pancreatite crônica, consumo de gorduras em excesso e antecedente familiar são os principais fatores de risco para o adenocarcinoma.

Os tumores pancreáticos podem ser divididos em:

- Lesões sólidas:
  - Tumor exócrino;
  - Tumor neuroendócrino;
  - Linfoma;
  - Metástase;
  - Neoplasia sólida pseudopapilar;
  - Pancreatite pseudotumoral (autoimune, pancreatite crônica);
  - Tumores mistos (diferenciação acinar, ductal e endócrina).

- Lesões císticas:
  - Neoplasia cística serosa;
  - Neoplasia cística mucinosa;
  - Neoplasia mucinosa papilar intraductal;
  - Cistos não neoplásicos (verdadeiro, retenção, linfoepitelial).

O enfoque do presente capítulo será o adenocarcinoma do pâncreas.

QUADRO CLÍNICO

Os sintomas iniciais do câncer de pâncreas são inespecíficos, como anorexia, mal-estar, náuseas, perda de peso, fadiga e dor abdominal. Na evolução da doença, podem ocorrer icterícia e massa palpável (Tabela 48.1).

Tabela 48.1 Principais sintomas do câncer de pâncreas.	
Dor abdominal	Náusea
Icterícia/colúria/acolia fecal (tumores de cabeça de pâncreas)	Vômitos
Emagrecimento	Diarreia/esteatorreia
Astenia	Massa abdominal
Anorexia	Dorsalgia

A dor abdominal é insidiosa, epigástrica, com piora pós-prandial, por vezes irradiando para a região dorsal. Raramente a dor se manifesta de forma aguda, porém quando acontece está relacionada a um quadro de pancreatite aguda por obstrução do ducto pancreático principal.

Como cerca de 75% dos adenocarcinomas pancreáticos se localizam na cabeça do órgão, as apresentações clínicas estão relacionadas com invasão ou compressão das vias biliares ou do ducto pancreático principal. Dessa forma, a icterícia é de padrão obstrutivo, ascendente, em geral acompanhada de colúria, acolia fecal e prurido. A vesícula biliar palpável e indolor (sinal de Courvoisier-Terrier) é um achado característico da obstrução periampolar pela neoplasia.

A presença de massa abdominal, ascite e linfonodos palpáveis (linfonodo de Virchow, Irmã Maria José) é altamente indicativa de doença metastática.

Eventualmente o diagnóstico de um nódulo pancreático é feito de forma incidental através da realização de exames radiológicos por outros motivos clínicos. Nesses casos em que o diagnóstico é mais precoce, as taxas de cura aumentam.

DIAGNÓSTICO

A investigação clínica e a avaliação dos diagnósticos diferenciais do câncer de pâncreas dependem da manifestação da doença, que está relacionada à posição do tumor no órgão (cabeça/processo uncinado, corpo ou cauda).

Na presença de icterícia, outras patologias devem ser avaliadas (Tabela 48.2).

Tabela 48.2 Principais diagnósticos diferenciais da icterícia.	
Coledocolitíase	Hepatite alcoólica
Neoplasia das vias biliares	Hepatite medicamentosa
Colangite esclerosante primária	Esteato-hepatite não alcoólica
Hepatites virais	Hepatopatia crônica

Diversos exames laboratoriais podem estar alterados no momento do diagnóstico, como diminuição dos valores séricos de hemoglobina e hematócrito, indicando anemia de doença crônica e hipoalbuminemia. Para os tumores localizados na cabeça do órgão, aumento das enzimas canaliculares e hiberbilirrubinemia com predomínio de bilirrubina direta são esperados. Dependendo do grau de comprometimento do parênquima pancreático, sinais de insuficiência endócrina podem ser detectados, como hiperglicemia ou presença de gordura nas fezes.

O **oncomarcador** mais utilizado é o CA 19-9 (antígeno carboidrato 19-9), que possui sensibilidade entre 70% e 92% e especificidade entre 68% e 92%. Esse oncomarcador pode estar elevado em diversas condições benignas (pancreatite, cirrose hepática, colangite, icterícia obstrutiva) e também em outros tipos de adenocarcinoma do tubo digestivo (esofágico, gástrico, colorretal). Tumores pancreáticos pequenos ou indiferenciados tendem a expressar menor quantidade de CA19-9. Não existe um valor específico definido que determine o diagnóstico de câncer de pâncreas, porém valores > 100 U/mL costumam estar associados à neoplasia maligna, e níveis superiores a 1.000 U/mL, à doença irressecável. A monitorização pós-operatória com CA19-9 auxilia na caracterização de recidivas locais e metástases.

A análise radiológica cumpre papel fundamental no estadiamento e na conduta frente à neoplasia pancreática. As principais avaliações a serem feitas são: descrição anatômica do tumor (posição, tamanho, relação com estruturas adjacentes), conteúdo (sólido, cístico, misto), dilatação do ducto Wirsung e da árvore biliar, presença de eventuais linfonodos suspeitos e metástases.

Ultrassonografia abdominal (USG) é um dos exames iniciais a serem solicitados, especialmente nos pacientes ictéricos. Tem alta sensibilidade para avaliação de colelitíase, coledocolitíase e dilatação das vias biliares, porém nem sempre consegue determinar a localização da obstrução. Além de ser operador dependente, possui baixa sensibilidade para detecção de tumores pancreáticos pequenos (menores que 3 cm).

A **tomografia computadorizada helicoidal** (TC) com cortes finos no pâncreas é um dos exames mais utilizados, fornecendo informações a respeito das alterações na morfologia da glândula e indicando anormalidades dos valores de atenuação, obliteração da gordura peripancreática, perda de margens com estruturas circundantes, envolvimento de vasos adjacentes e linfonodos regionais, dilatação ductal pancreática, atrofia pancreática e obstrução do ducto biliar comum. Em geral, é suficiente para a definição da ressecabilidade do tumor. O pâncreas normal possui um valor de atenuação de 30 a 50 HU (unidade Hounsfield). Uma zona central de diminuição da atenuação ocorre em 83% dos pacientes, indicando necrose. O câncer exócrino do pâncreas em geral se apresenta como uma lesão sólida, hipoatenuante, com pouco realce ao contraste endovenoso. Apresenta sensibilidade de 100% na detecção de tumores maiores que 2 cm.

A **ressonância nuclear magnética (RNM) e a colangiorressonância** são alternativas na investigação radiológica, especialmente quando é preciso uma melhor avaliação da árvore biliar e do ducto pancreático. O pâncreas normal possui hipersinal em imagens ponderadas em T1, devido à presença de proteínas acinares. Na fase arterial do contraste (geralmente gadolíneo), há realce homogêneo e de alto sinal. Já os adenocarcinomas possuem hiposinal em T1, com pouco realce ao uso do contraste.

Tanto a TC como a RNM podem ser solicitadas como exame radiológico durante a investigação, de modo que não há consenso na literatura sobre qual a melhor opção, e a sua escolha é baseada na experiência da equipe médica.

A **colangiopancreatografia retrógrada endoscópica (CPRE)** possui alta sensibilidade na definição anatômica e avaliação da árvore biliar, porém é um procedimento invasivo que pode causar pancreatite e perfuração, além de aumentar os índices de infecção de ferida operatória. A descompressão biliar pré-operatória de rotina não é recomendada, sendo reservada para pacientes em vigência de colangite, prurido intratável ou que necessitarão de tratamento neoadjuvante. Permite ainda a realização de escovado para coleta de citologia, porém o método possui baixa sensibilidade.

A **ultrassonografia endoscópica** permite avaliação detalhada da lesão e sua relação com estruturas adjacentes, bem como avaliação dos linfonodos regionais. Tem boa acurácia para tumores pequenos e avaliação das estruturas vasculares e permite ainda a realização de biópsia através de punção guiada.

A **tomografia com emissão de pósitrons (PET-CT)** tem como provável benefício a detecção de metástases à distância não identificadas pela TC ou RNM, porém seu uso no estadiamento do câncer de pâncreas segue sem consenso. O *guideline da Nacional Comprehensive Cancer Network* (NCCN) e da *European Society for Medical Oncology* (ESMO) não recomenda o uso da PET-CT de forma rotineira.

ESTADIAMENTO

O estadiamento segue o TNM proposto pela *American Joint Committee on Cancer* (AJCC) (Tabelas 48.3 e 48.4). A última edição, de 2017, traz algumas alterações em relação à anterior, de 2010, na definição do T e N. Tais mudanças foram feitas devido à menor sobrevida dos pacientes com tumores maiores e com número maior de linfonodos acometidos.

Tabela 48.3
Estadiamento TNM do câncer de pâncreas.

Tumor primário	
Tis	Carcinoma *in situ**
T1a	Tumor menor ou igual a 0,5 cm em seu maior diâmetro
T1b	Tumor de 0,5-1,0 cm em seu maior diâmetro
T1c	Tumor de 1,0-2,0 cm em seu maior diâmetro
T2	Tumor de 2,0 até 4,0 cm em seu maior diâmetro
T3	Tumor > 4,0 cm em seu maior diâmetro
T4	Tumor invadindo tronco celíaco, artéria mesentérica superior e/ou artéria hepática comum, independentemente de seu tamanho
Linfonodos regionais	
N0	Nenhum linfonodo acometido
N1	Acometimento de até 3 linfonodos regionais
N2	Acometimento de pelo menos 4 linfonodos regionais
Metástase à distância	
M0	Sem doença metastática
M1	Presença de metástase à distância

* Inclui neoplasia intraepitelial de alto grau, neoplasia papilar mucinosa intraductal com displasia de alto grau, neoplasia mucinosa cística com displasia de alto grau e neoplasia túbulo-papilar intraductal com displasia de alto grau.
Fonte: AJCC *Cancer Staging Manual*, 8ª edição, 2017.

Tabela 48.4
Estágio de acordo com o estadiamento TNM do câncer de pâncreas.

Estágio	T	N	M
0	Tis	N0	M0
IA	T1	N0	M0
IB	T2	N0	M0
IIA	T3	N0	M0
IIB	T1 T2 T3	N1 N1 N1	M0 M0 M0
III	T1 T2 T3 T4	N2 N2 N2 Qualquer N	M0 M0 M0 M0
IV	Qualquer T	Qualquer N	M1

Fonte: AJCC *Cancer Staging Manual*, 8ª edição, 2017.

Pela investigação radiológica e do estadiamento tumoral, obtém-se as informações e as características do tumor que o definem como ressecável ou não ressecável (Figs. 48.1 e 48.2). Os critérios de irressecabilidade do tumor, segundo o *guideline* da NCCN, encontram-se na Tabela 48.5.

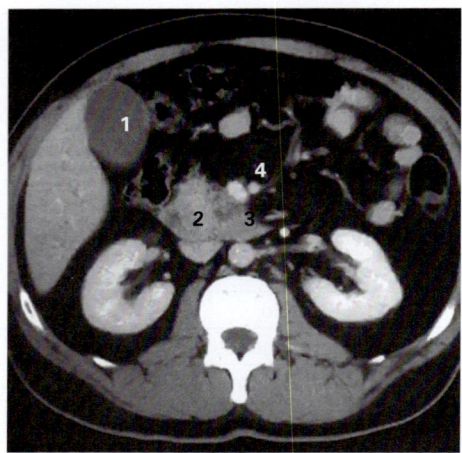

Figura 48.1 – *TC de um tumor de cabeça de pâncreas ressecável:* (1) *Vesícula biliar túrgida;* (2) *Massa tumoral em cabeça de pâncreas (processo expansivo heterogêneo);* (3) *Veia mesentérica superior com invasão tumoral < 180°;* (4) *Artéria mesentérica superior sem invasão tumoral.*
Fonte: imagem do Thiago Bassaneze e Ricardo Moreno.

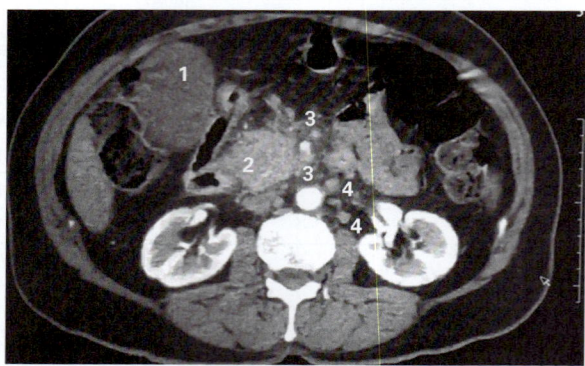

Figura 48.2 – *TC mostrando tumor de cabeça de pâncreas irressecável.* (1) *Vesícula biliar túrgida;* (2) *Massa tumoral em cabeça de pâncreas com oclusão e trombose da veia mesentérica superior;* (3) *Envolvimento tumoral da artéria mesentérica superior > 180°;* (4) *Linfonodomegalia retroperitoneal.*
Fonte: imagem do Thiago Bassaneze e Ricardo Moreno.

Tabela 48.5
Critérios de irressecabilidade de acordo com o *guideline* da NCCN.

Tumor de cabeça de pâncreas/ processo uncinado	Tumor de corpo e cauda do pâncreas
• Envolvimento da artéria mesentérica superior > 180° ou invasão direta	• Envolvimento da artéria mesentérica superior > 180° ou invasão direta
• Envolvimento do tronco celíaco > 180° ou invasão direta	• Envolvimento do tronco celíaco > 180° ou invasão direta
• Envolvimento da veia mesentérica superior ou da veia porta com sua oclusão ou com trombose e impossibilidade de reconstrução	• Invasão da aorta

Fonte: NCCN – *National Comprehensive Cancer Network*.

Há ainda pacientes com tumores definidos como borderline, os quais podem ser encaminhados para quimiorradioterapia neoadjuvante com intuito de *downstaging* do tumor e subsequente ressecção cirúrgica após minuciosa reavaliação.

As características dos tumores borderline, de acordo com a NCCN, encontram-se na Tabela 48.6.

Tabela 48.6
Critérios de tumores borderline de acordo com a NCCN.

Tumor de cabeça de pâncreas/ processo uncinado	Tumor de corpo e cauda do pâncreas
• Envolvimento da veia mesentérica superior ou veia porta > 180°, porém com curta extensão no vaso deixando aparentes condições para completa ressecção e reconstrução venosa	• Envolvimento do tronco celíaco < 180°, ou > 180°, sem envolvimento da aorta ou artéria gastroduodenal
• Contato do tumor com a artéria hepática comum, não se estendendo ao tronco celíaco ou bifurcação da artéria hepática	• Envolvimento < 180° da artéria mesentérica superior
• Envolvimento da artéria mesentérica superior ≤ 180°	

Fonte: NCCN – *National Comprehensive Cancer Network*.

Independentemente da localização do tumor, a presença de metástases à distância ou linfonodomegalia fora do campo de ressecção contraindica a cirurgia. O exame de escolha para identificação de metástase à distância é a TC.

A presença de ascite, nódulo ou linfonodomegalia em mesentério é indicativa de doença peritoneal, porém nem sempre a TC é suficiente para definir tais achados. Nesses casos, alguns serviços preconizam a laparoscopia como estadiamento final.

TRATAMENTO

A ressecção cirúrgica é o tratamento inicial de escolha para todos os adenocarcinomas pancreáticos ressecáveis e sem doença metastática.

Vale ressaltar que nem sempre o diagnóstico histológico é obrigatório, especialmente nos pacientes ictéricos e com massa ressecável, mas é necessário se houver indicação de neoadjuvância, quimioterapia paliativa ou dúvida diagnóstica.

Pequenas metástases hepáticas e implantes tumorais peritoneais podem ser encontrados em 10% a 15% dos pacientes cujo estadiamento radiológico não os classificavam como metastáticos. Dessa forma, alguns serviços preconizam a laparoscopia para estadiamento previamente à laparotomia, sobretudo em pacientes com níveis de CA 19-9 sérico superiores a 1.000 U/mL.

O tratamento convencional para o tumor de cabeça de pâncreas é a cirurgia de Whipple ou gastroduodenopancreatectomia (Figs. 48.3 e 48.4). Porém, modificações dessa técnica com preservação pilórica, evitando-se a gastrectomia parcial, têm demonstrado resultados oncológicos semelhantes. Atualmente, ambos os procedimentos são aceitos como tratamento-padrão. A via

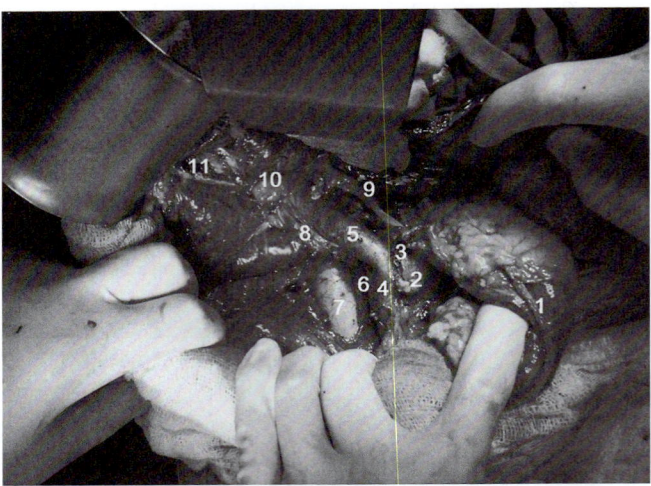

Figura 48.3 – *Cirurgia de Whipple – gastroduodenopancreatectomia. (1) Coto gástrico; (2) Coto pancreático; (3) Ducto de Wirsung; (4) Veia mesentérica superior; (5) Veia porta; (6) Artéria mesentérica superior; (7) Veia cava inferior; (8) Artéria hepática direita (variação anatômica: ramo direto da AMS); (9) Artéria hepática esquerda (variação anatômica: ramo da artéria gástrica esquerda); (10) Coto do ducto hepático comum; (11) Leito da vesícula biliar.*

Fonte: imagem do Thiago Bassaneze e Ricardo Moreno.

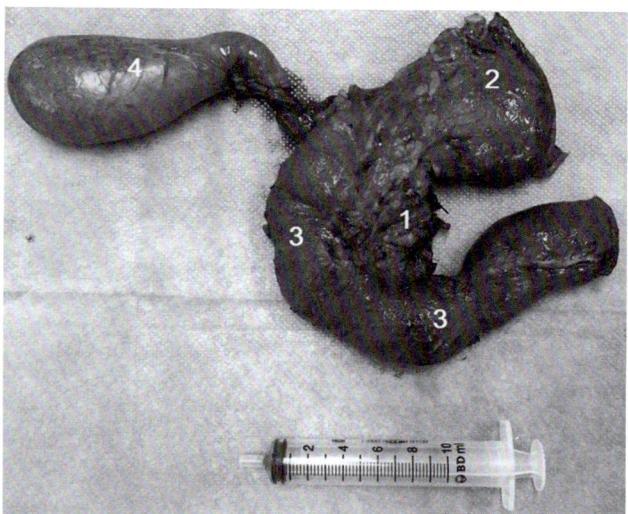

Figura 48.4 – *Produto cirúrgico de gastroduodenopancreatectomia.* (1) *Cabeça do pâncreas;* (2) *Estômago distal;* (3) *Duodeno;* (4) *Vesícula biliar.*
Fonte: imagem do Thiago Bassaneze e Ricardo Moreno.

de acesso para a ressecção cirúrgica em geral é a laparotômica, porém a videolaparoscopia e a cirurgia robótica vêm sendo cada vez mais empregadas. Por se tratar de uma cirurgia complexa, a via minimante invasiva é reservada a pacientes selecionados, cirurgiões experientes e em centros especializados.

Já para as neoplasias de corpo e cauda pancreática, a pancreatectomia corpo-caudal com esplenectomia é o tratamento preconizado. A via de acesso pode ser laparotômica ou videolaparoscópica.

A linfadenectomia deve ser regional, de modo que não há evidência na literatura do benefício de linfadenectomia estendida.

São consideradas cadeias linfáticas regionais as seguintes (Fig. 48.5):

- Câncer de cabeça de pâncreas e processo uncinado: 5, 6, 8a, 12b1, 12b2, 12c, 13a, 13b, 14a, 14b, 17a, e 17b.
- Câncer de corpo e cauda pancreático: 10, 11, e 18.

A ressecção e a reconstrução da veia porta e da veia mesentérica superior podem ser consideradas em pacientes selecionados, desde que realizadas por equipe experiente e em centros especializados.

Não há consenso na literatura em relação à obrigatoriedade da drenagem da cavidade abdominal, porém o dreno é rotineiramente empregado e permite o diagnóstico e o tratamento conservador de fístulas biliares e/ou pancreáticas.

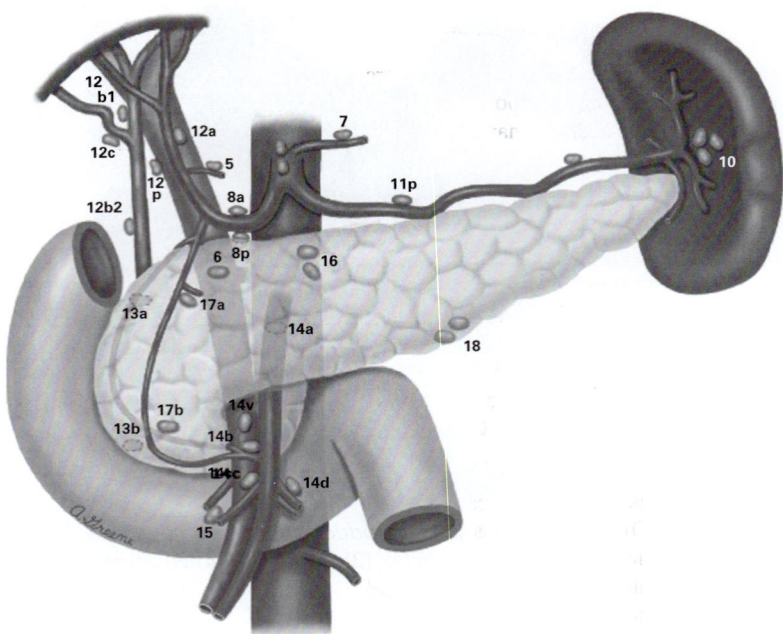

Fig. 48.5 – *Linfadenectomia regional (a numeração corresponde às cadeias linfonodais segundo a Sociedade Japonesa de Pâncreas).*
Fonte: uptodate. Overview of surgery in the treatment of exocrine pancreatic cancer and prognosis, 2017.

A incidência de fístula pancreática pós-operatória varia de 3% a 45%.

De acordo com o *International Study Group of Pancreatic Fistulas* (ISGPF), define-se fístula pancreática uma comunicação anormal entre o epitélio ductal pancreático e outra superfície epitelial com a drenagem de um fluído de qualquer volume aferido, rico em amilase (pelo menos três vezes maior em relação ao limite superior da amilase sérica) a partir do terceiro dia de pós-operatório.

Os fatores de risco para fístula pancreática pós-operatória são:

- Parênquima pancreático amolecido;
- Ducto pancreático principal fino;
- Sangramento intraoperatório;
- Tempo cirúrgico prolongado;
- Histologia da lesão.

As fístulas são divididas em três categorias, das quais duas possuem relevância clínica (Tabela 48.7). São elas:

- **Biochemical Leak (BL):** não há repercussão clínica no seguimento do paciente, tampouco no tempo de internação. Eventualmente requer drenagem, em geral, após acompanhamento por pelo menos 3 semanas de pós-operatório.
- **Grau B:** presença da fístula associada a alguma relevância clínica, acarretando mudança na programação terapêutica pós-operatória, envolvendo um tempo de permanência maior do que 3 semanas de pós-operatório e/ou necessidade de drenagem percutânea (guiada por TC ou USG) ou endoscópica.
- **Grau C:** fístulas que envolvem necessidade de reoperação ou falência de órgãos ou sistemas (reintubação, hemodiálise e uso de inotrópicos por pelo menos 24 horas, para insuficiência respiratória, renal e cardíaca, respectivamente). Em geral, a reoperação é necessária devido ao insucesso de drenagem endoscópica ou percutânea. O paciente tem o seguimento pós-operatório em unidade de terapia intensiva.

Após a ressecção cirúrgica, o paciente é encaminhado para a quimioterapia adjuvante. Diversos regimes são possíveis, podendo combinar ou não o uso de drogas, como capecitabina, oxaliplatina, fluorouracil e irinotecano, com o uso da radioterapia. A escolha do esquema terapêutico depende das condições clínicas do paciente e do estadiamento tumoral.

Tabela 48.7
Classificação da fístula pancreática pós-operatória.

	BL	*Grau B*	*Grau C*
Aumento da amilase > 3 vezes o limite superior da normalidade	Sim	Sim	Sim
Persistência da drenagem do fluído > 3 semanas	Não	Sim	Sim
Relevância clínica influenciando manejo pós-operatório	Não	Sim	Sim
Intervenção para drenagem percutânea ou endoscópica	Não	Sim	Sim
Procedimento angiográfico por fístula associada a sangramento	Não	Sim	Sim
Reoperação devido à fístula	Não	Não	Sim
Sinais de infecção relacionada à fístula	Não	Sim	Sim
Falência de órgão	Não	Não	Sim
Óbito	Não	Não	Sim

Fonte: adaptada de *Surgery*. 2017. Mar;161(3):584-591.

Pacientes com tumores considerados borderline seguirão para quimioterapia de indução (regime baseado em gencitabina ou fluorouracil associado a oxaliplatina e irinotecano) seguida de radioterapia. Se não houver no reestadiamento a evidência clínica, bioquímica ou radiológica de progressão tumoral ou metástases, poderá ser considerada ressecção cirúrgica.

A quimioterapia sistêmica exclusiva é a regra para os pacientes com doença metastática ou irressecável. A radioterapia pode ser indicada (caso não tenha sido utilizada de modo adjuvante) para pacientes operados que evoluíram com recorrências loco-regionais.

A cirurgia também pode ter importante papel paliativo. Pacientes em boas condições clínicas com tumores avançados podem se beneficiar de derivação biliodigestiva, se houver icterícia obstrutiva. Em caso de obstrução mecânica de esvaziamento gástrico, a gastrojejuno anastomose pode ser realizada.

BIBLIOGRAFIA

1. Brasil. Ministério da Saúde. Secretaria de Atenção à Saúde. Instituto Nacional de Câncer. Coordenação de prevenção e Vigilância. Estimativa 2016: Incidência de câncer no Brasil. Rio de Janeiro: INCA; 2015.
2. AmeCancer facts and figures 2016. American Cancer Society. https://www.cancer.org/ research/cancer-facts-statistics/all-cancer-facts-figures/cancer-facts-figures-2016.html (Acesso ago. 2018)
3. Ahmad Z1, Din NU, Minhas K, et al. Epidemiologic Data, Tumor Size, Histologic Tumor Type and Grade, Pathologic Staging and Follow Up in Cancers of the Ampullary Region and Head of Pancreas in 311 Whipple Resection Specimens of Pakistani Patients. Asian Pac J Cancer Prev 2015;16(17):7541-6.
4. Allen PJ, Kuk D, Castillo CF, et al. Multi-institutional Validation Study of the American Joint Commission on Cancer (8th Edition) Changes for T and N Staging in Patients With Pancreatic Adenocarcinoma. Ann Surg 2017; 265(1):185-191.
5. Porta M, Fabregat X, Malats N, et al. Exocrine pancreatic cancer: symptoms at presentation and their relation to tumour site and stage. Clin Transl Oncol 2005; 7(5):189-97.
6. Locker GY, Hamilton S, Harris J, et al. ASCO 2006 update of recommendations for the use of tumor markers in gastrointestinal cancer. J Clin Oncol 2006;24(33):5313-27.
7. Edge SB, Byrd DR, Compton CC, et al. AJCC (American Joint Committee on Cancer) Cancer Staging Manual. 7th ed. New York: Springer; 2010. p.241.
8. Kakar S, Pawlik TM, Allen PJ, Vauthey J-N. Exocrine pancreas. In: Amin MB. AJCC Cancer Staging Manual. 8th ed. Chicago: AJCC; 2017. p.337.
9. Al-Hawary MM, Francis IR, Chari ST, et al. Pancreatic ductal adenocarcinoma radiology reporting template: consensus statement of the Society

of Abdominal Radiology and the American Pancreatic Association. Radiology 2014;270(1):248-60.
10. National Comprehensive Cancer Network (NCCN). NCCN Clinical practice guidelines in oncology. https://www.nccn.org/professionals/physician_gls/default.aspx (Acesso ago. 2018)
11. Allen VB, Gurusamy KS, Takwoingi Y, et al. Diagnostic accuracy of laparoscopy following computed tomography (CT) scanning for assessing the resectability with curative intent in pancreatic and periampullary cancer. Cochrane Database Syst Rev 2016;7:CD009323.
12. Tol JA, Gouma DJ, Bassi C, et al. Definition of a standard lymphadenectomy in surgery for pancreatic ductal adenocarcinoma: a consensus statement by the International Study Group on Pancreatic Surgery (ISGPS). Surgery 2014;156(3):591-600.
13. Kang MJ, Jang JY, Chang YR, et al. Revisiting the concept of lymph node metastases of pancreatic head cancer: number of metastatic lymph nodes and lymph node ratio according to N stage. Ann Surg Oncol 2014;21(5):1545-51.
14. van der Gaag NA, Rauws EA, van Eijck CH, et al. Preoperative biliary drainage for cancer of the head of the pancreas. N Engl J Med 2010;362(2):129-37.
15. Evans DB, Farnell MB, Lillemoe KD, et al. Surgical treatment of resectable and borderline resectable pancreas cancer: expert consensus statement. Ann Surg Oncol 2009;16(7): 1736-44.
16. Kaminsky PM, Mezhir JJ. Intraperitoneal drainage after pancreatic resection: a review of the evidence. J Surg Res 2013;184(2):925-30.
17. Butturini G, Daskalaki D, Molinari E, et al. Pancreatic fistula: definition and current problems. J Hepatobiliary Pancreat Surg 2008;15(3):247-51.
18. Bassi C, Dervenis C, Butturini G, et al. The 2016 update of the International Study Group (ISGPS) definition and grading of postoperative pancreatic fistula: 11 Years After. Surgery 2017;161(3):584-91.
19. McMillan MT, Vollmer CM Jr, Asbun HJ, et al. The characterization and prediction of ISGPF grade C fistulas following pancreatoduodenectomy. J Gastrointest Surg 2016;20(2):262-76.

Capítulo 49

Tumores Neuroendócrinos do Pâncreas

Bruno Mirandola Bulisani
Maurício Campanelli Costas

INTRODUÇÃO

As neoplasias neuroendócrinas pancreáticas, provenientes de células neuroendócrinas difusas, são uma doença rara e heterogênea do pâncreas. Compreendem apenas de 1% a 2% de todas as neoplasias pancreáticas, mas aumentaram significativamente sua incidência nas últimas décadas.

Esse aumento deve-se, em grande parte, à suspeição diagnóstica dos cirurgiões e aos avanços tecnológicos nos métodos de imagem diagnósticos. A maioria dos TNEs é esporádica em adultos entre a sexta e a oitava década e, por vezes, é associada a doenças hereditárias, como neoplasia endócrina múltipla (NEM), síndrome de Von Hippel Lindau e neurofibromatose tipo 1 (NF-1). Os TNEs representam um grupo heterogêneo de neoplasias e apresentam um amplo espectro de manifestações clínicas.

São classificados em duas categorias gerais, funcionais e não funcionais, com base no fato de os pacientes apresentarem uma síndrome clínica causada pela hipersecreção hormonal. Os pacientes com TNEs funcionais foram diagnosticados antes dos pacientes com TNEs não funcionais devido às diferentes síndromes hormonais específicas, incluindo gastrina, insulina, glucagon, somatostatina, polipeptídeo intestinal vasoativo, fator de liberação de hormônio de crescimento e hormônio adrenocorticotrófico (ACTH). Os TNEs não funcionais representam de 40% a 90% de pNENs.

QUADRO CLÍNICO

Para os TNEs funcionais, as apresentações clínicas são determinadas principalmente pelos hormônios hipersecretos produzidos pelo tumor. Os insulinomas são o tipo de TNE mais comum, seguidos em ordem decrescente por gastrinomas, glucagonomas, VIPomas, somatostatinomas e outros tipos raros.

Para os TNEs não funcionais, as apresentações clínicas são mais propensas a estar associadas aos sintomas de compressão local e lesões metastáticas, como a icterícia obstrutiva, dor e metástases hepáticas.

Do ponto de vista das características biológicas, com exceção dos insulinomas predominantemente benignos, a maioria das TNEs cresce lentamente, mas com alta probabilidade de se tornar maligna.

Tabela 49.1
Classificação da OMS de tumores neuroendócrinos (2010).

Nome	Hormônios secretados	Malignidade	Envolvimento pancreático	Sintomas
Insulinoma	Insulina	10%	99%	Sintomas de hipoglicemia, tríade de Whipple
Gastrinoma	Gastrina	60%-90%	25%	Epigastralgia, diarreia, úlcera péptica
Vipoma	Peptídeo intestinal vasoativo	40%-70%	90%	Diarreia, hipocalemia, desidratação, acloridria
Glucagonoma	Glucagon	50%-80%	100%	Erupção cutânea, eritema migratório, diabetes mellitus, caquexia
Somatostatinoma	Somatostatina	70%	55%	Diabetes mellitus, colelitíase, diarreia

Fonte: OMS – Organização Mundial da Saúde.

■ DIAGNÓSTICO

O diagnóstico dos TNEs depende do exame anatomopatológico. Outras técnicas, como exames de imagem e marcadores tumorais, também desempenham papel importante no diagnóstico pré-operatório e no seguimento da doença.

Tomografia computadorizada (TC) e ressonância magnética (RM) são as técnicas mais usadas e em geral prontamente disponíveis para o diagnóstico dos TNEs, especialmente para os não funcionais. A TC tem uma sensibilidade e especificidade média de 73% e 96%, respectivamente. Para as metástases hepáticas, a sensibilidade e especificidade média são de 82% e 92%. Quando a RM é empregada, a sensibilidade e a especificidade são 93% e 88% para a detecção de TNEs e a taxa média de detecção de metástases hepáticas é de 82%.

A **ecoendoscopia** fornece imagens de alta resolução do pâncreas e é adequada para detectar TNEs de tamanho pequeno (2-5 mm) com taxas médias de detecção superiores a 90%. Além disso, pode orientar a biópsia de agulha fina para citologia ou *core biopsy* e fornecer um diagnóstico histológico da lesão pancreática e duodenal.

A maioria dos PNNs (cerca de 70%) expressa níveis elevados de receptores de somatostatina, principalmente o receptor de somatostatina tipo 2 (SSTR2) (32), e, portanto, pode ser imaginada com uma forma radiomarcada do análogo de somatostatina octreótida.

A maioria dos TNEs (cerca de 70%) expressa níveis elevados de receptores de somatostatina, principalmente o receptor de somatostatina tipo 2. Uma nova classe de análogos de somatostatina marcados com o radionucleotídeo 68Ga emissor de pósitron para imagens PET/CT (**Octreoscan**) emergiu como o atual padrão-ouro para TNEs. Combinando as vantagens do PET/CT com a afinidade para o receptor de somatostatina, a sensibilidade do Octreoscan para TNEs foi relatada em cerca de 90%.

A **cromogranina A** plasmática (CgA), marcador sérico amplamente utilizado, foi encontrada elevada em 88% a 100% de TNEs. No entanto, o valor diagnóstico da CgA é moderado. A sensibilidade diagnóstica da CgA é inferior a 50% em pacientes com tumores pequenos e aumenta para 60% a 100% em pacientes com metástases. Portanto, o CgA sérico foi usado para avaliar a resposta terapêutica e prever resultados de sobrevivência.

CLASSIFICAÇÃO E ESTADIAMENTO

A classificação e o estadiamento de TNEs não são uniformes, e sofreram um grande número de mudanças. Até agora, existem duas diretrizes que são amplamente utilizadas, entre elas, o esquema de classificação da Organização Mundial da Saúde (OMS) e a classificação da Associação Europeia de Tumores Neuroendócrinos (ENETS).

Tabela 49.2
Sistema de classificação da OMS 2010 para tumores neuroendócrinos pancreáticos.

	Grau 1 (G1)	Grau 2 (G2)	Grau 3 (G3)
Índice Ki-67	< 3%	3%-20%	> 20%
Contagem mitótica	< 2/10 HPF	2 – 20/10 HPF	> 20/10 HPF
Diferenciação	Bem diferenciado	Bem diferenciado	Pouco diferenciado

Fonte: OMS – Organização Mundial da Saúde.

Tabela 49.3 Classificação de estadiamento pela Sociedade Europeia de Tumores Neuroendócrinos.	
Tumor primário	
T1	Tumor limitado ao pâncreas, < 2 cm
T2	Tumor limitado ao pâncreas, 2-4 cm
T3	Tumor limitado ao pâncreas, > 4 cm, ou com invasão de duodeno ou ducto biliar comum
T4	Tumor invade estruturas adjacentes
Linfonodos regionais	
N0	Não há metástase linfonodal regional
N1	Presença de metástase linfonodal regional
Metástase à distância	
M0	Ausência de metástase distante
M1	Presença de metástase distante

Fonte: *European Neuroendocrine Tumor Society.*

TRATAMENTO CIRÚRGICO

A cirurgia continua sendo o único tratamento curativo para TNE. Os candidatos que se submetem ao procedimento cirúrgico têm significativa vantagem de sobrevivência em comparação com aqueles que não o fazem.

O manejo cirúrgico deve ser individualizado para cada paciente com base nas particularidades do tumor e seu estadiamento.

Os pequenos TNEs, bem diferenciados, podem ser submetidos à enucleação com segurança, desde que estejam distantes do ducto pancreático principal e que a integridade dessa estrutura possa ser mantida durante o procedimento. A enucleação pode ser realizada de forma aberta, laparoscópica ou robótica, sendo que a via de acesso não tem um impacto significativo na morbidade, mortalidade, tempo de internação ou sobrevivência.

Para TNEs maiores ou mais agressivos, recomenda-se ressecção ampliada. Os tumores da cabeça do pâncreas geralmente requerem duodenopancreatectomia (DP), enquanto as lesões do corpo e da cauda podem ser ressecadas por pancreatectomia distal com ou sem preservação esplênica. Em geral, a pancreatectomia distal pode ser realizada por meio de técnicas minimamente invasivas que estão associadas à diminuição da morbidade, perda sanguínea e tempo de permanência hospitalar com taxas semelhantes às de margens negativas. A DP minimamente invasiva tem sido lentamente popularizada, dada a sua maior curva de aprendizado e tempo cirúrgico mais prolongado. No entanto, evidências recentes sugerem que é uma opção viável em determinados centros especializados com potenciais benefícios na morbidade e nos resultados oncológicos.

TRATAMENTO SISTÊMICO

O objetivo da terapia sistêmica é prolongar a sobrevivência em pacientes com recorrência ou em que a ressecção cirúrgica apresenta mais riscos do que benefícios, bem como para melhorar a qualidade de vida ao controlar os sintomas. Atualmente, não há evidências para apoiar o uso de várias modalidades sistêmicas de forma adjuvante após ressecção cirúrgica completa de TNEs.

BIBLIOGRAFIA

1. Bonato FT, Coelho JC, Petruzzielo A, et al. Tratamento cirúrgico dos insulinomas do pâncreas. ABCD Arq Bras Cir Diagn 2012;25(2):101-4.
2. Apodaca-Torrez FR, Triviño T, Lobo EJ, et al. Insulinomas do pâncreas: diagnóstico e tratamento. Arq Gastroenterol 2003;40(2):73-9.
3. Cloyd JM, Poultsides GA. Non-functional neuroendocrine tumors of the pancreas: advances in diagnosis and management. World J Gastroenterol 2015;21(32):95-12.
4. Falconi M, Eriksson B, Kaltsas G, et al. Consensus guidelines update for the management of Functional p-NETs (Fp-NETs) and Non-Functional p-NETs (NF-p-NETs). Neuroendocrinology 2016;103(2):153-71.
5. Mckenna LR, Edil BH. Update on pancreatic neuroendocrine tumors. Gland Surg 2014;3(4):258-62.

Capítulo 50

Neoplasia Mucinosa Papilar Intraductal

Bruno Mirandola Bulisani
Maurício Campanelli Costas

■ INTRODUÇÃO

A neoplasia mucinosa papilar intraductal (IPMN) é um tumor cístico do pâncreas. Os primeiros relatos de IPMN datam do início da década de 1980, porém foi apenas em 1996 que a *World Health Organization* uniformizou os conceitos, designando essa patologia como neoplasia mucinosa papilar intraductal (IPMN), junto com as neoplasias císticas mucinosas.

As neoplasias císticas mucinosas e a neoplasia mucinosa papilar intraductal (IPMN) apresentam alto risco de malignização.

As IPMN são caracterizadas pela proliferação do epitélio ductal pancreático, frequentemente de aspecto papilar, com hipersecreção de mucina e consequente dilatação cística do ducto principal e/ou de seus ramos secundários, sem evidência, contudo de estroma tipo ovariano característico das neoplasias císticas mucinosas.

São consideradas lesões pré-malignas, podendo apresentar diferentes graus de atipia cito-arquitetural: lesões benignas (adenoma/baixo grau de displasia), borderline (displasia moderada) e lesões malignas (carcinoma *in situ*/displasia de alto grau ou carcinoma invasivo).

Topograficamente, essas lesões subdividem-se em IPMN do ducto principal (20%), ramos secundários (40%) ou mistos (40%), dependendo dos ductos envolvidos.

A IPMN corresponde a cerca de 1% a 3% de todas as neoplasias pancreáticas exócrinas, com maior prevalência entre a 6ª e 7ª décadas de vida, não se registrando predomínio de sexo.

Sua identificação surge frequentemente como achado incidental em doentes assintomáticos ou com queixas abdominais inespecíficas (20% a 40% dos doentes).

QUADRO CLÍNICO

A maioria dos doentes apresenta dor abdominal muitas vezes associada a quadros de pancreatite aguda recorrentes de etiologia indeterminada.

Essas lesões localizam-se na região cefálica (60% a 70%), sendo a apresentação imaginológica dos diferentes subtipos distinta e, consequentemente, com desafios diagnósticos diferentes.

CLASSIFICAÇÃO

De acordo com o local de origem, dois tipos principais de IPMN são descritos: ducto principal (IPMN-DP) (20%), em que existe dilatação cística isolada do ducto pancreático principal (> 1cm), e ducto secundário (IPMN-DS) (40%), em que ocorre dilatação cística dos ductos pancreáticos secundários que se comunicam com o ducto principal, sendo este preservado (diâmetro < 6 mm). Pode ainda ocorrer um tipo misto (até 40%), em que se verifica dilatação tanto de ductos secundários como do Wirsung e que se comporta como um IPMN-DP.

As diferenças entre os tipos de IPMN não parecem ser somente topográficas. A história natural e a agressividade dessa enfermidade aparentemente são distintas, o que impacta na abordagem clínica.

Estudos recentes mostraram que 70% das IPMN-DP apresentavam critérios de malignidade (43% com componente invasivo) contra somente 25% das IPMN-DS (15% com componente invasivo).

DIAGNÓSTICO

Como a maioria dos pacientes portadores apresenta-se assintomáticos, o diagnóstico é realizado por exames de imagem.

Tomografia computadorizada helicoidal (TC) *versus* **ressonância nuclear magnética (RNM)** e **colangiorressonância (CRNM)** têm sido os principais métodos de diagnóstico e caracterização dessas lesões, pois permitem uma boa avaliação do tumor e da sua relação com estruturas adjacentes, além da visualização de ducto pancreático principal dilatado, de cistos que representam os ductos secundários dilatados, se há conexão desses cistos com o ducto principal ou se há componente sólido e mesmo a presença de nódulos murais, linfonodomegalia, estes últimos indicativos de possível malignidade. Segundo diversos estudos, a CRNM é superior à TC para identificação e classificação dos IPMN.

A **colangiopancreatografia retrógrada endoscópica (CPRE)** pode evidenciar a exteriorização de muco através de uma ampola de Vater dilatada presente em 38% a 55% dos casos de IPMN. Essa é uma característica quase patognomônica desses tumores. A injeção de contraste no Wirsung permite imagens de dilatação ductal com os característicos defeitos de preenchimento produzidos por cistos mucinosos ou projeções papilares tumorais. A CPRE foi classicamente considerada o exame de escolha para o diagnóstico de IPMN, com uma eficácia de 76% a 83%. Por outro lado, com a evolução da imaginologia médica a CPRE tem sido progressivamente substituída pela CRNM.

A **ecoendoscopia** tem igualmente demonstrado um papel crucial nessa patologia, sobretudo nos casos em que os exames prévios foram inconclusivos ou para uma melhor caracterização de sinais de malignidade, como presença de nódulos murais, septos espessados e irregulares e invasão vascular ou linfática. Concomitantemente, esse exame tem a vantagem de permitir a obtenção de amostras líquidas ou citologia de componentes sólidos das lesões. A aspiração orientada com agulha fina (FNA) do conteúdo cístico permite análises citológicas e laboratoriais (amilase, CEA) com sensibilidade de 40% a 90% no diagnóstico de malignidade.

TRATAMENTO

A primeira diretriz para o manejo dos IPMN foi publicado em 2006 com o consenso da Associação Internacional de Pancreatologia (Consenso de Sendai).

De acordo com essa diretriz, todas as neoplasias mucinosas císticas e os IPMN-DP devem ser submetidos à ressecção cirúrgica. Além disso, aos IPMN-DS sintomáticos e os assintomáticos, maiores que 3 cm, com dilatação do ducto principal > 6 mm, presença de componente sólido ou citologia positiva também eram recomendados ressecção cirúrgica.

Na ausência de doença metastática, a ressecção cirúrgica é o tratamento inicial preferido para todos os adenocarcinomas pancreáticos.

Porém, com o passar do tempo, foi evidenciado que o Consenso de Sendai apresentava um baixo valor preditivo positivo, o que resultou em um grande número de IPMN-DP benignos sendo ressecados.

Reconhecendo essas limitações, as diretrizes foram revisadas em Fukuoka e publicadas em 2012 (Consenso de Fukuoka).

As duas principais mudanças no manejo clínico do IPMN alcançado no Consenso de Fukuoka são um limiar reduzido (≥ 5 mm) do tamanho do ducto principal para aumentar a sensibilidade do diagnóstico de IPMN-DP e a introdução de critérios, divididos em duas categorias para predizer malignidade no IPMN, ou seja, «estigmas de alto risco» (*high risk stigmata*) para recomendar a ressecção imediata em todos os pacientes em condições de serem submetidos ao procedimento cirúrgico e "características preocupantes" (*warrisome features*) para garantir minucioso acompanhamento com exames de imagem, preferencialmente o ultrassom endoscópico.

Essa revisão agora é amplamente aceita com maior sensibilidade no diagnóstico de IPMN e predição de malignidade, embora a adequação do tamanho do cisto movido do grupo "estigmas de alto risco" para "características preocupantes" ainda causa muita controvérsia. Uma metanálise declarou que o tamanho do cisto > 3 cm foi associado mais fortemente ao IPMN maligno, enquanto outra metanálise publicada mais recentemente insistiu que a presença de nódulos murais deveria ser considerada mais suspeita de malignidade.

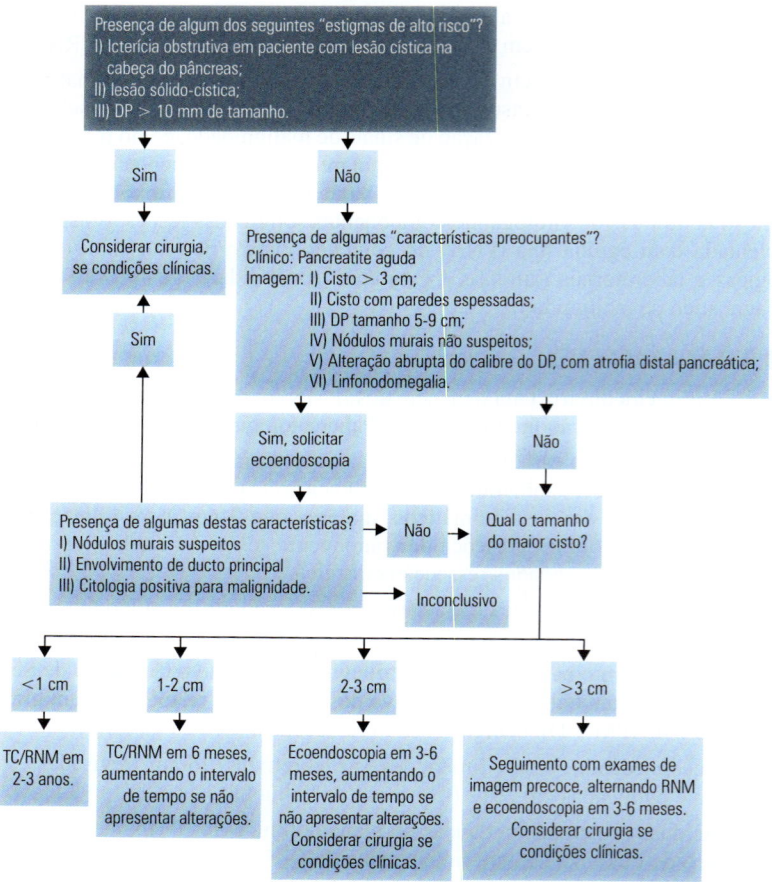

Algoritmo 50.1 – *Fluxograma para manejo dos IPMN, segundo o consenso de Fukuoka.*

Fonte: adaptado de PITMAN, Martha Bishop. Revised international consensus guidelines for the management of patients with mucinous cysts. *Cancer cytopathology*, v. 120, n. 6, p. 361-365, 2012.

    A duração da vigilância para IPMN é outra preocupação. A diretriz no diagnóstico e seguimento de cistos pancreáticos neoplásicos assintomáticos emitidos pela Associação Americana de Gastroenterologia (AGA) em 2015 recomenda que se suspenda a vigilância dos cistos pancreáticos em cinco anos se não houver mudanças significativas, se as características de alto risco forem completamente negadas e se o paciente não tiver uma história familiar de adenocarcinoma ductal pancreático. Eles afirmam que o pequeno risco de progressão maligna em cistos estáveis é provavelmente superado pelos custos de vigilância.

BIBLIOGRAFIA

1. Santos ME, Ruiz R, Barreiro P, et al. Neoplasia mucinosa papilar intraductal do ducto principal e dos ductos secundários pancreáticos: a propósito de 2 casos clínicos. GED Gastroenterol Endosc Dig 2013:32(3):94-95.
2. Pasqua A, Oddi R, Lancelotti T, et al. Pancreatic intraductal papillary mucinous neoplasm: A case report and literature review. Acta Gastroenterol Latinoam 2015;45(1):85-9. Review.
3. Tanaka M, Chari S, Adsay V, et al. International consensus on the management of intraductal papillary mucinous neoplasm of the pancreas. Pancreatology 2006;6(1-2):17-32.
4. Goh BK. International guidelines for the management of pancreatic intraductal papillary mucinous neoplasms. World J Gastroenterol 2015;21(34):9833-7.
5. Waters JA, Schmidt CM, Pinchot JW, et al. CT vs MRCP: optimal classification of IPMN type and extent. J Gastrointest Surg 2008;12(1):101-9.
6. Tanaka M, Chari S, Adsay V, Fernandez-del Castillo C, et al. International consensus guidelines for management of intraductal papillary mucinous neoplasms and mucinous cystic neoplasms of the pancreas. Pancreatology 2006;6(1-2):17-32.
7. Tanaka M, Fernández-del Castillo C, Adsay V, et al. International consensus guidelines 2012 for the management of IPMN and MCN of the pancreas. Pancreatology 2012;12(3):183-97.

Capítulo 51

Tumores Benignos do Fígado

Ricardo Moreno
Rodrigo Barbosa Novais
Marcus Paulo Lemos Lemes

■ INTRODUÇÃO

O uso rotineiro e cada vez mais frequente de exames de imagem, especialmente a ultrassonografia (USG), nos atendimentos ambulatoriais tem aumentado o diagnóstico de nódulos e tumores hepáticos, a maioria deles assintomáticos e de achado incidental. A primeira preocupação que afeta o paciente diz respeito à sua natureza, ou seja, se é benigno ou maligno. Em contrapartida, o avanço tecnológico nos métodos de investigação permite uma avaliação mais detalhada da lesão garantindo, na maioria dos casos, seu diagnóstico preciso, contornando a ansiedade e apreensão do paciente.

Diversas são as características radiológicas da lesão a serem analisadas, entre elas: se a lesão é sólida, cística ou mista; única ou múltiplas; sendo múltiplas, se apresentam mesmo padrão; presença de cápsula, calcificações, necrose central; vascularização; presença de sinais de hepatopatia associado (ascite, esplenomegalia, recanalização da veia umbilical etc). A presença de doença extra-hepática também é de fundamental importância: doenças autoimunes e neoplasias malignas. Avalia-se, ainda, se a biópsia é fundamental para a elucidação diagnóstica, sendo ela indicada, em geral, aos pacientes mesmo com investigação radiológica adequada, mas quando o diagnóstico não pode ser definido.

Associada à investigação radiológica, a avaliação global do paciente deve ser minuciosa, especificamente em relação a antecedentes e hábitos, já que o etilismo, hepatites virais (B e C) e cirrose hepática são informações extremamente importantes na definição de conduta nos nódulos e tumores hepáticos.

O tumor maligno mais comum do fígado é o metastático, seguido do hepatocarcinoma (HCC), sendo esta a neoplasia maligna primária mais comum do fígado. Ao serem avaliados radiograficamente, especialmente na tomografia computadorizada (TC) e na ressonância nuclear magnética (RNM), os tumores secundários se apresentam de forma hipovascularizada (Fig. 51.1), com exceção das metástases de tumor renal e de tireoide, que costumam ser hipervascularizados. O HCC, por sua vez, é hipervascularizado e frequentemente apresenta o *wash out*. Em ambos os casos as lesões podem ser únicas ou múltiplas, sendo o HCC frequentemente única.

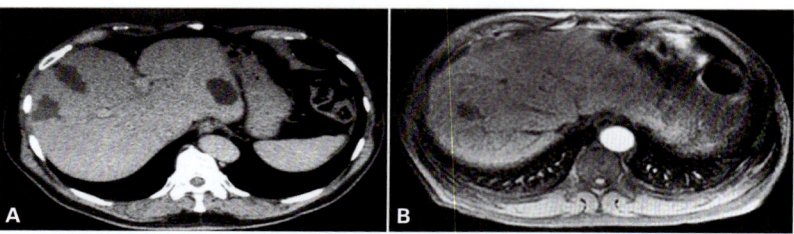

Fig. 51.1 – *Casos distintos de lesões hepáticas metastáticas de adenocarcinoma de cólon. (A) Imagem de TC fase portal com imagens hipointensas em relação ao parênquima hepático. (B) RNM com lesão apresentando hipossinal. Nota-se margens indefinidas em ambos os casos.*
Fonte: imagem do Marcus Paulo Lemos Lemes.

Serão abordados neste capítulo os tumores benignos do fígado mais comuns (Tabela 51.1), usualmente assintomáticos e com prevalência maior que a dos tumores malignos, cerca de 80%.

Tabela 51.1 Nódulos hepáticos benignos.	
Tumores benignos comuns	• Hemangioma • Hiperplasia nodular focal (HNF) • Adenoma
Tumores benignos raros	• Nódulo regenerativo • Fibroma • Cistoadenoma • Pseudolipoma • Hamartoma

■ HEMANGIOMA HEPÁTICO

Trata-se do tumor benigno mais comum do fígado. Deriva do tecido mesenquimal e é composto por espaços vasculares cavernomatosos revestidos por epitélio. Apresenta uma tendência à trombose com fibrose e/ou calcificação, em geral central; porém, raramente ocorre trombose total do hemangioma com formação de nódulo fibroso. É mais frequentemente encontrado em regiões subcapsulares do lobo hepático direito e próximo aos ramos periféricos das veias hepáticas.

Geralmente assintomático, com diagnóstico incidental, ocorre principalmente em mulheres (♀ 3 : 1 ♂), entre 30 e 50 anos. Pode ser único ou múltiplo, a maioria com dimensões < 5 cm, manifestando-se com uma tendência a se manter estável, podendo, entretanto, aumentar ou diminuir de tamanho. Apesar de infrequente, pode atingir maiores dimensões, sendo denominado de hemangioma gigante quando > 10 cm, com maior chance de causar sintomas como dor e aumento do volume abdominal. Sangramento (principalmente em lesões traumáticas), icterícia obstrutiva e a síndrome de Kasabach-Merrit (coagulopatia de consumo com plaquetopenia e hipofibrinogenemia) são manifestações raras.

À USG, tem-se um nódulo hiperecogênico, homogêneo e bem delimitado. Apesar de se tratar de um tumor hipervascularizado, quando estudo com doppler é realizado, pode-se detectar fluxo sanguíneo em apenas 10% a 50% dos casos. Os achados na TC (Fig. 51.2) incluem a presença de lesão hipoatenuante na fase sem contraste e, após a administração intravenosa do contraste iodado, o padrão característico de realce inclui impregnação globular periférica nas fases arterial e portal, preenchimento centrípeto progressivo e persistência do realce na fase de equilíbrio. A não opacificação total da lesão não impede o diagnóstico de hemangioma (pode corresponder à área de fibrose).

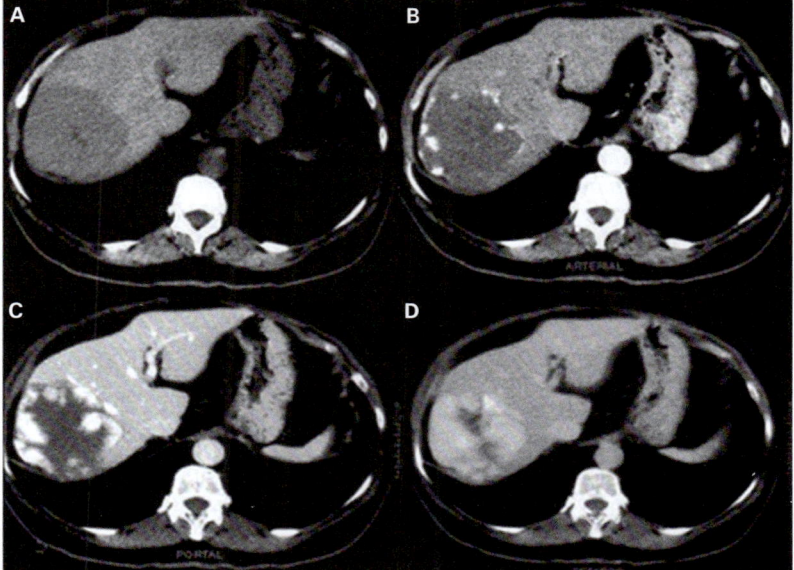

Fig. 51.2 – *Hemangioma na TC.* (A) *Lesão hipoatenuante na fase sem contraste,* (B) *e* (C). *Hiperatenuação periférica referente à captação centrípeta do contraste,* (D). *Hiperatenuação tendendo à homogeneidade na fase tardia.*
Fonte: adaptada de D'Ippolito G, et al. Radiol Bras. 2006; 39(3):219-225.

À RNM, apresenta hipossinal em T1 e hipersinal acentuado em T2 (Fig. 51.3), com captação do contraste de modo similar ao que ocorre na TC.

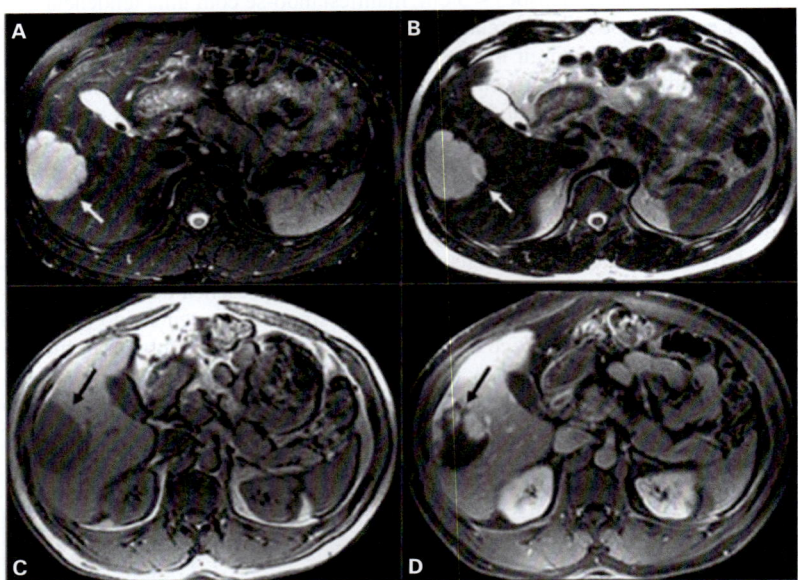

Fig. 51.3 – *Hemangioma visto em RNM.* (A) *Imagem ponderada em T2 com saturação de gordura onde se observa hipersinal;* (B) *Hipersinal da lesão em imagem ponderada em T2 sem saturação de gordura;* (C) *Hipossinal em imagem ponderada em T1 na fase pré-contraste;* (D) *Imagem ponderada em T1 onde se observa captação periférica na fase pós-contraste.*
Fonte: Tiferes DA, et al. Radiol Bras. 2008 Apr; 41(2):119-127.

Na maioria dos casos seu manejo é conservador e nem sempre requer exames de imagem seriados para acompanhamento. Preconiza-se a cirurgia eletiva apenas nos hemangiomas sintomáticos, os quais, em geral, apresentam grandes dimensões (Fig. 51.4). Coagulopatia de consumo ou compressão extrínseca sintomática, também são situações que podem requerer ressecção cirúrgica. Complicações como rotura e sangramento são raras, porém requerem cirurgia imediata.

HIPERPLASIA NODULAR FOCAL

A hiperplasia nodular focal (HNF) é a segunda neoplasia benigna mais comum no fígado. Sua etiologia e patogênese não são completamente compreendidas, porém sabe-se que não há risco de malignização. Mais comum no sexo feminino e na idade fértil, não havendo, entretanto, relação bem estabelecida com uso de contraceptivos orais, diferentemente dos adenomas hepáticos.

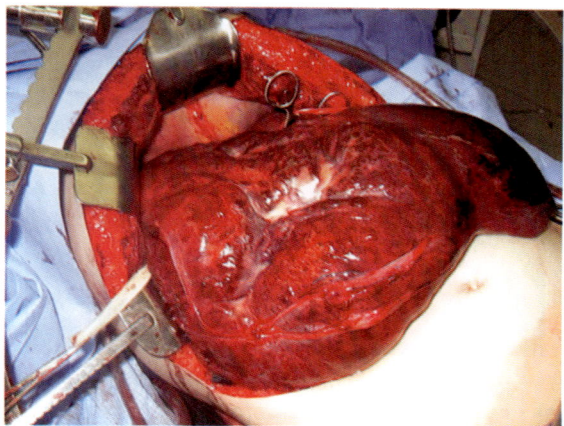

Fig. 51.4 – *Hemangioma hepático gigante em lobo direito. Observa-se lobo esquerdo sem lesão.*
Fonte: acervo de Marcus Paulo Lemos Lemes.

Em geral são únicas, lobuladas, < 5 cm, não encapsuladas e podem apresentar cicatriz fibrosa central. Histologicamente, os nódulos correspondem a células hepáticas normais dispostas em camadas, sendo frequente o achado de proliferação de ductos biliares. Tais características distinguem a HNF do adenoma hepático.

À USG, apresentam-se bem delimitadas, iso ou hiperecoicas, apresentando ao estudo com doppler irrigação arterial central. Na TC a lesão se mostra isodensa na fase sem contraste, com rápida captação de contraste na fase arterial, tornando-se hiperdensa de forma homogênea (Fig. 51.5). Volta a apresentar aspecto isodenso na fase tardia. Exceto pela região de fibrose central, a captação de contraste é uniforme em todas as fases do exame.

Na RNM nem sempre é fácil sua identificação, tendo em vista se tratar de tecido hepático "normal". Nas imagens ponderadas em T2, encontra-se um discreto hipersinal e um hipersinal mais acentuado é visto na região da fibrose central. Em T1, na fase pré-contraste demonstra hipo ou isossinal, e à infusão do gadolíneo, na fase arterial apresenta rápida e homogênea captação, com hipersinal, retornando ao isossinal nas fases mais tardias (Figs. 51.6 e 51.7).

Por não haver risco de malignização e ser, em geral, de pequenas dimensões, raramente requer conduta cirúrgica ou invasiva. Porém, na dúvida diagnóstica pode requerer biópsia, a qual pode ser realizada guiada por imagem (USG ou TC) ou via videolaparoscópica. Em pacientes sintomáticos, excluídas outras causas de dor, indica-se ressecção cirúrgica. É de fundamental importância a diferenciação desta lesão para o adenoma hepático, pois este sim apresenta risco de malignização.

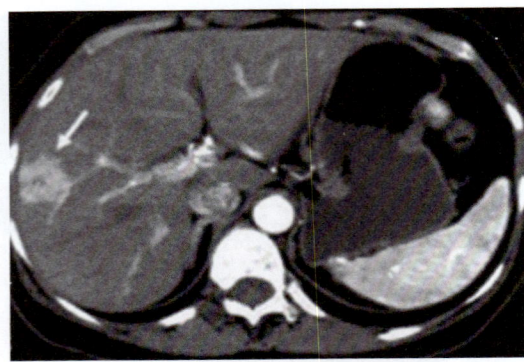

Fig. 51.5 – *HNF na TC com imagem hiperdensa na fase arterial, com rápida e homogênea (exceto pela região da fibrose central) captação de contraste. Na fase sem contraste a imagem se apresenta isodensa e nas fases portal e tardia a lesão retorna a esse padrão isodenso.*
Fonte: Tiferes DA, et al. Radiol Bras. 2008. Apr; 41(2):119-127.

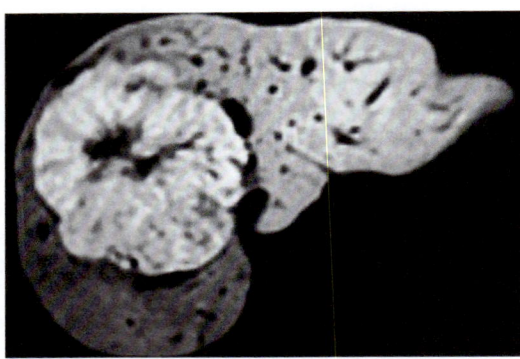

Fig. 51.6 – *HNF visto em RNM imagem ponderada em T1 apresentando hipersinal com hipossinal central (fibrose central).*
Fonte: acervo de Marcus Paulo Lemos Lemes.

ADENOMA HEPÁTICO

O adenoma hepático pode ocorrer em ambos os sexos, sendo muito mais comum em mulheres jovens devido a sua forte associação com o uso de contraceptivos orais, sendo que, os atuais, com baixas doses hormonais, apresentam baixo risco de desenvolvê-lo. No sexo masculino apresenta forte associação ao uso de anabolizantes androgênicos, seja para fins estéticos ou esportivos, seja em tratamento para disfunção erétil. Estudos epidemiológicos mostram risco relacionado com o tempo e dose utilizados.

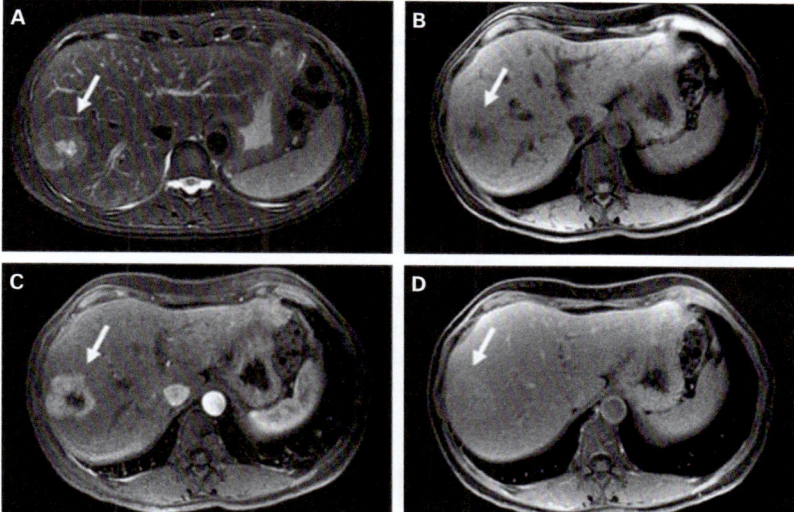

Fig. 51.7 – *HNF visto em RNM. (A) lesão com hipersinal mais acentuado na região central em imagem ponderada em T2 com saturação de gordura; (B) hipossinal central mais acentuado em imagem ponderada em T1 com saturação de gordura; (C) hipersinal da lesão na fase pós-contraste em imagem ponderada em T1; (D) clareamento na fase de equilíbrio de imagem ponderada em T1.*
Fonte: Tiferes DA, et al. Radiol Bras. 2008 Apr; 41(2):119-127.

Geralmente é assintomático, mas pode apresentar quadros de dor abdominal aguda, eventos estes relacionados ao sangramento da lesão, o qual pode ser grave e requerer cirurgia de urgência. O risco de ruptura para a cavidade aumenta quanto maior suas dimensões. O risco de malignização é de 5% a 10% e raramente há regressão do tumor após cessação do uso das drogas hormonais indutoras.

Comumente são tumores grandes, únicos, bem delimitados, amplamente vascularizados e com áreas de hemorragia em seu interior, dando-lhe o aspecto heterogêneo. Raramente se apresentam da forma com múltiplos nódulos (forma adenomatosa hepática). Histologicamente são compostos por células hepáticas em placas separadas por espaços sinusoidais, ausência de ductos biliares, presença de células de Kupffer ativas, podendo-se observar excesso de glicogênio ou gordura e hepatócitos maiores que o habitual.

As características radiológicas são variáveis e dependem do tamanho e grau de hemorragia ou infartos em seu interior, bem como quantidade de gordura e glicogênio. A USG identifica uma massa hiperecoica com áreas centrais hipoecoicas, apresentando fluxo periférico ao doppler.

A TC com contraste mostra lesão bem delimitada, com hipervascularização irregular após administração de contraste. Tem aspecto heterogêneo devido à hemorragia, necrose e/ou fibrose. Na fase sem contraste sua imagem é isodensa em relação ao restante do parênquima hepático. Na fase arterial, por ser bem vascularizada, rapidamente se torna hiperdensa com captação centrípeta e, ao contrário do hemangioma, nas fases portal e tardia a lesão se torna isodensa novamente. Diferentemente da HNF, não apresenta imagem hiperdensa central. Na fase arterial, a captação do contraste tem padrão centrípeto devido a presença de necrose central, porém focos de hiperdensidade podem corresponder a focos de hemorragia recente.

A RNM revela os mesmos aspectos similares da TC e a maioria apresenta hipersinal em T1 devido à presença de gordura intratumoral. O padrão de realce ao contraste é semelhante à TC (Fig. 51.8).

Nem sempre a diferenciação entre HNF e adenoma é possível, mesmo através de estudo radiológico adequado, com TC e RNM. Considerando condutas diferentes em cada caso, é de fundamental importância tal diferenciação. Há então, como meio diagnóstico adicional para esses casos, a RNM com contraste hepatobiliar.

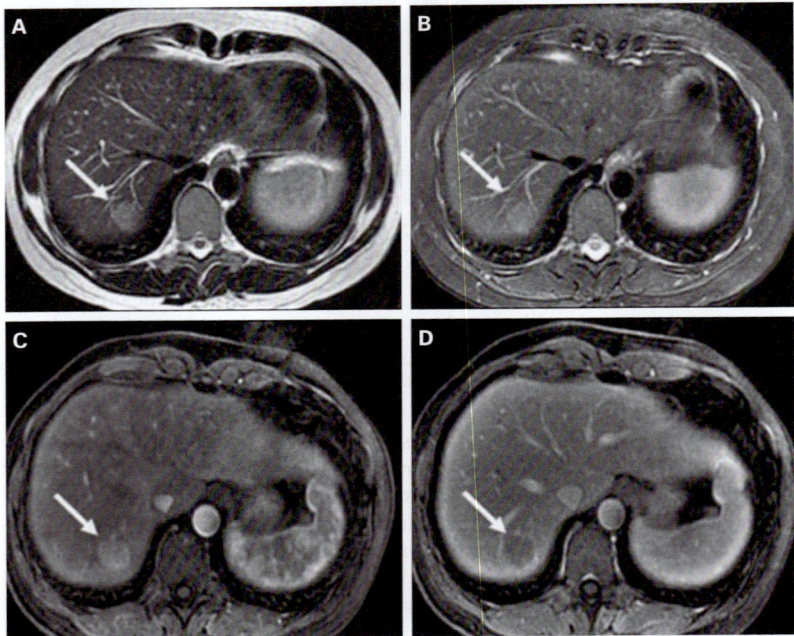

Fig. 51.8 – *Adenoma hepático na RNM.* (A) *lesão com hipersinal em imagem ponderada em T2 sem saturação de gordura;* (B) *lesão com hipersinal em imagem ponderada em T2 com saturação de gordura;* (C) *em imagem ponderada em T1 na fase arterial a lesão apresenta hipersinal;* (D) *fase portal em T1, lesão com hipossinal.*

Fonte: adaptada de D'Ippolito G, *et al.* Radiol Bras. 2006; 39(3):219-225.

Há 2 tipos de contraste hepatócito-seletivos disponíveis:

1. Gadobenato dimeglumina (Gd-BOPTA – MultiHance®; Bracco, Milão, Itália)
2. Ácido gadoxético (Gd-EOB-DTPA – Primovist®; Bayer-Schering, Berlim, Alemanha)

Estes contrastes são absorvidos pelos hepatócitos através de um transportador de membrana OATP1 (polipeptídio 1 transportador de ânion orgânico dependente de adenosina trifosfato), que é o mesmo transportador da bilirrubina. Dessa forma, parte do contraste é excretada através dos canalículos biliares, de modo que o realce das lesões na fase hepatobiliar identifica lesões com hepatócitos funcionantes e com presença de ductos biliares. O parênquima hepático se apresenta com hipersinal homogêneo nessa fase e com vasos demonstrando hipossinal. Como tanto HNF quanto o adenoma apresentam hepatócitos em camadas, tenderiam a se apresentar com hipersinal em relação ao restante do parênquima hepático, porém, por não conter ductos biliares o adenoma, na fase hepatobiliar, apresenta hipossinal (Fig. 51.9).

Importante ressaltar que os HCC também fazem parte do diagnóstico diferencial desses tumores. Os HCC pouco diferenciados ou indiferenciados por não conterem hepatócitos funcionantes e, consequentemente, não serem impregnados pelo contraste hepatobiliar, apresentam-se com hipossinal à RNM na fase hepatobiliar, diferentemente do HCC bem diferenciado, que é impregnado pelo contraste. Os hemangiomas não possuem hepatócito e, portanto, não se impregnam pelo contraste hepatobiliar.

A RNM com contraste hepatobiliar tem importante indicação no diagnóstico diferencial de múltiplos nódulos hepáticos com características distintas entre si.

A biópsia deve ser evitada pelo risco de sangramento, porém não é contraindicada. Quando realizada, pode ser guiada por imagem (USG ou TC) ou

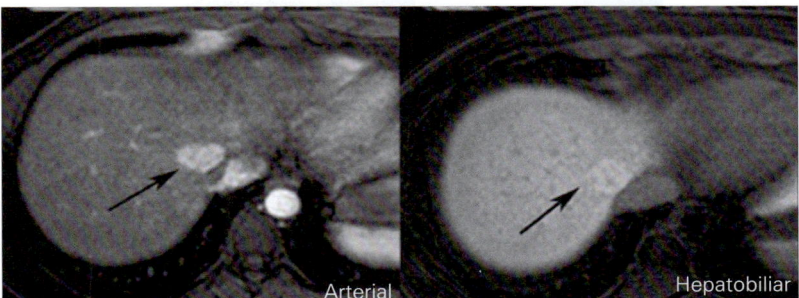

Fig. 51.9 – *RNM em imagem ponderada em T1 fase arterial mostrando lesão com hipersinal homogêneo, porém sem gordura ou cicatriz central. À RNM com contraste hepatobiliar apresenta-se com hipersinal em relação ao parênquima hepático, tratando-se, portanto, de uma HNF.*
Fonte: adaptada de Francisco FAF, *et al.* Radiol Bras. 2014; 47(5):301–309.

por videolaparoscópica. O tratamento do adenoma hepático é cirúrgico, tanto pelo risco de rotura e sangramento, quanto pela degeneração maligna.

Os adenomas > 5 cm possuem risco aumentado de sangramento, de modo que a indicação cirúrgica deve sempre ser considerada. Se sintomático, indica-se ressecção. A via de acesso pode ser laparotômica ou videolaparoscópica (Fig. 51.10).

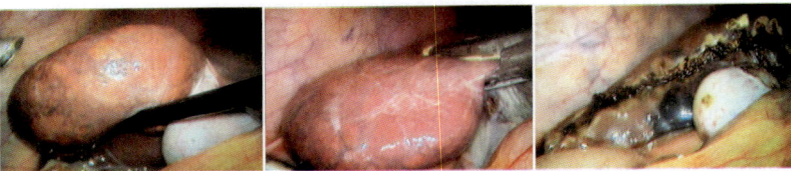

Fig. 51.10 – *Ressecção cirúrgica de adenoma hepático via videolaparoscópica.*
Fonte: acervo de Marcus Paulo Lemos Lemes.

Lesões < 5 cm e assintomáticas podem ser observadas, sendo, entretanto, mandatória a interrupção de qualquer fator desencadeante, como por exemplo, tratamento hormonal ou uso de contraceptivo oral. Na impossibilidade, indica-se ressecção. Nessa situação, alguns fatores devem ser observados; assim, pacientes do sexo feminino em idade fértil com desejo gestacional devem ser orientadas sobre o maior risco de sangramento do adenoma durante a gestação, ponderando então a ressecção cirúrgica.

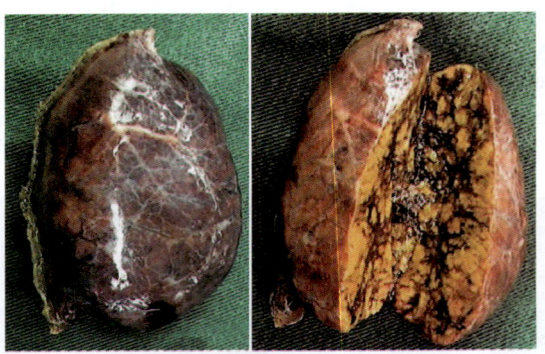

Fig. 51.11 – *Aspecto macroscópico do adenoma hepático.*
Fonte: acervo de Marcus Paulo Lemos Lemes.

Pacientes com quadro de abdome agudo hemorrágico, com estabilidade hemodinâmica, podem ser submetidos à angioembolização para controle do sangramento e estabilização do quadro. Na instabilidade hemodinâmica, cirurgia de urgência.

NEOPLASIAS CÍSTICAS

Dentre as lesões císticas mais comuns há os cistos simples, o cistoadenoma, o cistoadenocarcinoma e a doença policística.

Os cistos simples são lesões benignas, assintomáticas, podendo se apresentar como lesão única ou múltiplas. São lesões bem delimitadas, não septadas e com conteúdo seroso (Fig. 51.12). Quando apresentam crescimento rápido com compressão de vasos ou estruturas, podem requerer tratamento cirúrgico, que inclui punção, destelhamento ou ressecção.

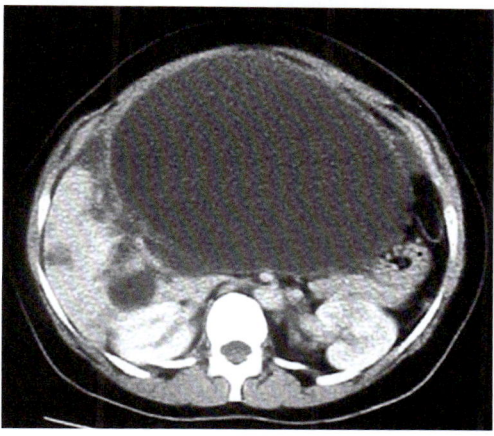

Fig. 51.12 – *Cisto hepático simples volumoso em TC. Lesão bem delimitada, não septada.*
Fonte: Torres OJM, *et al.* Rev. Col. Bras. Cir. 2009; 36(6):493-497.

Os cistoadenomas se originam do epitélio biliar e também são lesões benignas. Em geral com dimensões maiores que os cistos simples, são multisseptados e com conteúdo mucinoso. Apresentam crescimento lento e podem evoluir com degeneração para o cistoadenocarcinoma. Dessa forma, a ressecção cirúrgica está indicada para os cistoadenomas, seja por enucleação, seja por ressecções maiores (hepatectomia).

Os cistoadenocarcinomas são lesões malignas raras que se originam no epitélio biliar e se apresentam radiologicamente como lesões císticas, lobuladas e multisseptadas, que apresentam conteúdo mucinoso. Apresentam crescimento lento e seu tratamento é a ressecção cirúrgica.

A doença hepática policística se apresenta com múltiplos cistos hepáticos simples (Fig. 51.13), em geral associados a cistos renais. Com um componente familiar importante, geralmente são assintomáticos e raramente evoluem com complicações como sangramento ou compressão de estruturas ou órgãos adjacentes, bem como comprometimento da função hepática. Quando sintomáticos, os cistos podem ser tratados com punção ou destelhamento. Quando comprometem a função hepática, o transplante hepático está indicado.

A doença de Caroli (ou síndrome de Caroli) é rara, geralmente diagnosticada na infância e caracterizada por dilatações multifocais dos ductos biliares intra-hepáticos. A maioria dos casos está associada a outras hepatopatias como fibrose hepática congênita (que acarreta manifestações de hipertensão portal já

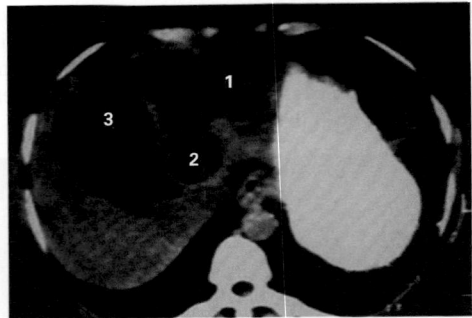

Fig. 51.13 – *Doença policística do fígado visualizada em TC: múltiplos cistos simples.*
Fonte: Torres OJM, et al. Rev. Col. Bras. Cir. 2009; 36(6):493-497.

na infância) ou doença renal policística autossômica recessiva. Na ausência de comprometimento da função hepática, pode ser assintomática ou cursar com quadros de colangite de repetição. As imagens de TC ou RNM podem ser confundidas com a doença hepática policística, de modo que a realização de uma colangiorressonância (Fig. 51.14) ou uma colangiopancreatografia retrógrada endoscópica pode auxiliar no diagnóstico diferencial. Seu tratamento inclui:

- Doença localizada (infrequente): ressecção hepática;
- Doença difusa: derivação bileodigestiva;
- Quando associada à cirrose: transplante hepático.

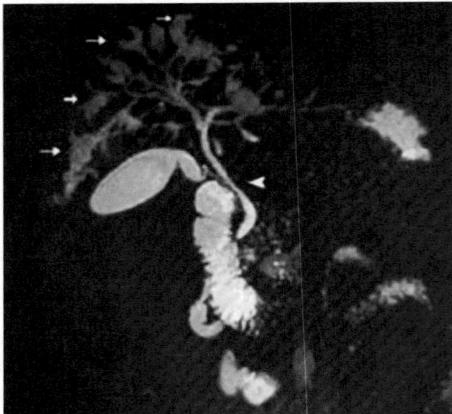

Fig. 51.14 – *Colangiorressonância de doença de Caroli. Múltiplas dilatações císticas das vias biliares intra-hepáticas. Observa-se via biliar extra-hepática sem alterações (seta).*
Fonte: Souza LRMF, et al. Radiol Bras. 2012 Mar/Abr; 45(2):113–117.

BIBLIOGRAFIA

1. European Association for the Study of the Liver (EASL). EASL Clinical Practice Guidelines on the management of benign liver tumours. J Hepatol 2016;65(2):386-98.
2. Kueht M, Masand P, Rana A, et al. Concurrent hepatic hemangioma and solitary fi brous tumor: diagnosis and management. J Surg Case Rep. 2015;2015(7).
3. Szor DJ, Ursoline M, Herman P. Adenoma hepático. ABCD Arq Bras Cir Dign 2013;26(3): 219-22.
4. Attal P, Vilgrain V, Brancatelli G, et al. Telangiectatic focal nodular hyperplasia: US, CT, and MR imaging findings with histopathologic correlation in 13 cases. Radiology 2003;228(2):465-72.
5. 12(3Coelho JC, Claus CMP, Balbinot P, et al. Indicação e tratamento dos tumores benignos do fígado. ABCD Arq Bras Cir Dign 2011;24(4):318-23.
6. Tiferes DA, D›Ippolito G. Neoplasias hepáticas: caracterização por métodos de imagem. Radiol Bras 2008; 41(2):119-27.
7. McCann, Chelsey N., Penny, Steven M. Focal nodular hyperplasia: case study, imaging, and treatment. Acta Radiol J Diagn Med Sonogr 2012;29(1):17-23.
8. D›Ippolito G, Appezzato LF, Ribeiro AC, et al. Apresentações incomuns do hemangioma hepático: ensaio iconográfico. Radiol Bras 2006;39(3):219-25.
9. Francisco FA, Araújo AL, Oliveira Neto JA, Parente DB. Contraste hepatobiliar: diagnóstico diferencial das lesões hepáticas focais, armadilhas e outras indicações. Radiol Bras 2014;47(5):301-9.
10. Goodwin MD, Dobson JE, Sirlin CB, et al. Diagnostic challenges and pitfalls in MR imaging with hepatocyte-specific contrast agents. Radiographics 2011;31(6):1547-68.
11. Ba-Ssalamah A, Uffmann M, Saini S, et al. Clinical value of MRI liver-specific contrast agents: a tailored examination for a confidente non-invasive diagnosis of focal liver lesions. Eur Radiol 2009;19(2):342–57.
12. Rodríguez-Peláeza M, De Llanob RM, Varela M. Tumores benignos del hıgado Gastroenterol Hepatol 2010;33(5):391-7.
13. Souza LR, Rodrigues FB, Tostes LV, et al. Avaliação por imagem das lesões císticas congênitas das vias biliares. Radiol Bras 2012;45(2):113-7.

Capítulo 52

Transplante Hepático

Karina Scalabrin Longo
Marcus Paulo Lemos Lemes

■ INTRODUÇÃO

O transplante hepático é a única chance de sobrevivência para grande parte dos pacientes com certas doenças hepáticas agudas ou crônicas e a decisão de incluir um paciente na lista de transplantes é baseada em uma análise criteriosa do risco-benefício do procedimento. Dessa forma, são levados em consideração o risco cirúrgico, a recorrência da doença e a imunossupressão em longo prazo.

Vale ressaltar que o diagnóstico da cirrose por si só não implica na necessidade do transplante. Entre as causas de cirrose estão as hepatites viral, alcoólica, medicamentosa, NASH (esteato-hepatite não alcoólica) e autoimune, entre outras. O transplante hepático está indicado na doença hepática aguda ou crônica avançada e severa, quando a doença está descompensada e os limites do tratamento clínico foram esgotados.

■ ESCORE DE *CHILD-TURCOTTE-PUGH*

Na década de 1990, o número de pacientes aguardando transplante hepático aumentava, enquanto o número disponível de doadores se mantinha estável. Assim, o número de pacientes que morria esperando o transplante tornou-se um problema de grandes dimensões, pois o tempo na fila de transplante é determinante no prognóstico da doença.

A UNOS (*United Network for Organ Sharing*) adotou inicialmente o escore de Child-Pugh para priorizar o sistema de transplante hepático. Utiliza como critérios a bilirrubina sérica, a albumina sérica, o tempo de protombina na coagulação, a ascite e a encefalopatia. Porém, esse escore logo se tornou insuficiente para resolver a espera dos pacientes.

A limitação do Child-Pugh se dá por diversos fatores. Dentre eles, está a subjetividade dos graus de ascite e encefalopatia. Além disso, pacientes com bilirrubina elevada ou muito elevada recebiam a mesma pontuação, mesmo sabendo que o nível de bilirrubina é um importante indicador prognóstico no paciente cirrótico (Tabela 52.1).

**Tabela 52.1
Escore de *Child-Turcotte-Pugh*.**

	1 Ponto	2 Pontos	3 Pontos
Bilirrubina (mg-dL)	< 2,0	2,0-3,0	> 3,0
Albumina (g-dL)	> 3,5	3,5-3,0	< 3,0
Tempo de protrombina (segundos) INR	0 a 4 < 1,7	4-6 1,7-2,3	> 6 > 2,3
Ascite	Ausente	Leve	Moderada; grave
Encefalopatia	Ausente	Mínima	Avançada
Classificação	*Pontuação*	*Sobrevida em 1 ano*	
CHILD A	5-6 pontos	100%	
CHILD B	7-9 pontos	80%	
CHILD C	10-15 pontos	45%	

ESCORE DE *MELD*

O MELD (*The Model for End-stage Liver Disease*) é um escore prognóstico desenvolvido para avaliar a severidade da doença hepática, predizendo a sobrevida em 3 meses.

O MELD foi adotado em 2002 pela UNOS (*United Network for Organ Sharing*) para priorizar os pacientes mais graves na lista de espera para transplante hepático.

Utiliza como critérios a bilirrubina sérica, a creatinina sérica e o INR (*International Normalized Ratio*, para o tempo de protrombina na coagulação).

Em pacientes cirróticos, um MELD crescente está associado a uma piora da disfunção hepática e do risco de mortalidade em 3 meses.

Calculando MELD:

MELD = 3.8*loge (bilirrubina sérica [mg/dL]) + 11.2*loge(INR) + 9.6*loge (creatinina sérica[mg/dL]) + 6.4

Com essa equação, os valores do MELD podem variar de negativos ao infinito. Para evitar confusão, a UNOS modificou o MELD eliminando valores negativos (qualquer valor laboratório inferior a 1,0 deve ser assumido como sendo de 1,0. Assim, um paciente com bilirrubina < 1, creatinina < 1 e INR < 1 recebem um MELD mínimo de 6 pontos). Além disso, a UNOS estipulou um valor máximo para o MELD de 40 pontos. Para evitar vantagens em pacientes com doença renal intrínseca, o valor máximo de creatinina estipulada para a fórmula foi de 4.0 mg/dL.

Concluindo, o MELD varia de 6 a 40 pontos, sendo indicativo de transplante MELD ≥ 15. A preocupação se inicia com MELD > 10 (Tabela 52.2). O paciente deve consultar a equipe de transplante para a avaliação pré-transplante completa.

Tabela 52.2
Escore de MELD.

Pontuação MELD	Mortalidade em 3 meses
≥ 40	100%
30-39	83%
20-29	76%
10-19	27%
< 10	4%

Os pacientes na fila de espera são estratificados de acordo com seu valor de MELD e seu tipo sanguíneo. O MELD é um escore dinâmico, permitindo reavaliação periódica dos pacientes e reestratificação na fila de espera, uma vez que a cirrose é uma patologia dinâmica com graus variados de melhora ou piora da atividade da doença.

INDICAÇÕES DE TRANSPLANTE

Falência hepática aguda

Esses pacientes são prioridade na fila de transplante. A falência hepática aguda é definida pelo desenvolvimento rápido e progressivo de injúria hepática, com repercussão sistêmica em um paciente com ou sem doença hepática prévia. As etiologias mais comuns no adulto incluem viral e medicamentosa.

Para diferenciar de quadros de insuficiência hepática crônica, considera-se o quadro como agudo quando o início dos sintomas surgiram em um período menor que 26 semanas.

Desordens metabólicas de ordem hepática com manifestações sistêmicas

Diversas condições metabólicas cuja alteração de base provém do fígado e repercute sistemicamente podem ser tratadas com o transplante. Dentre elas estão a deficiência de alfa-1-antitripsina, a fibrose cística, as doenças do depósito de glicogênio, a hemocromatose, a doença de Wilson, a amiloidose, a hiperoxalúria primária e a porfiria aguda intermitente.

Complicações sistêmicas da insuficiência hepática crônica

A cirrose não é indicação isolada de transplante, o qual se torna necessário quando o paciente apresenta complicação da hipertensão portal e/ou do prejuízo da função hepática com manifestações como síndrome hepatorrenal e a síndrome hepatopulmonar, e complicações vasculares como a trombose da artéria hepática e a colangite recorrente.

Pacientes com cirrose são candidatos típicos para o transplante hepático quando apresentam escore MELD ≥ 15 ou Child B com hipertensão portal.

Em geral, os pacientes passam a ser avaliados para transplante hepático quando atingem escore MELD ≥ 10, para que possam ser avaliados pela equipe de transplante e tenham um melhor preparo pré-operatório, antes que apresentem um quadro de urgência.

Algumas situações permitem à equipe médica avaliar o transplante hepático independentemente do escore MELD, levando-se em consideração a etiologia da doença primária e o impacto das manifestações da cirrose na qualidade de vida do doente, como por exemplo:

- Colangite recorrente em pacientes com colangite esclerosante primária;
- Encefalopatia hepática refratária;
- Hemorragias digestivas refratárias;
- Prurido intratável em pacientes com cirrose biliar primária.

▌▶ Neoplasia hepática

Alguns pacientes selecionados, com neoplasia primária do fígado, e que preenchem critérios específicos, tornam-se candidatos para o transplante. Por exemplo, HCC com lesão única ≤ 5 cm ou até 3 lesões < 3 cm, sem evidência de invasão vascular grosseira e sem metástase para linfonodo regional ou à distância.

▌ CARCINOMA HEPATOCELULAR (HCC)

O hepatocarcinoma é a mais importante exceção do MELD. Muitos pacientes com HCC não demonstram graus de deterioração da função hepática para competir no cálculo do escore de MELD. Seu baixo valor no MELD proporciona um tempo de espera prolongado para o transplante, associado ao crescimento do tumor, aumentando sua morbimortalidade.

A UNOS utiliza como critério de avaliação do tumor exames de imagem (TC ou RNM), não sendo desejável biópsia de lesões hepáticas suspeitas de HCC em candidatos ao transplante.

Os pacientes com HCC são categorizados de acordo com a ALTSG (*American Liver Tumor Study Group*) associado ao estadiamento TNM:

I. Estadio I: Nódulo único < 2 cm:
  - Pacientes são listados para transplante, mas não recebem pontuação extra.

II. Estadio II: Um nódulo entre 2 e 5 cm ou dois a três nódulos < 3 cm:
  - Pacientes são listados para transplante, seu MELD é calculado de forma habitual nos primeiros 6 meses de espera. Após 6 meses, recebem

MELD 28 e, a cada 3 meses na lista, recebem pontos extras estimando sua mortalidade adicional.
III. **Estadio III:** Um nódulo > 5 cm ou dois a três nódulos, pelo menos um > 3 cm:
   - Pacientes devem ser considerados para transplante caso a caso, mas não recebem pontuação extra.
IV. **Estadio IV:** Quatro ou mais nódulos, envolvimento da veia porta ou veia hepática, linfonodos ou metástase à distância:
   - Não são considerados para transplante.

Tabela 52.3 Indicações de transplante hepático.
Complicações da cirrose com falência hepática aguda
Ascite
Encefalopatia
Hemorragia digestiva
MELD ≥ 15
Desordens metabólicas de ordem hepática com manifestações sistêmicas
Deficiência de alfa-1-antitripsina
Fibrose cística
Doenças de depósito do glicogênio
Hemocromatose
Doença de Wilson
Amiloidose
Hiperoxalúria primária
Porfiria aguda intermitente
Complicações sistêmicas da doença hepática crônica
Síndrome hepatopulmonar
Hipertensão portopulmonar
Síndrome hepatorrenal
Trombose da artéria hepática
Colangite esclerosante primária
Neoplasia hepática
Hepatocarcinoma
Colangiocarcinoma hilar

CONTRAINDICAÇÕES AO TRANSPLANTE

- MELD < 15;
- Doença cardiopulmonar que contraindique a cirurgia;
- AIDS;
- Paciente em uso de álcool ou drogas ilícitas;
- Doença maligna extra-hepática sem critério oncológico de cura;
- HCC metastático;
- Colangiocarcinoma intra-hepático;
- Hemangiossarcoma;
- Anormalidades anatômicas que excluam transplante;
- Sepse;
- Falência hepática aguda com pressão intracraniana sustentada > 50 mmHg ou perfusão cerebral < 40 mmHg;
- Não aderência persistente ao cuidado médico;
- Falta de suporte social.

Para doença hepática alcoólica, os programas exigem um mínimo de 6 meses de abstinência e participação em estrutura de reabilitação, com adequado suporte social.

Idade avançada não é uma contraindicação, paciente > 70 anos sem comorbidades e com bom status podem ser operados.

Obesidade classe 3 (IMC ≥ 40) apresenta pior prognóstico e maiores complicações, sendo considerada contraindicação relativa em alguns centros.

TRANSPLANTE HEPÁTICO E RENAL SIMULTÂNEO

Com o advento do MELD na estratificação dos pacientes, o número de transplantes simultâneos de fígado e rim aumentou de < 3% para > 5% e continua a crescer.

Está indicado para:

1. Doença renal avançada com cirrose;
2. Falência hepática com doença renal crônica e taxa de filtração glomerular < 30 mL-min;
3. Injúria renal aguda com creatinina ≥ 2 mg-dL e diálise por mais de 8 semanas;
4. Falência hepática com doença renal crônica, com biópsia renal demonstrando > 30% de glomeruloesclerose ou fibrose.

AVALIAÇÃO PRÉ-TRANSPLANTE

O objetivo da avaliação pré-transplante é interpretar a habilidade do paciente em tolerar o estresse cirúrgico, a imunossupressão e a demanda do cuidado pós-operatório.

- **Testes laboratoriais:** tipagem ABO-Rh, função hepática, hemograma, bioquímica, clearance de creatinina, alfafetoproteina, cálcio, vitamina D, análise da urina e sorologias (citomegalovírus, vírus Epstein-Barr, varicela, HIV, hepatite A, B, C);
- **Avaliação cardiológica:** considerar revascularização antes do transplante nos pacientes com doença coronariana grave;
- **Avaliação pulmonar;**
- **Avaliação de doenças infectocontagiosas e vacinação;**
- **Endoscopia digestiva alta:** em pacientes com cirrose ou hipertensão portal para avaliar a presença de varizes;
- **Câncer *screening*:** exame físico, TC abdome (ou RNM), colonoscopia;
- **Imagem do fígado e estadiamento do HCC:** avaliar vascularização do fígado, anormalidades anatômicas e estadia HCC, quando presente;
- **Densidade óssea:** se osteoporose, iniciar tratamento antes do transplante;
- **Suporte nutricional;**
- **Avaliação psicossocial:** discutir riscos e benefícios do transplante, explicar possíveis complicações e avaliar suporte social para o pós-operatório e *follow-up*. Trabalhar em conjunto com a família e a equipe multidisciplinar.

SUPORTE NUTRICIONAL

A insuficiência hepática proporciona um estado catabólico típico de doença crônica associado à perda do apetite e disabsorção. A redução na massa muscular pode ser mascarada pela obesidade e pela ascite se não houver uma avaliação nutricional pré-operatória.

O estado nutricional do paciente interfere muito na recuperação pós-operatória, na cicatrização e na prevenção de complicações. Um estudo recente demonstrou que mais de 70% dos candidatos ao transplante eram caquéticos.

O suporte nutricional e o seguimento com a equipe de nutrologia e nutrição são essenciais para conduzir esses pacientes.

BIBLIOGRAFIA

1. Martin P, DiMartini A, Feng S, et al. Evaluation for liver transplantation in adults: 2013 practice guideline by the American Association for the Study of Liver Diseases and the American Society of Transplantation. Hepatology 2014;59(3):1144-65.
2. Murray KF, Carithers RL Jr. AASLD practice guidelines: Evaluation of the patient for liver transplantation. Hepatology 2005;41(6):1407-32.
3. Martin P, DiMartini A, Feng S, et al. Evaluation for liver transplantation in adults: 2013 practice guideline by the American Association for the Study of Liver Diseases and the American Society of Transplantation. Hepatology 2014;59(3):1144-65.

4. Yang JD, Larson JJ, Watt KD, et al. Hepatocellular carcinoma Is the Most Common Indication for Liver Transplantation and Placement on the Waitlist in the United States. Clin Gastroenterol Hepatol 2017;15(5):767-75.
5. Ostapowicz G, Fontana RJ, Schiødt FV, et al. Results of a prospective study of acute liver failure at 17 tertiary care centers in the United States. Ann Intern Med 2002; 137(12):947-54.
6. Eghtesad B, Aucejo F. Liver transplantation for malignancies. J Gastrointest Cancer 2014; 45(3):353-62.
7. Bamboo K, Kamath P. Model for end-stage lover disease (MELD). Uptodate September, 2016.

Hepatocarcinoma

Ricardo Moreno
Rodrigo Barbosa Novais
Marcus Paulo Lemos Lemes

INTRODUÇÃO

O hepatocarcinoma (HCC) é tipo de neoplasia maligna primária mais comum do fígado e possui importante associação com doenças hepáticas crônicas, sejam estas infecciosas ou não. Por essa associação e elevada mortalidade, o HCC é um importante problema de saúde pública no Brasil e no mundo.

Cerca de 80% dos casos no mundo estão associados à infecção crônica pelo vírus da hepatite B ou C. Sua incidência e taxas de óbito são elevadas em regiões como sudeste asiático e Oriente Médio, e têm aumentado em diversas partes do mundo, incluindo América do Norte, América Latina e Europa Central.

Sua incidência é três vezes maior no sexo masculino. Infecção viral pelo vírus da hepatite B, infecção crônica pelo vírus da hepatite C, hemocromatose hereditária e cirrose hepática de qualquer etiologia são os principais fatores de risco para o HCC. Etilismo grave e esteato-hepatite não alcóolica (*NASH – nonalcoholic steatohepatitis*) são as principais causas de cirrose hepática.

O diagnóstico do HCC, em geral, requer mais de um exame radiológico e frequentemente é diagnosticado tardiamente, devido ao quadro clínico inespecífico. Tumores grandes, com invasão vascular, insuficiência hepática associada ou metástase linfonodal estão associados a piores prognósticos. São considerados linfonodos regionais os da região portal, hilo hepático e portocaval.

Doença metastática extra-hepática está presente em 5% a 15% dos doentes no momento do diagnóstico, sendo mais comuns em tumores > 5 cm e/ou com invasão vascular. Os sítios mais comuns são pulmão, linfonodo abdominal não regional, osso e glândula suprarrenal.

O diagnóstico histopatológico nem sempre é necessário para o início do tratamento.

■) Hepatite B

Diversos fatores relacionados à hepatite B estão envolvidos em aumento no fator de risco para o desenvolvimento de HCC, sendo importante ressaltar que o HCC pode se desenvolver em paciente com hepatite B crônica mesmo na ausência de cirrose, uma vez que o vírus B é capaz de promover alterações genéticas nos hepatócitos, sendo então um fator carcinogênico.

O risco de HCC é maior em pacientes com elevada carga viral, de modo que o nível de DNA viral > 1 milhão cópias/mL, aumenta em cerca de 10 vezes o risco de desenvolvimento de HCC comparado ao nível < 300 cópias/mL.

Assim como a carga viral, a positividade do HBeAg (o que indica atividade da replicação viral) tem se mostrado fator preditor independente para um maior risco de desenvolvimento do HCC.

Revisões sistemáticas sugerem um risco relativo de HCC reduzido em cerca de 50% para os pacientes tratados com interferon ou derivados de nucleotídeos.

A coinfecção pelo vírus da hepatite C ou D aumenta o risco de HCC. Idade avançada, tabagismo, etilismo e aumento das aminotransferases também estão associados ao maior risco de HCC em pacientes com hepatite B.

■) Hepatite C

Ao contrário do que ocorre na hepatite B, em pacientes com infecção pelo vírus da hepatite C o HCC se desenvolve com mais frequência naqueles com estágios avançados de fibrose hepática ou com cirrose, apesar do mecanismo carcinogênico envolvido ser desconhecido.

Acredita-se que o HCC se desenvolva devido a um estágio inflamatório crônico associado ao rápido crescimento celular em meio a um desequilíbrio de citocinas nos hepatócitos infectados.

■) Doença hepática crônica e cirrose

Qualquer etiologia para a doença hepática crônica e cirrose levam o paciente a um maior risco de desenvolver HCC. Apesar disso, 20% a 50% de pacientes com diagnóstico de HCC possuem cirrose hepática não diagnosticada previamente. Mesmo pacientes com quadros cirróticos compensados apresentam maior risco de HCC.

Apesar de patogênese ainda não bem esclarecida, a doença hepática gordurosa não alcoólica (ou esteatose hepática), quando grave, pode evoluir com cirrose hepática e consequentemente um maior risco de HCC.

Alguns estudos têm associado etilismo, *diabetes mellitus* e obesidade como fatores de risco para HCC, assim como o etilismo isoladamente. Importante ressaltar que cerca de 20% dos casos de HCC se desenvolvem em pacientes sem hepatopatia crônica.

■ QUADRO CLÍNICO

O HCC não apresenta sintomas específicos, os quais, por vezes, ainda se somam aos sintomas da insuficiência hepática, tornando o diagnóstico clínico mais difícil. A descompensação hepática súbita (encefalopatia, hemorragia digestiva alta, piora da ascite), sem causa aparente (p. ex., infecciosa), é uma das principais manifestações do HCC no doente cirrótico.

Dor abdominal de leve a moderada intensidade, de característica inespecífica, em regiões de hipocôndrio direito e epigástrio, com ou sem irradiação dorsal, associado a emagrecimento e saciedade precoce, costuma ser o quadro clínico mais encontrado. Massa palpável em geral está associada a tumores avançados. A depender da posição do tumor e do seu tamanho, icterícia de padrão obstrutivo pode estar presente, seja por obstrução da via biliar intra ou extra-hepática. Hemobilia é rara.

■ DIAGNÓSTICO

A investigação laboratorial em geral não apresenta alterações nos valores séricos das aminotransferases, de fosfatase alcalina e de gama-glutamil transpeptidase. Hipoalbuminemia (tanto pela desnutrição quanto pela insuficiência hepática), distúrbios da coagulação e trombocitopenia (pela insuficiência hepática), além de hiperbilirrubinemia (seja por insuficiência hepática, seja por obstrução da árvore biliar), podem estar presentes.

O diagnóstico de hepatopatia crônica envolve, além da avaliação laboratorial, a ultrassonografia (USG) abdominal para avaliar ascite (quando não detectada no exame físico) e alterações no parênquima hepático, USG-doppler do sistema porta e endoscopia digestiva alta (EDA) para avaliar hipertensão portal (varizes de esôfago e fundo gástrico). Uma vez diagnosticada a cirrose, o paciente é incluído no grupo de risco para HCC e, portanto, deve ser submetido a exames periódicos de rastreamento do câncer.

A alfa-feto proteína (AFP), uma glicoproteína, é o oncomarcardor mais utilizado no diagnóstico do HCC. É sensível, porém não específico para o HCC, tendo em vista estar relacionada a outras neoplasias, como a de testículo. Seus níveis séricos podem apresentar-se discretamente elevados em pacientes com cirrose, hepatite viral aguda ou crônica, mesmo na ausência de tumor. Ressalta-se, ainda, o fato de cerca de 40% dos HCC não serem produtores de AFP. Em contrapartida, AFP > 10.000 ng/mL sugere doença disseminada.

À USG os tumores em geral se apresentam com limites mal definidos, iso ou hiperecogênicos. Pode-se avaliar, ainda, se há ou não invasão vascular ou trombose dos ramos portais através do estudo Doppler. Mas, não consegue distinguir o HCC de outros tumores sólidos hepáticos, porém sua sensibilidade aumenta quando associado a um aumento da AFP.

A tomografia computadorizada (TC) é uma das modalidades radiológicas mais utilizadas, especialmente na investigação inicial de pacientes cirróticos. Na fase sem contraste do exame, o HCC se apresenta hipo ou isodenso em relação ao parênquima hepático. Na fase arterial, o tumor se apresenta hipervascularizado, tornando-se novamente hipodenso em relação ao restante do órgão na fase portal (*wash out*). Estas características radiológicas (Figs. 53.1 e 53.2) possuem especificidade de cerca de 95% no diagnóstico de HCC, porém, se ausentes, o diagnóstico de HCC não pode ser descartado, pois alguns tumores podem se mostrar hiperdensos também na fase portal. A presença de cápsula no HCC ajuda na diferenciação dos tumores hepáticos regenerativos. Quando presente no HCC, a cápsula se apresenta hipodensa, tornando-se hiperdensa na fase portal.

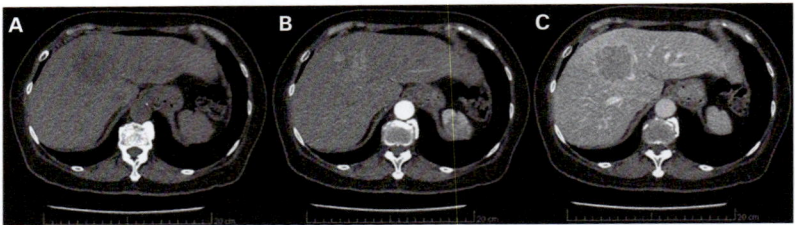

Fig. 53.1 – *Tomografia computadorizada – cortes axiais:* (A) *Fase sem contraste: já é possível observar o tumor hipodenso em relação ao restante do parênquima hepático;* (B) *Fase arterial: tumor hiperdenso em relação ao restante do parênquima hepático;* (C) *Fase portal: nota-se o* wash out*, com o tumor hipodenso e presença de cápsula hiperdensa.*

Fonte: imagem do autor Marcus Paulo Lemos Lemes e Ricardo Moreno.

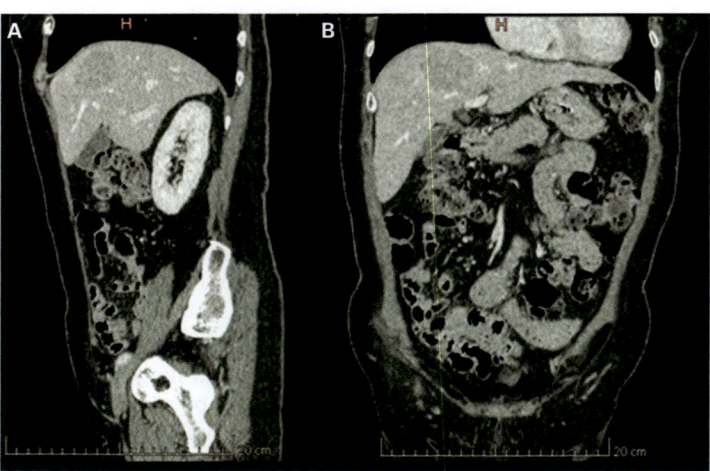

Fig. 53.2 – *Tomografia computadorizada – fase portal:* (A) *Corte sagital;* (B) *Corte coronal. Em ambos os cortes observa-se tumor hipodenso em relação ao restante do parênquima hepático:* wash out.

Fonte: imagem do autor Marcus Paulo Lemos Lemes e Ricardo Moreno.

As características radiológicas presentes na TC também podem ser encontradas na ressonância nuclear magnética (RNM), com sensibilidades semelhantes. Nas imagens ponderadas em T1 pode apresentar hipo ou hipersinal, enquanto nas ponderadas em T2 pode apresentar hipersinal (Figs. 53.3 e 53.4). A RNM possui maior sensibilidade para avaliação de invasão vascular, em comparação à TC.

Em pacientes cirróticos, considera-se o diagnóstico de HCC quando há TC e/ou RNM com *wash out* e AFP > 400 ng/mL; quando AFP > 10.000 ng/mL, alta probabilidade de haver metástase.

O estudo radiológico permite a diferenciação do HCC nodular para o difuso, sendo este de mais difícil diagnóstico diferencial com tumores secundários (de câncer gástrico ou colorretal, por exemplo). Sendo os tumores secundários o tipo de neoplasia hepática mais comum, faz parte da investigação diagnóstica a EDA e a colonoscopia.

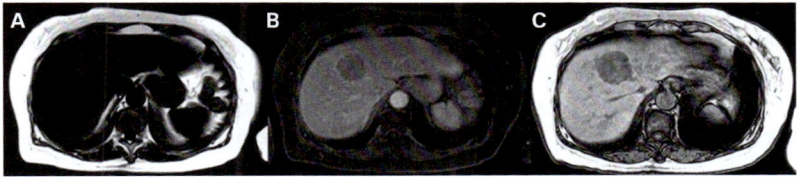

Fig. 53.3 – *Ressonância nuclear magnética – cortes axiais com imagens ponderadas em T1:* (A) *T1 sem saturação de gordura, fase sem contraste, com tumor apresentando hipersinal;* (B) *T1 com saturação de gordura, fase portal com tumor apresentando hipossinal e halo periférico com hipersinal;* (C) *T1 in-fase sem saturação de gordura, fase portal com tumor apresentando hipossinal e halo periférico com hipersinal.*
Fonte: imagens do autor Marcus Paulo Lemos Lemes e Ricardo Moreno.

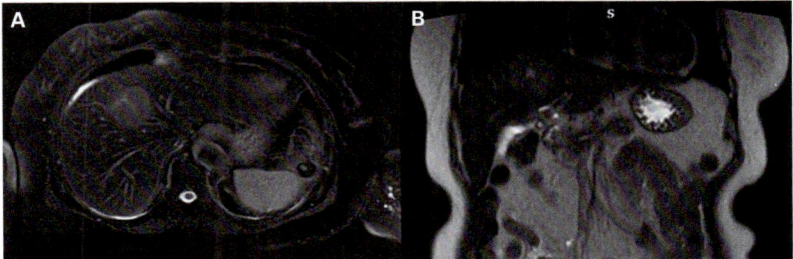

Fig. 53.4 – *Ressonância nuclear magnética – imagens ponderadas em T2, com tumor apresentando hipersinal:* (A) *corte axial;* (B) *corte coronal.*
Fonte: imagens do autor Marcus Paulo Lemos Lemes e Ricardo Moreno.

A angiografia é pouco utilizada na investigação diagnóstica, pois a RNM em geral é suficiente para avaliar invasão vascular. Porém, é indicada de forma terapêutica na quimioembolização.

A tomografia por emissão de pósitrons (PET-CT, *Pósitron Emission Tomography*) tem sido utilizada em estudos na avaliação diagnóstica, de prognóstico ou doença metastática. Porém, ainda não possui seu uso bem definido.

O diagnóstico histopatológico pode ser obtido através de biópsia guiada por imagem (SG, TC) ou via videolaparoscópica. Porém, na presença de TC e/ou RNM com as características acima descritas e AFP elevada, o diagnóstico histopatológico não é necessário para que o doente seja encaminhado ao tratamento, seja este cirúrgico ou não.

MONITORIZAÇÃO DO NÓDULO HEPÁTICO

Devido ao risco elevado de desenvolver HCC nos pacientes cirróticos ou com hepatites virais crônicas, uma monitorização rigorosa deve ser aplicada a esses doentes. Existem dois principais *guidelines* internacionais: o da *American Association for the Study of Liver Diseases* (AASLD) e o da *European Association for the Study of the Liver* (EASL).

Segundo a AASLD (2010), nódulos encontrados em USG < 1 cm devem ser acompanhados com USG em intervalos entre 3 e 6 meses por um período de dois anos. Nódulos > 1 cm devem ser investigados com TC ou RNM: se encontradas características radiológicas típicas de HCC, tem-se o diagnóstico do câncer; se não encontradas as características típicas, pode-se ou realizar um segundo exame de imagem diferente do primeiro (TC ou RNM) ou biópsia. Se biópsia negativa, deve ser realizado estudo radiológico a cada 3 a 6 meses. Se aumento de tamanho sem características típicas de HCC, uma nova biópsia deve ser realizada (Algoritmo 53.1).

Já a EASL (2012) sugere que nódulos < 1 cm devem ser reavaliados com USG a cada 4 meses por 1 ano, se tamanho estável, USG a cada 6 meses. Nódulos entre 1 e 2 cm devem ser investigados com TC e/ou RNM, de modo que se não forem encontradas as características radiológicas típicas, uma biópsia deve ser realizada. Se a biópsia for negativa para HCC, uma nova biópsia deve ser realizada. Permanecendo resultado negativo, deve-se repetir USG a cada 4 meses para monitorizar seu crescimento e eventual nova biópsia. Para os nódulos > 2 cm, indica-se TC e/ou RNM. Na ausência de achados radiológicos típicos, está indicada a biópsia. Se biópsia negativa, acompanha-se com USG a cada 4 meses (Algoritmo 53.2).

ESTADIAMENTO

O estadiamento segue o esquema TNM proposto pela AJCC (*American Joint Committee on Cancer*), sendo a oitava edição a mais recente (2017) – Tabela 53.1.

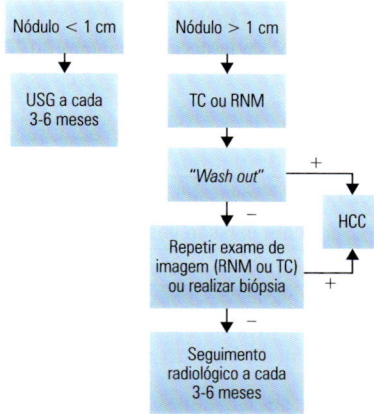

Algoritmo 53.1 – *Monitorização do nódulo hepático.*
Fonte: *American Association for the Study of Liver Diseases.*

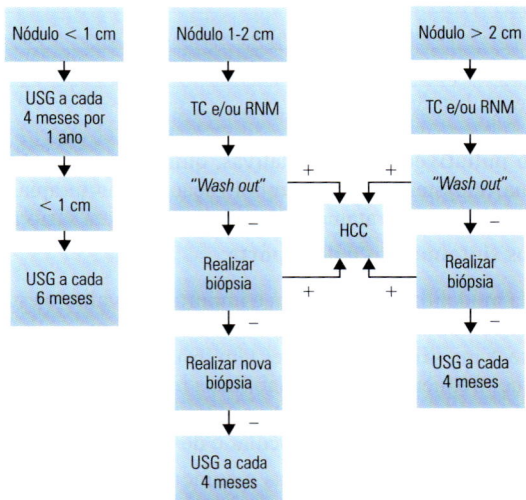

Algoritmo 53.2 – *Monitorização do nódulo hepático.*
Fonte: *European Association for the Study of the Liver.*

TRATAMENTO

O HCC tem seu tratamento dividido em diversas modalidades e depende principalmente de seu estadiamento. Esses tratamentos podem ser:

- **Tratamento radical (potencialmente curativo):** ressecção tumoral, transplante hepático;

Tabela 53.1 Estadiamento TNM do hepatocarcinoma (AJCC 2017).	
Tamanho do tumor	
T0	sem evidência de tumor
T1a	tumor sólido ≤ 2 cm
T1b	tumor sólido > 2 cm sem invasão vascular
T2	tumor sólido > 2 cm com invasão vascular ou múltiplos tumores < 5 cm
T3	múltiplos tumores com pelo menos um > 5 cm
T4	tumor único ou múltiplos tumores envolvendo veia porta ou veia hepática, ou tumor com invasão direta de outros órgãos que não seja vesícula biliar ou com perfuração do peritônio visceral
Linfonodos regionais	
N0	ausência de metástase em linfonodo regional
N1	presença de metástase em linfonodo regional
Doença metastática	
M0	ausência de metástase à distância
M1	presença de metástase à distância

Fonte: AJCC – American Joint Committee on Cancer.

- **Tratamento paliativo:** terapias ablativas, quimioembolização transarterial, quimioterapia, radioterapia, radioembolização. Essas terapias também podem ser utilizadas como tratamento "ponte", como será visto a seguir;
- **Tratamentos sintomáticos e de suporte.**

Para cada modalidade terapêutica é importante avaliar o estado funcional do fígado sem acometimento tumoral, o tamanho do tumor e as condições gerais do paciente A maioria dos pacientes tem insuficiência hepática de moderada a grave, o que, frequentemente, inviabiliza a ressecção. A extensão é o ponto mais importante, sendo necessário avaliar, além do tamanho da lesão, a presença de nódulos satélites, de invasão vascular e de metástases extra-hepáticas.

As condições cardiorrespiratórias e comorbidades influenciam na escolha da modalidade terapêutica, e são fatores decisivos a experiência da equipe médica e os recursos hospitalares disponíveis no local.

TRATAMENTO RADICAL

Ressecção tumoral

O tratamento cirúrgico é a principal terapia potencialmente curativa para pacientes com HCC, sendo a ressecção tumoral a melhor opção para doentes não cirróticos. Nos pacientes cirróticos a ressecção é limitada pela insuficiência funcional do fígado, portanto, a ressecção deve ser ponderada. Apenas

5% a 15% dos pacientes candidatos à ressecção apresentam adequada reserva hepática funcional, de modo que, frente a um paciente cirrótico, alguns critérios devem ser avaliados (Child, MELD, presença de hipertensão portal etc).

Presença de doença extra-hepática, envolvimento da confluência portal ou veias hepáticas contraindicam a ressecção cirúrgica. Não há consenso em relação ao tamanho do tumor como avaliação isolada de indicação de ressecabilidade.

O paciente ideal para a ressecção deve seguir os seguintes critérios (Tabela 53.2):

- Tumor < 5 cm (preferencialmente < 3 cm)
- Função hepática preservada – Child A – com bilirrubinas normais e sem hipertensão portal (ausência de varizes esofágicas, ausência de esplenomegalia, com plaquetas acima de 100.000/mm^3 e com gradiente de pressão hepática igual ou menor que 10 mmHg)

Nessa situação, a sobrevida de cinco anos pode chegar a 70%. Nos portadores de hipertensão portal relevante, a sobrevida cai para 50%, e naqueles nos quais se associa a hiperbilirrubinemia, a sobrevida de cinco anos é de apenas 25%. Na prática, é difícil achar o candidato ideal para ressecção, sendo indicada esta terapia devido a não possibilidade de outro método terapêutico, como por exemplo, a escassez de órgãos para transplante.

Metástase linfonodal é infrequente (1% a 8%), porém sua presença está associada a pior prognóstico. Os exames radiológicos de estadiamento são pouco específicos para detecção de doença linfonodal, de modo que, na suspeita de sua existência, uma biópsia deve ser realizada em paciente candidato à ressecção cirúrgica.

O uso de USG intraoperatório pode auxiliar tanto na ressecção quanto no estadiamento, pois contribui na detecção da relação do tumor com estruturas vasculares, bem como na identificação de tumores não detectados no estadiamento radiológico.

Os resultados da ressecção são limitados por dois problemas: a recorrência tumoral e a própria evolução da hepatopatia crônica. É mais comum nos tumores grandes, não encapsulados, ressecados sem margem de segurança (**que deve ter pelo menos 1 cm**), nos mal diferenciados e nos que apresentam mutação do gene p53.

Tabela 53.2 Critérios de ressecabilidade para o hepatocarcinoma.	
Plaquetas > 100.000/mm^3	Tumor < 5 cm
Ausência de hipertensão portal	Child A
Ausência de metástase	Ausência de invasão vascular

Uma modalidade terapêutica pré-ressecção tumoral é a embolização da veia porta (EVP), utilizada especialmente em tumores do lobo hepático direito, com intuito de promover hipertrofia de parênquima saudável no lobo contralateral. Após 4 semanas da EVP estima-se um aumento de cerca de 10% no volume hepático contralateral.

A ressecção hepática pode ser anatômica ou não anatômica. A ressecção anatômica segue parâmetros anatômicos determinados pelos pedículos vasculares e segmentos hepáticos de Couinaud (Fig. 53.5). A ressecção não anatô-

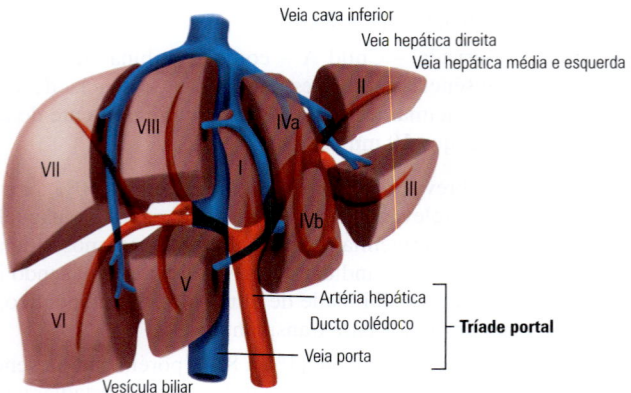

Fig. 53.5 – *Segmentos hepáticos de Couinaud e principais estruturas anatômicas.*
Fonte: modificada de www.cbpf.br – janeiro/2018.

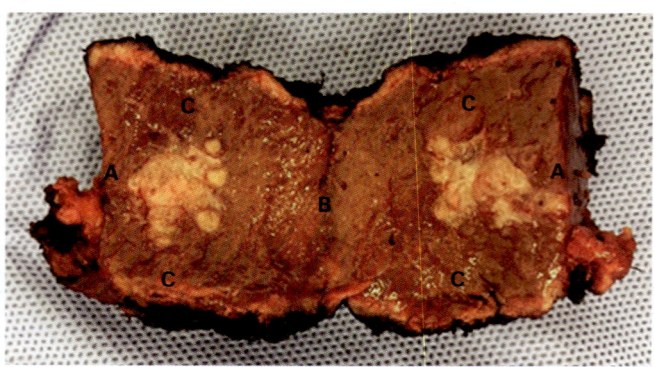

Fig. 53.6 – *Aspecto macroscópico de resseção não anatômica de HCC. Peça seccionada.* (A) *margens superficiais;* (B) *margem profunda;* (C) *margens laterais.*
Fonte: imagens do autor Marcus Paulo Lemos Lemes e Ricardo Moreno.

mica permite uma preservação maior de parênquima hepático saudável, apesar dos pacientes não cirróticos suportarem bem ressecções de até 2/3 do volume hepático total. As hepatectomias centrais (segmentos IV, V e VIII) são mais complexas, podendo-se optar por hepatectomia estendida (direita ou esquerda), apesar deste procedimento estar associado à elevada morbidade e maior ressecção de parênquima saudável.

■) Transplante hepático

O transplante hepático é a terapia mais radical, capaz de tratar o tumor e a cirrose. É considerado pela maioria dos autores o tratamento de escolha para tumores pequenos em fígado cirrótico, apresentando sobrevida livre de recidiva maior que a obtida pela ressecção. Ao contrário do que ocorre após ressecção, o índice de recorrência tumoral é baixo, em torno de 8% em três anos.

Os melhores resultados com o transplante passaram a ser obtidos a partir de rigorosa seleção de pacientes pelos critérios de Milão (Tabela 53.3): nódulo único, de até 5 cm, ou até 3 nódulos de até 3 cm cada. A presença de invasão vascular ou de metástases inviabiliza o transplante. A sobrevida pode chegar a 70% em 5 anos com o uso desses critérios.

Atualmente vários grupos de estudo tentam ampliar esses critérios mostrando bons resultados na sobrevida dos doentes, como é o caso da Universidade da Califórnia – São Francisco (UCSF) que atualmente adota nódulo único < 6,5 cm, ou até 3 nódulos de até 4,5 cm, sendo a somatória desses tendo no máximo 8 cm (Tabela 53.3). No Brasil, atualmente ampliaram-se os critérios de Milão, excluindo os nódulos < 2 cm na inclusão dos pacientes candidatos a transplante (chamado de Critério Milão/Brasil).

Tabela 53.3
Critério de inclusão para transplante hepático no hepatocarcinoma.

Critérios de Milão	Critérios de Milão/Brasil	Critérios de São Francisco (UCSF)
Ausência de trombose da veia porta **e**	Ausência de trombose da veia porta **e**	Ausência de trombose da veia porta **e**
Nódulo único < 5 cm ou	Nódulo único < 5 cm **ou**	Nódulo único < 6,5 cm **ou**
Até 3 nódulos < 3 cm	Até 3 nódulos < 3 cm **(excluídos nódulos < 2 cm)**	Até 3 nódulos de até 4,5 cm, com diâmetro total de até 8 cm

UCSF: Universidade da Califórnia – São Francisco.

Alguns problemas dificultam o maior uso do transplante atualmente:
- Reinfecção viral, principalmente nos casos de hepatite C;
- Uso permanente de imunossupressão, com vários efeitos colaterais, como aumento de incidência de neoplasias, diabete, insuficiência renal e hipertensão;

- Complexidade e custo do procedimento, que deve ser realizado em serviços especializados, o que não é acessível em grande parte do mundo;
- Escassez de órgãos para fígado cadavéricos, o que aumenta o tempo de espera pelo órgão e progressão da doença. Mesmo com as campanhas estimulando a doação, o número de órgãos não é suficiente.

Uma possibilidade terapêutica para pacientes que não preenchem critérios de indicação de transplante hepático é a terapia de *downstaging* com técnicas como quimioembolização.

Há uma modalidade terapêutica de transplante de fígado que envolve um cadáver-doador e dois doadores vivos, trata-se do **Transplante em dominó**. Um dos doadores vivos possui polineuropatia amiloidótica familiar (PAF), doença hereditária, neurodegenerativa e progressiva decorrente da deposição sistêmica de uma proteína anômala (transtirretina), causando uma polineuropatia sensitivo-motora, além de sintomas como constipação, disfunção erétil, entre outros. Os sintomas são progressivos, porém somente começam a se manifestar após cerca de 20 a 30 anos do início da deposição da proteína. Dessa forma, o Transplante em Dominó consiste na doação do fígado de um cadáver ao paciente com PAF, e o fígado deste para um paciente com cirrose/HCC (Figura 53.7).

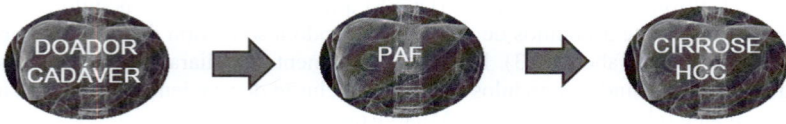

Fig. 53.7 – *Transplante dominó.*
PAF: Polineuropatia amiloidótica familiar; HCC: Hepatocarcinoma.

TRATAMENTO PALIATIVO E TRATAMENTOS ABLATIVOS

Em pacientes que não podem ser tratados por ressecção parcial ou por transplante hepático, as terapias ablativas representam alternativa importante, com menores custo e morbidade e, às vezes, com resultados terapêuticos comparáveis aos do tratamento cirúrgico, em curto prazo. De todas as terapias ablativas, a mais utilizada é a termoablação por radiofrequência.

Termoablação por radiofrequência (TARF)

O objetivo do método é produzir necrose tumoral por meio de energia térmica de radiofrequência que, convertida em calor, promove a morte celular ao atingir temperatura em torno de 60 °C. Pode ser aplicada guiada por método de imagem ou no intraoperatório. Indicada para pacientes não candidatos à ressecção, porém, com doença restrita ao fígado. Em pacientes cirróticos, limita-se aos Child A ou B.

Pode ser utilizada como "terapia ponte" para pacientes candidatos a transplante hepático, a fim de evitar a progressão da doença.

Os melhores candidatos à terapia são pacientes com boa reserva hepática, tumores periféricos e distantes de grandes vasos e ramos principais de vias biliares. O número de sessões varia com o diâmetro do tumor e o controle é feito por tomografia, de modo que em um a três dias após o procedimento já é possível identificar a necrose tumoral. É contraindicada em tumores próximos às vias biliares principais e troncos vasculares devido ao risco de lesão dessas estruturas.

Os resultados geralmente são bons: em nódulos menores que 3 cm, necrose total em cerca de 90%; naqueles com diâmetro acima de 3 cm, necrose completa em 50%. A recorrência também é comum: 40% em dois anos, sendo as novas lesões passíveis de retratamento pela radiofrequência ou por outras terapias ablativas. As principais complicações, além de lesão de vias biliares e troncos vasculares, são trombose de veias hepáticas e trombose de veia porta. Outras complicações relatadas com a termoablação por radiofrequência envolvem febre, hemorragia intraperitoneal, derrame pleural, hemobilia e implante tumoral no trajeto da agulha. A mortalidade é baixa (0,3%).

Quimioembolização transarterial

Baseada no princípio de que a maioria dos HCC possuem suprimento sanguíneo arterial, trata-se de um método terapêutico que utiliza a cateterização da artéria hepática ou de seus ramos para produzir embolização através da administração de agentes quimioterápicos. Assim como a TARF, pode ser utilizada como "terapia ponte" para pacientes candidatos a transplante.

É contraindicada para pacientes com hepatopatia descompensada (p. ex., encefalopatia), obstrução biliar e trombose de veia porta. Como contraindicação relativa há:

- Bilirrubina sérica > 2 mg/dL;
- TGO > 100 u/L;
- Tumor com envolvimento > 50% do fígado;
- Insuficiência renal;
- Insuficiência cardíaca;
- Ascite;
- Trombocitopenia.

Radioembolização

Com princípios semelhantes à TARF, baseia-se na administração transarterial seletiva ao suprimento tumoral de um isótopo radioativo (Yttrium-90). Não existem estudos suficientes capazes de promover seu uso, mas a técnica tem sido associada a menor toxicidade e efeitos adversos quando comparada à TARF. Em contrapartida, possui custo mais elevado e gera aparente menor necrose tumoral.

■) Quimioterapia sistêmica

Em 2007, um estudo randomizado multicêntrico europeu (SHARP *trial*) demonstrou um aumento na sobrevida de pacientes com HCC avançado tratados exclusivamente com sorafenibe (inibidor da tirosina-quinase). Porém, alguns fatores limitam o uso da quimioterapia sistêmica (QT) como opção terapêutica, tendo em vista o HCC ser considerado um tumor refratário à QT e a resposta ao tratamento ser de difícil avaliação, já que pacientes cirróticos toleram pouco os efeitos adversos de uma QT.

Outro fator importante diz respeito ao fato de a sobrevivência dos pacientes com HCC sofrer mais impacto pela piora da disfunção hepática do que pela agressividade do tumor em si.

O uso da QT como tratamento adjuvante tem sido objeto de estudos.

■ BIBLIOGRAFIA

1. Bruix J, Sherman M. Management of hepatocellular carcinoma: an update. Hepatology 2011;53(3):1020-2.
2. EASL-EORTC clinical practice guidelines: management of hepatocellular carcinoma. J Hepatol 2012;56(4):908-43.
3. Forner A, Llovet JM, Bruix J. Hepatocellular carcinoma. Lancet 2012; 379(9822):1245-55.
4. Kew MC, Dos Santos HA, Sherlock S. Diagnosis of primary cancer of the liver. Br Med J 1971;4(5784):408-11.
5. Sterling RK, Wright EC, Morgan TR, et al. Frequency of elevated hepatocellular carcinoma (HCC) biomarkers in patients with advanced hepatitis C. Am J Gastroenterol 2012;107 (1):64-74.
6. Edge SB, Byrd DR, Compton CC, et al. American Joint Committee on Cancer Staging Manual. 7th ed. New York: Springer; 2010.
7. Ferlay J, Soerjomataram I, Dikshit R, et al. Cancer incidence and mortality worldwide: sources, methods and major patterns in GLOBOCAN 2012. Int J Cancer 2015;136(5):E359-86.
8. Hashim D, Boffetta P, La Vecchia C, et al. The global decrease in cancer mortality: trends and disparities. Ann Oncol 2016; 27(5):926-33.
9. Chen CJ, Yang HI, Su J, et al. Risk of hepatocellular carcinoma across a biological gradient of serum hepatitis B virus DNA level. JAMA 2006;295(1):65-73.
10. van der Meer AJ, Veldt BJ, Feld JJ, et al. Association between sustained virological response and allcause mortality among patients with chronic hepatitis C and advanced hepatic fibrosis. JAMA 2012;308(24):2584-93.
11. Ganne-Carrié N, Layese R, Bourcier V, et al. Nomogram for individualized prediction of hepatocellular carcinoma occurrence in hepatitis C virus cirrhosis (ANRS CO12 CirVir). Hepatology 2016;64(4):1136-47.
12. Sá GP, Vicentine FP, Salzedas-Netto AA, et al. O transplante hepático por hepatocarcinoma na era MELD em São Paulo: análise de 414 casos transplantados pelo critério de Milão/Brasil. ABCD Arq Bras Cir Dig 2016;29(4):240-5.

13. Yu SJ. A concise review of updated guidelines regarding the management of hepatocellular carcinoma around the world: 2010-2016. Clin Mol Hepatol 2016;22(1):7-17.
14. Torzilli G, Belghiti J, Kokudo N, et al. A snapshot of the effective indications and results of surgery for hepatocellular carcinoma in tertiary referral centers: is it adherent to the EASL/AASLD recommendations?: an observational study of the HCC East-West study group. Ann Surg 2013;257(1):929-31.
15. Vauthey JN, Dixon E, Abdalla EK, et al. Pretreatment assessment of hepatocellular carcinoma: expert consensus statement. HPB (Oxford) 2010;12(5):289-99.
16. Raoul J, Santoro A, Beaugrand M, et al. Efficacy and safety of sorafenib in patients with advanced hepatocellular carcinoma according to ECOG performance status: a subanalysis from the SHARP trial (abstract). J Clin Oncol 2008; 26(12):234-36.
17. Sanoff HK, Chang Y, Lund JL, et al. Sorafenib Effectiveness in Advanced Hepatocellular Carcinoma. Oncologist 2016;21(9):1113-20.
18. Clavien PA, Lesurtel M, Bossuyt PM, et al. Recommendations for liver transplantation for hepatocellular carcinoma: an international consensus conference report. Lancet Oncol 2012;13(1):e11-22.
19. Llovet JM, Mas X, Aponte JJ, et al. Cost effectiveness of adjuvant therapy for hepatocellular carcinoma during the waiting list for liver transplantation. Gut 2002;50(1):123-8.
20. Aloia TA, Adam R, Samuel D, et al. A decision analysis model identifies the interval of efficacy for transarterial chemoembolization (TACE) in cirrhotic patients with hepatocellular carcinoma awaiting liver transplantation. J Gastrointest Surg 2007;11(10):1328-32.

Capítulo 54

Doenças Raras do Apêndice Cecal

Ricardo Moreno
Mariane Antonieta Menino Campos
Marcelo José Miotto

■ INTRODUÇÃO

As neoplasias do apêndice cecal são doenças raras, encontradas em cerca de 1% das apendicectomias. Os tumores neuroendócrinos eram considerados os mais comuns, representando cerca de 50% das neoplasias apendiculares. Entretanto, uma publicação de 2012, com dados do *National Cancer Institute* desde 1973, encontrou maior prevalência para o adenocarcinoma mucinoso, seguido pelo adenocarcinoma tipo intestinal (37% e 27%, respectivamente), com os tumores neuroendócrinos (TNE) representando apenas 11% do total. A importância da diferenciação do tipo histológico se deve às diferentes taxas de sobrevivência global em 5 anos, menores para os adenocarcinomas.

■ TUMORES NEUROENDÓCRINOS

Também denominado de tumor carcinoide, os TNE do apêndice cecal incluem, de acordo com última classificação da *World Health Organization* (WHO 2010), tanto os bem quanto os pouco diferenciados. Assim como os demais TNE do aparelho digestivo, podem secretar substâncias como serotonina, dopamina, histamina, glucagon, somatostatina, peptídeo intestinal vasoativo, entre outros. Dessa forma, pode caracterizar seu quadro clínico a síndrome carcinoide: rubor e diarreia, mais frequentemente, e broncoconstrição e insuficiência cardíaca, menos frequentes.

Mais comuns na faixa etária dos 40 anos, os pacientes em geral são assintomáticos e, quando sintomáticos, os sintomas se manifestam com um quadro onde a hipótese diagnóstica é apendicite aguda. A maioria dos tumores se localiza no terço distal do apêndice e apenas 10% em sua base.

O estadiamento (Tabela 54.1) do tumor segue o preconizado pela *American Joint Committee on Cancer/Union for International Cancer*

Control (AJCC/UICC), que inclui o tamanho do tumor (T), acometimento linfonodal (N) e metástases à distância (M).

Tomografia computadorizada (TC) e ressonância nuclear magnética (RNM) são os exames mais utilizados para o estadiamento radiológico do tumor. Imagens diagnósticas mais modernas, como cintilografia de receptores de somatostatina (conhecido como Octreoscan), utiliza o octreotide radioativo, que demarca no exame a localização do tumor. A tomografia por emissão de pósitrons (PET-CT) também pode ser utilizada. Entretanto, tais exames são pouco utilizados, tendo em vista que a maioria dos tumores é menor do que 2 cm e metástases não são frequentes.

Tabela 54.1
Estadiamento do tumor neuroendócrino do apêndice cecal (AJCC 2017).

Tumor primário	
T0	Sem evidência de tumor
T1	Tumor ≤ 2 cm em sua maior dimensão
T2	Tumor > 2 cm e ≤ 4 cm
T3	Tumor > 4 cm ou invasão de subserosa ou envolvimento do mesoapêndice
T4	Tumor perfurado ou com invasão de órgãos/estruturas adjacentes (exceto extensão mural adjacente a subserosa intestinal adjacente)
Linfonodos	
N0	Ausência de metástase em linfonodo regional
N1	Presença de metástase em linfonodo regional
Metástase à distância	
M0	Ausência de metástase
M1a	Metástase restrita ao fígado
M1b	Metástase extra-hepática apenas (pulmão, ovário, linfonodo não regional, peritônio, osso)
M1c	Metástase hepática e extra-hepática

Fonte: AJCC - *American Joint Committee on Cancer.*

Como já mencionado, a maioria dos TNE de apêndice é diagnosticada incidentalmente em apendicectomias, principalmente em quadros suspeitos de apendicite aguda. Dessa forma, não há consenso sobre qual a melhor conduta após o recebimento do resultado do estudo anatomopatológico: prosseguir ou não com a reoperação e a hemicolectomia direita?

A hemicolectomia direita promoveria a ressecção linfonodal, além da base apendicular, entretanto, a maioria dos tumores se localiza no terço distal e são menores do que 2 cm. Há uma tendência a aceitar a apendicectomia como tratamento único para os tumores < 1 cm e a hemicolectomia direita para os > 2 cm; entre 1 e 2 cm a conduta é individualizada.

Os consensos da *North American Neuroendocrine Tumor Society* (NANETS) e da *European Neuroendocrine Tumor Society* (ENETS) sugerem a hemicolectomia direita em duas situações:

- Todos os tumores > 2 cm;
- Tumores entre 1 e 2 cm na presença de invasão do mesoapêndice, margens comprometidas, invasão angiolinfática, histologia mista (tumor adenocarcinoide) e/ou alto grau de proliferação.

Não há consenso sobre o seguimento pós-operatório desses doentes. De acordo com a *National Comprehensive Cancer Network* (NCCN) o que determina o acompanhamento oncológico é o tamanho do tumor. Tumores < 2 cm não requerem seguimento específico, sendo a realização de investigação dependente das manifestações clínicas. Tumores > 2 cm, seguimento por até 12 meses, podendo realizar pesquisa com marcadores (cromogranina) e exames de imagem; após esse período, avaliações clínicas a cada 6 a 12 meses, com exames de imagem apenas se ocorrer manifestação clínica suspeita.

A NANETS, por sua vez, não preconiza seguimento específico para tumores < 1 cm. Para aqueles entre 1 e 2 cm, com características de pior prognóstico (metástase linfonodal, invasão angiolinfática, invasão do mesoapêndice, histologia mista) e para os tumores > 2 cm, deve-se considerar TC ou RNM entre 3 e 6 meses e, após, a cada 6 a 12 meses. A ENETS sugere seguimento radiológico periódico para os tumores T2 e T3.

Não há consenso sobre o melhor tratamento quimioterápico para os tumores metastáticos.

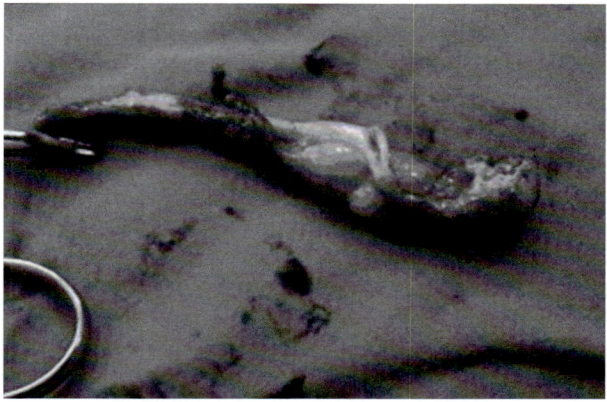

Fig. 54.1 – *Produto de apendicectomia de paciente do sexo feminino, 27 anos, com suspeita inicial de apendicite aguda e com estudo anatomopatológico de tumor neuroendócrino.*

Fonte: Ilieşiu A, et al. Rom J Morphol Embryol. 2017; 58(4):1509–1513.

TUMORES EPITELIAIS

A classificação dos tumores epiteliais do apêndice cecal é heterogênea, principalmente para os tumores mucinosos. De um modo geral, as neoplasias epiteliais apendiculares incluem mucocele benigna, tumores adenocarcinoides e adenocarcinoma. Uma classificação de 2010 da *World Health Organization* (WHO) reconhece três principais categorias das neoplasias mucinosas:

- Adenoma mucinoso;
- Neoplasia mucinosa apendicular de baixo grau (*low-grade appendiceal mucinous neoplams* – LAMN);
- Adenocarcinoma apendicular.

Mucocele do apêndice cecal

Trata-se de uma doença rara, encontrada em cerca de 0,3% das apendicectomias, e caracterizada pela dilatação do apêndice e acúmulo anormal de muco em sua luz.

Pode ocorrer devido a lesões neoplásicas (cistoadenoma mucinoso ou cistoadenocarcinoma) ou não neoplásicas (cisto simples de retenção ou hiperplasia de mucosa):

- Cistos simples ou de retenção são caracterizados por alterações epiteliais degenerativas devido à obstrução (por exemplo, fecalito) e à distensão com acúmulo de muco produzido pelo epitélio. Observa-se hiperplasia focal ou difusa sem atipia epitelial, sendo portanto, lesão benigna;
- Cistoadenoma mucinoso, tumor benigno cístico, pode ser recoberto total ou parcialmente por epitélio neoplásico. A ressecção simples da lesão é curativa;
- Cistoadenocarcinoma mucinoso apresenta invasão glandular do estroma por células neoplásicas, caracterizando lesão cística maligna.

Em geral não causa sintomas ou está associada a sintomas inespecíficos. Quando sintomática, comumentemente apresenta-se com dor em quadrante inferior direito do abdômen de forma aguda ou crônica. Massa abdominal palpável não é frequente. Menos frequentemente, os pacientes podem apresentar dor intermitente com cólicas e hemorragia gastrointestinal associada à intussuscepção da mucocele e/ou obstrução intestinal.

Se evolui com ruptura, as mucoceles não neoplásicas não se relacionam a recidivas. A ruptura de lesões neoplásicas está associada à disseminação peritoneal que pode resultar em ascite mucinosa, quadro este denominado pseudomixoma peritoneal (PMP).

Achados laboratoriais são inespecíficos e podem incluir anemia. Há relatos de aumento do antígeno carcinoembriogênico (CEA) em mucoceles neoplásicas, porém não há consenso sobre seu uso, valores e prognósticos.

À ultrassonografia abdominal pode-se encontrar massa cística, acompanhada ou não de sombra acústica devido a calcificações na parede do órgão. A ecogenicidade da lesão cística varia de acordo com a consistência da mucocele. Lesões nodulares na parede apendicular são sugestivas de malignidade.

Na topografia computadorizada (TC) de abdômen tem-se lesão hipoatenuante, bem delimitada, cística, adjacente ao ceco (Fig. 54.2), sendo na maioria dos casos retrocecal. As mucoceles neoplásicas em geral apresentam dimensões maiores que as não neoplásicas. Calcificações (circunferenciais ou puntiformes) podem estar presentes em 50% dos casos de mucocele, Irregularidades da parede apendicular e edema ou espessamento de partes moles são sugestivos de malignidade, assim como ascite e implantes peritoneais sugerem disseminação da doença.

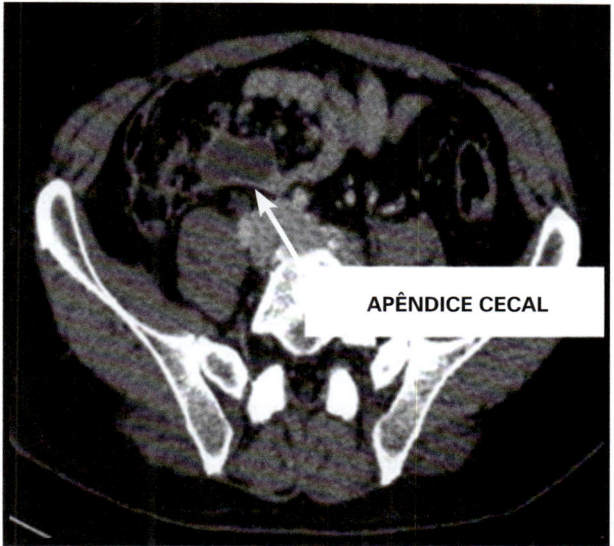

Fig. 54.2 – *Tomografia computadorizada em corte axial mostrando apêndice cecal ectasiado com conteúdo homogêneo, compatível com mucocele apendicular.*
Fonte: modificada de da Silva Polotto PPL, et al. Arq. Ciênc. Saúde. 2014/Jan-Mar; 21(1):66-70.

Podem ser achados incidentais de colonoscopias realizadas por outros motivos ou na investigação de dores abdominais. Podem se apresentar tanto com um retração cecal para a luz aprendicular, quanto com uma protuberância de aspecto brilhoso proveniente do orifício da luz apendicular (Fig. 54.3). Quando o orifício da luz apendicular é visto no centro de elevação da parede cecal, denomina-se **sinal do vulcão**. A saída de um exsudato pela luz apendicular pode estar presente.

A mucocele apendicular é uma lesão submucosa, dessa forma a colonoscopia é importante no diagnóstico diferencial de adenocarcinoma. A ultras-

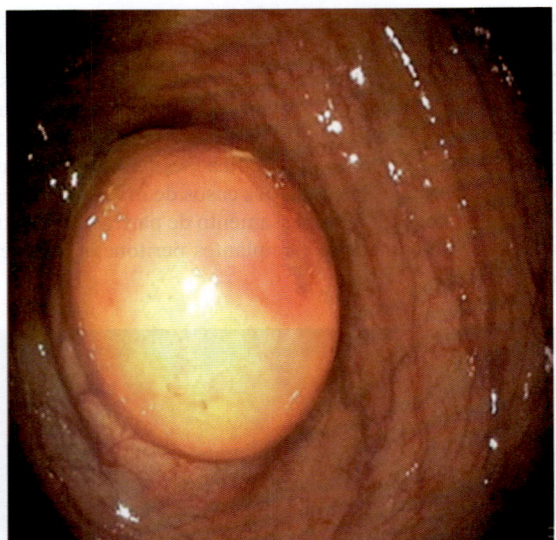

Fig. 54.3 – *Colonoscopia demonstrando protusão apendicular através do seu óstio. Oberva-se o aspecto brilhoso e ausência de características infiltrativas.*
Fonte: Orcutt ST, et al. International Journal of Surgery Case Reports. 2017; 37:13-16.

sonografiafia na colonoscopia pode auxiliar nessa diferenciação diagnóstica, inclusive na identificação de outras lesões como lipoma e linfangioma. Outros diagnósticos diferenciais incluem outras neoplasias (leiomioma, fibroma, neuroma e tumor carcinoide), além de apendicite e cisto de mesentério.

O diagnóstico definito é feito através de estudo patológico, entretanto, os achados topográficos e na colonoscopia são presuntivos de mucocele.

O diagnóstico precoce seguido de ressecção cirúrgica são procedimentos importantes no tratamento das mucoceles de apêndice cecal, devido à possibilidade, mesmo que rara, de cistoadenocarcinoma ou de ruptura e disseminação neoplásica peritoneal.

Lesões císticas simples, hiperplasia de mucosa ou cistoadenomas podem ser tratados através da apendicectomia. Na ausência de suspeita de malignidade, pode-se utilizar a via de acesso videolaparoscópica, desde que seja removido o apêndice por completo, ou seja, a clipagem ou grampeada devem ser realizadas na base cecal.

Na presença de massa abdominal, com ou sem envolvimento de estruturas adjacentes (ovário, ureter) ou contínuas (ceco, íleo terminal), uma hemicolectomia direita é indicada.

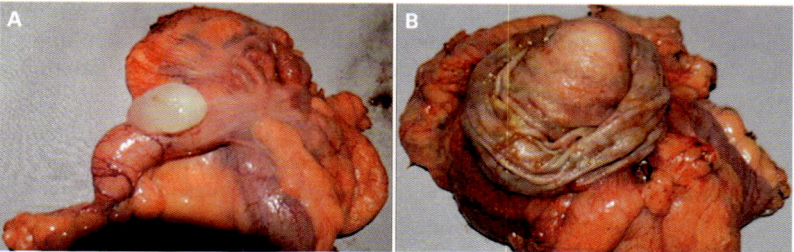

Fig. 54.4 – *Produto de ileotiflectomia de paciente de 61 anos do sexo masculino com quadro de dor leve esporádica em fossa ilíaca direita. (A) Observa-se saída de secreção mucinosa após pequena abertura da peça cirúrgica. (B) Observa-se, após abertura do ceco, abaulamento da mucosa – "sinal do vulcão".*
Fonte: adaptada de da Silva Polotto PPL, *et al*. Arq. Ciênc. Saúde. 2014/Jan-Mar; 21(1):66-70.

▮▮) Pseudomixoma peritoneal

Caracterizado pela presença de material gelatinoso na cavidade abdominopélvica (Fig. 54.5), com implantes peritoneais, os quais são compostos por células produtoras de mucina, que não apenas se proliferam como mantêm contínua a produção de muco. Progressivamente, a cavidade abdominal é preenchida por essa substância gelatinosa, de modo que, invariavelmente, irá evoluir para um quadro de obstrução intestinal.

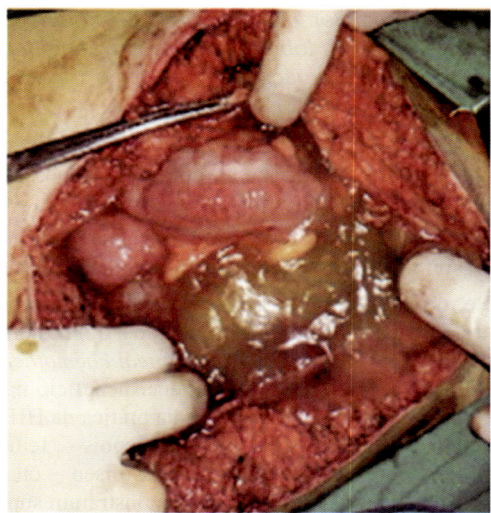

Fig. 54.5 – *Intraoperatório com achado de ascite mucinosa – PMP.*
Fonte: Chira RI, *et al*. Med Ultrason 2016; 18(2):257-259.

Pode ocorrer tanto devido a um cistoadenoma mucinoso – acarretando em um quadro denominado **adenomucinose peritoneal disseminada** – quanto por cistoadenocarcinoma – denominado **carcinomatose mucinosa peritoneal**.

O PMP pode ser um achado inesperado de 2 a cada 10.000 laparotomias por outros motivos. Quando sintomático, apresenta sintomas relacionados a abdômen agudo obstrutivo, em geral envolvendo alças intestinais do delgado.

À ultrassonografia (USG) apresenta ascite septada não móvel à mudança de decúbito, bem como lobulações nas margens hepática e esplênica, devido à compressão extrínseca dos implantes. As paracenteses guiadas por USG, podem inclusive auxiliar no diagnóstico. Na TC, observa-se também ascite septada, com densidade semelhante à gordura, além das compressões extrínsecas, sem invasão nos parênquimas hepático ou esplênico (Fig. 54.6).

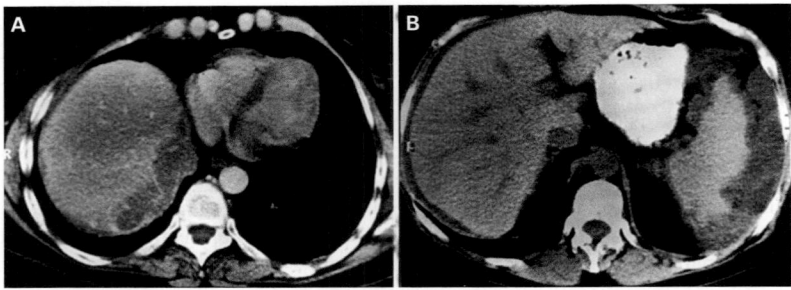

Fig. 54.6 – *TC em corte exial demonstrando imagens hipodensas lobuladas, bem definidas, determinando lobulações nas margens hepática (A) e esplênica (B), sem invasão dos órgãos (compressão extrínseca).*
Fonte: adaptada de Moreira LBM, et al. Radiol Bras 2001; 34(3):181-186.

À RNM, a ascite do PMP costuma apresentar hipossinal nas imagens ponderadas em T1 e hipersinal nas em T2 (Fig. 54.7).

O tratamento do PMP pode envolver abordagens cirúrgicas de repetição para controle dos sintomas, não sendo este um tratamento curativo.

Atualmente, o padrão de tratamento utilizado para as neoplasias epiteliais com PMP é a cirurgia citorredutora associado à quimioterapia hipertérmica intraperitoneal (HIPEC – *heated intraperitoneal chemotherapy*), que, com uma morbimortalidade aceitável, parece fornecer benefício na sobrevivência. Entretanto, diversas variáveis estão presentes na prática da HIPEC (circuito de instalação, momento da anastomose – antes ou depois –, tempo de perfusão, temperatura alvo, abdômen aberto – técnica de Coliseo – ou fechado, dentre outros), de modo que nenhuma das técnicas demonstraram superioridade até o momento. A Sociedade Brasileira de Cirurgia Oncológica preconiza o uso da oxaliplatina ou cisplatina + doxorrubicina.

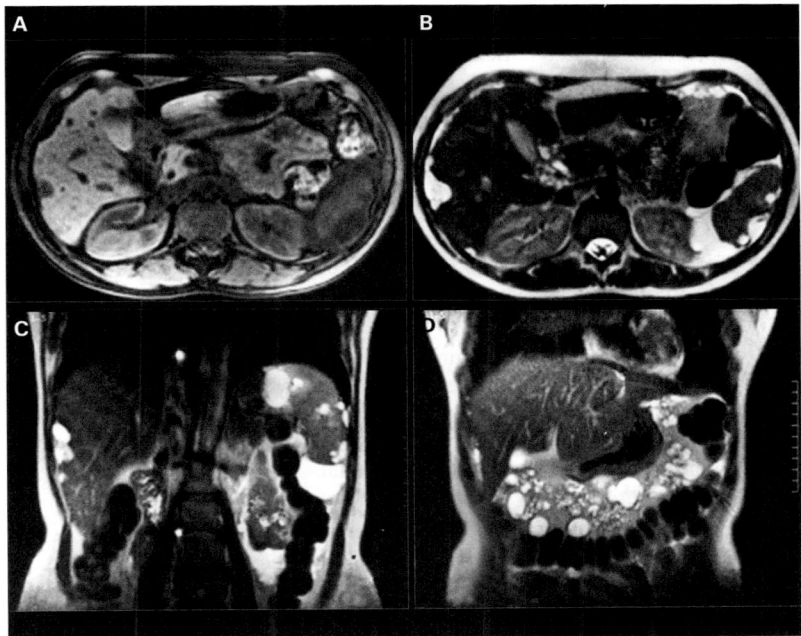

Fig. 54.7 – *RNM de quadro de PMP.* (A) *Corte axial de imagem ponderada em T1, onde se observa hipossinal da asite peri-hepática e periesplênica;* (B) *Corte axial de imagem ponderada em T2 com ascite com hipersinal;* (C) *Corte coronal ponderado em T2 com hipersinal da ascite peri-hepática e periesplênica (implantes peritoneais);* (D) *Corte coronal de imagem ponderada em T2 com hipersinal da ascite com comprometimento em mesentério.*

Fonte: adaptada de Moreira LBM, *et al.* Radiol Bras. 2001; 34(3):181-186.

O tratamento neoadjuvante ou adjuvante é individualizado e discutido em equipe multidisciplinar e especializada.

Resultados positivos para a sobrevivência desses doentes têm sido observados, especialmente para os casos de ademucinose peritoneal disseminada. Porém, não há ainda evidência suficiente para a definição se essa melhor sobrevivência diz respeito ao comportamento biológico da doença, ao tratamento em si, ou a ambos.

Implantes maiores que 5 cm, obstruções segmentares de intestino delgado, adenocarcinoma com células em anel de sinete, carcinomatose peritoneal mucinosa e tumor adenocarcinoide têm sido associados a piores prognósticos.

Importante frisar que não apenas doenças apendiculares podem causar o PMP, mas outras como neoplasias ovarianas.

▣ Tumores adenocarcinoides

Apresentam características tanto dos adenocarcinomas quanto dos tumores carcinoides, sendo mais agressivos que estes e possuindo a mesma classificação de estadiamento dos adenocarcinomas. O prognóstico é pior que o dos tumores carcinoides, porém, melhores que o dos adenocarcinomas.

Em geral se manifestam com dor abdominal, aguda ou crônica, sendo pouco frequente o achado incidental. A idade média de apresentação é mais próxima da dos adenocarcinomas, sexta década de vida.

Seu padrão de crescimento é submucoso, com margens mal delimitadas, não sendo frequente a metástase linfonodal, apesar de apresentar potencial de disseminação intraperitoneal.

O seu tratamento padrão-ouro não é bem determinado e inclui apendicectomia, hemicolectomia direita e quimioterapia adjuvante, sendo esta indicada, em geral, quando doença linfonodal presente. A hemicolectomia direita em geral é realizada quando tumores maiores do que 2 cm, que envolvem a base apendicular e/ou associado a doença linfonodal.

▣ Adenocarcinoma apendicular

Em contraste as demais neoplasias do apêndice, a maioria dos doentes com adenocarcinoma do apêndice tem a apendicite aguda como primeira manifestação da doença e que leva ao seu diagnóstico, sendo que 20% dos casos são achados incidentais. Ascite ou massa abdominal também podem estar presentes, em geral em quadros mais avançados da doença.

Histologicamente, é dividido em:

- **Tipo mucinoso:** o mais comum, é produtor de mucina;
- **Tipo intestinal ou colônico:** achados semelhantes aos do adenocarcinoma do cólon;
- **Células em anel de sinete:** o menos comum, é mais agressivo e associado a pior prognóstico.

Algumas diferenças entre os tipos mucinoso e intestinal são importantes. O tipo intestinal evolui como massa localizada sem formação de mucocele. A disseminação carcinomatosa peritoneal é mais frequente no tipo mucinoso, enquanto a evolução com doença metastática linfonodal não apresenta diferença entre esses tipos.

O estadiamento segue o preconizado pela AJCC/UICC 2017 (Tabela 54.2).

Os oncomarcadores, como CEA e CA 19.9 (antígeno carboidrato 19.9), são utilizados de forma semelhante ao seguimento oncológico do adenocarcinoma de cólon.

O tratamento mais comumentemente empregado é a hemicolectomia direita. Há, porém, quem defenda a apendicectomia apenas para tumores confinados à mucosa ou aos bem diferenciados restritos à submucosa. Tal distinção, entretanto, é dificilmente feita com precisão no intraoperatório.

Tabela 54.2
Estadiamento do carcinoma do apêndice cecal (AJCC 2017).

Tumor primário	
T0	Sem evidência de tumor.
Tis	Carcinoma *in situ* (carcinoma intramucoso; invasão da lâmina própria ou extensão à muscular da mucosa, sem ultrapassá-la).
Tis (LAMN)	Neoplasia mucinosa apendicular de baixo grau confinada à muscular própria (mucina acelular ou epitélio mucinoso que invade a lâmina própria. T1 e T2 não se aplicam à LAMN. Mucina acelular ou epitélio mucinoso que se estende à subserosa ou serosa é classificada como T3 e T4, respectivamente.
T1	Invasão da submucosa.
T2	Invasão da muscular própria.
T3	Invasão da subserosa ou mesoapêndice.
T4a	Invasão do peritônio visceral, incluindo invasão da serosa do apêndice ou serosa do mesoapêndice.
T4b	Invasão direta de estruturas ou órgãos adjacentes.
Linfonodos	
N0	Ausência de metástase em linfonodo regional.
N1a	Um linfonodo regional positivo.
N1b	Dois ou três linfonodos regionais positivos.
N1c	Ausência de linfonodo regional positivo, porém há presença de tumor no mesentério.
N2	Quatro ou mais linfonodos regionais positivos.
Metástase à distância	
M0	Ausência de metástase.
M1a	Presença de mucina acelular intraperitoneal, sem identificação de depósito mucinoso peritoneal disseminado.
M1b	Apenas metástase intraperitoneal, incluindo depósito mucinoso peritoneal contendo células neoplásicas.
M1c	Metástase em outros sítios que não peritônio.
Grau histológico	
Gx	Não pode ser avaliado.
G1	Bem diferenciado.
G2	Moderadamente diferenciado.
G3	Mal diferenciado.

Fonte: AJCC – *American Joint Committee on Cancer.*

O tratamento adjuvante com quimioterapia ou radioterapia não é bem definido. Ao contrário do estabelecido para o PMP, a cirurgia citorredutora associada à HIPEC não apresenta benefício na sobrevivência dos doentes com adenocarcinoma apendicular, pois nestes há, em geral, recidiva precoce, associada à progressão linfonodal da doença ou metástases sistêmicas à distância. Porém, em busca de melhores resultados, tal abordagem tem sido aplicada em diversos centros pelo mundo, especialmente em doentes com baixo volume de carcinomatose peritoneal e com implantes < 2,5 mm. Publicações de instituições têm mostrado resultados positivos na sobrevivência dos doentes, mas não há ainda consenso sobre qual a melhor abordagem.

Na presença de mucina acelular sem identificação de células tumorais/implantes, deve-se buscar outras amostras teciduais para estudo histológico e avaliação da celularidade.

BIBLIOGRAFIA

1. Carr N, Sobin L. Tumors of the appendix. In: Bosman FT, Carneiro F, Hruban RH, et al. WHO Classifcation of tumours of the digestive system. World Health Organization classifcation of tumours. 4th ed. Lyon, France: IARC Press; 2010. p.122-125
2. Chira RI, Nistor-Ciurba CC, Mociran A, et al. Appendicular mucinous adenocarcinoma associated with pseudomyxoma peritonei, a rare and difficult imaging diagnosis. Med Ultrason 2016;18(2):257-9.
3. Moreira LB, de Melo AS, Pinheiro RA, et al. Pseudomixoma peritoneal: aspectos tomográficos e na ressonância magnética: relato de três casos. Radiol Bras 2001;34(3):181-6.
4. Woltering EA, Bergsland EK, Beyer DT, et al. Neuroendocrine tumors of the appendix. In: AJCC Cancer Staging Manual. 8th ed. Chicago: AJCC; 2017. p.389.
5. Overman MJ, Asare EA, Compton CC, et al. Appendix-carcinoma. In: AJCC Cancer Staging Manual. 8th ed. Chicago: AJCC; 2017. p.237.
6. Woltering EA, Bergsland EK, Beyer DT, et al.. Neuroendocrine tumors of the appendix. In: AJCC Cancer Staging Manual. 8th ed. Chicago: AJCC; 2017. p.389.
7. Boudreaux JP, Klimstra DS, Hassan MM, et al. The NANETS consensus guideline for the diagnosis and management of neuroendocrine tumors: well-differentiated neuroendocrine tumors of the Jejunum, Ileum, appendix, and cecum. Pancreas 2010;39(6):784-98.
8. Pape UF, Perren A, Niederle B, et al. ENETS Consensus Guidelines for the management of patients with neuroendocrine neoplasms from the jejuno-ileum and the appendix including goblet cell carcinomas. Neuroendocrinology 2012; 95(2):135-56.
9. Sugarbaker PH. Managing the peritoneal surface component of gastrointestinal cancer. Part 1. Patterns of dissemination and treatment options. Oncology (Williston Park) 2004; 18(1):51-9.

10. Hata K, Tanaka N, Nomura Y, et al. Early appendiceal adenocarcinoma. A review of the literature with special reference to optimal surgical procedures. J Gastroenterol 2002; 37(3):210-4.
11. Turaga KK, Pappas S, Gamblin TC. Right hemicolectomy for mucinous adenocarcinoma of the appendix: just right or too much? Ann Surg Oncol 2013; 20(4):1063-7.
12. Zanati SA, Martin JA, Baker JP, et al. Colonoscopic diagnosis of mucocele of the appendix. Gastrointest Endosc 2005;62(3):452-6.
13. Stocchi L, Wolff BG, Larson DR, Harrington JR. Surgical treatment of appendiceal mucocele. Arch Surg 2003; 138(6):585-9.
14. Demetrashvili Z, Chkhaidze M, Khutsishvili K, et al. Mucocele of the appendix: case report and review of literature. Int Surg 2012; 97(3):266-9.
15. Batista TP, Sarmento BJQ, Loureiro JF, et al. A proposal of Brazilian Society of Surgical Oncology (BSSO/SBCO) for standardizing cytoreductive surgery (CRS) plus hyperthermic intraperitoneal chemotherapy (HIPEC) procedures in Brazil: pseudomixoma peritonei, appendiceal tumors and malignant peritoneal mesothelioma. Rev Col Bras Cir 2017;44(5):30-544.

Capítulo 55

Megacólon Chagásico

Raquel Yumi Yonamine
Rogério Tadeu Palma

INTRODUÇÃO

- O diagnóstico do megacólon está relacionado ao diâmetro dos diversos segmentos do intestino grosso. Assim, quando o diâmetro do ceco é maior que 12 cm, cólon direito 8 cm, esquerdo e retossigmoide 7 cm, podemos dizer que o paciente é portador de megacólon;
- Sua etiologia pode ser congênita ou adquirida, como no caso do megacólon chagásico;
- A doença de Chagas é uma zoonose causada por um protozoário flagelado denominado *Trypanosoma cruzi*;
- Sua transmissão ocorre através de um inseto hematófogo, popularmente conhecido, no Brasil, como barbeiro;
- A manifestação da doença de Chagas pode ser aguda ou crônica, afetando diversos órgãos;
- O megacólon chagásico é a forma mais grave da doença, depois da cardiopatia, produzindo desconforto e podendo levar à morte um grande número de pacientes.

FISIOPATOLOGIA

A forma gastrointestinal da doença de Chagas acomete o tubo digestivo e os principais sintomas são decorrentes dos distúrbios da atividade motora, principalmente do esôfago e do cólon esquerdo. A fisiopatologia das manifestações ocorre devido à denervação intrínseca das vísceras comprometidas, envolvendo o sistema nervoso autonômico, principalmente o parassimpático, por meio da destruição dos plexos mioentérico e submucoso (Auerbach e Meissner). Microscopicamente, a doença caracteriza-se por uma neuropatia inflamatória do plexo mioentérico, com hiperplasia das células musculares lisas, infiltração do plexo por linfócitos e das células plasmáticas, degeneração e destruição neuronal.

Assim, a sincronia dos movimentos peristálticos dos segmentos não acometidos é substituída por incoordenação da atividade motora, interferindo no trânsito fecal.

▇ QUADRO CLÍNICO

O principal sintoma é a constipação de evolução lenta e progressiva, obrigando o paciente a utilizar laxantes cada vez mais potentes.

As complicações mais frequentes são:

- Distensão abdominal;
- Fecalomas;
- Volvo;
- Úlceras por impactação fecal;
- Perfurações.

▇ DIAGNÓSTICO

Anamnese e o interrogatório sobre os diversos aparelhos, assim como antecedentes pessoais, fornecem elementos que subsidiam o diagnóstico. Não é raro que nesse momento sejam diagnosticadas alterações em outros órgãos, como esôfago e coração.

Ao exame abdominal pode-se palpar uma massa moldável em cólon esquerdo, chamado sinal de Gersuny, patognomônico de fecaloma.

Exames radiológicos como raio x simples do abdome e enema opaco auxiliarão no diagnóstico e são fundamentais para avaliar o grau de dilatação.

No exame laboratorial, a reação de fixação de complementos, conhecida como reação de Guerreiro e Machado, quando positiva, concretiza o diagnóstico (Figs. 55.1 e 55.2).

▇ TRATAMENTO

▇▌ Clínico

- Adequação dos hábitos alimentares – ingestão de frutas, líquidos e vegetais. Restrição de alimentos obstipantes.
- Laxativos – indicados a pacientes que não respondem à dieta. Laxativos osmóticos, como o manitol a 20% ou o polietilenoglicol, são os mais indicados;
- Remoção do fecaloma – quando no reto, pode ser retirado manualmente e aqueles localizados mais altos, realiza-se lavagem intestinal.

▇▌ Cirúrgico

- **Eletivo:** indicado para aqueles pacientes com grande dilatação e cólon disfuncional, ou seja, aqueles que não respondem ao tratamento clínico. As técnicas cirúrgicas convencionais mais comumente utilizadas são a retossigmoidectomia anterior e a cirurgia proposta originalmente por DuHamel para tratamento da doença de Hirschsprung.

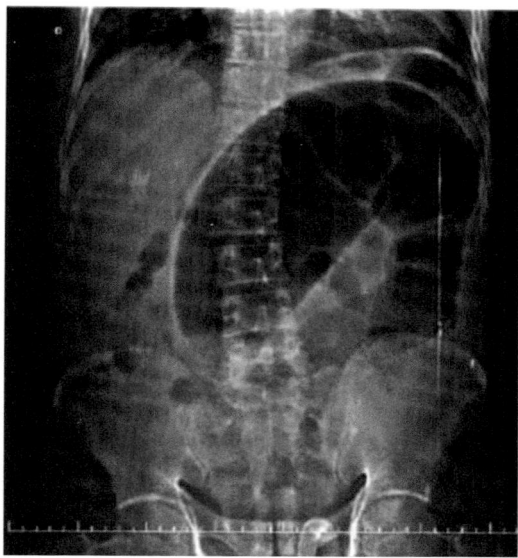

Fig. 55.1 – *Raio X de abdômen simples com volvo de sigmoide. Observa-se grande distensão gasosa dos cólons.*
Fonte: Dias, 2016.

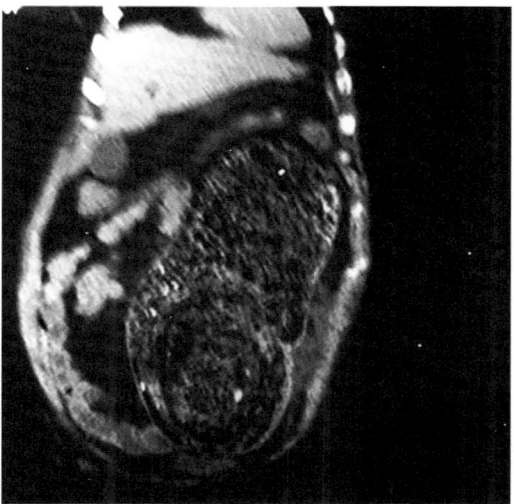

Fig. 55.2 – *Tomografia computadorizada mostrando imagem de fecaloma impactado em cólon sigmoide.*
Fonte: Dias, 2016.

- **Urgência:** Indicado nos pacientes com volvo de sigmoide não resolvido por endoscopia, perfuração em decorrência deste volvo ou por ulceração e necrose. A técnica cirúrgica irá depender do estado geral do paciente, optado ou não por realização de anastomose primária.

BIBLIOGRAFIA

1. Dias JC et al. II Consenso Brasileiro em Doença de Chagas, 2015. Epidemiol Serv Saúde 2016;25(n.especial):7-86.
2. Gordon PH. Principles and practice of surgery for the colon, rectum, and anus. 3rd ed. New York: Informa healthcare; 2006.
3. Beck DE. The ASCRS textbook of colon and rectal surgery. 2nd ed. New York: Springer-Verlag; 2009.

Capítulo 56

Doença Diverticular dos Cólons

Raquel Yumi Yonamine
Rogério Tadeu Palma

■ INTRODUÇÃO

- A doença diverticular do cólon representa alterações anatômicas e fisiopatológicas relacionadas com a presença de divertículos;
- Os divertículos podem ser verdadeiros, contendo todas as camadas da parede intestinal, ou falsos, quando não contêm a camada muscular;
- Pode apresentar-se de forma assintomática e quando apresenta complicações, como a inflamação, é chamada de diverticulite aguda;
- Estima-se que 20% dos pacientes portadores de divertículos, evoluirão com diverticulite aguda.

■ FISIOPATOLOGIA

A diverticulose está relacionada às altas pressões intraluminares durante a contração máxima intestinal. As contrações segmentares aumentam as pressões voltadas para parede do cólon, em vez de atuar como ondas de propulsão, podendo evoluir com herniações da mucosa através de defeitos da musculatura por onde penetram os vasos sanguíneos. (Fig. 56.1)

A maior parte dos divertículos apresenta-se entre a tênia mesentérica e antimesentérica e o segmento mais acometido é o sigmoide. (Fig. 56.2)

A presença de dor está associada ao espasmo muscular e à inflamação, podendo evoluir com microperfurações.

Observa-se risco aumentado de desenvolvimento da doença diverticular associado à dieta rica em carne vermelha e gordura. Este risco pode ser reduzido com a transformação para uma dieta rica em fibras, especialmente se derivadas de celulose.

A inflamação e a perfuração resultam na formação de um abscesso, enquanto o tamponamento incompleto pode levar à perfuração livre.

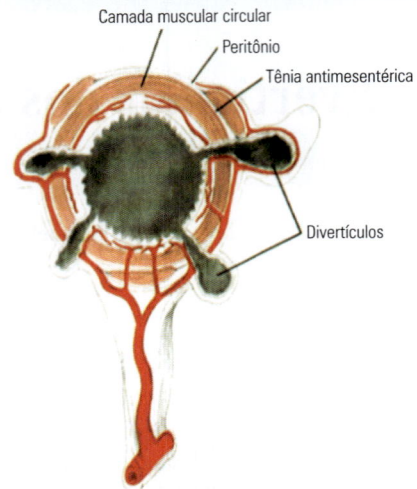

Fig. 56.1 – *Parede do cólon com divertículos.*
Fonte: adaptada de Gordon, 2006.

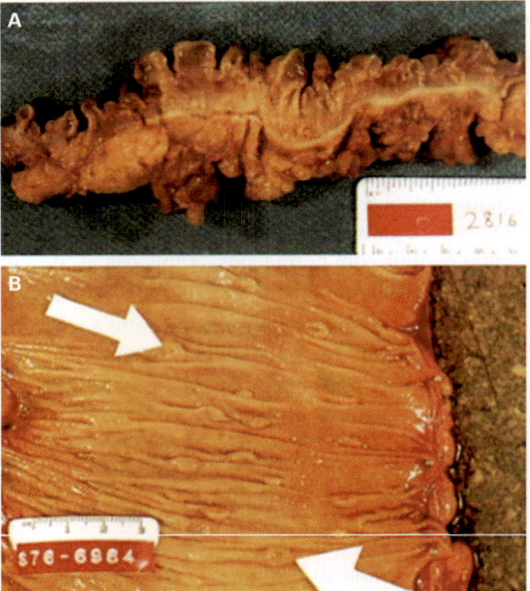

Fig. 56.2 – *Cólon sigmoide com paredes espessadas e lúmen estreito* (A). *Presença de divertículos na seta* (B).
Fonte: Gordon, 2006.

DIAGNÓSTICO
História e exame físico
A maioria dos pacientes apresenta dor em quadrante inferior esquerdo, contínua, que pode estar relacionada a períodos de diarreia e constipação e está associada à febre e leucocitose. Alguns casos podem apresentar massa palpável, piúria, fecalúria, quando evoluiu com fístulas (colo vesical, colo vaginal).

Diagnóstico diferencial
ITU, ureterolitíase, apendicite aguda, isquemia mesentérica, doença inflamatória pélvica ou neoplasias.

Exames diagnósticos
- Tomografia computadorizada com contraste intravenosa e via oral para diagnóstico e avaliação da gravidade. Possui sensibilidade de 98% e especificidade de 99%.
    - Achados: aumento de espessura de parede, borramento de gordura, flegmão, gás extraluminal, abscesso, fístula e estenose.
- Ressonância nuclear magnética e ultrassonografia pode ser realizado em pacientes que possuem contraindicação a tomografia, como gestantes, presença de alergias ou insuficiência renal.

TRATAMENTO
Clínico
Baseia-se no uso de antibioticoterapia com cobertura para microrganismos gram-negativos e anaeróbios, e alteração da dieta.

Cirúrgico
- **Punção guiada por imagem:** pacientes estáveis, com abscessos grandes e acessíveis e em pacientes sem melhora com terapia clínica após 48 a 72h;
- **Colectomia de urgência:** pacientes com peritonite difusa ou com falha de tratamento clínico.

Pacientes com peritonite e infecção grave apresentam importante deterioração clínica e devem ser ressuscitados volemicamente, com administração de antibióticos e abordados o quanto antes.

Apesar de a maioria dos pacientes com diverticulite responder bem ao tratamento clínico, 25% deles necessitam de cirurgia de urgência.

Imunodeprimidos têm menor chance de sucesso em tratamento clínico, assim como pacientes com vasculites e IRC têm maior chance de recorrência, diverticulite complicada e submissão à cirurgia de urgência.

A cirurgia eletiva, após resolução do caso, deve ser individualizada levando em consideração os riscos operatórios, estilo de vida, impossibilidade de excluir neoplasia, severidade das crises e sintomas duradouros.

RECOMENDAÇÕES GERAIS

- Após ressecção, a decisão de reconstruir o trânsito depende do *status* do paciente, do intraoperatório e da preferência do cirurgião;
- Ressecção deve ser baseada na anatomia e qualidade do tecido. A margem distal minimiza recorrência e deve se estender ao reto proximal para realizar anastomose colorretal;
- Laparoscopia é preferível à cirurgia aberta;
- Pacientes com dor abdominal e espessamento de parede devem realizar colonoscopia após 6 a 8 semanas e resolução do caso para excluir isquemia, DII e neoplasia.

BIBLIOGRAFIA

1. Feingold D, Steele SR, Lee S, et al. Practice parameters for the treatment of sigmoid diverticulitis. Dis Colon Rectum 2014;57(3):284-94.
2. Gordon PH. Principles and practice of surgery for the colon, rectum, and anus. 3rd ed. New York: Informa healthcare; 2006.
3. Beck DE. The ASCRS textbook of colon and rectal surgery. 2nd ed. New York: Springer-Verlag; 2009.

Capítulo 57

Doença de Crohn e Retocolite Ulcerativa

Raquel Yumi Yonamine
Rogério Tadeu Palma

INTRODUÇÃO

A doença inflamatória intestinal é composta de dois grandes distúrbios: retocolite ulcerativa (RCU) e doença de Crohn (DC).

A doença inflamatória intestinal (DII) possui fator multicausal e sua etiopatogenia precisa permanece ainda desconhecida. Atualmente, diversas pesquisas e descobertas estão sendo realizadas no mundo, portanto, critérios diagnósticos, definições e *guidelines* podem apresentar conflitos, não havendo um consenso universal.

A DII está presente na população como um todo, no entanto, acomete mais brancos que vivem em área urbana e industrializada. Possui distribuição uniforme entre os sexos e costuma acometer mais jovens, com pico entre 15 e 30 anos. É caracterizada por sua cronicidade, levando a períodos de atividade e remissão, causando um impacto importante na qualidade de vida do paciente.

DOENÇA DE CROHN

A DC é caracterizada pela inflamação transmural que pode acometer qualquer segmento do trato gastrointestinal, assim como estender-se por todas as camadas da parede intestinal, desde a mucosa até a serosa. É comum a presença de áreas doentes intercaladas com áreas preservadas da mucosa. (Fig. 57.1)

Manifestações clínicas

As manifestações intestinais da DC são heterogêneas, porém, tipicamente ocorre: fadiga, diarreia prolongada com dor abdominal, perda de peso e febre com ou sem sangramento intestinal. A doença pode evoluir para um quadro de estenose, fístula ou abscessos.

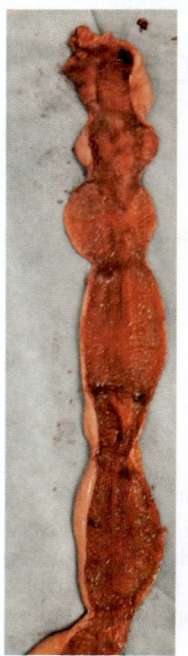 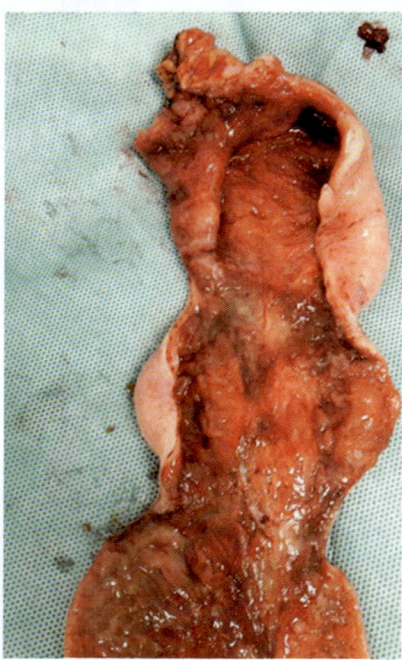

Fig. 57.1 – *Presença de múltiplas estenoses em intestino delgado de paciente portador de doença de Crohn após quadro de abdome agudo obstrutivo.*

Fonte: imagem do autor Rogério Tadeu Palma e Raquel Yumi Yonamine.

As manifestações clínicas extraintestinais incluem: artrite periférica, pioderma gangrenoso, eritema nodoso, colangite esclerosante primária, ireíte, uveíte, episclerite, trombose venosa profunda, entre outros.

Classificação clínica

- **DC leve a moderada:** são os pacientes ambulatoriais, sem sinais de obstrução intestinal ou queixas álgicas, controlados com medicações via oral;
- **DC moderada a grave:** os pacientes apresentam sinais mais proeminentes como febre, perda de peso maior que 10%, náuseas, vômitos ou anemia significativa;
- **DC grave fulminante:** refere-se a pacientes que não respondem ao uso de corticosteroides e terapia biológica. Ou, ainda, aqueles que apresentam obstrução intestinal ou sinais de irritação peritoneal.

Podemos, ainda, classificar o índice de atividade inflamatória na doença de Crohn de acordo com o IADC – *Crohn's disease activity index* (Tabela 57.1).

Tabela 57.1
Crohn's disease activity index –
Índice de atividade inflamatória na doença de Crohn.

Índice de atividade da doença de Crohn (multiplicar o valor da coluna 1 pelo da coluna 2, anotando o resultado na coluna subtotal. Somar todos subtotais para encontrar o valor total do IADC)

Variável	Fator multiplicador	Subtotal
Média do número de evacuações líquidas ou pastosas por dia nos últimos 7 dias	× 2	
Dor abdominal, em média nos últimos 7 dias (0 – sem dor, 1 – dor leve, 2 – dor moderada, 3 – dor acentuada)	× 5	
Sensação de bem-estar, média dos últimos 7 dias (0 – bom, 1 – um pouco abaixo da média, 3 – ruim, 4 – muito ruim, 5 – terrível)	× 7	
Número de complicações 1 – artrite ou artralgia 2 – irite ou uveíte 3 – eritema nodo ou pioderma gangrenoso ou estomatite aftoide 4 – fissura anal ou fístula ou abscesso perirretal 5 – febre acima de 37,8 ºC	× 20	
Massa abdominal (0 – não, 2 – questionável, 5 – definida)	× 10	
Hematócrito (homens: 47 menos Ht; mulheres: 42 menos Ht em %)	× 6	
Percentual acima ou abaixo do peso corporal habitual (1 menos [peso/peso habitual] × 100 (o resultado deve ser somado ou diminuído ao restante de acordo com o sinal)	× 1	
	Total do IACD	

Soma total = < 150 – remissão/150-250 = Leve/250-350 = Moderada/> 350 = Grave.
Fonte: Best *et al.*,1976.

▮▮ Diagnóstico

Devido à apresentação heterogênea, não existe um exame padrão-ouro para diagnóstico da DC, mas sim uma combinação entre exame físico, evolução da doença, exames endoscópicos, histológicos, radiológicos e bioquímicos.

- **Exames laboratoriais:** pode revelar anemia, deficiência de ferro, contagem de glóbulos brancos elevados, deficiência de B12, taxa de sedimentação de eritrócitos e PCR elevados. Outros marcadores de inflamação também podem ser utilizados como a calproctetina. Deve-se afastar a presença de *Clostridium difficile* e parasitas intestinais;

- **Radiografia simples:** pode mostrar sinais de perfuração, obstrução e espessamento de parede;
- **Exames radiológicos contrastados:** podem mostrar a presença de estenoses e fístulas, principalmente no intestino delgado, onde instrumentos endoscópicos não conseguem alcançar;
- **Tomografia computadorizada:** avalia a espessura do intestino, presença de abscessos, fleimão ou ar em estruturas adjacentes;
- **Ressonância nuclear magnética:** permite avaliação precisa dos tecidos moles, resultando num melhor delineamento da doença. Para avaliação do intestino delgado, necessita de contraste via oral (enterorressonância);
- **Colonoscopia com biópsia:** além de fornecer material histológico, consegue visualizar ulcerações focais adjacentes às áreas da mucosa normal, levando a um aspecto de "calçada de paralelepípedo" ou "salteado" (Fig. 57.2);

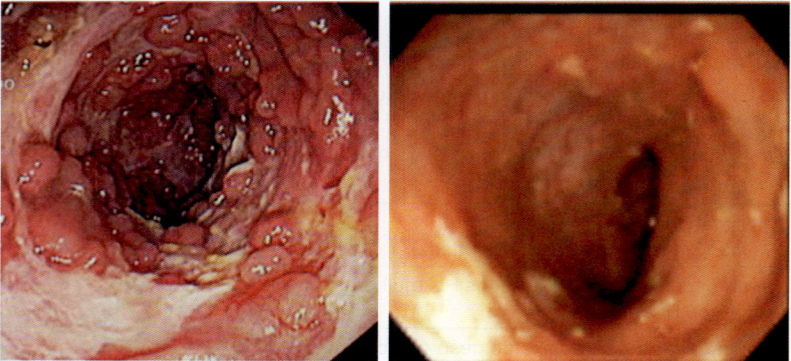

Fig. 57.2 – *Colonoscopia de paciente portador de doença de Crohn.*
Fonte: imagem do autor Rogério Tadeu Palma e Raquel Yumi Yonamine.

- **Cápsula endoscópica:** é um meio de visualizar o intestino delgado naqueles pacientes que mantêm a suspeita da doença, porém com exames prévios negativos. Pode detectar lesões sugestivas não visíveis por outros estudos intestinais. Não deve ser realizada em pacientes com uma estenose intestinal;
- **Testes sorológicos:** P- ANCA é um autoanticorpo encontrado em 50% a 70% dos pacientes com RCU e 20% a 30% daqueles com DC. Já o anticorpo sérico ASCA (*Saccharomyces cerevisiae*), está presente em 50% a 70% dos pacientes com DC;
- **Biópsia:** para a confirmação da doença, deve-se ter, no mínimo, 2 biópsias positivas entre 5 realizadas em regiões diferentes do cólon e íleo terminal.

■ Tratamento

Na DC, tanto no tratamento clínico (Algoritmo 57.1) como no cirúrgico, 80% dos pacientes evoluirão com recidiva da doença, portanto, é importante saber o momento mais indicado para a abordagem cirúrgica. Na Tabela 57.2, temos as indicações cirúrgicas eletivas e de urgência.

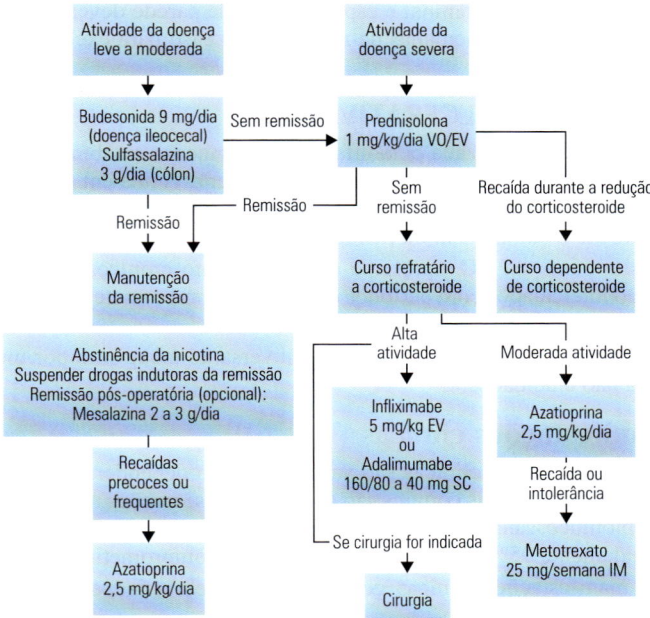

Algoritmo 57.1 – *Tratamento clínico da doença de Crohn: indução de remissão.*

Tabela 57.2 Tratamento cirúrgico na doença de Crohn.	
Cirurgia eletiva	*Cirurgia de urgência*
Intratabilidade clínica	Obstrução intestinal aguda
Retardo no crescimento	Perfuração intestinal
Doença fistulizante	Hemorragia maciça
Massa abdominal palpável	Colite aguda/megacólon tóxico
Malignização	Ileíte aguda

■▶ Recomendações gerais

- Após ressecção, a decisão de reconstruir o trânsito depende do *status* do paciente, do intraoperatório e da preferência do cirurgião;
- A ressecção deve ser baseada na anatomia, qualidade do tecido e margem livre, sempre tentando evitar grandes ressecções;
- Laparoscopia é preferível à cirurgia aberta;
- Pacientes com dor abdominal e espessamento de parede devem realizar colonoscopia após 6 a 8 semanas da resolução do caso para excluir isquemia, DII e neoplasia.

■▶ RETOCOLITE ULCERATIVA

A RCU é caracterizada pela infamação da mucosa e submucosa intestinal, sendo restrita à região do reto e cólon. Pode ser dividida em distal, quando refere-se à inflamação até 15 cm da linha denteada (proctite), ou extensa, quando acomete até o cólon distal ou flexura esplênica (pancolite).

Assim como na DC, apresenta comportamento crônico, com surtos de agudização intercalados com períodos de acalmia, comprometendo a qualidade de vida do paciente.

Sua incidência apresenta correlação inversa ao tabagismo por mecanismos ainda não elucidados.

■▶ Manifestações clínicas

As manifestações clínicas são variáveis e irão depender da extensão da doença. Os sintomas mais comuns são diarreia com secreções mucossanguinolentas ou piomucossanguinolentas, associadas ou não a exonerações intestinais. Aproximadamente 95% dos pacientes apresentam comprometimento retal.

As manifestações clínicas gerais incluem: febre, inapetência, astenia, emagrecimento e anemia.

■▶ Classificação

A gravidade da RCU pode ser classificada conforme a Tabela 57.3.

■▶ Diagnóstico

O diagnóstico é realizado através da exclusão de patologias possivelmente tratáveis, como as infectoparasitárias. É obrigatório um exame endoscópico que irá apresentar edema, congestão, microulcerações, friabilidade nas quais podem estar ou não recobertas por fibrina. Essas úlceras não costumam ultrapassar 1 cm de extensão e a transição com a mucosa saudável é abrupta. Outro achado importante na endoscopia é o gradiente de intensidade, o qual geralmente é mais intenso nas porções mais distais.

Algumas das características histológicas incluem: distorção e ramificação de criptas, depleção de mucina nas células caliciformes, congestão vascular, abscessos crípticos uniformes, perda da mucosa e preservação das criptas, neutrófilos na lâmina própria e displasia.

Tabela 57.3
Classificação de Truelove e Witts para determinação da gravidade da RCU.

Grau	Definição
Leve	Menos de 4 evacuações ao dia, com ou sem sangue, sem sinais de envolvimento sistêmico, VHS normal
Moderada	Mais de 4 evacuações ao dia, mas com sintomas sistêmicos mínimos
Grave	Mais de 6 evacuações ao dia, com sangue e sinais de envolvimento sistêmico, com temperatura > 37,5 °C, taquicardia (> 90 bpm), anemia (Hb < 10,5 g/dL) e VHS > 30 mm
Fulminante	Mais de 10 evacuações ao dia, com sangue (enterorragia) e sinais de envolvimento sistêmico, com temperatura > 37,5 °C, taquicardia (> 90 bpm), necessidade de hemotransfusão, marcadas alterações em testes de atividade inflamatória (VHS > 30 mm), com ou sem megacólon tóxico (cólon transverso dilatado > 6 cm) ou perfuração intestinal

Fonte: Sobrado 2012.

Tratamento

Em condições eletivas, temos quatro opções cirúrgicas:

- Proctocolectomia total com ileostomia terminal;
- Proctocolectomia total e ileostomia continente;
- Colectomia abdominal com anastomose ileorretal;
- Colectomia abdominal com anastomose bolsa ileal-anal.

Cirurgias de urgência

Em vigência de sepse, o intestino doente ou perfurado deve ser ressecado. Em caso de hemorragia, todo o cólon deve ser removido. Em pacientes muito debilitados, deve-se dar preferência à ileostomia, evitando anastomoses de risco.

Pacientes com megacólon tóxico devem ser cuidadosamente monitorados em unidade intensiva para detectar qualquer sinal de piora clínica, controle hidroeletrolítico e geralmente exames de imagem são realizados a cada 12h. O tratamento clínico pode evitar cirurgia em 2/3 dos pacientes, no entanto, a falta de resposta em 72h é indicação cirúrgica. Qualquer piora clínica, laboratorial ou radiológica é indicação de colectomia imediata.

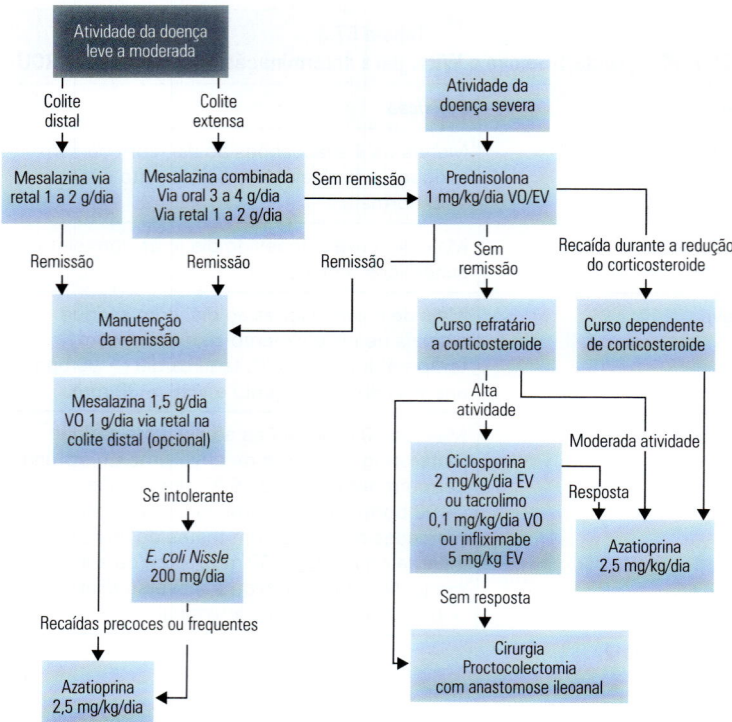

Algoritmo 57.2 – *Tratamento da retocolite ulcerativa.*
Fonte: Sobrado 2012.

BIBLIOGRAFIA

1. Sobrado CW, Cardozo WS. Doença inflamatória intestinal. Barueri(SP): Manole; 2012.
2. Gionchetti P, Dignass A, Danese SD, et al. 3rd European Evidence-based Consensus on the Diagnosis and Management of Crohn's Disease 2016: Part 2: Surgical Management and Special Situations. J Crohns Colitis 2017;11(2):135-49.
3. Gordon PH. Principles and practice of surgery for the colon, rectum, and anus. 3rd ed. New York: Informa healthcare; 2006.
4. Beck DE. The ASCRS textbook of colon and rectal surgery. 2nd ed. New York: Springer-Verlag; 2009.

Capítulo 58

Endometriose Profunda

Fábio Piovezan Fonte
Rogério Tadeu Palma

■ INTRODUÇÃO

A endometriose é uma doença inflamatória crônica benigna, proliferativa, estrogênio-dependente, caracterizada pela presença de glândulas endometriais e estromais fora da cavidade uterina.

Na população feminina a incidência é de aproximadamente 10% a 15%, sendo a faixa etária mais comum em mulheres em idade fértil, em torno dos 25 a 35 anos.

Os fatores de risco são o aumento à exposição aos ciclos ovulatórios, a menarca precoce e a menopausa tardia. Já o uso de anticoncepcionais orais e gestações múltiplas reduzem o risco.

A apresentação mais agressiva da endometriose é conhecida como endometriose profunda, que corresponde a cerca de 20% de todos os casos da doença. O acometimento intestinal representa 3% a 37% de todos os casos, sendo o reto e o cólon sigmoide distal os mais comuns.

O tempo entre o início dos sintomas até o diagnóstico pode variar em até 7 anos, gerando custos relacionados à queda da produtividade maiores do que a assistência médico-hospitalar para o tratamento da doença.[1,2,3,4]

■ ETIOLOGIA

Existem diversas teorias propostas para tentar explicar a etiopatogenia da endometriose. As principais seguem abaixo:

- A teoria da menstruação retrógrada de Sampson, de 1927, é atualmente a mais aceita, propondo que o tecido endometrial viável é disseminado na cavidade peritoneal através das trompas de Falópio durante a menstruação e, subsequentemente, em implantes no tecido peritoneal ou nos órgãos pélvicos, em associação com o fenômeno da menstruação retrógrada. É provável que as mulheres com endometriose sofram de altera-

ções concomitantes a fatores genéticos, imunológicos ou bioquímicos, que contribuem para o desenvolvimento da doença.
- A teoria da metaplasia celômica descreve que a endometriose surge da metaplasia das células que revestem o peritônio visceral e abdominal após vários estímulos hormonais, ambientais ou infecciosos. A teoria baseia-se na embriologia do peritônio abdominal, pélvico e torácico, os ductos de Müller e o epitélio germinativo do ovário, por todos serem derivados do epitélio da parede celômica. Esta teoria pode fornecer explicações para casos de endometriose em locais ectópicos, como os pulmões.
- A teoria das células estaminais preconiza que estas células-tronco, progenitoras, podem viajar através da menstruação retrógrada, linfática ou vascular, causando disseminação e focos ectópicos da doença.

Evidências atuais indicam que os fatores imunológicos estão significativamente envolvidos na etiopatogenia da endometriose, como o fator de crescimento endotelial vascular e outros fatores angiogênicos incluindo interleucinas 6 e 8 e fator de necrose tumoral. Porém, ainda não está claro se a resposta imunológica disfuncional observada em mulheres com endometriose é a causa do desenvolvimento da doença.

CLASSIFICAÇÃO

A endometriose é uma doença com muitos tipos de comportamento e as classificações procuram identificar a localização das lesões, o grau de comprometimento dos órgãos e a severidade da doença.

A Classificação da Sociedade Americana de Medicina Reprodutiva, de 1985, baseia-se no aspecto, tamanho e profundidade dos implantes peritoneais e ovarianos; na presença, extensão e tipo de aderências e no grau de obliteração do fundo de saco:

- **Estágio I (endometriose mínima):** escore 1 a 5, implantes isolados e sem aderências significantes;
- **Estágio II (endometriose leve):** escore 6 a 15, implantes superficiais e sem aderências significantes;
- **Estágio III (endometriose moderada):** escore 16 a 40, múltiplos implantes, aderências peritubárias e periovarianas evidentes;
- **Estágio IV (endometriose grave):** escore > 40, múltiplos implantes superficiais e profundos, incluindo endometriomas, aderências densas e firmes.

Classificação por profundidade de infiltração peritoneal – Corillie et al., 1990

- **Superficial:** < 1 mm de infiltração;
- **Intermediária:** 2 a 4 mm de infiltração;
- **Profunda:** > 5 mm de infiltração.

Classificação Nisolle e Donnez, 1997
- Superficial ou peritoneal;
- Ovariana;
- Infiltrativa ou profunda (histologicamente infiltrando > 5 mm).

DIAGNÓSTICOS

Os principais sinais e sintomas são:

- Dor abdominal e pélvica crônica;
- Infertilidade;
- História familiar de endometriose grave;
- Dor pélvica crônica com piora no período menstrual;
- Dispareunia;
- Infertilidade;
- Dismenorreia;
- Alterações intestinais cíclicas;
- Alterações urinárias cíclicas.

A endometriose profunda, com acometimento intestinal, pode se manifestar com:

- Dor abdominal inferior, com padrão cíclico em aproximadamente 40%;
- Constipação ou diarreia (25% a 40%);
- Melenas e sangramento retal;
- Tenesmo;
- Distensão abdominal;
- Meteorismo.

Podem existir pacientes assintomáticas e, muito menos frequentemente, a endometriose gastrointestinal também pode iniciar como um abdome agudo.

Exame físico

Os achados no exame físico podem ser diversos. Sugere-se que ele deva ser realizado enquanto as pacientes estão sintomáticas ou durante o período menstrual, pois aumenta a chances diagnósticas. O toque vaginal bimanual e o toque retal são obrigatórios e auxiliam na avaliação das estruturas pélvicas e do quadro álgico:

- Massas superficiais e profundas palpáveis em abdome;
- Dor ao toque vaginal;
- Útero retrovertido com fixação;
- Ligamentos uterossacrais espessados ou com nódulos;
- Nodulações em fundo de saco e espaço retovaginal.

O exame físico possibilita a identificação de aproximadamente de 50% dos nódulos retrovaginais maiores que 3 cm de diâmetro.

Tabela 58.1
Resumo do quadro clínico da endometriose profunda.

História da dor	História menstrual
Dismenorreia intensa	Menarca precoce
Dor pélvica crônica	Polimenorreia
Dispareunia profunda	Menorragia
Disquezia menstrual	Hematoquesia
Disúria menstrual	Hematúria menstrual
História reprodutiva	**Exame ginecológico**
Faixa etária reprodutiva	Útero retrovertido com fixação
Nuliparidade	Massa pélvica retrouterina ou anexial com fixação
Infertilidade	Nódulos ou espessamento no fundo de saco
Dor após interrupção do anticoncepcional oral	Hiperalgesia no fundo de saco

Tabela 58.2
Principais diagnósticos diferenciais da endometriose profunda.

Diagnóstico diferencial
Síndrome do intestino irritável
Doença inflamatória pélvica
Cistite intersticial
Câncer de ovário
Câncer de intestino

Exames complementares

Os principais marcadores bioquímicos utilizados são:

- CA-125 – Este exame deve ser realizado no primeiro, segundo ou terceiro dias do ciclo menstrual, servindo como marcador da endometriose avançada e/ou profunda quando apresentar-se em valores superiores a 100 U/mL, podendo também representar mau prognóstico e recidiva elevados no controle pós-tratamento.

- Para a dosagem da Proteína Sérica Amiloide-A (SAA), uma amostra deve ser coletada na mesma fase do ciclo do CA 125, quando níveis superiores a 50 µg/mL, em associação com CA 125 superior a 100 UI/mL, são indicativos de comprometimento intestinal.

- PP14 e TATI são marcadores promissores que mostraram-se elevados, podendo estar relacionados com a gravidade da doença. No entanto, ainda são necessários estudos para introduzi-los na prática de rotina.
- HE4 é um biomarcador promissor para câncer de ovário, podendo ser útil no diagnóstico diferencial em pacientes com endometriose e massa pélvica.

Os principais métodos de imagem empregados são:

- **USG:** A investigação inicial é recomendada pela ultrassonografia (USG) transvaginal das estruturas pélvicas por ser um método acessível e, quando associado ao preparo intestinal, chega ter sensibilidade de 98% e especificidade de 100% nos casos de endometriose profunda. O USG transabdominal também pode ser utilizado, é menos doloroso à paciente, mas apresenta sensibilidade notadamente inferior ao método transvaginal.
- **RM:** A ressonância magnética (RM) é um método que independe do operador e favorece o planejamento cirúrgico, já que demonstra a relação entre as lesões e os órgãos pélvicos. Sua sensibilidade e especificidade podem chegar a 100% nas lesões maiores que 7 mm; já esta acurácia diminui proporcionalmente com pequenos implantes peritoneais.
- **TC:** A tomografia computadorizada (TC) tem sido utilizada para avaliação principalmente de diagnósticos diferenciais e pode mostrar alterações na espessura do cólon, lesões volumosas e, ao contrário da RM, apresenta dificuldade em diferenciar e delimitar os órgãos pélvicos e as lesões.
- Urografia excretora e ureterocistoscopia – Estes exames podem indicar se há comprometimento dos ureteres e da bexiga, mas, podem não detectar pequenas lesões vesicais e sem acometimendo da mucosa.
- **Videolaparoscopia:** O diagnóstico definitivo e padrão-ouro da endometriose considerado atualmente é a videolaparoscopia (VLP) com biópsia e confirmação histológica. Nos casos de laparoscopia positiva, com lesões sugestivas e histologia negativa, não exclui o diagnóstico. Ainda recomenda-

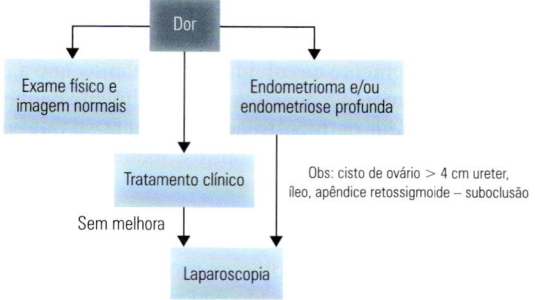

Algoritmo 58.1 – *Roteiro terapêutico para mulheres com dor pélvica e suspeita clínica de endometriose.*
Fonte: Manual de Endometriose 2014/2015 – FEBRASGO.

-se amostras histológicas dos endometriomas de ovário e da endometriose profunda para excluir malignidade. Nas mulheres com endometriose e dor e/ou infertilidade, a laparoscopia diagnóstica e terapêutica apresenta melhores resultados do que a laparoscopia diagnóstica isolada.

TRATAMENTO

Os tratamentos para endometriose profunda têm como foco erradicar a dor e tratar a infertilidade. São empregados tratamento medicamentoso e/ou cirúrgico. A decisão sobre a realização de tratamento clínico ou cirúrgico depende das características das lesões, dos sintomas, do desejo reprodutivo e da idade da paciente.

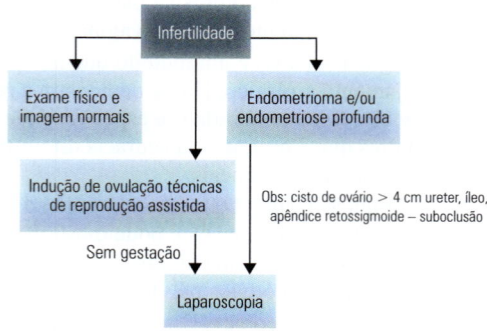

Algoritmo 58.2 – *Roteiro terapêutico para mulheres com infertilidade e suspeita clínica de endometriose.*
Fonte: Manual de Endometriose 2014/2015 – FEBRASGO.

Tratamento clínico

Tratamento medicamentoso
Anti-inflamatórios Não Hormonais (AINH)

Baseado no conhecimento da fisiopatologia da doença na qual as prostaglandinas estão relevantemente envolvidas, acreditamos que a associação de anti-inflamatórios no tratamento é benéfica, principalmente naquelas que ainda referem dor após o bloqueio da menstruação. Salienta-se que, para este fim, nenhum AINH mostrou-se superior aos outros, incluindo precauções quanto aos efeitos colaterais.

Anticoncepcional Oral Combinado (ACO)

As pílulas combinadas, assim como os progestagênios, remetem à decidualização seguida de hipotrofia do tecido endometrial e podem ser utilizadas ciclicamente ou continuamente, pois não há evidências que mostrem maior eficácia do uso contínuo.

Progestagênios

Os progestagênios levam à hipotrofia endometrial e podem ser administrados por via oral, intramuscular, por meio de implantes dérmicos ou em sistema intrauterino, e sua efetividade, independentemente da via, oscila em torno de 80%.

Danazol

Tem ações sobre os receptores de androgênios, progesterona e glicocorticoides inibindo a esteroidogênese, aumentando a fração livre da testosterona. Atua bloqueando o eixo hipotálamo-hipófise-ovário e também no microambiente peritoneal, levando à diminuição do processo inflamatório e possível regressão dos implantes. A dose preconizada varia de 400 mg/dia a 800 mg/dia, devendo ser alcançada a amenorreia e o alívio da dor com a menor posologia possível.

Análogos do GnRH (a-GnRH)

Esta classe de medicação atua na hipófise, levando à dessensibilização dos receptores de GnRH, impedindo a síntese hipofisária de LH e FSH e, como consequência, o bloqueio da produção de estrogênios pelos ovários. São diversas as formulações disponíveis para uso clínico.

Inibidores da aromatase

Seu uso pauta-se principalmente na capacidade de alguns focos de endometriose conseguirem expressar enzima p450 aromatase, enzima responsável pela conversão de androgênios em estrogênios. Deste modo, as células ectópicas produzem seu próprio estrogênio a partir da testosterona circulante, anulando os efeitos do bloqueio ovariano.

Terapias não medicamentosas

- Acupuntura;
- Fisioterapia.

■) Tratamento cirúrgico

O tratamento cirúrgico deve seguir os princípios de erradicação de todos os implantes endometriais e a técnica cirúrgica a ser utilizada vai depender da localização dos implantes, nível de infiltração, experiência do cirurgião, vias de acesso e desejo de engravidar da paciente. O tratamento deve ser explicado com detalhes sobre seus riscos, complicações, uso de ostomias e ressecções de órgãos.

Tratamento cirúrgico na endometriose com acometimento intestinal

O acometimento intestinal em 80% dos casos são no reto e cólon sigmoide, casos estes que devem ser tratados cirurgicamente baseado-se no tamanho do implante e nível de infiltração para decisão da técnica a ser utilizada (Algoritmo 58.3).

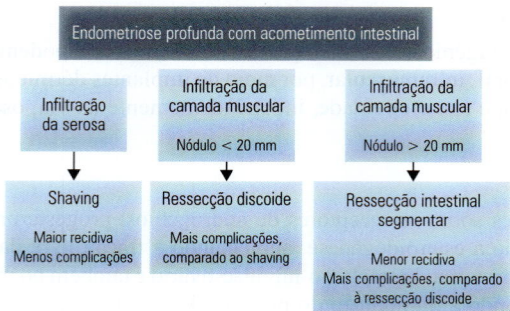

Algoritmo 58.3 – *Tratamento cirúrgico na endometriose profunda com acometimento intestinal.*
Fonte: Manual de Endometriose 2014/2015 – FEBRASGO.

BIBLIOGRAFIA

1. Nnoaham KE, Hummelshoj L, Webster P, et al. Impact of endometriosis on quality of life and work productivity: a multicenter study across ten countries. Fertil Steril; 2011;96(2):366-373.
2. Ahn SH, Monsanto SP, Miller C, et al. Pathophysiology and immune dysfunction in endometriosis. Biomed Res Int 2015;2015:795976.
3. Laganà AS, Vitale SG, Trovato MA, et al. Thickness excision versus shaving by laparoscopy for intestinal deep infiltrating endometriosis: rationale and potential treatment options. Biomed Res Int 2016;2016:3617179.
4. Simoens S, Dunselman G, Dirksen C, et al. The burden of endometriosis: costs and quality of life of women with endometriosis and treated in referral centres. Hum Reprod 2012;27(5):1292-9.
5. Torralba-Moron A, Urbanowicz M, Ibarrola-De Andres C, et al. Acute small bowel obstruction and small bowel perforation as aÂ clinical debut of intestinal endometriosis: a report of four cases and review of the literature. Intern Med 2016;55(18):2595-9.
6. Yang YM, Yang WX. Epithelial-to-mesenchymal transition in the development of endometriosis. Oncotarget 2017;8(25):41679-41689.
7. Manual de endometriose 2014/2015. São Paulo: FEBRASGO; 2015.

Capítulo 59

Câncer Colorretal

Karina Scalabrin Longo
Flávia Balsamo

INTRODUÇÃO

O câncer colorretal (CCR) é uma doença de alta prevalência e letalidade. Segundo dados da *American Cancer Society*, nos Estados Unidos são diagnosticados anualmente 140.250 casos novos, incluindo 97.220 de cólon e 43.030 de reto. Trata-se da terceira causa de óbito por câncer entre homens e mulheres no mundo, com uma taxa de óbito de 50.630 casos anualmente.

A taxa de incidência do CCR (número de casos a cada 100.000 pessoas por ano) é de 39,8, sendo 45,9 em homens e 34,8 em mulheres. Sua taxa de mortalidade (número de óbitos a cada 100.000 pessoas por ano) é de 14,5, sendo 17,3 em homens e 12,2 em mulheres.

A probabilidade de desenvolver CCR é de 4,3% na população geral, sendo 4,5% para homens (aproximadamente 1 em 22) e 4,2% para mulheres (aproximadamente 1 em 24). A probabilidade de óbito, por sua vez, é de 1,8% na população geral, sendo 1,9% para homens e 1,7% para mulheres.

A mortalidade por CCR tem declinado progressivamente desde 1990 a uma taxa de 3% ao ano (*World Health Organization Incidence and Mortality*). A este fato devemos associar os avanços no diagnóstico precoce e o tratamento em estágios iniciais da doença, principalmente com a remoção de pólipos neoplásicos.Em contrapartida a esse declínio, a incidência do CCR em homens e mulheres abaixo da idade de 50 anos tem aumentado a uma taxa de 2,1% ao ano desde 1992. O próprio avanço nos métodos diagnósticos contribui para o aumento da incidência.

A sobrevivência relativa em 5 anos com CCR depende do estágio do tumor ao diagnóstico. Se considerarmos todos os estágios, a sobrevivência geral em 5 anos é de 65%. Para um tumor localizado, a sobrevida é de 90%. Para um tumor regionalmente avançado, a sobrevida é de 71%, e para um tumor com metástase à distância, a sobrevida é de 14%.

PATOGENIA

O CCR se apresenta em quase sua totalidade como adenocarcinoma tubular, geralmente surgindo a partir de pólipos adenomatosos. Aparece geralmente como tumor único, mas podem ser múltiplos ou sincrônicos em 3% a 10% dos casos.

Cerca de 50% a 60% dos tumores colorretais são esporádicos; entre 30% e 40% incluem síndromes familiares; entre 3% e 5% incluem síndromes não poliposes e aproximadamente 1% inclui polipose genética.

A distribuição por topografia segundo a literatura do Johns Hopkins Medicine inclui uma incidência de 20% dos tumores no reto, 25% no sigmoide, 15% no cólon descendente, 10% no cólon transverso e 30% no cólon ascendente e ceco.

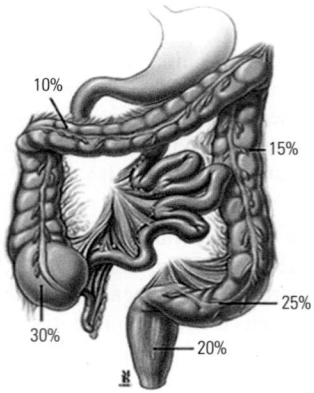

Fig. 59.1 – *Frequência e localização dos cânceres colorretais.*
Fonte: Johns Hopkins Medicine.

A disseminação pode ser linfática, hematogênica ou por contiguidade transperitoneal. Os sítios mais comuns de metástase são linfonodos regionais, fígado, pulmão, peritônio, osso, cérebro e adrenal. O primeiro sítio de metástase hematogênica do cólon e reto proximal é o fígado, pois a drenagem venosa intestinal se dá pelo sistema porta. Já no reto distal, o primeiro sítio de metástase é o pulmão, pois a veia retal inferior drena para a veia cava inferior.

FATORES DE RISCO

- Dieta: calorias, gordura animal, carboidratos refinados;
- Alcoolismo, tabagismo, obesidade;
- Genéticos: história familiar positiva, defeitos no gene APC, polipose adenomatosa familiar, síndrome de Lynch;
- Doença inflamatória intestinal.

FATORES PROTETORES

Descreve-se na literatura a dieta rica em fibras, ácido acetilsalicílico, anticoncepcional e terapia de reposição hormonal.

GENES ENVOLVIDOS

- K-RAS (*Kirsten rat sarcoma*): proto-oncogene, cromossomo 12;
- APC (*adenomatous polyposis coli*): gene supressor de tumor, cromossomo 5;
- MCC (*mutated in colorectal cancer*): gene supressor de tumor, comossomo 5;
- DCC (*deleted in colon cancer*): gene supressor de tumor, cromossomo 18;
- p53: gene supressor de tumor, cromossomo 17.

POLIPOSE ADENOMATOSA FAMILIAR (PAF)

A Polipose Adenomatosa Familiar (PAF), também conhecida como síndrome do CCR hereditário, é a polipose hereditária mais comum, caracterizada por um número maior ou igual a 100 pólipos adenomatosos no cólon. Ocorre mutação do gene supressor de tumor APC. Acomete igualmente homens e mulheres e começa a se manifestar na adolescência.

O indivíduo acometido geralmente é assintomático ou pode apresentar sintomas gastrointestinais como diarreia e sangramento. A hiperpigmentação retiniana hipertrófica é uma característica patognomônica. A evolução para CCR ocorre em 100% dos casos, devendo o paciente ser submetido à colectomia profilática e rastreamento familiar.

SÍNDROME DE LYNCH

A Síndrome de Lynch, também conhecida como CCR hereditário não polipose, surge de um pólipo mas não relacionado à polipose clássica (PAF). Corresponde a 5% a 10% dos tumores malignos colorretais, geralmente em adultos jovens de até 40 anos de idade, sendo 70% de cólon direito. Ocorre mutação nos genes de reparo MSH2 e MLH1.

Dividida em:

- Lynch I (*Hereditary nonpolyposis colorectal cancer* – HNPCC, Síndrome do cancer familiar não associado à polipose): apresentação apenas com CCR;
- Lynch II (Síndrome do câncer familiar): câncer de cólon não polipose, com outros tumores envolvidos (endométrio, ovário, delgado, estômago, pâncreas, vias biliares, trato urinário).

A classificação da Síndrome de Lynch se dá pelos Critérios de Amsterdã, com a presença de câncer de cólon ou de qualquer outro câncer (endométrio, ovário, delgado, estômago, pâncreas, vias biliares, trato urinário) diagnosticado em 3 ou mais familiares, sendo que:

- Um deles seja parente de 1º grau dos outros dois;
- Pelo menos 1 caso se desenvolveu antes dos 50 anos;

- Pelo menos 2 gerações consecutivas;
- Ausência de polipose hereditária (excluir PAF).

QUADRO CLÍNICO

Os sintomas apresentados mais comuns foram analisados em uma série de 388 pacientes diagnosticados com CCR entre 2011 e 2014:

- Sangramento retal (37%);
- Dor abdominal (34%);
- Anemia (23%).

Dentre os pacientes cujo diagnóstico foi intraoperatório, as indicações de cirurgia de urgência foram:

- Obstrução intestinal (57%);
- Abdome agudo inflamatório (25%);
- Perfuração (18%).

As manifestações clínicas dependem da topografia do tumor:

- **Cólon esquerdo:** mudança no hábito intestinal e sintomas obstrutivos são comuns pois o conteúdo fecal fica mais espesso e o lúmen é menos calibroso. Caracteristicamente apresenta constipação progressiva alternada com diarreia paradoxal;
- **Cólon direito:** anemia ferropriva ou sangue oculto nas fezes decorrente de perda sanguínea não reconhecida, pois o conteúdo fecal é menos consistente e o lúmen é maior. A tríade do cólon direito consiste na síndrome dispéptica (inervação do vago)/síndrome anêmica (perda sanguínea não percebida) e síndrome tumoral (massa palpável).
- **Reto:** pode causar sintomas anorretais de puxo ou tenesmo, dor retal, diminuição do calibre das fezes, constipação, sangue ou muco nas fezes.

Hematoquezia é um sintoma mais comum em neoplasias da região retossigmoide. Dor abdominal pode decorrer de tumores em qualquer sítio do cólon, por obstrução parcial, disseminação peritoneal ou perfuração intestinal.

Apresentações atípicas incluem:

- Fístula com estruturas adjacentes por invasão local com perfuração, mais comum com a bexiga, causando pneumatúria. É mais comum no sigmoide, mimetizando diverticulite;
- Febre de origem indeterminada, geralmente por abscesso com perfuração bloqueada.

Pacientes sintomáticos ao diagnóstico tipicamente possuem doença mais avançada e pior prognóstico. Os pacientes diagnosticados sintomáticos e não pelo *screening* apresentam risco significantemente mais alto para tumor invasivo (≥ T3), envolvimento linfático e doença metastática na apresentação inicial, além de taxas mais elevadas de óbito e recorrência, assim como menor sobrevida e menor intervalo livre de doença.

Obstrução ou perfuração intestinal carregam um pior prognóstico, independentemente do estágio.

Na doença metastática, os pacientes podem também apresentar sinais e sintomas da doença metastática (sintomas constitucionais, emagrecimento, astenia, obstrução, perfuração, peritonite, fístulas, ascite, carcinomatose). Aproximadamente 20% dos pacientes já possuem metástase à distância ao abrir o quadro sintomático.

RASTREAMENTO

Indicado para todo indivíduo com mais de 50 anos e inclui:

- Colonoscopia a cada 10 anos (Padrão-ouro);
- ou Sigmoidostomia flexível a cada 5 anos;
- ou Colonoscopia virtual a cada 5 anos;
- ou Sangue oculto nas fezes 1x por ano.

Importante frisar que a retossigmoidoscopia flexível progride no máximo até a flexura esplênica. Dessa forma, deve-se indicar colonoscopia mesmo quando diagnosticar CCR por outro exame, para estudo completo do cólon e pesquisar tumores sincrônicos.

Casos especiais

- Sd Lynch: colonoscopia a cada 2 anos em > 20 anos e anual em > 35 anos;
- PAF: sigmoidoscopia flexível em > 10 a 12 anos de acordo com o gene APC;
- Doença inflamatória intestinal: colonoscopia a cada 1 ou 2 anos em pancolite há mais de 8 anos;
- Polipectomia: pólipo tubular (colono a cada 5 anos); pólipo viloso (colono a cada 3 anos);
- Parente de 1º grau com CCR manifestado antes dos 60 anos: colono aos 40 anos ou 10 anos antes da idade do diagnóstico do parente com câncer.

DIAGNÓSTICO

Colonoscopia

Quando há suspeita de CCR, através da sintomatologia ou do *screening*, deve ser solicitada a colonoscopia, que é o método mais acurado e mais versátil para o diagnóstico do CCR, pois localiza e biopsia as lesões, detectando neoplasias sincrônicas e removendo pólipos.

Os tumores sincrônicos são definidos por dois ou mais tumores primários diagnosticados em um intervalo menor que 6 meses, separados por mucosa normal do cólon, sem extensão direta ou metástase, e ocorre em 3% a 5 % dos pacientes.

Quando visualizadas pelo colonoscópio, a maioria das lesões refere-se a tumorações endoluminais exofíticas ou polipoides, podendo estar friáveis, necróticas ou ulceradas. A minoria das lesões neoplásicas é plana ou deprimida, de origem não polipoide, e mais difícil de ser visualizada pelo colonoscópio.

A colonoscopia pode auxiliar tatuando lesões menores para localização subsequente no intraoperatório. A tatuagem é realizada a poucos centímetros perifericamente à lesão, documentando a localização no laudo do exame.

Em pacientes assintomáticos, a colonoscopia pode apresentar uma taxa de falha na identificação de tumor em 2% a 6%, e esses tumores são tipicamente de cólon direito.

A colonoscopia pode ocorrer de forma incompleta em aproximadamente 12% dos exames, tendo como motivos uma lesão obstrutiva que impede progressão do aparelho, alças fixas de colon com aderências ou intolerância do paciente ao exame ou anestesia. Se uma obstrução maligna impede uma colonoscopia completa no pré-operatório, o restante do cólon deve ser estudado no máximo 6 meses após a ressecção.

▪) Sigmoidoscopia flexível

Estuda com mais propriedade as lesões mais distais. Auxilia no diagnóstico, principalmente em tumoraçõs palpáveis ao exame proctológico, porém não exclui a necessidade de realizar uma colonoscopia para o estudo completo do cólon, considerando a possibilidade de lesões proximais ou sincrônicas.

▪) Enema baritado

Pode ser realizado na investigação de tumores colorretais, associado à retossigmoidoscopia flexível ou à colonoscopia incompleta, principalmente em lesões obstrutivas que impedem a progressão completa do exame. Permite a visualização da morfologia do cólon e pode identificar falhas de enchimento como a imagem de "maçã mordida", característica de lesões neoplásicas malignas estenosantes.

▪) Colonoscopia virtual

Promove uma perspectiva endoluminal do cólon distendido por ar. A técnica utiliza tomografia computadorizada convencional ou helicoidal ou ressonância magnética, gerando imagens que permitem navegar pelo colon na direção escolhida. Os estudos demonstram que a colonoscopia virtual é igualmente sensível e menos invasiva que a colonoscopia em pacientes com sintomatologia sugestiva de CCR. Porém, a colonoscopia convencional ainda é o padrão-ouro, permitindo realizar biópsia e remover lesões como pólipos encontrados durante o exame.

ESTADIAMENTO

O estadiamento se inicia no pré-operatório, com história clínica, exame físico completo e exames laboratoriais e de imagem, e continua até os achados intraoperatórios do procedimento cirúrgico, associados ao estudo anatomopatológico da peça no pós-operatório.

Os exames devem ser solicitados preferencialmente antes da cirurgia, para avaliar a atividade da doença e direcionar a terapêutica.

- **Tomografia computadorizada de tórax, abdome e pelve:** demonstra extensão do tumor, invasão locorregional, sinais de disseminação da doença e complicações relacionadas ao tumor (obstrução, perfuração). A tomografia não identifica tumores pequenos ou invasão peritoneal discreta. A sensibilidade da tomografia para detectar implantes peritoneais com nódulos < 0,5 cm é de 11% e para nódulos entre 0,5 e 5 cm é de 37%.
- **CEA (antígeno carcinoembriogênico):** é o marcador tumoral sérico particularmente relacionado ao CCR, porém apresenta baixa acurácia na detecção desses tumores, com uma sensibilidade de 46% e uma especificidade de 89%. Os maiores consensos, incluindo a *American Society of Clinical Oncology* (ASCO), não recomendam o uso do CEA ou de qualquer outro marcador tumoral como método diagnóstico do CCR. Apesar disso, o CEA tem grande valor no *follow-up* e no prognóstico dos pacientes diagnosticados com CCR. Pacientes com valor sérico do CEA > 5 ng/mL no pré-operatório apresentam pior prognóstico. Pacientes cujos níveis de CEA não normalizam após a ressecção cirúrgica sugerem persistência da doença e a necessidade de tratamento complementar. Os níveis de CEA dependem da referência de cada laboratório, e seus níveis são mais elevados em pacientes tabagistas.
- **Colonoscopia**: quando o tumor for diagnosticado por outro exame, para estudo completo do cólon e pesquisa de tumores sincrônicos.
- **Ressonância nuclear magnética de pelve**: mais sensível para tumor de reto, fornece informações muito pertinentes para o estadiamento e programação terapêutica, como o grau de invasão mural e mesorreto, o acometimento da margem circunferencial de ressecção, as relações do tumor com o aparelho esfincteriano e o envolvimento metastático linfonodal. Também auxilia na detecção de lesões secundárias no fígado.
- **PET-CT**: tomografia com emissão de positron, não é rotina pré-operatória pois não adiciona informações essenciais para o estadiamento do CCR. É solicitado principalmente no seguimento de pacientes com elevação do CEA no pós-operatório ou sem sítio determinado pelos métodos diagnósticos mais comuns.

CLASSIFICAÇÃO TNM

O tumor colorretal é classificado de acordo com o sistema TNM, que inclui a extensão do tumor (T), a invasão dos linfonodos (N) e metástase à distância (M).

O sistema combina informações da *American Joint Committee on Cancer* (AJCC) e da *Union for International Cancer Control* (UICC), com sua última revisão na 8ª edição de 2017 (Tabelas 59.1 e 59.2).

Tabela 59.1
Estadiamento TNM para CCR.

Tumor primário (T)	
Tx	o tumor primário não pode ser acessado
T0	não há evidência de tumor primário
Tis	carcinoma *in situ*: invade mucosa (intraepitelial ou lâmina própria)
T1	tumor invade submucosa
T2	tumor invade muscular própria
T3	tumor invade subserosa e gordura pericólica
T4a	tumor invade peritônio visceral
T4b	tumor invade órgãos ou estruturas adjacentes
Linfonodos regionais (N)	
Nx	linfonodos regionais não podem ser acessados
N0	não há metástase para linfonodos regionais
N1	metástase para 1 a 3 linfonodos regionais
N1a	1 linfonodo acometido
N1b	2 a 3 linfonodos acometidos
N1c	depósito tumoral na subserosa, mesentério ou pericólico sem linfonodos acometidos
N2	metástase para 4 ou mais linfonodos regionais
N2a	4 a 6 linfonodos acometidos
N2b	7 ou mais linfonodos acometidos
Metástase à distância (M)	
M0	sem metástase à distância
M1	com metástase à distância
M1a	metástase para 1 órgão à distância (como fígado ou pulmão) ou para linfonodos à distância, mas não para partes distantes do peritônio
M1b	metástase para mais de um órgão à distância (como fígado ou pulmão) ou para linfonodos à distância, mas não para partes distantes do peritônio
M1c	tumor dissemina para partes distantes do peritônio, podendo ou não disseminar para órgãos à distância ou linfonodos à distância

Fonte: *American Joint Committee on Cancer* e a *Union for International Cancer Control*.

Tabela 59.2
Estadiamento adaptado ao TNM para CCR.

Estadio AJCC	T	N	M
0	Tis	N0	M0
I	T1 ou T2	N0	M0
IIA	T3	N0	M0
IIB	T4a	N0	M0
IIC	T4b	N0	M0
IIIA	T1 ou T2	N1	M0
	T1	N2a	M0
IIIB	T3 ou T4a	N1	M0
	T2 ou T3	N2a	M0
	T1 ou T2	N2b	M0
IIIC	T4a	N2a	M0
	T3 ou T4	N2B	M0
	T4b	N1 ou N2	M0
IVA	Qualquer T	Qualquer N	M1a
IVB	Qualquer T	Qualquer N	M1b
IVC	Qualquer T	Qualquer N	M1c

Fonte: *American Joint Committee on Cancer* e a *Union for International Cancer Control*.

As modificações em relação à última tabela de 2010 incluem o estadio M1c que reflete carcinomatose peritoneal e a presença de micrometástases linfonodais como fatores de pior prognóstico.

Os novos estudos incluem também alguns fatores prognósticos, ainda não incorporados formalmente nos critérios do estadiamento, mas de extrema importância na condução de cada caso:

- Valores pré-operatórios do antígeno carcinoembriogênico sérico (CEA);
- Regressão tumoral em resposta à radioterapia e quimioterapia pré-operatória;
- Invasão linfovascular e perineural;
- Instabilidade microssatélite, que reflete a deficiência de enzimas de reparo, sendo tanto um fator prognóstico como preditivo para terapias mais específicas;
- Mutação KRAS, NRAS e BRAF, associadas com falha na resposta adequada aos farores de crescimento epitelial.

TRATAMENTO DA DOENÇA LOCALIZADA DO CÓLON
Ressecção cirúrgica

O objetivo da cirurgia é a remoção completa do tumor, do pedículo vascular maior e da drenagem linfática do segmento afetado. A ressecção do tumor deve incluir uma margem de segurança de 5 cm proximal e distal.

A linfadenectomia regional deve incluir a excisão completa do mesocólon e a ligadura do suprimento vascular na raiz do mesentério. Essa ressecção em bloco inclui os linfonodos ao longo dos vasos mesentéricos e das arcadas vasculares, bem como de todo o mesocólon.

Há uma relação direta entre o número de linfonodos retirados com a sobrevida do paciente após a ressecção. Os *guidelines* recomendam uma ressecção adequada mínima de 12 linfonodos regionais na peça cirúrgica. A extensão da ressecção depende da topografia do tumor (Figs. 59.2 a 59.7):

- **Hemicolectomia direita**: para tumor de cólon ascendente ou ceco ou flexura hepática.

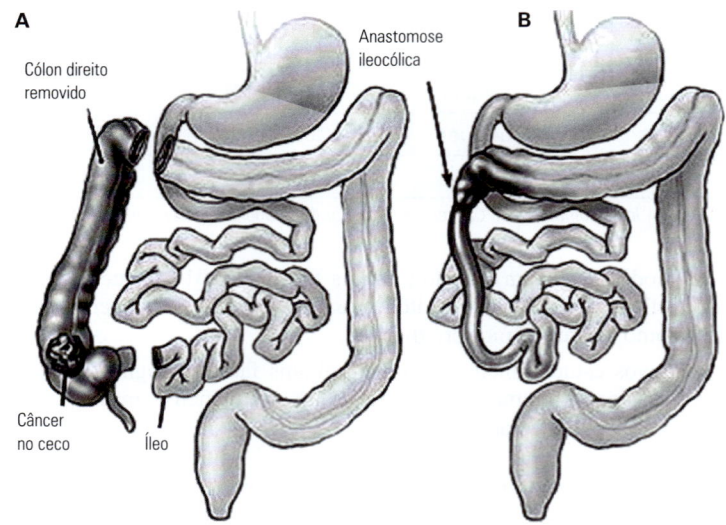

Fig. 59.2 – *Hemicolectomia direita com ileotransverso anastomose.*
Fonte: Johns Hopkins Medicine.

- **Transversectomia**: para tumor de cólon transverso, pouco realizada. pois os tumores estão geralmente à direita ou à esquerda da linha média, podendo ser realizada hemicolectomia direita estendida ou hemicolectomia esquerda estendida, respectivamente.

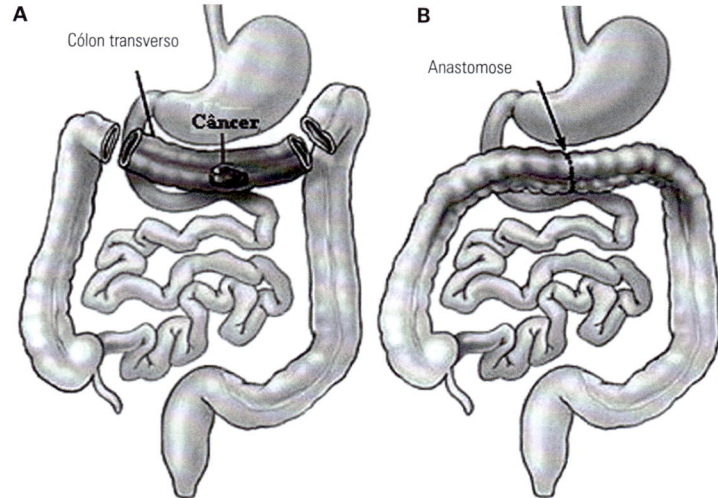

Fig. 59.3 – *Transversectomia com anastomose ascendente-descente.*
Fonte: Johns Hopkins Medicine.

- **Colectomia direita estendida**: para tumores de flexura hepática ou cólon transverso proximal.

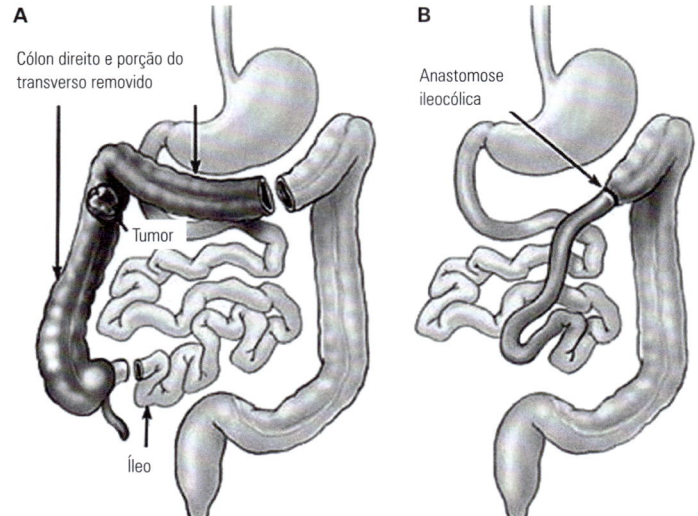

Fig. 59.4 – *Hemicolectomia direita estendida anastomose ileocólica.*
Fonte: Johns Hopkins Medicine.

- **Colectomia esquerda estendida**: para tumores de flexura esplênica ou cólon transverso distal.
- **Hemicolectomia esquerda**: para tumor de cólon descendente ou sigmoide proximal.

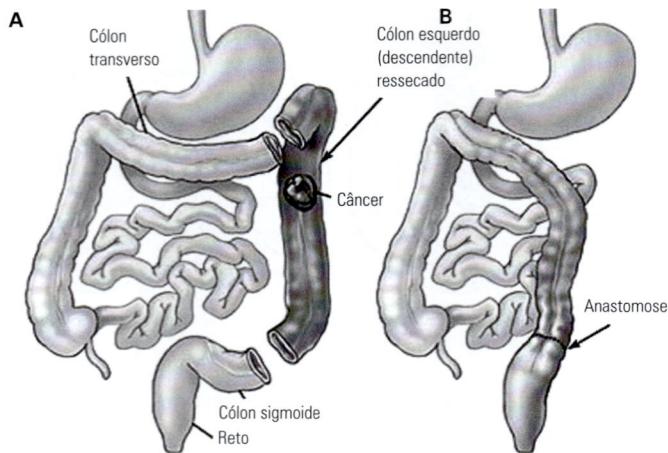

Fig. 59.5 – *Hemicolectomia esquerda com transverso-descendente anastomose.*
Fonte: Johns Hopkins Medicine.

- **Retossigmoidectomia**: para tumor de cólon sigmoide.

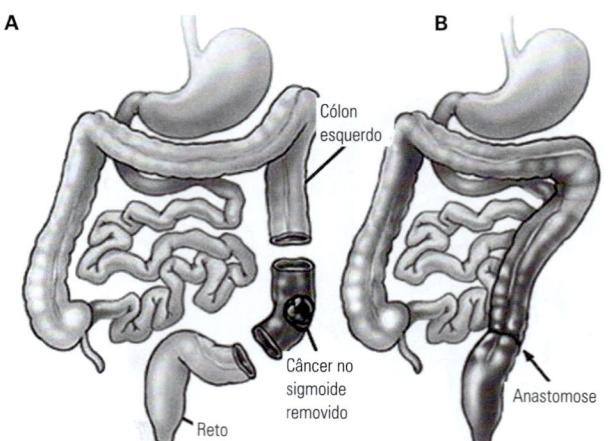

Fig. 59.6 – *Retossigmoidectomia com descendente-reto anastomose.*
Fonte: Johns Hopkins Medicine.

- **Colectomia subtotal**: indicada para tumores sincrônicos em ambos os lados do cólon, ou tumor de cólon associado a condições familiares como síndrome de Lynch ou polipose adenomatosa familiar.

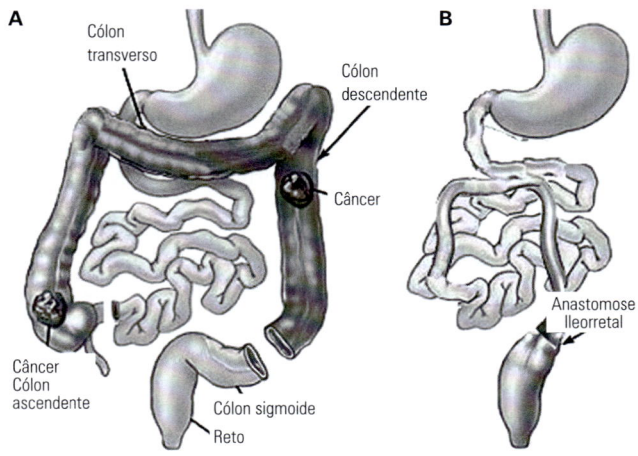

Fig. 59.7 – *Colectomia subtotal com anastomose ileorretal.*
Fonte: Johns Hopkins Medicine.

- **Ressecção multivisceral em bloco:** para tumores de cólon com invasão de órgãos adjacentes por contiguidade. O plano de aderência entre o tumor de cólon e os órgãos adjacentes não deve ser violado, pois mais de 40% dessas aderências são malignas e a transsecção do tumor pode interferir no prognóstico.

A reconstrução do trânsito intestinal com anastomose primária pode ser considerada na colectomia não complicada. Apesar disso, uma derivação intestinal proximal (colostomia ou ileostomia) pode ser indicada em casos complicados para tirar o paciente da urgência (obstrução ou perfuração) ou como medida protetora para desviar o trânsito intestinal da anastomose primária.

A cirurgia videolaparoscópica é uma opção em pacientes selecionados e favoráveis, se beneficiando comparativamente à via laparotômica com menor morbimortalidade perioperatória, recuperação mais rápida com menor tempo de internação e com resultados oncológicos semelhantes. Os mesmos benefícios se estendem para a cirurgia robótica.

Quimioterapia adjuvante

Para os pacientes que foram submetidos à ressecção potencialmente curativa de cólon, o objetivo da terapia adjuvante – quimioterapia pós-operatória – é erradicar micrometástases, reduzindo a chance de recorrência de doença e aumentando as taxas de cura.

A indicação da terapia adjuvante depende do anatomopatológico da peça cirúrgica.

- **Estadio I (T1 ou T2, N0, M0):** não indica QT adjuvante;
- **Estadio II (T3 ou T4, N0, M0):** indicada apenas em tumor de alto risco: perfurados, obstruídos, anel de sinete, mucinoso, pouco diferenciados, invasão linfovascular ou perineural, ausência de instabilidade microssatélite, T4, CEA elevado no pré-operatório, ressecção < 12 linfonodos;
- **Estadio III (qualquer T, N+, M0):** sempre indica QT adjuvante, no máximo 6 meses após a cirurgia, idealmente nos 2 primeiros meses.

As drogas mais utilizadas são 5-fluoracil (5-FU), leucovorin e oxaliplatina (todas intravenosas), respeitando alguns esquemas estipulados (FOLFOX, FLOX, XELOX), que diferem entre si pelas doses e pelo intervalo de aplicação das drogas.

Radioterapia adjuvante

Não é indicada, sem benefícios no câncer de cólon.

TRATAMENTO DA DOENÇA LOCALIZADA DO RETO

Terapia neoadjuvante (QT + RDT)

Uma opção de tratamento que deve ser considerada é a quimiorradioterapia pré-operatória em câncer de reto localmente avançado. O objetivo é a redução do tumor (*down-staging*) para uma ressecção mais econômica, com preservação esfincteriana e menor recidiva tumoral locorregional.

As indicações para neoadjuvância no tumor de reto incluem:

- T3, T4 e ou N+ (investigar com RNM de pelve ou USG endorretal);
- Invasão de mesorreto (maior risco de recidiva local);
- Tumor de reto baixo (a rigor, todos os tumores tocáveis ao exame digital) – tem como finalidade, além das já descritas, a tentativa de poupar o esfíncter anal.

A terapia neoadjuvante inclui a radioterapia pélvica de 5040 cGY e a quimioterapia com 5-FU ou capecitabina. O paciente deve ser reestadiado e operado mesmo se obtiver remissão macroscópica completa, pois as células neoplásicas criam um microambiente tumoral propenso à recidiva de doença.

Ressecção cirúrgica

Indicada de 8 a 12 semanas após o término da neoadjuvância.

Como princípios gerais, tentar preservar o esfíncter anal, realizar a excisão total do mesorreto e linfadenectomia até a origem da artéria retal superior.

A depender da topografia do tumor, tem-se:

- **Tumores de reto alto e médio (acima de 5 cm da borda anal): RAB – ressecção abdominal baixa com anastomose colorretal ou coloanal (também conhecida como retossigmoidectomia anterior):** realiza a ressecção anterior ou abdominal de retossigmoide preservando o reto distal com o esfíncter anal. Inclui a ressecção total de mesorreto, que define o sucesso da cirurgia e interfere no prognóstico do paciente. As margens de segurança são proximal de 5 cm e distal de 2 cm (Fig. 59.8).

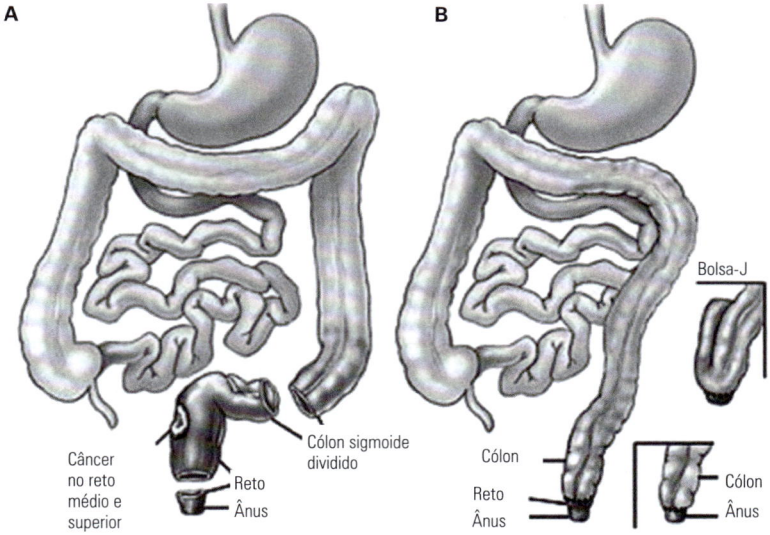

Fig. 59.8 – *Retossigmoidectomia anterior com excisão total do mesorreto e anastomose coloanal.*
Fonte: Johns Hopkins Medicine.

- **Tumores de reto baixo (até 5 cm da borda anal): RAP – ressecção abdominoperineal com colostomia definitiva (também conhecida como cirurgia de Miles ou amputação de reto):** realiza a ressecção de todo o retossigmoide por via abdominal e perineal, sem preservação de esfíncter anal, necessitando de colostomia definitiva. A neoadjuvância no reto baixo objetiva evitar a cirurgia de Miles, permitindo uma anastomose colorretal ou coloanal. Isto torna-se possível, quando apesar de estar em reto baixo, a neoplasia poupa o anel anorretal (Figura 59.9).

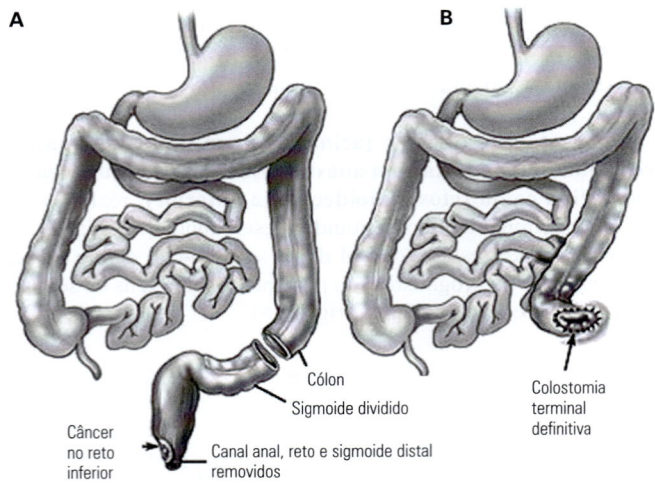

Fig. 59.9 – *Ressecção abdominoperineal do reto com colostomia definitiva.*
Fonte: Johns Hopkins Medicine.

■ Terapia adjuvante (QT + RDT)

O objetivo da terapia adjuvante é erradicar as micrometástases, alterando o microambiente tumoral para evitar recidiva de doença.

A terapia adjuvante pode incluir quimioterapia isolada, radioterapia isolada ou ambas concomitantes. Como a maioria dos paciente já faz a neoadjuvância, a adjuvância geralmente é só com quimioterapia.

Os esquemas terapêuticos são semelhantes aos da neoadjuvância (FOLFOX, FLOX, XELOX), que diferem entre si pelo regime de aplicação e dose das drogas.

■ SEGUIMENTO PÓS-OPERATÓRIO DE CÓLON E RETO

O seguimento do CCR é bem estabelecido, ao contrário dos tumores de esôfago e estômago, por exemplo, pois o CCR mesmo metastático é potencialmente curável e justifica o reestadiamento periódico. Além disso, 87% das recidivas de tumor colorretal ocorrem até o terceiro ano de seguimento.

- Tomografia de tórax, abdome e pelve de 6 em 6 meses por 2 anos; depois de 1 em 1 ano até 5 anos. Ressonância magnética para reestadiar o reto;
- Colonoscopia após 1 ano. Se negativa, repetir em 3 anos; depois de 5 em 5 anos. Se remover pólipo, repetir em 1 ano. Se o tumor era obstrutivo ou perfurado, após 6 meses;
- CEA de 3 em 3 meses por 2 anos; depois de 6 em 6 meses até 5 anos.

TRATAMENTO DA DOENÇA METASTÁTICA DE CÓLON E RETO

Ressecção cirúrgica das metástases ressecáveis

Mesmo os pacientes com metástases hepáticas ou pulmonares podem ser submetidos à cirurgia curativa para os focos secundários.

- **Metastasectomia hepática**: os melhores resultados são encontrados em pacientes com até 3 metástases unilobulares. Os pacientes inoperáveis incluem envolvimento da artéria hepática, da veia porta ou do ducto biliar, doença hepática ou cardiopulmonar grave ou metástases extra-hepáticas. A ressecção deve ser anatômica, respeitando segmentos, com margem mínima de 1 cm. Pode-se tentar quimioterapia neoadjuvante para reduzir lesões maiores e operar posteriormente.
- **Metastasectomia pulmonar**: o número de nódulos para indicação é variável, mas não pode haver metástase em outro sítio. Situações que contraindicam a ressecção: doença intra-abdominal, geralmente metástase hepática, ou baixa reserva cardiopulmonar para o procedimento.
- **Carcinomatose peritoneal**: quando o único foco de metástase é o peritônio, existe a opção de ressecar os implantes e realizar QT intraperitoneal com mitomicina C hipertérmica.

Cirurgia paliativa

Para pacientes sintomáticos com doença primária irressecável ou metastática irressecável, a cirurgia visa resolver as complicações (obstrução, perfuração, sangramentos, fístulas) e melhorar a qualidade de vida do paciente.

Em pacientes com tumor de cólon obstrutivo e irressecável, pode-se confeccionar uma derivação externa (ostomia) proximal à obstrução, ou interna (*bypass*) entre o intestino delgado e o cólon distalmente à obstrução.

QT paliativa

Para os pacientes inoperáveis, pode ser instituída quimioterapia paliativa, que dobra a sobrevida e melhora a qualidade de vida do paciente, com os esquemas FOLFOX ou XELOX ou FOLVIRI (irinotecano) + Terapia alvo-induzida (com anticorpos monoclonais, que são agentes biológicos como bevacizumabe, cetuximabe ou panitumumabe).

BIBLIOGRAFIA

1. American Cancer Society - Cancer Statistics Center - https://cancerstatisticscenter.cancer.org (janeiro/2018) Johns Hopkins Medicine
2. Siegel RL, Miller KD, Jemal A. Cancer statistics, 2016. CA Cancer J Clin. 2016;66(1):7-30.
3. Moreno CC, Mittal PK, Sullivan PS, et al. Colorectal cancer initial diagnosis: screening colonoscopy, diagnostic colonoscopy, or emergent surgery, and tumor stage and size at initial presentation. Clin Colorectal Cancer 2016;15(1):67-73.

4. Stapley S, Peters TJ, Sharp D, Hamilton W. The mortality of colorectal cancer in relation to the initial symptom at presentation to primary care and to the duration of symptoms: a cohort study using medical records. Br J Cancer 2006;95(10):1321-5.
5. Liu Z, Zhang Y, Niu Y, et al. A systematic review and meta-analysis of diagnostic and prognostic serum biomarkers of colorectal cancer. PLoS One 2014;9:e103910.
6. Amin MB, Edge SB, Greene FL, et al. AJCC Cancer Staging Manual. 8th ed. New York: Springer; 2017.
7. Vogel JD, Eskicioglu C, Weiser MR, et al. The American Society of Colon and Rectal Surgeons Clinical Practice Guidelines for the Treatment of Colon Cancer. Dis Colon Rectum 2017;60(10):999-1017.
8. Zheng Z, Jemal A, Lin CC, et al. Comparative effectiveness of laparoscopy vs open colectomy among nonmetastatic colon cancer patients: an analysis using the National Cancer Data Base. J Natl Cancer Inst 2015;107(3):491.
9. Hashiguchi Y, Hase K, Ueno H, et al. Optimal margins and lymphadenectomy in colonic cancer surgery. Br J Surg 2011; 98(8):1171-8.
10. Bertelsen CA, Neuenschwander AU, Jansen JE, et al. Disease-free survival after complete mesocolic excision compared with conventional colon cancer surgery: a retrospective, population-based study. Lancet Oncol 2015;16(2):161-8.
11. Paquette IM, Madoff RD, Sigurdson ER, Chang GJ. Impact of Proximal Vascular Ligation on Survival of Patients with Colon Cancer. Ann Surg Oncol 2018; 25(1):38-45.
12. Eveno C, Lefevre JH, Svrcek M, et al. Oncologic results after multivisceral resection of clinical T4 tumors. Surgery 2014;156(3):669-75.
13. National Comprehensive Cancer Network (NCCN). NCCN Clinical practice guidelines in oncology. http://www.nccn.org/professionals/physician_gls/f_guidelines.asp (Accessed on Feb. 27, 2016).
14. Shah SA, Haddad R, Al-Sukhni W, et al. Surgical resection of hepatic and pulmonary metastases from colorectal carcinoma. J Am Coll Surg 2006;202(3):468-75.
15. Gervaz P, Rubbia-Brandt L, Andres A, et al. Neoadjuvant chemotherapy in patients with stage IV colorectal cancer: a comparison of histological response in liver metastases, primary tumors, and regional lymph nodes. Ann Surg Oncol 2010;17(10):2714-9.
16. Goldberg RM, Sargent DJ, Morton RF, et al. A randomized controlled trial of fluorouracil plus leucovorin, irinotecan, and oxaliplatin combinations in patients with previously untreated metastatic colorectal cancer. J Clin Oncol 2004;22(1):23-30.
17. Van Cutsem E, Cervantes A, Adam R, et al. ESMO consensus guidelines for the management of patients with metastatic colorectal cancer. Ann Oncol 2016;27(8):1386-422.

Capítulo 60

Câncer do Canal Anal

Fábio Piovezan Fonte
Sérgio Henrique Couto Horta

■ INTRODUÇÃO

Os tumores do canal anal e da região perianal são neoplasias pouco frequentes do trato digestivo.

O tumor mais frequente do canal anal e da pele perianal é o Carcinoma Espinocelular (CEC). Embora o seu tratamento não tenha evoluído significativamente na última década, um grande avanço foi a descoberta da infecção pelo Papiloma Vírus Humano (HPV) como uma das principais etiologias da doença e sua possível prevenção com o uso de novas vacinas.

Outras neoplasias menos comuns são: carcinoma de células basais, melanoma e adenocarcinoma.

Corresponde a 1,5% dos tumores do aparelho digestivo, e entre 2% e 4% dos tumores colorretais. A raridade e a apresentação clínica inespecífica dessas lesões muitas vezes levam ao erro diagnóstico e ao atraso para a realização de terapêutica apropriada.

Em todo o mundo, uma incidência crescente também foi observada nos últimos trinta a quarenta anos, particularmente em países desenvolvidos. A incidência é estimada entre 0,2 e 1,4 por 100 mil habitantes, com uma ligeira predominância feminina.

■ ETIOLOGIA

A etiopatogenia é multifatorial. Os mais importantes fatores são: a infecção pelo HPV, múltiplos parceiros sexuais, sexo anal receptivo, tabagismo, múltiplas DSTs e imunossupressão, principalmente a induzida pelo HIV. O HPV é o fator causal mais importante no desenvolvimento do carcinoma espinocelular.

Pacientes portadores do HIV têm o dobro do risco em relação aos não portadores. Observando-se nesse grupo maior frequência em pacientes do sexo masculino e com a média etária de 20 a 49 anos.

Observa-se maior incidência comparando-se heterossexuais e homossexuais masculinos (1,4/100.000 *versus* 35/100.000).

Alguns subtipos de HPV, notadamente tipos 16 e 18, estão fortemente associados à transformação maligna.

▌) Rastreamento

Tem o objetivo de identificar Neoplasia Intraepitelial (NIA), através de citologia anal, em pacientes de alto risco. As Neoplasias Intraepiteliais (NIA) são consideradas lesões precursoras do CEC anal.

Os pacientes que apresentarem alterações na citologia anal devem ser submetidos à realização de anuscopia, com magnificação de imagem e tratamento das neoplasias intraepiteliais de alto grau, com método abrasivo, tais como: cauterização das lesões ou aplicação de Ácido Tricloroacético (ATA) a 90%.

CARCINOMA ESPINOCELULAR

Os pacientes geralmente apresentam hematoquezia, dor e massa palpável.

Também pode ser um achado de exame proctológico em 20% dos casos.

Quando uma lesão clinicamente suspeita é identificada, o diagnóstico depende de confirmação histopatológica, por meio de biópsias.

Muitas vezes é necessário realizar um exame sob narcose, pois esses pacientes podem apresentar-se com dor, além do que, para verificar a fixação da lesão a estruturas locais é necessário o relaxamento da musculatura do canal anal.

Muitos pacientes são inicialmente tratados como portadores de patologia anal benigna, como fissura anal ou doença hemorroidária.

▌) Estadiamento

Baseia-se no tamanho do tumor (T), na presença de comprometimento dos linfonodos regionais (N), e nas lesões à distância (M).

O estadiamento locorregional (T e N) inclui ultrassonografia endoanal, Tomografia Computadorizada (TC) ou Ressonância Magnética de pelve (RNM). Esses estudos da região anal podem delinear as dimensões do tumor e mostrar a invasão do esfíncter externo e de tecidos perirretais.

A ressonância magnética apresenta vantagem sobre a TC, pois tem a capacidade de delinear os planos dos tecidos moles com mais clareza e demonstrar o envolvimento de estruturas como a uretra masculina ou a vagina.

O câncer de canal anal apresenta como principal via de metástase a linfática, menos frequentemente a via hematogênica, e 10% dos pacientes apresentam linfadenopatia em cadeia inguinal. Desta forma, recomenda-se que todos os linfonodos palpáveis nessa cadeia sejam avaliados por biópsia de aspiração com agulha fina.

O estadiamento sistêmico também deve ser completado com imagens adequadas do fígado e dos pulmões para excluir metástases.

▌▶ Tratamento

A quimiorradioterapia, desde a década de 1970, a partir dos estudos de Nigro *et al.*, tornou-se o tratamento de primeira linha. O Carcinoma Espinocelular de canal anal é notadamente sensível à radiação. A quimioterapia associada à radioterapia tem efeito radiossensibilizante, potencializando o efeito da radioterapia. Utiliza-se, em média, 5.000 cGy a 6.000 cGy, associado a 5-fluorouracil e mitomicina-C.

A excisão local pode ser considerada como terapêutica inicial em tumores de margem anal de até 2 cm de diâmetro, bem diferenciados, sem comprometimento do esfíncter e sem disseminação linfática (T1N0).

Com o regime de quimiorradioterapia, a resposta completa é obtida em média 70% (64% a 86%) dos pacientes e a taxa de sobrevivência global em cinco anos é de 75% (66% a 92%).

Após o início da quimiorradiação, a regressão do carcinoma de células escamosas do canal anal é lenta e, portanto, o seguimento deve começar de 6 a 12 semanas após a conclusão da quimiorradioterapia. Esse seguimento deve incluir exame proctológico completo, palpação de linfonodos da cadeia inguinal e biópsia de lesões suspeitas. Tomografia computadorizada toracoabdominal. O paciente é avaliado a cada três meses nos primeiros dois anos, e a cada seis meses no período de dois a cinco anos.

A amputação abdominoperineal com excisão total do mesorreto era o tratamento de escolha antes dos trabalhos de Nigro.

Embora já não seja considerada a modalidade de tratamento primário para o câncer de canal anal, a cirurgia ainda tem papel importante na estratégia de tratamento.

A cirurgia de ressecção abdominoperineal do reto (operação de Miles) é reservada para os casos de resgate pós-quimiorradioterapia, em que ocorra persistência ou recidiva do tumor (Tabelas 60.1 e 60.2).

▬▶ ADENOCARCINOMA

O adenocarcinoma do canal anal é responsável por 3% a 9% de todas as neoplasias dessa região.

Diferenciar se esse tipo histológico é do canal anal ou do reto baixo costuma ser um desafio para o cirurgião. Pode ser um tumor de origem do reto distal, com invasão do canal anal, o que é mais frequente.

A maioria dos adenocarcinomas próprios do canal anal é originária das glândulas anais, porém também é descrito que essa neoplasia pode se desenvolver a partir de fístulas anorretais crônicas.

As manifestações clínicas incluem: dor anal, enduração do canal anal, formação de abscessos e nódulo palpável.

Comporta-se como câncer de reto e deve ser tratado como tal, com quimiorradioterapia neoadjuvante como tratamento inicial.

**Tabela 60.1
Estadiamento do câncer de canal anal.**

Tamanho do tumor	
Tis	Lesão intraepitelial de alto grau (carcinoma *in situ*)
T1	Tumor ≤ 2 cm
T2	Tumor entre 2-5 cm
T3	Tumor ≥ 5 cm
T4	Tumor de qualquer tamanho invadindo órgãos adjacentes (vagina, uretra, bexiga)
Linfonodos	
N0	Ausência de metástase em linfonodo regional
N1a	Metástase em linfonodo inguinal, mesorretal ou ilíaco interno
N1b	Metástase em linfonodo ilíaco externo
N1c	Metástase em linfonodo ilíaco externo e qualquer linfonodo N1a
Metástase à distância	
M0	Ausência de metástase à distância
M1	Presença de metástase à distância

Fonte: AJCC – *American Joint Committee on Cancer.*

**Tabela 60.2
Estágios do câncer de canal anal conforme estadiamento TNM.**

Estágio	T	N	M
0	Tis	N0	M0
I	T1	N0	M0
IIA	T2	N0	M0
IIB	T3	N0	M0
IIIA	T1 T2	N1 N1	M0 M0
IIIB	T4	N0	M0
IIIC	T3 T4	N1 N1	M0 M0
IV	Qualquer T	Qualquer N	M1

Fonte: AJCC – *American Joint Committee on Cancer.*

DOENÇA DE PAGET

A doença de Paget foi inicialmente descrita em associação com o carcinoma de mama. A doença de Paget extramamária pode ser encontrada em vários locais, incluindo a região anogenital, onde as glândulas apócrinas são encontradas.

A idade média de apresentação é de 60 anos, e os pacientes geralmente se queixam de prurido anal e sangramento.

Macroscopicamente a doença de Paget apresenta-se como uma erupção cutânea eritematosa e eczematosa semelhante a doenças cutâneas benignas ou outras doenças perianais como a doença de Bowen, hidradenite supurativa ou doença de Crohn.

O diagnóstico deve basear-se em biópsias cutâneas.

Aproximadamente 50% dos pacientes com doença de Paget perianal apresentam uma neoplasia colorretal. Desta forma, a realização de colonoscopia completa é necessária para avaliação desses pacientes.

Uma vez que a extensão da doença de Paget foi claramente demarcada, a excisão local com margens livres é o procedimento cirúrgico de escolha.

A taxa de recorrência da doença após excisão é alta, com 61% após cinco anos.

Essa alta taxa de recorrência e a alta incidência de neoplasia associada em um paciente com doença de Paget devem, no entanto, alertar o acompanhamento em longo prazo.

Quando são descobertas extensas lesões localmente invasivas, ou um adenocarcinoma anorretal sincrônico, a amputação abdominoperineal com excisão total do mesorreto é indicada e o paciente deve receber quimiorradioterapia neoadjuvante para otimizar a terapêutica.

DOENÇA DE BOWEN PERIANAL

É um carcinoma espinocelular, que se localiza na camada mais superficial da pele, a epiderme, sem atingir as camadas mais profundas. É um carcinoma *in situ*.

Manifesta-se de forma inespecífica, com prurido ou sangramento. Pode apresentar-se com eczema, placa eritematosa, espessamento da epiderme, úlceras rasas ou lesão vegetante. Geralmente a lesão tem bordos bem delimitados e crescimento lento.

Faz diagnóstico diferencial com ceratose senil, psoríase, doença de Paget, leucoplasia, melanoma, condiloma e fissura anal.

O diagnóstico se faz pela biópsia da lesão e o tratamento consiste em excisão total da lesão, com índices de cura maiores que 80%.

MELANOMA

Os melanomas anais representam 4% dos tumores do canal anal, e menos de 1% de todos os melanomas.

Não é frequentemente pigmentado (melanoma amelanótico) e não possui aparência macroscópica suspeita.

O prognóstico do melanoma anal é sombrio. Apesar do fato de a maioria dos pacientes ter tumores localizados e aparentemente curáveis, a sobrevivência média após a excisão é de apenas dois anos.

A cirurgia é o tratamento de escolha, pois o melanoma anal não responde à quimiorradioterapia.

A extensão da ressecção cirúrgica (amputação abdominoperineal com excisão total do mesorreto X excisão local) não parece afetar significativamente o desfecho da doença, pois os pacientes muitas vezes morrem devido a metástases a distância.

BIBLIOGRAFIA

1. Leonard D, Beddy D, Dozois EJ. Neoplasms of anal canal and perianal skin. Clin Colon Rectal Surg 2011;24(1):54-63.
2. Siegel RL, Miller KD, Jemal A. Cancer statistics, 2017. CA Cancer J Clin 2017;67(3):177-93.
3. Welton ML, Steele SR, Goodman KA, et al. Anus. In: AJCC Cancer Staging Manual. 8th ed. Chicago: AJCC; 2017. p.275.
4. Glynne-Jones R, Nilsson PJ, Aschele C, et al. Anal cancer: ESMO-ESSO-ESTRO Clinical Practice Guidelines for diagnosis, treatment and follow-up. Ann Oncol 2014; 25(Suppl 3):10-20.
5. Mariani P, Ghanneme A, De la Rochefordière A, et al. Abdominoperineal resection for anal cancer. Dis Colon Rectum 2008;51(10):1495-501.
6. Mistrangelo DM, Bellò M, Cassoni P, et al. Value of staging squamous cell carcinoma of the anal margin and canal using the sentinel lymph node procedure: an update of the series and a review of the literature. Br J Cancer 2013;108(3):527-32.
7. Musio D, De Felice F, Manfrida S, et al. Squamous cell carcinoma of the rectum: the treatment paradigm. Eur J Surg Oncol 2015;41(8):1054-8.

Capítulo 61

Doenças Orificiais

Raquel Yumi Yonamine
Rogério Tadeu Palma
Sandra Di Felice Boratto

■ INTRODUÇÃO

As doenças da região perianal são queixas muito comuns nas consultas proctológicas. Dentre as patologias benignas destacamos a doença hemorroidáia, fissura anal, abscessos e fístulas. Para o correto diagnóstico e tratamento dessas patologias é fundamental o profundo conhecimento da anatomia perianal. (Fig. 61.1).

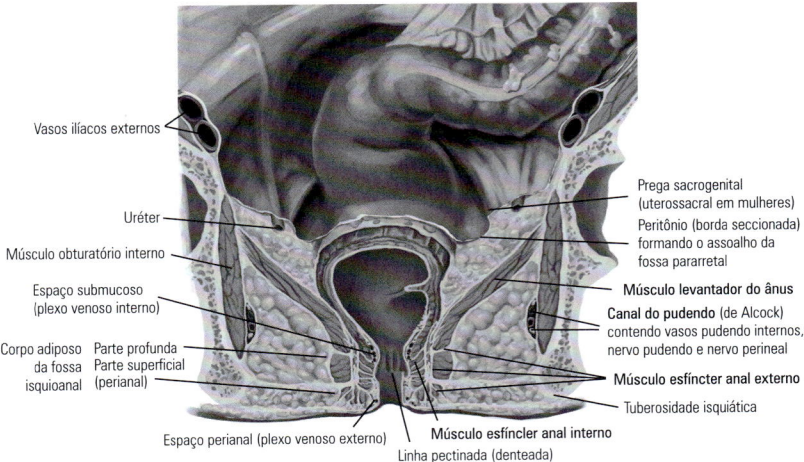

Fig. 61.1 – *Anatomia da região perianal.*
Fonte: Netter, Frank H. Atlas de anatomia humana. Ed. Elsevier.

■ DOENÇA HEMORROIDÁRIA

Aproximadamente 5% da população apresenta sintomas da doença hemorroidária.

As hemorroidas são coxins de tecidos vasculares localizados na submucosa do canal anal.

As hemorroidas externas estão localizadas distalmente à linha denteada, enquanto as internas estão proximais a esta. Podemos ter, ainda, as mistas, que apresentam-se proximal e distal à linha denteada. O plexo externo drena para as veias pudendas através das veias retais inferiores e depois para ramos da veia ilíaca interna. O plexo hemorroidário interno drena pelas veias retais médias para a veia ilíaca interna.

O ancoramento e o suporte dos tecidos do canal anal se deterioram com a idade, podendo resultar em distensão venosa, erosão, sangramento e trombose. A associação de constipação intestinal crônica é evidente, devido ao aumento da pressão no canal anal. Além disso, a evolução dos sintomas pode estar relacionada a: gestação, diarreia, tumor pélvico e pacientes em uso de anticoagulação.

■) Sintomas

Aproximadamente 40% dos pacientes são assintomáticos. Os principais sintomas são: hematoquezia, prurido anal e dor relacionada à trombose hemorroidária (Fig. 61.2).

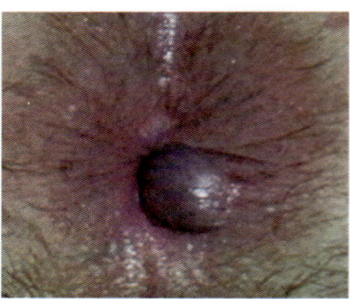

Fig. 61.2 – *Trombose hemorroidária externa (quadro agudo).*
Fonte: imagem da autora Sandra Di Felice Boratto.

■) Diagnóstico

O diagnóstico deve ser suspeito nos pacientes que apresentam sangramento, prurido anal e/ou dor anal. É importante excluir outras patologias por meio da anamnese e do exame físico, tais como: fístulas, fissuras, colites e doenças malignas.

A anuscopia é um exame rápido, indolor, e sem necessidade de preparo de cólon. Podemos avaliar o canal anal, o reto distal e, assim, diagnosticar a doença hemorroidária visualizando abaulamentos e presença de veias de coloração azul púrpura.

■) Classificação

- **Grau I:** as veias estão aumentadas em número e volume, podendo sangrar durante a evacuação, porém não apresenta prolapso.
- **Grau II:** exteriorizam-se durante a evacuação, retornando espontaneamente para dentro do canal anal.
- **Grau III:** exteriorizam-se aos esforços e necessitam de redução manual.
- **Grau IV:** são irredutíveis e permanecem exteriorizadas. (Fig. 61.3)

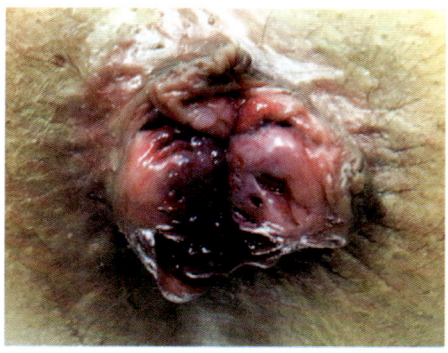

Fig. 61.3 – *Doença hemorroidária interna grau IV.*
Fonte: imagem da autora Sandra Di Felice Boratto.

■) Tratamento

A maior parte dos pacientes responde ao tratamento clínico, utilizando pomadas analgésicas (lidocaína), supositórios de hidrocortisona, quando há prurido ou irritação local, porém, não deve ser administrado num período maior que uma semana. Os sangramentos geralmente são autolimitados. Além disso, é fundamental no tratamento clínico a alteração do hábito alimentar, podendo adicional laxativos orais (psyllium, metilcelulose, policarbofila cálcica). A cirurgia é indicada para aqueles refratários ao tratamento, graus mais avançados, e complicações hemorroidárias.

- **Escleroterapia:** indicada em hemorroidas internas sangrantes.
- **Ligadura elástica:** um anel elástico é colocado no pedículo hemorroidário, que necrosa e é eliminado. Indicado em hemorroidas internas com prolapso.
- **Hemorroidectomia:** indicada nos graus III e IV. A técnica mais comum é a de Milligan-Morgan (Figs. 61.4 e 61.5), na qual a ferida fica aberta e conservam-se pontes mucocutâneas. Além desta técnica, temos a anopexia anorretal utilizando grampeador PPH – procedimento para o prolapso hemorroidário (Fig. 61.6) e a desarterialização hemorroidária transanal (THD – *transanal hemorrhoidal dearterialization*), em que não se realizam cortes, mas uma ráfia dos plexos hemorroidários doentes.

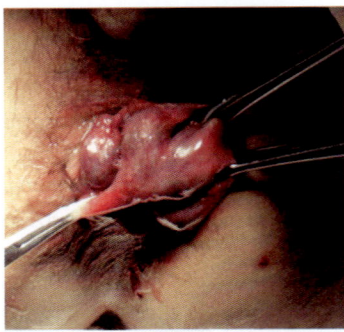

Fig. 61.4 – *Intraoperatório de hemorroidectomia à Miligan-Morgan.*
Fonte: imagem da autora Sandra Di Felice Boratto.

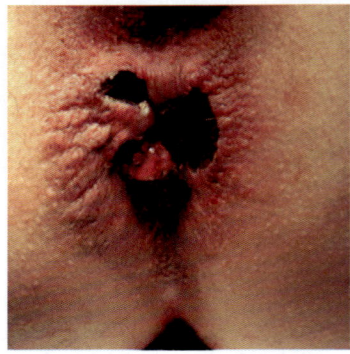

Fig. 61.5 – *Aspecto final da hemorroidectomia à Milligan-Morgan.*
Fonte: imagem da autora Sandra Di Felice Boratto.

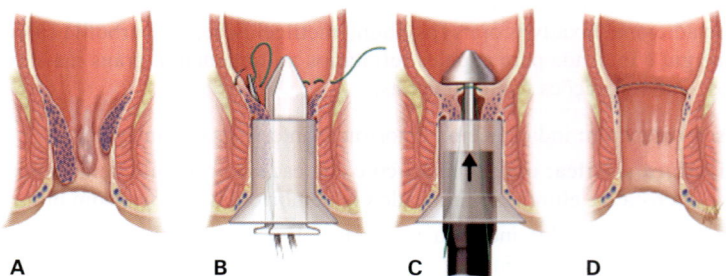

Fig. 61.6 – *Hemorroidectomia com grampeador PPH.* (A) *Prolapso hemorroidário.* (B) *Sutura em bolsa a pelo menos 4 cm acima da linha denteada.* (C) *Introdução do grampeador.* (D) *Aspecto final da hemorroidopexia após o grampeamento.*
Fonte: UpToDate. Surgical treatment of hemorrhoidal disease, 2018.

■ FISSURA ANAL

A fissura anal é uma fenda longitudinal localizada no canal anal, distal à linha pectínea. Pode ocorrer em qualquer idade, mas, geralmente, ocorre em adultos jovens e de meia-idade.

O músculo esfíncter interno exposto, devido a fissura, leva a espasmos, o que não só contribui para a dor severa, mas também pode restringir o fluxo sanguíneo, evitando sua cicatrização.

A localização na linha média posterior é mais comum das fissuras primárias (Fig. 61.7), pois recebe metade do fluxo sanguíneo em comparação aos outros quadrantes. Além disso, pacientes com fissura anal crônica têm maior pressão anal que os indivíduos saudáveis e aqueles com outros distúrbios colorretais, como a incontinência fecal ou hemorroidas.

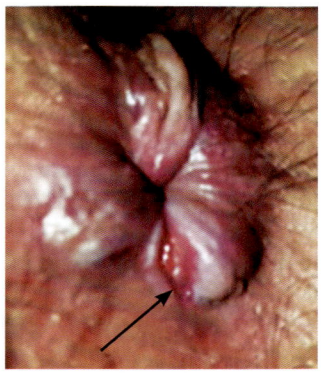

Fig. 61.7 – *Fissura anal em linha média posterior.*
Fonte: imagem da autora Sandra Di Felice Boratto.

As causas mais comuns são: trauma local devido a constipação, diarreia, sexo anal e parto vaginal. Causas secundárias como doença de Crohn, tumor, infecções sexuais também podem ocorrer.

■ Sintomas

O paciente apresenta dor anal, principalmente após evacuação, e pode estar associado à hematoquezia. Após oito semanas de sintomas, a fissura é considerada crônica.

■ Diagnóstico

O diagnóstico deve ser suspeito nos pacientes com história de dor anal provocado pelas evacuações. No exame físico a fissura aguda possui uma laceração superficial; já a crônica apresenta bordas pouco elevadas, com exposição de fibras esbranquiçadas e orientadas horizontalmente das fibras do esfíncter anal interno na sua base. A fissura crônica pode acompanhar um plicoma sentinela. Além da visualização direta, deve-se realizar o toque retal cuidadosamente.

■ Tratamento

O tratamento clínico é realizado com o aumento de fibras na dieta (20 a 5 gramas por dia), analgésicos tópicos (lidocaína), banhos de acento e vasodilatador tópico, como a nifedipina ou nitroglicerina por um mês. Para pacientes que não apresentam melhora após um ou dois meses é importante que se realize colonoscopia para exclusão de doença de Crohn e para programação cirúrgica. O tratamento cirúrgico é mais eficaz principalmente nos casos de fissura crônica, quando se realiza a esfincterotomia lateral interna. Uma das principais preocupações é a incontinência para gases e fezes. Outra opção de tratamento é o uso de toxina botulínica.

● ABSCESSOS E FÍSTULAS ANAIS

Os abcessos e fístulas anais representam cerca de 70% do total das supurações perianais. No entanto, não deixam de ser patologia rara na população em geral, estimando-se incidência de 1/10.000 habitantes por ano, e representando 5% das consultas em coloproctologia. São mais frequentes no sexo masculino. É de extrema importância o conhecimento da anatomia da região anal já que abscessos e fístulas anais têm ponto de partida numa infecção das glândulas do canal anal, que se abrem nas criptas da linha pectínea. A associação entre contaminação bacteriana e microtraumatismos levam a criptite piogênica, o que culminará na formação de abscessos.

Abscessos e fístulas são fases diferentes de uma mesma patologia. O abscesso apresenta-se como agudo, caracteriza-se pelo acúmulo de secreção purulenta, e pode ser dividido em quatro tipos de acordo com sua localização (Fig. 61.8).

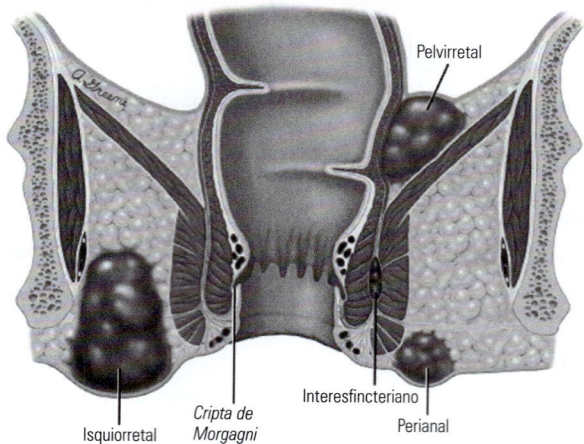

Fig. 61.8 – Classificação do abscesso perianal de acordo sua localização anatômica.
Fonte: adaptada de UpToDate. Perianal and perirectal abscess, 2017.

A drenagem do abscesso, seja cirúrgico ou espontâneo, pode gerar um processo crônico culminando no desenvolvimento de trajetos fistulosos. Esses trajetos sempre conectam um orifício interno a um ou mais orifícios externos.

Parks classificou quatro tipos de fístulas perianais (Fig. 61.9):

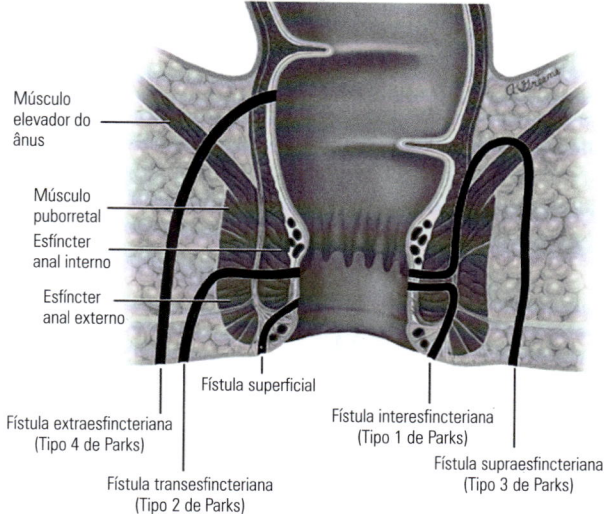

Fig. 61.9 – *Classificação das fístulas perianais.*
Fonte: adaptada de UpToDate. Operative management of anorectal fistulas, 2017.

■) Sintomas

Os sintomas irão depender da fase da patologia. Na fase aguda, de abscesso, o paciente irá apresentar dor local, hiperemia perianal e, ao toque retal, abaulamento retal. Na fase crônica, de fístula, observa-se com facilidade o orifício ou os orifícios externos, com drenagem purulenta e, por vezes, com drenagem de sangue e até de fezes.

■) Diagnóstico

A avaliação proctológica, como foi citada, permite o diagnóstico na maioria dos casos. Devemos pesquisar a presença de orifício externo, orifício interno e, neste caso, utiliza-se estilete fino ou um fio-guia, cuidadosamente, para evitar falsos trajetos, identificação de cicatrizes associadas a lesões prévias e excluir doenças associadas a supurações perianais, tais como: a doença inflamatória intestinal, a infecção por HIV ou neoplasias.

Os exames de imagem, como a ressonância nuclear magnética, devem ser solicitados em casos complexos como recidiva ou avaliação de trajetos complexos.

▌ Tratamento

O tratamento-padrão do abscesso é a incisão ampla e drenagem, sob anestesia. A ausência de evidência clínica de flutuação não implica alteração da atitude, devendo-se manter o procedimento de incisão e drenagem. Na fístula interesfincteriana ou transesfincteriana baixa pode ser realizada uma fistulotomia no mesmo tempo operatório, locando um fio de seton largo para a definição adequada do trajeto.

O tratamento-padrão (Fig. 61.10) das fístulas superficiais é a fistulotomia e a marsupialização dos bordos da ferida cirúrgica ao leito da fístula que podem diminuir o tempo de cicatrização. Nos casos de fístulas complexas, como aquelas com múltiplos trajetos ou intenso acometimento do esfíncter pode ser utilizado o preenchimento do trajeto com cola de fibrina ou matrix de colágeno (*anal plug*) e retalho de avanço endorretal ou laqueação do trajeto no espaço interesfincteriano, evitando a fistulotomia e diminuindo as chances de recidivas.

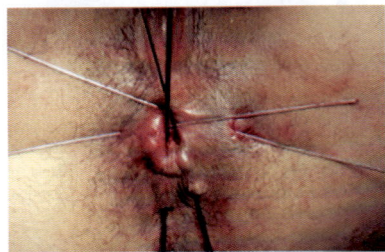

Fig. 61.10 – *Identificação de múltiplos trajetos fistulosos. Observa-se a comunicação do orifício externo (pele) com a cripta glandular em todos os trajetos.*
Fonte: imagem da autora Sandra Di Felice Boratto.

● BIBLIOGRAFIA

1. Sobrado CW, Cardozo WS. Doença inflamatória intestinal. Barueri(SP): Manole; 2012.
2. Gionchetti P, Dignass A, Danese SD, et al. 3rd European Evidence-based Consensus on the Diagnosis and Management of Crohn's Disease 2016: Part 2: surgical management and special situations. J Crohns Colitis 2017;11(2):135-49.
3. Gordon PH. Principles and practice of surgery for the colon, rectum, and anus. 3rd ed. New York: Informa healthcare; 2006.
4. Beck DE. The ASCRS textbook of colon and rectal surgery. 2nd ed. New York: Springer-Verlag; 2009.
5. Parks AG. Pathogenesis and treatment of fistula-inano. Br Med J 1961;1(5224):463-9.
6. Schwartz DA, Wiersema MJ, Dudiak KM, et al. A comparison of endoscopic ultrasound, magnetic resonance imaging, and exam under anesthesia for evaluation of Crohn's perianal fistulas. Gastroenterology 2001;121(5):1064-72.

Capítulo 62

Prolapso e Procidência Retal

Raquel Yumi Yonamine
Rogério Tadeu Palma

■ INTRODUÇÃO

O prolapso retal é a exteriorização parcial ou completa de um segmento do intestino grosso pelo ânus (Fig. 62.1). É uma patologia relativamente incomum, porém socialmente debilitante. Sua etiologia é pouco conhecida e se associa a múltiplos fatores de diferentes patogenias. Acomete, principalmente, os extremos de idade.

O termo procidência retal é caracterizado como descida completa, ou seja, exteriorização de todas as camadas do reto, aos esforços, formando um "cone" externo.

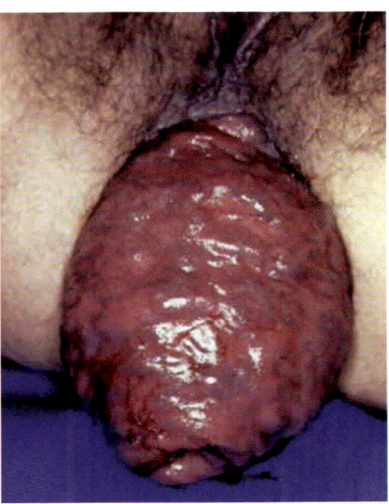

Figura 62.1 – *Prolapso de reto*.
Fonte: adaptada UptoDate.

CONCEITO, FISIOPATOLOGIA E ETIOLOGIA

A causa precisa do prolapso retal é desconhecida, embora duas teorias de etiologia tenham sido propostas. No início do século XIX Moschcowitz sugeriu que o prolapso é uma hérnia deslizante através de um defeito na fáscia pélvica. Mais recentemente, foi proposto que o prolapso é, na verdade, uma intussuscepção circunferencial do reto.

Wexner e colaboradores definem o prolapso como sendo uma invaginação do reto, que pode ser classificado em: oculto (interno), mucoso e completo. O oculto (ou interno) para definir a situação em que não há a saída pelo ânus; mucoso para definir a saída apenas da mucosa e, completo, quando há a saída de toda a espessura do reto, quando, então, não importa de qual tamanho é o segmento exposto pelo ânus.

A maioria dos pacientes que sofre de prolapso retal tem uma longa história de constipação e esforço.

A fisiopatologia ainda é pouco esclarecida, com vários fatores associados, podendo ocorrer em qualquer idade, embora se espere sua maior incidência nos extremos de vida. Acomete mais o paciente idoso, feminino, e após a quinta década de vida. Já na criança aparece nos primeiros três anos de vida, mais comum nos meninos que nas meninas, ao contrário do que ocorre no adulto.

Vários fatores podem estar associados e favorecer o surgimento dessa patologia, tais como:

1. Condições que aumentam a pressão intra-abdominal:
   a. Constipação
   b. Diarreia
   c. Hipertrofia benigna da próstata
   d. Doença pulmonar obstrutiva crônica
   e. Fibrose cística
   f. Tosse crônica.
2. Condições de transtorno da função do assoalho muscular da pelve.
3. Condições decorrentes das infecções parasitárias intestinais.
4. Condições associadas aos aspectos anatômicos:
   a. Anatomia da pelve infantil
   b. Profundidade do fundo de saco de Douglas
   c. Má fixação posterior do reto
   d. Reto e sigmoide redundantes
5. Condições neurológicas:
   a. Trauma pélvico-lombar
   b. Síndrome da cauda equina
   c. Tumores espinais
   d. Esclerose múltipla
6. Condições nutricionais.

Mesmo com essas diversas condições envolvidas, é possível observar e distinguir dois quadros anatômicos: um, associado à debilidade física e funcional dos músculos do assoalho da pequena bacia, incluindo o complexo esfincteriano anorretal e, outro, associado ao esforço, afetando jovens nulíparas e, excepcionalmente, homens jovens. Nesses pacientes o períneo é normal, e o esfíncter é continente. Nesses casos, pode-se observar o reto e o sigmoide alongados. Esses dois quadros podem ser facilmente diferenciados pela idade, características físicas, e simples exploração clínica dos pacientes.

MANIFESTAÇÕES CLÍNICAS

Os principais sintomas clínicos desta manifestação orgânica são: a constipação intestinal (que atinge quase 50% desses pacientes) e, paradoxalmente, a incontinência fecal (presente em aproximadamente 75% das vezes). Esses sinais e sintomas irão variar muito de acordo com o estágio de desenvolvimento da patologia. Além disso, pode apresentar sensação de ânus protruso ou de protrusão de tecido através do canal anal, escoriação perianal, mucorreia, prurido e sensação persistente de pressão e peso no reto.

DIAGNÓSTICO

O exame físico deve ser realizado com atenção redobrada na inspeção dinâmica, avaliando o paciente em pé, agachado e ao fazer esforço. O tônus do esfíncter anal costuma estar diminuído. O prolapso de espessura completa é distinguido pelos seus anéis e sulcos concêntricos, oposto dos sulcos radiais associados ao prolapso da mucosa.

A defecografia não é necessária para a avaliação, mas é essencial para a avaliação da procidência interna, ou seja, intussuscepção anorretal. A manometria anal avalia a função do esfíncter, já que o prolapso de longa duração causa dano ao esfíncter anal e, em consequência, diminui a pressão de repouso.

Os exames auxiliares tais como a sigmoidoscopia, a colonoscopia ou radiografias do cólon usando enema de bário são essenciais para a busca de outras doenças. Hemorroidas, úlceras solitárias, neoplasias benignas, neoplasias malignas, cistocele, incontinência urinária, retocele, enterocele, prolapso vaginal e uterino ou qualquer tipo de hérnia perineal são doenças que devem ser afastadas, para que o prolapso fique claramente definido, sem nenhum outro fator patológico associado. Podemos, ainda, solicitar outros estudos neurofisiológicos, porém todos eles acrescentam muito pouco para a definição da etiologia de base.

TRATAMENTO

Cuidados locais e medidas dietéticas, bem como o uso de laxativos, nos casos menos exuberantes, podem contemporizar o desconforto do paciente e, por vezes, ser as únicas medidas possíveis em doentes que não têm condições mínimas para serem submetidos a qualquer forma de tratamento cirúrgico. No entanto, a melhor conduta para esta afecção é ainda o tratamento cirúrgico.

▪ Técnicas cirúrgicas que usam o acesso perineal

- Cerclagem anal (Thiersch, 1891).
- Excisão parcial da mucosa e submucosa do reto com plicatura da musculatura (Delorme, 1900).
- Retossigmoidectomia (Miles, 1933/ ltemeier, 1952).

▪ Técnicas cirúrgicas que usam o acesso abdominal

- Retopexia anterior (Orr, 1947/Loygue, 1964).
- Retopexia anterior (Ripstein, 1952/1965).
- Retossigmoidectomia (Muir, 1955).
- Retopexia posterior (Wells, 1959).
- Retopexia (Kümmell, 1919/Cutait, 1959).
- Retossigmoidectomia + retopexia (Frykman, 1964/1969).

A tendência é buscar métodos diferentes para diferentes pacientes, mesmo que com idênticos problemas, isso porque, muitas vezes, a proposta cirúrgica disponível não é capaz de contemplar os objetivos do paciente. Assim, o acesso perineal para o tratamento do prolapso seria determinado pela idade e pelo sexo do paciente, o estado geral de saúde, risco cirúrgico e a concomitância ou não de outras doenças. O acesso abdominal, com esses mesmos critérios, seria escolhido para pacientes mais jovens, em melhores condições físicas e estado de saúde, de menor risco cirúrgico e sem doenças associadas.

A operação de Altemeir, retossigmoidectomia perineal, visa a ressecar o reto (paciente fica sem o reservatório retal) e deixa uma anastomose a apenas 2 cm acima da linha pectínea, mesmo assim com continência comparável às observadas nas operações por via abdominal, mas com índice de recidiva alto, que pode ir até 58%.

A cerclagem anal (Thiersch) normalmente é paliativa. A operação de Delorme é feita com mucosectomia e plicatura da camada muscular do reto.

As operações por via abdominal, com ou sem retossigmoidectomia ou sigmoidectomia, consistem em dissecção do reto subperitoneal, sua tração e fixação nas estruturas pélvicas, em geral na concavidade sacral ou no promontório do lombossacro, feita por sutura direta ou por meio de próteses. Elas estão associadas a maior incidência de constipação intestinal e a menor recidiva do que os procedimentos feitos por via perineal.

A cirurgia laparoscópica segue os mesmos princípios básicos da operação aberta, com as mesmas variadas e diferentes técnicas conhecidas para suspender, fixar, embrulhar ou ressecar segmentos retocólicos, no entanto, apresenta as vantagens da laparoscopia.

O prolapso retal é uma patologia que acomete os extremos de idade e o seu tratamento se baseia na seleção da tática e da técnica que melhor se ajusta ao perfil do paciente. Muitas vezes, essa escolha nem sempre é a que, satisfazendo melhor aos aspectos físicos e mecânicos do problema, satisfaz também plenamente os aspectos funcionais.

BIBLIOGRAFIA

1. Moschocowitz AV. The pathogenesis, anatomy and cure of prolapse of the rectum. Surg Gynecol Obstet 1912;15(8):7-21.
2. Wexner SD, Cera SM. Section 4. Alimentary tract and abdomen; Section 32 - Procedures for rectal prolapse. ACS Surgery Principles and practice. 2004. Inc.- http://www.acssurgery.com/ acs home.htm
3. Gordon PH. Principles and practice of surgery for the colon, rectum, and anus. 3rd ed. New York: Informa healthcare; 2006.
4. Beck DE. The ASCRS textbook of colon and rectal surgery. 2nd ed. New York: Springer-Verlag; 2009.
5. Corman ML. Colon and rectal surgery. In: Marvin L. Corman: Ilustrated by Lois Barnes. 4th ed. New York: Lippincott Williams & Wilkins;1998. p.401-68.
6. Correa PA, Averbach M, Cutait R. Técnica e resultados do tratamento da procidência retal por vídeo-laparoscopia. Rev Bras Coloproct 2004; 24(4):385-395.

Capítulo 63

Hérnias da Parede Abdominal

Ricardo Moreno
Maurício Campanelli Costas

■ INTRODUÇÃO

Hérnia da parede abdominal é definida como uma protrusão anormal de um saco com revestimento peritoneal através das estruturas musculoaponeuróticas da parede abdominal, cujo conteúdo compreende um órgão ou parte dele. Pode ser congênita ou adquirida.

Cerca de 75% das hérnias da parede abdominal são inguinocrurais, e mais comuns no sexo masculino. Devido aos seus sintomas, envolvem importante custo social, com milhares de afastamentos laborais anuais. Segundo a Previdência Social, em 2010 foram cerca de 80 mil afastamentos.

Os principais fatores associados às hérnias congênitas são: prematuridade, baixo peso ao nascimento e doenças relacionadas à deficiência do colágeno.

Com relação às hérnias adquiridas, os principais fatores contribuintes são os que envolvem aumento da pressão intra-abdominal (Tabela 63.1).

As manifestações clínicas mais comuns são: dor e abaulamento local. Outros sintomas dependem do conteúdo herniário, como suboclusão intestinal em casos de protrusão de delgado ou cólon.

Seu conteúdo pode ser redutível manualmente ou se encontrar encarcerado. Esse encarceramento pode ser crônico ("hérnia habitada") ou agudo (caracterizando um quadro de urgência), podendo este último evoluir para um quadro de estrangulamento (urgência cirúrgica).

O diagnóstico das hérnias da parede abdominal é feito por meio de um detalhado exame físico, sem necessidade de exames complementares na maioria dos casos. O paciente deve ser examinado em ortostase e em decúbito dorsal horizontal e, em ambos os casos, em repouso e realizando manobra de Valsalva. Quando necessários exames complementares, a ultrassonografia e a tomografia computadorizada são as mais utilizadas.

Tabela 63.1 Principais fatores associados ao desenvolvimento de hérnias adquiridas da parede abdominal.		
Tabagismo/tosse crônica	Constipação intestinal	Atividade física/ocupacional
Doença pulmonar obstrutiva crônica	Ascite	Prostatismo/esforço urinário
Obesidade	Diabetes *mellitus*	Traumas

Seus principais diagnósticos diferenciais são:

- Lipoma.
- Tumores desmoides.
- Diástase do músculo reto abdominal.
- Cisto sebáceo.
- Hidrocele (para as inguinoescrotais).
- Adenite inguinal/femoral.

São classificadas de acordo com a região da parede abdominal em:

- Hérnias ventrais primárias
  - Epigástrica
  - Umbilical
  - de Spieghel
- Hérnias ventrais secundárias
  - Incisional (a maioria das incisionais são ventrais)
  - Paraestomal
  - Traumática
- Hérnias inguinocrurais:
  - Inguinal direta
  - Inguinal indireta
  - Femoral

O tratamento das hérnias da parede abdominal é sempre cirúrgico e a via de acesso pode ser laparotômica ou videolaparoscópica. A sutura primária do anel herniário deve sempre ser considerada nas ventrais. O uso de prótese sintética diminui a chance de recidiva e seu uso é individualizado para cada caso, a depender da localização da hérnia, das dimensões do anel herniário, e da característica do paciente (p. ex.: obesidade, tabagismo).

A técnica de fixação da tela nas hernioplastias ventrais pode ser (Figura 63.1):

- ***Onlay***: acesso por via laparotômica. A tela é posicionada e fixada sobre a aponeurose anterior do músculo reto do abdome, entre esta e o subcutâneo.

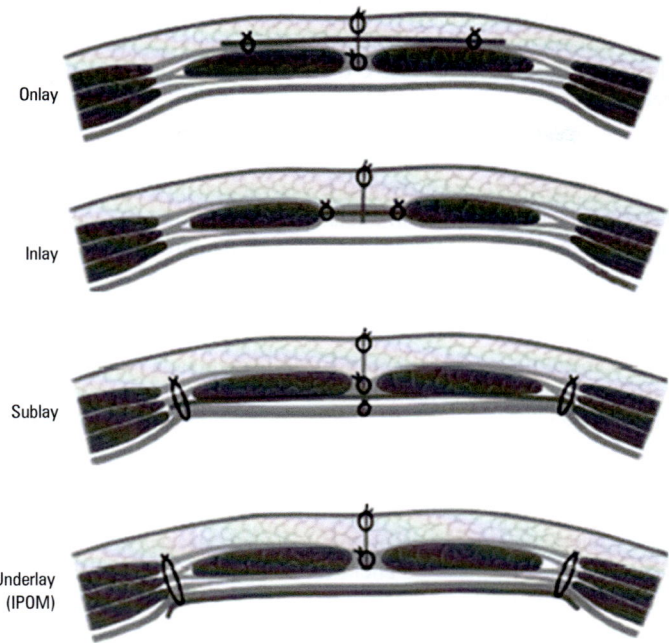

Fig. 63.1 – *Técnicas de fixação da tela.*
Fonte: adaptada de UpToDate. Management of ventral hérnias, 2017.

- **Inlay:** posicionada pré-peritoneal e intermusculoaponeurótica.
- **Sublay:** tela posicionada posteriormente ao músculo reto do abdome, entre este e sua aponeurose posterior.
- **Underlay ou Intraperitoneal onlay mesh (IPOM):** fixada diretamente no peritônio via videolaparoscópica, de modo que fique em contato com as estruturas intracavitárias.

Outra classificação dessa técnica, além da *onlay* e *inlay*, subdivide a *sublay* em retromuscular (entre o músculo reto abdominal e sua aponeurose posterior), pré-peritoneal (entre aponeurose posterior e o peritônio) e intraperitoneal (também chamada de *underlay*).

HÉRNIA EPIGÁSTRICA

Tratam-se das hérnias cujo defeito na parede abdominal envolve linha alba abdominal, entre o apêndice xifoide e a cicatriz umbilical, na maioria das vezes devido a falha congênita ou enfraquecimento. Cerca de 20% dos casos apresentam mais de um anel herniário. Tem prevalência estimada em torno de 3% da população geral, e é mais comum em homens.

Devido à localização anatômica, raramente se manifesta com quadros de encarceramento com suboclusão intestinal ou estrangulamento. O conteúdo herniário mais frequente é o grande omento e são, em geral, facilmente redutíveis.

Nos casos em que se tem anel herniário único, o acesso via laparotomia pode ser empregado, de modo que o uso de tela de polipropileno *onlay* fica reservado aos pacientes com maior risco de recidiva herniária (obesos, tabagistas, constipados etc.) ou em anéis heniários > 2 cm. Se presença de múltiplos anéis e alto risco de recidiva, o uso da videolaparoscopia e a colocação de tela separadora de componentes IPOM podem ser considerados..

■ HÉRNIA UMBILICAL

No adulto, a hérnia umbilical surge associada ao aumento da pressão intra-abdominal. Mais comum no sexo feminino, pode se manifestar após períodos de gestação e, em geral, é facilmente redutível. Porém, pode se manifestar com quadro de dor crônica abdominal e evoluir com encarceramento ou estrangulamento. O conteúdo herniário, frequentemente, é o grande omento, porém pode cursar com envolvimento do intestino delgado e quadro de suboclusão.

Semelhantemente às hérnias epigástricas, a técnica cirúrgica utilizada dependerá da dimensão do anel herniário, das características do doente, e se a hérnia é primária ou recidivada. Para hérnia com anel > 2,0 cm, o uso de tela associado à sutura primária é aconselhável, independentemente dos demais fatores associados.

■ HÉRNIA DE SPIEGHEL

A hérnia de Spieghel emerge na parede anterolateral do abdome e é rara, representando < 0,1% de todas as hérnias abdominais. Não há predileção por sexo e raramente é bilateral.

Sua protrusão ocorre caudalmente à cicatriz umbilical, ao longo da linha semilunar de Spieghel (borda lateral do músculo reto abdominal), e através da fáscia de Spieghel (fusão das aponeuroses dos músculos oblíquo interno e transverso do abdome). Trata-se de uma região mais fraca da parede abdominal devido à ausência da aponeurose posterior do músculo reto abdominal.

O diagnóstico por vezes pode ser difícil apenas com o exame físico, pois nem sempre se manifesta com abaulamento claro, já que se encontra posteriormente à aponeurose do músculo oblíquo externo. Dessa forma, o uso de ultrassonografia com manobra de Valsalva e a tomografia computadorizada (Fig. 63.2) podem auxiliar no diagnóstico. Seu tratamento envolve o uso de tela sintética, tanto por via anterior (Fig. 63.3) quanto videolaparoscópica (Fig. 63.4).

Seus principais diagnósticos diferenciais são: lipoma, tumor desmoide, hematoma de músculo reto abdominal, abscesso de parede, hérnia inguinal indireta. A complicação pós-operatória mais frequente é o seroma.

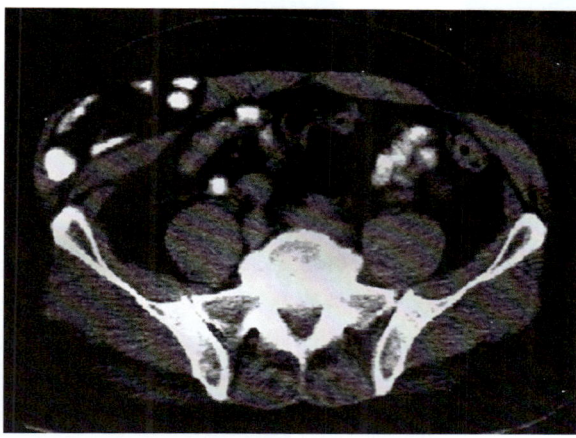

Fig. 63.2 – *Hérnia de Spieghel à direita visualizada em tomografia computadorizada. Observa-se a integridade da aponeurose do músculo oblíquo externo, anteriormente ao conteúdo herniário (alças de delgado).*
Fonte: imagem do autor Ricardo Moreno.

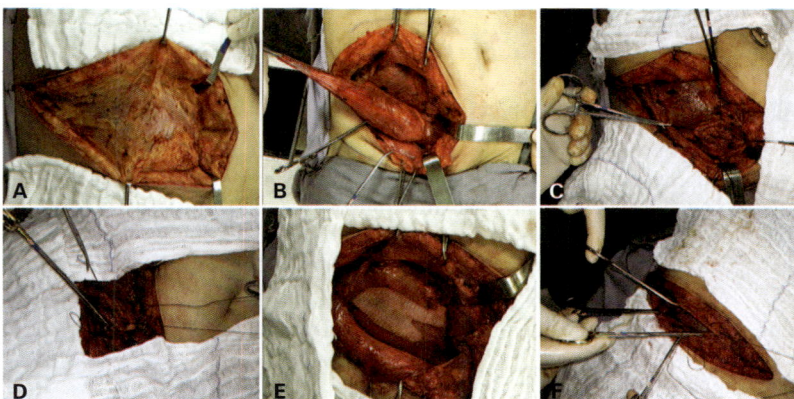

Fig. 63.3 – *Correção cirúrgica de hérnia de Spieghel via laparotômica:* (A) *Após diérese de pele e subcutâneo, observa-se integridade da aponeurose do músculo oblíquo externo (MOE).* (B) *Após abertura da aponeurose do MOE observa-se saco herniário dissecado e isolado – nota-se a herniação lateralmente à borda do músculo reto do abdome.* (C) *Redução do saco herniário – nota-se anel herniário.* (D) *Sutura do anel herniário.* (E) *Tela locada onlay, observa-se medialmente a tela posicionada posteriormente ao músculo reto.* (F) *Sutura da aponeurose do MOE.*
Fonte: agradecimento ao dr. Alexandre Cruz Henriques.

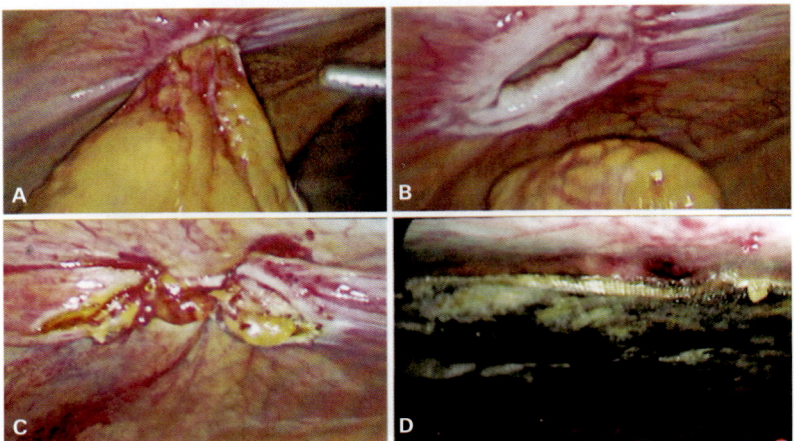

Fig. 63.4 – *Correção cirúrgica de hérnia de Spieghel via videolaparoscópica:* (A) *Grande omento como conteúdo herniário.* (B) *Redução do conteúdo herniário; observa-se o anel herniário.* (C) *Fechamento primário do anel herniário.* (D) *Tela separadora de tecidos fixada via videolaparoscópica.*

Fonte: adaptada de Mederos R, et al. Laparoscopic diagnosis and repair of Spigelian hernia: A case report and literature review. Int J Surg Case Rep. 2017; 31:184-187.

HÉRNIA INCISIONAL

Esse tipo de hérnia se desenvolve em locais de incisões cirúrgicas prévias, seja ela mediana, paramediana, subcostal, Mc Burney, Pfannenstiel ou mesmo nos locais de trocartes laparoscópicos. Estima-se que 10% a 15% das incisões abdominais evoluem com hérnia incisional. Essa taxa aumenta para cerca de 25% quando o pós-operatório cursa com infecção de ferida operatória.

Além dos fatores de risco já citados para o desenvolvimento de hérnias em geral, alguns fatores favorecem o desenvolvimento das hérnias incisionais:

- Cirurgia de urgência.
- Desnutrição perioperatória.
- Idade avançada (> 70 anos).
- Anemia.
- Ascite.
- Tosse pós-operatória.
- Infecção pós-operatória (intra-abdominal ou de ferida operatória).
- Tabagismo.
- Erro técnico.

A hérnia incisional frequentemente se desenvolve no período pós-operatório precoce, porém pode se manifestar anos após a cirurgia. Nesses casos pode-se considerar o fato de uma hérnia incisional pequena não ter sido diagnosticada previamente. Em geral, é facilmente detectada ao exame físico e raramente exige exames complementares diagnósticos.

A cirurgia de hérnia incisional envolve obrigatoriamente o uso de tela, a qual pode ser fixada anteriormente *onlay* (Fig. 63.5) ou, preferencialmente, via videolaparoscópica IPOM. Se não tratada, tende a ter suas dimensões aumentadas no decorrer do tempo, tanto do anel herniário quanto do volume do conteúdo herniário.

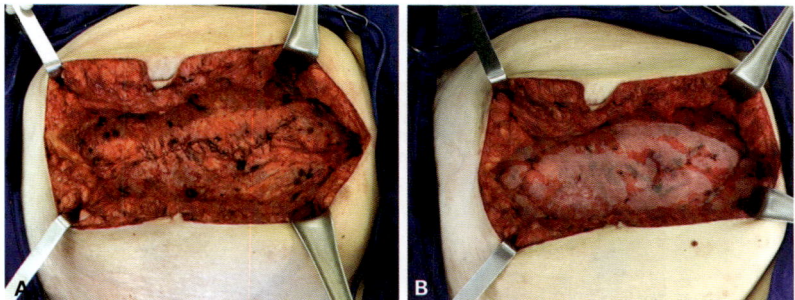

Fig. 63.5 – *Hernioplastia incisional onlay.* (A) *Aponeurose suturada e subcutâneo dissecado para colocação da tela.* (B) *Tela de polipropileno fixada.*
Fonte: imagem do autor Ricardo Moreno.

A técnica videolaparoscópica **IPOM** utiliza uma tela separadora de tecidos, cuja face em contato com as vísceras é revestida por material especial para que não ocorram aderências, e sua fixação na parede abdominal é realizada através de grampeador apropriado de material absorvível (Figs. 63.6 a 63.8). As dimensões da tela devem ser suficientes para respeitar um *overlap* de 5 cm em relação aos limites craniocaudal e laterolateral do anel herniário.

A técnica **IPOM-Plus** envolve, além da fixação da tela como acima descrito, o fechamento do anel herniário com pontos separados por via videolaparoscópica.

A depender das dimensões do anel, do conteúdo herniário e das condições da cavidade abdominal (p. ex.: quantidade de aderências interalças), pode-se optar pela **técnica híbrida**, onde é feita uma incisão laparotômica para redução e tratamento do saco herniário e ráfia da aponeurose, com posterior pneumoperitônio e colocação da tela pela técnica IPOM. Comparada à técnica *onlay*, apesar de, em ambas, ser feita uma incisão laparotômica, na híbrida não há necessidade de dissecção ampla nem drenagem a vácuo do subcutâneo. Consequentemente, menores taxas de seroma, hematomas e infecções de ferida operatória.

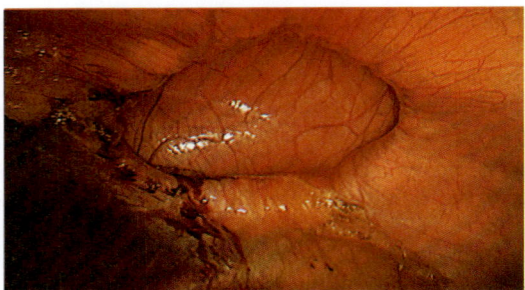

Fig. 63.6 – *Visão videolaparoscópica de uma hérnia incisional.*
Fonte: imagem do autor Ricardo Moreno e Mauricio Campanelli Costas.

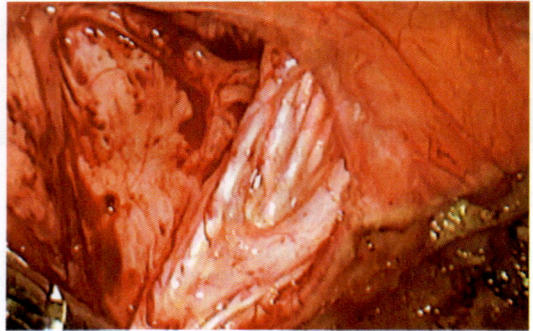

Fig. 63.7 – *Tração do saco herniário durante hernioplastia incisional videolaparoscópica.*
Fonte: imagem do autor Ricardo Moreno e Mauricio Campanelli Costas.

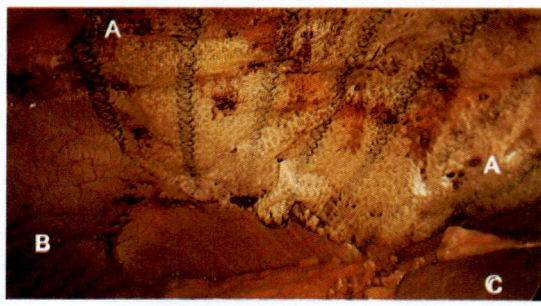

Fig. 63.8 – *Tela separadora de tecidos fixada* (A) *com grampeador na correção via videolaparoscópica de hernioplastia incisional pela técnica IPOM.* (B) *Parede abdominal.* (C) *Fígado.*
Fonte: imagem do autor Ricardo Moreno e Mauricio Campanelli Costas.

As hérnias incisionais de muito tempo de evolução, podem se apresentar como hérnias habitadas, ou seja, cujo conteúdo herniário já não se reduz à cavidade abdominal. Um volumoso conteúdo herniário pode caracterizar a doença como "hérnia gigante" (Fig. 63.9). Nesses casos, o planejamento cirúrgico é mais detalhado, envolve tomografia computadorizada (TC) com e sem Valsalva, volumetria abdominal e do saco herniário, e seu tratamento cirúrgico pode envolver pneumoperitônio progressivo, botox e/ou viscerorredução. Esse tipo de hérnia deve ser operado com equipe experiente e habilitada no tratamento de afecções complexas da parede abdominal.

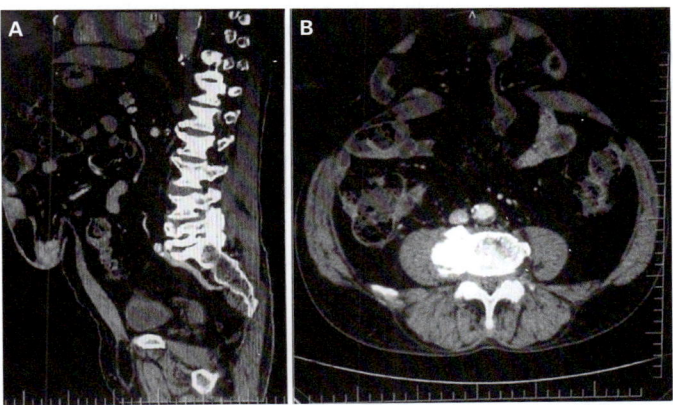

Fig. 63.9 – *Tomografia Computadorizada de hérnia incisional volumosa, com perda de domicílio (conteúdo de alças de intestino delgado).* (A) *Corte sagital.* (B) *Corte axial.*
Fonte: imagem do autor Ricardo Moreno.

HÉRNIA PARAESTOMAL

Um tipo de hérnia incisional, que pode acometer pacientes submetidos a ileostomias ou colostomias, sejam elas terminais ou em alça, proveniente do defeito criado na parede abdominal para confecção da estomia.

São mais frequentes em pacientes submetidos à colostomia do que à ileostomia. Como fatores de risco ao seu desenvolvimento, além daqueles relacionados ao aumento da pressão intra-abdominal, tem-se:

- Idade avançada.
- Tabagismo.
- Cirurgia de urgência.
- Infecção intra-abdominal.
- Desnutrição.
- Imunossupressão.

- Técnica operatória (defeito criado na parede maior do que o necessário).
- Ostomia localizada fora do músculo reto abdominal.

Pode se manifestar com quadros de suboclusão intestinal de repetição, dor local, abaulamento periestomal ou prolapso estomal.

As hérnias paraestomais são classificadas de acordo com o conteúdo e local de sua protrusão (subcutânea, intraestomal, intersticial e transestomal), porém de pouca aplicabilidade prática, tendo em vista não influenciar na escolha da técnica cirúrgica a ser utilizada.

A sutura primária isolada como correção cirúrgica deve ser evitada, de modo que o uso de tela é mandatório para se evitar a recidiva herniária. Apesar de a tela poder ser fixada anteriormente, ou seja, *onlay*, a via preferencial atualmente é a videolaparoscópica com a técnica IPOM-Plus. As duas principais técnicas videolaparoscópicas são (Fig. 63.10):

- **Keyhole**: tela fixada circunferencialmente.
- **Sugarbaker modificada**: tela fixada circunferencialmente, porém a alça é lateralizada e posicionada entre a tela e a parede abdominal.

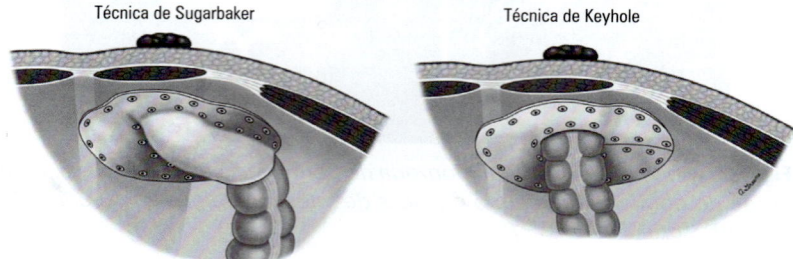

Fig. 63.10 – *Técnicas IPOM de correção de hérnias paraestomais.*
Fonte: adaptada de UpToDate. Parastomal hérnias, 2017.

HÉRNIA INGUINOCRURAL

As hérnias inguinais e femorais compreendem as hérnias inguinocrurais, das quais cerca de 95% são inguinais, e mais frequentes no sexo masculino. As hérnias femorais são mais comuns nas mulheres e, em geral, manifestam-se em idades mais avançadas.

Esse tipo de hérnia pode ser congênito ou adquirido:

- **Congênito**: falha no fechamento do processo vaginal, que é uma invaginação do peritônio parietal que precede, no sexo masculino, a migração testicular. A porção do processo vaginal dentro do canal inguinal, em geral, oblitera-se em torno do 8º mês da vida intrauterina.

No sexo masculino, após a descida do gubernáculo (ligamento genital caudal) pelo canal inguinal, ocorre degeneração de sua porção proximal e posterior fechamento do anel inguinal interno. A falha do fechamento desse anel associada à não obliteração do processo vaginal criam um defeito na parede abdominal suficiente para protrusão de estruturas intracavitárias, que pode se manifestar na infância ou na idade adulta.

No sexo feminino não há a migração do gubernáculo e a estrutura que atravessa o ligamento inguinal é o ligamento redondo. Dessa forma, tem-se um anel inguinal interno mais estreito, comparado ao sexo masculino, o que talvez justifique a menor incidência de hérnias inguinais em mulheres.

- **Adquirido:** proveniente do enfraquecimento ou de lesão dos tecidos fibromusculares da parede abdominal, seja por anormalidades do tecido conjuntivo (doenças do colágeno, idade avançada), efeito de drogas (uso crônico de corticoides, tabagismo) ou trauma abdominal crônico (tosse crônica, constipação, gestação, exercícios intensos). No idoso há ainda a atrofia da musculatura pectínea, o que contribui para o desenvolvimento de hérnia femoral nessa faixa etária.

Quanto à localização, as hérnias inguinais são divididas em indireta e direta:

- **Hérnia inguinal indireta:** o tipo mais comum, em que a protrusão ocorre através do canal inguinal, ou seja, lateralmente aos vasos epigástricos inferiores ipsilaterais, sendo mais comum à direita em ambos os sexos.
- **Hérnia inguinal direta:** ocorre devido à fraqueza na parede abdominal, de modo que a protrusão do saco herniário ocorre medialmente aos vasos epigástricos ipsilaterais, em uma região denominada Triângulo de Hesselbach (Fig. 63.11)

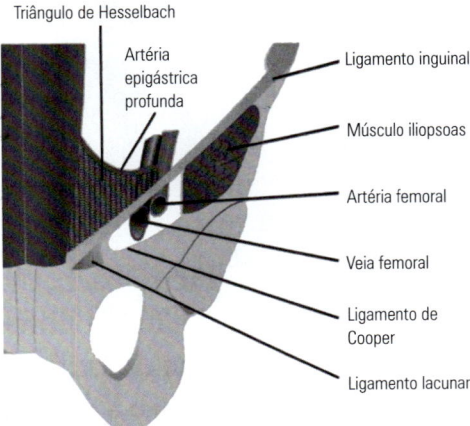

Fig. 63.11 – *Triângulo de Hesselbach – limite inferior: ligamento inguinal (ou ligamento de Poupart); limite lateral: vasos epigástricos inferiores; limite medial: borda lateral do músculo reto abdominal.*
Fonte: modificada de Gonzáles, Juan Carlos Mayagoitia. Hérnias da Parede Abdominal: Diagnóstico e Tratamento. 2ª edição.

Na **hérnia femoral** a protrusão ocorre através do anel femoral, inferiormente ao ligamento inguinal. O anel femoral se localiza medialmente à veia femoral e lateralmente ao ligamento lacunar.

O quadro clínico das hérnias inguinocrurais envolvem sintomas de dor, desconforto e/ou abaulamento na região, em geral com piora ao final do dia ou quando associados a situações de aumento da pressão intra-abdominal (tosse, esforço físico etc.). Entre 0,3% e 3,0% dos casos evoluem para um quadro de urgência, como encarceramento agudo ou estrangulamento, requerendo tratamento cirúrgico não eletivo.

O exame físico é fundamental e, em geral, suficiente para o diagnóstico através da palpação do anel inguinal externo (Fig. 63.12). Os principais diagnósticos diferencias são: hidrocele, varicocele, epididimite, mialgia do adutor e linfonodomegalia. Quando há dúvida diagnóstica, a ultrassonografia é suficiente para elucidação.

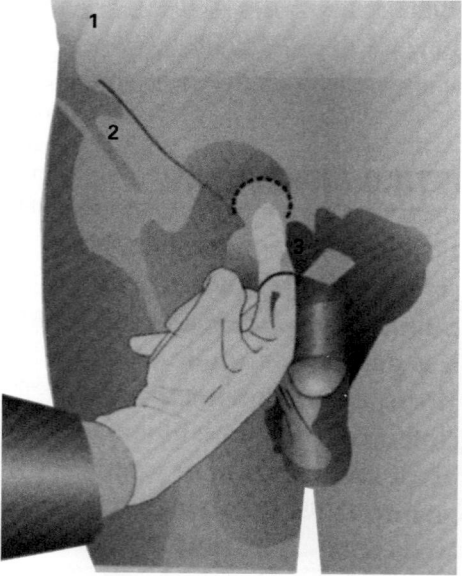

Fig. 63.12 – *Exame físico da hérnia inguinal.* (1) *Crista ilíaca anterossuperior direita.* (2) *Ligamento inguinal.* (3) *Palpação do anel inguinal externo.*
Fonte: modificada de Gonzáles, Juan Carlos Mayagoitia. Hérnias da Parede Abdominal: Diagnóstico e Tratamento. 2ª edição.

A classificação das hérnias inguinocrurais são baseadas em critérios anatômicos que incluem integridade da parede posterior e tamanho do anel inguinal. Trata-se da classificação de Nyhus (Tabela 63.2).

O tratamento dessas hérnias é sempre cirúrgico e diversas técnicas foram descritas desde a primeira, em 1884, por Basssini. O uso de próteses sintéticas diminuiu de forma significativa as taxas de recidiva, de modo que as principais técnicas utilizadas atualmente são a de Lichtenstein e as videolaparoscópicas (TEP – *Totally Extraperitoneal*, e TAPP – *Trans-abdominal pré-peritoneal*).

Tabela 63.2
Classificação de Nyhus para as hérnias inguinocrurais.

NYHUS	Descrição
Tipo 1	Hérnia indireta sem dilatação do anel inguinal interno
Tipo 2	Hérnia indireta com dilatação do anel inguinal interno
Tipo 3A	Hérnia direta
Tipo 3B	Hérnia direta e indireta
Tipo 3C	Hérnia femoral
Tipo 4A	Hérnia direta recidivada
Tipo 4B	Hérnia indireta recidivada
Tipo 4C	Hérnia femoral recidivada
Tipo 4D	Hérnia recidivada combinada

Porém, antes de se estudar as técnicas cirúrgicas, algumas considerações anatômicas são fundamentais:

- **Espaço miopectíneo de Fruchaud:** região da parede abdominal anterior não muscular e constituída pela fáscia transversalis e por peritônio. É delimitado superiormente pelos músculos oblíquo interno e transverso, inferiormente pelo ligamento de Cooper (ligamento pectíneo), lateralmente pelo músculo iliopsoas e medialmente pelo músculo reto abdominal. O ligamento inguinal divide esse espaço em inferior (local de aparecimento das hérnias femorais), e superior. Este, por sua vez, é dividido pelos vasos epigástricos inferiores em: medial (região do triângulo de Hesselbach, ou seja, local de aparecimento das hérnias inguinais diretas), e lateral (hérnias inguinais indiretas).

- **Músculo oblíquo externo:** insere-se cranialmente na espinha ilíaca anterossuperior e caudal, e medialmente no tubérculo púbico. O **ligamento inguinal** (ou ligamento de Poupart) corresponde ao espessamento lateral da aponeurose nesse trajeto de inserção.

- **Fáscia transversalis:** fáscia profunda da parede abdominal anterolateral, que se localiza entre a face posterior do músculo transverso e a gordura pré-peritoneal. O **anel inguinal interno** é a interrupção dessa fáscia para a passagem do funículo espermático ou do ligamento redondo.

- **Cordão ou funículo espermático:** envolvido pelo músculo cremaster, cujas fibras provêm do músculo oblíquo interno. Suas estruturas envolvem os ner-

vos ilioinguinal, ílio-hipogástrico e o ramo genital do nervo genitofemoral; artérias e veias testiculares; ducto deferente; vasos do plexo pampiniforme.
- **Canal inguinal:** entre os anéis inguinais profundo e superficial, é delimitado superiormente pelas aponeuroses dos músculos oblíquo interno e transverso; inferiormente pelo ligamento inguinal; anteriormente pela aponeurose do músculo oblíquo externo; posterolateralmente pela fáscia transversalis e pelo músculo transverso.
- **Ligamento pectíneo ou ligamento de Cooper:** faixa estreita de fibras aponeuróticas sobre o púbis, do local de inserção do ligamento inguinal, estendendo-se sobre a linha pectínea púbica.
- **Região pélvica:** os vasos ilíacos externos se localizam anteriormente ao músculo iliopsoas e passam entre o ligamento inguinal e o ligamento pectíneo. Distalmente ao ligamento inguinal passam a ser denominados vasos femorais. A fáscia transversalis os recobre, formando a bainha dos vasos femorais, cuja porção medial é denominada **canal femoral**, que possui anel interno de cerca de 2,0 cm e o esterno de cerca de 1,0 cm.

A **técnica de McVay** é a abordagem clássica quando se opta pelo acesso via anterior na correção das hérnias femorais. Consiste na ráfia da aponeurose do músculo transverso abdominal no ligamento de Cooper. Associa-se a essa ráfia uma incisão relaxadora na bainha do músculo reto abdominal.

A **técnica de Bassini** é realizada através de inguinotomia (oblíqua ou transversa) e consiste na aproximação do tendão conjunto ao ligamento inguinal através de ráfia com pontos separados, iniciando-se no tubérculo púbico e terminando no anel inguinal interno.

A **técnica de Lichtenstein** (Fig. 63.13) é a técnica de escolha quando se opta pelo acesso anterior para correção da hérnia inguinal. Realizada por meio de uma inguinotomia, que pode ser oblíqua ou transversa, e diérese da aponeurose do músculo oblíquo externo até o anel inguinal externo, entra-se no canal inguinal. Isolamento e exploração do funículo espermático para identificação de hérnia inguinal indireta e posterior isolamento de seu saco, com importante atenção a estruturas como ducto deferente, nervo ilioinguinal e iliopúbico. Comumente encontra-se lipoma de cordão, o qual deve sempre ser ressecado e não pode ser confundido com conteúdo herniário. A dissecção e o isolamento do funículo espermático devem ser cuidadosos, evitando-se a esqueletização das estruturas e consequente isquemia testicular.

Posteriormente ao funículo há a fáscia transversalis e o triângulo de Hesselbach, local de identificação das hérnias diretas. Um tempo cirúrgico opcional é o reforço dessa parede posterior através de ráfias. A técnica de Lichtenstein consiste na colocação de uma tela de polipropileno, a qual é fixada sem tensão. A porção inferomedial da tela deve cobrir e ser fixada no tubérculo púbico. A partir dessa fixação, uma ráfia contínua, com fio inabsorvível, é feita no ligamento inguinal. Medialmente, a tela é fixada na fáscia transversalis e na bainha do músculo reto abdominal. A prótese deve ser ajustada e seccionada para a passagem do funículo espermático e cranialmente sobreposta e fixada para a confecção do anel inguinal interno. A síntese da aponeurose do oblíquo externo do subcutâneo e da pele encerram a operação.

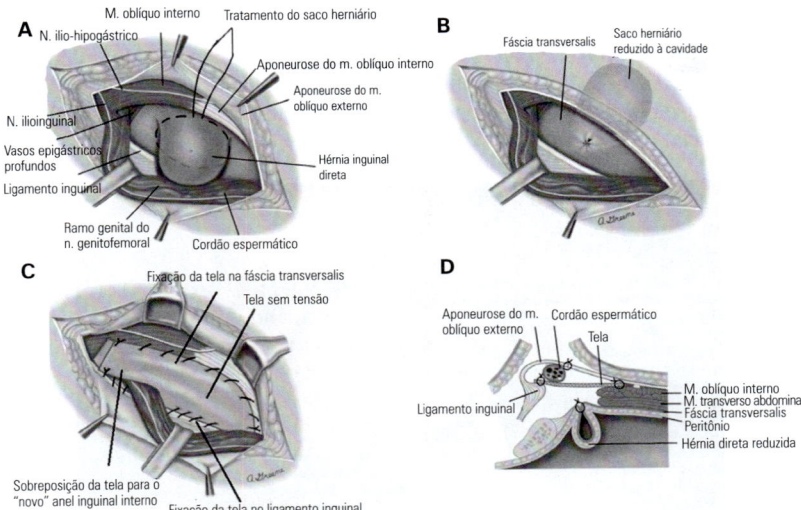

Fig. 63.13 – *Técnica de Lichtenstein para hernioplastia inguinal:* (A) *Principais estruturas anatômicas a serem identificadas após dissecção do cordão espermático e isolamento do saco herniário da hérnia indireta.* (B) *Visão da parede posterior após redução e tratamento do saco herniário da hérnia direta.* (C) *Principais pontos de fixação da tela.* (D) *Visão sagital.*
Fonte: adaptada de UpToDate. Open surgical repair of inguinal and femoral hernia in adults, 2017.

Quando se opta pelo acesso posterior, ou seja, através da via videolaparoscópica, há duas técnicas preconizadas: a TAPP e a TEP. Em ambas, utiliza-se tela de polipropileno.

A **transabdominal pré-peritoneal – TAPP** é realizada através de pneumoperitônio, com trocarte introduzido na região periumbilical, no qual ficará a óptica. Os demais trocartes são introduzidos em ambos os flancos, em geral na mesma linha transversal do primeiro. É realizada a abertura do peritônio, o qual é rebatido para o acesso à região pré-peritoneal para sua dissecção até ampla exposição do espaço miopectíneo de Fruchaud. O saco herniário deve então ser reduzido e isolado das estruturas adjacentes, como funículo espermático. Ducto deferente, vasos ilíacos, anel inguinal interno, ligamentos inguinal e de Cooper, e os vasos epigástricos inferiores devem ser bem visualizados, pois são referências anatômicas importantes (Fig. 63.14).

A tela deve ser ampla o suficiente para ocupar todo o espaço dissecado e sua fixação pode ser feita com cola ou grampeador. Quando for utilizado o grampeador, duas regiões são proibidas de serem áreas de grampeamento:

- **Triângulo da dor:** onde passa o ramo femoral do nervo genitofemoral e diversos ramos cutâneos, limitado medialmente pelos vasos gonadais; superolateralmente pelo trato iliopúbico; e inferoposteriormente pelo músculo psoas e deflexão peritoneal.
- **Triângulo da morte:** onde passam os vasos ilíacos externos, limitado medialmente pelo ducto deferente/ligamento redondo do útero; lateralmente pelos vasos gonadais; e inferoposteriormente pelo músculo psoas e deflexão peritoneal.

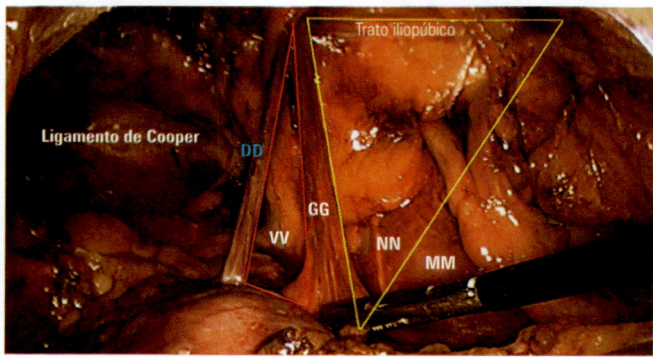

Fig. 63.14 – *Principais referências anatômicas durante TAPP: Visão videolaparoscópica da região inguinal direita. Em vermelho o triângulo da morte, e em amarelo o triângulo da dor. DD: ducto deferente; VV: vasos ilíacos; GG vasos gonadais; NN: nervo genitofemoral; MM: músculo iliopsoas.*
Fonte: imagem do autor Ricardo Moreno.

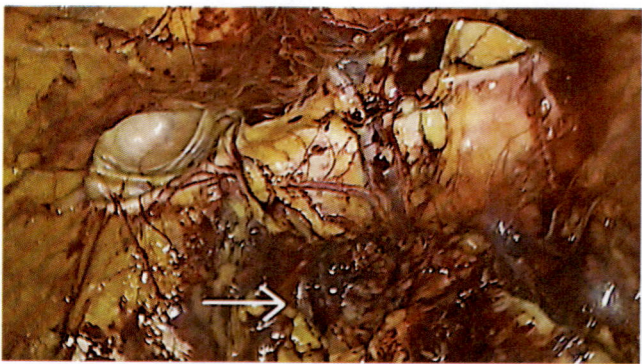

Fig. 63.15 – *Visão videolaparoscópica durante hernioplastia inguinal em paciente idosa do sexo feminino, onde se observam anéis herniários inguinais (hérnia direta e indireta) e, na seta, anel femoral (hérnia femoral).*
Fonte: agradecimento ao Dr. Diogo Amaro Domingues de Oliveira.

Nessa técnica a tela também é fixada sem tensão (Fig. 63.16). O peritônio deve sempre ser fechado (através de sutura ou de grampeamento), cobrindo toda a tela, (Fig. 63.17), de modo que eventuais aberturas do peritônio durante a parietalização das estruturas e redução do saco herniário devam ser corrigidos a fim de evitar o contato das alças intestinais com a prótese de polipropileno.

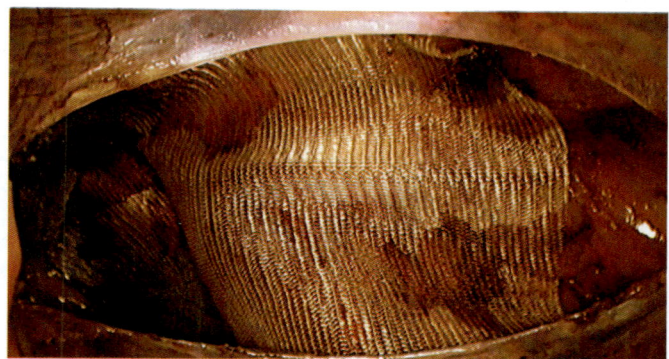

Fig. 63.16 – *Tela de polipropileno sendo locada na técnica TAPP. Sua fixação é realizada com grampeamento, estando a tela sem tensão.*
Fonte: imagem do autor Ricardo Moreno e Mauricio Campanelli Costas.

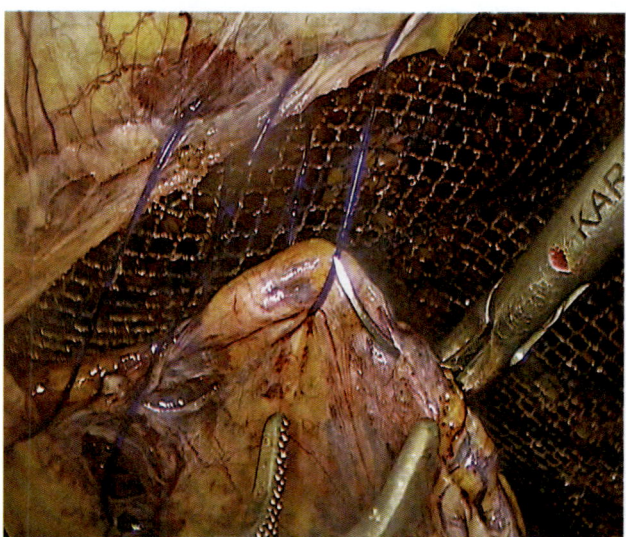

Fig. 63.17 – *Fechamento do peritônio com sutura contínua em hernioplastia inguinal videolaparoscópica – TAPP.*
Fonte: imagem do autor Ricardo Moreno e Mauricio Campanelli Costas.

A ***totally extraperitoneal – TEP*** (Fig. 63.18) é realizada com uma incisão infraumbilical e introdução de um trocarte sobre a bainha posterior da aponeurose do músculo reto do abdome. Através de dissecção com balão dissector próprio do trocarte em direção ao púbis, cria-se um espaço na região pré-peritoneal que, após a insuflação do pré-pneumoperitônio, permite a introdução dos outros dois trocartes para dissecção e identificação das estruturas, os quais são introduzidos na linha mediana abaixo do primeiro trocarte. Os mesmos princípios de dissecção e estruturas a serem identificadas, bem como localização da tela utilizadas na técnica TAPP devem ser executadas na TEP.

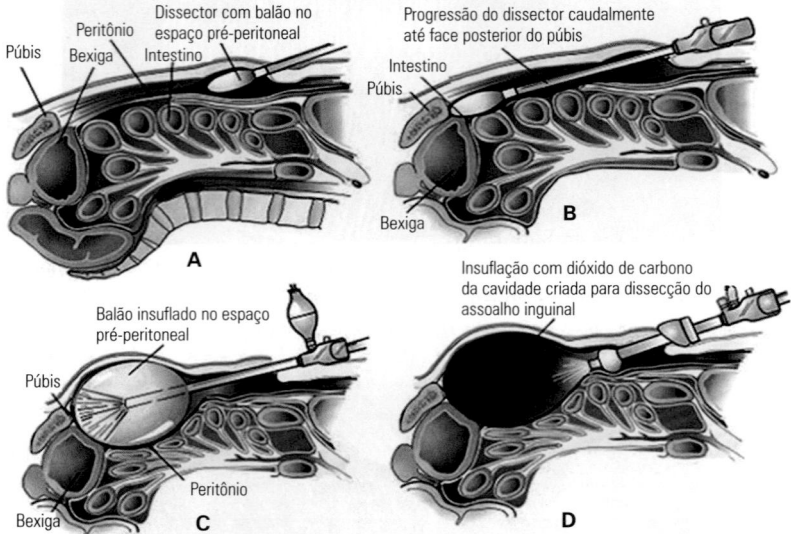

Fig. 63.18 – Totally extraperitoneal – *TEP:* (A) *O acesso à bainha posterior do reto tem seu início na região periumbilical, com dissector colocado posteriormente ao reto abdominal.* (B) *O dissector é avançado até a região posterior do púbis.* (C) *O balão é insuflado e a cavidade óptica é criada.* (D) *A cavidade é mantida através da insuflação de dióxido de carbono e a região inguinal é então dissecada por meio das pinças videolaparoscópicas.*
Fonte: modificada de Sabiston. Tratado de cirurgia. Courtney MTowsend *et al.* 18ª ed. Rio de Janeiro: Elsevier, 2010.

Não havendo consenso sobre qual a melhor técnica, a opção pelo acesso anterior ou videolaparoscópico é feita pelo cirurgião, de acordo com sua experiência. Porém, algumas situações devem ser consideradas de modo que favoreçam a escolha pela via anterior. São elas:

- Presença de ascite.
- Prostatectomia prévia.

- Histerectomia prévia.
- Laparotomia mediana infraumbilical.
- Hernioplastia videolaparoscópica prévia.
- Hérnia estrangulada.

As principais complicações pós-operatórias são seroma e hematoma inguinais ou hematoma escrotal. A inguinodia, definida como dor crônica, que persiste por mais de 90 dias de pós-operatório, é uma complicação infrequente.

BIBLIOGRAFIA

1. Carne PW, Robertson GM, Frizelle FA. Parastomal hernia. ANZ J Surg. 2003;73 (10):843-5. Review.
2. Kingsnorth A, LeBlanc K. Hernias: inguinal and incisional. Lancet. 2003;362(9395): 1561-71.
3. Liang MK, Holihan JL, Itani K, et al. Hernias: inguinal and incisional. Lancet. 2003;362(9395):1561-71.
4. Earle D, Roth JS, Saber A, et al. SAGES guidelines for laparoscopic ventral hernia repair. Surg Endosc. 2016;30(8):3163-83.
5. McCormack K, Scott NW, Go PM, et al. Laparoscopic techniques versus open techniques for inguinal hernia repair. Cochrane Database Syst Rev. 2003;(1): CD001785.
6. Simons MP, Aufenacker T, Bay-Nielsen M, et al. European Hernia Society guidelines on the treatment of inguinal hernia in adult patients. Hernia. 2009;13(4):343-403.
7. Bittner R, Arregui ME, Bisgaard T, et al. Guidelines for laparoscopic (TAPP) and endoscopic (TEP) treatment of inguinal hernia [International Endohernia Society (IEHS)]. Surg Endosc. 2011;25(9):2773-843.
8. Śmietański M, Szczepkowski M, Alexandre JA, et al. European Hernia Society classification of parastomal hernias. Hernia. 2014;18:(1):1-6.
9. Gonzáles JC. Hérnias da parede abdominal: diagnóstico e tratamento. 2 ed. Rio de Janeiro: Revinter; 2011.
10. LeBlanc K, Jensen K, Krarup PM, et al. Incisional hernia: daily cases hernia. Hernia. 2015;19 (Suppl 1):S85-92.
11. Arregui ME, Young SB. Groin hernia repair by laparoscopic techniques: current status and controversies. World J Surg. 2005;29(8):1052-7.
12. LeBlanc K, Misra D, Zacherl J, et al. Quality of life after hernia surgery hernia. Hernia. 2015;19(Suppl 1):S127-31.

Capítulo 64

Cirurgia Bariátrica e Metabólica

Maurício Aguiar Reis
Ronaldo Barbosa Oliveira

■ INTRODUÇÃO E BREVE HISTÓRICO

A obesidade tornou-se o problema nutricional mais comum nos Estados Unidos da América e estima-se que mais de 147 bilhões de dólares são gastos anualmente com programas de redução de peso, valor esse semelhante ao montante total gasto em câncer. O valor gasto constitui 2% a 8% dos custos totais de saúde nos países ocidentais.

Atualmente, acredita-se que 1,7 bilhão de pessoas no mundo sofra de sobrepeso e obesidade, resultando em um impacto substancial sobre os sistemas públicos de saúde. O número de mortes, por ano, nos Estados Unidos e na Europa relacionadas com a obesidade é de cerca de 300 mil e 220 mil, respectivamente. A taxa de mortalidade de homens entre 25 e 40 anos de idade, portadores de obesidade grave e outras comorbidades, é 12 vezes maior que os de peso normal. No Brasil, em 2007, a prevalência de obesidade em adultos era de 12,5% entre homens, e de 16,9% entre as mulheres.

Em 1985, o *National Institute of Health* (NIH) listou, pela primeira vez, as principais comorbidades que afetam severamente as pessoas obesas, as quais incluem: hipertensão arterial sistêmica, *Diabetes mellitus*, cardiomiopatia hipertrófica, hiperlipidemia, embolia pulmonar, neoplasias, esteatose hepática, colelitíase, artropatia degenerativa, hipoventilação, apneia obstrutiva do sono, e problemas psicossociais.

A redução de peso leva a uma diminuição dos riscos, comorbidades e custos à saúde e melhoria na qualidade de vida. O aumento da ingesta de frutas e legumes, redução do consumo de gorduras e doces, e atividades físicas reduzem de forma confiável pelo menos 5% do peso, trazendo benefícios à saúde clinicamente importantes, e a manutenção desses comportamentos tem sido muito difícil para quase todos os obesos. A grande maioria (90% a 95% dos obesos que tentam tratamento clínico) recuperam peso dentro de um a três anos, tornando o tratamento clínico uma escolha ineficiente a longo prazo.

Tendo em vista esse cenário, a cirurgia bariátrica surgiu como uma opção capaz de causar perda de peso sustentável e redução de comorbidades. O objetivo dos primeiros procedimentos bariátricos era bloquear a entrada de calorias no organismo de indivíduos que ingeriam grande quantidade de alimentos. Mason e Ito, em 1967, introduziram o conceito de redução gástrica no tratamento cirúrgico da obesidade. Mason e Printen, em 1972, modificaram o procedimento, propondo uma anastomose mais estreita, porque entendiam que o fator restritivo aumentaria a perda de peso. Griffen e colaboradores, em 1977, recomendaram que a anastomose gastrojejunal fosse feita em Y de Roux. Torres e Oca, em 1980, começaram a usar a pequena curvatura na construção do reservatório gástrico. Fobi, em 1986, relatou a colocação de anel de silicone acima da anastomose no *bypass* gástrico em Y de Roux (BGYR).

Capella, em 1990, descreveu processo semelhante, em que o anel de silicone foi colocado ao redor da extremidade distal da bolsa BGYR, que mais tarde foi substituído por tela de polipropileno. Em 1991, publicou seus primeiros resultados, e em 1996 mostrou que a BGYR promoveu perda de peso mais significativa do que a gastroplastia vertical com bandagem de Mason. Os resultados obtidos nos anos seguintes tornaram esses procedimentos bariátricos mistos, o padrão-ouro para o tratamento cirúrgico da obesidade.

Nesse contexto, a cirurgia bariátrica tem sido apontada como o único tratamento para alcançar perda de peso adequada e durável. O procedimento cirúrgico através de técnicas mistas constitui o padrão-ouro das operações para obesidade grave. A mais utilizada é a derivação gastrojejunal em Y de Roux, também conhecida por *bypass* gástrico, proposta por Fobi e Capella. Os resultados da derivação confirmam sua eficácia na perda de peso, assim como se relacionam à redução das comorbidades e melhora da qualidade de vida. Tal técnica exibe alguns dos resultados mais consistentes em longo prazo.

O sucesso da cirurgia de obesidade é definido como perda de pelo menos 50% do excesso de peso. O BGYR induz a uma média de perda de 60% a 75% do excesso de peso corporal, com máxima perda no período entre 18 e 24 meses de pós-operatório. Entretanto, vários estudos evidenciam que certo reganho ponderal ocorre a partir de dois anos após a operação.

Diversos fatores são apontados como preditivos para a ocorrência de reganho ponderal, tais como IMC pré-operatório, hábitos alimentares pré e pós-cirúrgicos inadequados, dilatação da bolsa gástrica, presença de fístula gastrogástrica, redução da atividade física, baixa autoestima, saúde mental, situação socioeconômica e adaptações hormonais. A forma como o conjunto de fatores relacionados ao processo de emagrecimento interage é que determina os resultados da operação sobre o peso corporal, em curto e longo prazos.

CIRURGIA DA OBESIDADE

Indicações

- Pacientes com IMC (índice de massa corporal) acima de 40 kg/m^2.

- Pacientes com IMC maior que 35 kg/m² com comorbidades (doenças agravadas pela obesidade e que melhoram quando a mesma é tratada de forma eficaz), que ameaçam a vida, tais como diabetes tipo 2, apneia do sono, hipertensão arterial, dislipidemia, doença coronariana, osteoartrite e outras.
- Idade: maiores de 18 anos, idosos e jovens entre 16 e 18 anos podem ser operados, mas exigem precauções especiais, em que o risco/benefício deve ser avaliado.
- Obesidade estabelecida há anos, conforme os critérios citados, com tratamento clínico prévio insatisfatório de, pelo menos, dois anos.
- Não uso de drogas ilícitas ou alcoolismo.
- Ausência de quadros psicóticos ou demências moderadas ou graves.
- Compreensão, por parte de pacientes e familiares, dos riscos e mudanças de hábitos inerentes a uma cirurgia de grande porte do tubo digestivo e necessidade de acompanhamento pós-operatório com equipe multidisciplinar por anos.

É sabido, por parte da equipe médica e multidisciplinar, ser de extrema importância a aplicação de Termo de Consentimento Informado sobre o procedimento, uma vez que a cirurgia constitui risco à vida.

CIRURGIA DA OBESIDADE

Contraindicações

Absolutas
- Depressão ou transtornos psicóticos sem tratamento ou descompensados.
- Pacientes adictos a drogas ou álcool.
- Doença cardíaca grave com alto risco anestésico.
- Coagulopatia grave.

Relativas
- Doenças metabólicas descompensadas de forma grave.
- Mulheres com intenção de engravidar nos próximos dois anos após a cirurgia.
- Hipertensão portal com circulação colateral esofagogástrica.

FUNDAMENTOS TÉCNICOS DA CIRURGIA BARIÁTRICA E METABÓLICA

Apesar da grande diversidade de estudos publicados demonstrando grandes experiências nas mais diferentes cirurgias, as duas técnicas mais realizadas nos dias atuais, no Brasil e no restante do mundo, são o *Bypass* gástrico em "Y de Roux" e a Gastrectomia Vertical. Ambas as técnicas podem ser realizadas, a depender dos custos e das indicações e contraindicações de cada paciente, por via convencional, videolaparoscópica ou robótica, sendo os tempos cirúrgicos principais os mesmos, independentemente da via de acesso.

■ BYPASS GÁSTRICO EM "Y DE ROUX" – TEMPOS TÉCNICOS

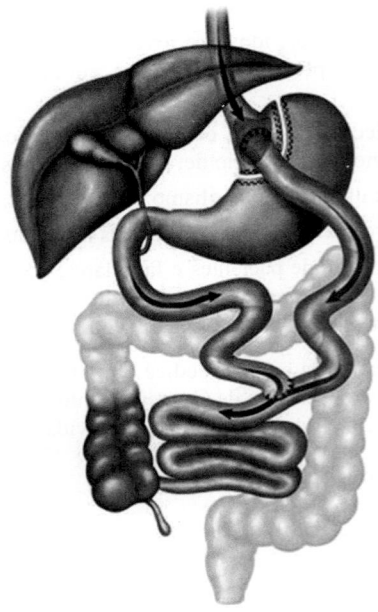

Fig. 64.1 – Bypass *gástrico em Y de Roux*. Setas em vermelho indicam via alimentar; setas verdes alça biliopancreática; seta preta alça comum.
Fonte: www.sbcbm.org.br, 2017.

1. Confecção da neocâmara gástrica, com dissecção da pequena curvatura rente à serosa, após aspiração adequada do conteúdo gástrico. Grampeamento linear transverso e sem sequência vertical, moldado por sonda gástrica de 32 ou 34Fr, performando uma bolsa gástrica com volume entre 15 e 20 mL, aproximadamente (Figs. 64.2 e 64.3).
2. A desejo da equipe cirúrgica, pode-se ou não realizar sobressutura transfixante ou invaginante sobre as linhas de grampo.
3. O preparo da alça jejunal é variável: algumas equipes cirúrgicas realizam secção da alça jejunal antes; outras, depois da realização da gastroenteroanastomose. O comprimento da alça biliopancreática em relação ao ângulo de Treitz e da alça alimentar em relação à gastroenteroanastomose é variável e deve ser individualizada segundo Higa e Schauer.
4. A transposição da alça jejunal para realização da anastomose gastroentérica pode ser realizada via transmesocólica ou pré-cólica. A maioria dos cirurgiões, hoje, realiza via pré-cólica, por maior facilidade técnica.

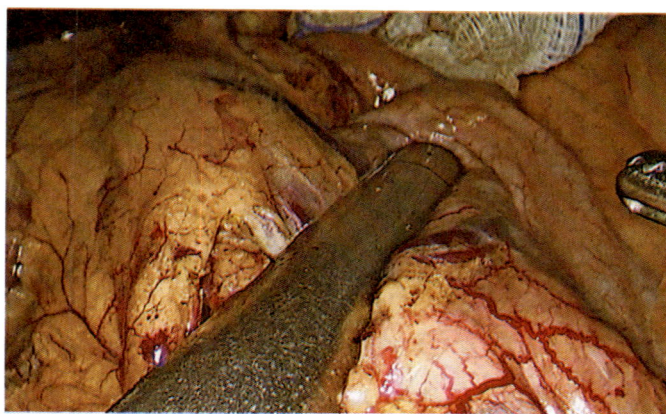

Fig. 64.2 – Bypass *gástrico videolaparoscópico: septação gástrica – primeiro grampeamento.*
Fonte: imagem dos autores Ronaldo Barbosa Oliveira e Maurício Aguiar Reis.

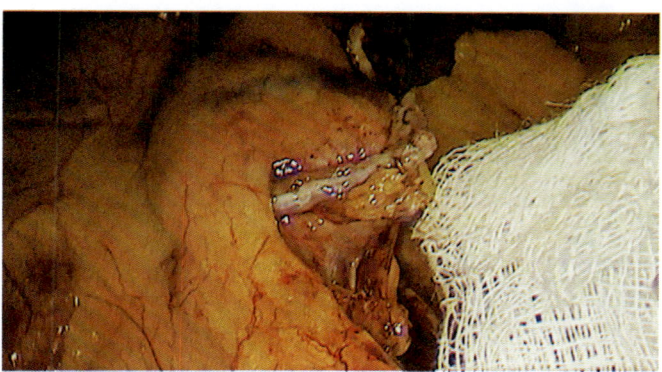

Fig. 64.3 – Bypass *gástrico videolaparoscópico:* pouch *gástrico; a sobressutura da linha de grampo é facultativa.*
Fonte: imagem dos autores Ronaldo Barbosa Oliveira e Maurício Aguiar Reis.

5. Diversas são as técnicas descritas na literatura para realização da gastroenteroanastomose: manual, grampeamento linear (Figs. 64.4 e 64.5) ou grampeamento circular. Alguns cirurgiões advogam que a anastomose deve ser realizada em um plano de sutura total ou seromuscular, enquanto outros defendem a anastomose em dois planos de sutura.

Quanto à utilização de anel para bandagem da anastomose, a maioria da comunidade de cirurgiões bariátricos já abandonou ou nunca utilizou a ferramenta.

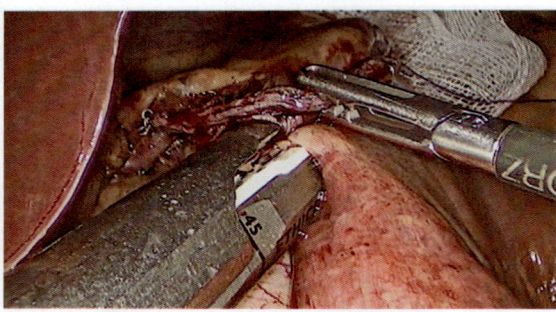

Fig. 64.4 – Bypass *gástrico videolaparoscópico: grampeamento da gastroenteroanastomose.*
Fonte: imagem dos autores Ronaldo Barbosa Oliveira e Maurício Aguiar Reis.

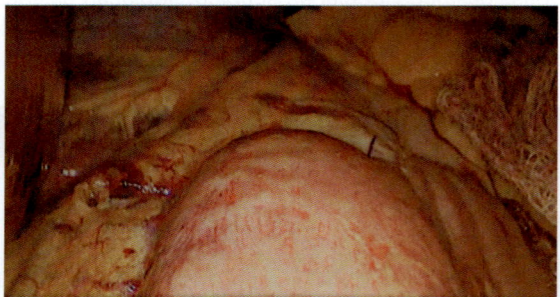

Fig. 64.5 – Bypass *gástrico videolaparoscópico: aspecto final da gastroenteroanastomose após a sutura de fechamento do orifício de entrada do grampeador.*
Fonte: imagem dos autores Ronaldo Barbosa Oliveira e Maurício Aguiar Reis.

6. Procede-se à confecção do "Y de Roux" com realização de anastomose enteroentérica manual ou por grampeamento linear (Fig. 64.6), com ou sem reforço de segundo plano de sutura.
7. A confecção das anastomoses "cria" dois espaços anatômicos não naturais: as brechas entre o mesocólon transverso e a alça alimentar, o chamado espaço de Petersen (Fig. 64.7), e entre o mesentério das alças do "Y de Roux" (Fig. 64.8). O não fechamento desses espaços criados com sutura de fio não absorvível pode levar a formações de hérnias internas de intestino delgado e resultar em obstruções e suboclusões intestinais.
8. Não há consenso na literatura quanto à drenagem da cavidade.
9. Não há consenso na literatura quanto à realização de testes das anastomoses.
10. Nenhuma estrutura é ressecada nesta técnica.

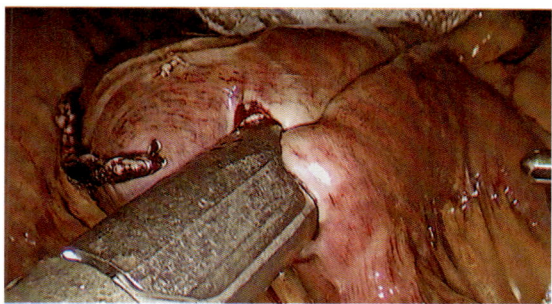

Fig. 64.6 – Bypass *gástrico videolaparoscópico: confecção do Y de Roux – grampeamento da enteroenteroanastomose.*
Fonte: imagem dos autores Ronaldo Barbosa Oliveira e Maurício Aguiar Reis.

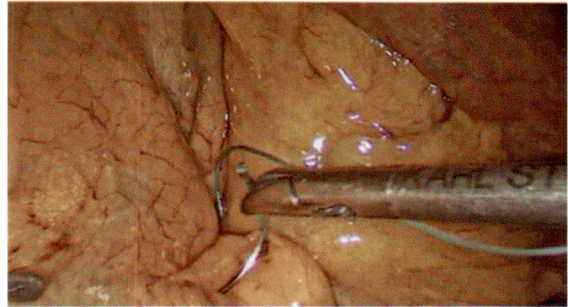

Fig. 64.7 – Bypass *gástrico videolaparoscópico: sutura de fechamento da "brecha" de mesentério entre alça alimentar e mesocólon transverso. "Espaço de Petersen".*
Fonte: imagem dos autores Ronaldo Barbosa Oliveira e Maurício Aguiar Reis.

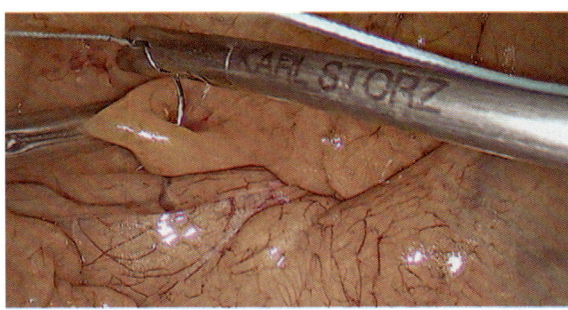

Fig. 64.8 – Bypass *gástrico videolaparoscópico: sutura de fechamento da "brecha" de mesentério do "Y de Roux".*
Fonte: imagem dos autores Ronaldo Barbosa Oliveira e Maurício Aguiar Reis.

GASTRECTOMIA VERTICAL OU *SLEEVE GASTRECTOMY* – TEMPOS TÉCNICOS

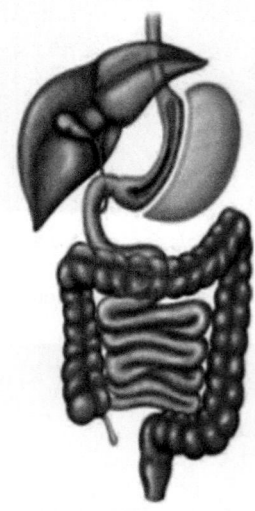

Fig. 64.9 – *Gastrectomia vertical ou sleeve gastrectomy.*
Fonte: www.sbcbm.org.br, 2017.

1. Aspiração adequada do máximo possível de conteúdo gástrico com auxílio de sonda gástrica 32 ou 34 Fr.
2. Ligadura ou selamento e secção do grande omento e dos vasos da grande curvatura do estômago, a uma distância de 2 a 6 cm do piloro em direção cranial até a liberação de todo ângulo de His. Isso inclui ligadura ou selamento e secção dos vasos gástricos curtos e da artéria gastroepiploica esquerda.
3. Posicionamento da sonda gástrica 32 ou 34 Fr junto à pequena curvatura em toda sua extensão, com o intuito de moldar o tubo gástrico para grampeamento.
4. Grampeamento seriado do estômago, tubulizando-o, desde o antro gástrico até o ângulo de His; é necessário bastante cuidado nos dois primeiros grampeamentos e atenção à espessura da carga utilizada, que deve conter grampos maiores e com fechamento adequado ao tecido mais espesso do antro gástrico, e à incisura angularis, a fim de evitar estenose posterior da região e aumento de pressão dentro da câmara gástrica.
5. Atenção especial também ao último grampeamento: alguns autores defendem que grampeamentos justos à transição esofagogástrica podem aumentar o índice de fístulas gástricas ou o aparecimento ou piora de sintomas de doença do refluxo gastroesofágico.

6. Pode-se ou não realizar sutura invaginante ou transfixante sobre a linha de grampos, a depender da intenção do cirurgião para hemostasia ou ajuste do calibre do tubo gástrico, uma vez que a literatura não mostra diferença significativa em relação à incidência de fístulas.
7. Não há consenso na literatura quanto à drenagem da cavidade.
8. Não há consenso na literatura quanto à realização de testes para a linha de grampos.
9. O excesso de estômago é ressecado, desde o antro até o fundo gástrico.

A gastrectomia vertical ganhou bastante espaço nos últimos anos na comunidade de cirurgiões bariátricos devido à proposta técnica da não realização de anastomoses. Em comparação às outras técnicas descritas na literatura, observam-se algumas vantagens, dentre as quais, a manutenção da absorção intestinal de micronutrientes, não ocorrência de hérnias internas, diminuição da incidência de Dumping e a manutenção da acessibilidade do trato digestivo superior e das vias biliares por procedimentos endoscópicos.

Ambas as técnicas podem ser realizadas, a depender dos custos e das indicações e contraindicações de cada paciente, por via convencional, videolaparoscópica ou robótica (Fig. 64.10).

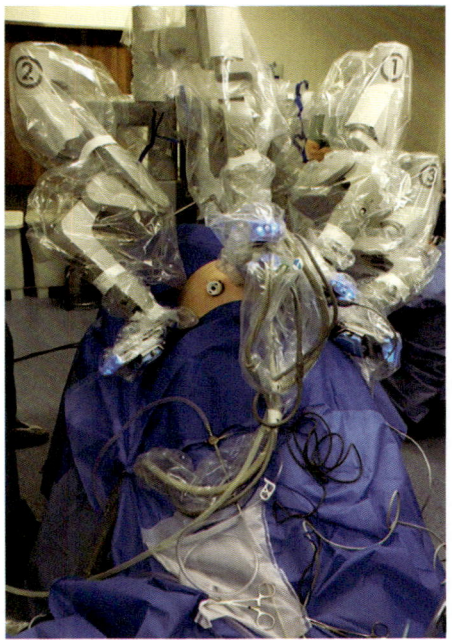

Fig. 64.10 – *Gastroplastia em cirurgia robótica.*
Fonte: imagem dos autores Ronaldo Barbosa Oliveira e Maurício Aguiar Reis.

BIBLIOGRAFIA

1. Finkelstein EA, Trogdon JG, Cohen JW, Dietz W. Annual medical spending attributable to obesity: payer-and service-specific estimates. Health Aff (Millwood). 2009;29(5):822-31.
2. WHO. Global infobase. BMI/ overweight/ obesity prevalence [Internet]. 2010 [Acessed Nov.2010]. Available from: http://apps.who.int/infobase/Indicators.aspx
3. Monteiro CA, Conde WL, Popkin BM. Income-specific trends in obesity in Brazil: 1975-2003. American Journal of Public Health. 2007;97(10):1808-12.
4. Leibel RL, Seeley RJ, Darsow T, et al. Biologic responses to weight loss and weight regain: report from an American Diabetes Association Research Symposium. Diabetes 2015;64(7):2299-309.
5. Valezi AC, Mali Junior J, Menezes MA, et al. Evolução ponderal oito anos após a derivação gástrica em Y-de-Roux. Rev Col Bras Cir. 2011;38(4):232-6.
6. Buchwald H, Buchwald JN. Evolution of operative procedures for the management of morbid obesity 1950-2000. Obes Surg. 2002;12(5):705-17.
7. Saber AA, Elgamal MH, McLeod MK. Bariatric surgery: the past, present, and future. Obes Surg. 2008;18(1):121-8.
8. Capella JF, Capella RF. Vertical banded gastroplasty-gastric bypass: preliminary report. Obes Surg. 1991;1(4):389-95.
9. Fobi MA. Surgical treatment of obesity: a review. J Natl Med Assoc. 2004;96(1):61-75.
10. Lopez PP, Patel NA, Koche LS. Outpatient complications encountered following Roux-en-Y gastric bypass. Med Clin North Am. 2007;91(3):471-83.
11. Magro DO, Delfini R, Pareja BC, et al. Long-term weight regain after gastric bypass: a 5-year prospective study. Obes Surg 2008;18(6):648–51.
12. Bastos EC, Barbosa EM, Soriano GM, et al. Fatores determinantes do reganho de peso ponderal no pós-operatório de cirurgia bariátrica. ABCD Arq Bras Cir Dig. 2013;26(Suppl 1): 26-32.
13. Odom J, Zalesin KC, Washington TL, et al. Behavioral predictors of weight regain after bariatric surgery. Obes Surg 2010; 20(3):349-56.
14. Shah M, Simha V, Garg A. Review: long-term impact of bariatric surgery on body weight, comorbidities, and nutritional status. J. Clin. Endocrinol. Metab. 2006;91(11):4223-31.
15. Marchesini SD, Baretta GA, Cambi MP, Marchesini JB. Endoscopic plasma argon coagulation in treatment of weight regain after bariatric surgery: what dos the patient think about this? ABCD Arq Bras Cir Dig. 2014;27(Suppl 1):47-50.
16. Yermilov I, McGory ML, Shekelle PW, et al. Appropriateness criteria for bariatric surgery: beyond the NIH guidelines. Obesity (Silver Spring). 2009;17(8):1521-7.

17. Higa KD, Boone KB, Ho T, Davis O. Laparoscopic roux-en-y gastric bypass for morbid obesity. Arch Surg 2000;135(9):1029-34.
18. Schauer PR, Ikramuddin S, Gourash W, et al. Outcomes after laparoscopic roux-en-y gastric bypass for morbid obesity. Ann Surg 2000;232(4):515-29.
19. Shi X, Karmali S, Sharma AM, Birch DW. A review of laparoscopic sleeve gastrectomy for morbid obesity. Obes Surg. 2010;20(4):1171-7.

Capítulo 65

Complicações em Cirurgia Bariátrica

Ana Caroline Fernandes Fontinele
Ronaldo Barbosa Oliveira

■ INTRODUÇÃO

A obesidade é um problema crescente nos países desenvolvidos, sendo a cirurgia indicada para o tratamento definitivo desse quadro, pois se apresenta eficaz em termos de perda de peso e melhora das comorbidades. Porém, mesmo com todas as tecnologias voltadas para minimizar as complicações, estas podem surgir, seja de maneira precoce ou tardia, independentemente da técnica utilizada, sendo o *Bypass* em Y de Roux ou a gastrectomia vertical (*Sleeve*) os mais realizados.

A taxa de mortalidade com a cirurgia bariátrica é considerada baixa. Cardoso (2017), mostrou que no pós-operatório precoce (< 30 dias) representou 0,18% (IC 95%: 0,04% – 0,38%) analisando 38 estudos randomizados. Quanto à taxa de complicações, de acordo com Stoll (2016), que submeteu 1.051 pacientes ao *Bypass* gástrico, mostrou que, no período de trinta dias após a cirurgia, a taxa global foi de 3,8%, necessitando de reoperação em 2,6%, confirmando o que a literatura discorre.

A seguir encontram-se as principais complicações.

■ FÍSTULA

É a complicação mais comum. O sinal mais sensível que aparece inicialmente é a taquicardia. Se o paciente apresentar dreno na cavidade abdominal realiza-se o teste do azul de metileno para o diagnóstico. Porém, podem ser realizados exames tais como: a Tomografia Computadorizada de abdome (TC) e/ou raio X contrastado (EED – esôfago-estômago-duodenograma).

Na gastrectomia vertical representa um risco < 3% em centros especializados; surge na linha de grampo. Os grandes problemas nesse caso são: o difícil manejo, um longo tempo para resolução do quadro, o tratamento não é definido, geralmente é conservador, drenagem de abscessos guiados por Ultrassonografia (USG) ou TC e endoscopia, com colocação de prótese, porém pode-se necessitar de intervenções cirúrgicas, por exemplo, lavagem da cavidade abdominal com drenagem na mesma fístula orientada até necessidade de Resleeve ou mesmo *Bypass* em Y de Roux. Sendo determinados pela condição clínica do paciente, experiência da equipe e disponibilidade de métodos no serviço.

No *Bypass* gástrico, de acordo com Stoll (2016), a taxa dessa complicação foi de 2,6% e estava associada ao aumento de internação em unidade de cuidados intensivos, reoperação e morte. Podemos dividir as fístulas de acordo com a localização: no ângulo de Hiss (Fig. 65.1), é a mais comum; na gastroenteroanastomose e raramente da neocâmara gástrico com o estômago excluso, formando uma gastrogástrica, que é suspeitada quando existe uma falha na perda de peso. O tratamento também não é definido, podendo manter conduta conservadora, endoscopia com passagem de sonda nasoenteral para alimentação precoce, ou tratamento cirúrgico agressivo, com reabordagem, e até mesmo refazer as anastomoses.

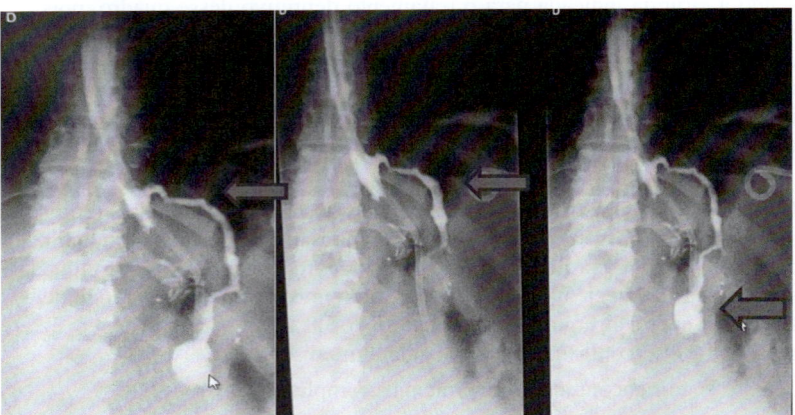

Fig. 65.1 — *Fístula do ângulo de Hiss, com coleção intracavitária.*
Fonte: imagem da autora Ana Caroline Fernandes Fontinele.

ESTENOSE

Ocorre na gastrectomia vertical, com o tubo gástrico estreito, geralmente justa sonda de Fouchet no momento do grampeamento ou pela rotação do novo estômago. Já no *Bypass* o local mais comum de ocorrer é na gastrojejunoanastomose, como uma tentava de diminuir a entrada de alimento e aumentar a perda de peso, não sendo consenso na literatura tal conduta. Dessa forma, o paciente evolui com essa complicação.

O diagnóstico consiste, pelo quadro clínico, (disfagia, náuseas, vômitos e sintomas de refluxo gastroesofágico) associado a métodos de imagens tais como: Endoscopia Digestiva Alta (EDA), em que ocorre uma dificuldade ou mesmo a impossibilidade de entrada do aparelho no novo estômago, associado a um raio X contrastado, onde pode ser observada passagem filiforme de contraste ao nível da estenose. O tratamento geralmente é conservador, com dilatações repetidas com balão, podendo em alguns casos selecionados necessitar até de colocação de prótese, passado por EDA, e raramente na falha do tratamento endoscópico, submeter a uma cirurgia revisional (transformação do Sleeve em *Bypass* ou mesmo refazer as anastomoses no *Bypass*).

SANGRAMENTO PÓS-CIRÚRGICO

O sangramento agudo não é uma complicação comum. Apresenta-se de 1% a 3% dos casos. Pode ocorrer para dentro do tubo digestivo (intraluminal) ou para a cavidade (extraluminal). Está mais associado à cirurgia de *bypass* gástrico do que outros procedimentos bariátricos, e geralmente surge da anastomose gastrojejunal. O diagnóstico é feito por sinais e sintomas, desde relato de hematoquezia até sinais de choque hipovolêmico. Os exames de imagens são utilizados para avaliar os sangramentos intracavitários (hematoma) ou do estômago excluso. Na tomografia computadorizada de abdome pode-se observar a presença de líquido e dilatação do mesmo, e, em alguns casos, até dilatação da alça biliopancreática, quando existe a retenção de coágulo na enteroenteroanastomose.

Na maioria dos casos o sangramento é leve e pode ser conduzido de forma conservadora. O paciente fica em Unidade de Terapia Intensiva (UTI) seriando hemoglobina/hematócrito, além de avaliação de sinais de instabilidade hemodinâmica, sendo necessários em alguns casos hemotransfusão e raramente uma reabordagem. A terapia endoscópica é ainda uma medida controversa (Figs. 65.2 e 65.3).

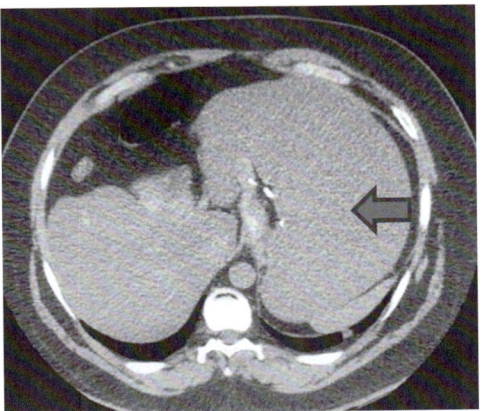

Fig. 65.2 – *Sangramento para dentro do estômago excluso.*
Fonte: imagem da autora Ana Caroline Fernandes Fontinele.

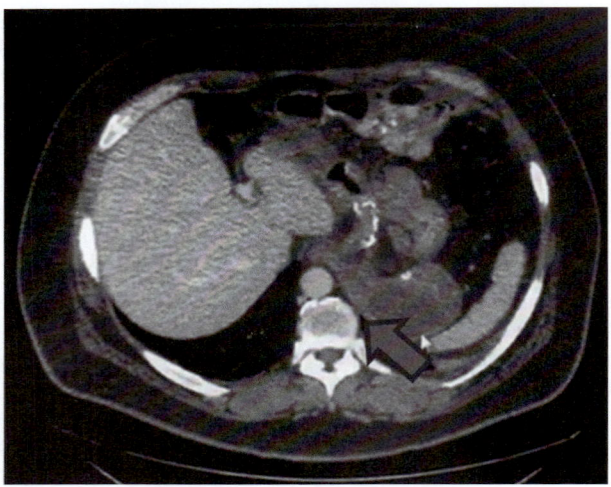

Fig. 65.3 – *Hematoma intracavitário.*
Fonte: imagem da autora Ana Caroline Fernandes Fontinele.

OBSTRUÇÃO INTESTINAL

É uma complicação tardia em pacientes pós-gastroplastia. Entre as causas encontram-se as aderências e a Hérnia Interna (HI), que surge devido às alterações anatômicas resultantes do *Bypass* gástrico, o uso de laparoscopia e a perda de peso no pós-operatório, que representam a alta incidência após esse procedimento. Como os sintomas podem ser muito vagos, a interpretação do quadro clínico pode ser difícil. Os pacientes que apresentam dor abdominal após *bypass* garantem uma atenção especial para evitar perder ou atrasar o diagnóstico de hérnia interna, não sendo incomum dor abdominal recorrente. Em caso de suspeita clínica de HI, mesmo no caso de achados laboratoriais e radiológicos normais, uma exploração cirúrgica é indicada (Fig. 65.4).

HÉRNIAS INCISIONAIS

As hérnias dos trocartes são relatadas em 0,3% a 5,4% dos casos laparoscópicos, dependendo do diâmetro e do tipo. A maioria ocorre com trocartes com mais de 10 mm de diâmetro. Alguns recomendam o fechamento fascial de rotina, mas isso requer tempo, custos, dor, e aumento das taxas de infecção. Sendo raras em portais de até 12 mm, quando encontradas, tendem a ser assintomáticas e com baixo risco de estrangulamento intestinal. O fechamento rotineiro desses locais fasciais é provavelmente desnecessário.

TROMBOEMBOLISMO VENOSO (TEV)

Os eventos de TEV, que incluem Trombose Venosa Profunda (TVP) e Embolia Pulmonar (EP), são uma fonte importante de morbidade e mortali-

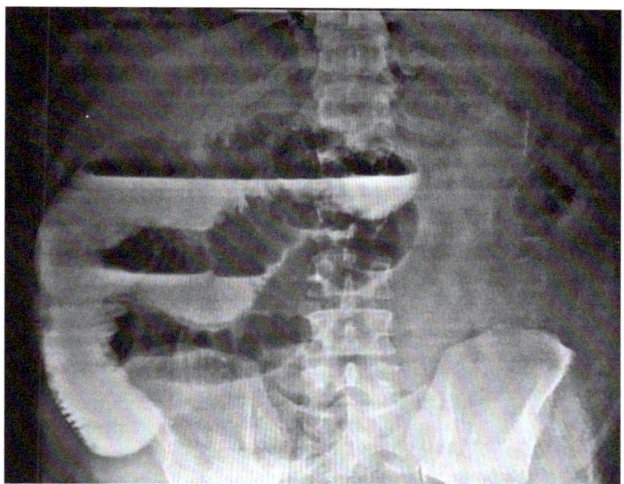

Fig. 65.4 – *Presença de nível hidroaéreo em alça alimentar.*
Fonte: imagem da autora Ana Caroline Fernandes Fontinele.

dade no pós-operatório em pacientes com cirurgia bariátrica. Devido à gravidade dessas complicações, os doentes recebem tipicamente algum método de profilaxia de TEV, como compressão das extremidades inferiores (compressão pneumática), profilaxia farmacológica (heparina) ou ambas. Acredita-se que estimular a deambulação precoce é o método mais inicial de se prevenir essas complicações. De acordo com Stroh (2016), a idade, o IMC, o sexo masculino e um histórico prévio de TEV são os fatores de risco mais importantes. A droga de escolha para a TEV é a heparina de baixo peso molecular (HBPM) e deve ter preferência dentre as outras heparinas, devido às suas propriedades farmacológicas (melhor biodisponibilidade, uma meia-vida mais longa e facilidade de utilização). Apesar da baixa incidência de TEV e EP, a literatura sobre a profilaxia na cirurgia bariátrica é notável por uma escassez de ensaios clínicos prospectivos e randomizados.

SÍNDROME DE DUMPING

É uma complicação que surge pós-*bypass* gástrico, devido ao esvaziamento acelerado do estômago para o intestino delgado, que entrega de maneira rápida nutrientes hiperosmolares e provoca sintomas intensos, tais como: mal-estar geral e sensação de morte iminente. O principal tratamento consiste em uma reeducação alimentar, proibindo alimentos muito concentrados e doces. Para aqueles refratários à modificação da dieta e/ou medicação (octereotide), considerados como síndrome de Dumping intratável, os procedimentos de revisão, como conversão de técnica, devem ser levados em consideração.

BIBLIOGRAFIA

1. Hamdan K, Somers S, Chand M. Management of late postoperative complications of bariatric surgery. Br J Surg. 2011;98(10):1345-55.
2. Valli PV, Gubler C. Review article including treatment algorithm: endoscopic treatment of luminal complications after bariatric surgery. Clin obesity. 2017;7(2):115-22.
3. Souto-Rodríguez R, Alvarez-Sánchez MV. Endoluminal solutions to bariatric surgery complications: a review with a focus on technical aspects and results. World J Gastrointest Endosc. 2017;9(3):105-126.
4. Stoll A, Rosin L, Dias MF, Marquiotti B, Gugelmin G, Stoll Gfearly postoperative complications in roux-em-y gastric bypass. Arq Bras Cir Dig. 2016;29(Suppl 1):72-74.
5. Cardoso L, Rodrigues D, Gomes L, Carrilho F. Short- and long-term mortality after bariatric surgery: a systematic review and meta-analysis. Diabetes Obes Metab. 2017;19(9):1223-1232.
6. Ribeiro-Parenti L, De Courville G, Daikha A, et al. Classification, surgical management and outcomes of patients with gastrogastric fistula after Roux-En-Y gastric bypass. Surg Obes Relat Dis. 2017;13(2):243-248.
7. Nath A, Yewale S, Tran T, et al. Dysphagia after vertical sleeve gastrectomy: Evaluation of risk factors and assessment of endoscopic intervention. World J Gastroenterol. 2016;22(47):10371-9.
8. Agnihotri A, Barola S, Hill C, et al. An algorithmic approach to the management of gastric stenosis following laparoscopic sleeve gastrectomy. Obes Surg. 2017;27(10):2628-36.
9. Bartlett MA, Mauck KF, Daniels PR. Prevention of venous thromboembolism in patients undergoing bariatric surgery. Vasc Health Risk Manag. 2015;11(2):461-77.
10. Stroh C, Michel N, Luderer D, et al. Group, Competence Network Obesity. Risk of thrombosis and thromboembolic prophylaxis in obesity surgery: data analysis from the German Bariatric Surgery Registry. Obes Surg. 2016;26(11):2562-71.
11. Rossi A, McLaughlin D, Witte S, et al. An expanded retrospective review of trocar site hernias in laparoscopic gastric bypass patients. J Laparoendosc Adv Surg Tech A. 2016;27(6):633-635.
12. Facchiano E, Leuratti L, Veltri M, et al. Laparoscopic management of internal hernia after roux-en-y gastric bypass. Obes Surg. 2016;26(6):1363-5.
13. Nimeri AA, Maasher A, Al Shaban T, et al. Internal hernia following laparoscopic roux-en-y gastric bypass: prevention and tips for intra-operative management. Obes Surg. 2016; 26(9):2255-6.
14. Laurenius A, Engström M. Early dumping syndrome is not a complication but a desirable feature of Roux-en-Y gastric bypass surgery. Clin Obes. 2016;6(5):332-40.
15. Huang CK, Wang MY, Das SS, Chang PC. Laparoscopic conversion to loop duodenojejunal bypass with sleeve gastrectomy for intractable dum-

ping syndrome after Roux-en-Y gastric bypass—two case reports. Obes Surg. 2015;25(5):947.
16. Valli PV, Gubler C. Review article including treatment algorithm: endoscopic treatment of luminal complications after bariatric surgery. Clin Obes. 2017;7(2):115-122.
17. Stenberg E, Szabo E, Näslund I, Ottosson J. Bleeding during laparoscopic gastric bypass surgery as a risk factor for less favorable outcome. A cohort study from the Scandinavian Obesity Surgery Registry. Surg Obes Relat Dis. 2017;13(10):1735-40.

Seção 5

Cirurgia Oncológica

Coordenador: Ricardo Moreno

Capítulo 66

Princípios da Cirurgia Oncológica

Mariane Antonieta Menino Campos
Clovis Augusto Borges do Nascimento

■ INTRODUÇÃO

Cerca de 90% dos pacientes com câncer requerem algum tipo de procedimento cirúrgico ao longo do tratamento, seja ele para diagnóstico, ressecção de tumores sólidos ou para tratamento de complicações do câncer.

O tratamento do câncer pode ter como objetivo a cura, o aumento da sobrevida ou, ainda, a melhora na qualidade de vida.

Para um tratamento adequado o paciente deve ser assistido por uma equipe multidisciplinar, composta por: oncologista clínico, radioterapeuta, cirurgião oncológico, fisioterapeuta, enfermeiro, psiquiatra, psicoterapeuta, entre outros.

Atualmente, a abordagem do câncer é multidisciplinar e o papel do cirurgião oncológico vai muito além da abordagem cirúrgica: o diagnóstico, a obtenção de amostras de tecido com essa finalidade, o estadiamento, o tratamento multimodal e o seguimento fazem parte das atribuições do cirurgião, assim como da equipe multidisciplinar, com o intuito de oferecer o melhor tratamento possível para o tipo de câncer e as condições clínicas do paciente.

■ INVESTIGAÇÃO

Por meio de anamnese direcionada, da história familiar e do exame físico podemos iniciar uma investigação diagnóstica, com exames complementares voltados para aquele tipo de suspeita patológica. Nesse momento solicitamos o exame pertinente para aquele tipo de investigação, ou seja, endoscopia, colonoscopia, tomografia e marcadores tumorais.

■ TIPOS DE BIÓPSIA

A biópsia pode ser de vários tipos: Punção Aspirativa por Agulha Fina (PAAF), Biópsia por Agulha Grossa (*core biopsy*), Incisional, Excisional, e Biópsia por Congelação.

Na **punção por agulha fina (PAAF)** é realizada análise de células e diagnóstico citológico. Muitos pacientes toleram a punção sem necessidade de anestesia. Apresenta limitações, já que se limita à análise citológica e não histopatológica. Pode ser usada para nódulos tireoidianos, cistos mamários ou percutânea; esse tipo de biópsia é realizado por ecoendoscopia ou ultrassonografia endoscópica.

A **biópsia por agulha grossa ou *core biopsy*** consiste na retirada do fragmento do tecido, com agulha com uma seringa acoplada a um dispositivo para remoção do tecido. O posicionamento da agulha poderá ser guiado por exames de imagem, como **tomografia computadorizada ou ultrassonografia.** O procedimento pode ser realizado com anestesia local, e geralmente se retiram vários fragmentos de alguns milímetros. Apresenta vantagens, tais como: menor morbidade e menor cicatriz, além do fato de assim como na biópsia aberta oferecer a análise histológica do fragmento retirado.

A **biópsia incisional** consiste na retirada de um fragmento da lesão. Não retira a lesão por completo, e normalmente é indicada quando a biópsia por agulha é inconclusiva ou tecnicamente inviável. Pode ser utilizada para análise de lesões cutâneas muito extensas ou lesões que irão provocar alterações estéticas significativas e exigir um fechamento complexo em áreas como face, orelha, pálpebra, região plantar e palmar. Também pode ser útil em tumores pancreáticos, que a análise citológica obtida através de ECO EDA foi inconclusiva. Podemos obter amostras de tecido adequadas para diagnóstico com intervenção minimamente invasiva, por meio de endoscopia digestiva alta ou colonoscopia.

A **biópsia excisional** costuma ser mais indicada para pequenas massas ou lesões cutâneas em extremidades e tronco, pois permite o diagnóstico definitivo sem violar os planos do tumor, implica na remoção completa da lesão cutânea ou nódulo. Quando cutânea, é realizada incisão exígua e circunferencial à lesão com 1 a 3 mm de margem, e espessura de pele total para que a avalição patológica seja adequada. Caso seja confirmado diagnóstico de lesão maligna, como o melanoma, é realizada, em um segundo momento, a ampliação de margem cirúrgica de acordo com a espessura (Breslow). Dessa forma, a biópsia excisional não pode comprometer possíveis cirurgias futuras.

A **biópsia de congelação** é aquela em que a amostra da lesão é obtida pelo cirurgião, utilizando-se criostato a menos 20 graus Celsius. O material congelado é seccionado em micrótomo em delgadas fatias micrométricas, que são colocadas em lâmina de vidro para serem coradas. Após isso, é analisada pelo patologista que, na maior parte dos casos, consegue determinar a natureza da lesão, realizada, portanto, no intraoperatório para confirmação de lesão neoplásica e de margens de ressecção livre da doença. O fragmento estudado é sempre encaminhado posteriormente para processamento convencional de fixação e inclusão em parafina, como acontece com todas as biópsias e peças cirúrgicas. Em **tireoidectomia**, por exemplo, pode ser mantida a indicação de tireoidectomia parcial ou indicada uma tireoidectomia total com esvaziamento cervical através da análise da biópsia de congelação.

DIAGNÓSTICO E ESTADIAMENTO

O sistema de estadiamento mais utilizado, e o preconizado, apesar de não ser o único, é denominado TNM, que leva em conta a extensão anatômica da doença utilizando três informações:

1. **T** – Extensão do tumor primário.
2. **N** – Ausência ou presença e extensão das metástases em linfonodos regionais.
3. **M** – Ausência ou presença de metástase a distância.

A adição de números indica a extensão de doença maligna. Assim, temos: T0, T1, T2, T3 e T4, N0, N1, N2 e N3, M0 e M1, conforme a Tabela 66.1.

Tabela 66.1 – Classificação TNM.

Classificação clínica	
T	Tumor primário
TX	Tumor primário não pode ser avaliado
T0	Não há evidência de tumor primário
Tis	Carcinoma *in situ*
T1-4	Tamanho crescente e/ou extensão do tumor primário
N – Linfonodos	
NX	Linfonodos regionais não podem ser avaliados
N0	Ausência de metástase em linfonodos regionais
N1 a N3	Comprometimento crescente dos linfonodos regionais. **Obs.**: metástase em qualquer linfonodo não regional é classificada como metástase à distância.
M – Metástase	
MX	Presença de metástase à distância não pode ser avaliada
M0	Ausência de metástase à distância
M1	Metástase à distância

CLASSIFICAÇÕES DESCRITAS

A classificação clínica (pré-tratamento) ou **cTNM**: é baseada nas informações conseguidas antes do tratamento. Tais evidências surgem dos achados clínicos, dos diagnósticos por imagem, da endoscopia, da colonoscopia ou de outros exames pertinentes.

A classificação cirúrgica ou **sTNM** é realizada no intraoperatório, no inventário da cavidade, e pode ser diferente da classificação clínica e mudar o tratamento e o prognóstico.

A classificação histopatológica (pós-cirúrgica) ou **pTNM**: a avaliação do tumor primário (pT) exige ressecção do tumor primário ou biópsia adequada para avaliar a maior categoria pT. A avaliação adequada de pN exige ressecção representativa para comprovar ausência de linfonodo regional acometido. A avaliação de metástase à distância exige exame microscópico.

Após o tratamento neoadjuvante ou **yTNM**, o paciente é reestadiado e pode ter mudado de estádio da doença, podendo nesse momento ser programada a cirurgia ou mantido tratamento conservador multimodal.

A ausência ou presença de um câncer residual após o tratamento é descrito pela letra R:

- **RX:** presença de câncer residual não pode ser avaliada.
- **R0:** macroscopicamente não observamos câncer residual e os limites microscópicos da ressecção estão livres de acometimento.
- **R1:** câncer residual microscópico.
- **R2:** câncer residual macroscópico.

O prognóstico e o tratamento pós-cirúrgico certamente são diferentes nessas distintas situações. É importante que o cirurgião encaminhe ao patologista as margens cirúrgicas identificadas, de modo adequado.

A **propagação** do tumor por extensão local pode ser por continuidade, contiguidade e por implantes, peritoneal ou transcelômico.

A disseminação do tumor, por acontecer por via linfática, pode atingir linfonodos regionais, ou por via hematogênica (órgãos à distância), de acordo com seu comportamento biológico.

TIPOS DE CIRURGIA

- **Cirurgia radical:** é aquela na qual ocorre a remoção completa do tumor, com margem adequada, associada à remoção da área de drenagem linfática locorregional, quando indicada com finalidade curativa.
- **Cirurgia radical ampliada:** além da cirurgia clássica, se remove em monobloco, parte ou totalidade de um ou mais órgãos e/ou estruturas que, se pressupõem, estejam macroscopicamente acometidas pelo tumor.
- **Cirurgia citorredutora:** redução do volume do tumor primário ou sítios de metástase, com a intenção de cura ou melhora dos sintomas e da ação de quimioterapia ou radioterapia posterior.
- **Cirurgia de urgência:** realizada para evitar piora clínica e óbito do doente por complicações relacionadas ao tumor e ao tratamento, como obstrução, hemorragia e perfuração.
- **Cirurgia paliativa:** é aquela que corrige problemas decorrentes do avanço do câncer, que estejam causando desconforto e incapacidade, como uma estomia ou remoção do tumor sem intenção curativa. É realizada para alívio dos sintomas do paciente com doença avançada.

BIBLIOGRAFIA

1. https://www.cancer.org/cancer/breast-cancer/screening-tests-and-early-detection/breast-biopsy/core-needle-biopsy-of-the-breast.html
2. https://www.nccn.org/professionals/physician_gls/pdf/melanoma.pdf
3. https://cbc.org.br/wp-content/uploads/2013/05/Ano1-IV.Cirurgia-oncologica.pdf
4. https://cbcsp.org.br
5. https://www.cancer.org/treatment/understanding-your-diagnosis/tests/testing-biopsy-and-cytology-specimens-for-cancer/biopsy-types.html

Capítulo 67

Tumores de Retroperitônio no Adulto

Juliana Giangiardi Batista
Clovis Augusto Borges do Nascimento

■ INTRODUÇÃO

Tumores de retroperitônio são insidiosos, de difícil diagnóstico precoce, representando aproximadamente 0,2% de todas as neoplasias, com ligeiro predomínio no sexo masculino, entre a quarta e sexta décadas de vida.

Estão associados a fatores de risco, tais como: radioterapia prévia, trauma, exposição ao asbesto e herbicidas.

Dor abdominal geralmente maldefinida, podendo haver sintomas de compressão, com anorexia, perda de peso e massa palpável.

■ ETIOLOGIA

São tumores de origem mesenquimal (vascular, muscular, tecido linfonodal, tecido conectivo, tecido adiposo, tecido neural e remanescentes embriônicos), malignos entre 70% e 80% dos casos, sendo os seus maiores representantes os sarcomas, como leiomiossarcoma e lipossarcoma, com uma prevalência de 1/3 destes. A Tabela 67.1 elucida os possíveis diagnósticos, relacionando ambas as etiologias: malignas e benignas.

■ O RETROPERITÔNIO

Primeiramente, é importante definir o espaço: está situado entre a cavidade peritoneal e a parede abdominal posterior, estendendo-se do diafragma até o assoalho pélvico. É dividido em três compartimentos:

- **Espaço pararrenal anterior** contém o pâncreas, segunda a quarta porção duodenal, e cólons ascendente e descendente.
- **Espaço pararrenal posterior** contém prioritariamente tecido adiposo e se comunica com espaço extraperitoneal pélvico.
- **Espaço perirrenal** está localizado entre os dois primeiros, e se define anteriormente pela fáscia renal anterior; posteriormente, pela fáscia renal

posterior; superiormente, pela fusão da fáscia com diafragma; inferiormente, pelo plano interfascial, e contém os rins, ureteres proximais, adrenais e tecido adiposo perirrenal.

Tabela 67.1
Principais etiologias dos tumores de retroperitônio no adulto.

	Neoplásicos	**Não neoplásicos**
Sólidos	Tecido linfoide	Tecido conjuntivo
	Linfoma	Fibrose retroperitoneal
	Linfonodomegalia metastática	
	Fibro-histiocitoma maligno	
	Sarcomas	*Tecido hematológico*
	Lipossarcoma	Hematopoiese extramedular
	Leiomiossarcoma	
	Tecido neuronal	
	Swannoma	
	Neurofibroma	
	Paraganglioma	
	Tecido gonadal	
	Teratomas imaturos	
Císticos	*Tecido gonadal*	*Tecido gonadal*
	Teratomas maduros	Cisto mülleriano
	Tecido epitelial	*Tecido linfoide*
	Cistoadenoma/ cistoadenocarcinoma mucinoso	Linfangioma
	Mesotelioma cístico	Linfocele
		Urinoma
		Hematoma
		Pseudocisto pancreático

■ AVALIAÇÃO INICIAL
■) Localização tumoral

Primeiro deve-se garantir que o tumor é retroperitoneal, e para isso o examinador deve observar se há desvio de órgãos ou estruturas vasculares dessa região.

■ Excluindo órgãos de origem

Para que o tumor seja classificado como primariamente retroperitoneal é necessário excluir a possibilidade de ser proveniente de um órgão do retroperitônio. Exames de imagem podem ser úteis, se há ângulos agudos e a massa envolve ao menos parcialmente o órgão em forma de garra ou se o mesmo se torna invisível, ou se a massa parece embutida no órgão, provavelmente é originária de tal.

O diagnóstico diferencial envolve doenças benignas como hematomas (história de trauma ou uso de anticoagulantes), abscessos (cursam com febre e leucocitose) ou cistos (rim, pâncreas e adrenal), e malignas, como tumores funcionantes e não funcionantes de adrenal, sarcomas, tumores renais, pancreáticos, gastrointestinais, de células germinativas (podendo ser metástases ou primários, como teratomas), linfomas, e metastáticos.

Para uma elucidação diagnóstica adequada devem ser questionados sintomas de linfoma, tais como: febre, sudorese noturna e perda ponderal, e durante exame físico uma avaliação precisa de cadeias linfonodais, assim como palpação testicular em homens. A realização de exames laboratoriais deve incluir DHL (indicativo de linfoma em altas doses), alfafetoproteína e β-HCG (se aumentados sugestivos de tumores de células germinativas). Há, também, fortes recomendações de realização de USG testicular em pacientes jovens com massa retroperitoneal recém-descoberta, mesmo se palpação sem alterações.

■ Exames de Imagem

O exame de imagem preconizado para avaliação de sitio primário é a tomografia computadorizada de abdome e pelve, com contraste IV, já que consegue diferenciar tecidos, podendo sugerir subtipos, além de definir relações anatômicas com estruturas adjacentes. A TC de tórax também pode ser indicada para avaliação de eventuais metástases, já que é o primeiro sítio na maior parte dos casos. Podem ser utilizados outros exames de imagem conforme suspeita etiológica como ressonância nuclear magnética ou endoscopia digestiva alta.

■ Biópsia

A biópsia é indicada em casos de dúvida diagnóstica, portanto, se os exames de imagem têm alta sugestão de um subtipo específico, não é necessária a realização da mesma antes de intervenção cirúrgica, se este for o tratamento sugerido. Em contrapartida, uma biópsia percutânea pode ser realizada em casos de lesões localmente avançadas, irressecáveis ou duvidosas. A *core biopsy* é mais eficaz que a punção por agulha fina, já que propicia tecido suficiente para estudo anatomopatológico e imuno-histoquímico. Sendo orientada sua realização guiada por exame de imagem e por via posterior ou lateral, já que anteriormente a quantidade de estruturas que podem ser lesadas é grande.

OS TUMORES RETROPERITONEAIS
Linfoma
Representa 33% das massas primárias dessa localidade.

Podem ser Hodgkin (envolvem baço e mediastino com acometimento linfonodal para-aórtico em 1/4 dos casos) ou não Hodgkin (mais avançados ao diagnóstico, envolvendo baço, fígado, intestino, e linfonodos para-aórticos em metade dos casos).

- Em TC: massas pélvicas ou para-aórticas com padrão homogêneo, com captação também homogênea, e hipovasculares, infiltrativas sem comprimir ou invadir estruturas vasculares.
- Tratamento: quimioterapia dependente do tipo histológico.

LINFADENOPATIA METASTÁTICA
Inicialmente envolve cadeias regionais relacionadas à neoplasia, porém podem espalhar-se para outras distantes.

Os tumores relacionados são: renais, cervicais, testiculares e prostáticos.
- Em TC: linfonodos discretamente aumentados ou um conglomerado linfonodal.
- Tratamento: relacionado com a patologia primária, podendo ser ressecção ou apenas quimioterápico.

SARCOMAS
São neoplasias mesenquimais representando menos de 1% dos tumores malignos em adultos, sendo que 15% ocorrem no retroperitônio.

Subtipos mais comuns: fibro-histiocitoma maligno (15%), lipossarcoma (40%), e leiomiossarcoma (30%).

Têm pico de incidência na sexta e sétima décadas de vida, se apresentando já maiores ao diagnóstico, e taxas de invasão de estruturas adjacentes se estendendo de 25% a 80%.
- Em TC: massa com padrão variado, apresentando pseudocápsula por compressão de tecidos adjacentes saudáveis.
- Tratamento: cirúrgico, podendo ser associado à radioterapia, porém recorrência é frequente, mesmo com ressecção completa.

TUMORES NEUROGÊNICOS
Representam de 10% a 20% dos tumores retroperitoneais, geralmente benignos, ocorrendo em população mais jovem, e têm melhor prognóstico.

Seus representantes:
- **Schwannomas** (4% do total), mais comuns em nervos periféricos, em mulheres da segunda à quinta décadas de vida. São tumores encapsulados, com crescimento lento ao longo do comprimento do nervo, solitários e grandes no momento do diagnóstico.

- Em TC: esféricos, com bordas definidas, e têm captação de contraste heterogênea.
- Tratamento: habitualmente cirúrgico.
- **Neurofibromas** (1% do total) são raros, benignos e não capsulados, com associação em 30% à neurofibromatose tipo 1.
  - Em TC: massas homogêneas e circulares ao longo do nervo com captação homogênea de contraste.
  - Tratamento: ressecção.
- **Paragangliomas** são originários de células cromafins não adrenais, tipicamente em hilo renal e origem da artéria mesentérica inferior. São mais agressivos que os de origem adrenal e malignos em 40% dos casos.
  - Em TC: massas heterogêneas bem circunscritas, com hipercaptação homogênea de contraste, porém a mesma não diferencia os tumores benignos de malignos, apesar de esta última ser sugerida quando há metástase e invasão local.
  - Tratamento: é cirúrgico, sendo também possível realizar a radioterapia caso a primeira não seja possível.

TUMORES DE CÉLULAS GERMINATIVAS EXTRAGONADAIS

São tumores raros, representando 10% dos retroperitoneais, e deve-se primeiro excluir origem gonadal, já que a maioria destes em retroperitônio é de origem metastática. Se originam de células germinativas pluripotentes, que ficam presas durante a migração para as gônadas. Estão presentes em crianças e jovens adultos, com preferência por mulheres.

- **Classificação:** podem ser benignos ou malignos, sendo primeiro classificados como maduros ou imaturos. Teratomas maduros são células bem diferenciadas, também conhecidos como cisto dermoide.
- **Em TC:** massas complexas, com predomínio cístico, contendo gordura e calcificações circunferenciais no caso de maduros, e sólidas, com uma mistura de tecidos embrionários imaturos e maduros, também com gordura e calcificações em imaturos, sendo difícil sua diferenciação somente por imagem.
- **Tratamento:** ressecção de todos teratomas, já que seu aumento está ligado à morbidade.

FIBROSE RETROPERITONEAL (DOENÇA DE ORMOND)

É uma doença do colágeno vascular, mais comum em homens da quarta à sexta décadas de vida, de etiologia idiopática em 2/3 dos casos, com reação autoimune contra-antígeno de processos ateromatosos. O restante é secundário a malignidades, aneurisma de aorta, medicações ou infecções.

- **Patogenia:** ocorre proliferação de fibrose dos tecidos de aorta, veia cava inferior, vasos ilíacos e ureteres, tendendo à compressão extrínseca gradual, podendo apresentar sintomas como hidronefrose nos casos de compressão ureteral.
- **Em TC:** massa com captação de contraste precoce em fases iniciais de inflamação e tardia conforme a fibrose se instala.
- **Tratamento:** cirurgia e retirada do tumor, podendo se associar a terapia com corticoides, imunossupressores ou antagonistas do receptor de estrogênio.

HEMATOPOIESE EXTRAMEDULAR

Ocorre uma diminuição de hematopoiese medular, levando a um mecanismo compensatório em órgãos como baço, fígado e linfonodos, e menos comumente tecido paraespinal.

- **Em TC:** massas redondas e lobuladas, hiper ou isoatenuantes, com pouca captação pós-contraste. Esses sinais podem mimetizar linfomas; portanto, é importante analisar a presença de anemia de doença crônica.
- **Tratamento:** resolução da doença de base causando diminuição de hematopoiese medular.

MASSAS CÍSTICAS

Massas císticas retroperitoneais são incomuns e podem ser divididas em neoplásicas e não neoplásicas. As primeiras, sendo representadas por cistoadeoma mucinoso e mesotelioma cístico, e as não neoplásicas representadas por linfangioma, cisto mülleriano, pseudocisto pancreático, linfocele, urinoma e hematoma.

LINFANGIOMA CÍSTICO

São malformações congênitas, benignas por comunicação falha no sistema linfático, ocorrem em frequência menor que 1% nos espaços peri ou pararrenais e pélvico extraperitoneal, em mais de um compartimento retroperitoneal, e infiltram entre estruturas sem deslocá-las.

- **Em TC:** são tipicamente cistos grandes, multisseptados e com paredes finas.
- **Tratamento:** exérese, porém devido ao caráter infiltrativo, alguns não são ressecáveis, podendo ser realizada a infiltração intralesional de Picibanil.

LINFOCELE

São coleções de linfa que se formam após linfadenectomia retroperitoneal ou transplante renal. Podem ter efeitos compressivos nas estruturas adjacentes, o que dita a clínica da doença.

- **Em TC:** coleções focais pouco atenuantes, sem captação de contraste devido à presença de gordura.
- **Tratamento:** clínico, com reabsorção, quando a mesma não ocorre é em geral cirúrgico, podendo ser drenagem e cauterização dos vasos linfáticos ou excisão linfática com ligadura dos vasos com extravasamento.

CISTOADENOMA E CISTOADENOCARCINOMA MUCINOSO

Tumores epiteliais primários raros, de patogenia incerta.

- **Em TC:** cistos homogêneos, bem-definidos e uniloculares em mulheres sem alterações ovarianas, de difícil diferenciação de outras patologias.
- **Tratamento:** cirurgia devido ao grande potencial de malignidade, principalmente de cistoadenocarcinoma.

MESOTELIOMA CÍSTICO

Neoplasias benignas, originárias do revestimento seroso do espaço peritoneal, mais comum nas superfícies de vísceras pélvicas, em mulheres, podendo haver relação com exposição a asbesto.

- **Em TC:** são incaracterísticos como cistos multiloculados com paredes finas.
- **Tratamento:** cirúrgico, com tendência de recorrência local, apesar de não metastatizarem.

PSEUDOCISTO PANCREÁTICO

Coleções encapsuladas de secreção pancreática desenvolvidas como complicações de pancreatite aguda, portanto mais peripancreáticas.

- **Em TC:** coleções líquidas, ovais ou redondas, de paredes variáveis, com hipercaptação de contraste.
- **Tratamento:** esvaziamento (por endoscopia, com drenagem para estômago ou drenagem percutânea guiada por imagem, e em alguns casos drenagem cirúrgica).

URINOMA

Coleção de urina encapsulada por extravasamento urinário crônico, podendo ser causada por etiologias obstrutivas e não obstrutivas. Classicamente localizadas no espaço perirrenal, com hidronefrose associada.

- **Em TC:** coleção líquida, bem-definida, com atenuação semelhante a água, mostrando aumento de atenuação de contraste devido ao acúmulo do mesmo na urina.
- **Tratamento:** tratar a etiologia de base, por exemplo, no caso de lesão ureteral deve ser realizada a ureteroplastia.

HEMATOMA

O hematoma retroperitoneal pode ser espontâneo, pós-traumático ou secundário a uma gama de patologias como aneurisma de aorta roto, discrasia sanguínea e terapia anticoagulante.

- **Em TC:** imagem variada, se agudos ou subagudos têm maior atenuação, ao contrário dos crônicos.

- **Tratamento:** devem ser investigadas as patologias associadas e realizada anamnese minuciosa para evidenciar a etiologia, com eleição do tratamento de acordo com a causa inicial do hematoma, podendo ser desde medicamentoso até cirúrgico.

CONCLUSÃO

Tumores retroperitoneais são massas originárias do retroperitônio, que representam um diverso grupo de etiologias. É importante realizar o diagnóstico com base em anatomia da região, análise quanto ao tumor ser de natureza primária ou secundária, cístico ou sólido, neoplásico ou não neoplásico. Características de clínica e imagem podem auxiliar na investigação diagnóstica e, portanto, no tratamento.

BIBLIOGRAFIA

1. Raut CP, Pisters PW. Retroperitoneal sarcomas: combined-modality treatment approaches. J Surg Oncol. 2006;94(1):81-7.
2. Lawrence W Jr, Donegan WL, Natarajan N, et al. Adult soft tissue sarcomas. A pattern of care survey of the American College of Surgeons. Ann Surg. 1987;205(4):349-59.
3. Liles JS, Tzeng CW, Short JJ, et al. Retroperitoneal and intra-abdominal sarcoma. Curr Probl Surg. 2009;46(6):445-503.
4. Pollock RE, Maki RG, Baldini EH, et al. Soft tissue sarcoma of the retroperitoneum. In: Amin MB. AJCC cancer staging manual. 8th ed. Chicago: AJCC; 2017. p.531.
5. McDougal W,Campbell-Walsh urology. 10th ed. Philadelphia: Saunders; 2011.
6. Scardino PT. Comprehensive textbook of genitourinary oncology. 4th ed. New York: Health/Lippincott Williams & Wilkins; 2011.

Capítulo 68

Tumores de Partes Moles

Felipe Labaki Pavarino
Clovis Augusto Borges do Nascimento

■ INTRODUÇÃO

Os tumores de partes moles podem se apresentar em formas benignas e malignas. As formas benignas são representadas pelos lipomas, cistos, hematomas, entre outros. Já as formas malignas, de enfoque neste capítulo, apresentam os sarcomas como principal representante.

Os sarcomas são raros (abaixo de 1% dos tumores malignos no adulto e 12% em crianças – aproximadamente 80% desses originados de tecidos moles), e compõem um grupo heterogêneo com mais de cem subtipos diferentes, conforme dados da Organização Mundial da Saúde (OMS).

A diferença de abordagem em cada situação será baseada de acordo com a extensão e profundidade do tumor, o local acometido e a necessidade de estadiamento oncológico.

■ ETIOLOGIA

A etiologia não é claramente definida. Todavia, sabe-se que apresentam origem mesenquimal, podendo se diferenciar de acordo com a região acometida. (Tabela 68.1)

Alguns fatores também podem ser identificados como predisponentes à doença, tais como: genética, exposição à quimioterapia e/ou radioterapia, inflamação crônica, linfedema, entre outros.

■ DIAGNÓSTICO CLÍNICO E ABORDAGEM INICIAL

Clinicamente, o aparecimento de um nódulo em alguma região do corpo é o motivo que faz o paciente procurar auxílio médico.

Para investigação diagnóstica, alguns pontos devem ser analisados:

- Anamnese e exame físico, com enfoque nas características do tumor.

Tabela 68.1
Principais subtipos de sarcomas de partes moles.

Subtipos de sarcomas de partes moles	
Lipossarcoma	Originados de adipócitos. Divididos em bem-diferenciados, células redondas e pleomórficos.
Leiomiossarcoma	Originados de células musculares lisas. Baixo índice de metástase à distância.
Sarcomas indiferenciados	Antigamente, incluído no grupo denominado fibro-histiocitomas malignos, o mais comum dentre todos os subtipos.
Sarcoma sinovial	Origem desconhecida. Caracterizado por translocação cromossomal.
Angiossarcoma	Tumores incomuns, de tecido subcutâneo. Normalmente, causados pós-radioterapia.
Tumor desmoide	Não é um sarcoma, mas representam neoplasias de origem fibroblástica, sem capacidade de metástases.

- Exame histológico: para diagnosticar subtipo no caso de malignidade, a fim de planejar tratamento.
- Estadiamento local e à distância.

Algumas características sugerem malignidade da doença:

- Massa > 5 cm.
- Crescimento progressivo.
- Nódulo doloroso.
- Nódulo profundo, além da fáscia muscular.
- Nódulo recorrente, mesmo após excisão prévia.

As abordagens iniciais devem ser escolhidas pelo cirurgião, levando em conta o tamanho, a localização e a profundidade do tumor:

- **Biópsia com agulha grossa**: método preferencial, principalmente para lesões de difícil acesso, profundas ou de grande extensão. Menor morbidade em relação aos outros métodos, e menor comprometimento cutâneo para ressecção posterior.
- **Biópsia incisional**: viável em lesões superficiais e extensas e quando a biópsia por agulha não está disponível à equipe cirúrgica. No caso de malignidade, a região manipulada estará comprometida, devendo também ser ressecada posteriormente. Ainda, importante projetar a ressecção final, evitando incisões transversais aos trajetos vasculares.

- **Biópsia excisional**: indicada para lesões com características clínicas de benignidade e diâmetro de até 2 a 3 cm. Sendo algo benigno, a ressecção com margens de segurança não é mandatória. O método deve ser evitado, pois caso seja constatada malignidade, a segunda abordagem cirúrgica para ampliação de margens fica comprometida, por não ter mais os parâmetros iniciais de quando o tumor estava presente.
- **Punção aspirativa por agulha fina (PAAF)**: não recomendada, visto que a citologia não seria suficiente para diagnóstico histológico da doença.

Os padrões com que tumores de partes moles se comportam levam à compreensão da doença e da forma com que o estadiamento e o tratamento devem ser traçados:

- A invasão tumoral é principalmente locorregional, podendo acometer estruturas adjacentes, como vasos nobres, ossos e nervos.
- O acometimento linfonodal não é frequente, porém, em alguns subtipos, pode-se verificar (por exemplo, rabdomiossarcomas).
- A disseminação é hematogênica e predominantemente para pulmão (70% a 80%).
- A recorrência local depende de a ressecção tumoral apresentar margens tridimensionalmente livres, e se foi realizada radioterapia e/ou quimioterapia quando indicadas.

DIAGNÓSTICO RADIOLÓGICO

Visto que a *avaliação anatomopatológica* e o estudo histoquímico darão o diagnóstico, o tratamento deve ser traçado para programar o seguimento do paciente:

- **Ressonância Nuclear Magnética (RNM)**: técnica de maior acurácia para sarcomas de partes moles, para planejar a abordagem cirúrgica, evidenciando planos de clivagem e acometimento de estruturas adjacentes.
- **Tomografia Computadorizada (TC)**: analisar doença à distância, com ênfase para o acometimento pulmonar. Útil, também, para caracterizar o acometimento local de eventual invasão óssea.
- **PET-CT**: não recomendável de rotina. Todavia, pode ser útil em situações em que há dúvida sobre acometimento tumoral à distância.

ESTADIAMENTO

Os tumores de partes moles têm seu estadiamento feito pela escala TNM (atualizada em 2017). Todavia, e diferentemente de inúmeras neoplasias, o grau de diferenciação do tumor também entra na classificação da doença (Tabelas 68.2 e 68.3).

O grau de diferenciação leva em consideração três aspectos:

- Tipo histológico (pontuado de 1 a 3).
- Contagem de mitoses presentes (pontuado de 1 a 3).
- Presença e quantificação de tecido necrótico (pontuado de 0 a 2).

Tabela 68.2
Estadiamento TNM do tumor de partes moles.

Tamanho	
Tx	Tumor primário não pode ser avaliado
T0	Sem evidência de tumor primário
T1	Tumor < 5 cm em seu maior diâmetro
T2	Tumor entre 5-10 cm em seu maior diâmetro
T3	Tumor entre 10-15 cm em seu maior diâmetro
T4	Tumor >15 cm em seu maior diâmetro
Linfonodos	
N0	Ausência de linfonodos acometidos
N1	Presença de linfonodos acometidos
Metástase à distância	
M0	Ausência de doença à distância
M1	Presença de doença à distância
Grau de diferenciação	
Gx	Grau de diferenciação não pode ser avaliado
G1	Grau de diferenciação pontua de 2 a 3
G2	Grau de diferenciação pontua de 4 a 5
G3	Grau de diferenciação pontua de 6 a 8

Fonte: AJCC, 2017.

Tabela 68.3
Estágio do tumor de acordo com o estadiamento TNM.

Estágio	T	N	M	G
IA	T1	N0	M0	G1, Gx
IB	T2, T3, T4	N0	M0	G1, Gx
II	T1	N0	M0	G2, G3
IIIA	T2	N0	M0	G2, G3
IIIB	T3, T4	N0	M0	G2, G3
IV	Qualquer T	N1	M0	Qualquer G
	Qualquer T	Qualquer N	M1	Qualquer G

Fonte: AJCC, 2017.

TRATAMENTO

Em se tratando de doença benigna, o nódulo tem critério de ser removido completamente se for maior que 2 a 3 cm ou se for de vontade do próprio paciente, em comum acordo com o cirurgião. A ressecção deve ser completa, sem margens de segurança, e o material deve ser enviado para estudo anatomopatológico.

No caso de malignidade, a tomada de decisões deve ser norteada por avaliações multidisciplinares (cirurgião, oncologista clínico, radioterapeuta, hematologista, entre outras especialidades), tendo o paciente avaliado como um todo para propor tratamentos.

O estadiamento da doença é a base para as condutas terapêuticas. Porém, e além disso, outros critérios devem ser avaliados com intuito de reforçar as decisões: o *status* performance, a idade, as comorbidades, o local acometido, o comprometimento de estruturas adjacentes pelo tumor, e o racional de preservação de membros.

Em se tratando de doença não metastática, a ressecção tumoral tem caráter curativo, tendo como princípio sua ressecção completa, com margens tridimensionais livres de doença (2 cm macroscopicamente), com o cuidado de não expor o tumor (visualização de sua pseudocápsula) ao retirá-lo. Ainda, como o acometimento linfonodal é infrequente, a linfadenectomia raramente é necessária, a menos que seja comprovada tal disseminação ou o tumor esteja junto aos linfonodos.

Na situação de doença metastática (estádio IV), o tratamento principal é o sistêmico (quimioterapia). Entretanto, não há contraindicação absoluta para ressecção cirúrgica do tumor primário. O custo-benefício e a possibilidade de caráter curativo devem ser avaliados, visto que lesões metastáticas (normalmente pulmonares) possam também ser ressecadas, com morbidade envolvida.

O tumor primário metastático também pode ter âmbito cirúrgico, caso a presença deste inviabilize o tratamento sistêmico e para a paliação dos sintomas (por exemplo, infecção de repetição).

A eventual necessidade de reconstruções para casos com extensa invasão local, com o uso de próteses vasculares e/ou ósseas, devido ao acometimento tumoral, devem ser analisadas e programadas pela equipe cirúrgica.

O papel da radioterapia e da quimioterapia ainda é objeto de estudos e controvérsias no âmbito de escolha do método e do momento a serem realizados. Entretanto, tem feito parte do arsenal terapêutico atual, tendo suas indicações decididas, caso a caso, em contexto multidisciplinar.

Nota-se, ainda, que o reestadiamento pós-neoadjuvância decidirá com maior acurácia a resposta ao tratamento e, consequentemente, a abordagem cirúrgica.

Em casos de recidivas locais, é recomendável nova ressecção local, se possível, e o tratamento sistêmico individualizado, assim como para doenças à distância.

SEGUIMENTO/PROGNÓSTICO

O acompanhamento ambulatorial do paciente, com exame físico rotineiro e exames de imagem, terá como objetivo vigiar a recorrência local da doença, visto que, em se tratando de tumores de partes moles, a recorrência local é uma possibilidade comum de acontecer.

BIBLIOGRAFIA

1. Fletcher CD, Bridge JA, Hogendoorn PC, Mertens F. World Health Organization Classification of tumours of soft tissue and bone. 4th ed. Lyon: IARC Press; 2013.
2. National Comprehensive Cancer Network (NCCN) guidelines. www.nccn.org (Acessed Apr. 2017)
3. Amin MB, Edge S, Greene F, et al. AJCC Cancer Staging Manual. 8th ed. Chicago; Springer International; 2017.
4. Stupp R, Brada M, van den Bent MJ, et al. High-grade glioma: ESMO Clinical Practice Guidelines for diagnosis, treatment and follow-up. Ann Oncol. 2014; 25(Suppl 3):93-101.
5. Sinha S, Peach AH. Diagnosis and management of soft tissue sarcoma. BMJ. 2010; 341:c7170.

Seção 6

Cirurgia de Cabeça e Pescoço

Coordenadores:
Cláudio Roberto Cernea
Daniel Abreu Rocha

Capítulo 69

Traqueostomia

Antonio Carlos de Moura Neto
Adriana Terumi Shimozono
Thatiana Guerrieri
Larissa Izumi Fujii
Rodrigo José Nina Ferreira
Eduardo Iwanaga Leão

INTRODUÇÃO

Traqueostomia é um procedimento cirúrgico, na maioria das vezes eletivo, realizado em centro cirúrgico. Se traduz por uma abertura e colocação de cânula na parede anterior da traqueia, comunicando a mesma com o meio externo.[1]

É a via aérea de escolha para pacientes que necessitam de suporte ventilatório mecânico prolongado e não só fornece uma via vantajosa, como também facilita o desmame pulmonar, a higiene do trato respiratório, diminui a lesão laríngea direta da intubação orotraqueal e melhora o conforto do paciente e suas atividades da vida diária.[2,3] É o procedimento cirúrgico mais comum em unidades de terapia intensiva.

ANATOMIA

A traqueia se estende da extremidade inferior da laringe (nível da 6ª vértebra cervical) até a altura do ângulo do esterno (disco intervertebral entre T4 e T5) e mede, aproximadamente, 2,5 cm de diâmetro em adultos. É uma estrutura tubular cuja parede é constituída por 16 a 20 anéis cartilaginosos incompletos anteriormente, e um espaço posterior preenchido pelo músculo liso traqueal, formando superfícies irregulares e planas, respectivamente. Sua porção cranial ocupa a região do pescoço, e a caudal, os mediastinos superior e médio. Neste, situa-se a carina e ocorre a divisão em brônquios principais direito e esquerdo.

A laringe, constituída pelas cartilagens tireoide, cricoide e epiglote, anteriormente, e pelas cartilagens aritenoides, posteriormente, expõe reparos anatômicos importantes para a realização da traqueostomia.

As relações anatômicas da traqueia com outros órgãos, vasos e nervos implicam diretamente na técnica cirúrgica e no surgimento de complicações da traqueostomia.

No pescoço, a traqueia está envolvida, juntamente com a tireoide e o esôfago, pela lâmina visceral da fáscia pré-traqueal. Esta é contígua posterior e superiormente com a fáscia bucofaríngea, que a separa do esôfago, e lateralmente com as bainhas carotídeas, que envolvem a veia jugular interna, a artéria carótida comum, o nervo vago e linfonodos.

O esôfago se encontra posterior à traqueia em todo o seu curso, exceto perto da carina, onde é posicionado ligeiramente para a esquerda. Qualquer lesão da parede posterior da traqueia também causaria danos ao esôfago.

A tireoide se localiza imediatamente anterior. Seu istmo cruza o nível do segundo e terceiro anéis traqueais, e seus lobos situam-se lateralmente. Esta área tem um suprimento vascular rico e, portanto, predisposto ao risco de sangramento, devendo ser realizada dissecção cuidadosa.

Os nervos laríngeos recorrentes e as veias tireoideas inferiores passam no espaço situado lateralmente entre a traqueia e o esôfago, estando suscetíveis a lesões durante exploração da região. As veias jugulares anteriores localizam-se em posição anterolateral à traqueia, até 1 cm lateralmente à linha mediana. O tronco arterial braquiocefálico (artéria inominada) cruza da esquerda para a direita próximo ao limite superior do esterno e posterior a este, podendo sofrer lesões durante o acesso.

O osso hioide ajuda na estabilização mecânica da via aérea, e é facilmente sentido ao realizar palpação na linha média no trajeto do queixo até a traqueia. Os músculos que se inserem nele e possuem localização da região medial para lateral são: esterno-hioideo, omo-hioideo e tireo-hioideo. O músculo esternotireoideo (inferiormente) não tem relação com o osso, porém também está localizado medialmente, próximo à área de acesso para a traqueostomia.

INDICAÇÕES

A traqueostomia pode ser realizada em cenários eletivos ou de urgência, de acordo com as seguintes indicações:

Eletiva

Tempo de intubação prolongado

É a principal indicação, realizada após duas semanas de intubação, por trazer maior conforto para o paciente, facilitar remoção de secreções e diminuir risco de estenose subglótica.[3,4,5]

Paralisia diafragmática

Ocorre como consequência de lesões contíguas ao nervo frênico (doenças pleuropulmonares ou mediastinais e aneurismas) ou traumatismo desse, de doenças da medula espinhal, dos neurônios motores (esclerose lateral amiotrófica) e de outras neuropatias (como a síndrome de Guillain-Barré) e miopatias.[3]

Higiene

A traqueostomia torna a realização de toalete pulmonar mais fácil e eficiente em pacientes com doenças crônicas que cursam com aumento de secreções broncopulmonares, como doença pulmonar obstrutiva crônica e fibrose cística, e em pacientes que apresentam dificuldade ou incapacidade de eliminá-las, como idosos ou portadores de doenças neuromusculares.

Tempo complementar de abordagens cirúrgicas em cabeça e pescoço

Tem por objetivo manter a perviedade da via aérea durante e após o procedimento cirúrgico, seja pela alteração anatômica provocada pelo procedimento ou pelo edema desenvolvido no pós-operatório. Pode ser temporária ou permanente e, como exemplo, podem ser citadas as cirurgias laríngeas ou maxilofaciais.

■ Urgência

Fratura de laringe

É a principal indicação, segundo o ATLS, para traqueostomia no contexto do trauma, uma vez que contraindica a realização de cricotireoidostomia. Nesses casos, porém, a intubação orotraqueal pode ser tentada antes de se proceder ao acesso cirúrgico da traqueia. Após resolução da lesão inicial, a remoção da traqueostomia deve ser tentada.

Crianças menores que dez anos de idade

Em situações de politrauma, em que é necessária uma via aérea definitiva, não sendo possível e/ou contraindicada a orotraqueal, não é recomendado o uso de cricotireoidotomia cirúrgica nessa faixa etária. Nesses casos, a traqueostomia preserva a região laríngea de uma via aérea em formação.

Obstruções de vias aéreas superiores

Neste grupo, incluem-se situações eletivas e de urgência: síndrome da apneia obstrutiva do sono, edema consequente a processos inflamatórios como queimaduras ou reações anafiláticas, corpos estranhos, tumores, anomalias congênitas ou paralisia bilateral de pregas vocais.

■ CONTRAINDICAÇÕES

Poucas contraindicações da traqueostomia são importantes na prática clínica, como a coagulopatia e a instabilidade clínica. As demais são subjetivas e dependem, principalmente, das dificuldades e dos riscos que se apresentam para a dissecção dos tecidos (Tabela 69.1).[1,5]

■ AVALIAÇÃO PRÉ-OPERATÓRIA

Deve-se avaliar a condição clínica do paciente (presença de estabilidade hemodinâmica e respiratória), a vigência de processos infecciosos locais, e os

Tabela 69.1 Contraindicações cirurgicas.
Absolutas
Coagulopatia severa
Infecção no local de inserção
Instabilidade da coluna cervical
Relativas
Anatomia difícil (pescoço curto, obesidade mórbida, malignidade local, desvio traqueal, cicatriz de traqueostomia ou cirurgia no pescoço prévios)
Incapacidade de estender o pescoço (osteoartrose, artrite reumatoide)
Coagulopatia controlada
Queimaduras ou feridas cirúrgicas no local de inserção
Presença de massa pulsátil na região de incisão (por exemplo, trajeto alto do tronco braquiocefálico)
Traqueomalácia
Parâmetros ventilatórios elevados ($FiO_2 > 70\%$ ou $PEEP > 10$ cm de H_2O)
Instabilidade hemodinâmica, com ou sem uso de droga vasoativa
Radioterapia cervical no último mês

Fonte: acervo dos autores.

parâmetros de coagulação. Níveis de plaqueta acima de 55.000 e RNI menor do que 1,5 são preferíveis. Em vigência de coagulopatia (RNI > 1,5) que não contraindique o procedimento, transfusão prévia de plasma fresco deve ser instituída. É imprescindível conferir se todos os materiais básicos necessários estão disponíveis, incluindo cânula do mesmo diâmetro do tubo orotraqueal e uma meio número maior, pelo menos. Os familiares precisam estar orientados quanto ao procedimento, seus riscos e benefícios, a previsão de permanência da traqueostomia e os cuidados domiciliares que deverão ser adotados.

■ TÉCNICA

Traqueostomia cirúrgica implica na colocação de uma cânula sob visão direta, após dissecção dos tecidos pré-traqueais e incisão da parede traqueal. Por sua vez, traqueostomia percutânea envolve dissecção romba de tecidos pré-traqueais, seguida de dilatação da traqueia sobre o fio-guia e inserção da cânula – equivalente à técnica de Seldinger para acesso vascular. O cenário atual das técnicas de traqueostomia é de declínio no uso da traqueostomia cirúrgica em prol da percutânea, associada, em geral, a menor risco de infecção. A experiência do cirurgião, entretanto, é tão ou mais importante na redução de complicações do que a técnica utilizada propriamente dita.[4] Desde o desenvolvimento da técnica percutânea, o número de traqueostomias tem aumentado.[6]

■▶ Ambiente

Classicamente realizada em centro cirúrgico, o ambiente de execução da traqueostomia tem sido revisto. Desse modo, tem sido cada vez corriqueira sua confecção no próprio leito de UTI, sem limitações técnicas e de material, e com índice de complicações inalterado, mesmo quando realizada em pacientes graves por cirurgiões em treinamento.[7] O mesmo vale para a traqueostomia percutânea no contexto de cuidados intensivos.[2]

■▶ Tipos de cânulas

Existem inúmeras marcas, modelos, materiais e tamanhos de cânulas de traqueostomia. Agrupando-as, as principais características são:

Quanto ao material, podem ser plásticas, siliconadas ou metálicas

As plásticas possuem menor custo e são mais acessíveis. Dispõem de conexões para ventiladores e ambu, com a desvantagem do risco de rachaduras, perfuração do balonete e colonização/infecção. As metálicas possuem maior custo e durabilidade. Sua cânula interna facilita a limpeza de secreções, porém pode ocorrer oxidação do material. É a ideal para pacientes traqueostomizados por longo período. Não disponibiliza conexão para suporte ventilatório.

Quanto ao tamanho, podem ser neonatais, pediátricas ou para adultos

Estas variam de 2,5 mm (diâmetro interno), para uso em neonatos, até 10 mm, para adultos.

Presença e número de balonetes/*cuffs* e fenestras

O balonete é indicado quando há necessidade de vedação, tornando a cânula a única via possível de ar para os pulmões e proteção contra broncoaspiração de secreções/saliva. As fenestras permitem passagem de ar pela glote, o que permite a fala, devendo possuir cânula interna fechada para aspiração.

■▶ Passos iniciais

1. Posicione adequadamente o paciente: decúbito dorsal horizontal, seguido por colocação de coxim subescapular, de modo a obter extensão do pescoço sem forçar a região de coluna cervical.

    Observação

    Deve-se ter cuidado com a cabeça do paciente, pois esta não deve ficar pendente. Se necessário, um coxim menor deve ser colocado sob a mesma.
2. Manter FiO_2 de 100% e modo ventilatório de pressão controlada.
3. Assegurar sedação e bloqueio muscular adequados.
4. Antissepsia do limite inferior da mandíbula até a região peitoral e até as bordas laterais do músculo esternocleidomastoideo.
5. Colocação de campos estéreis.

■) Traqueostomia cirúrgica

1. Identificar os pontos anatômicos (proeminência tireoidea, cricoide e fúrcula esternal) para a escolha da região de incisão, em geral, no ponto médio entre a cricoide e a fúrcula.
2. Infiltrar os tecidos superficiais com anestésico local com vasoconstritor.
3. Realizar incisão transversa com lâmina 11, de 3 a 5 cm em pele, tecido celular subcutâneo e, eventualmente, m. platisma (incisão vertical é realizada mais comumente em crianças, a partir da borda inferior da cartilagem cricoide até a fúrcula, com extensão média de 3 cm).
4. Dissecção/divulsão por planos até a fáscia pré-traqueal.
5. Afastar musculatura pré-traqueal lateralmente (mm. tireo-hioideo e esternotireoideo).
6. Identificação e palpação da traqueia e dissecção romba e cefálica do istmo da tireoide (Fig. 69.1A e 69.1B).
7. Incisão transversa entre o segundo e terceiro anéis traqueais e posterior incisão lateral em dois pontos do terceiro anel traqueal, o que permite a abertura de uma janela em "U" invertido. Por vezes, é útil a realização de ponto de reparo auxiliar na janela criada.
8. Desinsuflar o *cuff*, tracionar lentamente o Tubo Orotraqueal (TOT), posicionando sua extremidade imediatamente acima da abertura traqueal, sem retirá-lo.

Observação

Em caso de qualquer intercorrência, reintroduzir TOT, reinsuflar o *cuff* e melhorar ventilação para dar seguimento ao procedimento.

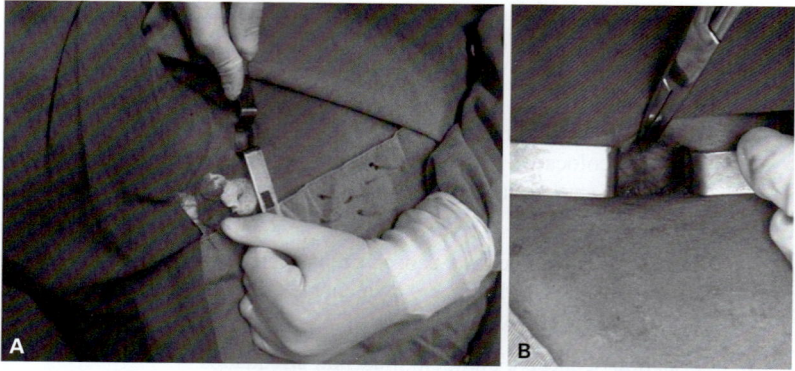

Fig. 69.1 – (A) e (B) *Exposição da traqueia após afastamento de tecidos pré-traqueais e tireoide.*
Fonte: acervo do autor Antonio Carlos de Moura Neto. Procedimentos realizados no serviço de Cirurgia Torácica da Escola Paulista de Medicina da Universidade Federal de São Paulo.

9. Aspiração da traqueia na tentativa de retirar sangue e secreções.
10. Introduzir a cânula de mesmo número do tubo orotraqueal conforme técnica preconizada.

Importante

Introdução inicial em uma angulação de 90° com a traqueia e, só após passagem da mesma pela abertura traqueal, desfazer a rotação e introduzir a cânula. Falha técnica neste passo aumenta chance de falso trajeto. Recomenda-se utilizar lidocaína gel na extremidade da cânula. Atenção especial deve ser tomada para não extubar o paciente.

11. Retirar o fio-guia, insuflar o *cuff* e conectar a ventilação mecânica (Fig. 69.2).

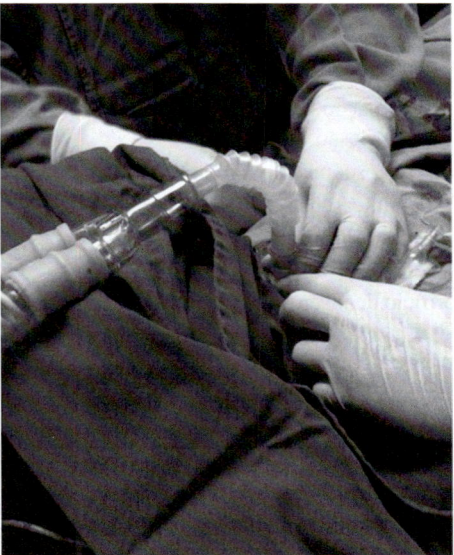

Fig. 69.2 – *Conexão da cânula ao sistema.*
Fonte: acervo do autor Antonio Carlos de Moura Neto.

12. Observação de três parâmetros, nesta ordem: expansibilidade pulmonar bilateral, curva de volume no ventilador, e saturação de O_2.
13. Revisão da hemostasia e fechamento não hermético da ferida operatória, se for necessário, com ponto de fio monofilamentar não absorvível.
14. Fixação com cadarço + curativo.

Estudos relataram que a incisão entre o terceiro e quarto anéis traqueais esteve associada a menor taxa de sangramento por lesão de vasos aberrantes, especialmente na presença de anormalidades anatômicas.

■) Traqueostomia percutânea

Vários métodos (Ciaglia, Griggs, Fantoni) foram desenvolvidos nas últimas décadas, sendo a técnica de Ciaglia a mais reproduzida. Depois dos passos iniciais, as etapas que se seguem são:

1. Desinsuflar o balonete do TOT e retirá-lo sob visão laringoscópica até sua satisfatória visualização, logo abaixo das pregas vocais.
2. Em seguida, reinsuflar o balonete.
3. Identificar o local de inserção (1,5 cm abaixo da cartilagem cricoide).
4. Infiltrar os tecidos superficiais com anestésico local, com vasoconstritor.
5. Incisão transversa com lâmina 15, de 2-2,5 cm no local de inserção proposto em pele, tecido celular subcutâneo e, eventualmente, m. platisma.
6. Dissecção/divulsão por planos até a fáscia pré-traqueal.
7. Afastar musculatura pré-traqueal lateralmente (mm. tireo-hioideo e esternotireoideo).
8. Identificação e palpação da traqueia e liberação digital na área a ser puncionada para evitar lesão ístmica.
9. Visualização broncoscópica do lúmen traqueal através do TOT (opcional).
10. Estabilização e punção da traqueia com Jelco 14 gauge conectado à seringa contendo solução salina, até aspiração de bolhas de ar.
11. Retirar a agulha e inserir o fio-guia pelo Jelco.
12. Ampliar o orifício de inserção com dilatadores traqueais de tamanhos progressivos (Ciaglia), com dilatador Blue Rhino (uma estrutura curva e flexível que permite dilatação única e progressiva) ou com pinça de Griggs.
13. Remover dilatador.
14. Inserir cânula de traqueostomia com adaptador apropriado sobre o fio-guia.
15. A posição da cânula é confirmada pela visualização broncoscópica ou por capnografia.
16. Insuflar balonete (se houver).

A broncoscopia e a ultrassonografia são úteis, especialmente na presença de anatomia desfavorável.

■) Passos finais

Gaze seca deve ser introduzida sob a estrutura de fixação da cânula, ao redor do orifício de entrada na pele. A fixação é feita com cadarço em volta do pescoço.

■ COMPLICAÇÕES

A incidência de complicações relacionadas ao procedimento é baixa.[8] A ventilação mecânica, em geral, encerra as principais complicações, em detrimento da traqueostomia por si só.[9] Podem ser intraoperatórias, precoces e tardias.

■) Intraoperatórias

Falso trajeto

A dissecção deficiente dos tecidos pré-traqueais e da traqueia pode levar à falsa impressão de que a cânula está adequadamente posicionada, quando esta se encontra em posição muito alta ou baixa, ou mesmo fora da traqueia.[10]

Sangramento

Pode decorrer de lesões de pequenos vasos, como as veias jugulares anteriores e tireoideas inferiores ou de grandes vasos (artéria inominada ou veias jugulares). Dissecção cuidadosa da linha mediana geralmente ocorre sem sangramentos significativos. Lesões da tireoide são outra fonte de sangramento, pela rica vascularização. Eventualmente, dissecções difíceis da tireoide podem ser abordadas com secção do seu istmo e ligadura dos bordos.

Pneumotórax e pneumomediastino

Com incidência de 0,8%, o pneumotórax pode ocorrer por lesão direta da cúpula pleural na dissecção, quando esta se aprofunda ou quando o nível da incisão é mais baixo. O pneumomediastino decorre, principalmente, do mau posicionamento da cânula e da dissecção do ar pelos tecidos frouxos mediastinais.

■) Precoces

Enfisema subcutâneo

Possui incidência de 1,4% e está relacionada ao mau posicionamento da cânula, ao fechamento hermético e tenso da incisão da pele, à presença de pneumotórax ou pneumomediastino.

Obstrução da cânula

Rolhas ou secreções espessas podem causar a obstrução da cânula, que pode ser prevenida pelos cuidados com a umidificação dos gases inalados, com a higiene da cânula interna e com as trocas regulares de todo o aparato.

Infecção

Sinais de infecção indicam a introdução de antibioticoterapia e troca da cânula.

Deslocamento da cânula

■) Tardias

Estenose traqueal

Clinicamente, se apresenta com pressões elevadas de vias aéreas e falha de desmame da ventilação. Ainda é uma sequela desafiadora, para a qual os esforços devem se voltar à prevenção. Introdução de uma cânula mais longa que transpasse a estenose, colocação de *stent* traqueal ou cirurgia são tratamentos realizados.[3,5]

Alterações da fonação

Disfonia ou afonia são relativamente comuns em pacientes traqueostomizados, pela ausência de fluxo aéreo suficientemente intenso no nível das pregas vocais. Pacientes que podem permanecer períodos fora da ventilação mecânica têm possibilidade de utilizar válvulas de fala.

Fístulas

Fístula traqueoarterial

É uma complicação rara, porém, pela sua alta letalidade, o diagnóstico e o manejo imediato são imperativos. A lesão da artéria inominada tem maior risco em acessos baixos, após o nível do 5º anel traqueal.

Fístula traqueoesofágica

Pode se apresentar como hipersecreção pela cânula, tosse pós-alimentar, exteriorização de vômitos ou alimentos ao redor ou pelo interior da cânula, traqueítes ou pneumonias de repetição, distensão abdominal, e outros. Pode ser diagnosticada através de esofagograma, esofagoscopia ou traqueoscopia. A traqueoplastia é um tratamento possível.[11]

Fístula traqueocutânea

Formação crônica de tecido de granulação ou proliferação de tecido cutâneo em topografia de mucosa pode impedir o fechamento do trajeto da traqueostomia. Pode ser tratada por fechamento primário ou por segunda intenção (com menos complicações, porém pior resultado estético).[12]

REFERÊNCIAS BIBLIOGRÁFICAS

1. Mehta C, Mehta Y. Ann Card Anaesth. Percutaneous tracheostomy. Ann Card Anaesth. 2017 Jan; 20(Suppl 1): S19–S25.
2. Karimpour HA, Vafaii K, Chalechale M, Mohammadi S, Kaviannezhad R. Percutaneous Dilatational Tracheostomy via Griggs Technique. Arch Iran Med. 2017 Jan;20(1):49-54.
3. Leder SB. Incidence and type of aspiration in acute care patients requiring mechanical ventilation via a new tracheotomy. Chest 2002; 122:1721.
4. Raimondi N, Vial MR, Calleja J, Quintero A, Cortés Alban A, Celis E, Pacheco C, Ugarte S, Añón JM, Hernández G, Vidal E, Chiappero G, Ríos F, Castilleja F, Matos A, Rodriguez E, Antoniazzi P, Teles JM, Dueñas C, Sinclair J, Martínez L, Von der Osten I, Vergara J, Jiménez E, Arroyo M, Rodriguez C, Torres J, Fernandez-Bussy S, Nates JL. Evidence-based guides in tracheostomy use in critical patients. Med Intensiva. 2017 Mar;41(2):94-115.

5. Mehta AB, Cooke CR, Wiener RS, Walkey AJ. Hospital Variation in Early Tracheostomy in the United States: A Population-Based Study. Crit Care Med 2016; 44:1506.
6. Nizam AA, Ng SC, Kelleher M, Hayes N, Carton E.Ir Med J. Knowledge, Skills and Experience Managing Tracheostomy Emergencies: A Survey of Critical Care Medicine trainees. Ir Med J. 2016 Oct 12;109(9):471.
7. Perfeito JAJ, Mata CAS, Forte V, Carnaghi M, Tamura N, Leão LEV. Traqueostomia na UTI: vale a pena realizá-la? J Bras Pneumol. 2007;33(6):687-690.
8. Mah JW, Staff II, Fisher SR, Butler KL. Improving Decannulation and Swallowing Function: A Comprehensive, Multidisciplinary Approach to Post-Tracheostomy Care. Respir Care. 2017 Feb;62(2):137-143.
9. Düsterwald K, Kruger N, Dunn RN.Tracheostomy, ventilation and anterior cervical surgery: Timing and Complications. S Afr J Surg. 2015 Dec;53(3 and 4):51-55.
10. McGrath BA1,2, Lynch K3, Templeton R3, Webster K3, Simpson W3, Alexander P3, Columb MO3. Assessment of scoring systems to describe the position of tracheostomy tubes within the airway - the lunar study. Br J Anaesth. 2017 Jan;118(1):132-138.
11. Coelho MS, Zampier JA, Zanin SA, Silva EM, Guimarães PSF. Fístula traqueoesofágica como complicação tardia de traqueostomia. J Pneumol 2001;27(2):119-122.
12. Donzelli J, Brady S, Wesling M, Theisen M. Secretions, occlusion status, and swallowing in patients with a tracheotomy tube: a descriptive study. Ear Nose Throat J 2006; 85:831.

Capítulo 70

Estenose de Traqueia

Jean Michel Milani
Rodrigo José Nina Ferreira
Eduardo Iwanaga Leão

■ INTRODUÇÃO

A traqueia é um órgão tubular que compõe a via aérea e liga a via aérea superior à inferior, conectando a porção inferior da laringe, no nível da sexta vértebra cervical, até aproximadamente a quinta vértebra torácica, onde se bifurca para os brônquios principais. É composta por anéis cartilaginosos superpostos, em número de 18 a 22, em forma de "U", com a abertura para a região posterior, onde existe a porção membranácea comunicando as duas extremidades. Internamente é revestida por uma camada de epitélio ciliar e não ciliar, produtor de muco.

A estenose de traqueia faz parte das Obstruções de Via Aérea Central, um grupo de doenças incomum, mas potencialmente ameaçadoras à vida. As causas podem ser benignas ou malignas, congênitas ou adquiridas, e a doença pode ser focal ou difusa, determinando sintomas variados. A qualquer suspeita, essas patologias devem ser adequadamente reconhecidas e prontamente manejadas, sob risco de instabilidade do paciente (Fig. 70.1).

■ EPIDEMIOLOGIA

A incidência de estenose de traqueia na população geral é desconhecida. Sabe-se que 20% a 30% dos pacientes com câncer de pulmão complicam com obstrução de via aérea, incluindo diversas causas, e que cerca de 90% das estenoses ocorrem devido à intubação orotraqueal ou traqueostomia.

■ ETIOLOGIA E FISIOPATOLOGIA

As causas de obstrução da via aérea variam entre doenças benignas ou malignas (mais comuns), congênitas ou adquiridas. Elas podem, ainda, ser divididas de acordo com a localização (intrínseca ou extrínseca), ou classificadas como dinâmica, como a traqueomalácia, ou fixa, onde se encaixa a estenose de traqueia.

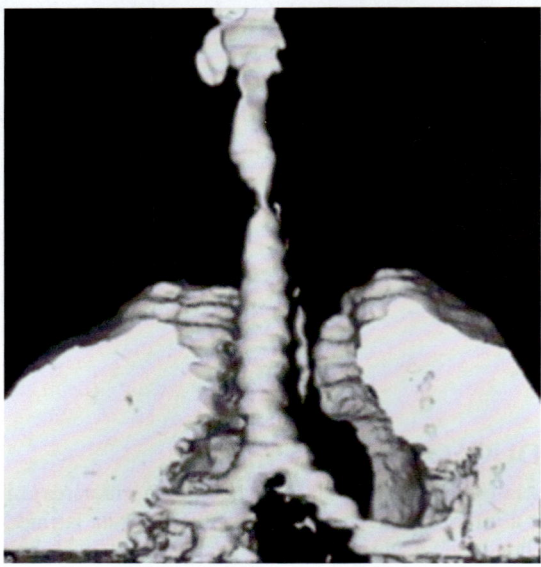

Fig. 70.1 – *Reconstrução de TC de estenose de traqueia.*
Fonte: Benign Stenosis of the Trachea.

A estenose traqueobrônquica pode ser predominantemente intraluminal, a exemplo daquela causada por intubação orotraqueal (IOT), ou extrínseca, como naquelas causadas por tumores.

Causas benignas

- **Traqueostomia:** nesse procedimento, o defeito traqueal produzido é colonizado por bactérias e pode sofrer necrose por alteração mecânica. Em seu fechamento, a cicatrização pode formar um estreitamento, que pode variar, a depender de necrose, infecção ou extensão do defeito produzido. Estenose pós-traqueostomia varia de 1% a 20%.
- **Estenose induzida pelo *Cuff*:** grandes volumes insuflando o *Cuff* podem causar lesão traqueal. Dependendo da profundidade dessa lesão e da presença ou não de infecção, a cicatrização pode originar redução da luz do órgão (Fig. 70.2).
- **Idiopática:** patologia que mostra inflamação crônica da mucosa, associada a necrose, infiltração granulocítica e tecido cicatricial. Não acomete o tecido cartilaginoso e incide principalmente em mulheres de meia-idade.
- **Transplante de pulmão:** pode levar à estenose da região anastomótica pelo tecido cicatricial.
- **Tumores benignos:** a exemplo dos papilomas, hamartomas.

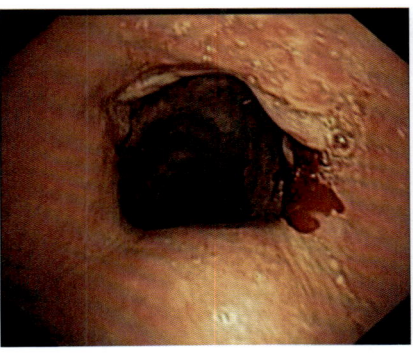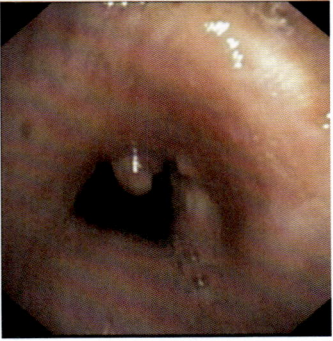

Fig. 70.2 – *Visão endoscópica evidenciando estenose traqueal.*
Fonte: Jean Michel Milani.

- **Infecção:** tuberculose, histoplasmose. O acometimento pela tuberculose pode variar desde doença submucosa até necrose. A cicatrização subsequente pode gerar estenose de longos segmentos. O acometimento linfonodal adjacente também pode causar estreitamentos.
- **Malácia:** enfraquecimento dos anéis cartilaginosos, que sofrem o efeito pressórico expiratório, diminuindo o calibre da via aérea.
- Hematomas de via aérea.
- Queimadura.

Causas malignas

- **Tumores primários da traqueia:** carcinoma de células escamosas, carcinoma adenoide cístico.
- **Neoplasia pulmonar:** tanto pequenas células quanto não pequenas células podem causar estreitamento por compressão extrínseca, por acometimento intrínseco ou a combinação de ambos.
- **Metástase:** acometimento de doença à distância pode causar estenose por doença intrínseca ou por adenomegalia (Tabela 70.1).

QUADRO CLÍNICO

A suspeita de estenose de traqueia surge, na maioria das vezes, em pacientes com fatores de risco para tal (IOT prolongada, neoplasias, traqueostomia prévia, transplantados, entre outros), e que apresentam sintomas compatíveis. A clínica sugestiva inclui dispneia progressiva, tosse e chiado. Deve-se atentar para sinais de gravidade, que podem indicar insuficiência respiratória aguda, como esforço respiratório (tiragem supraclavicular, intercostal ou de fúrcula) e estridor. Nesses pacientes, conduta imediata pode ser necessária, sob risco de asfixia e morte caso a permeabilidade da via aérea não seja garantida brevemente.

Tabela 70.1 Causas comuns de estenose traqueal.
Causas benignas
IOT
Traqueostomia
Transplante
Queimadura
Tumores benignos (papilomas, hamartomas)
Infecciosas (tuberculose, histoplasmose)
Traqueomalácia
Hematoma
Idiopática
Causas malignas
Carcinoma adenoide cístico
Carcinoma de células escamosas
Neoplasia pulmonar: pequenas células e não pequenas células
Doença metastática

A história, os antecedentes e a forma de aparição dos sintomas deve direcionar o raciocínio clínico para diferenciar de outras causas de dispneia, como neoplasias pulmonares e traqueomalácia ou até mesmo causas de estenose de traqueia de evolução arrastada, a exemplo dos tumores benignos.

Hemoptise pode acompanhar o quadro, mas é mais frequente nas neoplasias malignas, que podem ter curso mais rápido. Nesse caso, o sangramento é sinal de mal prognóstico.

Os casos congênitos podem ser logo diagnosticados ao nascimento, quando da dispneia, esforço respiratório e dificuldade de intubação, quando formam grandes obstruções. Em casos mais leves, o paciente evoluiu com dispneia aos esforços, notada principalmente nas mamadas.

◼ DIAGNÓSTICO

O diagnóstico preciso da estenose de traqueia é fundamental para classificação da doença e, consequentemente, escolha do tratamento. Exames de imagem podem confirmar o diagnóstico, desde uma radiografia simples até tomografia computadorizada e broncoscopia.

A primeira avaliação deve ser feita por meio de broncoscopia, que classifica a doença, avalia a localização anatômica, a gravidade, classifica a lesão num granuloma ou tecido cicatricial macio instável ou tecido cicatricial rígido estável, consegue fazer biópsias, coleta de material e, eventualmente, pode inclusive ter conduta terapêutica com dilatação.

A tomografia computadorizada com reconstrução tridimensional mostrou excelente avaliação da doença, inclusive em regiões distais, não avaliadas pela broncoscopia.

TRATAMENTO

Em casos de dispneia grave, com risco de instabilidade do paciente, o primeiro passo deve ser providenciar uma via aérea segura, preservando a vida para, em seguida, investigar e tratar a causa subjacente, possivelmente com uma broncoscopia. A manutenção de uma oxigenação adequada pode advir depois de uma cricotireoidostomia de emergência, traqueostomia ou intubação traqueal por broncoscopia. Para a escolha entre as opções, faz-se necessário o conhecimento do paciente, da enfermidade e dos recursos disponíveis. Em caso de intubação endotraqueal, prefere-se manter o paciente acordado ou levemente sedado, mantendo respiração ativa, para o caso de dificuldade e insucesso no procedimento.

Em pacientes intubados, a broncoscopia deve ser feita com aparelho flexível para passar pelo tubo traqueal. Caso seja usado equipamento rígido, além do diagnóstico, pode ser realizada dilatação para estenoses graves, já como medida terapêutica.

A abordagem terapêutica é vista de diferentes formas entre doenças malignas e benignas:

- **Malignidade:** se necessário efeito terapêutico imediato, principalmente devido a insuficiência respiratória, o tratamento broncoscópico é o mais adequado, podendo realizar desbridamento mecânico, dilatação ou colocação de *stent*. Para pacientes estáveis e com massa intraluminal, podem ser utilizadas diversas técnicas endoscópicas, como eletrocautério, coagulação com plasma de argônio, ablação térmica, *laser*, braquiterapia endobrônquica, radioterapia, desbridamento, dilatação e *stent*. Enquanto pacientes com compressão extrínseca beneficiam-se apenas de dilatação ou colocação de *stent* para patência imediata. No geral, quando as técnicas são usadas adequadamente, até 90% (média de 60% a 80%) dos pacientes alcançam a patência e controle clínico. Abordagem que inclui mais de uma modalidade de tratamento, são as técnicas preferidas pelos especialistas por seus efeitos poupadores de mucosa. Quanto ao tratamento cirúrgico, em casos de neoplasia maligna, só é realizado quando proposta curativa é considerada. Em casos de câncer de pulmão com lesão traqueal, já é considerado como T4, sem proposta cirúrgica, a não ser que tenha lesão pequena com possibilidade de ressecção (2-3 cm), sem acometimento nodal.
- **Estenoses benignas:** devido ao caráter geralmente curativo do tratamento de doença benigna, as estenoses são tratadas mais facilmente com ressecção cirúrgica, quando é possível uma ressecção de até 4 cm e há técnica e experiên-

cia disponível para tal. Caso contrário, pode-se também utilizar das técnicas broncoscópicas com dilatação, *stent*, *laser*, braquiterapia, coagulação com plasma de argônio, criocirurgia e eletrocautério, sabendo-se que tais condutas podem ainda piorar a estenose devido ao tecido cicatricial, dificultando a cirurgia como tratamento definitivo.

Para os pacientes candidatos ao tratamento cirúrgico, a técnica mais utilizada é a anastomose término-terminal. A complicação mais incidente é a estenose da anastomose, que pode necessitar de dilatações ou até de traqueostomia.

BIBLIOGRAFIA

1. Puchalski J, Musani MD. Tracheobronchial stenosis causes and advances in management. Clin Chest Med. 2003;34(3):557-67.
2. Stoelben E, Koryllos A, Beckers F, Ludwig C. Benign stenosis of the trachea. Thorac Surg Clin. 2014;24(1):59-65.
3. Aboulker P, Lissac J, Saint-Paul O. De quelques accidents respiratoires dus au rétrécissement du calibre laryngotrachéal après trachéotomie. Acta Chir Belg. 1960;59(3):553-62.
4. Sue RD, Susanto I. Long-term complications of artificial airways. Clin Chest Med. 2003; 24(3):457-71.
5. Wagner F, Nasseri R, Laucke U, Hetzer R. Percutaneous dilatational tracheostomy: results and long-term outcome of critically ill patients following cardiac surgery. Thorac Cardiovasc Surg. 1998;46(6):352-6.
6. Walz MK, Peitgen K, Thürauf N, et al. Percutaneous dilatational tracheotomy-early and long term outcome of 326 critically ill patients. Intensive Care Med. 1998;24(7):685-90.
7. Melloni G, Muttini S, Gallioli G, et al. Surgical tracheostomy versus percutaneous tracheostomy. A prospective-randomized study with long-term follow up. J Cardiovasc Surg. 2002;43(1):113-21.
8. Murphy DA, MacLean LD, Dobell AR. Tracheal stenosis as a complication of tracheotomy. Ann Thorac Surg. 1966;2(1):44-51.
9. Florange W, Muller V, Forster E. Morphologie de la nécrose trachéale après trachéotomie et utilization dúne prothèse respiratoire. Anesth Analg. 1965;22(4):693-8.
10. Boyd M, Rubio E. The utility of interventional pulmonary procedures in liberating patients with malignancy-associated central airway obstruction from mechanical ventilation. Lung. 2012; 190(3):471-6.
11. Turner JF Jr, Wang KP. Endobronchial laser therapy. Clin Chest Med. 1999;20(3):107-10.
12. Sheski FD, Mathur PN. Cryotherapy, electrocautery, and brachytherapy. Clin Chest Med. 1999;20(2):123-7.
13. Sutedja TG, Postmus PE. Photodynamic therapy in lung cancer. A review. J Photochem Photobiol B. 1996;36(2):199-204.
14. Diaz-Jiménez JP, Martínez-Ballarín JE, Llunell A, et al. Efficacy and safety of photodynamic therapy versus Nd-YAG laser resection in NSCLC with airway obstruction. Eur Respir J. 1999; 14(3):800-4.

15. Ernst A, Feller-Kopman D, Becker HD, Mehta AC. Central airway obstruction. Am J Respir Crit Care Med. 2004;169(4):1278-81.
16. Cosano Povedano A, Muñoz Cabrera L, Cosano Povedano FJ, et al. Endoscopic treatment of central airway stenosis: five years' experience. Arch Bronconeumol. 2005;41(6):322-7.
17. Chhajed PN, Eberhardt R, Dienemann H, et al. Therapeutic bronchoscopy interventions before surgical resection of lung cancer. Ann Thorac Surg. 2006;81(2):1839-43.
18. Blackledge FA, Anand VK. Tracheobronchial extension of recurrent respiratory papillomatosis. Ann Otol Rhinol Laryngol 2000;109(3):812-15.
19. Cosío BG, Villena V, Echave-Sustaeta J, et al. Endobronchial hamartoma. Chest. 2002; 122(1):202-5.
20. An HS, Choi EY, Kwon BS, et al. Airway compression in children with congenital heart disease evaluated using computed tomography. Ann Thorac Surg. 2013;96(6):2192-7.
21. Hoheisel G, Chan BK, Chan CH, et al. Endobronchial tuberculosis: diagnostic features and therapeutic outcome. Respir Med. 1994;88(3):593-8.
22. Felix JA1, Felix F, Mello LF. Laryngocele: A cause of airway obstruction. Braz J Otorhinolaryngol. 2008;74(1):143-6.
23. Silva FS. Neck haematoma and airway obstruction in a patient with goitre: complication of internal jugular vein cannulation. Acta Anaesthesiol Scand. 2003;47(5):626-9.
24. LoCicero J 3rd, Costello P, Campos CT, et al. Spiral CT with multiplanar and three-dimensional reconstructions accurately predicts tracheobronchial pathology. Ann Thorac Surg. 1996;62(3):811.
25. Colt HG, Harrell JH. Therapeutic rigid bronchoscopy allows level of care changes in patients with acute respiratory failure from central airways obstruction. Chest. 1997;112(1):202-6.
26. Bolliger CT, Mathur PN, Beamis JF, et al. ERS/ATS statement on interventional pulmonology. European Respiratory Society/American Thoracic Society. Eur Respir J. 2002;19(3):356-9.

Capítulo 71

Diagnóstico Diferencial dos Tumores Cervicais

Daniel Abreu Rocha
Victor Hugo Hernandez Diaz
Flávio Carneiro Hojaij
Cláudio Roberto Cernea

INTRODUÇÃO

A avaliação de um tumor cervical é um evento comum no dia a dia do cirurgião de cabeça e pescoço, e também pode estar presente na rotina do cirurgião geral. O tumor cervical mostra-se como um verdadeiro desafio devido à variedade de diagnósticos diferenciais existentes, desde doenças benignas com resolução espontânea até doenças malignas com prognóstico sombrio.

Os tumores e nódulos cervicais podem ser um sinal/sintoma proveniente de uma grande variedade de doenças, que se originam de diversos órgãos e tecidos e, de forma geral, o diagnóstico etiológico desses tumores pode ser dividido em três grandes grupos: doenças congênitas, doenças inflamatórias e doenças neoplásicas.

A etiologia varia de acordo com a faixa etária. Em crianças, cerca de 80% a 90% dos tumores são benignos, sendo a grande maioria de origem infecciosa. As alterações congênitas também ocupam papel importante nessa faixa etária, juntamente com algumas doenças neoplásicas, com destaque para o linfoma. Já em adultos jovens (16-40 anos), o tumor congênito torna-se menos comum, dando lugar para as neoplasias benignas. Em adultos com mais de 40 anos aumenta a frequência das doenças neoplásicas, chegando a corresponder a 75% dos tumores cervicais laterais.

Dada a complexidade do assunto, este capítulo visa ser um guia para que o cirurgião geral saiba fazer uma abordagem inicial diagnóstica correta nas massas cervicais.

ANATOMIA APLICADA À REGIÃO CERVICAL

Os linfonodos são os órgãos viscerais mais encontrados no pescoço, concentrando cerca de 1/3 de todos os linfonodos do corpo humano.

Os grupos linfonodais da cabeça e do pescoço se dividem em superficial e profundo. De uma forma direta ou indireta, toda a região acaba drenando para os linfonodos cervicais profundos.

Os linfonodos superficiais da cabeça formam um colar pericervical na transição da cabeça com o pescoço, nas regiões occipital, retroauricular, parotídea, submandibular e submental.

Os linfonodos cervicais superficiais localizam-se ao longo do trajeto da Veia Jugular Externa (VJE) e da Veia Jugular Anterior (VJA). Já os linfonodos cervicais profundos formam um grupo mais complexo, sendo divididos em vários grupos: pré-laríngeo, pré-traqueal, paratraqueal e retrofaríngeo. O principal grupo, porém, se localiza ao longo da Veia Jugular Interna (VJI), sendo coberto, em sua maior parte, pelo ECM e subdividindo-se em:

- **Grupo superior (linfonodos jugulodigástricos):** localizam-se na altura do corno maior do hioide, imediatamente inferior ao ventre posterior do músculo digástrico. Drenam a língua e a tonsila palatina.
- **Grupo inferior (linfonodo jugulo-omo-hioideo):** situa-se junto ao tendão intermédio do músculo omo-hioideo. Drena diretamente a região da língua e, indiretamente, os linfonodos submental, submandibular e cervical profundo superior.

A drenagem eferente dos grupos cervicais profundos forma um tronco jugular que, na esquerda, se junta ao ducto torácico, e na direita desemboca na confluência da VJI com a veia subclávia.

É importante falar que os linfonodos supraclaviculares esquerdos, que se localizam ao longo da artéria cervical transversa, podem ser sede de metástase de neoplasias do tórax e do abdome, presumivelmente por extensão retrógrada.

Do ponto de vista prático, a cirurgia de cabeça e pescoço divide os linfonodos por níveis cervicais.

Nível 1 – Submandibular

- **Limites:** superior – borda inferior da mandíbula; inferior – ventre anterior do m. digástrico; medial – linha média; lateral – ventre posterior do m. digástrico.
- **Subdividido pelo ventre anterior do digástrico em dois níveis:** IA (submentoniano) e IB (submandibular).

Nível 2 – Jugulocarotídeo alto

- **Limites:** superior – base do crânio; inferior – bifurcação da carótida (bulbo carotídeo); posterior – borda posterior do ECM; anterior – linha média.
- **Subdividido pelo XI par, em dois níveis:** IIA (subdigástrico) e IIB (suprarretroespinhal).

■) Nível 3 – Jugulocarotídeo médio
- **Limites:** superior – bifurcação da carótida (bulbo carotídeo); inferior – interseção do m. omo-hioide com a VJI; posterior e anterior igual ao dos níveis II e IV.

■) Nível 4 – Jugulocarotídeo inferior
- **Limites:** superior – interseção do m. omo-hioide com a VJI, inferior – borda superior da clavícula; posterior e anterior iguais aos dos níveis III e IV.

■) Nível 5 – Trígono posterior
- **Limites:** superior – inserção do ECM no processo mastoideo; inferior – borda superior da clavícula (fossa supraclavicular); posterior: borda anterior do m. trapézio; anterior: borda posterior do ECM.
- **Subdividido pelo XI par, em dois níveis:** VA (cervical transverso) e VB (supraclavicular).

■) Nível 6 – Central (ou recorrencial)
- **Limites:** superior – inserção da musculatura pré-tireoidiana; inferior – incisura jugular do manúbrio esternal; medial – traqueia; lateral – carótida.

● QUADRO CLÍNICO E EXAME FÍSICO

A forma como o tumor cervical se apresenta é de grande valia na elaboração do raciocínio clínico. Além da faixa etária, outros fatores devem ser analisados.

- **Cronologia:**
  - Agudos e subagudos (menos de três meses): sugerem processos inflamatórios ou infecciosos.
  - Crônicos (mais de três meses): sugerem processos neoplásicos (malignos ou benignos), e alterações congênitas.
- **Febre:** sua presença faz pensar em processo infeccioso, inflamatório ou autoimune.
- **Síndrome consumptiva:** seu achado deve sempre levantar a possibilidade de algum tumor maligno ou processos infecciosos crônicos como tuberculose.
- **Fatores de risco:** em pacientes com hábitos de tabagismo e etilismo, deve-se sempre considerar como primeira hipótese tumor maligno de trato aerodigestório superior.

O exame físico é composto de duas partes, uma avaliação pormenorizada da cavidade oral/orofaringe e a avaliação da região cervical *per se*. Deve ser realizado com as duas mãos livres, com o uso de uma fonte de luz ou auxílio de um assistente com uma lanterna.

- **Cavidade oral e orofaringe:** deve ser realizado de maneira sistemática, após a remoção de eventuais próteses dentárias e com auxílio de um abaixador de língua. Devem ser avaliados a mucosa jugal, as arcadas dentárias, o soalho da boca, a região retromolar, o palato duro e mole, a língua, as lojas amigdalianas e a orofaringe.
- A região cervical deve ser avaliada por meio da inspeção e da palpação de todos os níveis cervicais. A inspeção estática avalia a simetria cervical, a localização do tumor e a presença de fístulas, lesões cutâneas ou outros achados. Já a inspeção dinâmica avalia a movimentação do tumor à deglutição e à protrusão da língua, e avalia o músculo trapézio e, consequentemente, o nervo acessório, através da elevação dos ombros (visto que alguns tumores podem comprometer este nervo no seu trajeto cervical). A palpação cervical destina-se a determinar o número de lesões, o tamanho, sua consistência, mobilidade e limites com as estruturas vizinhas.

MÉTODOS DIAGNÓSTICOS

Na avaliação complementar das massas cervicais os exames de imagem são fundamentais.

Dentre os exames radiológicos, a Ultrassonografia (USG) com transdutores de alta resolução, a Tomografia Computadorizada (TC) e a Ressonância Magnética (RM) são os métodos mais utilizados, pois permitem identificar o órgão cervical acometido, dimensionar a lesão e estudar suas relações com as estruturas vizinhas.

- **USG:** método relativamente simples, com alta disponibilidade e baixo custo. Permite localizar e avaliar lesões tumorais, caracterizar padrões que possam orientar sobre a natureza das lesões, determinar a extensão e guiar métodos diagnósticos como a PAAF.
- **TC:** altamente eficaz, de rápida realização e boa acessibilidade. Baseia-se na obtenção de imagens em três dimensões mediante a emissão de raios X dentro do aparelho de tomografia, os quais giram em torno ao corpo, gerando imagens. Sua principal vantagem é a excelente visualização de estruturas ósseas, melhor resolução espacial e de contraste em relação à radiologia convencional. Tem como inconveniente a exposição à radiação ionizante, principalmente quando são realizados exames frequentes, além da necessidade de usar um contraste à base de iodo.
- **RM:** técnica que apresenta melhor qualidade de imagem para tecidos moles, sem utilização de radiação ionizante, e sem riscos biológicos conhecidos. Entretanto, a aquisição de imagens é demorada e pacientes com claustrofobia muitas vezes não conseguem completar o exame.
- **Tomografia computadorizada por emissão de pósitrons (PET-CT):** se baseia na avaliação de imagens TC e de atividade metabólica com o uso da fluorodeoxiglicose marcada com flúor (FDG[18F]), e é indicada principalmente para identificação de tumores ocultos ou para diagnóstico de recidivas.

A Punção Aspirativa por Agulha Fina (PAAF) é um método simples e de baixo custo, que serve para obtenção de material para exame citológico atráves da punção da massa suspeita com a utilização de uma agulha fina (0,4-0,7 mm) geralmente dirigida por USG. Apesar de invasivo, é um método de fácil realização, com índices reduzidos de complicações, e com capacidade de melhor respaldar uma indicação cirúrgica.

A avaliação endoscópica do trato aerodigestório superior é importantíssima, sendo considerada parte integrante do exame físico. Ela pode ser efetuada com ótica rígida de 70° ou com nasofibroscópio flexível. Se possível, as imagens devem ser gravadas para documentação e posterior análise.

TUMORES CERVICAIS E SUAS LOCALIZAÇÕES
Tumores da região lateral
Alterações neoplásicas
É a principal hipótese no adulto com mais de 40 anos, pois mais de 75% das massas no compartimento lateral poderão representar um tumor maligno.

Doença linfonodal metastática
- Sempre investigar a presença de tumor primário através de um bom exame físico, incluindo a realização de oroscopia e laringofaringoscopia e de exames de imagem. Até 50% dos tumores primários podem ser identificados desta forma.
- O tipo mais comum de tumor maligno é o carcinoma epidermoide, mas sempre é necessária atenção para os tumores de tireoide, que também podem apresentar metástase para esses grupos linfonodais.

Neoplasias primárias cervicais
Linfoma
- É a segunda principal neoplasia de cabeça e pescoço, sendo que os linfomas de Hodgkin são os mais frequentes (cerca de 80%).
- Sempre perguntar ativamente sobre sintomas B (febre, perda de peso não intencional e sudorese noturna).
- Mesmo sendo um método que muitas vezes não consegue fechar o diagnóstico no linfoma (por escassez de material para os estudos imunocitoquímicos), a PAAF tem papel especial em sua abordagem, pois permite a exclusão de outros diagnósticos (ex.: doenças metastáticas), sugerindo a realização de uma biópsia excisional para melhor estudo e definição histológica do tipo de linfoma.

Paragangliomas
- Tumores altamente vascularizados, com origem em paragânglios extra-adrenais, sendo que em cabeça e pescoço ocorrem na bifurcação da carótida, seguido pelos tumores jugulotimpânicos e vagais.

- Os paragangliomas de corpo carotídeo apresentam mobilidade laterolateral e são fixos à movimentação craniocaudal (sinal de Fontaine).
- O diagnóstico é predominantemente clínico-radiológico, e o tratamento inclui uma série de alternativas, desde a observação clínica, passando por abordagens invasivas, como a ressecção cirúrgica, embolização e radioterapia.

Tumores de partes moles
- Esse grupo é formado por vários tipos de tumores (ex.: sarcomas e suas variantes e schwannomas), porém o principal representante do grupo são os lipomas, neoplasias benignas com alta incidência na população, e normalmente assintomáticas, cujo diagnóstico é clínico, pois sua consistência é muito típica. O diagnóstico pode ser complementado por exame de imagem ou com PAAF, e a ressecção cirúrgica é o tratamento de escolha.

Alterações inflamatórias
Linfonodopatia infecciosa
- É a principal causa de linfonodomegalia cervical em crianças e tende a ter comportamento benigno. Por isso, recomenda-se que a abordagem inicial para linfonodopatia bilateral, com nódulos menores de 2 cm e sem alterações cutâneas, seja expectante, com observação clínica apenas.

Alterações congênitas
Anomalias da segunda fenda branquial
- As anomalias branquiais representam cerca de 30% das massas cervicais congênitas e, dentre elas, as alterações da segunda fenda correspondem a 95% dos casos.
- O cisto branquial é aquele que não apresenta abertura externa ou interna. Quando este apresenta uma abertura, seja externa ou interna, ele é chamado de sinus e, quando apresenta uma abertura interna e uma externa, é chamado de fístula. Os cistos são as principais lesões branquiais (75%), com as fístulas ocupando o segundo lugar.
- Normalmente, apresentam-se como uma massa na região do ângulo da mandíbula, porém podem ocorrer em qualquer lugar numa linha que vai da fossa amigdaliana até a região supraclavicular.

Anomalias vasculares
- Hemangiomas
  - Tumores endoteliais benignos que ocorrem principalmente em lactentes, que regridem geralmente nos primeiros dois anos de vida. Assim, recomenda-se apenas a observação clínica na maioria dos casos.
- Linfangiomas
  - Má formação do sistema linfático, de rara ocorrência em adultos. São divididos em três variantes: linfangioma simples, linfangioma cavernoso e higroma cístico.

- Cerca de 80% estão localizados no triângulo posterior do pescoço, no seu terço inferior e, clinicamente, se caracterizam pela transiluminação positiva, e por raramente darem sintomas como complicações respiratórias, sendo a queixa estética o principal sintoma.
- O tratamento de escolha é cirúrgico, com excisão total da lesão, porém tratamentos alternativos como esclerose química podem ser indicados em casos muito extensos.

■❱ Tumores da região central

Alterações congênitas

Cisto do ducto tireoglosso

- É a anomalia mais frequente da linha média.
- Tem relação com a embriologia da glândula tireoide, que se origina no forame cego da língua, na quarta semana de vida embrionária, e migra para sua posição habitual até a décima semana. Se nesse trajeto o ducto que liga a tireoide à base da língua permanece patente, pode aparecer um cisto, geralmente à frente do osso hioide.
- Clinicamente, são císticos, indolores e móveis à deglutição e à protrusão da língua (sinal de Sistrunk), mas podem se apresentar com inflamação (dor, hiperemia e aumento de tamanho) e fistulização para pele, após alguma tentativa de manipulação.
- O tratamento cirúrgico é o único efetivo, e suas indicações são: aspecto cosmético, história de infecção, existência de massa indefinida e suspeita de malignidade.
- A técnica é conhecida como cirurgia de Sistrunk e inclui a ressecção do cisto e do ducto em todo o seu trajeto até a base da língua, incluindo a porção central do osso hioide.

Alterações da glândula tireoide

Tanto as alterações não neoplásicas da glândula (bócio) como as neoplásicas podem se apresentar como uma massa no compartimento central do pescoço. Como este assunto será abordado em dois outros capítulos desta obra, ele não será exposto em detalhes aqui.

■❱ Tumores do triângulo posterior e região supraclavicular

Nesta área têm destaque o linfangioma e os tumores de partes moles (já citados previamente). É importante ressaltar que massas na fossa supraclavicular esquerda também podem corresponder a metástase de carcinomas originários do estômago, esôfago, mama ou ovário, além de outros tumores infraclaviculares, trazidos pela linfa do ducto torácico, que desemboca no sistema venoso justamente nesta região.

Tumores pré-auriculares e do ângulo da mandíbula

Alterações neoplásicas

Tumores de parótida
- 80% dos tumores da glândula parótida são benignos, sendo o adenoma pleomórfico o mais frequente, seguido do tumor de Warthin (ou cistoadenoma papilífero linfomatoso). Dos 20% dos tumores que são malignos, o carcinoma mucoepidermoide é o mais comum, seguido do carcinoma adenoide cístico.
- O apagamento do ângulo da mandíbula e a elevação do lóbulo da orelha sugerem o diagnóstico de tumor de parótida. Sinais como paralisia do nervo facial e infiltração da pele indicam malignidade.
- O tratamento é cirúrgico. A preservação do nervo facial deve ser realizada sempre que possível. Quando houver paralisia facial e o nervo estiver invadido pelo tumor, deverá ser sacrificado e sua reconstrução no mesmo tempo cirúrgico deve ser aventada.

Alterações congênitas

Anomalias do primeiro arco branquial
- Ocorrem por alteração no fechamento da primeira fenda branquial.
- Originam-se nas proximidades do ângulo da mandíbula e se caracterizam por ter íntima relação com o nervo facial até a proximidade do ducto auditivo externo.

CONCLUSÃO

Os tumores cervicais podem ter origem tanto em processos primários da própria região cervical ou serem secundários a alguma doença sistêmica, por isso seu diagnóstico diferencial é tão amplo e complexo, exigindo do médico um apurado raciocínio clínico e capacidade de realizar um bom exame físico, com o intuito de solicitar a realização de exames complementares, de início menos invasivos, que permitam estabelecer o diagnóstico e orientar as decisões terapêuticas.

BIBLIOGRAFIA

1. Curtis WJ, Edwards SP. Pediatric neck masses. Atlas Oral Maxillofac Surg Clin. 2015;23(1):15-20.
2. Meier JD, Grimmer JF. Evaluation and management of neck masses in children. Am Fam Physician. 2014;89(5):353-8.
3. Brandão LG, Brescia MD. Cirurgia de cabeça e pescoço: fundamentos para a graduação médica. São Paulo: Sarvier; 2011.
4. Gleeson M. Regular review: management of lateral neck masses in adults. BMJ. 2000;320(7248):1521-4.
5. Myers EN. Otorrinolaringologia cirúrgica: cirurgia da cabeça e pescoço. 2 ed. Rio de Janeiro: Di Livros; 2011.

6. Tadeu P, Figueiredo DS, Nascimento LA, Melo NS. Ressonância magnética no diagnóstico do câncer de boca : revisão da literatura e relato de caso. Rev Clín Pesq Odontol. 2009; 5(2):129-34.
7. Ibrahim M, Hammoud K, Maheshwari M, Pandya A. Congenital cystic lesions of the head and neck. Neuroimaging Clin N Am. 2011;21(3):621-39.
8. Nicollas R, Guelfucci B, Roman S, Triglia J. Congenital cysts and fistulas of the neck. Int J Pediatr Otorhinolaryngol. 2000;55(2):117-24.
9. Marler JJ, Mulliken JB. Current management of hemangiomas and vascular malformations. Clin Plast Surg. 2005;32(1):99-116.
10. Toni D, M DM, Fiorelli M, Bastianello S, Camerlingo M. Tumores congênitos do pescoço. Rev Assoc Med Bras. 2007;53(4):288-90.
11. Dailey SH, Sataloff RT. Lymphoma : an update on evolving trends in staging and management. Ear Nose Throat J. 2001;80(3):164-70.
12. Araújo VJ, Cernea CR, Brandão LG. Manual do residente de cirurgia de cabeça e pescoço. 2 ed. Barueri (SP): Manole; 2013.
13. Boedeker CC, Ridder GJ, Schipper J. Paragangliomas of the head and neck: diagnosis and treatment. Fam Cancer. 2005;4(1):55-9.

Capítulo 72

Conduta no Nódulo de Tireoide

Carlos Esteban Betancourt Aguero
Danielli Matsuura
Felipe Augusto Brasileiro Vanderlei
Vergilius José Furtado de Araújo Filho

INTRODUÇÃO

Os nódulos tireoidianos, mais comuns em indivíduos do sexo feminino, são muito prevalentes. Em algumas casuísticas podem ser encontrados em até seis de cada dez indivíduos. Apesar de geralmente serem benignos, podem ser a manifestação clínica de uma neoplasia maligna de tireoide e, portanto, devem ser investigados apropriadamente.

DEFINIÇÃO E EPIDEMIOLOGIA

O nódulo tireoidiano é uma lesão dentro da glândula tireoide, morfologicamente diferente ao tecido tireoidiano adjacente. Deste modo, nem toda lesão palpável corresponde a um nódulo.

Estudos populacionais, em áreas sem deficiência em iodo, mostram que aproximadamente 5% das mulheres e 1% dos homens adultos apresentam nódulos tireoidianos palpáveis.[1] Entretanto, estudos com ultrassonografia cervical revelam uma prevalência bem maior de nódulos tireoidianos na população, chegando a até 68%,[2] com frequências mais elevadas em mulheres e em idosos.[3] Apesar de a maioria dos nódulos tireoidianos ser benigna, há presença de neoplasia maligna em até 15% dos nódulos identificados.[4]

QUADRO CLÍNICO

O nódulo tireoidiano pode apresentar-se como um abaulamento visível e/ou palpável na região tireoidiana, podendo produzir sintomas, tais como: desconforto cervical, dispneia, disfagia e rouquidão. Porém, muitas vezes, os pacientes são assintomáticos e o nódulo tireoidiano é apenas um achado de exame.

Diante de um paciente com nódulo tireoidiano, a anamnese e o exame físico detalhado devem ser realizados. Devem ser investigados antecedentes pessoais e familiares, que aumentam o risco para malignidade, tais como: exposição à radiação (radioterapia prévia em topografia de cabeça e pescoço, transplante de medula, acidentes nucleares), história familiar de câncer de tireoide ou de síndromes associadas a neoplasias tireoidianas em parentes de primeiro grau (doença de Cowden, MEN 2, polipose adenomatosa familiar, entre outras).

Nódulos com crescimento rápido, aparecimento de rouquidão (possível comprometimento do nervo laríngeo inferior) e aumento de linfonodos cervicais são sugestivos de malignidade.

No exame físico devemos nos atentar à presença de paralisia das pregas vocais (melhor avaliada na laringoscopia direta ou indireta), à palpação de linfonodomegalias cervicais e à avaliação da fixação do nódulo aos tecidos adjacentes.

Sinais ou sintomas relacionados a metástases à distância são infrequentes.

DIAGNÓSTICO

Na avaliação inicial do paciente com nódulo na glândula tireoide a dosagem do hormônio estimulador da tireoide (TSH) é de grande importância. Se o nível de TSH for baixo, sugerindo hiperfunção tireoidiana, a cintilografia da tireoide está indicada para avaliar as características do nódulo em relação à captação do radiofármaco. Se o nódulo for hipercaptante (nódulo quente), estamos provavelmente diante de um adenoma hiperfuncionante da tireoide e, nesse caso, a possibilidade de malignidade é muito baixa.

No restante dos pacientes (com nódulo hipocaptante/nódulo frio ou dosagem do TSH normal ou alta) deve-se prosseguir a investigação com uma ultrassonografia cervical.

A ultrassonografia do pescoço com Doppler constitui o método de eleição para a detecção e estudos dos nódulos tireoidianos, com uma sensibilidade de aproximadamente 95%,[5] sendo superior a outros métodos como a tomografia computadorizada ou a ressonância magnética. O ultrassom Doppler avalia o tamanho e o aspecto da glândula tireoide, características dos nódulos tireoidianos e a presença ou não de linfonodos cervicais suspeitos (Fig. 72.1).

Os principais achados ultrassonográficos suspeitos para malignidade em nódulos tireoidianos são: hipoecogenicidade, presença de microcalcificações, bordas irregulares, diâmetro anteroposterior maior que o transverso, ausência de halo ou halo incompleto, e vascularização predominantemente central. A avaliação dos compartimentos linfonodais cervicais deve ser feita sempre, principalmente na presença de nódulo tireoidiano suspeito. As características linfonodais sugestivas de acometimento secundário por neoplasias de tireoide são: presença de microcalcificações, aspecto cístico, perda do hilo central e vascularização periférica, hiperecogenicidade e forma arredondada.

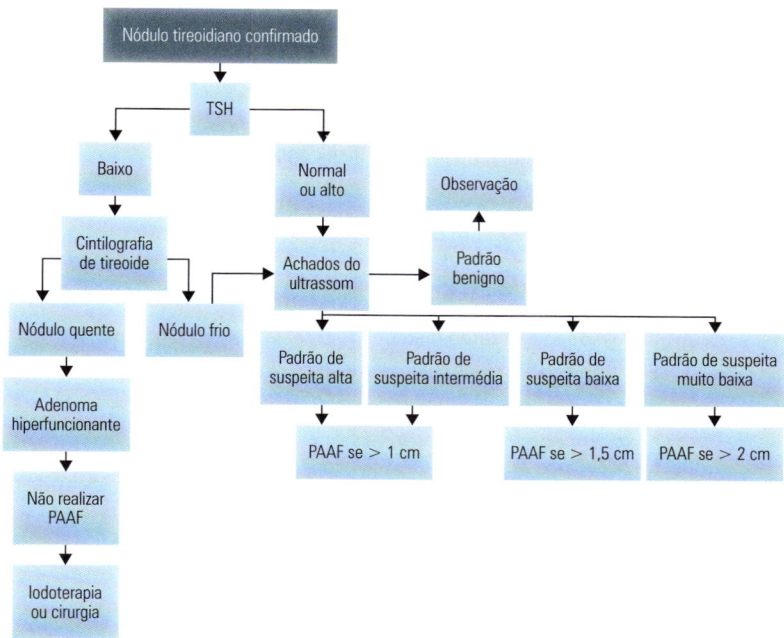

Fig. 72.1 – *Abordagem sugerida no paciente com nódulo tireoidiano.*

Uma vez encontrados nódulos tireoidianos com achados ultrassonográficos suspeitos de malignidade, a Punção Aspirativa com Agulha Fina (PAAF) guiada por ultrassonografia é o padrão-ouro para prosseguir na investigação diagnóstica. Os linfonodos suspeitos também deverão ser submetidos à PAAF, com dosagem na punção de tireoglobulina (em caso de suspeita de carcinoma folicular) ou calcitonina (em caso de suspeita de carcinoma medular de tireoide).

A Tabela 72.1 mostra as indicações de PAAF em nódulos tireoidianos, segundo a última recomendação da *American Thyroid Association* (ATA).[6] Note-se que os achados ultrassonográficos mencionados de suspeita foram agrupados em padrões para aumentar sua sensibilidade e especificidade na detecção de um possível câncer.

Nódulos menores de 1 centímetro só deverão ser submetidos à PAAF se estiverem associados a algum sintoma ou linfonodomegalia cervical suspeita.

A avaliação citopatológica da punção é realizada segundo a Classificação de Bethesda, proposta em 2007 pelo *National Cancer Institute* dos Estados Unidos,[7] no intuito de uniformizar os laudos e a interpretação dos resultados. Há uma divisão em seis categorias diagnósticas, com um risco estimado de malignidade para cada uma delas (Tabela 72.2).

Tabela 72.1
Padrões Ultrassonográficos e Indicações de PAAF.

Padrão	Achados ultrassonográficos	Risco de malignidade (%)	Tamanho (maior dimensão)
Alta suspeita de malignidade	Nódulo hipoecoico sólido ou nódulo misto com componente sólido hipoecoico, com um ou mais dos seguintes achados: margens irregulares, microcalcificações, evidência de invasão extratireoidiana, diâmetro anteroposterior maior ao transverso, calcificações em casca de ovo, com pequena invasão dos tecidos ao redor.	> 70%-90%	PAAF se > 1 cm
Suspeita intermédia	Nódulo sólido, hipoecoico, com margens bem definidas.	10%-20%	PAAF se > 1 cm
Suspeita baixa	Nódulo sólido, isoecoico ou hiperecoico, ou nódulo parcialmente cístico com áreas sólidas excêntricas.	5%-10%	PAAF se > 1,5 cm
Suspeita muito baixa	Nódulo espongiforme ou parcialmente cístico, sem nenhum dos achados ditos previamente.	< 3%	PAAF se > 2 cm
Benigno	Nódulo totalmente cístico.	< 1%	Não PAAF

Fonte: adaptada de 2015 *American Thyroid Association Management Guidelines for Adult Patients with Thyroid Nodules and Differentiated Thyroid Cancer*.[6]

Tabela 72.2
Classificação de Bethesda.

	Categoria diagnóstica	Risco de malignidade (%)
I.	Não diagnóstico ou insatisfatório	1%-4%
II.	Benigno	0-3%
III.	Atipia de significado indeterminado ou lesão folicular de significado indeterminado	5%-15%
IV.	Neoplasia folicular ou suspeita de neoplasia folicular	15%-30%
V.	Suspeita de malignidade	60%-75%
VI.	Maligna	97%-99%

Fonte: adaptada do *Bethesda System for Reporting Thyroid Cytopathology*.[8]

CONDUTA

Os nódulos classificados como Bethesda I deverão ser submetidos a uma nova PAAF, sendo questionável a necessidade de aguardar três meses para sua realização.

Os nódulos classificados como Bethesda II são acompanhados, exceto se o paciente apresentar outras indicações de cirurgia, tais como: sintomas compressivos, queixas estéticas ou bócio mergulhante. Não há evidência científica suficiente para indicação cirúrgica em nódulos maiores de 4 cm, mas há estudos que sugerem maior risco de malignidade mesmo com citologias benignas, devido ao maior número de falsos-negativos.

Os nódulos classificados como Bethesda III constituem ponto de controvérsia no manejo dos nódulos tireoidianos. Podem ser submetidos a uma nova PAAF ou a cirurgia pode ser indicada nos casos com maior suspeita clínica e ultrassonográfica de malignidade, com múltiplas punções classificadas como Bethesda III, achado de Atipia de Significado Indeterminado (maior chance de malignidade que a Lesão Folicular de Significado Indeterminado) ou quando a cirurgia já tem indicação por outros motivos. Há, também, a possibilidade de realização de testes moleculares, que atualmente têm sua aplicação restrita pelo alto custo e benefício questionável.

Os nódulos classificados como Bethesda IV, V e VI são tratados com cirurgia. A extensão do procedimento a ser realizado deve estar de acordo com as características clínicas do paciente e da preferência do cirurgião ou do serviço em que está inserido.

Os adenomas hiperfuncionantes (nódulos quentes) são tratados com iodoterapia ou cirurgia, prévia correção do estado hipertireoidiano do paciente, sendo o procedimento geralmente uma lobectomia do lado afetado pelo nódulo (Fig. 72.2).

SEGUIMENTO

O seguimento dos pacientes não submetidos à cirurgia dependerá dos achados clínicos e principalmente do padrão ultrassonográfico do nódulo, des-

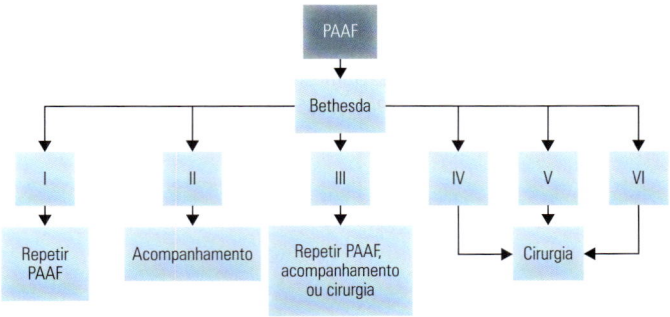

Fig. 72.2 – *Abordagem sugerida após da PAAF.*

crito na Tabela 72.1. Os nódulos com alta suspeita de malignidade deverão ser reavaliados dentro dos próximos 12 meses, com um novo ultrassom Doppler. Os nódulos com padrão de suspeita intermediária ou baixa serão reavaliados entre os 12 e 24 meses, com ultrassom Doppler. Se o nódulo aumentar de tamanho (definido como um aumento de pelo menos 20% em duas dimensões, com um incremento mínimo de 2 mm ou mais do 50% do volume do mesmo), ou desenvolver algum novo achado suspeito, deverá ser feita uma nova PAAF. Os nódulos de padrão muito baixo de suspeita, podem ser reavaliados por ultrassom Doppler após 24 meses. Além disso, devem ser valorizadas sempre a anamnese e o exame físico do paciente para a determinação da conduta durante o seguimento.

BIBLIOGRAFIA

1. Vander JB, Gaston EA, Dawber TR. The significance of nontoxic thyroid nodules. Final report of a 15-year study of the incidence of thyroid malignancy. Ann Intern Med. 1968;69(2):537-40.
2. Guth S, Theune U, Aberle J, et al. Very high prevalence of thyroid nodules detected by high frequency (13 MHz) ultrasound examination. Eur J Clin Invest. 2009;39(2):699-706.
3. Hegedus L. Clinical practice. The thyroid nodule. N Engl J Med. 2004;351(17):1764-71.
4. Hamberger B, Gharib H, Melton LJ, et al. 1982 Fine-needle aspiration biopsy of thyroid nodules. Impact on thyroid practice and cost of care. Am J Med. 73(3):381-4.
5. Hegedus L. Thyroid ultrasound. Endocrinol Metab Clin North Am. 2001;30(4):339-60.
6. Haugen, Bryan R, Erik K. et al. 2015 American Thyroid Association Management Guidelines for Adult Patients with Thyroid Nodules and Differentiated Thyroid Cancer. The American Thyroid Association Guidelines Task Force on Thyroid Nodules and Differentiated Thyroid Cancer. Thyroid. 2016;26(1):1-133.
7. Baloch ZW, LiVolsi VA, Asa SL, et al. 2008 Diagnostic terminology and morphologic criteria for cytologic diagnosis of thyroid lesions: a sinopsis of the National Cancer Institute Thyroid Fine- Needle Aspiration State of the Science Conference. Diagn Cytopathol. 36(3):425-37.
8. Cibas ES, Ali SZ. 2009 The Bethesda System For Reporting Thyroid Cytopathol. Thyroid. 2009;19(11):1159-65.

Capítulo 73

Carcinoma Escamocelular de Boca e Orofaringe

Daniel Abreu Rocha
Thalita Mara Uehara
Chin Shien Lin
Marco Aurélio Vamondes Kulcsar

■ INTRODUÇÃO

O câncer de cabeça e pescoço engloba um grupo distinto de neoplasias malignas do trato aerodigestório superior, sendo o Carcinoma Epidermoide (CEC) o tipo histológico mais comum, presente em mais de 90% dos casos.

Em conjunto, as neoplasias malignas de cabeça e pescoço ocupam a sétima posição no ranking mundial dos cânceres mais frequentes. No Brasil estima-se que no biênio 2016-2017, ocorreram cerca de 420 mil novos casos de tumores (já excluindo os de pele não melanoma), sendo que, desses, 15.490 casos serão de cavidade oral (CID C00 a C10), com risco estimado de 11,27 casos novos para cada 100 mil homens e 4,21 para cada 100 mil mulheres.

A cavidade oral é a região limitada anteriormente pelos lábios superior e inferior em seu vermelhão, posteriormente por um anel formado pelos pilares tonsilares anteriores, lateralmente pela mucosa jugal bilateralmente, inferiormente pelas papilas circunvaladas, e superiormente pela transição entre o palato duro e mole. É subdividida em: lábios (devido à sua similaridade ao câncer de pele não melanoma, os carcinomas do lábio não serão abordados neste capítulo), língua oral (conhecida como a porção móvel, são os dois terços anteriores às papilas circunvaladas), o palato duro, o assoalho da boca, o trígono retromolar, a mucosa jugal e as gengivas superior e inferior.

A orofaringe é a região que se estende a partir do término da cavidade oral e é dividida em quatro partes: palato mole, tonsilas, base da língua e paredes laterais e posterior da faringe. Inicia-se a partir da transição entre os palatos duro e mole, e estende-se até a margem superior da epiglote.

Seus limites são formados pelo palato mole superiormente, pela base da língua inferiormente, e pelos arcos palatoglosso e palatofaríngeo lateralmente. Sua parede posterior situa-se contra a lâmina pré-vertebral da fáscia cervical.

ETIOPATOGENIA

A etiopatogenia desses tumores é complexa e envolve múltiplos fatores, tanto ambientais como genéticos. Dentre os fatores ambientais, aqueles que se destacam como os principais são o consumo de álcool/tabaco e as infecções pelo papiloma vírus humano (HPV).

O consumo de álcool e tabaco classicamente são os principais fatores associados à carcinogênese do CEC, apresentando um efeito sinérgico quando utilizados em conjunto e com uma relação positiva entre dose e tempo de exposição ao aumento do risco de CEC.

Já a infecção pelo HPV tem elevado a sua importância nas últimas décadas como fator de risco para o câncer de cabeça e pescoço. Apesar de terem mais de cem subtipos de HPV descritos, apenas poucos são considerados carcinogênicos, sendo os subtipos 16 e 18 mais importantes. O subtipo 16 é responsável por mais de 90% dos casos de HPV positivo.

Outros fatores de risco conhecidos são a imunossupressão, baixo nível socioeconômico, má higiene oral, exposição a carcinógenos ambientais e trauma oral crônico, sendo esse um assunto controverso na literatura (Tabela 73.1).

Tabela 73.1
Comparação entre o CEC de orofaringe HPV positivo x negativo.

	HPV positivo	*HPV negativo*
Idade	Adultos jovens	Média de 50-60 anos
Sexo	Mais comum em homens	Mais comum em homens
Raça	Maior incidência entre brancos	Pior prognóstico entre negros
Tabaco	Fator de risco de menor importância	Principal fator de risco
Álcool	Sem correlação	Importante efeito sinérgico com o tabaco
Atividade sexual	Sexo oral desprotegido é um importante fator de risco	Sem correlação
Incidência	Aumentando	Diminuindo
Prognóstico	Maior sobrevida e menor taxa de recorrência	Menor sobrevida e maior taxa de recorrência

Fonte: adaptada de *Rettig EM, D'Souza G. Epidemiology of Head and Neck Cancer.*

■ DIAGNÓSTICO

A suspeição diagnóstica dos tumores de boca e orofaringe é elaborado por meio da história clínica do paciente, sendo de extrema importância a queixa de úlceras em cavidade oral com dificuldade de cicatrização em período superior a 15 dias ou dificuldade e dor à deglutição, principalmente nos grupos de risco como descritos anteriormente. Recomenda-se uma avaliação sistematizada de toda a cavidade oral e orofaringe, após a remoção de eventuais próteses dentárias, o exame da orofaringe através da visualização direta e, quando possível, o exame indireto com o espelho de Garcia, ou um telelaringoscópio. O exame deve preferencialmente ser realizado com as duas mãos livres, com o uso de um fotóforo pelo médico examinador, ou o uso de uma lanterna por um auxiliar a fim de oferecer uma boa iluminação. Devem ser utilizadas espátulas para melhor apresentação, e também deve ser realizada a palpação direta. Em algumas situações, a palpação bimanual se faz necessária; a lesão é realizada com uma das mãos do examinador por dentro e outra por fora da cavidade oral. O exame de toda a região cervical deve ser realizado através da inspeção e palpação, para busca de eventuais metástases linfonodais.

As lesões localizadas na cavidade oral são de fácil visualização, tanto pelo médico como pelo paciente, que geralmente as identificam como uma "afta que não cicatrizou" (ou seja, lesão ulcerada crônica), e frequentemente associada à halitose. Enquanto os tumores de orofaringe, em geral, apresentam-se com odinofagia, sensação de corpo estranho ou otalgia reflexa. As lesões também podem se apresentar, em sua forma mais avançada, com trismo, disfagia, perda de peso e associadas com metástase linfonodal como primeiro sinal do tumor.

Após a identificação da lesão, estas devem ser medidas, ter seu epicentro bem-definido, e devem ser palpadas para definir se infiltram estruturas vizinhas. Elas podem se apresentar como lesões ulceradas, ulcero-infiltrativas, exofíticas ou vegetantes.

O diagnóstico definitivo é feito através de biópsia nos quatro quadrantes da lesão, na transição entre o tecido normal e o alterado, e nunca no centro da lesão, com posterior exame histopatológico. Tais biópsias podem ser feitas em ambiente ambulatorial, principalmente nos casos de cavidade oral, mas nos casos de trismo devem ser realizadas em ambiente cirúrgico com o auxílio da endoscopia. Nos casos com suspeita de metástase linfonodal deve ser realizada a biópsia por punção aspirativa por agulha fina, com a finalidade do diagnóstico da extensão da doença e a programação do estadiamento e tratamento.

O estadiamento da doença deve ser complementado com exames radiológicos. O exame mais utilizado é a Tomografia Computadorizada (TC) de pescoço, face e crânio. Como parte do estadiamento do paciente é realizada uma TC de tórax, uma Endoscopia Digestiva Alta (EDA) com cromoscopia, e a nasofibrolaringoscopia direta para avaliar a extensão da lesão primária nos casos de orofaringe, assim como na busca de metástases e segundos tumores primários em outros sítios do trato aerodigestório.

ESTADIAMENTO

O sistema de estadiamento mais utilizado é o TNM da *American Joint Committee on Cancer* (AJCC), que atualmente encontra-se na sua 8ª edição, e que passou por grandes mudanças em relação à 7ª edição.

Dentre as principais mudanças encontra-se: inclusão na avaliação do tumor primário (T), da profundidade de invasão (PI) para os tumores de cavidade oral, que separará os tumores pequenos de maior risco daqueles de menor risco (profundamente invasivos X menos invasivos); inclusão do conceito de Extravasamento Extracapsular (EEC) na avaliação linfonodal (N), que passa a ser o achado patológico de maior importância; divisão dos tumores de orofaringe em HPV positivo e HPV negativo devido à diferença prognóstica entre os mesmos.

Os tumores de cavidade oral e lábio são estadiados de forma diferente dos tumores de orofaringe. A seguir encontram-se as Tabelas 73.2, 73.3 e 73.4 do pTNM de cavidade oral e orofaringe.

Nos tumores de orofaringe deve ser realizada a pesquisa imuno-histoquímica para o HPV subtipo p16. Aqueles que não forem submetidos à pesquisa devem ser considerados como p16 negativo.

Tratamento

Assim como no estadiamento, o CEC de cavidade oral tem um tratamento diferente daquele localizado na orofaringe. Neste capítulo utilizaremos como guia o *guideline* da *National Comprehensive Cancer Network* (NCCN) – *Clinical Practice Guidelines in Oncology* – *Head and Neck Cancers*.

No CEC de cavidade oral e orofaringe, a cirurgia é o principal método de tratamento, e dependendo da combinação de fatores agravantes, seguida de radioterapia (RDT) associada ou não à quimioterapia (QT). A escolha pelo método terapêutico leva em consideração três fatores principais: aqueles relacionados ao tumor (tamanho, localização e profundidade); aqueles relacionados a características intrínsecas ao paciente (*performance, status*, profissão, condição social e outros); e aqueles relacionados ao serviço de saúde (experiência do cirurgião, acesso a: microcirurgia reconstrutiva e serviços com disponibilidade de RDT/QT).

A ressecção deve ter margens de no mínimo 1 cm, com auxílio de exame de congelação intraoperatório para confirmar que as mesmas estão livres. A via de acesso cirúrgico vai depender principalmente do tamanho e da localização do tumor, da sua proximidade com a maxila/mandíbula, da sua infiltração aos tecidos adjacentes, e da presença ou não de doença cervical. As principais vias de acesso cirúrgico são: via transoral – destinada a lesões menores e pequenas ressecções; via transmandibular – destinada a lesões posteriores e àquelas que invadem a mandíbula, podendo ser dividida em mandibulectomia marginal (lesões que não invadem o córtex medular da mandíbula), e mandibulectomia segmentar; via transcervical (*pull through*) – principalmente para pacientes que necessitem de esvaziamento cervical no mesmo tempo cirúrgico, e para lesões

Tabela 73.2
TNM cavidade oral.

T – Tumor primário	
Tx	O tumor primário não pode ser avaliado
T0	Não há evidência de tumor primário
Tis	Carcinoma *in situ*
T1	Tumor com 2 cm ou menos em sua maior dimensão e PI menor que 5 mm
T2	Tumor com 2 cm ou menos em sua maior dimensão e PI maior que 5 mm e menor que 10 mm ou Tumor com mais de 2 cm e menos que 4 cm em sua maior dimensão e PI menor que 10 mm
T3	Tumor com mais de 4 cm em sua maior dimensão ou com PI maior que 10 mm
T4a	Tumor que invade a cortical óssea da mandíbula ou da maxila, ou invade a pele da face*
T4b	Tumor que invade o espaço mastigador, lâminas pterigoides ou a base do crânio; ou envolve a artéria carótida interna (ACI)
N – Linfonodos regionais	
Nx	Linfonodos regionais não podem ser avaliados
N0	Ausência de metástase em linfonodos regionais
N1	Metástase em um único linfonodo ipsilateral**, com 3 cm ou menos em sua maior dimensão e sem EEC
N2a	Metástase em um único linfonodo ipsilateral, com mais de 3 cm e menos de 6 cm em sua maior dimensão e sem EEC
N2b	Metástase em múltiplos linfonodos ipsilaterais, com nenhum deles medindo mais de 6 cm em sua maior dimensão, e sem EEC
N2c	Metástase em linfonodos bilaterais ou contralaterais, com nenhum deles medindo mais de 6 cm em sua maior dimensão, e sem EEC
N3a	Metástase em linfonodo com mais de 6 cm em sua maior dimensão, sem EEC
N3b	Metástase em linfonodo com mais de 3 cm em sua maior dimensão, e com EEC
M – Metástase à distância	
Mx	A presença de metástase à distância não pode ser avaliada
M0	Ausência de metástase à distância
M1	Metástase à distância

* Erosão superficial isolada do osso/alvéolo dentário por um tumor primário de gengiva não é o suficiente para classificá-lo como T4.
** Linfonodos na linha média são considerados como ipsilaterais.

Tabela 73.3
TNM orofaringe p16 negativo.

T – Tumor primário	
Tx	O tumor primário não pode ser avaliado
T0	Não há evidência de tumor primário
Tis	Carcinoma *in situ*
T1	Tumor com 2 cm ou menos em sua maior dimensão
T2	Tumor com mais de 2 cm e menos que 4 cm em sua maior dimensão
T3	Tumor com mais de 4 cm em sua maior dimensão ou com extensão para face lingual da epiglote
T4a	Tumor que invade qualquer das seguintes estruturas: laringe, músculos/extrínsecos da língua (genioglosso, hioglosso, palatoglosso e estiloglosso), músculo pterigoide medial, palato duro ou mandíbula
T4b	Tumor que invade qualquer das seguintes estruturas: músculo pterigoide lateral, lâminas pterigoides, nasofaringe lateral, base do crânio, ou envolve a ACI
N – Linfonodos regionais	
Nx	Linfonodos regionais não podem ser avaliados
N0	Ausência de metástase em linfonodos regionais
N1	Metástase em um único linfonodo ipsilateral, com 3 cm ou menos em sua maior dimensão e sem extravasamento extracapsular (EEC)
N2a	Metástase em um único linfonodo ipsilateral, com mais de 3 cm e menos de 6 cm em sua maior dimensão, e sem EEC
N2b	Metástase em múltiplos linfonodos ipsilaterais, com nenhum deles medindo mais de 6 cm em sua maior dimensão, e sem EEC
N2c	Metástase em linfonodos bilaterais ou contralaterais, com nenhum deles medindo mais de 6 cm em sua maior dimensão, e sem EEC
N3a	Metástase em linfonodo com mais de 6 cm em sua maior dimensão, sem EEC
N3b	Metástase em linfonodo com mais de 3 cm em sua maior dimensão, e com EEC
M – Metástase à distância	
Mx	A presença de metástase à distância não pode ser avaliada
M0	Ausência de metástase à distância
M1	Metástase à distância

muito grandes/posteriores, e podendo ser associada a faringotomias para ressecção de lesões na parede posterior da orofaringe. A operação composta pela mandibulectomia segmentar lateral com o esvaziamento cervical é conhecida pelo acrônimo COMMANDO (*combined mandibulectomy and neck dissection operation*), em geral indicada para lesões localizadas nas áreas retromolar ou tonsilar; via transfacial com maxilectomia associada – lesões localizadas no rebordo alveolar superior ou no palato duro.

Tabela 73.4 TNM orofaringe p16 positivo.	
T – Tumor primário	
Tx	O tumor primário não pode ser avaliado
T0	Não há evidência de tumor primário
Tis	Carcinoma *in situ*
T1	Tumor com 2 cm ou menos em sua maior dimensão
T2	Tumor com mais de 2 cm e menos que 4 cm em sua maior dimensão
T3	Tumor com mais de 4 cm em sua maior dimensão ou com extensão para face lingual da epiglote
T4	Tumor que invade qualquer das seguintes estruturas: laringe, músculos/extrínsecos da língua (genioglosso, hioglosso, palatoglosso e estiloglosso), músculo pterigoide medial, palato duro, mandíbula, músculo pterigoide lateral, lâminas pterigoides, nasofaringe lateral, base do crânio; ou envolve a ACI
N – Linfonodos regionais*	
Nx	Linfonodos regionais não podem ser avaliados
N0	Ausência de metástase em linfonodos regionais
N1	Metástase para um ou mais linfonodos ipsilateral, todos com menos de 6 cm em sua maior dimensão
N2	Metástase contralateral ou bilateral para um ou mais linfonodos, todos com menos de 6 cm em sua maior dimensão
N3	Metástase para linfonodos com mais de 6 cm em sua maior dimensão
M – Metástase a distância	
Mx	A presença de metástase a distância não pode ser avaliada
M0	Ausência de metástase a distância
M1	Metástase a distância

* No pN o estadiamento é diferente, dividindo-se da seguinte forma: pN1 metástase em até 4 linfonodos e pN2 metástase em 5 ou mais linfonodos.

A drenagem linfática da cavidade oral ocorre preferencialmente para os linfonodos localizados nos níveis cervicais I, II e III, no entanto, metástases aleatórias podem ocorrer em até 15% dos casos, e o falso-negativo pode chegar até 30% em casos inicialmente definidos como N0, mesmo utilizando-se exames de imagem. Devido a esses fatores, habitualmente se indica o Esvaziamento Cervical Seletivo (ECS) dos níveis I-III ipsilateral (também conhecido como esvaziamento supraomohioideo) para essas lesões mesmo nos pescoços N0. Mas, quando da presença de lesões que estão próximas ou que ultrapassem a linha média, está recomendado o ECS bilateral. Na orofaringe ainda existe discussão na literatura sobre qual seria o melhor tipo de ECS, com algumas correntes defendendo o ECS dos níveis I-III e algumas outras defendendo o ECS dos níveis I-IV (às vezes nomeado como supraomohioideo estendido), seguindo os mesmos princípios de lateralidade aplicados às lesões da cavidade oral. O NCCN defende, no câncer de orofaringe, o ECS dos níveis II-IV. Já nos pescoços positivos (clinicamente ou radiologicamente) está indicado o esvaziamento cervical radical modificado (ECRM) dos níveis I-V ipsilateral (com a preservação das estruturas não linfonodais: veia jugular interna, músculo esternocleidomastoideo e o nervo espinal acessório), tanto nos tumores de cavidade oral como nos de orofaringe.

Condutas específicas nas lesões de cavidade oral

Tratamento da lesão primária

- Via de regra, a conduta é a ressecção primária da lesão, porém os tumores T1-T2N0 permitem RDT exclusiva como opção de tratamento.

Tratamento do pescoço

- N0: ECS dos níveis I-III ou, nas lesões primárias T1-2, pode ser realizada a biópsia de linfonodo sentinela (caso seja positiva deve ser complementada com ECS).
- N1N3: ECRM ipsilateral ao lado positivo + ECS dos níveis I-III contralateral (alguns estudos admitem que seja realizado apenas o ECS nos pescoços N1).

Condutas específicas nas lesões da orofaringe

Tratamento da lesão primária

- Diferente das lesões de cavidade oral, as lesões de orofaringe geralmente têm uma boa resposta à radioterapia, sendo muitas vezes o tratamento de escolha, devido às sequelas decorrentes do tratamento cirúrgico.
- T1-T2N0-1: RDT exclusiva ou ressecção primária da lesão com tratamento do pescoço associado.
- T3-4a N0-1: QT/RDT exclusiva ou ressecção primária da lesão com tratamento do pescoço associado.

Tratamento do pescoço

- N0: ECS dos níveis II-IV.
- N1N3: ECRM ipsilateral ao lado positivo + ECS dos níveis II-IV contralateral (alguns estudos admitem que seja realizado apenas o ECS nos pescoços

N1, para tumores primários pequenos, linfonodos não volumosos e sem extravasamento capsular).

Tratamento adjuvante
- As indicações de tratamento sistêmico adjuvante são muito similares tanto para o câncer de cavidade oral como para o câncer de orofaringe, e é realizado com RDT exclusiva ou associada a QT. São situações favoráveis à adjuvância: pT3 ou pT4; margens positivas ou exíguas; presença de invasão perineural ou linfovascular; presença de EEC; doença linfonodal N2 ou N3; doença linfonodal nos níveis IV ou V.
- Em lesões T1-2 com presença de um único linfonodo positivo, sem fatores de risco associados, pode-se considerar a RDT isolada.
- São consideradas candidatas ao tratamento sistêmico de forma exclusiva as lesões consideradas irressecáveis: que invadem a fáscia pré-vertebral, com contato >180 ºC com a artéria carótida comum ou carótida interna, e aquelas que impuserem uma sequela funcional inaceitável numa eventual operação.

■) Seguimento

Deve ser realizado com exame físico completo de cabeça e pescoço, incluída a realização de nasofibrolaringoscopia:

- Primeiro ano: a cada 1-3 meses.
- Segundo ano: a cada 2-6 meses.
- Terceiro – Quinto ano: a cada 4-8 meses.
- Após o quinto ano: a cada 12 meses.

Exame de imagem (face e pescoço): o primeiro deve ser realizado com seis meses de pós-operatório. Exames subsequentes devem ser baseados em sinais e sintomas que o paciente venha a apresentar, e manutenção de hábito tabagista.

Em pacientes com pescoço irradiado deve ser realizada a pesquisa do TSH a cada 6-12 meses.

Avaliação odontológica: para pacientes submetidos à radiação intraoral.

■ BIBLIOGRAFIA

1. Paula M, Hashibe M, Curado MP, et al. Recent changes in the epidemiology of head and neck cancer. Curr Opin Oncol. 2009;21(3):194-200.
2. Rettig EM, D'Souza G. Epidemiology of head and neck cancer. Surg Oncol Clin N Am. 2015;24(3):379–96.
3. INCA – Instituto Nacional de Câncer – Estimativa 2016 [Internet]. Ministério da Saúde Instituto Nacional de Cancer José Alencar Gomes da Silva. 2016. 124 p. Available from: http://www.inca.gov.br/estimativa/2014/sintese-de-resultados-comentarios.asp
4. Moore KL, Dalley AF. Anatomia orientada para a clínica. 5 ed. Rio de Janeiro: Guanabara Koogan; 2007.

5. Hashibe M, Brennan P, Chuang S, et al. Interaction between tobacco and alcohol use and the risk of head and neck cancer: pooled analysis in the International Head and Neck Cancer Epidemiology Consortium. Cancer Epidemiol Biomarkers Prev. 2009;18(2):541-50.
6. Gillison ML. Current topics in the epidemiology of oral cavity and oropharyngeal cancers. Head Neck. 2007;29(8):779–92.
7. Tota JE, Chevarie-Davis M, Richardson LA, et al. Epidemiology and burden of HPV infection and related diseases: Implications for prevention strategies. Prev Med (Baltim). 2011;53(Suppl 1):S12-21.
8. Gillison ML, Broutian T, Pickard RKL, t al. Prevalence of oral HPV infection in the United States, 2009-2010. JAMA. 2012;307(7):693.
9. Goldenberg D, Lee J, Koch WM, et al. Habitual risk factors for head and neck cancer. Otolaryngol Neck Surg. 2004;131(6):986-93.
10. Lydiatt WM, Patel SG, O'Sullivan B, et al. Head and neck cancers: major changes in the American Joint Committee on cancer eighth edition cancer staging manual. CA Cancer J Clin. 2017;67(2):122–37.
11. Scully C, Bagan J. Oral squamous cell carcinoma overview. Oral Oncol. 2009;45(4-5):301-8.
12. Shah JP, Gil Z. Current concepts in management of oral cancer: surgery. Oral Oncol. 2009;45(4–5):394-401.
13. Araújo VJF, Cernea CR, Brandão LG. Manual do residente de cirurgia de cabeça e pescoço. 2 ed. Barueri (SP): Manole; 2013.
14. Shah JP, Candela FC, Poddar AK. The patterns of cervical lymph node metastases from squamous carcinoma of the oral cavity. Cancer.1990;66(1):109-13.
15. Da Mosto MC, Zanetti F, Boscolo-Rizzo P. Pattern of lymph node metastases in squamous cell carcinoma of the tonsil: Implication for selective neck dissection. Oral Oncol. 2009;45(3):212-7.

Capítulo 74

Câncer de Pele em Cabeça e Pescoço

Paulo Vitor Sóla Gimenes
Lorenzo Fernandes Moça Trevisani
André Bandiera de Oliveira Santos
Dorival de Carlucci Júnior

■ CARCINOMA BASOCELULAR E ESPINOCELULAR

■ Introdução

O câncer de pele não melanoma é mais frequente do que todas as outras neoplasias malignas juntas, sendo os tipos mais comuns o Carcinoma Basocelular (CBC) e o Carcinoma Espinocelular (CEC). Frente a essa alta incidência, o profissional médico, em sua prática clínica, invariavelmente, atenderá pacientes com essas moléstias. O reconhecimento de uma lesão suspeita, os grupos de risco envolvidos e as formas de condução do caso são fundamentais para a melhor assistência ao paciente. O papel do cirurgião de cabeça e pescoço nesse tipo de patologia, na maioria das vezes, é para o tratamento de casos avançados ou recidivados após outras tentativas terapêuticas.

■ Carcinoma basocelular

É a neoplasia maligna mais comum da raça humana, e a grande maioria, 80% a 90%, está localizada na região de cabeça e pescoço. Apesar de maligna, são altas as taxas de cura, aproximadamente 95% dos pacientes serão curados no primeiro tratamento, independentemente de qual seja, porém de 30% a 40% desenvolverão uma ou mais lesões similares em dez anos.

Esse tipo de tumor é quase exclusivo de pacientes com pele clara, em idades que variam em média de 40 a 78 anos. Mantém relação importante com exposição solar, principalmente queimaduras de pele repetidas, além de radiação ionizante, cicatrizes por queimadura ou por varicela, além de síndromes genéticas, como xeroderma pigmentoso, síndrome de Gorlin e epidermodisplasia verruciforme.

Derivado das células da camada basal, o CBC ocorre apenas em locais com presença de pelos. São diversos subtipos, sendo os principais: nodular, superficial, metatípico, infiltrativo, micronodular e o esclerodermiforme. São importantes o reconhecimento e a diferenciação, ao exame clínico, dos diferentes subtipos, pois essas lesões podem apresentar comportamento biológico muito distinto.

Os subtipos nodular e superficial são os mais frequentes e menos agressivos. Ambos se apresentam como lesões de bordas bem-definidas, de coloração avermelhada e brilhante, com telangiectasias nas bordas; o superficial é uma lesão plana, enquanto o nodular tem a forma de nódulo perolado, por vezes com ulceração central. O esclerodermiforme e o infiltrativo apresentam-se como lesão maldefinida, endurecida, em forma de placa avermelhada, parda ou esbranquiçada.

O principal fator para a recorrência é a localidade da lesão. Divide-se áreas em: baixo, moderado e alto. Em cabeça e pescoço, o couro cabeludo, a fronte, o pescoço e a região malar são considerados áreas de moderado risco. Já a área central da face, pálpebra, sobrancelha, periórbita, nariz, lábios, mento, mandíbula, região temporal, orelha e região pré e pós-auricular são consideradas áreas de alto rico. Outros fatores para recidiva tumoral são lesões com bordas maldefinidas, imunossupressão, radioterapia prévia, e subtipos esclerodermiforme, metatípico, micronodular e infiltrativo. O CBC é raramente metastático, podendo ocorrer em apenas 0,003% a 0,05%, principalmente para linfonodos regionais.

■) Carcinoma espinocelular

É o segundo tumor mais comum, representando 20% de todas as neoplasias malignas de pele. Mais frequente em idosos, porém pode acontecer em jovens. A exposição aos raios ultravioleta, principalmente na infância e adolescência, é o principal fator de risco. Lesões térmicas, carcinógenos químicos, dermatite crônica por radiação e HPV, principalmente os subtipos 16, 18, 30 e 33, também podem predispor à patogênese do CEC. Pacientes com condições genéticas como o xeroderma pigmentoso e o albinismo são vulneráveis aos efeitos deletérios dos raios UV, apresentando maiores chances para o desenvolvimento desta patologia.

Derivado da camada espinhosa da pele, o CEC tem como sua lesão percursora a queratose actínica. Nesse tipo de lesão a displasia celular ocupa apenas parte da epiderme. Já no CEC *in situ*, representado pela doença de Bowen e pela eritroplasia de Queyrat existe o envolvimento displásico completo da epiderme. Por fim, o CEC invasivo propriamente dito apresenta penetração celular na membrana basal.

A apresentação clínica pode variar bastante. Tipicamente, é uma lesão em placa ou pápula, eritematosa, geralmente hiperqueratótica, com necrose central ou sangramento, que surge em pele lesada pelo sol. Metástases ocorrem em média em 10% dos casos, e são mais frequentes em linfonodos parotídeos e cadeias cervicais altas, principalmente o nível 2.

O comportamento biológico varia de acordo com a localização, o tamanho, a profundidade e o grau de diferenciação. Os principais fatores de risco para recorrência são: localização em áreas de alto risco (citadas anteriormente), imunossupressão, radioterapia, recorrência prévia, limites maldefinidos, crescimento rápido, sintomas neurológicos e subtipos pouco ou moderadamente diferenciados.

■) Estadiamento

Exames de imagem pré-operatórios têm importância para a delimitação da lesão primária e de metástases linfonodais ou à distância para os casos de CEC. A tomografia computadorizada com contraste é indicada para avaliação de acometimento de estruturas profundas, principalmente ósseas e cartilaginosas; já a ressonância nuclear magnética tem papel importante para avaliação de acometimento na base do crânio, no globo ocular e na invasão das meninges ou do parênquima cerebral. No Anexo 74.1 encontra-se a oitava edição do TNM.

■) Tratamento não operatório

Existem diferentes abordagens terapêuticas com altas taxas de sucesso para esses tipos de tumores e a decisão vai depender do tamanho, da localidade, do tipo histológico e da condição clínica do paciente. Tendo sempre como objetivo, em primeiro lugar, a cura da doença, seguido por funcionalidade do tecido, e terceiro pela qualidade estética. Dentre as abordagens não cirúrgicas as mais conhecidas são: crioterapia, curetagem e eletrodissecção, terapia fotodinâmica e uso de quimioterápicos tópicos.

Crioterapia é baseada na destruição celular pela aplicação de frio extremo, usando nitrogênio líquido, e tem sido recomendada em queratose actínica, doença de Bowen, CBC superficial pequeno, CBC nodular e CEC bem diferenciados, pequenos, com taxas de cura de 97% a 99% em cinco anos. Geralmente são necessárias algumas sessões, a depender do caso. Em geral, apresentam bons resultados estéticos. A curetagem e a eletrodissecção são outro tipo de tratamento indicado para CBCs nodulares ou superficiais menores que 2 centímetros, e CEC *in situ* ou bem diferenciado menor de 1 cm. Realiza-se a curetagem da lesão seguida de eletrodissecção do leito do tumor com margem de 2 a 3 mm de tecido saudável. A terapia fotodinâmica consiste em administração sistêmica ou tópica de um fármaco fotossensibilizante, que é captado pelo tecido alvo e é ativado pela luz estimulante, produzindo radicais de oxigênio citotóxicos, levando à apoptose celular. Tem sua principal utilidade para tratamento do CBC superficial e de múltiplos CEC *in situ*, no qual seriam necessárias múltiplas excisões cirúrgicas. O Imiquimod e o 5-Fluoracil são quimioterápicos tópicos que ganharam espaço no tratamento dos tumores de pele não melanoma nos últimos anos, são indicados principalmente a pacientes com contraindicações para cirurgia e outros tratamentos, que apresentem principalmente CBC superficial, queratose actínica ou doença de Bowen. Não são recomendados para lesões mais invasivas, e em geral apresentam bom resultado estético. Outra opção de tratamento oral são os inibidores do Hedgehog, uma proteína sinalizadora intracelular recentemente atribuída ao desenvolvimento do CBC. São exemplos dessa classe o vismodegib e o sonidegib, que pelo seu alto custo são restritos para o tratamento de CBC avançado ou metastático.

A radioterapia tem papel como tratamento adjuvante em casos de margem comprometida quando a ampliação das margens traria muita morbidade ao paciente, em casos de invasão perineural, ou ainda no leito do esvaziamento cervical e parotidectomia para metástases de CEC, principalmente se maiores de 3 cm, se forem múltiplas ou com extravasamento extracapsular presente. Pode ser usada, também, como tratamento exclusivo, preferencialmente em lesões pequenas e em pacientes inapropriados para a cirurgia. Invasão óssea, de cartilagem, CBC esclerodermiforme são contraindicações relativas e não é indicada para o carcinoma verrucoso.

Tratamento cirúrgico

Como comentado anteriormente, os pacientes que chegam ao cirurgião de cabeça e pescoço geralmente apresentam lesões avançadas ou recorrentes a outras terapias, sendo muitas vezes necessária abordagem craniofacial, com outras equipes cirúrgicas, tais como neurocirurgia, otorrinolaringologia e cirurgia plástica para reconstruções mais complexas. O tratamento cirúrgico continua sendo o mais aceito, principalmente em lesões maiores de 2 cm, em áreas de alto risco e com tipos histológicos mais agressivos.

O tratamento cirúrgico consiste na ressecção da lesão com margens. Para CBC ou CEC com baixo risco para recorrência são recomendadas margens cirúrgicas de 0,4 cm. Se a lesão for maior de 2 centímetros ou apresentar outros critérios de alto risco para recorrências, existem recomendações na literatura para ressecções com margens desde 0,6 cm para CEC, até 1,2 cm para CBC. Porém, em cabeça e pescoço muitas vezes a margem adequada não pode ser atingida devido à quantidade de estruturas nobres envolvidas, que trariam sequelas funcionais e estéticas importantes ao paciente. Assim, a disponibilidade do exame de congelação intraoperatória torna-se de extrema importância para esse tipo de tratamento, principalmente em casos em que será necessário algum tipo de reconstrução. Com alguma frequência, pacientes submetidos a ressecções de lesões, seguidas de reconstrução, vêm sendo encaminhados para os serviços de cirurgia de cabeça e pescoço com resultado anatomopatológico definitivo, com margens comprometidas, tornando-se complicada a posterior ampliação de margens.

Primeiramente, demarca-se o tumor, envolvendo o eritema periférico à lesão, em seguida demarca-se a área de ressecção. Podem ser retiradas margens do leito cirúrgico ou mesmo examinadas as margens do produto de ressecção. O mais importante é a comunicação entre o cirurgião e o patologista para a identificação e o exame minucioso das margens mais suspeitas, evitando-se falsos-negativos e a orientação correta dos espécimes para a ampliação no local preciso, caso necessário.

A cirurgia micrográfica de Mohs é uma técnica descrita na década de 1940, que consiste na remoção sem margens do tumor e, em seguida, ressecção de fina camada de tecido paralela ao leito cirúrgico; os espécimes são então orientados e seccionados para análise de congelação, permitindo avaliação completa do leito cirúrgico. Esse método é reconhecido por uma alta taxa de cura e máxima preservação de tecido. Seus pontos contra seriam a possibilidade de falso-negativo no exame de congelação e tempo operatório prolongado.

Esvaziamento cervical eletivo para CEC cutâneo e CBC, em geral, não é indicado devido à baixa probabilidade de metástase cervical. Recentemente, tem-se estudado a pesquisa de linfonodo sentinela para os casos de CEC de pele, principalmente de alto risco. Uma revisão sistemática demonstrou 13,7% de linfonodos sentinelas positivos, apresentando bom custo/benefício e melhor estadiamento do paciente, evitando morbidade do esvaziamento cervical sem evidência de metástase, e ressaltando que muitas das metástases não se encontravam nos níveis cervicais comumente ressecadas nos esvaziamentos eletivos.

▪ Seguimento

A possibilidade de recorrência ou aparecimento de novos tumores primários é alta para os pacientes com lesões de pele não melanoma, assim é necessário o acompanhamento médico regular, com exame clínico minucioso e pesquisa ativa de novas lesões. A prevenção contra o surgimento de outros tumores é de extrema importância. É papel do médico incentivar e orientar a proteção contra a exposição solar e outros agentes causais. O uso tópico de retinoides demonstrou diminuir o número de queratoses solares e pode ser empregado como uma ferramenta na prevenção de CBC e CEC.

MELANOMA CUTÂNEO

▪ Introdução

O melanoma é a forma mais grave de câncer de pele e o sexto câncer mais comum na América do Norte. A incidência de melanoma tem aumentado rapidamente ao longo dos anos, sendo que a chance de desenvolver a doença aumenta com a idade (idade média entre 45 e 55 anos), e as taxas de sobrevida em cinco anos dependem do estágio da doença no momento do diagnóstico. A maioria das pessoas com lesões em estágios iniciais apresenta evolução livre de doença, e até mesmo uma cura em longo prazo, enquanto as com lesões em estágios mais avançados são mais propensas à morte por doença metastática.

A incidência é maior em pessoas de pele branca (20:1), sendo que em homens é mais frequente na cabeça, no pescoço e tronco, ao passo que nas mulheres são mais incidentes nos membros inferiores.

A espessura do tumor (índice de Breslow) é o determinante mais importante do prognóstico, seguido por ulceração e taxa mitótica na avaliação histológica (Fig. 74.1).

- T1: ≤ 1 mm; sobrevida em 10 anos de 92%.
- T2: 1,01 a 2,00 mm; sobrevida em 10 anos de 80%.
- T3: 2,01 a 4,00 mm; sobrevida em 10 anos de 63%.
- T4:> 4 mm; sobrevida em 10 anos de 50 %.

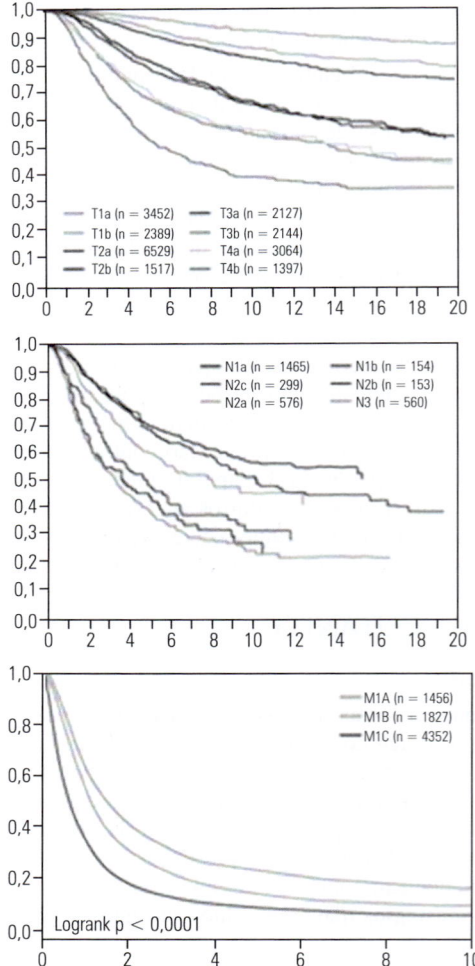

Fig. 74.1 – *Gráfico mostrando a taxa de sobrevida em relação ao tempo de evolução (em anos) de acordo com os aspectos do estadiamento TNM.*

Fonte: Michael Stone, MD. Evaluation and treatment of regional lymph nodes in melanoma sites [internet]. UpToDate 2017, Maio 17 [revisado em Apr 2017]. Disponível em: https://www.uptodate.com/contents/evaluation-and-treatment-of-regional-lymph-nodes-in-melanoma?source=search_result&search=melanoma&selectedTitle=8~150.

■ Etiologia

Evidências sugerem que a luz ultravioleta é um importante fator de risco para o melanoma. Embora a radiação ultravioleta B desempenhe um papel maior no desenvolvimento de melanoma, a exposição à radiação ultravioleta A também parece ser um fator de risco. Os resultados de vários estudos têm implicado câmaras de bronzeamento como um fator de risco para o melanoma. Em 2009, a Organização Mundial da Saúde classificou a Luz Ultravioleta (UVA) emitida pelas camas de bronzeamento como um carcinógeno humano.

O padrão e o tempo de exposição ao sol parecem ser importantes para o câncer de pele. Os cânceres não melanoma estão associados à exposição cumulativa ao sol e ocorrem mais frequentemente em áreas expostas ao sol (por exemplo, face, mãos dorsais, antebraços). Em contraste, os melanomas tendem a ser associados com a exposição solar intensa, intermitente e queimaduras solares, e frequentemente ocorrem em áreas expostas ao sol apenas esporadicamente. Em melanomas da cabeça e pescoço essa relação não se faz como regra, pois as lesões são mais frequentes em pacientes com alta exposição ocupacional ao sol.

As características fenotípicas do paciente associadas a um risco aumentado de melanoma também devem ser avaliadas. Elas incluem:

- Fototipo de pele clara.
- Cabelo vermelho ou loiro.
- Cor clara dos olhos.
- Presença de grande número (> 50) de nevos melanocíticos.
- Presença de nevos melanocíticos atípicos.

■ Diagnóstico

Em 1985, dermatologistas da Universidade de Nova York criaram o acrônimo ABCD (assimetria, irregularidade da borda, variação da cor, diâmetro > 6 mm) para identificação do melanoma precoce. Em 2004, os critérios foram reforçados com a adição da letra "E" (evolução) para incorporar o conceito de mudança, incluindo uma modificação ao longo do tempo de um nevo preexistente, como o aparecimento de prurido na lesão, ou o desenvolvimento de uma nova lesão, especialmente em indivíduos com mais de 40 anos (Fig. 74.2):

- Assimetria (se uma lesão é bissectada, uma metade não é idêntica à outra metade).
- Irregularidades na borda.
- Variedade de cor (presença de vários tons de vermelho, azul, preto, cinza ou branco).

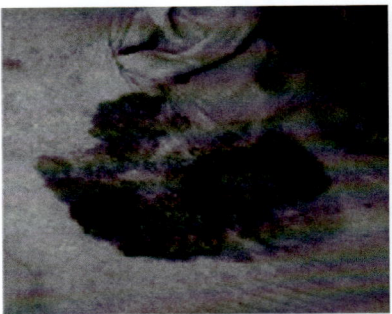 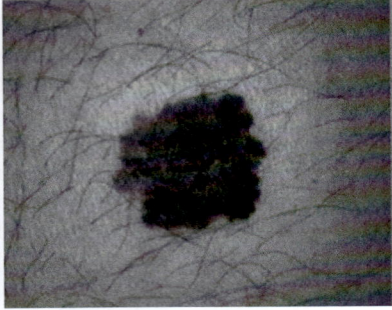

Fig. 74.2 – *Lesão melanocítica lentigo maligna (esquerda) e lesão melanocítica nodular (direita).*

Fonte: Michael Stone, MD. Evaluation and treatment of regional lymph nodes in melanoma sites [internet]. UpToDate 2017, Maio 17 [revisado em Apr 2017]. Disponível em: https://www.uptodate.com/contents/evaluation-and-treatment-of-regional-lymph-nodes-in-melanoma?source=search_result&search=melanoma&selectedTitle=8~150.

- Diâmetro ≥ 6 mm.
- Evolução: uma lesão que está mudando de tamanho, forma ou cor, aparecimento de prurido, ou uma nova lesão.

Nos Estados Unidos, de acordo com a NCCN e as diretrizes da Academia Americana de Dermatologia, as técnicas de biópsia excisional podem incluir uma excisão elíptica, *punch* ou *shaving* profundo. Há consenso geral de que a biópsia parcial ou incisional são aceitáveis para lesões muito grandes ou para determinados locais, incluindo a face e a orelha. Devem ser fornecidas ao patologista informações clínicas detalhadas sobre características das lesões extirpadas, técnica aplicada, localização anatômica, tamanho da lesão e marcação de focos suspeitos.

Embora o diagnóstico histopatológico de melanoma muitas vezes seja simples, em alguns casos pode ser difícil, mesmo para o patologista experiente. Além disso, a interpretação de uma lesão melanocítica é em grande parte subjetiva e pode variar entre os patologistas. A imuno-histoquímica pode ser útil na avaliação de lesões melanocíticas difíceis. Os marcadores mais utilizados são S-100, MART-1/Melan-A e HMB-45. Novas técnicas moleculares podem auxiliar no diagnóstico de melanoma, das quais incluem hibridização genômica comparativa, hibridização fluorescente *in situ* (FISH) e perfil de expressão genética de tumores.

▌▶ Tratamento

O tratamento depende do estadiamento, que leva em conta o TNM em associação com características do tumor (Tabela 74.1 e 74.2).

Tabela 74.1
Estadiamento do câncer de pele melanoma.

Tumor primário (T)	
Tx	O tumor primário não pode ser avaliado (após curetagem, por exemplo).
T0	Nenhuma evidência de tumor primário.
Tis	Tumor *in situ*.

Tumor primário (T)	
T1	T1: Breslow ≤ 1,0 mm.
	T1a: sem ulceração e < 0,8 mm.
	T1b: com ulceração e < 0,8 mm; ou entre 0,8-1 mm com ou sem ulceração.
T2	T2: Breslow entre 1,01-2,0 mm.
	T2a: sem ulceração.
	T2b: com ulceração.
T3	T3: Breslow entre 2,01-4,0 mm.
	T3a: sem ulceração.
	T3b: com ulceração.
T4	T4: Breslow > 4 mm.
	T4a: sem ulceração.
	T4b: com ulceração.

Linfonodos regionais (N)	
Nx	Pacientes nos quais não se pode avaliar (esvaziamento cervical anterior, por exemplo).
N0	Não foram detectadas metástases regionais.
N1	N1: 1 LN (+) ou presença de SAT, MSAT ou MT.
	N1a: pN1(sn).
	N1b: pN1.
	N1c: Linfonodo negativo, mas com presença de SAT, MSAT ou MT.
N2	N2: 2 ou 3 LN (+) ou 1 LN (+) e presença de SAT, MSAT ou MIT.
	N2a: pN2(sn).
	N2b: pN2.
	N2c: pN1(sn) ou pN1 com presença de SAT, MSAT ou MT.
N3	N3: 4 ou mais LN (+) ou 2 ou 3 LN (+) e presença de SAT, MSAT ou MIT*.
	N3a: pN4(sn) ou mais.
	N3b: pN4 ou LN coalescente.
	N3c: pN2(sn) e/ou pN2 e/ou qq LN coalescente com presença de SAT, MSAT ou MT.

*SAT: satelitose. MSAT: microssatelitose. MIT: metástase em trânsito.

(*Continua*)

Tabela 74.1
Estadiamento do câncer de pele melanoma. *(Continuação)*

Metástase à distância (M)	
M0	Nenhuma evidência detectável de metástases à distância.
M1a	M1a: Metástases para pele, tecidos moles, músculos ou linfonodos não regionais, sendo M1a(0) p DHL não elevado M1a(1) com DHL elevado.
M1b	M1b: Metástases para pulmão com ou sem comprometimento dos sítios, sendo M1b(0) com DHL não elevado M1b(1) com DHL elevado.
M1c	M1c: Metástases para outros órgãos sem comprometimento de SNC com ou sem comprometimento dos sítios M1a e M1b, sendo M1c(0) com DHL não elevado M1c(1) com DHL elevado.
M1d	M1d: Metástases para SNC com ou sem comprometimento dos sítios M1a, M1b ou M1c, sendo M1d(0) com DHL não elevado M1d(1) com DHL elevado.

Fonte: TNM 8ª edição, 2017.

Tabela 74.2
Estadiamento do câncer de pele não melanoma.

Tumor primário (T)	
Tx	O tumor primário não pode ser avaliado (pós-biópsia excisional, por exemplo).
Tis	Tumor *in situ*.
T1	Tumor > 2 cm.
T2	Tumor ≥ 2 cm e < 4 cm.
T3	Tumor ≥ 4 ou erosão óssea mínima ou invasão perineural ou invasão profunda.*
T4	Tumor com invasão óssea franca, invasão da base do crânio ou forames da base do crânio.
T4a	Tumor com invasão óssea franca (cortical ou medular).
T4b	Tumor com invasão da base do crânio ou forames da base do crânio.
Linfonodos regionais exame clínico (cN)	
NX	Linfonodos regionais não puderam ser avaliados.
N0	Não foram detectadas metástases regionais.
N1	Metástase em linfonodo ipsilateral único, ≤ 3 cm e EEN (–).

* Invasão profunda é definida pelo acometimento além da gordura do subcutâneo ou > 6 mm (medida a partir da camada granular adjacente à epiderme normal até a base do tumor); a classificação de invasão perineural para T3 é definida por células tumorais dentro da bainha neural de um nervo profundo à derme ou que meça 1 mm ou mais no seu diâmetro, ou apresente clinica ou radiologicamente envolvimento de nervos conhecidos sem envolvimento da base do crânio.

(Continua)

Tabela 74.2
Estadiamento do câncer de pele não melanoma. *(Continuação)*

Linfonodos regionais exame clínico (cN)

N2	Metástase em linfonodo ipsilateral único, > 3 cm e < 6 cm e EEN (–); ou Metástase em múltiplos linfonodos ipsilaterais, < 6 cm e EEN (–): ou Linfonodos bilaterais ou contralaterais, < 6 cm e EEN (–).
N2a	Metástase em linfonodo ipsilateral único, > 3 cm e < 6 cm e EEN (–).
N2b	Metástase em múltiplos linfonodos ipsilaterais, < 6 cm e EEN (–).
N2c	Linfonodos bilaterais ou contralaterais, < 6 cm e EEN (–).
N3	Metástase linfonodal > 6 cm e EEN (–); ou Metástase em qualquer linfonodo(s) com evidente EEN +.
N3a	Metástase linfonodal > 6 cm e EEN (–).
N3b	Metástase em qualquer linfonodo(s) com evidente EEN +.

Linfonodos regionais exame anatomopatológico (pN).

NX	Linfonodos regionais não puderam ser avaliados.
N0	Não foram detectadas metástases regionais.
N1	Metástase em linfonodo ipsilateral único, ≤ 3 cm e EEN (–).
N2	Metástase em linfonodo ipsilateral único, < 3 cm e EEN (+); ou Entre 3-6 cm e EEN (–); ou Metástase em múltiplos linfonodos ipsilaterais, < 6 cm e EEN (–): ou Linfonodos bilaterais ou contralaterais, < 6 cm e EEN (–).
N2a	Metástase em linfonodo ipsilateral único, < 3 cm e EEN (+); ou Entre 3-6 cm e EEN (–).
N2b	Metástase em múltiplos linfonodos ipsilaterais, < 6 cm e EEN (–).
N2c	Linfonodos bilaterais ou contralaterais, < 6 cm e EEN (–).
N3	Metástase linfonodal > 6 cm e EEN (–); ou Linfonodo único ipsilateral > 3 cm e EEN (+); ou Múltiplos linfonodos ipsilateral, contralateral ou bilateral qualquer um com EEN (+); ou Linfonodo único contralateral ≤ 3 cm.
N3a	Metástase linfonodal > 6 cm e EEN (–).
N3b	Linfonodo único ipsilateral > 3 cm e EEN (+); ou Múltiplos linfonodos ipsilateral, contralateral ou bilateral, qualquer um com EEN (+); ou Linfonodo único contralateral ≤ 3 cm.

Metástase à distância

M0	Ausência de metástase.
M1	Presença de metástase.

Fonte: TNM 8ª edição, 2017.

Manejo cirúrgico

Melanomas da face e do couro cabeludo estão associados com maiores taxas de recidiva local e doença linfonodal regional do que aqueles que surgem nas extremidades ou no tronco.

As recomendações para margens cirúrgicas durante a excisão local ampla são as mesmas que para os outros melanomas cutâneos. Em cabeça e pescoço, tais margens não são sempre atingíveis e podem resultar em incapacidade funcional e estética significativa. Embora os enxertos de pele na face sejam evitados sempre que possível, as margens de excisão apropriadas para o grau de espessura do tumor não devem ser comprometidas apenas por causa de fatores estéticos. A Cirurgia Plástica reconstrutiva pode trazer excelentes resultados e não deve ser preterida.

A análise das margens por congelação intraoperatória pode ser útil quando a conservação do tecido é importante. No entanto, o uso deste método traz um pequeno, mas real risco de falso-negativo. Assim, deve ser usada de forma criteriosa e somente por cirurgiões e patologistas com experiência.

A seguir encontra-se a ampliação de margens, tradicionalmente realizadas de acordo com o Índice de Breslow:

- Melanomas ≤ 2 mm (T1, T2) – margem de 1 cm de tecido normal. Para os melanomas > 1 a 2 mm de espessura (lesões T2) uma margem de 2 cm de tecido normal, se viável, é ideal.
- Melanomas 2,01 a 4 mm (T3) – margem de 2 cm. Os ensaios clínicos não demonstraram um benefício de margens de excisão > 2 cm.
- Melanomas > 4 mm (T4) – margem de excisão de 2 cm. Não há evidências de que margens > 2 cm diminuam a incidência de recorrência local. Neste grupo, o resultado depende da presença de doença regional ou à distância.
- Melanoma *in situ* – não há dados de ensaios randomizados para definir a extensão ótima da ressecção cirúrgica. Uma conferência de consenso do NIH de 1992 recomendou o uso rotineiro de margens de 5 mm.
- Manejo da fáscia muscular – a ressecção da fáscia foi associada a um aumento da incidência de metástases de trânsito e de linfonodos regionais. Não se sabe se isso reflete um efeito na barreira à propagação linfática ou no viés de seleção do doente. Portanto, o limite profundo de ressecção, quando factível, deve limitar-se à fáscia muscular.

Manejo dos linfonodos

Os linfonodos intraparotídeos e das cadeias cervicais são os locais mais comuns de disseminação para os melanomas da cabeça e pescoço. O mapeamento linfático é baseado no conceito de que os locais de melanoma cutâneo têm padrões específicos de disseminação linfática, e que um ou mais linfonodos são os primeiros a estar envolvidos com doença metastática dentro de uma dada cadeia linfonodal. A este conceito dá-se o nome de Linfonodo Sentinela.

O conhecimento das cadeias e padrões de disseminação linfonodal são importantes pelos seguintes motivos:

- Determinar o prognóstico.
- Melhorar o estadiamento.
- Facilitar o controle regional da doença em pacientes com comprometimento regional dos linfonodos com possível melhora na sobrevida.
- Selecionar pacientes que podem se beneficiar da terapia adjuvante (Fig. 74.3).

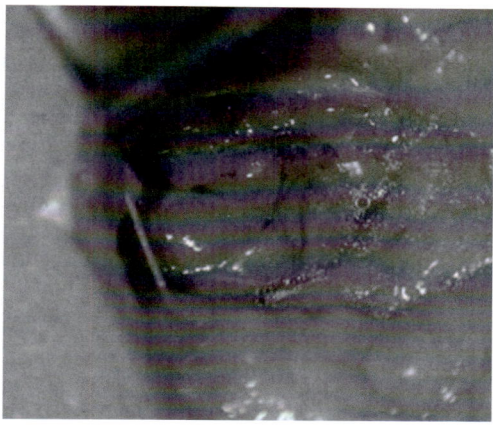

Fig. 74.3 – *Vista operatória de um linfonodo sentinela marcado com corante azul patente após injeção na lesão cutânea.*
Fonte: Michael Stone, MD. Evaluation and treatment of regional lymph nodes in melanoma sites [internet]. UpToDate 2017, Maio 17 [revisado em Apr 2017]. Disponível em: https://www.uptodate.com/contents/evaluation-and-treatment-of-regional-lymph-nodes-in-melanoma?source=search_result&search=melanoma&selectedTitle=8~150.

Assim, o mapeamento linfático com linfocintilografia pré-operatória, seguida pela Biópsia do Linfonodo Sentinela (BLS) pode identificar pacientes com linfonodos subclínicos comprometidos e evitar o esvaziamento cervical eletivo em indivíduos sem envolvimento nodal.

A BLS está indicada para melanomas com Índice de Breslow com 1 mm ou mais de espessura.

Para os melanomas com < 1 mm de espessura, o risco global de metástases nodais regionais em pacientes submetidos à BLS é estimado em cerca de 5%. Além disso, outros fatores prognósticos foram estudados em um esforço para identificar subgrupos nos quais o risco de doença linfonodal é alto o suficiente para justificar BLS. Desta forma, pacientes com presença de ulcerações e índice mitótico diferente de zero no histopatológico têm indicação de BLS. Caso a BLS seja positiva para comprometimento, indica-se o esvaziamento cervical.

- **Radioterapia adjuvante:** a Radioterapia Adjuvante (RT) é utilizada para situações em que o risco e a morbidade por recidiva local ou regional podem ser substanciais ou se houver um risco muito elevado de recorrência locorregional. Sugere-se RT para pacientes com margens positivas em anatomopatológico após ampliação de margens, mais de um linfonodo comprometido e achado de extensão extracapsular. Os pacientes com lesões próximas ao olho ou ao sistema nervoso central devem ter risco/benefício ponderado para realização de RT.
- **Manejo da doença metastática:** os doentes com doença oligometastásica (isto é, limitados a um ou a um número limitado de sítios) devem ser avaliados quanto à possível metastasectomia cirúrgica, pois está associada à sobrevida prolongada em alguns casos quando associada à terapia adjuvante. As abordagens terapêuticas sistêmicas primárias para pacientes com melanoma metastático são a imunoterapia (interferon-alfa e principalmente os anticorpos pembrolizumab, nivolumab e ipilimumab), e terapia dirigida contra a via da proteína quinase ativada por mitogênese (MAPK). A escolha apropriada e a sequência de tratamentos para um doente individual baseiam-se na extensão da doença, características moleculares do tumor, comorbidades e *performance status* do doente e deve ser realizada por equipe multidisciplinar. Com exceção do interferon-alfa, os demais imunomoduladores não estão disponíveis no serviço público brasileiro.

Seguimento

Todos os pacientes devem ser acompanhados regularmente em consultas ambulatoriais para exame de pele e anexos a cada três a quatro meses nos primeiros cinco anos, e, após, anualmente. Pacientes com Breslow > 2 mm ou qualquer metástase podem ser acompanhados com exames de imagem na investigação de recidiva, que geralmente variam de acordo com os protocolos de diferentes instituições.

BIBLIOGRAFIA

1. Santos, André BOS. Cancer de Pele em Cabeça e Pescoço. In: Vergílius JFAF. Manual do Residente de Cirurgia de Cabeça e Pescoço. 2ª Edição. São Paulo-SP: Manole; 2013 p. 114-. Capítulo 17.
2. McGuire JF, Ge NN, Dyson S. Nonmelanoma skin cancer of the head and neck I: histopathology and clinical behavior. American Journal of Otolaryngology–Head and Neck Medicine and Surgery 30:121–133, 2009.
3. Ermertcan AT, Hellings PW, Cingi C, Nonmelanoma Skin Cancer of the Head and Neck Nonsurgical Treatment. Facial Plast Surg Clin N Am 20:445–454, 2012.
4. Ge NN, McGuire JF, Dyson S, Chark D. Nonmelanoma skin cancer of the head and neck II: surgical treatment and reconstruction. American Journal of Otolaryngology–Head and Neck Medicine and Surgery 30:181–192, 2009.

5. Ahmed MM, Moore BA, Schmalbach CE. Utility of Head and Neck Cutaneous Squamous Cell Carcinoma Sentinel Node Biopsy: A Systematic Review. Otolaryngology– Head and Neck Surgery 150(2):180–187, 2014.
6. Júnior, UR. Manual de Condutas em Oncologia Cirúrgica. 1ª Edição. São Paulo-SP Atheneu; 2014 p. 509.
7. Susan Swetter, MD; Alan C Geller, RN, MPH. Melanoma: Clinical features and diagnosis [internet]. UpToDate 2017 Maio 17 [revisado em Apr 2017]. Disponível em: https://www.uptodate.com/contents/melanoma--clinical-features-and-diagnosis?source=search_result&search=melanoma&selectedTitle=3~150.
8. Michael Stone, MD. Initial surgical management of melanoma of the skin and unusual sites [internet]. UpToDate 2017 Maio 17 [revisado em Apr 2017]. Disponível em: https://www.uptodate.com/contents/initial-surgical-management-of-melanoma-of-the-skin-and--unusual-sites?source=search_result&search=melanoma&selectedTitle=2~150.
9. Michael Stone, MD. Evaluation and treatment of regional lymph nodes in melanoma sites [internet]. UpToDate 2017 Maio 17 [revisado em Apr 2017]. Disponível em: https://www.uptodate.com/contents/evaluation-and-treatment-of-regional-lymph-nodes-in--melanoma?source=search_result&search=melanoma&selectedTitle=8~150.
10. Jeffrey A Sosman, MD. Overview of the management of advanced cutaneous melanoma [internet]. UpToDate 2017 Maio 17 [revisado em Apr 2017]. Disponível em: https://www.uptodate.com/contents/overview-of--the-management-of-advanced-cutaneous-melanoma?source=search_result&search=melanoma&selectedTitle=6~150.

Câncer de Laringe

Hugo Aguiar Carneiro Araújo
Adriana Santos de Oliveira
Daniel Marin Ramos
Rogério Aparecido Dedivitis

ANATOMIA E FISIOLOGIA

A laringe é um órgão das vias aerodigestivas superiores, que comunica a faringe com a traqueia. Além de permitir a passagem do ar (função respiratória), tem a função esfincteriana, na medida em que previne aspiração de saliva e alimentos, e a função fonatória, uma adaptação das pregas vocais, lâminas elásticas tensas, que vibram à passagem do ar, produzindo o som fundamental.[1,2]

Compõe-se de três cartilagens ímpares (epiglote, tireoidea e cricoidea), e de três pares (aritenoideas, corniculadas e cuneiformes).[1]

A cartilagem epiglote localiza-se dorsalmente à base da língua, e anteriormente ao adito laríngeo.[1]

A cartilagem tireoidea é a maior cartilagem da laringe, compondo-se de duas lâminas com disposição vertical, que se fundem anteriormente na linha média do pescoço, estabelecendo um ângulo diedro e projetando-se na proeminência laríngea ou "pomo-de-adão".[1]

A cartilagem cricoidea é um anel cartilaginoso completo, que forma os aspectos caudal e dorsal da laringe.[1]

As aritenoides são um par de cartilagens situadas na borda cranial da lâmina da cricoide, no dorso da laringe. Apresentam duas projeções: uma apófise dorsal ou externa, que recebe inserção dos músculos cricoaritenoideos posterior e lateral; e uma apófise ventral ou interna, processo vocal, onde se insere o ligamento vocal.[1]

Observada internamente, a laringe é larga nas partes cranial (supraglote) e caudal (infraglote), e estreita no andar glótico (Fig. 75.1).

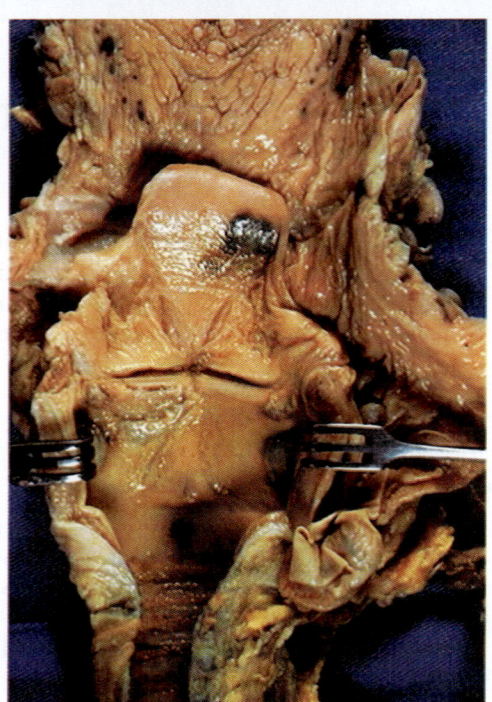

Fig. 75.1 – *Espécime anatômico de laringe, seccionada em sua porção dorsal, apresentando a endolaringe.*
Fonte: arquivo pessoal do Prof. Dr. Rogério Dedivitis.

As pregas vocais são compostas pelas seguintes camadas: mucosa de epitélio pavimentoso estratificado; lâmina própria superficial ou espaço de Reinke; lâmina própria média e profunda que corresponde ao ligamento vocal; e músculo vocal. A origem das pregas vocais é no ângulo interno da cartilagem tireoidea, a comissura anterior, e sua inserção é no processo vocal da aritenoide[1,2] (Fig. 75.2).

Os músculos da laringe dividem-se em extrínsecos (entre a laringe e órgãos vizinhos), e intrínsecos (entre estruturas internas do órgão).[1,2]

Os linfáticos originam-se na mucosa e formam uma rede no córion. Essa rede é abundante na supraglote, de onde se continua com a rede linfática da base da língua e da faringe. Os linfáticos são muito raros nas pregas vocais, porém, na infraglote, voltam a estar bem-desenvolvidos.[1]

A inervação da laringe é complexa. Os nervos laríngeos superior e inferior são ramos do vago (X par craniano). Divide-se, dorsalmente ao osso hioide, nos ramos interno e externo.

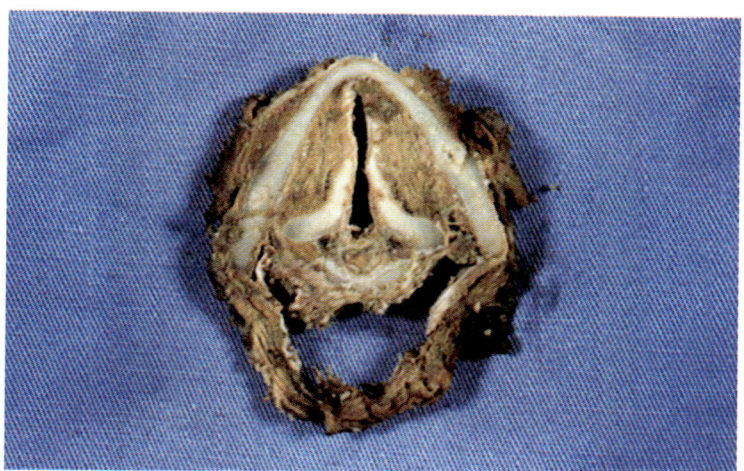

Fig. 75.2 – *Corte axial de espécime anatômico de laringe na altura do andar glótico, mostrando o músculo vocal.*
Fonte: arquivo pessoal do Prof. Dr. Rogério Dedivitis.

O ramo interno do nervo laríngeo superior perfura a membrana tireo-hioidea e é o principal nervo sensitivo da laringe.[3] O ramo externo caminha pela parte caudal da cartilagem tireoidea, inerva o músculo cricotireoideo e perfura o ligamento homônimo, ramificando-se pela mucosa da porção infraglótica da laringe e do ventrículo.[3]

O nervo laríngeo inferior (recorrente) desprende-se do nervo vago na parte superior do tórax. À direita, contorna a artéria subclávia e, à esquerda, o cajado da aorta, tendo um trajeto retrógrado, daí a denominação de recorrente. Segue pelo sulco traqueoesofágico de cada lado, até chegar à laringe.[4]

PROPEDÊUTICA

Em 1855, o tenor espanhol García descreveu sua experiência ao visualizar as próprias pregas vocais em fonação musical, por meio de uma composição de espelhos.[5] Desde então, avanços na tecnologia proporcionaram uma visualização detalhada do trato vocal e uma compreensão maior da fisiologia da emissão vocal.

A laringoscopia por telescópio (óptica rígida) e fibroscopia avaliam laringe normal e patológica. Não podem ser considerados como métodos complementares, mas fazem parte do exame físico do paciente[1,6] (Fig. 75.3).

A avaliação da região infraglótica é mais bem realizada com o fibroscópio, que pode ultrapassar lesão vegetante de supraglote ou de glote. Assim, no estadiamento do câncer, a associação dos dois métodos, ou seja, fibroscopia e telescopia, proporciona uma avaliação mais completa.

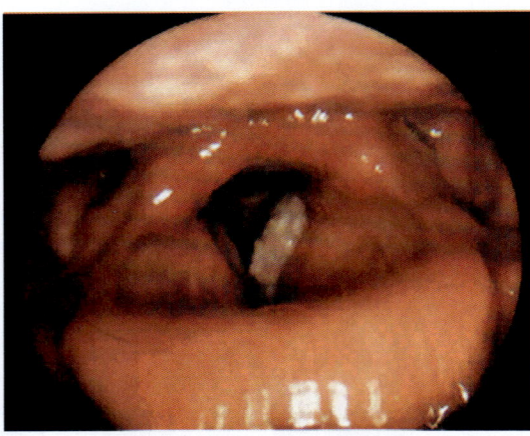

Fig. 75.3 – *Imagem de telelaringoscopia de laringe, mostrando lesão vegetante de prega vocal direita, com biópsia revelando carcinoma de células escamosas.*
Fonte: arquivo pessoal do Prof. Dr. Rogério Dedivitis.

▬ EPIDEMIOLOGIA E ETIOLOGIA

O câncer de laringe é um dos mais comuns a atingir a região da cabeça e pescoço, representando cerca de 25% dos tumores malignos nesta topografia (com exceção dos tumores da glândula tireoide) e 2% de todas as doenças malignas.

Mais de 90% dos tumores malignos de laringe são carcinomas de células escamosas.

O tabagismo é um importante determinante do risco de câncer de laringe e a associação com o etilismo potencializa este risco.

O sexo masculino é o mais acometido, bem como a sexta e sétima décadas de vida.

Antecedente de primeiro tumor em trato aerodigestivo alto, exposição à radioterapia prévia e ao HPV, predisposição familiar, bem como correlação com a ativação de oncogenes e a inativação de genes supressores de tumores parecem ter importância no surgimento dessas neoplasias.[7,8]

▬ DIAGNÓSTICO

A laringoscopia permite identificar a localização da lesão e suas características. É importante observar o sítio de origem, tamanho, extensão para outras regiões laríngeas e faríngeas, comprometimento da comissura anterior e processo vocal, mobilidade de pregas vocais e permeabilidade de via aérea.

Nas lesões laríngeas suspeitas, é mandatória a biópsia para confirmação anatomopatológica da malignidade.[9]

Aproximadamente dois terços desses tumores acometem primariamente o andar glótico, daí ser a disfonia persistente um sinal precoce. O terço restante de tumores atinge a supraglote, onde o sintoma mais precoce costuma ser a disfagia.

Tumores infraglóticos são raros e costumam ser diagnosticados em estádio clínico mais avançado, podendo manifestar-se com dispneia.

ESTADIAMENTO

Os tumores da laringe são estadiados por meio do exame clínico (incluindo a laringoscopia) e de métodos de imagem.

Segundo a Classificação TNM, os tumores de laringe são assim estratificados clinicamente (Tabela 75.1).[10]

Tabela 75.1
TNM 2017 (8ª edição).

	Supraglote	Glote	Infraglote
TX	Tumor primário não pode ser avaliado	Tumor primário não pode ser avaliado	Tumor primário não pode ser avaliado
T0	Não há evidência de tumor primário	Não há evidência de tumor primário	Não há evidência de tumor primário
Tis	Carcinoma *in situ*	Carcinoma *in situ*	Carcinoma *in situ*
T1	Tumor limitado a uma sublocalização anatômica da supraglote, com mobilidade normal da prega vocal	T1 Tumor limitado à(s) corda(s) vocal(ais) (pode envolver a comissura anterior ou posterior), com mobilidade normal da(s) prega(s) T1a Tumor limitado a uma prega vocal T1b Tumor que envolve ambas as pregas vocais	Tumor limitado à infraglote
T2	Tumor que invade a mucosa de mais de uma sublocalização anatômica adjacente da supraglote ou a glote ou região externa à supraglote (p. ex., a mucosa da base da língua, a valécula, a parede medial do recesso	Tumor que se estende à supraglote e/ou infraglote e/ou com mobilidade diminuída da prega vocal	Tumor que se estende à(s) prega(s) vocal(ais), com mobilidade normal ou reduzida

(Continua)

Tabela 75.1
TNM 2017 (8ª edição).
(Continuação)

	Supraglote	*Glote*	*Infraglote*
T3	Tumor limitado à laringe com fixação da prega vocal e/ou invasão de qualquer uma das seguintes estruturas: área pós-cricoidea, tecidos pré-epiglóticos, espaço paraglótico e/ou com erosão mínima da cartilagem tireoidea (p. ex., córtex interna)	Tumor limitado à laringe com fixação da prega vocal e/ou invasão de qualquer uma das seguintes estruturas: área pós-cricoidea, tecidos pré-epiglóticos, espaço paraglótico e/ou com erosão mínima da cartilagem tireoidea (p. ex., córtex interna)	Tumor limitado à laringe, com fixação da prega vocal
T4a	Tumor que invade toda a cartilagem tireoidea e/ou estende-se aos tecidos além da laringe, p. ex., traqueia, partes moles do pescoço, incluindo músculos profundos/extrínsecos da língua (genioglosso, hioglosso, palatoglosso e estiloglosso), alça muscular, tireoide e esôfago	Tumor que invade completamente a cartilagem tireoidea ou estende-se aos tecidos além da laringe, p. ex., traqueia, partes moles do pescoço, incluindo músculos profundos/extrínsecos da língua (genioglosso, hioglosso, palatoglosso e estiloglosso), alça muscular, tireoide e esôfago	Tumor que invade a cartilagem cricoidea ou tireoidea e/ou estende-se a outros tecidos além da laringe, p. ex., traqueia, partes moles do pescoço, incluindo músculos profundos/extrínsecos da língua (genioglosso, hioglosso, palatoglosso e estiloglosso), tireoide e esôfago
N – Linfonodos regionais			
NX	Os linfonodos regionais não podem ser avaliados		
N0	Ausência de metástase em linfonodos regionais		
N1	Metástase em um único linfonodo homolateral, com 3 cm ou menos em sua maior dimensão		
N2	Metástase em um único linfonodo homolateral, com mais de 3 cm até 6 cm em sua maior dimensão; ou em linfonodos homolaterais múltiplos, nenhum deles com mais de 6 cm em sua maior dimensão; ou em linfonodos bilaterais ou contralaterais, nenhum deles com mais de 6 cm em sua maior dimensão		
N2a	Metástase em um único linfonodo homolateral, com mais de 3 cm até 6 cm em sua maior dimensão		
N2b	Metástase em linfonodos homolaterais múltiplos, nenhum deles com mais de 6 cm em sua maior dimensão		
N2c	Metástase em linfonodos bilaterais ou contralaterais, nenhum deles com mais de 6 cm em sua maior dimensão		
N3	Metástase em linfonodo com mais de 6 cm em sua maior dimensão		
Nota: Os linfonodos de linha média são considerados linfonodos homolaterais.			

(Continua)

Tabela 75.1 TNM 2017 (8ª edição).	(Continuação)
M – Metástase à distância	
MX	A presença de metástases à distância não pode ser avaliada
M0	Ausência de metástase à distância
M1	Metástase à distância

TRATAMENTO

Tumores precoces são bem manejados por monoterapia (cirurgia exclusiva ou radioterapia exclusiva), enquanto tumores mais avançados costumam requerer tratamento combinado (laringectomia com radioterapia adjuvante ou quimiorradioterapia) – Fig. 75.4.

O tratamento do câncer de laringe depende da localização e extensão da lesão primária, podendo ser tratado com cirurgia e/ou radioterapia e com quimioterapia associada à radioterapia.

As laringectomias podem ser parciais ou totais, e a traqueostomia pode ser provisória ou definitiva,[9] tendo grande impacto na qualidade de vida.

Radioterapia exclusiva oferece boa taxa de cura, frequentemente com adequada preservação do órgão e permite melhor qualidade vocal, enquanto a técnica endoscópica a *laser* diminui morbidades como traqueostomia e aspirações.[11]

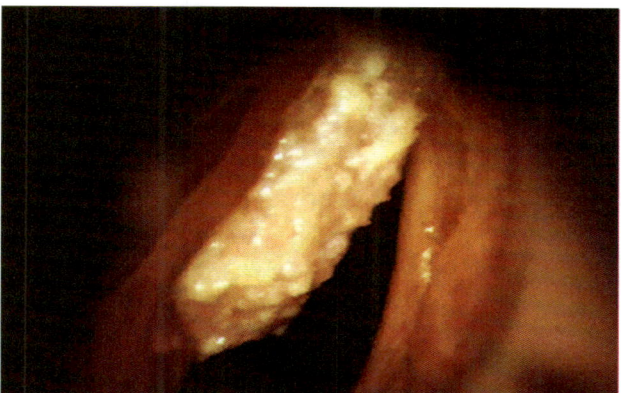

Fig. 75.4 – *Laringoscopia de suspensão, sob anestesia geral, mostrando câncer precoce de prega vocal direita, a ser ressecado por via endoscópica.*
Fonte: arquivo pessoal do Prof. Dr. Rogério Dedivitis.

Há diversas técnicas de laringectomias parciais, divididas em **verticais** (cordectomia por via endoscópica a *laser*[12] e aberta, laringectomia frontolateral, frontal anterior e hemilaringectomia) e **horizontais** (laringectomia horizontal supraglótica, supracricoidea e supratraqueal).[13,14,15]

Para tumores avançados, alto nível de evidência favorece a **quimioterapia combinada e radioterapia ou terapia de radiação alternada com fracionamento** como estratégias não cirúrgicas para a preservação de órgãos, em comparação com a terapia de radiação. No entanto, a combinação de quimioterapia, terapia-alvo e terapia de radiação continua a ser bem demonstrada.

A **laringectomia total** é o tratamento mais indicado, principalmente se houver invasão grosseira de cartilagem ou invasão extralaringe. **Tratamento adjuvante com radioterapia** está indicado nos casos de tumor T4, invasão angiolinfática ou perineural, e linfonodos acometidos (principalmente N2 e N3) – Fig. 75.5.

A **decisão terapêutica** deve ser tomada junto com o doente, devendo-se analisar suas expectativas, a limitação e sequelas dos métodos disponíveis, além da experiência da equipe médica e disponibilidade de equipamentos a serem utilizados.[16,17]

No caso de margens positivas ou extravasamento extracapsular do linfonodo, há indicação do uso de **quimiorradioterapia adjuvante**.[18]

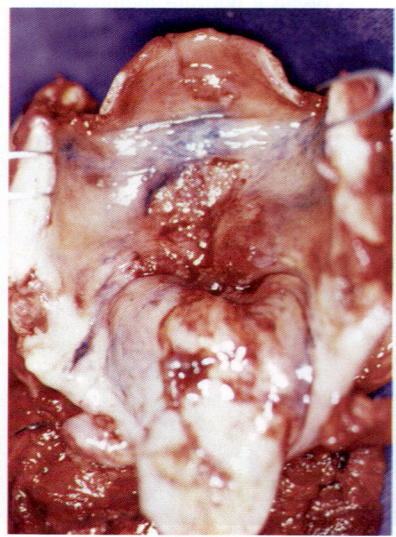

Fig. 75.5 – *Produto de laringectomia total, com esvaziamento cervical bilateral, de paciente portador de câncer laríngeo avançado.*
Fonte: arquivo pessoal do Prof. Dr. Rogério Dedivitis.

CIRURGIA DE RESGATE

A cirurgia de resgate é um procedimento cada vez mais utilizado devido ao grande número de pacientes que são selecionados para tratamento de preservação do órgão (quimiorradioterapia), que não apresenta recidiva.

Quanto às modalidades cirúrgicas de resgate, a laringectomia parcial é factível em torno de 20% a 25% das recidivas de tumores glóticos após tratamento inicial com radioterapia. Os tumores de localização na supraglote também são passíveis de cirurgia de resgate com laringectomias parciais, em casos selecionados.[19]

Quanto às complicações, fístula faringocutânea é a mais frequentemente encontrada.

TUMORES AVANÇADOS SEM POSSIBILIDADES TERAPÊUTICAS

O prognóstico é ruim, com pior qualidade de vida, que deve ser sempre preservada na medida do possível.

As medidas de suporte paliativas são indicadas e resumem-se em proporcionar via aérea e alimentação suplementar adequadas, quer via oral ou por via alternativa.

Conduta no pescoço

Na vigência de linfonodos suspeitos de comprometimento, deve-se realizar o Esvaziamento Cervical (EC) radical dos níveis I ao V do lado acometido, com preservação do nervo espinal, da veia jugular interna e do músculo esternocleidomastoideo sempre que possível (esvaziamento radical modificado).

As cadeias jugulares (níveis II, III e IV) têm maior probabilidade de apresentar micrometástases em pescoço clinicamente negativo. Havendo mais de 20% de chance de metástases ocultas (dependendo da localização e estadiamento do tumor primário), indica-se o EC jugular ou lateral. É o que ocorre nas lesões da supraglote e infraglote em qualquer estádio do primário e naquelas com tumor primário estadiado como T3 ou T4 no andar glótico. Nas lesões de infraglote, deve ser realizada tireoidectomia e pode ser realizado também o esvaziamento cervical do nível VI (linfonodos centrais ou recorrenciais).

Seguimento

O acompanhamento dos pacientes tratados de câncer de laringe visa à detecção o mais precocemente possível de recidiva, bem como a ocorrência de um segundo tumor primário.

Esse acompanhamento é feito com exame clínico mensal, no primeiro ano, trimestral no segundo, quadrimestral no terceiro, semestral após o terceiro ano, e anual após o quinto ano, devendo incluir sempre o exame locorregional completo, além de exames endoscópicos e de imagem.

REFERÊNCIAS BIBLIOGRÁFICAS

1. Dedivitis RA. Anatomia da laringe. In: Dedivitis RA, Barros APB. Métodos de avaliação e diagnóstico de laringe e voz. São Paulo: Lovise; 2002. p.5-38.
2. Vandaele DJ, Perlman AL, Cassell MD. Intrinsic fibre architecture and attachments of the human epiglottis and their contributions to the mechanism of deglutition. J Anat. 1995;186(Pt 1):1-15.
3. Lemére F. Innervation of the larynx: I. Innervation of laryngeal muscles. Am J Anat. 1932;51(3):417-38.
4. Lang J, Fischer K, Nachbaur S, Meuer HW. Über den verlauf und die zweige des n. laryngeus recurrens, der a. thyroidea inferior und der a. laryngea inferior. Gegenbaurs Morphol Jahb. 1986;132(2):617-43.
5. García M. Observations on the human voice. Proc R Soc Lond. 1855;7(1):397-410.
6. Yanagisawa E, Casuccio JR, Suzuki M. Video laryngoscopy using a rigid telescope and video home system color camera. A useful office procedure. Ann Otol Rhinol Laryngol. 1981;90(4 Pt 1):346-50.
7. Mayne ST, Cartmel B, Kirsh V, Goodwin WJ Jr. Alcohol and tobacco use prediagnosis and postdiagnosis, and survival in a cohort of patients with early stage cancers of the oral cavity, pharynx, and larynx. Cancer Epidemiol Biomarkers Prev. 2009;18(12):3368-74.
8. Spitz MR. Epidemiology and risk factors for head and neck cancer. Sem Oncol. 1994;21(3):281-8.
9. Tsuji DH, Hachiya A. Atlas de patologias laríngeas. In: Dedivitis RA, Tsuji DH. Manual prático de Laringologia. Rio de Janeiro: DiLivros; 2011. p. 331-78.
10. Sobin LH, Wittekind C. TNM classification of malignant tumours. 6th ed. New York: Wiley-Liss; 2002.
11. DiNardo LJ, Kaylie DM, Isaacson j. Current treatment practices for early laryngeal carcinoma. Otolaryngol Head Neck Surg. 1999;120(1):30-7.
12. Ansarin M, Planicka M, Rotundo S, et al. Endoscopic carbon dioxide laser surgery for glottic cancer recurrence after radiotherapy: oncological results. Arch Otolaryngol Head Neck Surg. 2007;133(12):1193-7.
13. Paleri V, Thomas L, Basavaiah N, ET AL. Oncologic outcomes of open conservation laryngectomy for radiorecurrent laryngeal carcinoma: a systematic review and meta-analysis of English-language literature. Cancer. 2011;117(3):2668-76.
14. Mahler V, Boysen M, Brondbo K. Radiotherapy or CO(2) laser surgery as treatment of T(1a) glottic carcinoma? Eur Arch Otorhinolaryngol. 2010;267(5):743-50.
15. Chen AY, Halpern M. Factors predictive of survival in advanced laryngeal cancer. Arch Otolaryngol Head Neck Surg. 2007;133(12):1270-6.
16. Hoffman HT, Porter K, Karnell LH, et al. Laryngeal cancer in the United States: changes in demographics, patterns of care, and survival. Laryngoscope. 2006;116(9 Pt 2 Suppl 111):1-13.

17. Morton RP. Laryngeal cancer: quality-of-life and cost-effectiveness. Head Neck. 1997;19(4): 243-50.
18. Rapidis AD1, Scully C. Oral oncology: imagine the future. Future Oncol. 2009;5(8):1221-3.
19. Laccoureye O, Weinstein G, Naudo P, et al. Supracricoid partial laryngectomy after failure laryngeal radiation therapy. Laryngoscope. 1996;106(4):495-8.

Capítulo 76

Câncer Bem Diferenciado de Tireoide

Carmen Monserrath Acosta Naranjo
Ana Graciela Ortiz
Marcos Roberto Tavares

■ INTRODUÇÃO

O Câncer Bem Diferenciado da Glândula Tireoide (CBDT) é representado por duas formas anatomopatológicas: papilífero ou folicular. É conhecido por seu bom prognóstico, se comparado com outros tipos de câncer, quando submetidos à terapêutica multimodal coordenada. Além das variantes anatomopatológicas, o CBDT é classificado conforme o grau de risco de recidiva em baixo risco, alto risco e risco intermediário.

A cirurgia é a pedra angular da gestão inicial, basicamente a tireoidectomia, suficiente para tratar pacientes com baixo risco, tumores pequenos (T1 ou T2), variante clássica, sem extensão extratireoidea, sem invasão vascular ou linfática, e sem linfonodos suspeitos ou com metástase. O esvaziamento do compartimento central do pescoço (níveis VI e VII) é indicado na presença de metástase para linfonodos ou como procedimento eletivo em alguns casos.

A principal terapia adjuvante é o iodo radioativo, indicado para pacientes com risco elevado ou intermediário de recidiva locorregional ou com metástase captante.

A supressão do hormônio estimulante da tireoide (TSH) é recomendada para pacientes com risco alto ou intermediário de recidiva. A RDT externa pode ser indicada quando há extensão extratireoidiana ou doença residual não passível de cirurgia. Finalmente, as terapias moleculares, especialmente as que atuam sobre os receptores de tirosina quinase e/ou inibidores da angiogênese, estão disponíveis atualmente para doença progressiva e substituem a eficácia limitada da quimioterapia convencional.

EPIDEMIOLOGIA

O câncer de tireoide é a neoplasia endócrina mais comum. Sua incidência, entretanto, é pequena e estimada, nos Estados Unidos, em 30 a 60 casos novos por milhão de habitantes por ano. Representa 1% de todos os cânceres.

De acordo com os dados publicados nas diretrizes da *American Thyroid* (ATA, 2015) a incidência de CBDT quase triplicou, passando de 4,9/100.000 em 1975 para 14,3/100.000 em 2009. Quase todo o aumento ocorreu no carcinoma papilífero (PTC). Cerca de 39% dos casos detectados em 2008/09 foram < 1 cm.

Uma das causas relacionadas ao aumento da incidência de carcinomas tireoideos é a melhora nas ferramentas de diagnóstico e detecção precoce de pequenos microcarcinomas de menos de 1 cm de diâmetro. A exposição à radiação é um dos fatores de risco associados ao aumento da incidência, em parte devido ao uso excessivo com fins diagnósticos e terapêuticos.

TIPOS ANATOMOPATOLÓGICOS

O CBDT é tumor das células epiteliais foliculares da tireoide. O câncer papilífero compreende cerca de 85% dos casos, o folicular cerca de 12%, incluindo carcinomas convencionais e oncocíticos (células Hurthle). Menos de 3% são tumores pouco diferenciados. O prognóstico do PTC e do câncer folicular é semelhante.

O carcinoma papilífero tem subtipos anatomopatológicos com prognóstico diferente. As variantes descritas são a folicular, macrofolicular, oncocítica, de células claras, difusa esclerosante, de células altas, colunar, sólida, cribriforme, com estroma fasciíte-like, com componente insular focal, com células escamosas, com células fusiformes e gigantes, e combinação de papilífero e medular.

Com relação ao câncer folicular, existem dois tipos importantes ao exame histológico: o câncer minimamente invasivo, com até 100% de cura, e o extensamente invasivo, com sobrevida de 25% a 45%. O câncer de células de Hürthle é uma variante mais agressiva do câncer folicular, representando cerca de 3% a 5% de todos os tipos de câncer da tireoide.

Diagnóstico

Embora os nódulos da tireoide sejam frequentes (4% a 50% da população), o câncer da tireoide é raro (5% de todos os nódulos da tireoide). Apresenta-se sob a forma de nódulo na tireoide, de crescimento lento, sem alterações na função tireoidea. O CBDT também pode ser um achado em cirurgia da tireoide ou em exame de rotina, chamado de "incidentaloma".

A anamnese é muito importante no diagnóstico, com atenção a sintomas como disfonia, dispneia e disfagia, e crescimento recente de um nódulo antigo na tireoide. Dor ou sinais de compressão são incomuns, mas a disfonia associada a nódulo de tireoide deve chamar a atenção para a possibilidade de invasão do nervo laríngeo inferior (recorrente).

O carcinoma papilífero de tireoide tem geralmente curso indolente, com pouca agressividade, e sua via preferencial de metástases é a linfática, para linfonodos cervicais, presentes clinicamente em até 25% dos casos. Os tumores tendem a ser mais agressivos em idade acima de 45 anos. Metástases à distância são pouco frequentes, identificadas em cerca de 3% dos casos.

No carcinoma folicular as metástases para linfonodos são menos comuns, tendo maior tendência à via hematogênica, acometendo pulmões e ossos. Ocorrem em idade mais elevada que o carcinoma papilífero.

À palpação da tireoide deve ser observado o número de nódulos, dimensões, consistência, mobilidade à deglutição e a presença ou não de linfonodomegalia, que pode corresponder à metástase.

A USG da tireoide com pesquisa dos linfonodos cervicais deve ser realizada em todos os portadores de nódulos tireoidianos conhecidos ou suspeitos. Carcaterísticas como a hipoecogenicidade, ausência de halo periférico ao nódulo, bordas irregulares, microcalcificações e vascularização central maior que a periférica sugerem fortemente malignidade.

A citologia por aspiração com agulha fina (PAAF) deve ser realizada em nódulo tireoidiano > 1 cm e naqueles menores que 1 cm se houver suspeita de malignidade, como história de irradiação de cabeça e pescoço, história familiar de câncer de tireoide, nódulos duros à palpação, linfonodo cervical alterado ou ultrassonografia suspeita.

Os resultados da PAAF são muito sensíveis para o diagnóstico diferencial de nódulos benignos e malignos, embora existam limitações: amostras inadequadas e neoplasia folicular.

No caso de amostras inadequadas, a PAAF deve ser repetida.

O teste da função tiroidea e a medição da tireoglobulina (Tg) são de pouca ajuda no diagnóstico de câncer de tireoide.

Exames de imagem como TC e RM são importantes nos casos de tumores maiores com suspeita de invasão local.

■) Fatores clínicos e patológicos de prognóstico

Várias séries têm buscado identificar fatores de prognóstico que possam, essencialmente, dividir os pacientes com carcinomas diferenciados da tireoide em indivíduos de baixo risco e de alto risco, na tentativa de otimizar a abordagem cirúrgica e o seguimento desses pacientes.

Exemplos de tais classificações e de seu impacto na conduta cirúrgica incluem o AGES (*Age, Grade, Extracapsular spread, and Size*) e o AMES (*Age, Metastasis, Extracapsular tumor, and Size*), sistemas de estadiamento baseados, principalmente na idade do paciente e nas características anatomopatológicas.

Dados do programa de vigilância epidemiológica norte-americana (*Surveillance Epidemiology and End Results program* – SEER) e da base norte-americana de dados em câncer (*National Cancer Data Base* – NCDB) ilustram a importância da idade sobre os índices de sobrevida, mostrando sobrevida de 95% a 100% em cinco anos para pacientes abaixo dos 45 anos de idade em estádios I-II.

Pacientes com menos de 20 anos de idade têm 99% de sobrevida em dez anos, em contraste com os pacientes com mais de 70 anos que possuem 86% e 70% de chance de estarem vivos, para os CP e CF, respectivamente. O NCDB mostra que a influência da idade é ainda mais importante para os pacientes de 60 a 69 anos de idade, com queda de sobrevida para 65% e 57% em dez anos para o CP e CF, respectivamente.

A Tabela 76.1 resume os principais fatores preditivos de alto ou baixo risco.

Tabela 76.1
Variáveis que influenciam no risco de recorrência, metástase e morte por câncer diferenciado da tireoide.

Fatores preditivos de risco elevado

1. Paciente
- Idade < 15 anos ou > 45 anos
- Sexo masculino
- História familiar de câncer de tireoide

2. Tumor
- Tumor > 4 cm de diâmetro
- Doença bilateral
- Extensão extratireoidiana
- Invasão vascular
- Linfonodos cervicais ou mediastinais acometidos
- Alguns subtipos tumorais: Hurtle, células altas, colunar, esclerose difusa, variante insular
- Atipia nuclear acentuada, necrose tumoral e invasão vascular (isto é, baixo grau de diferenciação histológica)
- Baixa ou nenhuma captação de iodo no tumor ou nas metástases
- Metástases à distância

Fatores preditivos de risco moderado ou baixo

1. Paciente
- Idade entre 15 e 45 anos
- Sexo feminino
- Sem história familiar de câncer de tireoide

2. Tumor
- Tumor < 2 cm de diâmetro
- Doença unilateral
- Sem extensão extratireoidiana
- Sem invasão vascular
- Sem linfonodos cervicais ou mediastinais acometidos
- Carcinoma papilífero encapsulado, microcarcinoma papilífero, carcinoma papilífero cístico
- Sem atipia nuclear acentuada, necrose tumoral e invasão vascular (isto é, alto grau de diferenciação histológica)
- Baixa ou nenhuma captação de iodo no tumor ou nas metástases
- Sem metástases à distância

Fonte: modificada das recomendações do NCCN (*National Cancer Comprehensive Cancer Network*) e da AJCC/UICC (*American Joint Commitee on Cancer and International Union Againts Cancher*). http://nccn.org/physician_gls/f_guidelines.html:http://www.cancerstang-ing.org/:http://www.uiee.org/.

Tratamento

O tratamento de escolha para os pacientes diagnosticados com câncer de tireoide é cirurgia, quando possível.

Prefere-se a tireoidectomia total, em vez da parcial, já que o carcinoma papilífero com frequência maior que 25% é multifocal, e lesões pequenas podem se tornar agressivas e se desdiferenciar. A taxa de recidivas locais é menor com a tireoidectomia total; a recidiva local é associada à elevada taxa de mortalidade.

Geralmente o esvaziamento eletivo em CBT ano é realizado, apesar da elevada ocorrência de metástases ocultas, porque essas metástases não têm significado clínico na evolução em longo prazo dos pacientes.

Se existem metástases palpáveis no compartimento central (nível VI), o cirurgião deve procurá-las com cuidado. O esvaziamento deve ser bilateral, pois nesses casos frequentemente a doença linfonodal é bilateral.

O compartimento lateral é esvaziado uni ou bilateralmente, também sempre com intuito terapêutico e, nesses casos, deve-se incluir os níveis II a V e sempre o nível VI, primeira estação de drenagem.

Metástases à distância para pulmões e ossos não são comuns em CBT, mas, se ocorrem, reduzem a sobrevida em 20 anos para 37%.

Após a operação é rotina a realização de pesquisa de corpo inteiro com radioiodo, e o teste de tireoglobulina estimulada. Caso haja algum sinal de disseminação da doença ou doença residual, pode ser considerada a terapêutica adjuvante com iodo radioativo (RAI). A ablação do tecido residual da tireoide normal facilita a detecção precoce da recorrência com base na medição da tireoglobulina sérica e/ou o rastreamento de corpo inteiro.

A ablação RAI está indicada para doentes com qualquer dos seguintes sintomas: tumores grandes (> 4 cm), metástase distante conhecida, extensão extratireoide.

Terapia de supressão do hormônio estimulador da tireoide (TSH) (levotiroxina)

A supressão de TSH para < 0,1 mU / L está indicada em doença de risco intermediário e de alto risco. A manutenção do TSH ou ligeiramente abaixo do limite inferior normal (0,3 a 2 mU/L) pode ser considerada para a doença de baixo risco.

Essa supressão é mantida por pelo menos cinco anos, época em que é realizado um teste de tireoglobulina estimulada. Caso o teste seja negativo, a supressão do TSH pode ser suspensa.

Terapia para doença residual ou recorrente não ressecável ou metástases

As opções terapêuticas em doentes com doença residual ou recorrente não ressecável ou metástases são as seguintes: radioterapia externa (EBRT), inibidores da tirosina quinase (TKIs) como sorafenib 400 mg PO BID ou sunitinib 50 mg PO diariamente, durante quatro semanas de um ciclo de seis semanas, ou pazopanib 800 mg PO diariamente pode ser considerado para carcinoma de tireoide diferenciado metastático progressivo ou sintomático (célula de Hürthle, papilar e folicular). Os ensaios clínicos randomizados de fase III, que apoiam um benefício TKI no câncer da tireoide, não estão atualmente disponíveis; portanto, não há regimes específicos.

Doxorrubicina 60 mg/m^2 em monoterapia ou em combinação com cisplatina 40 mg/m^2 pode ser considerada para pacientes que não podem tolerar TKIs ou em quem TKIs falharam. No entanto, a eficácia destes e de outros fármacos citotóxicos é muito limitada.

Complicaçoes cirúrgicas

Durante a operação a complicação mais comum é a hemorragia, que não apresenta graves consequências quando é calmamente coibida. A hemorragia mais difícil de controlar é a originária da artéria tireoidea superior que, após ser seccionada, se retrai e fica de difícil acesso. Como regra, é mais fácil controlar a hemorragia pela pressão digital, sobre o ponto sangrante, até que se obtenha uma exposição satisfatória. Se a tentativa de ligar for feita às cegas, pode-se traumatizar a veia jugular, aumentando a hemorragia e podendo lesar, também, o nervo laríngeo superior.

Hipocalcemia consequente à remoção ou traumatismo das glândulas paratireoide é a mais frequente.

A remoção de duas paratireoides não produz necessariamente tetania se as outras duas estão intactas. Nos casos em que se faz esvaziamento de compartimento central essa taxa é ainda maior.

Pode ser temporária, muito mais comum, ou definitiva, menor do que 1%.

A tetania aparece usualmente de um a cinco dias após a operação, mas ocasionalmente pode aparecer após algumas semanas.

Quanto mais precocemente aparece, mais severa tende a ser. O primeiro sintoma da tetania costuma ser a sensação de formigamento das extremidades ou ao redor da boca. Uma palidez perioral pode aparecer. Cãibras espontâneas ocorrem nas mãos, nos pés, e em todos os músculos do corpo.

Ocasionalmente, podem ocorrer espasmos dos músculos da respiração, resultando em séria dispneia, e o paciente se queixa de grande dor e também de desesperada sensação de sufocamento. Podem surgir manchas na visão devido a espasmos dos músculos intraoculares.

O diagnóstico é muitas vezes feito mesmo antes da aparição dos espasmos, pelos sinais de Chvostek e Trousseau. O primeiro consiste em uma contração rápida dos músculos da face, determinada ao golpear brevemente o facial na região da parótida, e o segundo na produção de um espasmo provocado pela pressão do esfigmomanômetro colocado no braço a uma pressão acima da pressão sistólica. Geralmente, cerca de 3 minutos após aparece o espasmo:

o braço em ligeira flexão nas articulações do cotovelo e do punho, e ao mesmo tempo para o lado cubital, as articulações metacarpofalangianas estão flexionadas, e o resto das falanges em extensão, o polegar fletido para a palma da mão, desenhando-se o quadro típico da chamada mão de parteiro.

Há queda da taxa de cálcio e elevação do fósforo sanguíneo. A administração intravenosa de 10 a 20 mL de cloreto ou gliconato de cálcio a 10% geralmente resulta no imediato relaxamento do espasmo, e deve ser acompanhado pela administração oral de largas doses de vitamina D.

Disfonia pós-operatória por lesão temporária ou definitiva dos nervos laríngeos inferiores.

Quando é mediana dos dois lados, há dispneia importante, podendo ser necessária traqueostomia.

Hipotireoidismo é uma complicação tardia da tireoidectomia, raramente aparecendo antes do segundo ou terceiro mês após a operação.

Prognóstico

O CBT geralmente tem ótimo prognóstico se adequadamente tratado. A mortalidade em 20 anos é de 0% para tumores de baixo risco, 0,7% nos de risco intermediário, e 10% nos casos de alto risco. A taxa de recidiva local é 4%, 5,5% e 16%, respectivamente. Em média, cerca de 10% dos pacientes tratados de CBT apresentam recidivas locais e regionais em sua evolução, e isso não tem impacto significativo na sobrevida.

CARCINOMA INDIFERENCIADO DA TIREOIDE

Introdução

O Carcinoma Indiferenciado da Tireoide (CIT), ou carcinoma anaplásico da tireoide, também derivado do epitélio folicular tireoidiano, é a forma mais agressiva das neoplasias tireoidianas e uma das neoplasias mais graves. O CIT tem prevalência um pouco maior em pacientes do sexo feminino, e geralmente incide numa faixa etária mais avançada, com um pico na sexta e sétima décadas de vida. Após o diagnóstico, a sobrevida é em média em torno de seis meses.

Na maioria dos casos, o CIT representa o estágio mais avançado na desdiferenciação de um carcinoma folicular ou papilífero da tireoide.

Células anaplásicas não expressam genes que são específicos para a tireoide, não produzem tireoglobulina, não captam iodo e não expressam receptores do TSH na sua membrana celular. A agressividade do carcinoma anaplásico, associada à sua baixa incidência, dificultam a realização de estudos que definam a melhor estratégia terapêutica.

Diagnóstico e quadro clínico

Ao exame físico encontra-se com maior frequência uma massa cervical dura, com mais de 10 cm, infiltrativa e sem limites precisos, fixa aos planos adjacentes.

Com sintomas de crescimento rápido de uma massa cervical, com limites imprecisos, rouquidão e dor cervical. Invasão cervical extensa e metástases à distância são encontradas em 15% a 50% dos casos ao diagnóstico. Metástases cervicais únicas ou múltiplas, uni ou bilaterais ocorrem em mais de 40% dos casos.

Os sítios de metástase à distância mais comuns são os pulmões e a pleura, estando presentes em mais de 90% dos pacientes com doença metastática. Entre 5% e 15% dos pacientes têm metástases ósseas, e 5% metástases cerebrais. Há, ainda, relatos de metástases cutâneas, hepáticas, renais, pancreáticas, cardíacas e em glândula adrenal.

Mais de um terço dos pacientes com CIT têm um bócio de longa evolução. O diagnóstico confirmatório é realizado através da PAAF. Entretanto, resultados inconclusivos podem surgir devido à presença de hemorragia, fibrose ou necrose dentro do tumor. Frente a uma alta suspeição clínica, a cirurgia não deve ser retardada.

A avaliação diagnóstica inicial inclui, além da PAAF, USG cervical, tomografia computadorizada cervical, tórax e abdome, cintilografia óssea, laringoscopia, hemograma, TSH e cálcio sérico.

Os exames de imagem são fundamentais no planejamento cirúrgico. Tanto a tomografia de tórax como a cervical são úteis na determinação da extensão tumoral, mostrando se existe invasão de grandes vasos ou, ainda, do trato gastrointestinal e das vias aéreas superiores.

Hipocalcemia pode sugerir infiltração de paratireoides, ocasionando hipoparatireoidismo. Da mesma forma, o TSH define se há necessidade de reposição hormonal mesmo antes da cirurgia.

Metástases ósseas também podem ser vistas ao raio X e costumam ser líticas. Lesões pulmonares também são frequentemente detectadas já nas radiografias. A avaliação completa tem por finalidade determinar a extensão local da doença e a presença de metástases à distância. No sistema de estadiamento do TNM, todos os pacientes com diagnóstico de CIT são classificados como estádio IV. O CIT pode ocorrer dos 45 aos 90 anos de idade, mas incide principalmente em idosos, na faixa dos 70 anos, sendo discretamente mais frequente em mulheres do que em homens (55% *versus* 45%). O sintoma mais comum apresentado é uma massa de crescimento progressivo no pescoço, acompanhada de dor e de disfonia. Um levantamento de 84 pacientes na Clínica Mayo revelou os sintomas constantes da Tabela 76.2.

■▶ Patologia

O CIT tem rápida evolução. Em pouco tempo, o tumor cresce e infiltra os tecidos vizinhos, como músculos pré-tireoidianos, traqueia, esôfago cervical, músculo esternocleidomastoideo e pele. O quadro evolui de forma progressiva, com disfonia e posteriormente disfagia e dispneia.

O padrão histológico poderá ser de células escamoides, células estreladas ou células gigantes, com grande pleomorfismo e indiferenciação celular. Quan-

Tabela 76.2
Sinais e sintomas de 84 pacientes com carcinoma indiferenciado de tireoide avaliados na Clínica Mayo.

Sinais/sintomas	Porcentagem de pacientes (%)
Rouquidão	77
Disfagia	56
Paralisia de corda vocal	49
Dor cervical	29
Perda de peso	24
Dispneia	19
Estritor	11

do o quadro é de pequenas células, pode tratar-se, na realidade, de linfoma. A imuno-histoquímica ajuda a estabelecer o diagnóstico, embora o valor da tireoglobulina como marcador tumoral seja pequeno ou sem valor.

Tratamento

Não há um tratamento padronizado para o CIT, e este deve ser individualizado. Nos pacientes com tumor muito avançado pouco há a fazer. Nem mesmo uma traqueostomia poderá ser feita quando o tumor recobrir e envolver totalmente a traqueia. Deve-se enfatizar a necessidade de um diagnóstico o mais precocemente possível, e uma cirurgia sem retardos desnecessários, além de disponibilizar uma abordagem multidisciplinar, especialmente nos pacientes mais jovens e com tumores menores.

Cirurgia

O tratamento cirúrgico inicial ainda é assunto de grande controvérsia. Há uma clara melhora na sobrevida quando o paciente é submetido à ressecção tumoral em relação àqueles que recebem apenas tratamento clínico. Entretanto, não está totalmente claro quão abrangente devem ser essas ressecções. Algumas séries mostram uma estatística favorável em prol de ressecções completas. Entretanto, como a maioria desses estudos é retrospectiva, nem sempre foi possível planejar adequadamente o procedimento. Ou seja, a ressecção completa foi obtida naqueles pacientes com tumores não invasivos, ocasionando um viés de amostragem.

Apesar disso, o último consenso americano sobre CIT sugere que a tireodectomia total está indicada se as lesões cervicais e/ou mediastinais puderem ser ressecadas (esvaziamento cervical radical), com morbidade limitada. As cirurgias suprarradicais, envolvendo laringectomia e esofagectomia, não encontram justificativa, pois o prognóstico do paciente é muito pobre na presença de metástases à distância. Nos pacientes com tumor anatomicamente irressecável a tumorectomia da massa cervical, intracapsular ou intratumoral, oferece melhores resultados que a simples biópsia.

Radioterapia e quimioterapia isoladas pós-operatórias

A resposta ao uso isolado de quimioterapia ou radioterapia é muito pobre e não aumenta a sobrevida, devendo ser buscados outros esquemas de tratamento. A combinação de novos quimioterápicos associados à radioterapia tem mostrado resultados mais promissores.

Tratamento combinado

Resultados auspiciosos têm sido obtidos com novos esquemas terapêuticos envolvendo a combinação de cirurgia, quimioterapia e radioterapia.

Em um protocolo, os autores utilizaram doxorrubicina (60 mg/m^2) associada à cisplatina (90 mg/m^2) a cada quatro semanas, em combinação com a radioterapia em pacientes com menos de 65 anos de idade. Houve toxicidade severa em metade dos pacientes. Foi obtido controle da doença em dez pacientes, que também haviam sido submetidos à cirurgia, e cinco deles tiveram sobrevida de mais de vinte meses.

Estudos com paclitaxel (Taxol®) têm mostrado que essa é uma droga eficiente no controle tumoral, sem, entretanto, impedir seu curso letal. Ain e cols. relataram 53% de resposta com paclitaxel. Pacientes que responderam ao tratamento obtiveram sobrevida de 32 semanas, em média, comparados com sete semanas naqueles que não obtiveram resposta.

A associação de manumicina com o paclitaxel pode melhorar os resultados obtidos com o paclitaxel isoladamente. Parece que esse efeito decorre da inibição da angiogênese, impedindo que as células neoplásicas tenham "suprimentos" para crescer.

▌▋❱ Seguimento

O seguimento no carcinoma indiferenciado de tireoide visa à detecção precoce de recidivas e a garantia de uma adequada qualidade de vida a esses pacientes.

Diferentemente dos carcinomas bem diferenciados e mesmo dos pouco diferenciados, o CIT não produz tireoglobulina e essa não tem utilidade no seguimento desses pacientes. Da mesma forma, o CIT não expressa a proteína NIS e não é capaz de captar iodo.

Não é infrequente, entretanto, que haja a associação desses tipos de tumores no mesmo paciente. Apesar disso, os estudos não mostraram que a associação de um carcinoma diferenciado tenha qualquer impacto na mortalidade desses pacientes.

Os exames de imagem importantes incluem a tomografia de tórax, ressonância de abdome e pelve, e ecografia cervical. Como o tumor praticamente dobra de tamanho em poucos dias, raramente as metástases passam despercebidas.

Os pacientes devem ser mantidos eutireoideos (TSH entre 0,4 e 2 mUI/l) com adequada reposição de levotiroxina.

Como as opções terapêuticas trazem resultados limitados, é importante assegurar que o manejo da dor e o controle de vias aéreas sejam eficientes. Suporte emocional e acesso à equipe para cuidados paliativos também devem ser objetivados.

CARCINOMA MEDULAR DE TIREOIDE

Introdução

O Carcinoma Medular de Tireoide (CMT) corresponde a aproximadamente 4% das neoplasias malignas da tireoide. Apresenta-se sob as formas esporádica (75% dos casos) ou familiar (25%).

O tumor se origina nas células parafoliculares ou células C, com origem na crista neuroectodérmica, e que migram para a glândula tireoide. Secreta calcitonina, um hormônio polipeptídeo que tem efeito no metabolismo do cálcio. Nas formas familiares há mutação no proto-oncogene RET, situado no cromossomo 10. Esse gene codifica um receptor de membrana da família da tirosina quinase. As mulheres são mais comumente afetadas do que os homens, em proporção de 3:2.

Carcinoma medular de tireoide esporádico

O CMT esporádico é a forma mais comum. Surge por volta dos 50 anos de idade, com tumor unilateral e unifocal, mais agressivo que as formas familiares. A sobrevida é de cerca de 75% em 15 anos.

Carcinoma medular de tireoide familiar

Nas formas hereditárias, o CMT é transmitido pelo proto-oncogene RET mutado, que é autossômico-dominante, e tem duas formas: CMT familiar isolado (raro) ou associado às síndromes das Neoplasias Endócrinas Múltiplas do tipo 2 (NEM 2). Acomete 1 a cada 30 mil indivíduos. O CMT se desenvolve em virtualmente todos os portadores da mutação.

As NEM 2 podem ser do tipo 2A ou 2B. Na NEM 2A, o CMT, se acompanha de Feocromocitoma (FEO) em cerca de 50% dos casos, e Hiperparatireoidismo Primário (HPP) em cerca de 20%. A sobrevida pode chegar a 85% 90% em 15 anos. A NEM 2B é muito rara, com CMT mais precoce e agressivo. A sobrevida é de 40% a 50% em 15 anos. O FEO acomete cerca de 50% dos casos e o HPP é raro. O fenótipo da NEM 2B inclui, também, neuromas em mucosas de lábios e língua, ganglioneuromatose do trato gastrointestinal e *habitus marfanoide*.

O CMT familiar isolado (CMTF) é ainda mais raro e de melhor prognóstico. Para ser classificado como CMTF isolado não pode ter ocorrido FEO nem HPP em duas ou mais gerações na família.

Diagnóstico

Os casos índice-familiares e os esporádicos são diagnosticados pela presença de nódulo tireoideo e/ou metástase em linfonodos cervicais. O diagnóstico pode ser feito por ultrassonografia (USG), punção aspirativa por agulha fina (PAAF), dosagem de calcitonina sérica, antígeno carcinoembrionário (CEA), exame anatomopatológico. Há controvérsia sobre o benefício da dosagem de calcitonina em todos os portadores de nódulo na tireoide. O diagnóstico prévio é útil por permitir que o tratamento seja planejado e que os níveis de calcitonina no pré-operatório sejam comparados com os níveis pré-operatórios. Entretanto, a concentração de calcitonina sérica pode estar elevada em decorrência de tireoidite e do uso de medicamentos como omeprazol, corticosteroides e betabloqueadores. Apenas níveis de calcitonina acima de 100 pg/mL têm 100% de valor preditivo positivo para presença de CMT. Valores de CEA elevados, acima de 30 ng/mL, sugerem acometimento de linfonodos cervicais e acima de 100 ng/mL podem indicar a presença de metástase à distância.

Os casos familiares são identificados por pesquisa da mutação no RET proto-oncogene. Todos os portadores de CMT devem ser submetidos ao teste genético (pesquisa da mutação no proto-oncogene RET), de preferência antes de iniciar o tratamento. A pesquisa deve ser estendida a parentes de primeiro grau (pais e filhos), e aos demais familiares à medida em que a mutação é encontrada. Ao confirmar a mutação no RET, ou quando a investigação genética não é possível, HPP e FEO devem ser investigados por dosagem de catecolaminas séricas ou urinárias de 24 horas e dosagem de cálcio e PTH.

Tratamento

Feocromocitoma, se presente, deve ser tratado antes do CMT. A cirurgia é o único tratamento com expectativa de cura para o CMT. Consiste em tireoidectomia seguida ou não de esvaziamento cervical. Portadores da mutação no RET devem ser submetidos à tireoidectomia total, mesmo sem tumor identificado na tireoide, à tireoidectomia profilática, que será curativa em quase todos os casos. A idade ideal para a realização da tireoidectomia profilática é tema de discussão. Como regra geral, será adequada para a maior parte dos casos se realizada por volta dos cinco anos, exceto nas raras mutações mais agressivas das NEM 2B, no códon 918, quando a operação deve ser realizada no primeiro ano de vida. A chance de cura diminui cerca de 10% para cada ano a partir dos dez anos de idade, entre 10 e 20 anos, sendo inferior a 30% após os 20 anos. Embora a tireoidectomia total seja a regra, tireoidectomia parcial (lobectomia) pode ser suficiente nos casos esporádicos, especialmente se o diagnóstico é feito por exame anatomopatológico após tireoidectomia para tratamento de nódulo na tireoide. Não é mandatória a totalização de tireoidectomia neste caso.

Esvaziamento cervical

Quando há metástase confirmada em linfonodo do pescoço, o tratamento é o esvaziamento cervical. Se há linfonodo comprometido identificando apenas no compartimento central, o esvaziamento pode se limitar a esse compartimento (níveis VI e VII). Quando a metástase é identificada no compartimento lateral, o esvaziamento deve abranger o compartimento comprometido (níveis II a V), e também o compartimento central.

Segundo as diretrizes da Associação Americana de Tireoide (ATA), esvaziamento profilático do compartimento central é indicado quando o nódulo na tireoide é maior que 5 mm ou a calcitonina sérica é superior a 40 pg/mL, condições em que o risco de metástase oculta é elevado. A cautela na indicação do esvaziamento profilático central se justifica pelo aumento das complicações, em especial o hipoparatireoidismo. Reoperação no compartimento central aumenta o risco de lesão dos nervos recorrentes e paratireoides. Há controvérsias sobre a indicação de esvaziamento profilático do compartimento lateral, pois abordagem desta região num segundo tempo será em área não previamente tratada, com os mesmos riscos da cirurgia inicial.

Quando há invasão de traqueia, laringe ou esôfago, a extensão da cirurgia (laringectomia, esofagectomia ou laringofaringectomia) deve considerar a expectativa de duração e a qualidade de vida, com base na extensão da doença e na presença de comorbidades.

■▶ Exame anatomopatológico

O CMT usualmente se apresenta como um tumor sem limites definidos, dourado ao corte, não encapsulado, endurecido e invasivo. Localiza-se mais frequentemente na parte superior e central (polos superiores) dos lobos da tireoide. As células tumorais se coram com calcitonina, CEA e cromogranina A e não com tireoglobulina.

■▶ Seguimento e prognóstico

Além do controle da função da tireoide, das paratireoides e suprarrenais, no seguimento devem ser feitas dosagens dos biomarcadores do CMT, calcitonina e CEA, bem como ultrassonografia do pescoço. A calcitonina é biomarcador associado à persistência, recidiva e progressão da doença, enquanto o CEA é melhor marcador para metástase à distância e morte. Quanto mais elevadas suas concentrações séricas, maior o volume de tumor.

Apesar da meia-vida curta, valores detectáveis de calcitonina sérica podem persistir por semanas após a cirurgia, mesmo nos casos curados. Valores baixos ou indetectáveis de calcitonina e CEA correspondem à cura bioquímica. Calcitonina sérica presente seis meses após a cirurgia está associada à presença de doença. Níveis de calcitonina superiores a 150 pg/mL e CEA superior a 100 ng/mL sugerem a presença de metástase à distância. Nesses casos, a tomografia computadorizada de pescoço, tórax, abdome e cintilografia óssea deve ser realizada. Ressonância magnética de abdome e de coluna pode ser útil na investigação de metástase hepática e óssea, diminuindo a exposição à radiação. Mesmo com concentrações elevadas de calcitonina e CEA o tumor pode não ser encontrado pelos métodos de imagem atualmente disponíveis, fato atribuído à presença de múltiplos pequenos focos da doença nos pulmões e no fígado. PET CT pode ser útil nesses casos, mas mesmo com calcitonina superior a 1.000 pg/mL a taxa de detecção é de apenas 70% a 80%.

Uma curva evolutiva pode ser obtida com as dosagens periódicas de calcitonina e CEA. O tempo de duplicação desses marcadores tem grande valor prognóstico. Tempo de duplicação de calcitonina superior a seis meses está associado à sobrevida de 92% aos cinco anos, mas se o tempo for menor que seis meses, a sobrevida cai para 25%.

Persistência e recidiva

O melhor tratamento para doença persistente ou recidiva deve ser cirúrgico, sempre que possível. Radioterapia, quimioterapia convencional e terapia sistêmica com inibidores da tirosina quinase podem reduzir os sintomas e a progressão da doença sem possibilidade de cirurgia. Tratamentos paliativos como fixação de fraturas patológicas, ressecção de doença regional com risco ou obstrução respiratória devem ser indicados conforme necessidade e possibilidade de realização, buscando o máximo de conforto e qualidade de vida.

BIBLIOGRAFIA

1. Sherman SI. Anaplastic carinoma. In: Wartofsky L. Thyroid cancer: a comprehensive guide to clinical management. New York : Springer Science+Business Media; 2000. p.319-25.
2. Schlumberger M, Pacini F. Anaplastic thyroid carcinoma. In: Schlumberger M, Pacini F. Thyroid tumors. 2003. p.337-40.
3. Giuffrida D, Gharib H. Anaplastic thyroid carcinoma: current diagnosis and treatment. Ann Oncol. 2000;11(9):1083-9.
4. Sugino K, Ito K, Mimura T, et al. The important role of operations in the management of anaplastic thyroid carcinoma. Surgery. 2002;131(2):245-8.
5. Aldinger KA, Samaan NA, Ibanez M, et al. Anaplastic carcinoma of the thyroid: a review of 84 cases of spindle and giant-cell carcinoma of the thyroid. Cancer. 1978;41(3):2267-75.
6. Ain KB. Anaplastic thyroid carcinoma: a therapeutic challenge. Semin Surg Oncol. 1999;16(1):64-9.
7. Herter NT, Miasaki F, Graf H. Seguimiento en carcinoma indiferenciado de tiroides. In: Novelli JL, Sanchez A. Seguimiento en el cancer de tiroides. Rosario: UNR Editora; 2005. p.333-43.
8. Schlumberger M, Parmentier C, Delisle MJ, et al. Combination therapy for anaplastic giant-cell thyroid carcinoma. Cancer. 1991;67(3):564-6.
9. Tennvall J, Lundell G, Hallquist A, et al. Combined doxorubicin, hyperfractionated radiotherapy, and surgery in anaplastic thyroid carcinoma. Report on two protocols. Cancer. 1994;74(4):1348-54.
10. Ain KB, Egorin MJ, DeSimone PA. Treatment of anaplastic thyroid carcinoma with paclitaxel: phase 2 trial using ninety-six-hour infusion. Thyroid. 2000;10(2):587-94.
11. Yeung SCJ, Xu G, Pan JP, et al. Manumycin enhances the cytotoxic effect of paclitaxel on anaplastic thyroid carcinoma cells. Cancer Res. 2000;60(3):650-6.

… Capítulo 77

Esvaziamento Cervical

Thiago Marin Ramos
Leticia de Franceschi
Fábio de Aquino Capelli
José de Souza Brandão
Leandro Luongo de Matos

■ INTRODUÇÃO

As neoplasias malignas que acometem a região da cabeça e do pescoço têm grande potencial de disseminação regional por meio da metástase para os Linfonodos (LNs) cervicais. Com exceção da presença de metástase à distância, o fator prognóstico mais adverso em carcinoma epidermoide de cabeça e pescoço é o envolvimento linfonodal regional (cervical).[1] A presença de um único LN metastático pode diminuir a sobrevivência global em 50% e, se comprovada existência de LNs contralaterais ou bilaterais com doença no pescoço, a SVG pode diminuir em mais 50%.[2] A recorrência regional desta doença, com acometimento dos LNs cervicais, é o padrão mais frequente e geralmente leva ao óbito.[3]

O tratamento exige, portanto, o conhecimento desse mecanismo de disseminação, da estratificação desses LNs em regiões anatômicas específicas e de técnicas cirúrgicas adequadas para sua abordagem. A técnica cirúrgica utilizada para o tratamento da doença linfonodal é o Esvaziamento Cervical (EC), que preferencialmente é realizado no mesmo ato operatório que visa à abordagem do tumor primário.

■ DISTRIBUIÇÃO DOS LINFONODOS CERVICAIS

Shah et al.,[4] em 1981, sugeriram a substituição da terminologia anatômica em vigência por um sistema mais simples, baseado em níveis, já utilizada há anos no Memorial Sloan-Kettering Cancer Center. Esses autores subdividiram as estruturas linfáticas do pescoço em sete níveis anatômicos:

- Nível I, corresponde aos LNs dos triângulos submandibular e submentoniano. Dividido em IA (entre os ventres anteriores dos músculos digástricos lateralmente, o osso hioide inferiormente e a mandíbula superiormente), e IB (entre os ventres anterior e posterior dos músculos digástricos, e superiormente delimitado pela mandíbula).

- Níveis II, III e IV, contendo os LNs da cadeia da veia jugular interna (VJI) e situados entre o feixe vasculonervoso (veia jugular interna, artéria carótida e nervo vago), e a borda posterior do Músculo Esternocleidomastoideo (MECM). São divididos em três terços, sendo o superior nomeado nível II (entre o músculo digástrico e a linha horizontal da borda inferior do osso hioide), o médio ou nível III (entre a linha horizontal da borda inferior do osso hioide e a linha horizontal da borda inferior da cartilagem cricoide), e o inferior ou nível IV (entre linha horizontal da borda inferior da cartilagem cricoide e a clavícula). O nível II é, ainda, dividido em IIA (anteriormente ao nervo acessório), e IIB (posteriormente ao nervo acessório).

- Nível V, correspondendo ao triângulo cervical posterior (delimitado inferiormente pela clavícula, medialmente pela borda posterior do MECM, e posteriormente pelo músculo trapézio). É dividido em VA (superiormente à linha horizontal da borda inferior da cartilagem cricoide), e VB (inferiormente à linha horizontal da borda inferior da cartilagem cricoide).

- Nível VI, contendo os LNs do compartimento central (delimitado pelo feixe vasculonervoso lateralmente, pelo osso hioideo superiormente, e pelo manúbrio esternal inferiormente).

- Nível VII, incluindo os LNs do mediastino superior (situado entre o manúbrio e a artéria inominada).

Entretanto, a contribuição mais relevante, além da mudança da terminologia, foi relacionar o padrão de disseminação tumoral para níveis específicos e não mais para cadeias linfonodais em particular.

Em manifestação oficial do Comitê para Cirurgia de Cabeça e Pescoço e Oncologia da *American Academy of Otolaryngology-Head and Neck Surgery* (AAO-HNS)[5], em 1991, foi endossado o sistema proposto por Shah et al.,[4] porém excluindo o nível VII, sendo este considerado grupo linfonodal que deveria ser referido pela região (mediastino superior), assim como outros grupos (LNs retrofaríngeos, por exemplo).

Em 1997, a *American Joint Committee on Cancer* (AJCC)[6] publicou classificação dos LNs cervicais que incluiu os sete níveis.

Em 2002, o Comitê para Cirurgia de Cabeça e Pescoço e Oncologia da AAO-HNS,[7] como parte da reclassificação dos EC, incluiu seis níveis e subdividiu os níveis I, II e V em IA-IB, IIA-IIB e VA-VB, respectivamente (Fig. 77.1). A atualização de 2008[8] definiu que os LNs localizados abaixo da fúrcula esternal até o nível da artéria inominada poderiam ser designados como nível VII ou mediastinais superiores.

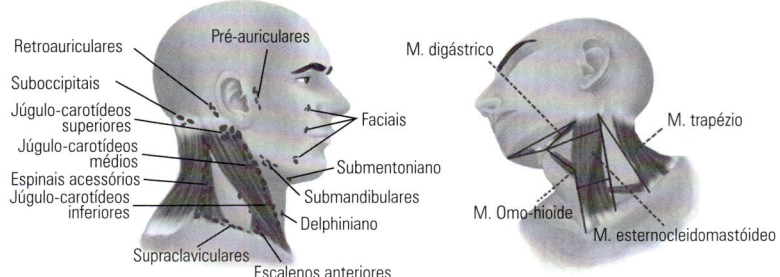

Fig. 77.1 – *Distribuição de linfonodos na região da cabeça e pescoço. Nível I: linfonodos submentonianos e submandibulares. Nível II: cadeia jugulocarotídea superior. Nível III: cadeia jugulocarotídea média. Nível IV: cadeia jugulocarotídea inferior. Nível V: triângulo posterior. Nível VI: compartimento anterior.*
Fonte: imagem cedida pelos autores: Prof. Dr. Leandro Luongo de Matos.

ESVAZIAMENTO CERVICAL: HISTÓRIA, CONCEITO E CLASSIFICAÇÃO

Jawdynski,[9] cirurgião polonês, foi o primeiro a descrever detalhadamente a dissecção cervical em bloco, em 1888, porém seu artigo não teve repercussão mundial.[10] Em 1905, George Washington Crile[11] publicou a descrição anatômica sistemática da dissecção cervical em bloco. Este mesmo autor publicou, em 1906, o artigo[12] que ficou mais conhecido e é considerado por muitos a abordagem original sobre o EC, mostrando resultados de 132 operações.

Crile acreditava ser a abordagem do pescoço a chave para conter a disseminação dos tumores de cabeça e pescoço e resumiu esta filosofia com o seguinte pensamento: "Câncer é uma doença primariamente local, portanto curável com sua excisão completa, durante um certo período de tempo". Os estudos de Hitchings citados por Crile em seu artigo,[11] em que 4.500 casos de pacientes com tumores de cabeça e pescoço foram analisados, constatando-se a incidência de menos de 1% de metástase à distância, foram determinantes para justificar essa crença. Ele considerava o chamado "colar de linfáticos do pescoço" como uma barreira extraordinária, e que toda porção dessa barreira seria acessível cirurgicamente.[12]

Na casuística apresentada pelo autor, além da realização de alguns procedimentos menos radicais para casos específicos, ganhou destaque a abordagem cirúrgica que consistia na ressecção em bloco dos linfáticos cervicais, incluindo tecido fibroadiposo e outras estruturas (MECM, VJI, glândula submandibular - GSM e músculo omo-hioideo), o que seria conhecido mais tarde como EC radical. No início, foram ressecções incompletas, e nos últimos 63 casos ele utilizou a seguinte conduta: ressecção em bloco nos casos de metástase clinicamente evidente, e ressecção apenas da drenagem linfática, poupando estruturas como o MECM, GSM e VJI, em casos sem metástase cervical. O seguimento de três anos mostrou que nove de 48 pacientes que não foram submetidos à ressecção em bloco estavam vivos, ao passo que nove dentre 12 pacientes submetidos a esse tipo de abordagem estavam vivos após o mesmo período, mostrando ser este tratamento quatro vezes mais efetivo, segundo o autor.

Em 1933, Blair e Brown[13] propuseram a ressecção rotineira do Nervo Espinal Acessório (NEA), com o intuito de abreviar o tempo cirúrgico e garantir a remoção completa dos LNs cervicais.

Hayes Martin,[14] em 1951, publicou sua experiência em 1.450 casos de EC. Neste artigo, além dos resultados, que foram baseados em 665 cirurgias de 599 pacientes, o autor faz extensa revisão histórica e anatômica, além de descrição minuciosa dos passos do EC, bem como sua classificação, cuidados pré e pós-operatórios, e complicações. Esse autor defendia a realização do EC radical nos casos de metástase cervical linfonodal, incluindo a ressecção dos LNs e vasos linfáticos do pescoço, além do MECM, músculo omo-hioideo, VJI, GSM e NEA.

A base anatômica utilizada para justificar esse tipo de abordagem, com o sacrifício dessas estruturas não linfáticas em bloco com o tecido fibroadiposo contendo os LNs e vasos linfáticos seria que, devido à sua proximidade, a preservação de algumas dessas estruturas levaria ao risco de ressecção incompleta das metástases e dos LNs sob risco. Este pensamento fica explícito com a seguinte frase do autor: "O esvaziamento cervical deveria incluir todas as estruturas anatômicas que podem ser sacrificadas, entre a face interna do platisma e a terceira camada da fáscia cervical profunda, desde a borda inferior da mandíbula até a clavícula, e desde a borda anterior do trapézio até a linha média do pescoço".

Os conceitos defendidos por este autor exerceram grande influência na prática dos cirurgiões até a segunda metade do século XX, quando algumas modificações técnicas começaram a ganhar aceitação.

A primeira abordagem sistemática original ao que se denomina EC funcional foi publicada por Osvaldo Suárez[15] em 1963. O conceito desse tipo de EC é a ressecção do tecido fibroadiposo, fáscias e LNs cervicais, preservando-se os músculos, grandes vasos e estruturas nobres do pescoço. Este autor notou, após diversos EC radicais por ele realizados, que em alguns casos a remoção não era suficiente, com o aparecimento de LNs metastáticos após a cirurgia e que, em outros, havia mutilação desnecessária e complicações. Foi desenvolvida, então, técnica de remoção completa dos LNs cervicais com a preservação de estruturas como o MECM, músculo omo-hioideo, GSM, VJI e NEA em alguns casos.

Segundo Suárez,[15] todos os LNs cervicais estão localizados nos espaços delimitados pelas fáscias musculares e aponeuroses vasculares e, apesar da proximidade, não existe relação direta destes com os músculos e vasos. A invasão direta a essas estruturas por um LN metastático só ocorreria após ruptura de sua cápsula.

Em 1967, Bocca e Pignataro,[16] publicaram artigo sobre uma técnica mais "conservadora" de esvaziamento cervical, descrevendo as bases anatômicas para embasar o que seria conhecido como EC funcional. Baseado nos trabalhos de Truffert[17] sobre as fáscias e espaços cervicais, foi proposto que a retirada das fáscias ao redor dos músculos e da aponeurose vascular, ao redor dos vasos, permitiria a remoção radical do espaço linfático do pescoço, em bloco, contendo todas as cadeias de LNs e poupando as estruturas vitais.

Esses autores consideravam crucial para a realização adequada desta técnica a remoção em bloco do sistema aponeurótico, contendo o tecido fibroadiposo e LNs. Além disso, propunham que as estruturas (vasos, nervos e músculos) que cruzavam esses espaços, sem qualquer relação com o sistema linfático, a não ser de proximidade, deveriam ser cuidadosamente dissecadas e preservadas. Esta nova técnica era usada também em casos de pacientes com metástase linfonodal, desde que esta fosse móvel, sem prejuízo aos princípios oncológicos, segundo os autores.

Os resultados clínicos deste grupo foram publicados em 1984 por Bocca *et al.*,[18] com a análise de 1.500 EC funcionais em 843 pacientes, dos quais 1.200 eram eletivos. No geral, o seguimento de cinco anos mostrou 91,9% dos pacientes livres de doença, sendo que as taxas de recidiva cervical foram 2,4% nos casos de EC eletivo e 30,4% nos casos de EC terapêutico. A comparação desta casuística com os casos de EC radical deste mesmo grupo mostrou melhores resultados em relação às taxas de recidiva cervical (8,1% *vs.* 24,9%).

Com esses resultados favoráveis, as vantagens desta técnica citadas pelos autores foram a possibilidade de manutenção da radicalidade oncológica do EC radical, sem mutilação e sequelas funcionais desnecessárias, além da possibilidade da indicação de EC bilaterais no mesmo ato cirúrgico, o que era proibitivo anteriormente pelas consequências da ligadura bilateral da VJI e sua repercussão neurológica. A prevenção de complicações como necrose de grandes vasos devido a infecção e efeitos da RDT, além da ampliação da indicação de EC eletivos, com melhora das taxas de cura, também foram destacadas.

Em 1978, um grupo de cirurgiões do MD Anderson Cancer Center (Houston-Texas), liderado por Jesse e Ballantyne,[19] em artigo de extrema relevância, compararam as eficácias do EC funcional, também chamado EC radical modificado, e do EC radical. Na casuística apresentada, o EC funcional alcançou, no mínimo, resultados semelhantes aos do EC radical, em relação às recidivas tumorais no leito cervical operado. Nesse artigo, foram descritos alguns tipos de abordagem e conceitos inovadores. Foi utilizado o esvaziamento regional, hoje conhecido como EC seletivo como tratamento para pacientes cN0 e até com metástase linfonodal (cN+), em determinados casos. Esse tipo de EC limita-se à retirada de algumas cadeias de LNs, baseado na probabilidade de metástase linfonodal segundo o sítio do tumor primário, mostrada em estudo de Lindberg.[20] Os autores[19] encontraram 20% de metástases cervicais em pacientes estadiados como cN0, após estudo anatomopatológico do espécime. Dessa forma, o EC eletivo para pacientes cN0 sob risco de metástase cervical subclínica (T3 e T4 do TNM), foi realizado com a finalidade de estadiamento, e terapêutico, sendo que em casos de metástase linfonodal comprovada na análise patológica (pN+) era indicada RDT como complementação.

Com o intuito de padronizar a terminologia, o Comitê para Cirurgia de Cabeça e Pescoço e Oncologia da *American Academy of Otolaryngology-Head and Neck Surgery* (AAO-HNS), manifestou-se oficialmente em 1991, através de artigo publicado por Robbins *et al.*[5]

Segundo as recomendações sugeridas, o EC radical seria o procedimento-padrão para a linfadenectomia cervical, sendo os outros tipos de EC variações deste. Quando ocorrer a preservação de uma ou mais estruturas não linfáticas, rotineiramente sacrificadas no EC radical (MECM, NEA e VJI), o termo usado é EC radical modificado. Quando houver ressecção de menor quantidade de níveis linfonodais que no EC radical, o termo usado é EC seletivo. Em caso de ressecção de níveis linfonodais ou estruturas não linfáticas adicionais, em relação ao EC radical, a denominação é EC radical estendido.

Com relação aos EC seletivos, foram definidos quatro tipos:

1. **EC supraomo-hioideo:** retirada dos níveis linfonodais I, II e III.
2. **EC posterolateral:** retirada dos LNs suboccipitais e retroauriculares, além dos níveis linfonodais II, III, IV e V.
3. **EC lateral:** retirada dos níveis linfonodais II, III e IV.
4. **EC do compartimento anterior:** retirada dos LNs do nível VI (pré e paratraqueais, peritireoidianos e pré-cricoideos).

Em atualização dessa classificação, publicada em 2002,[7] a principal mudança foi em relação ao EC seletivo, com a recomendação de especificar os níveis e subníveis linfonodais retirados e não mais seu subtipo. Essa recomendação foi ratificada na atualização de 2008.[8]

COMPLICAÇÕES

A região cervical é trajeto de diversos nervos, vasos e músculos importantes para funções locais e de órgãos distantes. As complicações do esvaziamento cervical estão relacionadas a lesões dessas estruturas, tais como:

- **Nervo espinal acessório:** manipulado durante a dissecção dos níveis II e V. Inerva os músculos trapézio e esternocleidomastoideo, e sua lesão causa uma disfunção no movimento de elevação do membro superior acima do nível do ombro, além de escápula alada, o que pode causar dor crônica. Complicações comumente conhecidas por "ombro caído" ou a "síndrome do ombro doloroso".
- **Nervo mandibular marginal:** sua lesão pode ocorrer mais comumente por ocasião da elevação do retalho cutâneo superior ou durante a dissecção do nível I, podendo causar disfunção dos músculos depressores do lábio inferior.
- **Nervo hipoglosso:** trata-se de um nervo essencialmente motor. Emerge do crânio pelo canal do hipoglosso, cruza a bifurcação da carotídea no nível II,

e se relaciona com a polia do músculo digástrico no nível I. Dirige-se aos músculos intrínsecos e extrínsecos da língua, estando, portanto, relacionado com a motricidade da mesma. Sua lesão causa uma disfunção motora, determinando um desvio da língua à protrusão para o lado ipsilateral à lesão.

- **Nervo lingual:** também é manipulado no nível I e está relacionado à função da língua, concedendo a sensibilidade geral aos seus dois terços anteriores. Sua lesão determina anestesia ipsilateral à lesão do nervo.
- **Nervo vago:** emerge do crânio pelo forame jugular, percorre o pescoço e o tórax, terminando no abdome. No trajeto cervical dá origem a seu principal ramo, o nervo laríngeo inferior. Está envolvido pela bainha carotídea em íntimo contato com a VJI e a artéria carótida. Sua lesão causa paralisia da prega vocal ipsilateral.
- **Nervo frênico:** formado por fibras motoras que derivam de C3, C4 e C5. Segue caudalmente, anteriormente ao músculo escaleno anterior, segue junto ao pericárdio, para se distribuir no diafragma. Sua lesão pode alterar a mecânica da ventilação.
- **Síndrome de Claude-Bernard-Horner ou paresia óculo-simpática:** consiste em blefaroptose, enoftalmo e miose. É causada por lesão do plexo simpático cervical, estrutura localizada posterior e profundamente à bainha carotídea e que pode ser lesada durante o EC radical.
- **Edema facial:** ocorre comumente, como consequência do comprometimento do retorno venoso após EC radical bilateral, podendo raramente ser maciço e acompanhado de edema cerebral e até óbito. A preservação de ao menos uma VJI é mandatória para evitar tal complicação.
- **Acidente vascular isquêmico:** decorre de lesão ou ligadura da artéria carótida, bem como do desprendimento de êmbolos intraluminais por manipulação deste vaso durante o EC. Em teoria, o polígono de Willis impede que ocorra isquemia do sistema nervoso central nestas situações, porém este não é funcional em todos os pacientes.
- **Fístula linfática:** consequência da lesão não identificada de pequenos vasos linfáticos posteriores ao feixe vasculonervoso ou até mesmo do ducto torácico na dissecção do nível IV à esquerda. A manobra de compressão abdominal na ausência de ventilação mecânica ao final do EC auxilia na sua identificação e adequada correção cirúrgica.

BIBLIOGRAFIA

1. Ferlito A, Rinaldo A, Robbins KT, et al. Changing concepts in the surgical management of the cervical node metastasis. Oral Oncol. 2003;39(5):429-35.
2. Myers EN, Fagan JJ. Treatment of the N+ neck in squamous cell carcinoma of the upper aerodigestive tract. Otolaryngol Clin North Am. 1998;31(4):671-86.
3. Kim EY, Eisele DW, Goldberg AN. Neck Dissections in the United States from 2000 to 2006: Volume, Indications, and Regionalization. Head Neck. 2011; 33(6): 768-73.

4. Shah JP, Strong E, Spiro RH, Vikram B. Surgical grand rounds. Neck dissection: current status and future possibilities. Clin Bull. 1981;11(1):25-33.
5. Robbins KT, Medina JE, Wolfe GT, et al. Standardizing neck dissection terminology. Official report of the Academy's Committee for Head and Neck Surgery and Oncology. Arch Otolaryngol Head Neck Surg. 1991;117(6):601-5.
6. AJCC. American Joint Committee on Cancer. Cancer staging manual. 5th ed. Filadélfia: Lippincott-Raven; 1997.
7. Robbins KT, Clayman G, Levine PA, et al. Neck dissection classification update: revisions proposed by the American Head and Neck Society and the American Academy of Otolaryngology-Head and Neck Surgery. Arch Otolaryngol Head Neck Surg. 2002; 128(7):751-8.
8. Robbins KT, Shaha AR, Medina JE, et al. Consensus statement on the classification and terminology of neck dissection. Arch Otolaryngol Head Neck Surg. 2008;134(5):536-8.
9. Jawdysnki F. Przypadek raka pierwotnego syzi. T.z. raka skrzelowego volkmann'a. Wyciecie nowotworu wraz z rezekcyja tetnicy szjowej wspolnej i zyly szyjowej. Wyzdrowieneie Gaz Lek. 1888;28:530-5.
10. Towpik E. Centennial of the first description of the en bloc neck dissection. Plast Reconstr Surg. 1990;85(3):468-70.
11. Crile GW. On the surgical treatment of cancer of the head and neck. With a summary of one hundred and twenty-one operations performed upon one hundred and five patients. Trans South Surg Gynecol Assoc. 1905;18:108-27.
12. Crile G. Landmark article Dec 1, 1906: Excision of cancer of the head and neck. With special reference to the plan of dissection based on one hundred and thirty-two operations. By George Crile. JAMA. 1987;258(22):3286-93.
13. Blair VP, Brown JB. The treatment of cancerous or potentially cancerous cervical lymph-nodes. Ann Surg. 1933;98(4):650-61.
14. Martin H, Del Valle B, Ehrlich H, Cahan WG. Neck dissection. Cancer. 1951;4(3):441-99.
15. Suárez O. El problema de las metastasis linfaticas y ale- jadas del cancer de laringe e hipofaringe. Rev Otorrinolaryngol. 1963;23(2):83-99.
16. Bocca E, Pignataro O. A conservation technique in radical neck dissection. Ann Otol Rhinol Laryngol. 1967;76(5):975-87.
17. Truffert P. Lês aponévroses: les loges. In: Truffert P. Le cou. Paris: L. Arnette; 1922.
18. Bocca E, Pignataro O, Oldini C, Cappa C. Functional neck dissection: an evaluation and review of 843 cases. Laryngoscope. 1984;94(7):942-5.
19. Jesse RH, Ballantyne AJ, Larson D. Radical or modified neck dissection: a therapeutic dilemma. Am J Surg. 1978;136(4):516-9.
20. Lindberg R. Distribution of cervical lymph node metastases from squamous cell carcinoma of the upper respiratory and digestive tracts. Cancer. 1972;29(6):1446-9.

Capítulo 78

Doenças das Glândulas Paratireoides

Jonathan Györfy Ghetler
Vergilius José Furtado de Araújo Neto
Sérgio Samir Arap
Fábio Luiz de Menezes Montenegro

■ INTRODUÇÃO

As paratireoides são glândulas endócrinas que produzem o paratormônio, principal responsável pela regulação dos níveis séricos de cálcio.

■ EMBRIOLOGIA

Formação a partir das 3ª e 4ª bolsas branquiais.

- Superiores provenientes da 4ª bolsa
- Inferiores provenientes da 3ª bolsa

■ ANATOMIA

- Grande variação anatômica
- Usualmente (70% a 80% dos casos)
  - Ao lado da glândula tireoide
  - Duas superiores e duas inferiores
- Variação anatômica
  - Supranumerárias (15%)
  - Ectópicas (Fig. 78.1)[1]

■ Aplicação prática

- Paratireoides superiores costumam ter aspecto mais posterior e lateral ao nervo laríngeo inferior (Fig. 78.2).
- Paratireoides inferiores costumam ter aspecto mais anterior e medial ao nervo laríngeo inferior (Fig. 78.2).
- Grande variabilidade anatômica torna necessário o uso de exames localizatórios quando há planejamento cirúrgico.

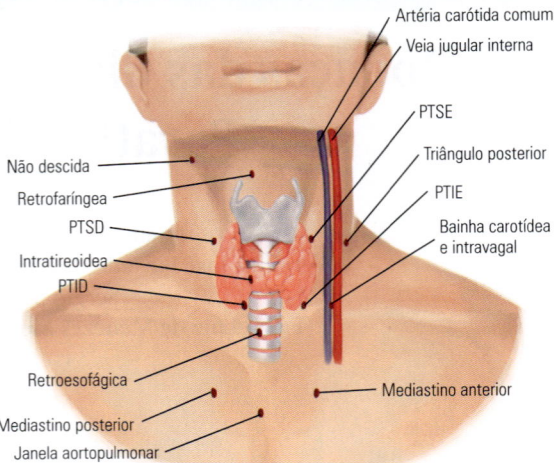

Fig. 78.1 – *Possíveis localizações anatômicas da paratireoide. PTSD – paratireoide superior direita; PTID – paratireoide inferior direita; PTSE – paratireoide superior esquerda; PTIE – paratireoide inferior esquerda.*

Fonte: Brandão, Lenine Garcia. Cirurgia de Cabeça e Pescoço – Fundamentos para a graduação médica /Lenine Garcia Brandão, Marília D´Elboux Guimaraes Brescia – São Paulo: SARVIER, 2010. Cap 14. Doenças das Glândulas Paratireoides (Autor: Fábio Luiz de Menezes Montenegro).

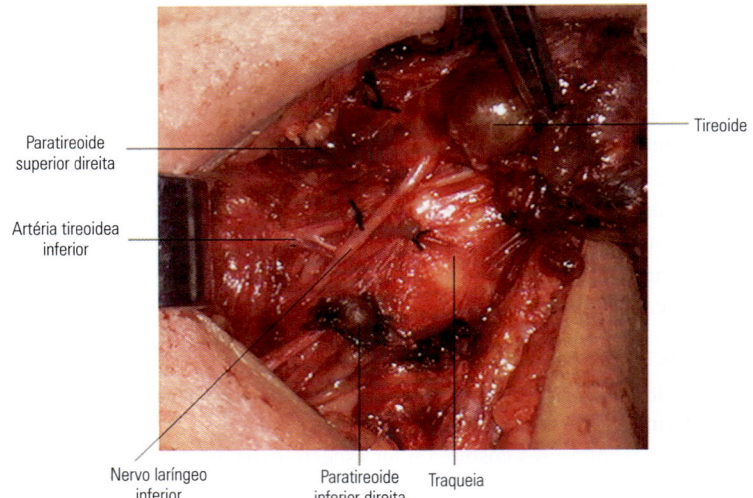

Fig. 78.2 – *Relação anatômica das paratireoides com o nervo laríngeo inferior.*
Fonte: cortesia do Dr. Paulo Vitor Sola Gimenes.

■) Fisiologia

As paratireoides são estimuladas por hipocalcemia. Desta forma, a queda do cálcio resulta em aumento da secreção de PTH. A elevação da calcemia determina diminuição da secreção de PTH conforme esquema a seguir.

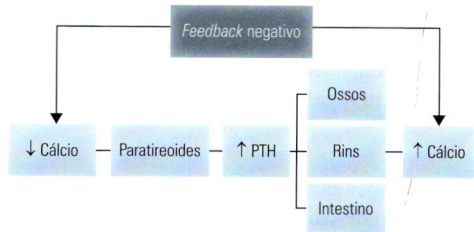

Principais órgãos de atuação do PTH

Ação direta	Ação direta	Ação indireta
Ossos: Aumento da reabsorção óssea*	Rins: • Estímulo da 1α-hidroxilase que converte 25-hidroxi-vitamina D em calcitriol • Promove reabsorção de cálcio • Aumenta a excreção de fósforo e bicarbonato	Intestino Por influência do calcitriol, aumento da absorção de cálcio na luz intestinal

* **Obs.:** O osteoblasto apresenta receptor de PTH. O osteoclasto não. O osteoblasto estimulado produz o RANKL, e esse se liga ao RANK do precursor do osteoclasto e haverá a diferenciação. Assim, o PTH estimula indiretamente a produção de osteoclastos. O PTH não inibe os osteoclastos.

Fonte: arquivo pessoal de Vergilius José Furtado de Araújo Neto.

● HIPOPARATIREOIDISMO

■) Etiologia

Embora o hipoparatireoidismo possa ocorrer por agenesia das paratireoides ou por poliadenopatias autoimunes, a causa mais comum na prática clínica é a destruição ou a retirada inadvertida das paratireoides durante uma tireoidectomia.

■) Quadro clínico e diagnóstico

A falta ou redução do PTH na circulação será seguida de redução progressiva da calcemia, por perda dos mecanismos de compensação ativados pelo PTH. A queda da calcemia é progressiva e raramente apresenta-se clinicamente nas primeiras horas após a operação. A manifestação sintomática, caracterizada por parestesias nas extremidades e perioral pode evoluir para contratura tetânica. Às vezes, o paciente refere um mal-estar não bem-definido, náuseas ou confusão, podendo evoluir para laringoespasmo e convulsões. Dois sinais clínicos são práticos e empregados corriqueiramente. O sinal de Chvostek é pesquisado pela percussão leve do tronco do nervo facial, na região pré-auricular. As contraturas do lábio e da face ipsilateralmente podem estar presentes em cerca de 10% das pessoas normais e sem hipocalcemia. Entretanto, após uma tireoidectomia ou paratireoidectomia, a obtenção ou acentuação dessa contratura numa pesquisa sem o efeito antes da operação é sugestiva de redução da calcemia.

Outro indício é o sinal de Trousseau. Ele é pesquisado com o auxílio do esfigmomanômetro. Após a insuflação do manguito, se houver a contratura espástica em adução dos dedos (mão de parteira) e flexão do antebraço, diz-se que o sinal é positivo e há hipocalcemia.

■) Tratamento

Na fase aguda, a hipocalcemia poderá ser tratada com a infusão de gluconato de cálcio ou cloreto de cálcio de uma a duas ampolas diluídas em soro glicosado ou fisiológico, administrado em alguns minutos. Após a reversão da fase aguda, inicia-se a reposição oral de cálcio (1 a 4 g/dia) e calcitriol (duas a quatro cápsulas ao dia), com controle laboratorial periódico.

● HIPERPARATIREOIDISMO PRIMÁRIO

■) Etiologia

O hiperparatireoidismo primário é decorrente, na maioria das vezes, de uma neoplasia benigna (adenoma) uniglandular (85% a 90%), ou seja, apenas uma das paratireoides aumenta e torna-se autônoma (as células não respondem à variação da calcemia de forma adequada). Há altos níveis de PTH sérico, resultando, em última análise, a aumento da calcemia. Existem situações mais raras, em que a causa do hiperparatireoidismo primário é multiglandular, como no caso de adenomas duplos (5% a 10%), e hiperplasia multiglandular (esporádica ou familiares, como em casos de Neoplasia Endócrina Múltipla tipo 1 ou Hiperparatireoidismo Neonatal Severo). O carcinoma de paratireoide é uma situação muito rara, que deve ser suspeitada em pacientes com níveis anormalmente elevados de cálcio e PTH, especialmente quando há massa palpável suspeita no pescoço ao exame físico, ou achados intraoperatórios de muita aderência, fibrose ou invasão de estruturas próximas à glândula.

■) Quadro clínico

A manifestação clínica final do hiperparatireoidismo primário decorre dos efeitos excessivos do PTH e de hipercalcemia por ele causada. Com poucas exceções, todos esses pacientes apresentarão níveis séricos de cálcio e PTH concomitantemente elevados. Essa alteração bioquímica em indivíduo histórico prévio de causas secundárias e sem hipocalciúria estabelece o diagnóstico de hiperparatireoidismo primário, independentemente da sintomatologia e do resultado de exames de imagem. Enfatize-se que os exames de imagem não fazem parte do diagnóstico, mas são adjuvantes no planejamento da operação, quando se definiu a terapêutica para o indivíduo.

■) Investigação diagnóstica

Em países desenvolvidos, mais de 80% dos casos são denominados assintomáticos e a doença foi detectada após a descoberta de hipercalcemia em amostras de sangue analisadas por outros motivos e especialmente em pacientes em investigação da saúde óssea, nos dias atuais. Entretanto, pacientes podem ser diagnosticados por conta dos sintomas decorrentes dos elevados níveis de PTH e cálcio, como dor óssea, osteopenia, osteoporose, fraqueza muscular, astenia, confusão mental, alteração de memória, cálculos renais, poliúria, nictúria, polidipsia, obstipação, pancreatite ou calcificação pancreática.

A partir do momento em que é estabelecido o diagnóstico, exames complementares são necessários para avaliação da doença e planejamento terapêutico. Uma vez que a maior parte dos pacientes é aparentemente assintomática ou oligossintomática, para o diagnóstico é necessário avaliar o grau de acometimento dos órgãos que podem ser afetados pela doença, chamados aqui de órgãos-alvo.

Além disso, a probabilidade de doença uniglandular ser alta no hiperparatireoidismo primário esporádico, exames de imagem para localizar a provável paratireoide acometida são recomendados, de forma a se planejar uma ressecção cirúrgica focalizada, sem necessidade de exploração cervical extensa, o que acarretaria maior morbidade ao paciente. Adicione-se a isso a possiblidade de variações anatômicas, com glândulas ectópicas. Apesar de posições ectópicas em locais não acessíveis pelo pescoço por um cirurgião experiente serem menos comuns, a informação da ectopia no pré-operatório contribuirá para adequado planejamento e menor morbidade do procedimento.

Tabela 78.1
Exames complementares em hiperparatireoidismo primário esporádico.

Exames para avaliação de órgão-alvo	*Exames localizatórios*
• Dosagem sérica de ureia e creatinina • Dosagem de níveis de cálcio e creatinina em amostra de urina de 24h • Dosagem sérica de fosfatase alcalina ou interligadores terminais do colágeno (CTx) • Ultrassonografia ou tomografia computadorizada de abdome, para avaliação de pâncreas, rins e vias urinárias • Densitometria óssea • Cintilografia óssea ou raio X de ossos longos (em casos selecionados)	• Ultrassonografia do pescoço (especialmente para informar se existe doença da glândula tireoide concomitante de interesse cirúrgico) • Cintilografia de paratireoides (MIBI) planar ou MIBI-SPECT ou MIBI-SPECT CT Tomografia computadorizada ou Ressonância Nuclear Magnética do pescoço (em casos selecionados)

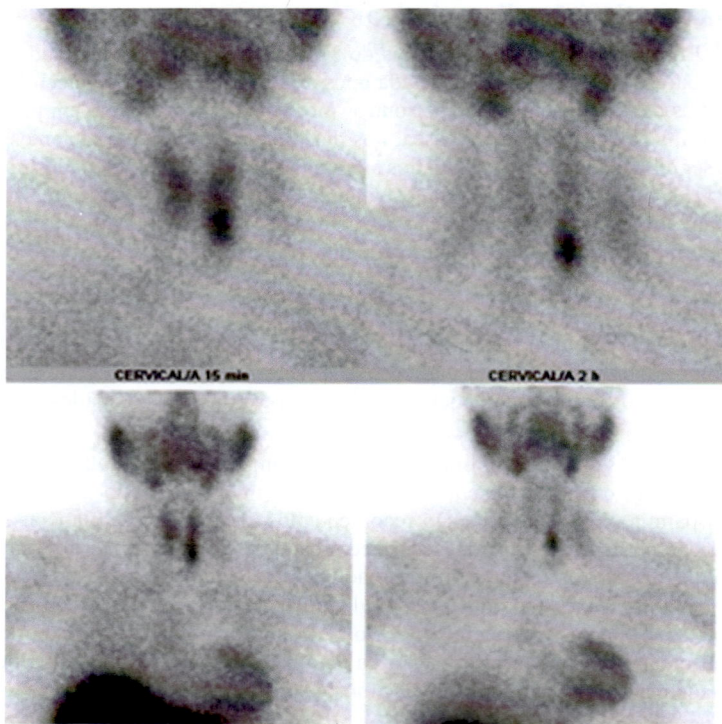

Fig. 78.3 – *Exemplo de cintilografia de paratireoides com MIBI: na imagem de 15 minutos (esquerda acima) já se observa hipercaptação em quadrante inferior esquerdo do compartimento cervical anterior. Na imagem de duas horas (acima, à direita), há persistência da captação do radiofármaco, sugestivo de paratireoide hiperfuncionante nessa topografia. Nas imagens inferiores, que permitem visualização do mediastino, não há evidência de nenhuma captação anômala.*
Fonte: arquivo pessoal do autor Dr. Vergilius José Furtado de Araújo Neto.

▌▶ Tratamento

O único tratamento definitivo atualmente existente para o hiperparatireoidismo primário é a ressecção cirúrgica da(s) glândula(s) acometida(s). Como muitos pacientes apresentam-se assintomáticos ou oligossintomáticos ao diagnóstico, é necessário ponderar a necessidade de intervenção cirúrgica imediata a cada caso, pois sabe-se que alguns pacientes assintomáticos não apresentarão complicações da doença e podem ser acompanhados periodicamente. Caso o paciente manifeste o desejo de não ser submetido à cirurgia, pode-se, em alguns casos, optar-se por observação clínica. O uso de medicamentos como bisfosfonatos ou cinacalcet são questionáveis e mais adequados em pacientes com indicação de operação, mas que tenham qualquer impedimento clínico para o procedimento. A seguir estão enumeradas as situações em que **não se deve** observar um paciente com o diagnóstico de hiperparatireoidismo primário esporádico assintomático, na interpretação da recomendação do último consenso, pelos presentes autores. Atentar para o fato de que estes não são critérios para indicar a cirurgia (uma vez que o único tratamento definitivo para a doença ainda é cirúrgico), mas sim critérios que, se presentes, **não permitem a conduta expectante:**

- Presença de cálculos renais ou sinais de nefrocalcinose.
- Osteoporose ou perda óssea significativa.
- Idade inferior a 50 anos.
- Depuração de creatinina abaixo de 60 mL/min.
- Cálcio total sérico acima de 1 mg/dL do limite superior do método.
- Suspeita de carcinoma.

A partir do momento em que se opta por tratamento cirúrgico, os exames localizatórios são de grande valia para planejamento cirúrgico. O objetivo é a realização de uma abordagem **focalizada**, ou seja, ressecção da glândula doente, com o mínimo de manipulação cirúrgica necessária do pescoço, de forma a evitar morbidade associada à cirurgia, como hematoma cervical, lesão da glândula tireoide, lesão das outras paratireoides ou lesão do nervo laríngeo inferior.

Alguns recursos intraoperatórios podem ser utilizados para garantir que a glândula acometida foi ressecada. Tendo em vista que o PTH é um hormônio de meia-vida muito curta na circulação (3 a 5 minutos), a dosagem do PTH após a ressecção da glândula com maior suspeita de acometimento é de grande valia. Se houver queda maior que 50% entre o maior valor aferido antes da ressecção da glândula e o menor após 10 minutos da retirada, considera-se que o tratamento cirúrgico está completo. Além disso, pode-se valer da congelação intraoperatória, não para definir o diagnóstico histológico, mas para confirmação de que a estrutura ressecada realmente corresponde à glândula paratireoide e não a um linfonodo ou nódulo de tireoide. O uso desses recursos não é obrigatório e depende da disponibilidade e dos resultados em cada instituição.

Após a ressecção cirúrgica, o paciente deve permanecer internado para avaliação de possíveis complicações ou consequências cirúrgicas. As principais são:

- Hematoma cervical, apesar de incomum.
- Hipocalcemia por hipoparatireoidismo em operações mais extensas ou por fome óssea em pacientes com doença óssea mais importante, mesmo em operações focalizadas.
- Disfonia (por lesão do nervo laríngeo inferior).
- Prejuízo da função renal, especialmente se a reserva de função renal for baixa no pré-operatório.

HIPERPARATIREOIDISMO SECUNDÁRIO E TERCIÁRIO

Etiologia

O hiperparatireoidismo secundário corresponde ao aumento da secreção do PTH determinado por algum fator de desequilíbrio do metabolismo mineral, que estimula a paratireoide.

A causa mais comum de hiperparatireoidismo secundário de interesse cirúrgico é a doença renal crônica, principalmente no estágio V de diálise. Outras causas: deficiência de cálcio e vitamina D, por baixa ingesta alimentar ou defeito de absorção, uso de medicamentos como lítio ou reposição de fósforo na osteomalacia hipofosfatêmica. Os comentários subsequentes valem para essa forma de hiperparatireoidismo secundário (sHPT). O estímulo às paratireoides inicia-se nos estágios iniciais de perda de função glomerular, apresentando aumento dos níveis de PTH, mesmo antes de necessitarem de terapia dialítica. Consiste de um mecanismo compensatório para tentar manter o metabolismo do fósforo e ósseo normalizado.

O estímulo crônico poderá levar à autonomia das paratireoides, mesmo que se busque equilibrar o desajuste prévio de cálcio, fósforo e vitamina D não haverá queda dos níveis de PTH. O PTH em excesso levará ao desajuste de fósforo no doente dialítico.

Em pacientes com doença renal crônica, a sobrecarga de fósforo determina estímulo às paratireoides, ainda antes de haver hiperfosfatemia, havendo produção renal reduzida de 1,25-di-hidroxicolecalciferol (1,25[OH]2D3), pela elevação dos níveis de FGF-23. As glândulas paratireoides são estimuladas (**hiperparatireoidismo secundário-sHPT**) e podem ficar de tamanho aumentado, se tornando autônomas (**hiperparatireoidismo terciário-tHPT**). A doença óssea vista nesses pacientes é chamada de osteodistrofia renal. Sabe-se que o problema não se restringe a complicações ósseas e hoje denomina-se Distúrbio Mineral e Ósseo da Doença Renal Crônica (DMO-DRC). A hiperplasia de paratireoides em pacientes urêmicos pode resultar em níveis de PTH extremamente elevados (superiores a 1.000 pg/mL) que são associados com calcificação vascular urêmica, complicações cardiovasculares e aumento do risco de mortalidade. São doentes com fósforo elevado, apesar da dieta e dos medicamentos. Como mencionado, o HPT de doentes em diálise tende a melhorar após o transplante renal. No entanto, em casos mais avançados, há persistência e observa-se a hipercalcemia, com fósforo normal ou baixo, e PTH elevado. Na persistência de níveis elevados de PTH com melhora da depuração de creatinina do paciente (normalmente após o transplante renal), acredita-se que a paratireoide está autônoma, caracterizando o **hiperparatireoidismo terciário-tHPT**. Existem outras formas de autonomização, mas no presente texto o tHPT refere-se aos transplantados renais. O tHPT pode até colocar em risco o enxerto renal em longo prazo (por cálculo ou nefrocalcinose).

■) Tratamento clínico do sHPT e tHPT

Procura-se inicialmente o tratamento clínico, para tentar frear a progressão do sHPT. Os nefrologistas iniciam com controle dietético da ingestão de fósforo (embutidos, peixes, feijão, refrigerantes etc.), que nem sempre é efetivo. Na falha deste são iniciados medicamentos quelantes do fósforo, ingeridos com a alimentação. Esses compostos se ligam ao fósforo na luz intestinal e evitam a sua absorção. O mais comumente indicado é o sevelamer. Pode-se tentar inibir a produção de PTH pelo uso de compostos ativos da vitamina D, como o calcitriol. Em alguns pacientes esse tratamento propicia controle adequado do sHPT, mas em outros não é possível, pois o fósforo já é elevado ou eleva-se rapidamente após o uso do calcitriol, que aumenta a absorção intestinal do ânion. O agonista alostérico do receptor cálcio (cinacalcete) representou um recurso importante para o controle do HPT em doentes renais. Existem outros calcimiméticos com resultados promissores. O maior problema para seu uso são efeitos colaterais (náusea e hipocalcemia) e o custo ao sistema de saúde.

■) Tratamento cirúrgico do sHPT e tHPT

Compreende-se o doente renal crônico em estágio V com indicação de paratireoidectomia. Uma vez caracterizada a impossibilidade de tratamento clínico, há necessidade de diminuir o excesso de atividade da paratireoide por métodos invasivos. É importante o cirurgião definir quando há indicação de paratireoidectomia no sHPT e no tHPT (Tabela 78.2). Existem situações em que o paciente com dores ósseas não apresenta o HPT secundário como causa

Tabela 78.2
Indicações de paratireoidectomia no sHPT e tHPT.

Indicações de paratireoidectomia em pacientes dialíticos.	
Níveis de PTH persistentemente elevados acima de 500 pg/mL e um ou mais dos sintomas abaixo: • Hipercalcemia e/ou hiperfosfatemia refratárias ao tratamento clinico • Hipercalcemia e/ou hiperfosfatemia durante pulsoterapia com calcitriol, não responsiva a quelante de fósforo • Calcificações extraósseas ou calcifilaxia • Doença óssea progressiva ou debilitante • Presença de glândulas paratireoides volumosas à ultrassonografia (vol > 1.0 cm^3)	
Indicações de paratireoidectomia após transplante renal bem-sucedido	
Após um ano do transplante renal	HPT persistente com hipercalcemia
Antes de um ano após o transplante renal	HPT com hipercalcemia grave (Ca > 14 mg/dL)
Hipercalcemia associada a perda progressiva e inexplicada da função do enxerto	

Fonte: adaptada de Sampaio E, Moyses RMA e Lucca e Conti-Freitas.

(doença óssea adinâmica, intoxicação por alumínio e osteomalácia por exemplo). A realização da paratireoidectomia nessa situação deve piorar o quadro ósseo do paciente.

A paratireoidectomia pode reduzir significativamente os níveis de fosfato e PTH. Em cuidado multidisciplinar e com equipes experientes pode ser considerado tratamento efetivo e seguro, realizado em portadores de HPT secundário refratário. A paratireoidectomia é indicada para 1% a 30% dos pacientes com até dez anos de hemodiálise, e em cerca de 36% a 40% dos pacientes com mais de dez anos de tratamento dialítico. Para os transplantados renais, a paratireoidectomia é realizada entre 0,6% e 32% dos casos.

A Sociedade Brasileira de Nefrologia indica paratireoidectomia quando o nível sérico de PTH encontra-se persistentemente acima de 800 pg/mL, acompanhado de hipercalcemia e/ou hiperfosfatemia refratárias ao tratamento clínico, presença de glândulas maiores que 1,0 cm^3 ao ultrassom, calcificações extraósseas ou arteriolopatia urêmica calcificante e doença óssea avançada, progressiva e debilitante que não responde ao tratamento clínico. A paratireoidectomia também é indicada na persistência do HPT secundário um ano após transplante renal bem-sucedido (conhecido também como HPT terciário), associado com hipercalcemia persistente.

Apesar de a doença ser multiglandular e a exploração bilateral das paratireoides estar a princípio recomendada, utilizam-se também exames de localização. A ultrassonografia é útil para informar sobre nódulos de tireoide ou sugerir glândulas paratireoides intratireoideas. A cintilografia pode sugerir glândula ectópica. Essas informações podem tornar a operação mais efetiva, considerando que esses pacientes têm intrinsicamente maior risco clínico operatório.

Existem, basicamente, três opções técnicas: PTx total; PTx subtotal e PTx total seguida de autoenxerto heterotópico de tecido paratireoideo. Para a autoenxertia, após remoção das paratireoides, uma das glândulas é escolhida e fragmentada. Os fragmentos são enxertados em tecido subfacial, em lojas musculares. O local de implante varia, com preferência pelo músculo braquiorradial do membro superior não dominante ou região pré-esternal. O enxerto passa a funcionar 10 a 30 dias depois da implantação. Após 60 dias a maioria dos pacientes apresenta nível detectável de PTH.

A paratireoidectomia é um procedimento eficiente no tratamento do HPT secundário não responsivo ao tratamento clínico. A paratireoidectomia total com autoimplante e a paratireoidectomia subtotal são as estratégias mais utilizadas atualmente. Apesar da tendência à escolha da primeira, não há consenso sobre a melhor técnica. A escolha cabe ao cirurgião, baseado em sua experiência e habilidade. Não existem dados inquestionáveis que permitam estabelecer critérios laboratoriais claros de sucesso da operação até o momento. Isso impede a determinação de qual técnica é melhor, se é que existe uma diferença real.

BIBLIOGRAFIA

1. Montenegro FL. Doenças das Glândulas Paratireoides. In: Brandao LG, Brescia MD. Cirurgia de cabeça e pescoço -fundamentos para a graduação médica. São Paulo: Sarvier; 2010.
2. Filho VJ, Cernea CR, Brandão LG. Manual do residente de cirurgia de cabeça e pescoço. 2 ed. Barueri (SP): Manole; 2013.
3. Magnabosco FF, Tavares MR, Montenegro FL. Tratamento cirúrgico do hiperparatireoidismo secundário: revisão sistematizada da literatura. Arq Bras Endocrinol Metab. 2014;58(5):562-71.
4. Sampaio EA, Moysés RM. Paratireoidectomia na DRC. J Bras Nefrol. 2011;33(Suppl 1):31-4.
5. Santos RO, Ohe MN, Carvalho AB, et al. Total parathyroidectomy with presternal intramuscular autotransplantation in renal patients: a prospective study of 66 patients. J Osteoporos. 2012;2012:631243.

Seção 7

Cirurgia Vascular

Coordenador: Thabata Carlesso Pimenta

Capítulo 79

Varizes dos Membros Inferiores

Manuella Missawa de Oliveira
Marta Osório de Moraes
Bruno Oliveira Cardelino

■ INTRODUÇÃO

- As varizes de membros inferiores são definidas como veias superficiais alongadas, dilatadas e tortuosas, permanentemente, por alterações em suas paredes e disfunções valvares, levando ao refluxo.[1]
- Manifestam-se sintomas nos membros inferiores, como dor, edema, fadiga, queimação, peso, além de sinais mais evidentes, como dermatite e até lesões tróficas, levando à diminuição da qualidade de vida (Qol) e afetando a saúde física e mental do paciente.[2]
- Maior incidência em pessoas de sexo feminino, raça branca ocidental, obesos, em período gestacional e em profissionais que trabalham longos períodos em posição ortostática ou fazem grandes esforços físicos.[3]
- A prevalência de insuficiência venosa crônica (IVC) na população aumenta com a idade. Na Europa, de 5% a 15% dos adultos entre 30 e 70 anos de idade apresentam essa doença, e 1% deles apresenta úlcera varicosa. Nos Estados Unidos, em torno de sete milhões de pessoas têm insuficiência venosa crônica, que é responsável por 70% a 90% de todas as úlceras de membro inferior.[4,5]
- No Brasil, um estudo epidemiológico sobre alterações venosas de membros inferiores realizado em Botucatu/SP estimou uma prevalência de 35,5% de pessoas com varizes e de 1,5% com as formas graves de IVC com úlcera aberta ou cicatrizada.[6]

■ ETIOLOGIA E FISIOPATOLOGIA

O pilar principal da IVC é a hipertensão venosa causada pelo retorno venoso prejudicado, seja por incompetência valvar de veias axiais superficiais, axiais profundas ou perfurantes, seja por obstrução venosa, bem como pela combinação desses dois fatores.[7] A falha da bomba muscular, força exercida pelos músculos da panturrilha sobre a parede das veias, também interfere na fisiopatologia venosa.

Para definir a causa desta doença é importante saber sua anatomia. O sistema venoso dos membros inferiores consiste em dois sistemas: no sistema superficial, cujas veias estão localizadas sob a pele e seus troncos principais, a safena magna e a safena parva passam por túneis subfasciais; e no sistema profundo, as veias seguem o mesmo trajeto das artérias, ou seja, abaixo da fáscia profunda da perna e da coxa. Normalmente, são duas veias para cada artéria abaixo do tronco tibiofibular. Os dois sistemas comunicam-se pelas veias perfurantes, que atravessam a fáscia profunda da perna e da coxa. As principais veias perfurantes são as de Dodd, Boyd e Cockett. Temos, ainda, as veias comunicantes tributárias que unem veias do mesmo sistema, portanto, não atravessam a fáscia.[8]

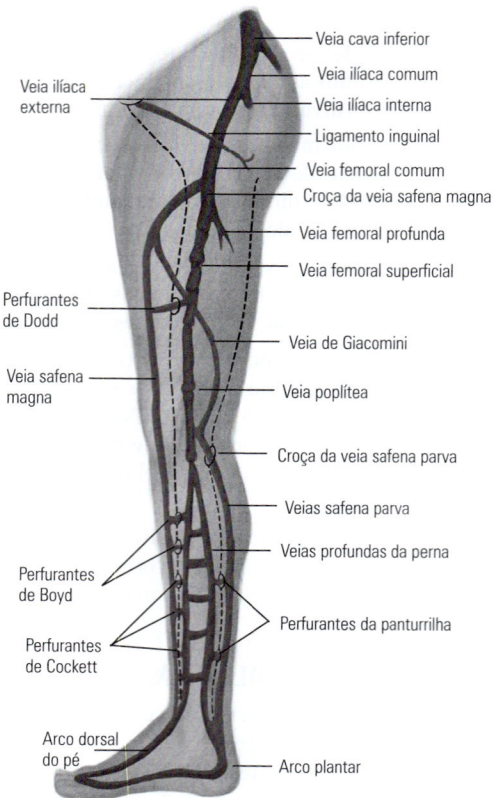

Fig. 79.1 – *Anatomia do sistema venoso do membro inferior.*

A incompetência valvar do sistema venoso superficial causa fluxo sanguíneo retrógrado com aumento da pressão hidrostática, dilatando as veias, que, em longo prazo, mantêm-se permanentemente alteradas. Já a disfunção valvar do sistema venoso profundo, normalmente, decorre como sequela de evento trombótico venoso desse sistema, causando aumento da pressão venosa e enchimento rápido de veias. Caso haja insuficiência das perfurantes, podemos ter repercussão no sistema superficial.[7]

As varizes podem ser de origem primária, ou seja, que não tem etiologia definida, ou secundária. Estas últimas são decorrentes de má formação ou agenesia de veias profundas, fístulas arteriovenosas congênitas ou adquiridas ou por TVP.[7]

DIAGNÓSTICO

Histórico

As manifestações de doença sintomática de insuficiência venosa estão mais relacionadas àquelas que apresentam telangiectasia, veias reticulares e varizes.

A dor é o sintoma mais frequente nestes pacientes.[9,10] Pode ser descrito como desconforto, fadiga, queimação ou sensação de cansaço, após longos períodos em pé, principalmente no período vespertino. Deve-se ao fato de ocorrer distensão das paredes dos vasos pelo retorno venoso anormal e hipertensão venosa. Pode ocorrer também o aumento da tensão dos tecidos, o que contribui para os sintomas. O alívio é relatado ao elevar os membros.

O edema segue como outra queixa muito comum entre os pacientes. Deve-se ao acúmulo de fluidos no terceiro espaço por drenagem venosa incompetente. Normalmente, é progressiva; piora ao longo do dia e regride ao decúbito. Ocorre, a princípio, nos pés e pode evoluir dos tornozelos até o terço distal da perna.

O prurido também é relatado pelos pacientes, em locais de trajeto de cordões varicosos, principalmente. O eczema causado pela estase venosa justifica tal sintoma.

Nos casos mais avançados, manifesta-se com lesões cutâneas, como a hiperpigmentação perimaleolar, lipodermatoesclerose, atrofia branca e até úlceras.

As úlceras representam o estado mais avançado das varizes. Podem manifestar-se espontaneamente ou após trauma local, como o ato de coçar. Normalmente, são indolores, superficiais, circulares, de bordas definidas, fundo vermelho-escuro, exsudato amarelo e tendem a predominar em terço distal da perna, principalmente em região maleolar medial. Se a úlcera é infectada, ou acomete camada mais profundas, pode causar dor.[7]

As varizes podem ser acometidas por tromboflebite, nome dado ao processo de trombose venosa do sistema superficial, acompanhada de processo inflamatório local. São dolorosas, podem apresentar hiperemia, endurecimento e edema no trajeto das veias.[11]

É importante o examinador questionar possíveis causas secundárias, como história prévia de trombose venosa profunda, tromboflebite, trombofilias, traumas, alterações anatômicas ou história familiar.

■▶ Exame físico

O exame físico vascular das varizes de membros inferiores deve ser realizado na posição vertical e supina.

Inicia-se com o paciente em pé. Na inspeção, é necessário observar as características das varizes, como topografia, calibre, morfologia, distribuição, se são reticulares ou telangiectasias. É importante identificar se as varizes provêm do sistema da safena magna, parva, perfurantes, ilíacas ou de outras origens. Observar também se há presença de edema, hiperpigmentação (dermatite ocre), lipodermatoesclerose ("garrafa de champanhe invertida", quando há fibrose e contração dérmica em terço distal de perna e edema na porção superior) ou úlceras, já descritas anteriormente (Figs. 79.2 a 79.5).

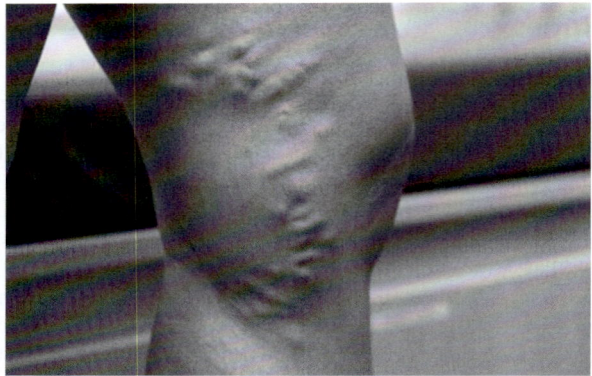

Fig. 79.2 – *Varizes em topografia de veia safena magna.*
Fonte: www.te

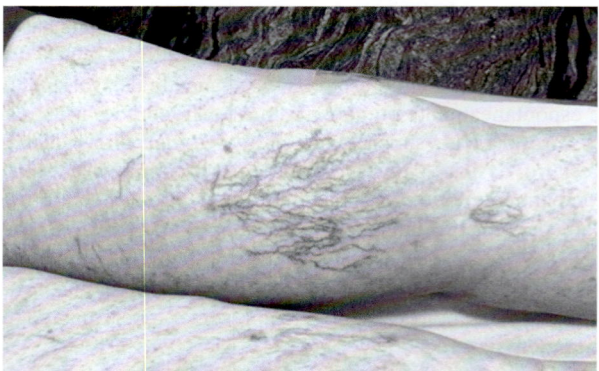

Fig. 79.3 – *Telangiectasia em coxa.*
Fonte: drfernandovascular.com.br

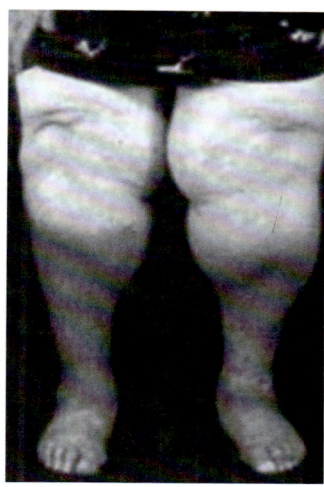

Fig. 79.4 – *Membros em "garrafa invertida".*
Fonte: Andra Filho JS. Angiologia em medicina: Parte V. Rev. Med. Minas Gerais 2013; 23 (1): 110-112.

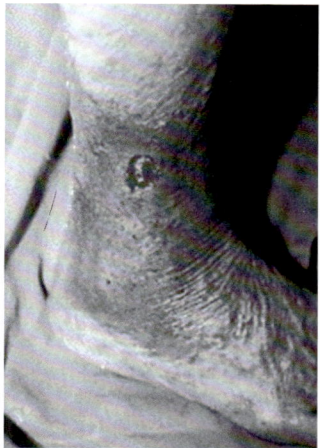

Fig. 79.5 – *Dermatite ocre com úlcera venosa em tornozelo.*
Fonte: semiologiamedica.blogspot.com.

Durante a palpação, nota-se consistência da pele, depressão do edema, alta temperatura (infecção), defeitos da aponeurose, onde localizam-se as veias perfurantes insuficientes e o trajeto das veias varicosas. Existem alguns testes para melhor avaliar a insuficiência nos sistemas venosos, exemplificados a seguir (Tabela 79.1).

Tabela 79.1
Testes para exame físico venoso.

Teste	Como é realizado	Objetivo
Brodie – Trendelemburg/ três garrotes	Garroteia-se raiz da coxa em elevação de 45 graus. Ao ficar em pé, observa-se o enchimento ou não de veias varicosas em coxa e pernas	Diferenciar se a insuficiência limita-se no sistema superficial ou profundo: • Enchimento abaixo de 30 segundos sugere veias perfurantes e profundas incompetentes • Enchimento acima de 30 segundos, sugere-se incompetência de veias superficiais
Adams	Palpar a junção safeno-femoral após aumento de pressão intrabdominal	Se detectado frêmito, sugere-se insuficiência de veia safena magna
Pethers	Garroteia-se abaixo do joelho com paciente em pé e solicita-se que o mesmo ande	Se as veias esvaziarem, indica que o sistema profundo está patente e o sistema perfurante competente
Schwarts	Palpação do trajeto varicoso com percussão do mesmo	Determine refluxo no trajeto avaliado

Uma parte importante do exame físico é a palpação dos pulsos para afastar causas arteriais dos sintomas, o que pode diferenciar a forma de tratamento.

Durante a ausculta, a presença de sopro sobre o trígono femoral em uma expiração forçada, manobra de Valsalva, sugere a insuficiência do óstio da veia safena magna ipsilateral.

Para melhor classificar a IVC, foram criadas diversas classificações para a doença varicosa dos membros inferiores. A mais utilizada é a CEAP que se baseia de acordo com a clínica, etiologia, anatomia e patologia.[12] Padronizando em classes, facilita a indicação de tratamento e o prognóstico. Veja a Tabela 79.2.

■▶ Exames de imagem

1. **Ultrassonografia com Doppler (ou Duplex scan):** é o exame mais utilizado para avaliação de IVC, com recomendação grau 1ª da *Clinical Practice Guidelines*.[13] Apresenta como vantagem o fato de ser um exame não invasivo, por avaliar tanto a morfologia quanto a fisiologia e poder ser repetido o quanto for necessário.[14]

Tabela 79.2 — Classificação CEAP.

Classificação clínica	
C0	Sem sinais visíveis ou palpáveis de doença venosa crônica
C1	Telangiectasias ou veias reticulares
C2	Varizes (mais de 3 mm de diâmetro)
C3	Edema
C4a	Pigmentação ou eczema
C4b	Lipodermatoesclerose ou atrofia branca
C5	Úlcera venosa cicatrizada
C6	Úlcera venosa ativa
Classificação etiológica	
Ec	Congênita
Ep	Primária
Es	Secundária
En	Sem causa venosa identificável
Classificação anatômica	
As	Veias superficiais
Ap	Veias perfurantes
Ad	Veias profundas
An	Local venoso não identificado
Classificação fisiopatológica – CEAP avançado	
Veias superficiais	Telangiectasias ou veias reticulares
	Grande veia safena acima do joelho
	Grande veia safena abaixo do joelho
	Pequena veia safena
	Veias não safenas
Veias profundas	Veia cava inferior
	Veia ilíaca comum
	Veia ilíaca externa
	Veias pélvicas: gonadais, do ligamento largo, outras
	Veia femoral comum
	Veia poplítea
	Veias crurais: tibial anterior, tibial posterior, peroniais
	Veias musculares: gastrocnemias, soleais, outras
Veias perfurantes	Coxa
	Perna

2. **Fotopletismografia:** avalia escoamento venoso pela medição de seu esvaziamento venoso durante a contração muscular da panturrilha e na elevação do membro. Isso ocorre através de reflexo luminoso desencadeado pelos vasos subdérmicos e sua variação de acordo com volume de sangue no vaso.[15]
3. **Angiotomografia venosa (TCV) e angiorressonância venosa (RMV):** exames pouco utilizados, indicados em casos quando o resultado do doppler é inconclusivo ou em veias centrais, como a cava ou ilíacas.
4. **Flebografia:** cada vez menos utilizado, é um método invasivo na qual contraste iodado é aplicado no sistema venoso para estudo. É utilizado também para avaliação de má-formações.
5. **Ultrassonografia intravascular (IVUS):** método também invasivo, no qual o transdutor é introduzido via punção na luz da veia. É muito indicado na avaliação de colocação de *stents* e nas síndromes de May-Thurner /Cockett.[16]

TRATAMENTO

As varizes podem ser tratadas de forma conservadora, com o objetivo de reduzir os sintomas até o procedimento cirúrgico, caso haja falha no tratamento conservador. Para melhor manejo da doença, o tratamento deve ser baseado de acordo com a classificação CEAP, ou seja, por sua gravidade.

- **Terapia de compressão:** a meia elástica fornece compressão graduada pela extensão da perna, atuando diretamente nos mecanismos da fisiopatologia da insuficiência venosa. A compressão reduz a dilatação das veias superficiais e profundas, melhorando o retorno venoso e a diminuição do refluxo, além de potencializar a bomba muscular da panturrilha.[1,17] O resultado é a redução do edema e da dor. Deve ser considerada para todas as classes, de acordo com o nível de compressão e os objetivos, exemplificados nas Tabelas 79.3 a 79.6, com nível de evidência 1A e 1B:[18]

Tabela 79.3 Indicações de uso de compressão 20 mmHg.
Prevenção edema ocupacional
CEAP C0 e C1
Prevenção de tromboembolismo

Tabela 79.4 Indicações de uso de compressão 20-30 mmHg.
Pós-escleroterapia em microvarizes.
Prevenção de sintomas de insuficiência venosa durante a gestação.
Prevenção de edema em CEAP C3.

**Tabela 79.5
Indicações de uso de compressão 30-40 mmHg.**

Tratamento de trombose venosa profunda.
Prevenção de síndrome pós-flebítica.
Tratamento de paciente CEAP C4.
Tratamento de úlcera venosa aberta.
Prevenção de recidiva de úlcera (CEAP C5).

**Tabela 79.6
Indicações de uso de compressão elástica e inelástica.**

Cicatrização de úlceras venosas com bota de Unna ou curativo multicamadas.
Redução de sangramento pós-operatório em cirurgia de varizes.

- **Terapia farmacológica:** existem quatro grupos mais utilizados que são as cumarinas, flavonoides, saponinas e extratos de plantas. Suas ações consistem basicamente em aumentar o tônus venoso, efeito linfocinético, e diminuir a permeabilidade capilar. Portanto, são mais utilizadas no controle de sintomas e não como tratamento de cura ou mudança da evolução da doença.

- **Escleroterapia:** utilizado para obliteração desde de telangiectasias até varizes por meio de injeção de substância esclerosante (solução salina hipertônica, glicose hipertônica, glicerina cromada, oleato de monoetanolamina, polidocanol, álcool) na luz da veia. Pode ser útil para fins estéticos e até mesmo para tratamento de varizes em pacientes com limitações para procedimentos cirúrgicos, inclusive naqueles com úlceras venosas. Apesar de ser um procedimento simples e menos invasivo que a cirurgia, pode apresentar complicações, sendo necessário ser realizado por médico capacitado. Tais complicações podem ser hiperpigmentação, necrose de pele, reações alérgicas, cefaleia, distúrbios visuais, trombose venosa profunda, embolia pulmonar ou cerebral e até morte.[19]

- ***Laser* transdérmico:** procedimento não invasivo, utilizado na falha da escleroterapia, alergia a esclerosantes ou aversão de agulhas; é uma alternativa para telangiectasias e veias reticulares.[20]

- **Ablação endovenosa:** opção à safenectomia, por meio de radiofrequência ou *laser* intraluminal para obliteração das safenas insuficientes. Normalmente, limita-se no tratamento em coxa, para evitar lesão de nervo safeno. Os custos costumam ser menores, reduz-se o risco cirúrgico e o retorno ao trabalho é mais rápido quando comparado com a cirurgia.[21,22]

- **Cirurgia convencional:** indicado na falha de tratamento clínico conservador ou da terapia menos invasiva, principalmente naqueles pacientes mais graves. É realizado para fins estéticos também. A correção cirúrgica do refluxo em junção safeno-femoral ou safeno-poplítea pode trazer benefícios ao paciente, aliviando a sobrecarga do sistema venoso profundo.[23] Associa-se à flebectomia para ressecção de aglomerados varicosos.

Recomenda-se como primeira opção para o tratamento de veias tributárias insuficientes nos CEAP C2 a C6 a cirurgia convencional – flebectomia. Alternativamente pode-se utilizar a termoablação com *laser* ou escleroterapia com espuma.[1]

Recomenda-se o tratamento das veias perfurantes insuficientes relacionadas à área doente nos CEAP C4 a C6.[1]

REFERÊNCIAS BIBLIOGRÁFICAS

1. Presti C, Miranda Jr, F. Trombose venosa profunda: diagnótico e tratamento. Projeto Diretrizes SBACV. São Paulo: SBACV; 2015.
2. Gould LJ, Dosi G, Couch K, et al. Modalities to treat venous ulcers: compression, surgery, and bioengineered tissue. Plast Reconstr Surg. 2016;138(3 Suppl):199S-208S.
3. Issacs MN. Symptomatology of vein disease. Dermatol Surg. 1995;21(3):321-3.
4. Brand FN, Dannenberg AL, Abbott RD, Kannel WB. The epidemiology of varicose veins: the Framingham Study. Am J Prev Med. 1988;4(2):96-101.
5. Caggiati A, Rosi C, Heyn R, et al. Age-relates variations of varicose veins anatomy. J Vasc Surg. 2006;44(6):1291-5.
6. Maffei FH, Magaldi C, Pinho SZ, et al. Varicose veins and chronic venous insufficiency in Brazil: prevalence among 1755 inhabitants of a country town. Int J Epidemiol. 1986;15(2): 210-7.
7. Comerota A, Lurie F. Pathogenisis of venous ulcer. Sem Vas Surg. 2015(2):6-14.
8. Pitta GB, Castro A, Burihan E. Angiologia e cirurgia vascular: guia ilustrado. Maceió: Uncisal/Ecmal & Lava; 2003.
9. Campbell WB. Varicose veins: an increasing burden for the NHS. Brit Med J 1990; 300(6727):763-4.
10. Pinto-Ribeiro A. Varizes essenciais: consideração sobre 5000 casos. Rev Bras Clin Terap. 1977;6(3):117-26.
11. Sobreira ML, Yoshida WB, Lastória S. Tromboflebite superficial: epidemiologia, fisiopatologia, diagnóstico e tratamento. J Vasc Bras 2008; 7(2):15-20.
12. Eklof B, Rutherford RB, Bergan JJ, et al. Revision of the CEAP classification for chronic venous disorders: consensus statement. J Vasc Surg. 2004;40(6):1248-52.
13. Clinical Guidelines & Recommendations. https://www.acponline.org/clinical-information/guidelines (Acessed Ago. 2018)
14. Baker SR, Burnand KG, Sommerville KM, et al. Comparison of venous reflux assessed by duplex scanning and descending phlebography in chronic venous disease. Lancet 1993;341(8842):400-3.

15. Evangelista SS, Fonseca FP. Fotopletismografia no terço superior da perna no estudo de pacientes com varizes tronculares do MMI: uma nova técnica. Cir Vasc Angiol. 1996; 12(2):77-80.
16. Raju S. Best management options for chronic iliac vein stenosis and occlusion. J Vasc Surg. 2013;57(3):1163-9.
17. Debure C. Venous compression in venous insufficiency Value Health. 2015;18(7):A371.
18. Figueiredo M. A terapia de compressão e sua evidência científica. J Vasc Bras. 2009; 3(2):100-2.
19. Correia MA, Oliveira AP. Complicações em escleroterapia: angiologia e cirurgia vascular: guia ilustrado. 2003. https://www.researchgate.net/publication/242497607 (Acesso ago. 2018)
20. Miyake RK. Uso combinado de cirurgia de varizes e escleroterapia de telangectasia dos membros inferiores no mesmo ato. J Vasc Bras. 2006;5(2):163-4.
21. Neto AF. Varizes dos membros inferiores. Atualmente, o que fazer? http://blog.abdofarret.com.br/wp-content/uploads/2017/04/VARIZES-ATUALMENTE-O-QUE-FAZER-Prof-Dr-ABDO-FARRET-NETO-NATAL-RN.pdf (Acesso ago.2018)
22. Araujo M, Velasco FC. Métodos físicos utilizados para oclusão de varizes dos membros inferiores. J Vasc Bras. 2006;5(2):129-46.
23. França LH, Tavares V. Insuficiência venosa crônica: uma atualização. J Vasc Br. 2003; 2 (4):318-28.

Capítulo 80

Tromboembolismo Venoso

João Antonio Correa
Taciane Procópio Assunção

DEFINIÇÃO

A trombose venosa é uma disfunção dos componentes da hemostasia em seu estado regular, submetendo à formação patológica do trombo. Três influências principais predispõem à formação do trombo, conhecidas como Tríade de Virchow. São elas: lesão endotelial, estase ou turbulência do fluxo sanguíneo e hipercoagulabilidade.[1]

A lesão endotelial por si só é capaz de gerar um trombo. O endotélio não necessita estar totalmente lesado para o desenvolvimento da trombose. A perturbação do equilíbrio dos fatores protrombóticos e antitrombóticos é suficiente para influenciar na coagulação local.

Turbulência ou estase sanguínea geram alterações do fluxo laminar normal, fazendo com que as plaquetas entrem em contato com o endotélio, impedindo a diluição dos fatores da coagulação e a chegada de fatores anticoagulantes, originando assim o trombo.

A hipercoagulabilidade é qualquer alteração das vias de coagulação que predispõe à trombose, podendo ser primária (genética) ou secundária (adquirida).[1]

EPIDEMIOLOGIA

Admite-se que a incidência anual do tromboembolismo venoso (TEV) diagnosticado é de um a dois episódios por 1.000 habitantes na população em geral. Dados recentes indicam uma incidência de 500.000 casos anuais de TEV nos Estados Unidos, com aproximadamente 50.000 mortes por embolia pulmonar. No Brasil, poucos são os trabalhos publicados sobre a epidemiologia do TEV. Maffei et al., com base em 998 autópsias realizadas na Escola de Medicina de Botucatu, relataram a ocorrência de 19,1% de casos de embolia pulmonar, sendo a embolia a causa direta de óbito em 3,7% dos casos.[2]

FATORES DE RISCO

Os fatores de risco podem ser primários ou idiopáticos (sem causa definida) e secundários (com causa definida).[3]

Podemos citar como fatores de risco secundários: hospitalização e cirurgias (imobilização), neoplasia maligna, acesso venoso central ou marcapasso, doença neurológica com paresia de extremidades, veias varicosas de grosso calibre, tromboflebites superficiais, insuficiência cardíaca congestiva, lúpus eritematoso sistêmico, anormalidades venosas anatômicas ou síndromes (ex: sd. Cockett ou sd. May-Thurner), aprisionamento da veia poplítea, aneurismas venosos, viagens prolongadas, tromboembolismo venoso prévio, gestação, uso de contraceptivos orais, tipo sanguíneo A, idade.[3]

Há também as doenças hematológicas (trombofilias). Podemos citar: mutação do gene da protrombina, mutação do fator V de Leiden, deficiência de proteína C, deficiência de proteína S, deficiência de antitrombina, anticorpos antifosfolípides (SAF), hiper-homocisteinemia.[3]

QUADRO CLÍNICO

Os sintomas de trombose venosa profunda não são específicos, podendo também ser encontrados em outras patologias. Temos como diagnósticos diferenciais da trombose venosa profunda lesões musculares, erisipela, linfedema, cisto de Backer, hematomas pós-traumas e doenças articulares.

Na suspeita de trombose venosa profunda, devemos iniciar o tratamento e, posteriormente, realizar investigação com exames subsidiários.

Na anamnese, levantamos possíveis fatores de risco.

Ao exame físico, consideramos como sinais e sintomas a dor – como principal sintoma –, edema nas pernas, sensação de peso, aumento da sensibilidade, alteração da coloração da pele (avermelhado ou azulado), empastamento da musculatura e dilatação das veias do sistema venoso superficial.

Existem sinais semiológicos sugestivos de trombose venosa profunda. São eles:

a) **Sinal de Homans:** dor na panturrilha após a dorsiflexão passiva do pé;

b) **Sinal da Bandeira:** avaliamos a mobilidade da musculatura da panturrilha à palpação com o membro em flexão. A diminuição desta mobilidade em razão do empastamento local é sugestiva de trombose venosa (Bandeira negativo);

c) **Sinal de Bancroft:** presença de dor à palpação da musculatura da panturrilha contra as estruturas ósseas;

d) **Sinal de Cacifo (ou Godet):** formação de uma depressão após digitopressão em região pré-tibial. Trata-se de um edema resultante de infiltração do subcutâneo por retenção hídrica.

Sua forma mais grave pode evoluir para flegmasia *alba dolens* e flegmasia *cerulea dolens*. Como complicação tardia, temos a Síndrome Pós-trombótica.

ESCORES CLÍNICOS

Score de Wells: o mais utilizado dos escores existentes, foi modificado em 2003. Ele avalia critérios clínicos de suspeição de trombose. Caso a soma seja menor que dois pontos, o diagnóstico de TVP é pouco provável. Se a soma for maior que dois pontos, o diagnóstico é provável.[4]

Os autores do *Score* de Wells mostraram que combinar probabilidades clínicas com exames não invasivos, como a ultrassonografia, é clinicamente útil. Caso a probabilidade clínica seja baixa e o resultado do US negativo, o médico pode excluir a hipótese de TVP. Se a probabilidade clínica for alta e o resultado do US positivo, o médico pode confirmar a doença. Todavia, se a probabilidade clínica for alta e o US negativo, pode-se realizar a flebografia ou repetir o US em 24 horas ou dentro de uma semana.[5] (Fig. 80.1.)

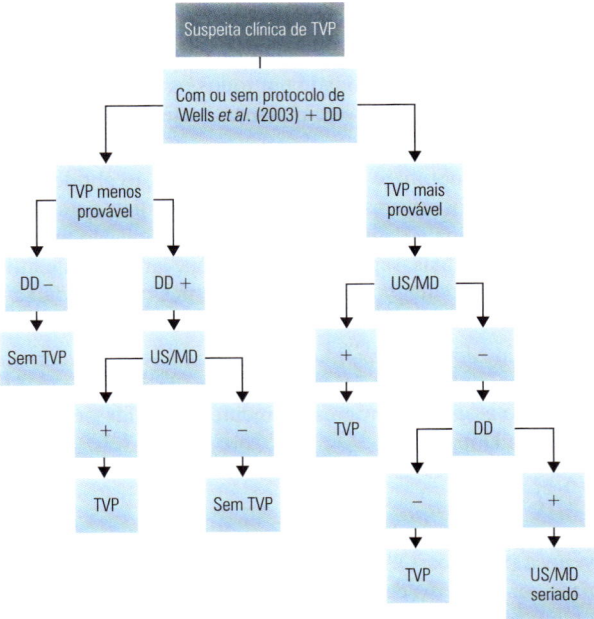

Fig. 80.1 – *Algoritmo retirado do livro Maffei et al.[5] para abordagem diagnóstica da TVP utilizando dímero D, Ultrassom/Doppler.*

EXAMES SUBSIDIÁRIOS

- **Ultrassom Doppler:** é um exame de baixo custo, não invasivo e que pode ser repetido, sendo, portanto, considerado o melhor método não invasivo para diagnóstico da TVP. O Doppler tem como principais critérios a serem avaliados a ausência de fluxo, incompressibilidade e presença de material ecogênico na luz da veia. Sua acurácia se torna cada vez melhor a depender da experiência do examinador e da evolução dos aparelhos de imagem.[6]

- **Pletismografia de impedância:** é um exame que avalia indiretamente a drenagem venosa em resposta à oclusão durante a insuflação de um manguito e liberação do fluxo após a desinsuflação. Encontra-se em desuso.[6]
- **Tomografia computadorizada:** o exame deve ser realizado com contraste, e nele encontramos a não contrastação do vaso avaliado circundado por um halo de reforço parietal. Superior à flebografia, é bastante indicado quando se deseja avaliar vasos torácicos, abdominais e pélvicos. Trata-se de um exame invasivo, com relativa contraindicação a alguns pacientes, de alto custo e nem sempre disponível em todos os serviços.[6]
- **Ressonância magnética:** é um exame pouco utilizado em nosso meio, embora de boa acurácia e capaz de mostrar o sistema venoso em toda sua extensão. Pode ser realizado em gestantes e pacientes com imobilização gessada. O contraste é injetado no pé, e a ressonância é capaz de demonstrar diagnósticos diferenciais e compressão extrínseca. Tem como desvantagem seu custo elevado, a não disponibilidade em todos os serviços e a inviabilidade em pacientes claustrofóbicos, com implantes metálicos ou marcapasso e em estado geral grave.[6]
- **Dímero D:** avaliado por meio do sangue, é um produto obtido da degradação da fibrina em trombos frescos, porém não é específico para TVP, uma vez que a fibrina é formada e degradada em qualquer situação em que se forme fibrina (cirurgias, traumas, sepse...). No entanto, é amplamente utilizado para auxílio na exclusão do diagnóstico de TVP. É um exame de baixa especificidade e alta sensibilidade para o coágulo.[6]
- **Flebografia:** é considerada o padrão-ouro dentre os exames complementares para o diagnóstico de TVP, porém é invasiva e pode gerar desconforto e complicações. Sendo assim, foi progressivamente subtituída pela pletismografia e pelo ultrassom Doppler.[6]

TRATAMENTO

A heparina não fracionada (HNF) é uma droga eficaz no tratamento da trombose venosa profunda (TVP). Deve ser iniciada assim que o diagnóstico for confirmado, ou em caso de alta suspeição clínica até que os exames diagnósticos possam ser realizados, já que a embolia pulmonar ocorre em aproximadamente 50% dos pacientes com TVP sintomática de membros inferiores não tratados.[7]

O tratamento da trombose venosa profunda se faz com anticoagulantes, sendo que estes podem ser de administração oral, subcutânea ou endovenosa, visando a interromper a progressão da doença, aliviar os sintomas agudos, evitar complicações e permitir a regressão dos trombos formados. A duração do tratamento é variável, dependendo da etiologia da TVP. Pacientes com causas específicas, como cirurgias e imobilizações, costumam ficar anticoagulados por 3 a 6 meses ou até que haja melhora clínica, enquanto pacientes com trombofilias ou oncológicos necessitam de terapia estendida ou anticoagulação perene.[7]

Em alguns casos, a anticoagulação é contraindicada, sendo necessário o filtro de veia cava para evitar que trombos se desloquem e provoquem uma embolia pulmonar.

Há a possibilidade de fibrinólise e uso de dispositivos invasivos para remoção dos trombos *in loco* em casos específicos a serem determinados pelo especialista.

■ Heparina não fracionada

a) Administração intravenosa com monitoramento da anticoagulação: 5.000 UI em bolus, seguida de infusão de pelo menos 30.000 UI nas primeiras 24 horas até que se alcance TTPa em níveis 1,5 a 2,5 o valor controle. Existem protocolos específicos, porém seu uso é frequentemente inadequado.[7]

b) Administração subcutânea com monitoramento da anticoagulação: 5.000 UI em bolus, seguida de uma dose de 17.500 UI SC a cada 12 horas no primeiro dia, com ajustes posteriores para se alcançar TTPa de 1,5 a 2,5 vezes o controle inicial.[7]

c) Administração subcutânea ajustada para o peso sem ajuste da anticoagulação: administração SC de dose inicial de 333 UI/kg, seguida de 250 UI/kg 2 vezes ao dia. Para profilaxia, pode-se utilizar 5.000 UI a cada 8 ou 12 horas.[7]

■ Heparina de baixo peso molecular

A dose é ajustada de acordo com o peso, e o controle do TTPa não é necessário. Sua ação é prolongada e permite uma a duas administrações diárias. Deve ser usada com cautela em pacientes renais crônicos, exigindo ajuste de dose (Tabela 80.1).[7]

■ Anticoagulantes orais

Antagonistas da vitamina K (Marevan, Coumadin, Marcoumar): inibem a formação de fatores da coagulação dependentes de vitamina K (II, VII, IX, X).

A medicação deve ser introduzida com heparina, que é retirada somente após INR entre 2 e 3 mantido por pelo menos 24 horas. O controle laboratorial rigoroso é importante para se obter nível terapêutico satisfatório, além de evitar possíveis complicações de uma dose não ajustada. Existem fatores, como dieta, medicamentos, fatores hereditários, que interferem e culminam no reajuste da dose para o paciente.[5]

Tabela 80.1 Anticoagulantes injetáveis.			
Nome comercial	**Substância**	**Dose profilática**	**Dose terapêutica**
Clexane®, Versa®	Enoxaparina	40 mg SC, uma vez ao dia	1 mg/kg a cada 12h SC, com dose máxima de 100 mg/dose ou 1,5 mg/kg uma vez ao dia
Hibor®	Bemiparina	2.500 UI ou 3.500 UI SC, uma vez ao dia	< 50 kg: 5.000 UI anti-Xa; 50-70 kg: 7.500 UI anti-Xa; > 70 kg: 10.000 UI anti-Xa, uma vez ao dia
Fragmin®	Dalteparina	2.500 UI ou 5.000 UI SC, uma vez ao dia	200 UI/kg SC uma vez ao dia, com dose máxima de 18.000 UI ou 100 UI/kg SC duas vezes ao dia
Arixtra®	Foundaparinux	2,5 mg SC, uma vez ao dia	< 50 kg: 5 mg/kg; 50-100 kg: 7,5 mg/kg; > 100 kg: 10 mg/kg SC, uma vez ao dia
Fraxiparina®	Nadroparina	0,2-0,6 mL (1.900-5.700 UI Anti-Xa) SC, uma vez ao dia	0,4-0,9 mL (3.800-8.550 UI Anti-Xa) SC a cada 12h (de acordo com o peso)

Fonte: tabela montada a partir de dados fornecidos pela bula/registro Anvisa.

Como complicações do uso dessas substâncias, consideram-se pequenas equimoses até hemorragias graves. Na ocorrência de pequenos sangramentos, deve-se suspender a medicação por alguns dias, realizar controle por meio do coagulograma e reintroduzi-la em doses menores até novo ajuste rigoroso da dose. Em casos de sangramentos ou INR extremamente alargado com necessidade de reversão rápida, pode-se administrar a vitamina K (Kanakion®) na dose de 5 a 10 mg/dia, plasma fresco congelado (10 a 20 mL/kg), concentrado de complexo protrombínico (25 a 50 U/kg) ou fator VII recombinante.[5]

- **Rivaroxabana (Xarelto®):** age inibindo o fator Xa. Sua dose é independente de peso/idade e dieta. Não deve ser utilizada em pacientes com *clearance* < 30 mL/min, gestantes, lactantes e com idade inferior a 18 anos.[5]
- **Apixabana (Eliquis®):** inibidora do fator Xa. Não recomendada a gestantes, lactantes, menores de 18 anos e pacientes com insuficiência renal (com *clearance* < 15 mL/min), insuficiência hepática ou com válvulas cardíacas protéticas.
- **Edoxabana (Lixiana®):** inibidora do fator Xa. Aguarda liberação no Brasil.
- **Dabigatrana (Pradaxa®):** inibidora direta da trombina. Contraindicada a pacientes com insuficiência renal grave, hipersensibilidade à substância, pacientes com válvulas cardíacas, gestantes, lactantes e menores de 18 anos (Tabela 80.2).[5]

Tabela 80.2
Anticoagulantes.

Substância	Nome comercial	Forma de ação	Dose	Controle
Varfarina	Marevan®	Inibidora de vitamina K	Comprimido: 2,5 mg; 5 mg; 7 mg, uma vez ao dia	INR entre 2-3
Varfarina	Coumadin®	Inibidora de vitamina K	Comprimido: 1 mg; 2,5 mg; 5 mg, uma vez ao dia	INR entre 2-3
Femprocumona	Marcoumar®	Inibidora de vitamina K	Comprimido: 3 mg	INR entre 2-3
Rivaroxabana	Xarelto®	Inibidora do fator Xa	Comprimido: 15 mg a cada 12h por 21 dias seguido de 20 mg uma vez ao dia	Não é necessário
Apixabana	Eliquis®	Inibidora do fator Xa	Comprimido: 2,5 e 5 mg Profilaxia: 2,5 mg duas vezes ao dia* Terapêutica: 10 mg duas vezes ao dia por 7 dias seguido de 5 mg duas vezes ao dia	Não é necessário
Edoxabana (aguarda liberação no Brasil)	Lixiana®	Inibidora do fator Xa	Comprimido: 30 mg ou 60 mg uma vez ao dia	Não é necessário
Dabigatrana	Pradaxa®	Inibidora do fator II (trombina)	Comprimido: 75 mg, 110 mg, 150 mg Profilaxia*: 75-110 mg duas vezes ao dia Tratamento: 150 mg duas vezes ao dia	Não é necessário

* Dose profilática para cirurgia de quadril e joelho, profilaxia TVP/EP.

■ Contraindicações à anticoagulação

Toda terapia anticoagulante deve ser bem avaliada e contraindicada nos seguintes casos: doenças hemorrágicas ou presença de sangramentos ativos, neurocirurgias ou AVC não hemorrágico em tempo menor que 4 a 6 semanas, pós-operatórios de grandes cirurgias, insuficiência renal (relativa).[5]

■ REFERÊNCIAS BIBLIOGRÁFICAS

1. Robins & Kontran patologia: bases patológicas das doenças. Rio de Janeiro: Elsevier; 2005.
2. Castro Silva M. Epidemiologia do tromboembolismo venoso. J Vasc Br. 2002;1(2):83-4.
3. Cronenwett JL, Johnston KW. Rutherford cirurgia vascular. 8th ed. Rio de Janeiro: Elsevier; 2016.
4. Wells PS, Anderson DR, Rodger M, et al. Evaluation of D-Dimer in the diagnosis of suspected deep-vein thrombosis. N Engl J Med. 2003;349(13):1227-35.
5. Maffei FH, Yoshida WB, Rollo HA. Doenças vasculares periféricas. 5 ed. Rio de Janeiro: Guanabara Koogan; 2015.
6. Rollo RA, Sobreira ML, Gianinni MG, et al. Trombose venosa profunda dos membros inferiores. J Vasc Br. 2005;4(3):275-82.
7. Lorga Filho AM, Azmus AD, Soeiro AM, et al. Diretrizes brasileira de antiagregantes plaquetários e anticoagulantes em cardiologia. Arq Brasileiros de Cardiologia. Arq Bras Cardiol. 2013;101(3 Suppl 3):1-95.

Capítulo 81

Doença Arterial Obstrutiva Periférica (DAOP)

Thabata Carlesso Pimenta
Alexandre César Fioretti

DEFINIÇÃO

A Doença Arterial Obstrutiva Periférica (DAOP) é uma das manifestações da aterosclerose sistêmica e, portanto, está associada à alta taxa de morbidade e mortalidade. A doença é consequência do acometimento do processo aterosclerótico na aorta, ilíacas e/ou artérias dos membros inferiores que segue uma distribuição geralmente multissegmentar.[1]

A aterosclerose, que é o acúmulo de placas de ateroma (gordura, proteínas, cálcio e células da inflamação) na parede dos vasos sanguíneos, causa estenoses e/ou obstruções que comprometem a perfusão dos tecidos dos membros, como músculos, nervos, ossos e pele.[2]

As áreas de predileção de acometimento dessa patologia são as bifurcações, angulações e áreas onde as artérias estão fixas. A artéria femoral superficial, ao nível do canal do Hunter, é o local mais afetado pela aterosclerose; neste ponto a artéria é fixa e sofre uma angulação oblíqua na passagem pelo tendão dos adutores.[3]

EPIDEMIOLOGIA

A DAOP tem uma prevalência de 10% a 25% na população acima de 55 anos, e aumenta com a idade.[2]

Aproximadamente, 50% dos pacientes portadores da DAOP são assintomáticos, o que dificulta o diagnóstico e o tratamento precoce. (REVIEWS). Dos sintomáticos, apenas 10% a 35% apresenta a queixa de claudicação intermitente clássica.[1]

O risco cardiovascular (incluindo IAM e AVC) em 5 anos dos pacientes com DAOP sintomática é de 20% e a mortalidade atinge 15% a 30% dos indivíduos.

Cerca de 1% a 2% dos pacientes com DAOP progride para isquemia crítica do membro e, desses, 25% serão submetidos à amputação, e a mortalidade anual atinge 25% dos casos.[1]

FATORES DE RISCO

Os fatores de risco que contribuem para a aterosclerose nas carótidas e coronárias são os mesmos que contribuem para o desenvolvimento da DAOP:

- idade avançada (> 65 anos);
- tabagismo;
- diabetes;
- dislipidemia;
- hipertensão;
- insuficiência renal crônica;
- etnias: afro-americana e hispânica.

Dos fatores de risco listados acima, os de maior risco para o desenvolvimento e progressão da DAOP são: tabagismo e diabetes.[1]

DIAGNÓSTICO

História e exame físico

Na **anamnese** devemos nos atentar às comorbidades associadas (HAS, DM, IRC), tabagismo e história prévia cardiovascular.

A **dor** em membros inferiores deve ser caracterizada e diferenciada de outras patologias, como lombalgia e mialgia. A claudicação intermitente, que é o sintoma clássico na DAOP, é descrita como uma dor em membro inferior associada ao esforço físico, como deambular, que melhora no repouso e independe da posição do paciente (anda/dói/para/passa). A região da dor referida durante o exercício pode indicar a localização da obstrução/estenose arterial. Por exemplo, pacientes com doença obstrutiva aortoilíaca podem referir dor em glúteos, coxas e pernas. Já na doença fêmoro-poplítea, a dor referida acomete as pernas; enquanto pacientes com obstrução infrapatelar referem dor nos pés.[1]

Durante a **inspeção**, dependendo do grau crescente de isquemia, pode-se notar a palidez dos pés de variável intensidade e, com a piora do quadro isquêmico, coloração cianótica. A cianose fixa, isto é, que não desaparece com a compressão digital, aponta para grave processo isquêmico, em evolução para necrose. Podemos ainda notar: redução ou ausência de pelos nos pés e no terço distal da perna, bem como alterações nas unhas, que apresentam crescimento retardado, alterações de forma, podendo ficar acastanhadas, secas e quebradiças. A pele da parte distal da perna pode apresentar-se atrófica, seca e descamativa. Além disso, nos casos de pouca utilização da musculatura comprometida em razão da dor, podemos observar atrofia muscular com diminuição da circunferência da perna. Nos casos de dor em repouso, o paciente talvez mantenha os membros por longo período para baixo, podendo apresentar edema de membros inferiores.[3]

No exame físico devemos **palpar** os quatro pulsos: femoral (na região inguinal), poplíteo (na fossa poplítea), tibial anterior/pedioso (no dorso do pé) e tibial posterior (atrás do maléolo medial da tíbia). Lembrando que os pulsos podem estar normais, diminuídos ou ausentes. E, quando ausentes, o Índice Tornozelo-Braquial (ITB) é uma ferramenta imprescindível para o diagnóstico de DAOP.

O **ITB** é considerado uma ferramenta de triagem primária, devendo ser realizado após o diagnóstico clínico e antes de qualquer modalidade diagnóstica invasiva. É calculado pela divisão da maior pressão sistólica nas artérias do tornozelo pela pressão sistólica da artéria braquial, aferido com o indivíduo em decúbito dorsal, com uso de esfigmomanômetro e um aparelho portátil de ultrassom de ondas contínuas (Fig. 81.1).[2]

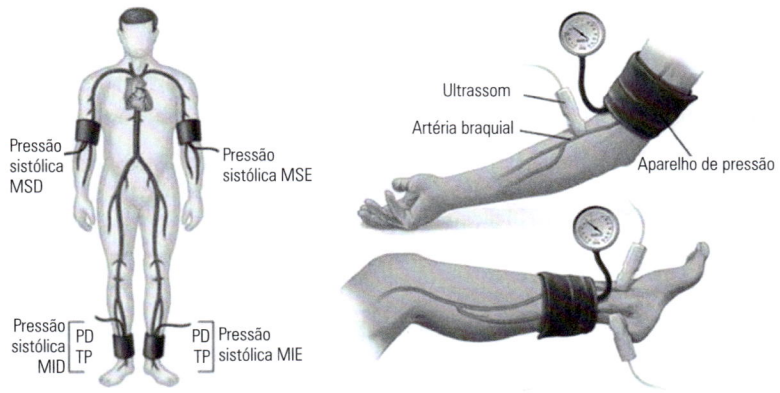

Fig. 81.1 – *Demonstração da técnica para medição do Índice Tornozelo-Braquial (ITB).*

Por exemplo, se encontrarmos uma pressão de tornozelo de 120 em artéria Pediosa (PD), 100 em artéria Tibial Posterior (PD) e 140 em artéria Braquial, o ITB será resultado da seguinte divisão: 120/140.

Valores de ITB menores que 0,9 indicam presença de doença arterial obstrutiva, enquanto um índice maior que 1,4 é indicativo de incompressibilidade arterial em razão da provável calcificação dos vasos (em diabéticos e renais crônicos). Portanto, nesses casos o resultado é prejudicado (Tabela 81.1).

Tabela 81.1 Valores de ITB (Índice Tornozelo-Braqueal).	
ITB	*Interpretação*
0,91-1,0	Normal
0,71-0,90	DAOP – isquemia leve
0,42-0,70	DAOP – isquemia moderada
< 0,41	DAOP – isquemia crítica

Exames de imagem

Os exames de imagem são complementares ao diagnóstico estabelecido pela anamnese e exame físico.

O estudo de ecografia vascular com Doppler colorido das artérias (USG Doppler arterial) é um método não invasivo, útil para diagnosticar a localização anatômica e o grau de estenose arterial.

A angiotomografia é um método de boa acurácia no diagnóstico da DAOP de membros inferiores, com valores de sensibilidade e especificidade superiores a 90% quando comparados à arteriografia.

A arteriografia ainda é considerada padrão-ouro no diagnóstico de DAOP. No entanto, por ser um método invasivo deve ser indicado apenas nos casos de pretensão de intervenção cirúrgica ou endovascular.[2]

CLASSIFICAÇÃO

De acordo com os sinais e sintomas, os portadores de DAOP podem ser classificados em várias categorias. Dentre as classificações existentes, duas são as mais utilizadas. A classificação de Fontaine (Tabela 81.2) que separa os pacientes em quatro estágios e a classificação de Rutherford (Tabela 81.3), que agrupa os pacientes em sete categorias distintas.

Tabela 81.2 Classificação de Fontaine.	
Estágio	Quadro clínico
I	Assintomático
IIa	Claudicação em distância > 200 m
IIB	Claudicação em distância < 200 m
III	Dor em repouso
IV	Lesão trófica (úlcera; necrose)

Tabela 81.3 Classificação de Rutherford.		
Grau	Categoria	Quadro clínico
0	0	Assintomático
I	1	Claudicação leve
I	2	Claudicação moderada
I	3	Claudicação severa
II	4	Dor em repouso
III	5	Pequena área de necrose
III	6	Grande área de necrose

TRATAMENTO

A base do tratamento da DAOP consiste em: cessar o tabagismo, iniciar caminhada supervisionada e controlar os fatores de risco cardiovascular.[4]

Quanto ao tratamento farmacológico, metanálises distintas evidenciaram a superioridade do Cilostazol *versus* placebo em portadores de claudicação intermitente, tanto para distância inicial de aparecimento dos sintomas quanto para a distância máxima percorrida. Além do Cilostazol, devemos associar o AAS e as estatinas.[2]

Pacientes que apresentam claudicação intermitente restritiva, dor em repouso ou lesão trófica estabelecida devem ser submetidos à revascularização do membro inferior seja pelo tratamento cirúrgico convencional, seja pela técnica endovascular.

A escolha da técnica de revascularização é individual, depende do *status* do paciente e da localização e característica da obstrução identificada pelo exame de imagem. Em geral, obstruções longas são tratadas com a cirurgia convencional realizando um *by-pass* de preferência com veia; enquanto obstruções em pequenos segmentos são tratadas por via cirúrgica endovascular seja por balonamento, colocação de *stents*, seja por uso de balões farmacológicos (Algoritmo 81.1).

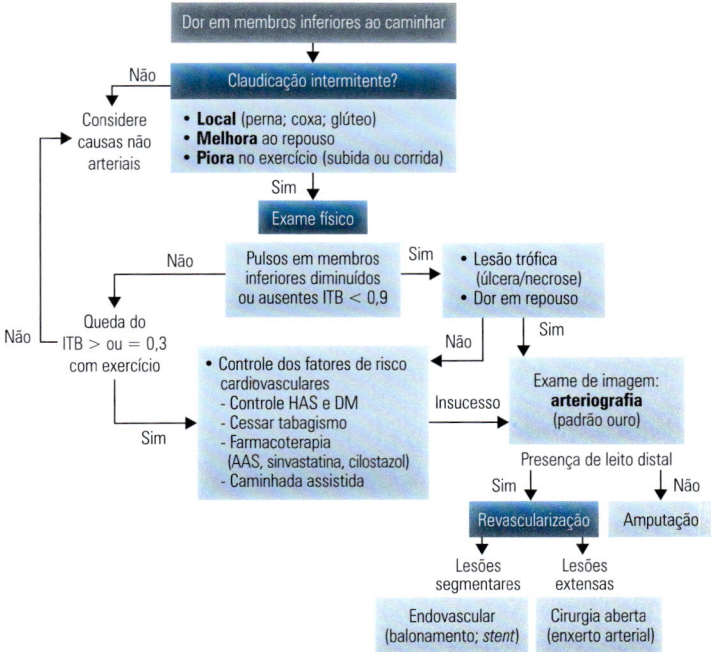

Algoritmo 81.1 – *Algorítimo para tratamento da Doença Arterial Obstrutiva Periférica (DAOP).*
Fonte: acervo do autor.

REFERÊNCIAS BIBLIOGRÁFICAS

1. Lau JF, Weinberg MD, Olin JW. Peripheral artery disease. Part 1: clinical evaluation and noninvansive diagnosis. Nat Rev Cardiol. 2011;8(7): 405-18.
2. Presti C. Doença arterial periférica obstrutiva de membros inferiores: diagnóstico e tratamento. São Paulo: SBACV; 2015.
3. Rutherford Cirurgia vascular. 8 ed. Rio de Janeiro: Revinter; 2015.
4. Lawall H, Huppert P, Espinola-Klein C, Rümenapf G. The diagnosis and treatment of peripheral arterial vascular disease. Dtsch Arztebl Int. 2016;113(43):729-36.

Capítulo 82

Aneurismas

Nathália Kitamoto Cardoso
Thaís Chehuen Bicalho
Bruno Oliveira Cardelino
Agenor José Vasconcelos Costa

■ INTRODUÇÃO

A doença aneurismática corresponde a uma patologia degenerativa da camada média vascular, cuja clínica se traduz em uma dilatação permanente e localizada da artéria, na qual o diâmetro transverso tem pelo menos 50% de aumento comparado ao diâmetro normal esperado para o vaso em questão.[1,2]

O anerurisma difere de outras duas entidades:
- **Arteriomegalia:** aumento permanente e difuso da artéria, não focal, envolvendo vários segmentos do vaso, com diâmetro transverso maior que 50% em relação ao normal.[2,3]
- **Ectasia:** alargamento permanente e localizado da artéria, que não excede 50% do diâmetro esperado do vaso.[2,3]

Diferenciar essas definições se faz importante não somente do ponto de vista didático, mas também para, mediante sua identificação clínica, aventarmos seus distintos tipos de complicações possíveis.

■ CLASSIFICAÇÃO DOS ANEURISMAS
■) Quanto ao acometimento das camadas da parede vascular
- **Aneurismas verdadeiros:** são aqueles que contêm todas as camadas da parede arterial (íntima, média e adventícia).[2,3]
- **Aneurismas falsos (ou pseudoaneurismas):** caracterizados como um hematoma pulsátil não englobado por todas as camadas da parede da artéria, ou seja, o sangue encontra-se contido pelos tecidos circunvizinhos ao hematoma.[2,3]

■) Quanto à forma

- **Saculares:** dilatação que predomina em um dos lados do vaso, adotando a forma de um pequeno saco ou globo. Apresentam maior probabilidade de rompimento em relação aos fusiformes.[1,2,3]
- **Fusiformes:** aumento difuso, sem acúmulo assimétrico, adquirindo um formato alargado, como um losango.[1,2,3]
- **Dissecantes:** produzidos quando a camada mais interna da parede arterial (túnica íntima) se desprende da camada média, de modo que a circulação sanguínea penetre por uma falsa luz, formando assim um duplo trajeto. É importante salientar que esta entidade difere do quadro típico de dissecção de aorta, emergência vascular que pode não estar relacionada especificamente a uma dilatação aneurismática.[1,2,3]

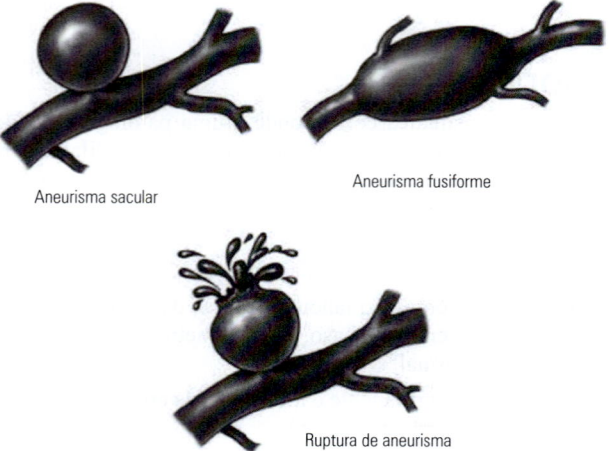

Fig. 82.1 – *Tipos de aneurismas (quanto à forma).*
Fonte: dreduardoraupp.com.br

● FATORES DE RISCO ASSOCIADOS

- Mais prevalente no sexo masculino (proporção de 4:1);
- Idade avançada (mais comum a partir da 6ª década de vida);
- Histórico familiar (parentesco de 1º grau);
- Tabagismo (razão de 8:1 em relação a não fumantes; maior risco de complicações).

Também se encontra associação com: raça branca, obesidade, hipercolesterolemia, hipertensão arterial, doença aterosclerótica preexistente e doença pulmonar obstrutiva crônica. Curiosamente, o diabetes melito e a raça negra têm associação negativa com o desenvolvimento de aneurismas.[3,4]

ETIOLOGIA
■) Degenerativos (multifatorial)

Representam a maioria dos aneurismas da aorta torácica descendente e abdominal. Esse processo degenerativo é caracterizado pelo adelgaçamento da camada média do vaso, com destruição das células musculares lisas e da elastina por metaloproteinases, havendo infiltração de células inflamatórias (citocinas e linfócitos T e B), deposição de colágeno e neovascularização, de forma a originar um processo cicatricial, que predispõe à formação do aneurisma.

Sua causa principal é a aterosclerose, patologia esta que afeta também outros sítios, como as artérias carótidas, coronárias, de membros inferiores (ilíacas, femorais, poplíteas e artérias de perna), esplênica, hepática, mesentérica, tronco celíaco e pulmonar.

A aorta é o vaso mais frequentemente acometido pelos aneurismas degenerativos, sendo que os segmentos mais afetados incluem o abdominal infrarrenal (80%), que apresenta em sua camada média mais fibras musculares do que elásticas, seguido do segmento torácico descendente (12%) e do segmento torácico ascendente (5,5%), este último composto por mais fibras elásticas do que musculares em sua camada média, de modo a acomodar da melhor forma possível as alterações de pressão geradas na sístole. Cerca de 2,5% dos casos correspondem aos aneurismas toracoabdominais.[3,4]

■) Infecciosos

São raros e apresentam uma alta taxa de mortalidade devido à septicemia e ao risco de ruptura. Os principais agentes encontrados são: *Salmonella sp, Staphylococcus aureus, Streptococcus sp* e *Haemophilus influenzae*. A ação bacteriana estimula a atividade inflamatória e consequente degradação das células musculares lisas e elásticas da camada média da artéria.[3,4]

■) Inflamatórios

Sua causa em geral é desconhecida, porém, a despeito de controvérsias, acredita-se que o fator desencadeante do processo inflamatório tenha relação com o aneurisma aterosclerótico, havendo uma reação inflamatória e fibrótica exacerbada. Pode também se relacionar à Arterite de Takayasu ou ser secundária a lues e tuberculose.[3,4]

De difícil abordagem por não se encontrar planos cirúrgicos, preferencialmente são tratados de modo endovascular.

■) Congênitos

Ocorrem em idades precoces (até 2ª – 3ª décadas de vida), por defeitos congênitos do tecido conectivo, mais comumente relacionados a síndromes genéticas, tais como: Síndrome de Marfan, Turner, Ehlers-Danlos, Behçet e doença dos rins policísticos.[3,4]

■) Traumáticos

São aqueles secundários a ferimentos por arma branca ou de fogo, em que se forma uma rotura tamponada denominada pseudoaneurisma. É uma condição incomum de ser tratada em ambiente hospitalar, visto que mais de 90% dos indivíduos morrem no local do acidente, por exsanguinação.[3,4]

■) Pós-estenóticos

Ocorrem devido a fatores mecânicos que alteram o fluxo sanguíneo (como placas ateroscleróticas ou compressão extrínseca), de modo a causar um turbilhonamento do fluxo após a estenose, precipitando, assim, a dilatação desse segmento do vaso.[3,4]

■) Anastomóticos

São aneurismas formados no local da anastomose como complicação tardia dos enxertos vasculares. Decorrem da falência de um ou mais componentes da anastomose: a parede arterial (degeneração, problemas de cicatrização), o material de sutura (deiscência, infecção) ou o próprio material protético (desgaste).[3,4]

■ QUADRO CLÍNICO DOS ANEURISMAS

Os aneurismas são tipicamente assintomáticos, sendo, em sua maioria, descobertos incidentalmente em exames físicos ou de imagem. Tornam-se sintomáticos ao atingirem grandes proporções e geralmente se dão pela compressão de estruturas vizinhas, podendo indicar expansão ou rotura. O sinal clínico mais característico é o de presença de tumoração pulsátil e expansível.[3,5]

Pela pulsatilidade do aneurisma ao exame físico, podemos determinar a presença do Sinal de DeBakey, como forma de delimitar a extensão da dilatação aneurismática. Esse sinal é de grande importância propedêutica, uma vez que sugere o acometimento da porção torácica da aorta, de modo a nortear os exames de eleição para investigação, bem como o tratamento e a estratégia cirúrgica a serem adotados.[3,5]

- **Sinal de DeBakey positivo:** consiste na palpação da tumoração abdominal pulsátil sem limites junto ao rebordo costal, indicando tratar-se de um aneurisma de aorta toracoabdominal.
- **Sinal de DeBakey negativo:** é caracterizado quando à palpação abdominal é possível delimitar-se o colo proximal do aneurisma, sendo típico de aneurismas da aorta abdominal.

As três principais complicações dos aneurismas são a rotura (complicação mais temida), trombose e embolização distal, sendo sua frequência dependente da localização do aneurisma.[3,5]

A tríade clássica do aneurisma roto de aorta abrange: presença de massa abdominal pulsátil, dor abdominal ou lombar (geralmente de início súbito) e hipotensão arterial.[3,5]

CLASSIFICAÇÃO DE CRAWFORD MODIFICADA (PARA ANEURISMAS DE AORTA TORACOABDOMINAL)

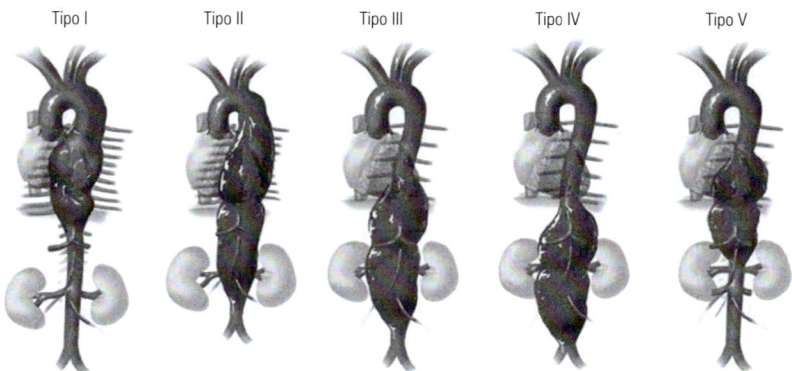

Fig. 82.2 – *Tipos de aneurismas toracoabdominais.*
Fonte: Crawford modificada.

- **Tipo I:** envolve toda a aorta descendente (desde a artéria subclávia esquerda) até o início das artérias viscerais na porção abdominal.
- **Tipo II:** envolve toda a aorta torácica e abdominal, até a bifurcação das artérias ilíacas.
- **Tipo III:** acomete a aorta torácica descendente desde o 6º arco intercostal até abaixo das artérias renais.
- **Tipo IV:** acomete toda a aorta abdominal desde o diafragma até a bifurcação das ilíacas.
- **Tipo V:** envolve a aorta torácica descendente desde o 6º espaço intercostal até a emergência das artérias renais.

DIAGNÓSTICO

O diagnóstico dos aneurismas é baseado na história clínica, no exame físico e nos métodos de imagem. Estes últimos têm fundamental importância na definição do manejo clínico ou cirúrgico a ser empregado.

- **História clínica:** geralmente são assintomáticos. O relato de quadro álgico pode indicar complicação do aneurisma e provável necessidade de abordagem cirúrgica.[4,6]
- **Exame físico:** aneurismas de aorta abdominal são palpados e, quando muito grandes, sua pulsatilidade abdominal pode ser visível. Aneurismas de carótidas e femorais geralmente são visíveis.[4,6]

- **Exames de imagem:** o método de *screening* populacional mais simples e barato é a ultrassonografia. No entanto, o melhor método de detecção e programação cirúrgica dos aneurismas é a tomografia computadorizada/angiotomografia. A angiorressonância pode ser utilizada como uma alternativa para pacientes com insuficiência renal ou alergia ao contraste iodado, porém não se caracteriza no exame de eleição. A arteriografia, por sua vez, somente permite a visualização da luz do vaso; desse modo, é solicitada em aneurismas periféricos, para investigação de embolizações (complicação mais comum) e para verificar a possibilidade de realização de derivações, mediante avaliação do escoamento sanguíneo após o aneurisma.[4,6]

TRATAMENTO

Para a escolha da terapêutica, é importante salientar a necessidade de individualização de cada caso, sendo fundamental considerar fatores relacionados ao paciente, como idade e comorbidades, expectativa de vida, riscos anestésico e cirúrgico, decisão do paciente, e fatores relacionados ao aneurisma, como localização e tamanho, seu risco de rotura e outras complicações.[1,3,4]

Em pacientes assintomáticos, com aneurisma de aorta menor que 5 cm ou aneurisma periférico menor que 2 cm sem complicações, preconiza-se o seguimento clínico, com realização de *screening* semestral (ultrassonográfico ou tomográfico) para acompanhamento do tamanho do aneurisma, seu crescimento e consequente risco de rotura.[1,4,7]

Está indicado o tratamento cirúrgico dos aneurismas de aorta, mesmo em casos assintomáticos, quando seu diâmetro excede 5 cm, quando seu diâmetro é inferior a 5 cm, porém apresenta crescimento rápido (mais que 0,5 cm em 6 meses), ou quando o aneurisma apresenta forma sacular. Tal indicação cirúrgica é dada pelo alto risco de rotura nesses casos. Em pacientes sintomáticos, a correção cirúrgica se faz impositiva, por se tratar de aneurismas com rotura, expansão ou compressão de órgãos vizinhos.[3,4]

No caso dos aneurismas periféricos, há indicação cirúrgica quando o diâmetro da artéria excede 2 cm, quando há trombo no interior do aneurisma, mesmo que seu diâmetro seja menor que 2 cm, ou em casos sintomáticos. Nessas situações, a indicação cirúrgica se faz necessária, principalmente, pelo seu alto risco de embolização.[1,3,4]

Cirurgia aberta

Consiste no clampeamento proximal e distal do segmento dilatado, seguido de abertura da parede do aneurisma, colocação de um substituto vascular e fechamento da parede do aneurisma. O enxerto a ser utilizado pode ser autógeno (do próprio indivíduo; em geral, a veia safena) ou aloplástico (próteses de poliéster ou polímero), a depender do sítio cirúrgico.[1,3,4]

A isquemia quente dos órgãos que ocorre durante a cirurgia do aneurisma pode causar consideráveis distúrbios hemodinâmicos, incluindo a Síndrome de Reperfusão.[3,4]

Entre as complicações cirúrgicas, podemos citar: isquemia renal e visceral (decorrente do clampeamento e ligaduras), hemorragia, descompensação cardíaca (ex.: infarto agudo do miocárdio), embolização distal e lesões iatrogênicas (ex.: ureter – causando alterações urinárias; nervos – causando parestesias, paralisias ou disfunção sexual).[1,3,4]

Tratamento endovascular

Estratégia de tratamento amplamente difundida e cada vez mais empregada, apresenta-se como uma alternativa de tratamento menos invasivo. É baseada na passagem de uma endoprótese no lúmen do vaso por meio de punção ou dissecção arterial, sem a necessidade de incisões extensas para acesso ao sítio operatório.[4,7]

A exequibilidade desse método depende do enquadramento do paciente em alguns critérios que permitam garantir a acomodação da prótese, tais como: anatomia favorável, segmento arterial propício e medidas técnicas do aneurisma. Em virtude desse fator, o reparo endovascular não figura como método de escolha terapêutica para 100% dos pacientes.[7]

Possui como vantagem em relação à cirurgia aberta a diminuição das complicações sistêmicas (reduz a perda sanguínea intraoperatória, reduz a permanência hospitalar, permite o retorno mais precoce às atividades), com estatísticas de alta taxa de sucesso em curto e médio prazo.[4,7]

Entre suas complicações, podemos citar: sangramento, hematoma e pseudoaneurisma no local de punção; embolização distal (em consequência da manipulação intravascular, com liberação de trombos); infecção da prótese; oclusão de ramos viscerais ou extravasamento de sangue do lúmen da endoprótese (*endoleak*).[3,4,7]

Devemos ressaltar também que, diferentemente da cirurgia aberta, na correção endovascular do aneurisma, o acompanhamento clínico e por imagem do paciente no pós-operatório deve ser feito rigorosamente ao longo de sua vida, uma vez que o aneurisma permanece no sítio cirúrgico. Dessa forma, se faz necessária a vigilância periódica da prótese, para avaliar ocorrência de migração ou fratura da mesma.

INFORMAÇÕES RELEVANTES

- Localização mais frequente dos aneurismas: aorta (principalmente em sua porção infrarrenal).
- Dos aneurismas periféricos, o mais frequente é o aneurisma de artérias poplíteas (em cerca de 70% dos casos há associação a outros aneurismas e/ou bilateralidade).
- O aneurisma visceral mais frequente é o de artéria esplênica.
- Pseudoaneurismas de artéria femoral são muito frequentes, uma vez que se trata de região comumente puncionada.
- A paralisia motora de membros inferiores configura-se em uma complicação incomum e temida, porém possível de correção do aneurisma de aorta.

Sua ocorrência é dada pelo clampeamento, ligadura ou secção (no caso de cirurgia aberta) e pela exclusão endovascular das artérias intercostais responsáveis pela irrigação da medula, em especial a artéria de Adamkiewicz (ou artéria radicular magna), situada entre os espaços T8 e T12, culminando em isquemia medular e suas consequentes manifestações clínicas (parestesias, paraplegia, incontinência urinária e fecal).[8]

REFERÊNCIAS BIBLIOGRÁFICAS

1. Presti C, Junior FM, Von Ristow A, et al. Projeto Diretrizes SBACV: aneurismas da aorta abdominal – diagnóstico e tratamento. São Paulo: SBACV; 2015.
2. Brito CJ, Murilo R, Duque A, et al. Cirurgia vascular: cirurgia endovascular, angiologia. 3 ed. Rio de Janeiro: Revinter; 2013. p.68-70, 1225-348.
3. Maffei FH, Yoshida WB, Rollo HA, et al. Doenças vasculares periféricas. 5 ed. Rio de Janeiro: Guanabara Koogan; 2016. p.89-91, 1254-340.
4. Cronenwett JL, Johnston KW. Rutherford cirurgia vascular. 8 ed. Rio de Janeiro: Elsevier; 2016. p.126-40, 1920-2184.
5. Aggarwal S, Qamar A, Sharma V, Sharma A. Abdominal aortic aneurysm: a comprehensive review. Exp Clin Cardiol. 2011;16(1):11-15.
6. Paravastu SC, Jayarajasingam R, Cottam R, et al. Endovascular repair of abdominal aortic aneurysm. Cochrane Database Syst Rev. 2014;(1):CD004178.
7. Magliano CA, Santos M, Senna K. Diretriz Brasileira para o Tratamento do Aneurisma de Aorta Abdominal. Brasilia: Ministério da Saúde; 2016.
8. Amato AC, Stolf NA. Anatomia da circulação medular. J Vasc Bras. 2015;14(3):248-52.

Capítulo 83

Pé Diabético

Alexandre César Fioretti
Thaís Chehuen Bicalho
Nathália Kitamoto Cardoso

■ CONCEITO

O termo "pé diabético" é designado às múltiplas alterações que ocorre nos pés dos pacientes portadores de diabetes melito, podendo incluir desde pequenas deformidades até lesões graves, infecções e amputações.[1]

No início deste século, havia em torno de 175 milhões de pessoas no mundo com diagnóstico de diabetes melito e previsão de 360 milhões até o ano de 2030. A diabetes está associada a diversas complicações, porém as complicações relacionadas ao pé diabético são as mais comuns e causadoras de hospitalização. Infecções de pés diabéticos são frequentes e causam redução da qualidade de vida. Muitas vezes são necessárias amputações dos membros inferiores ou parte deles.[2-4]

Para evitar tais complicações ou cirurgias mutilantes, é necessário uma abordagem multidisciplinar do paciente diabético, além de medidas de prevenção, que podem reduzir em 49% a 85% das taxas de amputação.[3]

■ CLASSIFICAÇÃO DO PÉ DIABÉTICO

Há diversas classificações propostas para o pé diabético, e a classificação de Wagner, descrita em 1979, é uma das mais utilizadas atualmente. Veja a Tabela 83.1.

■ PATOGENIA

A síndrome do pé diabético geralmente é uma consequência da coexistência de dois fatores principais: neuropatia periférica somática (sensitiva e motora) e autonômica e insuficiência vascular por aterosclerose de vasos de médio e grande calibre, além da microangiopatia.[2,3] Estima-se que 60% dos pés diabéticos são puramente neuropáticos, 10% apresentam apenas alterações arteriais periféricas e cerca de 30% possuem as duas condições.[5]

	Tabela 83.1 Classificação de Wagner para o pé diabético.
Grau	**Descrição**
0	Ausência de úlcera em pé diabético. Pé em risco. Pode haver calosidades e/ou deformidades ósseas.
1	Úlcera superficial, envolvendo apenas a pele.
2	Úlcera profunda penetrando ligamentos, músculos, ossos, articulações. Sem abscessos.
3	Úlcera profunda, mais grave, com celulite ou abscessos e/ou osteomielite.
4	Gangrena localizada em alguma porção dos dedos ou antepé.
5	Gangrena extensa, acometendo todo o pé, com indicação de amputação acima do tornozelo.

A neuropatia é o fator desencadeante da ulceração plantar. O espessamento da membrana basal capilar, a tendência à coagulação sanguínea da microcirculação dos nervos, a disfunção endotelial e a presença de *shunts* arteriovenosos ativos contribuem para a neuropatia.[6] O Fluxograma 83.1 elucida a evolução de cada componente.

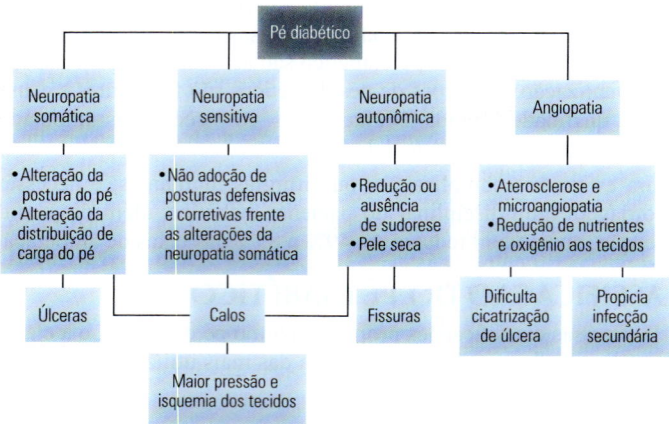

Fluxograma 83.1 – *Alteração do pé diabético.*

Quando há ruptura da integridade da pele, mesmo que seja apenas uma fissura, deve-se ter muito cuidado, pois essa ruptura pode ser a porta de entrada para bactérias, evoluindo para infecção e ulceração local.[4,7]

A articulação de Charcot (artropatia neuropática) é causada pela denervação progressiva, que ocasiona a destruição da articulação tanto do pé quanto do tornozelo.[5]

QUADRO CLÍNICO

Pacientes com quadro de pé diabético, normalmente, apresentam deformidades como dedos em garra ou em martelo, proeminências ósseas, edemas e sintomas de neuropatia, como formigamento ou dor em membros inferiores, especialmente à noite. Pode haver história prévia de úlcera ou amputação. Quando há insuficiência vascular associada, o paciente apresenta quadro de claudicação intermitente, dor em repouso e redução ou ausência de pulsos distais.[3]

O paciente com neuropatia diabética periférica apresentará parestesia, hiperestesia e dor, que pode ser do tipo lancinante. Com a progressão da neuropatia, a sintomatologia regredirá, porém as alterações funcionais do pé progredirão, evoluindo para ulcerações, mais comumente sob a cabeça dos metatarsos, e deformidades, gerando a articulação de Charcot, infecções nas áreas de ulceração e gangrena.[6]

DIAGNÓSTICO

O diagnóstico da artropatia neuropática é difícil, por isso muitas vezes é realizada de forma tardia gerando mais morbidade, custos e atraso cirúrgico.[5]

O pé de Charcot ocorre mais comumente nos pacientes com quadro de diabetes há mais de 10 anos e na quinta década de vida. Em 10% dos casos, é bilateral e, na maioria das vezes, fatores como obesidade, neuropatia, idade avançada, diabetes por mais de 5 anos, altos níveis de hemoglobina glicada, artrite reumatoide, anemia ferropriva, osteoporose e insuficiência renal aumentam sua prevalência.[5]

No exame físico, podemos identificar alterações cutâneas, como sudorese, calosidades, deformidades ósseas, sinais de alteração neurológica ou vascular e de inflamação.[5]

A perda sensorial em razão da polineuropatia diabética pode ser avaliada de diversas formas: reflexo do tendão calcâneo, teste de Semmes-Weinstein do monofilamento (risco futuro de ulceração, que ocorre com monofilamento de 10 g), percepção da vibração com uso de diapasão 128 Hz colocado em hálux, teste de sensibilidade com algodão em dorso do pé.[3]

O diagnóstico de infecção é realizado por meio do exame físico e da investigação clínica. Os sinais sistêmicos de infecção podem ser representados por febre, aumento da frequência respiratória e da pressão arterial, bem como alterações no exame de sangue (leucocitose). Muitas vezes durante a vigência de infecção, os níveis glicêmicos podem ser difíceis de controlar.[7] O pé infectado normalmente apresenta-se com alguns dos sinais listados a seguir: hiperemia, calor local, edema, dor ou saída de secreção purulenta.[7]

A osteomielite ocorre quando a infecção atingiu o osso. A radiografia é um exame pouco sensível para o diagnóstico, mas pode ser útil na investigação. Se as radiografias não confirmarem o quadro de osteomielite e surgir forte suspeita clínica, a ressonância magnética pode ser considerada. O diagnóstico definitivo é realizado por meio dos achados de cultura e histologia da biópsia óssea ou desbridamento ósseo.[7]

Outra forma de avaliar a infecção óssea é o teste "probe to bone" positivo, ou seja, quando é possível atingir o osso através da ferida ao inserir uma haste metálica estéril. Esse teste apresenta sensibilidade e especificidade de 60% a 91%, respectivamente. Se o teste for negativo, serão necessários testes adicionais para descartar o processo de osteomielite.[4]

■ TRATAMENTO

O princípio da terapia do pé diabético consiste na prevenção e no tratamento de complicações, uma vez que não há cura definitiva para o diabetes ou para a artropatia associada.[5] O Fluxograma 83.2 resume os objetivos do tratamento.

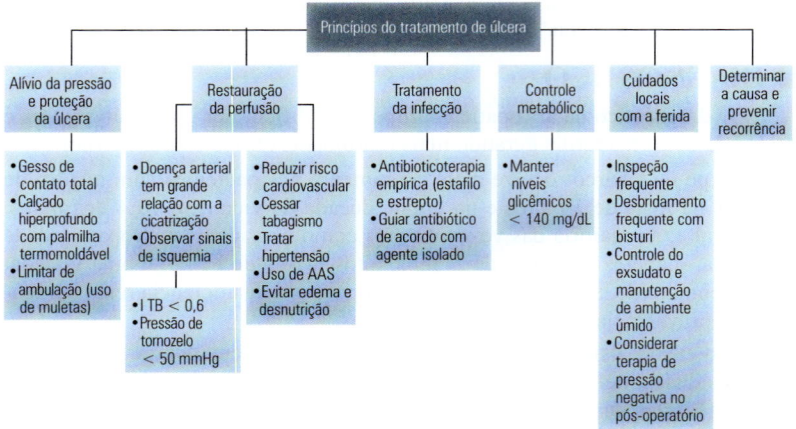

Fluxograma 83.2 – *Princípios do tratamento da úlcera.*

Para prevenção do pé diabético, há 5 elementos-chaves que auxiliam nesse processo: inspeção e exame regular do pé em risco; educação dos pacientes e dos familiares, além dos profissionais de saúde; uso de calçado apropriado, a fim de evitar traumas que podem evoluir para feridas; identificação do pé diabético em risco; e tratamento da patologia não ulcerativa.[3,4]

Nos casos com ferida e infecção associada, o objetivo é identificar o agente etiológico infeccioso por meio da cultura colhida em ambiente estéril, selecionar e refinar antibioticoterapia baseada no agente infeccioso e identificar rapidamente a necessidade de intervenção cirúrgica, além de assegurar adequada perfusão arterial.[2,5]

Além do tratamento rigoroso da infecção, o controle glicêmico adequado, particularmente no período perioperatório, é de extrema importância. Manter a glicemia em níveis adequados reduz morbidade, promove controle de infecção, otimiza pressão coloidosmótica e balanço eletrolítico, prevenindo hipo ou hiperglicemias graves, além de evitar cetoacidose. A *American Dia-*

betes Association (ADA) preconiza a manutenção dos níveis glicêmicos entre 140 e 200 mg/dL nos pacientes com doença crítica. Para aqueles pacientes não críticos, preconiza-se glicemia pré-prandial de até 140 mg/dL, associada à glicemia aleatória de até 180 mg/dL.[2]

No contexto de perioperatório, os pacientes desenvolvem resistência à insulina, necessitando de doses cada vez mais altas para o controle glicêmico adequado. Pacientes que fazem uso de metformina devem ter a medicação suspensa no pré-operatório pelo risco de desencadear acidose metabólica.[2] O Fluxograma 83.3[8] resume o tratamento do pé diabético.

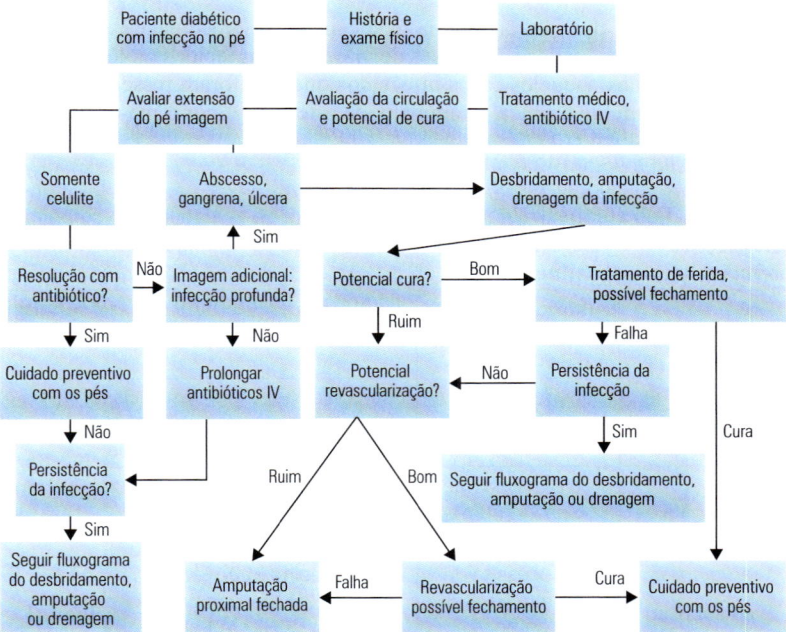

Fluxograma 83.3 – *Conduta no pé diabético.*

■) Antibioticoterapia

Sempre há necessidade do uso de antibióticos quando a ferida presente no pé diabético é considerada moderadamente ou gravemente infectada, ou seja, aquelas com evidências de secreção purulenta, celulite extensa ou pelo menos dois sinais flogísticos (edema, hiperemia, calor local, dor).[2] Nos casos em que a ferida não apresenta sinais evidentes de infecção não é recomendado uso de antibiótico, uma vez que pode promover resistência bacteriana e eventos adversos relacionados ao uso da medicação.[2]

A escolha da terapia empírica deve incluir medicação que possa agir sobre o *Staphylococcus aureus*, que é o patógeno mais comumente encontrado nas infecções de pés diabéticos. Pode-se ampliar a terapia antimicrobiana aos agentes gram-negativos naquelas infecções graves ou se não houver resposta satisfatória à monoterapia.[2]

Microrganismos anaeróbios também podem estar envolvidos nas infecções, principalmente naquelas feridas mais profundas, crônicas ou com áreas de necrose ou isquemia local.[2]

A maioria dos casos de infecção grave necessita de terapia parenteral, pois os beta-lactâmicos atingem baixas concentrações nos tecidos quando são administrados por via oral.[2] A Tabela 83.3 resume as principais drogas utilizadas para controle da infecção.[2]

O tempo de duração da terapia medicamentosa preconizada é de uma a duas semanas para a maioria dos casos de infecções dos tecidos moles e de quatro a seis semanas naqueles casos infectados que não foram ressecados.[2] Nos casos de osteomielite crônica, a terapia pode estender-se por 6 meses.

Tabela 83.3
Antibioticoterapia.

Gravidade da infecção	Terapia empírica	Terapia-alvo	Agentes alternativos
Leve	Amoxicilina + clavulanato 1 g 3x/dia	De acordo com o patógeno	Clotrimazol 960 mg 12/12h
S. aureus, Streptococcus	Cobertura gram-positiva	Clindamicina 600 mg 3x/dia	Amoxicilina + clavulanato 1 g 3x/dia
Agentes gram-negativos	Não necessita de cobertura gram-negativa	Ciprofloxacino 500-750 mg 12/12h	Clotrimazol 960 mg 12/12h
P. aeruginosa	Não necessita de cobertura para pseudomonas	Ciprofloxacino 500-750 mg 12/12h	Não há drogas endovenosas alternativas
Moderada: cobertura gram-positiva e negativa	Amoxicilina + clavulanato 1 g 3x/dia	De acordo com o patógeno	Levofloxacino 500-750 mg 12/12h Piperaciclina/tazobactan 4,5 mg 3x/dia
Grave e sepse: cobertura gram-negativa, positiva e anaeróbios	Piperaciclina/tazobactan 4,5 mg 3x/dia	De acordo com o patógeno	Imipenem 500-750 mg Vancomicina 1 g 12/12h

■ Cirurgia

Quase todas as infecções agudas, moderadas ou graves, vão necessitar de algum tipo de procedimento cirúrgico, principalmente aqueles com fasciíte necrotizante. Da mesma forma, aqueles com quadros de artrite e a maioria daqueles com osteomielite (necrose óssea, envolvimento do médio pé ou posterior ou cobertura inadequada dos tecidos moles). A primeira articulação metatársica apresenta menor probabilidade de cicatrização do que aqueles em outros locais, como nos dedos. Calcaniectomia parcial, apesar da alta falha clínica, pode ser considerada osteíte de calcâneo e tem impacto adverso limitado na capacidade de deambular. Nos casos de gangrena, a amputação em dois tempos cirúrgicos (primeiro guilhotina e depois revisão) pode levar a melhor cicatrização do coto.[2]

As cirurgias consideradas preventivas têm crescido no contexto atual e são indicadas na presença de deformidades flexíveis do pé, como dedos em garra ou martelo, e parecem eficazes na redução da incidência de ulcerações.[2]

■ Terapia com pressão negativa

A terapia com pressão negativa tem se mostrado eficaz no processo de acelerar a cicatrização de feridas em pés diabéticos quando comparada aos padrões atuais de cuidados.[2]

■ REFERÊNCIAS BIBLIOGRÁFICAS

1. Rossi MC. Cirurgia vascular: cirurgia endovascular, angiologia. 3 ed. Rio de Janeiro: Revinter; 2014.
2. Uckay I, Gariani K, Dubois-Ferriere V, et al. Diabetic foot infections: recent literature and cornerstones of management. Curr Opinion Infec Dis. 2016;29(2):145-52.
3. Bakker K, Apelqvist J, Schaper NC. Practical guidelines on the management and prevention of the diabetic foot 2011. Diabetes Metab Res Rev. 2012;28(Suppl 1):225-31.
4. Hingorani A, LaMuraglia GM, Henke P, et al. The management of diabetic foot: a clinical practice guideline by the Society for Vascular Surgery in collaboration with the American Podiatric Medical Association and the Society for Vascular Medicine. J Vas Sur. 2016;63(2 Suppl):3s-21s.
5. Trieb K. The Charcot foot: pathophysiology, diagnosis and classification. 2016;98-B(9): 1155-9.
6. Maffei FH, Yoshida S, Moura R, et al. Doenças vasculares periféricas. 5 ed. Rio de Janeiro: Guanabara Koogan; 2015.
7. Chadwick P, McCardle J. Assessing infected ulcers: a step-by-step guide. J Wound Care. 2015;24(5 Suppl 2):15-9.
8. Jack L. Cronenwett RBR. Decision making in vascular surgery. New York: Saunders; 2001.

Seção 8

Cirurgia Cardiotorácica

Coordenador: Luiz Augusto Lucas Martins de Rizzo

8

Capítulo 84

Derrame Pleural

Pedro Prosperi Desenzi Ciaralo
Rodrigo José Nina Ferreira
Eduardo Iwanaga Leão

■ INTRODUÇÃO

A pleura é um folheto de tecido formado por células mesenquimais que se dividem em duas partes: a pleura visceral, que recobre o pulmão, e a pleura parietal, que é a face interna da parede torácica. A pleura tem a função de deslizamento, uma sobre a outra, para facilitar os movimentos pulmonares durante o ciclo respiratório, e o líquido pleural tem como função manter a lubrificação adequada entre as elas, facilitando o seu deslizamento.

Fisiologicamente, a pressão intrapleural é negativa, variando entre 2 e 5 cmH$_2$O. Durante a inspiração, a pressão tende a ficar mais negativa e, durante a expiração, este gradiente tende a ficar mais positivo. A disposição do líquido pleural no espaço não é uniforme, havendo locais onde este líquido tende a se acumular, como nos recessos e nas fissuras.

Indivíduos sadios carregam cerca de 5 mL de líquidos no espaço pleural, sendo que a capacidade de produção varia de 0,1 a 0,2 mL/kg, e é renovada a uma velocidade de 0,01 mL/kg/h. O líquido pleural pode se formar de três formas distintas: da pleura parietal, por meio dos capilares da circulação sistêmica; a partir da drenagem dos vasos linfáticos; e do peritônio, por poros existentes no diafragma.

O líquido pleural é absorvido pela pleura parietal, com uma taxa até 20 vezes superior à capacidade de produção normal, a uma velocidade de 0,2 mL/kg/h. O derrame pleural ocorre quando a capacidade de absorção é excedida, ocorrendo acúmulo de líquido entres as pleuras.

■ DERRAME PLEURAL

As alterações fisiopatológicas que determinam o acúmulo de líquido no espaço pleural são: aumento da pressão hidrostática nos capilares sanguíneos; diminuição da pressão oncótica; alterações dos capilares pleurais, como, por exemplo, em processos inflamatórios, levando a um aumento da permeabilidade dos vasos.

As principais causas estão relacionadas com: insuficiência cardíaca, pneumonia bacteriana, TEP, câncer, cirurgia cardíaca, tuberculose.

Anamnese e exame físico podem sugerir o diagnóstico do derrame pleural, e a radiografia de tórax geralmente é suficiente para confirmá-lo (Fig. 84.1). Para estabelecer a etiologia do derrame, devemos realizar a toracocentese diagnóstica, sendo que hoje o padrão-ouro é a toracocentese guiada por ultrassonografia, que, além de determinar o local correto para punção, também pode diagnosticar um derrame pleural loculado, presença de septor e debris, com um índice menor de pneumotórax, quando comparado a punção à cegas. Em pacientes que apresentam sintomas de desconforto respiratório importante, com derrames pleurais maciços, devemos promover a toracocentese de alívio, para melhora dos sintomas, tomando os devidos cuidados para evitar a retirada superior a 5 litros do espaço pleural. Caso o paciente apresente tosse contínua, devemos suspender esse procedimento a fim de evitar o edema de reexpansão, quadro grave que pode levar a óbito.

Após retirada do fluido, devemos solicitar contagem de células, citologia oncótica, proteínas, DHL, glicose, Gram e cultura, pH (Tabela 84.1). O primeiro passo é a diferenciação entre exsudato e transudato, que deve ser feita pelos Critérios de Light.

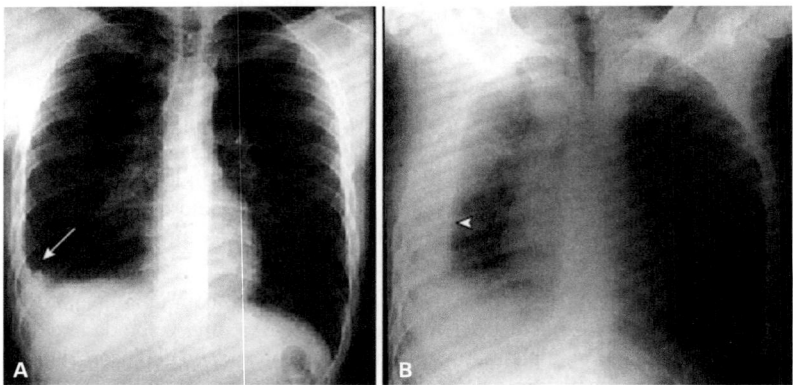

Fig. 84.1 – (A) *Derrame pleural à direita, mostrando apagamento do seio costofrênico. (B) Mesmo paciente, agora em incidência de Laurell, mostrando linha de derrame > 1 cm, portanto, permitindo a toracocentese diagnóstica.*

Fonte: https://www.uptodate.com/contents/image?imageKey=PULM%2F51660&topicKey=PULM%2F6688&search=effusin%20pleural&source=outline_link&selectedTitle=3~150; Courtesy of Steven E Weinberger, MD.

Tabela 84.1
Características normais do líquido pleural.

Cor	Amarelo
Transparência	Citrino
pH	7,60-7,64
Leucócitos	< 1000
Glicose	= plasma
DHL	50% do plasma
Mesoteliócitos	3%-5%
Linfócitos	10%

■ QUADRO CLÍNICO

Desconforto respiratório, dor tipo pleurítica e tosse são alguns dos sintomas que podem ocorrer. Devemos estar cientes de que a gravidade dos sintomas não apresenta relação com o tamanho do derrame ou sua etiologia, mas sim, na maioria das vezes, com a velocidade de instalação do derrame; logo, um derrame de rápida instalação causa mais sintomas que derrames crônicos.

No exame físico, podemos encontrar: expansibilidade diminuída, frêmito toracovocal diminuído ou ausente, murmúrio vesicular diminuído ou ausente, macicez à percussão, egofonia.

Considerando o diagnóstico etiológico, devemos investigar outros sintomas associados, como: sudorese noturna, tosse crônica, perda de peso, hemoptise, exposição a certos materiais (asbesto, silício), história de câncer na família, quadro febril. Porém, o diagnóstico etiológico do derrame só deve ser firmado após punção e análise do líquido.

■ ANÁLISE DO LÍQUIDO PLEURAL

A indicação de toracocentese diagnóstica é para um novo derrame pleural que pode ser puncionado (incidência radiologia em laureall > que 1,0 cm, ou através da demarcação por ultrassonografia). A observação, em vez da toracocentese diagnóstica, pode ser justificada nos casos de insuficiência cardíaca não complicada com derrame pleural bilateral e pneumonia bacteriana com pequeno derrame associado. Um número seleto de diagnósticos pode ser estabelecido definitivamente por toracocentese, quais sejam: derrames como resultado de malignidade, empiema, tuberculose, infecção fúngica, quilotórax, efusão de colesterol, urinotórax, ruptura do esôfago, hemotórax, diálise peritoneal.

Os testes rotineiramente realizados no líquido pleural incluem contagem de células e diferenciação, pH, proteína, lactato desidrogenase (DHL), glicose, Gram, cultura bacteriana e citologia oncótica. Outros testes geralmente são realizados em pacientes selecionados, tais como dosagem de amilase, colesterol, triglicérides, BNP, ADA.

- **Transudatos** – Os transudatos resultam de desequilíbrios nas pressões hidrostática e oncótica no tórax, assim como ocorre em causas cardíacas e renais, ou condições externas ao espaço pleural. Causas iatrogênicas, tais como infusão de cristaloide através de um cateter venoso central que migrou para o mediastino ou espaço pleural, também se apresentam nessa modalidade.
- **Exsudatos** – Em contraste, os derrames do tipo exsudatos apresentam mais de um desafio diagnóstico. A doença praticamente pode ocorrer em qualquer órgão, incluindo infecção, malignidade, respostas imunológicas, anormalidades linfáticas, inflamação não infecciosa, causas iatrogênicas e movimento de fluido abaixo do diafragma. Os exsudatos resultam principalmente da inflamação pleural e pulmonar (resultando em aumento da permeabilidade da membrana capilar e pleural) ou da drenagem linfática do espaço pleural (resultando em diminuição da remoção de proteínas e outros constituintes de grande massa molecular do espaço pleural).

De acordo com os Critérios de Light, se pelo menos um dos três critérios a seguir for cumprido, o fluido é classificado como um exsudato:

- Relação proteína pleural/proteína sérica superior a 0,5;
- Relação DHL pleural/DHL sérica superior a 0,6;
- DHL do derrame pleural maior que dois terços do limite superior da DHL sérica normal do laboratório.

Outros testes que podem definir transudato e exsudato:

- **Regra de dois testes:**
  - Colesterol pleural maior que 45 mg/dL;
  - DHL do derrame pleural superior a 0,45 vezes o limite superior da DHL sérica normal do laboratório.
- **Regra de três testes:**
  - Proteína pleural superior a 2,9 g/dL (29 g/L);
  - Colesterol do líquido pleural maior que 45 mg/dL (1,165 mmol/L);
  - DHL do líquido pleural superior a 0,45 vezes o limite superior da DHL sérica normal do laboratório.

▋▋） Proteína

A maioria dos transudatos tem concentrações absolutas de proteína total abaixo de 3,0 g/dL (30 g/L). Os derrames pleurais tuberculosos quase sempre têm concentrações totais de proteína acima de 4,0 g/dL (40 g/L). Quando as concentrações de proteína do líquido pleural estão na faixa de 7,0 a 8,0 g/dL (70 a 80 g/L), a macroglobulinemia de Waldenström e o mieloma múltiplo devem ser considerados.

■) DHL

Os níveis de DHL no líquido pleural acima de 1000 UI/L (com limite superior de normal para soro de 200 UI/L) são caracteristicamente encontrados em empiema, artrite reumatoide e malignidade.

■) Colesterol

Um nível de colesterol pleural superior a 45 mg/dL não é, por si só, um critério definitivo para um exsudato, mas figura nas regras de dois e três testes, conforme observado acima. Um colesterol elevado > 250 mg/dL define um derrame de colesterol (também conhecido como pseudoquilotórax ou derrame quiliforme), que ocorre em pacientes com derrames de longo prazo.

■) Triglicerídeos

Concentrações elevadas de triglicérides no líquido pleural superiores a 110 mg/dL apoiam o diagnóstico de quilotórax; um nível inferior a 50 mg/dL exclui um quilotórax com razoável probabilidade. Caso tenhamos resultado entre 50 e 110 mg/dL com suspeita de quilotorax devemos prosseguir a investigação com eletroforese de quilomicrions no liquido pleural

■) Glicose

A concentração de glicose no líquido pleural (menor que 60 mg/dL [3,33 mmol/litro] reduz o diagnóstico diferencial do exsudato às seguintes possibilidades:

- Artrite reumatoide
- Derrame parapneumônico ou empiema complicado
- Derrame maligno
- Tuberculose
- Pleurite do lúpus
- Ruptura esofágica

Todos os transudatos e todos os outros exsudatos têm uma concentração de glicose no líquido pleural semelhante à da glicose no sangue. As menores concentrações de glicose são encontradas em artrite reumatoide e empiema.

■) pH

O pH do fluido pleural normal é de aproximadamente 7,60, devido a um gradiente de bicarbonato entre o líquido pleural e o sangue. Um pH do líquido pleural abaixo de 7,30 com um pH normal do sangue arterial é encontrado com os mesmos diagnósticos associados com concentrações baixas de glicose no líquido pleural. Um derrame parapneumônico com pH do líquido pleural baixo (≤ 7,15) indica alta probabilidade de necessidade de drenagem pleural do espaço por se tratar de empiema.

■） Amilase

Alguns diagnósticos relacionados à amilase aumentada no líquido pleural:

- Pancreatite aguda
- Derrame pleural pancreático crônico
- Ruptura esofágica
- Gravidez ectópica rota

■） Adenosina desaminase

A medição da adenosina desaminase (ADA) pode ser útil com um diagnóstico diferencial entre etiologia maligna *versus* tuberculose, quando um derrame exsudativo é linfocítico, mas citologia inicial, esfregaço e cultura para tuberculose são negativos. O nível de ADA é tipicamente superior a 35 a 50 U/L nos derrames pleurais tuberculosos.

■） BNP (peptídeo cerebral natriurético)

Vários estudos têm demonstrado que BNP é elevado no líquido pleural de pacientes que têm insuficiência cardíaca e derrame pleural. Medir o BNP no líquido pleural, no entanto, não tem valor acrescentado em comparação com os níveis sanguíneos, que também estão elevados na insuficiência cardíaca, tendo um grau de correlação com os resultados pleurais.

■） Linfócitos

A linfocitose do líquido pleural, particularmente com contagens de linfócitos representando 85% a 95% das células nucleadas totais, sugere pleurite tuberculosa, linfoma, sarcoidose, artrite reumatoide, ou quilotórax. Os derrames pleurais carcinomatosos serão predominantemente linfocitários em mais da metade dos casos.

■） Eosinófilos

Predominância de eosinófilos no líquido pleural pode sugerir os seguintes diagnósticos:

- Pneumotórax
- Hemotórax
- Infarto pulmonar
- Derrame pleural de amianto benigno
- Doença parasitária (Síndrome de Loeffler)
- Infecção fúngica (coccidioidomicose, criptococose, histoplasmose)
- Drogas
- Malignidade (carcinoma, linfoma)
- Pneumotórax catamenial com derrame pleural

■❱ Células mesoteliais

As células mesoteliais são encontradas em pequeno número no líquido pleural normal. O principal significado clínico das células mesoteliais nos exsudatos é que a tuberculose é improvável se houver mais de 5% de células mesoteliais. Pode significar malignidade nesses casos.

■❱ Células LE

Embora as células LE possam ser detectadas pela citologia do líquido pleural, este achado tem baixa utilidade diagnóstica. Isso porque células LE foram identificadas em pacientes não lúpicos, relacionados com derrames, como, por exemplo, malignidade e artrite reumatoide.

■❱ QUANDO O DERRAME PLEURAL NÃO É DIAGNOSTICADO PELOS MÉTODOS CONVENCIONAIS

Derrames pleurais podem se desenvolver como resultado de mais de 50 distúrbios pleuropulmonares ou sistêmicos. Após toracocentese diagnóstica, a causa de um derrame pleural não é diagnosticada em até 25% dos pacientes.

O primeiro passo é revisar a história do paciente, atentando-se especialmente às drogas, exposições ocupacionais, fatores de risco para embolia pulmonar ou tuberculose e condições patológicas prévias.

Um histórico cuidadoso de drogas pode revelar que o paciente está em uso de nitrofurantoína, amiodarona, terapia de estimulação ovariana ou droga que pode produzir uma síndrome semelhante ao lúpus.

A exposição ocupacional ao amianto, asbesto ou silício pode sugerir um derrame pleural. Esses derrames geralmente são exsudativos.

O derrame pleural deve ser cuidadosamente analisado. Pistas diagnósticas vitais podem estar na simples inspeção (especialmente para derrames quilosos) ou no cheiro (no urinotórax), mas muitas vezes são esquecidas. Tomografia de tórax, biópsia às cegas ou por videotoracoscopia podem ajudar no diagnóstico, principalmente em derrames causados por tuberculose e causas malignas (mesotelioma), sem suspeita diagnóstica durante a investigação do derrame (Fig. 84.2).

■❱ CAUSAS DE DERRAME PLEURAL

I. Transudatos
    A. ICC
    B. Cirrose
    C. Síndrome nefrótica
    D. Obstrução de veia cava superior
    E. Urinotórax
    F. Diálise peritoneal

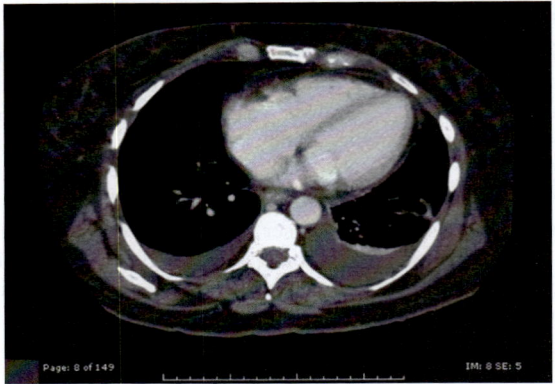

Fig. 84.2 – *Tomografia de tórax com derrame pleural bilateral.*
Fonte: acervo de Pedro Prosperi Desenzi Ciaralo.

- G. Glomerulonefrite
- H. Mixedema
- I. Hipoalbuminemia
- J. Embolia pulmonar
- K. Sarcoidose

II. Exsudatos
- A. Doenças neoplásicas
    1. Metástase
    2. Mesotelioma
    3. Linfoma
- B. Doenças infecciosas
    1. Tuberculose
    2. Infecções bacterianas
    3. Infecções fúngicas
    4. Parasitoses
    5. Infecções virais
- C. TEP
- D. Doenças gastrointestinais
    1. Pancreatite
    2. Abscesso subfrênico
    3. Abscessos hepáticos
    4. Abscessos esplênicos

5. Perfuração esofágica
  6. Pós-operatório de cirurgias abdominais
E. Doenças cardíacas
  1. Pós-operatório de revascularização cardíaca
  2. Síndrome de Dressler
  3. Doenças do pericárdio
F. Doenças obstétricas/ginecológicas
  1. Síndrome de hiperestimulação do ovário
  2. Síndrome de Meigs
  3. Endometriose
G. Doenças do colágeno
  1. Artrite reumatoide
  2. Lúpus
  3. Síndrome semelhante ao lúpus
  4. Sjögren
  5. Churg-Strauss
  6. Granulomatose de Wegener
H. Drogas
  1. Nitrofurantoína
  2. Dantrolene
  3. Amiodarona
  4. Metotrexato
I. Miscelânea
  1. Asbestos
  2. Síndrome da unha amarela
  3. Amiloidose
  4. Queimaduras elétricas
  5. Causas iatrogênicas
J. Hemotórax
K. Quilotórax

TRATAMENTO DE ACORDO COM A ETIOLOGIA

Pneumonias bacterianas

Na maioria das vezes, não necessitam de tratamento específico, apenas a continuidade da antibioticoterapia. No entanto, é necessário determinar o diagnóstico de empiema, uma vez que este deve ser drenado em selo d'água. O empiema pode ser diagnosticado no momento da toracocentese, na qual é observado pus, já indicando a drenagem torácica (Fig. 84.3). Caso não haja

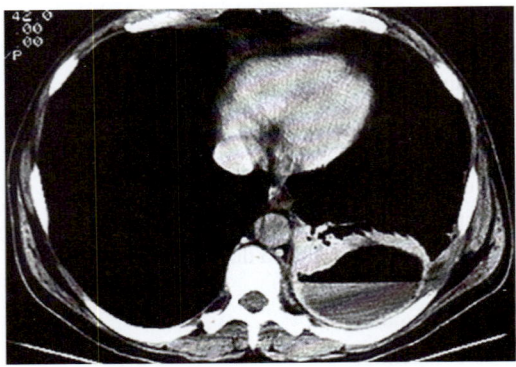

Fig. 84.3 – *Empiema loculado, sendo apresentado com nível hidroaéreo em lobo inferior à esquerda.*

Fonte: https://www.uptodate.com/contents/image imageKey=PULM%2F64051&topicKey=PULM%2F6688&search=effusin%20pleural&source=outline_link&selectedTitle=3~150 Courtesy of Paul Stark, MD

pus, é necessário solicitar bacteriologia, pH, glicose e DHL. Caso bacteriológico positivo, pH < 7,2, glicose < 40 e DHL > 1.000, é indicada a drenagem pleural. Quando temos um empiema crônico, com formação de debris e septos, dificilmente a drenagem torácica resolverá. Nesses casos é necessária uma videotoracoscopia para lise dos septos e dos debris, com posterior drenagem da cavidade. Para retirar o dreno de tórax em um empiema, além de manter o pulmão totalmente expandido e sem presença de fístula, o débito do coletor deve estar zerado.

▮▶ Derrames malignos

A grande maioria é metastática, sendo o tumor primário da pleura, o mesotelioma, associado à exposição ao asbesto, muito raro. Os tumores que mais cursam com derrame pleural são: carcinoma broncogênico, de mama, mesotelioma, linfomas, tumores de ovário, carcinomas do trato digestivo. No homem, o mais comum é o broncogênico e, na mulher, o câncer de mama. Os derrames são hemorrágicos em apenas 50% dos casos, sendo o aspecto mais frequente o seroso. A citologia oncótica é positiva em apenas 30% dos casos, sendo o tipo de câncer com maior positividade o adenocarcinoma. Toracocenteses de alívio e drenagem de tórax levam a muitas recidivas, não solucionando o problema; um método a ser utilizado seria a pleurodese química com talco, produzindo uma reação inflamatória intensa entre as pleuras e resultando em sínfise dos folhetos e exclusão do espaço pleural.

▮▶ ICC

Uma das causas mais comuns de derrame pleural, sendo mais comum à direita. O tratamento baseia-se apenas no controle da insuficiência cardíaca.

■❱ Derrame na síndrome da unha amarela

Caracteriza-se por derrame pleural recidivante, linfedema crônico e anomalias ungueais. É uma doença congênita, caracterizada por hipoplasia dos vasos linfáticos. O tratamento consiste em pleurodese ou pleurectomia.

■❱ Quilotórax

Tem como causa obstrução ou lesão do ducto torácico e anomalias congênitas de sua formação, tendo como principais etiologias: câncer (linfomas, carcinoma broncogênico), traumas contusos (hiperextensão da coluna) ou penetrantes, lesão durante procedimento operatório (ressecções pulmonares extensas como lobectomias e principalmente a esofagectomia), acidente de punção de acesso venoso central. O quilotórax pode levar a graves alterações metabólicas e imunológicas, uma vez que, se drenado, pode apresentar um débito diário de 2.500 mL. O diagnóstico pode ser feito durante a toracocentese, sendo observado um líquido leitoso, e pelo aumento de triglicerídeos na amostra. Inicialmente o derrame deve ser drenado, mantendo-se jejum (ou dieta à base de triglicerídeos de cadeia média) e, se necessário, nutrição parenteral total. Se com essas medidas iniciais o derrame não se resolver em um período de duas semanas, medidas cirúrgicas podem ser tomadas, tais como: ligadura do ducto torácico acima do diafragma, ligadura apenas do local da fístula (para identificação exata, injeta-se óleo de oliva por uma sonda nasogástrica duas horas antes do procedimento cirúrgico, levando a um aumento do fluxo do quilo e à identificação do local exato da fístula), *shunt* pleuroperitoneal, pleurodese química com talco e, eventualmente, a pleurectomia.

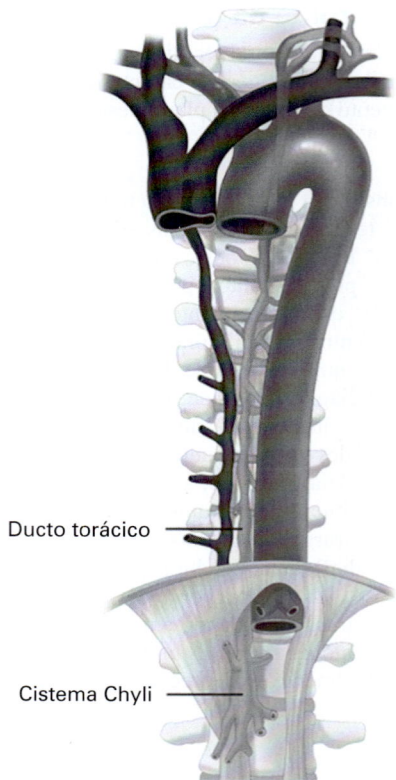

Fig. 84.4 – *Anatomia do ducto torácico. Embora a variação anatômica ampla exista, na maioria dos pacientes (40 a 60 por cento), o ducto torácico esquerdo sobe da cisterna do quilo, que é um orifício localizado logo anterior à primeira ou segunda vértebra lombar e que recebe drenagem dos troncos linfáticos do intestino e lombares. O ducto torácico passa através do hiato aórtico do diafragma para o mediastino posterior, continuando cefálico entre a aorta e a veia ázigo até aproximadamente o nível da quinta vértebra torácica, onde passa atrás do esôfago. Abaixo da quinta vértebra torácica, o ducto torácico é comumente um ducto duplo ou plexiforme, mas torna-se um único ducto de 2 a 3 mm acima desse nível. O ducto torácico continua cefálico adjacente ao esôfago, passando posteriormente ao arco aórtico e à artéria subclávia esquerda. Em seguida, ele arqueia sobre a artéria subclávia, descendo para esvaziar como um único (50 por cento) ou múltiplos canais linfáticos na veia subclávia esquerda, próximo à sua confluência com a veia jugular interna esquerda. Uma válvula unidirecional neste local impede que o sangue entre no ducto torácico. O ducto linfático direito drena para a veia subclávia direita.*

BIBLIOGRAFIA

1. Sahn SA, Huggins JT, San Jose E, et al. The art of pleural fluid analysis. Clin Pulm Med 2013; 20:77.
2. Light RW, Macgregor MI, Luchsinger PC, Ball WC Jr. Pleural effusions: the diagnostic separation of transudates and exudates. Ann Intern Med 1972; 77:507.
3. Heffner JE, Brown LK, Barbieri CA. Diagnostic value of tests that discriminate between exudative and transudative pleural effusions. Primary Study Investigators. Chest 1997; 111:970.
4. Gonlugur U, Gonlugur TE. The distinction between transudates and exudates. J Biomed Sci 2005; 12:985.
5. Cornes MP, Chadburn AJ, Thomas C, et al. The impact of between analytical platform variability on the classification of pleural effusions into exudate or transudate using Light's criteria. J Clin Pathol 2017; 70:607.
6. Light RW, Girard WM, Jenkinson SG, George RB. Parapneumonic effusions. Am J Med 1980; 69:507.
7. Jiménez Castro D, Díaz Nuevo G, Sueiro A, et al. Pleural fluid parameters identifying complicated parapneumonic effusions. Respiration 2005; 72:357.
8. Piras MA, Gakis C, Budroni M, Andreoni G. Adenosine deaminase activity in pleural effusions: an aid to differential diagnosis. Br Med J 1978; 2:1751.
9. Liang QL, Shi HZ, Wang K, et al. Diagnostic accuracy of adenosine deaminase in tuberculous pleurisy: a meta-analysis. Respir Med 2008; 102:744.
10. Porcel JM, Esquerda A, Vives M, Bielsa S. Etiology of pleural effusions: analysis of more than 3,000 consecutive thoracenteses. Arch Bronconeumol 2014; 50:161.
11. BTS guideline for the diagnosis and management of pleural disease – Thorax 2003.
12. Manual de diagnóstico e tratamento para o residente de cirurgia: edição revista e ampliada (2 volumes) / editores Manlio Basilio Speranzini, Claudio Roberto Deutsch, Osmar Kenji Yagi. --Ed.rev.e amp. – São Paulo. Editora Atheneu, 2013.

Capítulo 85

Afecções Infecciosas do Pulmão de Tratamento Cirúrgico

Jones Pessoa dos Santos Junior
Rodrigo José Nina Ferreira
Eduardo Iwanaga Leão

BRONQUIECTASIAS

Definição

A bronquiectasia trata-se de uma doença pulmonar caracterizada por processo inflamatório crônico, que acarreta uma dilatação irreversível dos brônquios, favorecendo o acúmulo de secreção e infecções recorrentes. Consiste em uma síndrome de tosse crônica com produção diária de escarro mucopurulento que em geral está associado a um comprometimento na drenagem brônquica. Apenas algumas etiologias possuem tratamento específico, na maioria das bronquiectasias, o objetivo do tratamento é reduzir as infecções, a inflamação e melhorar a higiene brônquica. Em alguns casos, a ressecção cirúrgica de determinadas áreas poderá ser útil.

Fisiopatogenia

A bronquiectasia ocorre em parte por um ciclo vicioso que se inicia com a inflamação das vias aéreas inferiores. A inflamação crônica nos brônquios/bronquíolos acometidos causa dano e/ou destruição da função mucociliar, gerando estase do muco, predispondo a propagação bacteriana. Essa propagação aumenta a inflamação, gerando mais destruição brônquica e sintomatologia ao paciente.

Sua classificação pode ser subdividida em dois tipos:

1. bronquiectasia perfundida ou cilíndrica (comum na tuberculose);
2. bronquiectasia não perfundida ou saculare/cística (comuns em obstruções ou infecções bacterianas).

Os principais sítios de acometimento são: lobo inferior esquerdo, língula e lobo médio.

As principais etiologias são listadas na Tabela 85.1:

Tabela 85.1
Etiologia – Bronquiectasias.

Infecção	Congênitas	Imunodeficiência
Bacteriana	Discinesia ciliar primária	Hipogamaglobulinemia
Sequela de tuberculose	Deficiência de α1-antitripsina	Secundária a doenças ou tratamento
Aspergillus	Fibrose cística	
Viral	Traqueobroncomalácia	
	Deficiência cartilaginosa	
	Sequestro pulmonar	
	Síndrome de Marfan	
Doenças reumatológicas	**Doença inflamatória intestinal**	**Sequela de inalação de tóxicos ou aspiração**
Artrite reumatoide		Cloro
Lúpus eritematoso sistêmico		Aspiração de corpo estranho
Síndrome de Sjögren		

▌) Quadro clínico

A apresentação clínica do paciente pode ser variável. A tríade clássica se caracteriza por tosse diária associada à produção de escarro geralmente mucopurulento, infecção pulmonar de repetição e hemoptise. Os principais sintomas associados são: dispneia, sibilância e dor pleurítica. Hemoptise é comum atingindo até 27% dos pacientes, em alguns casos pode ser maciça (> 600 mL em 24h).

▬ INVESTIGAÇÃO DIAGNÓSTICA

Consiste na confirmação radiológica das bronquiectasias, identificação de patógenos e causas potencialmente tratáveis e avaliação de função pulmonar.

- **Exames laboratoriais iniciais:** hemograma completo, teste do suor ou busca de mutação no gene CFTR e cultura para bactérias, micobactérias e fungos do escarro.
- **Radiografia de tórax:** a radiografia é anormal na maioria dos pacientes com bronquiectasias e quando associadas ao exame físico são suficientes para o diagnóstico. Podem ser observadas consolidações, atelectasias, brônquios com paredes espessadas e em casos avançados dilatações cilíndricas ou saculares das vias aéreas.
- **A TC de tórax é mais sensível e específica para o diagnóstico, sendo indicada em algumas situações:** suspeita da doença com radiografia relativamente normal; radiografia anormal sem achados compatíveis com

bronquiectasias, mas com alta suspeita clínica; diagnósticos diferenciais e planejamento cirúrgico.
- Os principais achados específicos são:
  - dilatação brônquica maior que 1,5x o diâmetro dos vasos adjacentes;
  - sinal do anel de sinete: brônquio dilatado preenchido por ar associado a uma opacidade nodular menor contígua correspondente a um ramo da a. pulmonar (Figs. 85.1 e 85.2);
  - brônquios de paredes espessadas em vias aéreas dilatadas;
- **testes de função pulmonar:** a espirometria é usada para avaliar o grau de comprometimento funcional pulmonar. O padrão normalmente encontrado é de um distúrbio obstrutivo (CVF normal ou reduzida, VEF1 reduzido e VEF1/CVF reduzido).

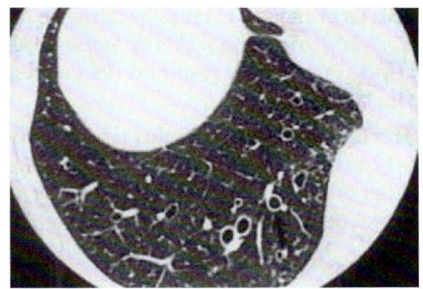

Fig. 85.1 – *TCAR na base pulmonar direita (mulher, 69 anos, com bronquiectasia cilíndrico). Quando o brônquio apresenta acentuado aumento do calibre, a combinação com artéria pulmonar companheira fornece aparência de "anel de sinete" (seta).*
* TCAR (Tomografia Computadorizada de Alta Resolução).
Fonte: http://www.scielo.br/scielo.php?script=sci_arttext&pid=S0102-35861999000600006

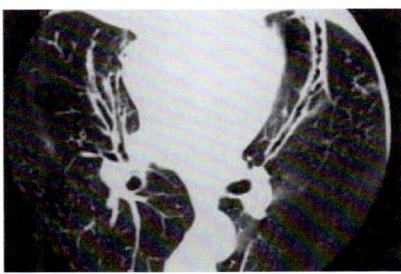

Fig. 85.2 – *TCAR angulado 25 graus cranial (mulher, 66 anos, com bronquiectasia cilíndrica). Imagem de bronquiectasia cilíndrica na topografia da língua, que não apresenta redução progressiva de calibre e alcança a pleura visceral.*
Fonte: http://www.scielo.br/scielo.php?script=sci_arttext&pid=S0102-35861999000600006

■ TRATAMENTO

O tratamento da bronquiectasia envolve o tratamento da doença de base, se possível, a redução da carga bacteriana com antibioticoterapia, higiene pulmonar, drenagem postural e tratamento cirúrgico em casos selecionados.

■ Tratamento clínico

O tratamento clínico da bronquiectasia sintomática, que tem por objetivo o controle dos sintomas e a prevenção da progressão da doença, se baseia em antibiótico, medicação broncodilatadora e fisioterapia respiratória com drenagem postural. Preconiza-se também a imunização contra as principais bactérias responsáveis pelos episódios de infeccção na bronquiectasia com vacina anti-influenza e antipneumocócica.

- **Exacerbação aguda:** os principais agentes bacterianos encontrados são: *Haemophilus influenzae, Moraxella catarrhalis, Staphylococcus aureus, Pseudomonas aeruginosa*. Alguns vírus respiratórios também são encontrados: rinovírus, coronavírus e influenza.
- **Prevenção de exacerbações:** alguns estudos têm demonstrado que o uso de macrolídeos por 6-12 meses 2-3 vezes/dia reduz o número de exacerbações por ano. Azitromicina 500 mg 2-3 vezes/dia pode ser indicada quando há duas ou mais exacerbações em um ano. Algumas alternativas são: amoxicilina e doxiciclina.

Tabela 85.2
Antibióticos guiados por cultura.

Não disponível	• Fluorquinolona (levofloxacino e moxifloxacino)	10-14 dias
Sem crescimento de *H. influenzae* produtor de beta lactamase	• Amoxicilina • Macrolídeo	
H. influenzae produtor de beta lactamse	• Amoxicilina-clavulanato	
P. aeruginosa	• Piperacilina-tazobactam • Meropenem • Levofloxacino	14 dias

■ Tratamento cirúrgico

Excetuando-se o transplante pulmonar, a cirurgia tem papel limitado ao controle de áreas pulmonares focais bastante sintomáticas e controle de hemoptises maciças.

O tratamento cirúrgico é normalmente indicado em três situações:

1. em pacientes com bronquiectasias focais que causam sintomas persistentes e estão associadas à destruição do parênquima pulmonar; geralmente sendo optada pela segmentectomia ou lobectomia;
2. quando medidas menos invasivas (ex.: embolização de artéria brônquica) não forem efetivas no tratamento de hemoptises maciças;
3. em pacientes com doença em estágio terminal que podem ser candidatos ao transplante de pulmão.

Diversos casos que avaliam a resposta ao tratamento cirúrgico têm demonstrado baixa mortalidade pós-operatória (< 2%) associada à resolução ou melhora importante dos sintomas.

O maior estudo que avaliou as complicações pós-operatórias em pacientes submetidos à ressecção pulmonar (segmentectomia, lobectomia, pneumectomia) em pacientes chineses encontrou uma mortalidade em 30 dias de 1,1%. Dos pacientes, 75% apresentaram melhora dos sintomas, alguns tornando-se assintomáticos e 15% não melhoraram ou pioraram.

Tabela 85.3
Principais complicações pós-operatórias por Zhang *et al.*

Arritmia cardíaca	4%	Pneumonia	3%
Fístula broncopleural persistente (> 2 semanas)	2,7%	Atelectasias sintomáticas	2%
Insuficiência respiratória	1,3%	Sangramento pós-operatório com necessidade de reabordagem	1,1%
Insuficiência cardíaca	0,8%	Empiema	0,6%
Quilotórax	0,1%	Torção pulmonar	0,1%
Total			**16,2%**

Transplante pulmonar

Inicialmente os pacientes com bronquiectasias não pareciam bons candidatos ao transplante pulmonar em virtude da potencial manutenção da infecção que poderia piorar com a imunossupressão prolongada. Entretanto, o transplante pulmonar bilateral tem obtido resultados semelhantes aos demais grupos submetidos a transplante pulmonar, como foi observado em um estudo realizado no Reino Unido entre 1997 e 2007. De toda forma, este ainda é um tratamento direcionado a poucos pacientes.

ABSCESSO PULMONAR

Definição

O abscesso pulmonar é uma cavidade no parênquima pulmonar preenchida por pus e ar, sendo originária de uma infecção necrotizante ou de uma infecção secundária em cavidade preexistente.

■) Classsificação

- **Quanto ao tempo de duração dos sintomas:** nos agudos, a duração dos sintomas é menor que quatro semanas, e nos crônicos, maior que quatro semanas;
- **Quanto à etiologia:** primários ou secundários, quando associados com carcinoma broncogênico ou doenças sistêmicas, como infecção por HIV e imunossupressão, em pacientes transplantados (Tabela 85.4).

	Tabela 85.4 Etiologias.
Primárias	
Aspiração • Rebaixamento do nível de consciência • Doença periodontal grave • Síndromes disfágicas, DRGE	
Pneumonia necrotizante	
Paciente imunocomprometido	
Secundária	
Obstrução brônquica • Neoplasia • Corpo estranho • Linfadenomegalia	
Lesões cavitárias • Neoplasias • Infarto pulmonar • Enfisema, doença bolhosa	
Extensão direta • Amebíase (fígado) • Abscesso subfrênico	
Disseminação hematogênica	

■) Quadro clínico

A maioria dos abscessos pulmonares é causada por anaeróbios que acabam evoluindo com um quadro clínico insidioso que pode durar entre semanas a meses associado a perda de peso, sudorese noturna e anemia. Sinais de infecção do trato respiratório são comuns, como tosse, febre, astenia, perda de peso, dispneia e ocasionalmente dor pleurítica. O abscesso raramente pode complicar com hemoptise, variando desde um escarro sanguinolento até uma hemoptise maciça. Se há drenagem do abscesso para a árvore traqueobrônquica, pode haver drenagem de grandes volumes de escarro de odor fétido. A ruptura para o espaço pleural é incomum, mas pode causar empiema e sepse fulminante.

■ Diagnóstico

É essencial a realização de exame de imagem pulmonar, na maioria das vezes a radiografia simples do tórax revela as alterações características: infiltrado pulmonar associado a uma cavidade, frequentemente com nível hidroaéreo (Fig. 85.3).

- TC de tórax é indicada para a definição anatômica do abscesso e útil quando existe a suspeita de uma cavitação que não foi delimitada na radiografia simples ou na suspeita de processo neoplásico. Os abscessos geralmente apresentam paredes finas, lisas e com boa resposta ao tratamento clínico quando comparados a uma cavitação secundária à neoplasia (paredes espessas, irregulares e sem resposta satisfatória à antibioticoterapia);
- Alguns autores recomendam a investigação com broncoscopia de rotina pela possibilidade de a origem ser uma neoplasia ou aspiração de corpo estranho, situações nas quais o tratamento clínico não será satisfatório. No entanto, esse conceito está mudando, pois a realização de broncoscopia é aceita apenas naqueles casos de apresentação atípica ou evolução desfavorável.

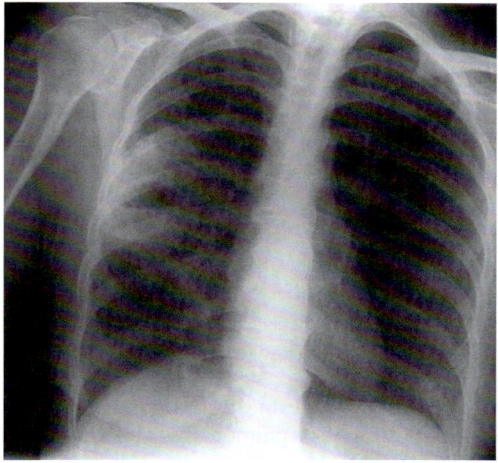

Fig. 85.3 – *Imagem de abscesso pulmonar em lobo superior direito, com imagem de nível hidroaéreo.*
Fonte: Sabiston & Spencer's surgery of the chest. 8. ed. 2009. p. 182.

■ Tratamento

O tratamento na maioria dos casos é feito clinicamente com a utilização de antibioticoterapia empírica prolongada. O tempo de antibioticoterapia é variável, alguns autores estipulam três semanas e outros até a melhora clínica e radiográfica, o que pode levar meses. A terapia dirigida por cultura pode ser tentada, no entanto a possitividade desse exame é baixa. Na maioria dos casos, a drenagem pode ser obtida internamente utilizando técnicas posturais e fisioterapia respiratória (ex.: tapotagem).

O antibiótico de escolha é a clindamicina, que inicialmente deverá ser aplicada por via endovenosa e depois poderá ser substituída por via oral; outras opções incluem ampicilina-sulbactam seguida de amoxicilina-clavulanato e imipenem/meropenem.

Nos casos em que não há a drenagem espontânea, pode ser tentada a drenagem por radiologia intervencionista percutânea, ou até mesmo por broncoscopia. Sempre tomando o cuidado de proteger o pulmão contralateral do material purulento drenado.

A melhora clínica pode ser observada logo após duas semanas, no entanto a resposta radiológica pode demorar de 4-5 meses.

O sucesso terapêutico é obtido em 85% a 90% dos casos tratados de maneira conservadora.

As indicações cirúrgicas atualmente são raras. A cirurgia normalmente indicada é a lobectomia ou a pneumectomia, nos casos de:

- falha no tratamento clínico;
- suspeita de neoplasia;
- hemorragia;
- empiema;
- hemoptise maciça;
- fístula broncopleural persistente.

Tabela 85.5
Preditores de resposta inadequada.

- Obstrução brônquica
- Abscessos grandes com mais de 6 cm de diâmetro
- Patógenos resistentes (ex.: *P. aeruginosa*)

A resposta ao tratamento está diretamente relacionada às comorbidades do paciente: com abscessos pulmonares primários, em um paciente sem muitas comorbidades importantes, o tratamento conservador tem sucesso em 90% a 95% dos casos. No entanto, em pacientes com comorbidades importantes (neoplasias, imunossupressão, obstrução brônquica, etc.), a mortalidade pode ser superior a 75%.

ASPERGILOMA (BOLA FÚNGICA)

Doenças crônicas prévias, como tuberculose (mais frequente), sarcoidose, histoplasmose, bronquiectasia, cisto broncogênico, abscesso pulmonar crônico ou carcinoma brônquico abscedido, são o substrato para a formação da "bola fúngica". Os aspergilomas são responsáveis por 65% dos casos de aspergilose pulmonar e, por isso, são de maior importância cirúrgica.

O aspergiloma pode ser identificado no exame complementar radiográfico como uma cavidade preenchida por conteúdo sólido e aéreo que muda de posição de acordo com o decúbito do paciente. Classifica-se em simples (paredes finas, bem localizado) ou complexo (parede espessa e com sequelas parenquimatosas circunjacentes).

■) Quadro clínico

O aspergiloma pode ser assintomático, sendo encontrado em exame radiológico de paciente com cavidades preexistentes em decorrências de outras doenças pulmonares (sarcoidose, tuberculose, pneumonia necrotizante, entre outros). No entanto, uma grande parte manifesta-se com hemoptise (40% a 60%), em alguns casos sendo maciça e levando a risco de morte. Sintomas menos comuns que também podem surgir são a febre e a tosse.

■) Diagnóstico

A imagem clássica pode ser visualizada na radiografia de tórax e evidencia uma massa móvel dentro de uma cavidade pulmonar preexistente, criando uma imagem semelhante à lua crescente dentro da cavidade. É possível observar a mudança do posicionamento da massa em relação ao restante da cavidade após a mudança de decúbito. A TC de tórax pode ser útil trazendo mais detalhes anatômicos e evidenciando aspergilomas menores em outras localizações (Fig. 85.4).

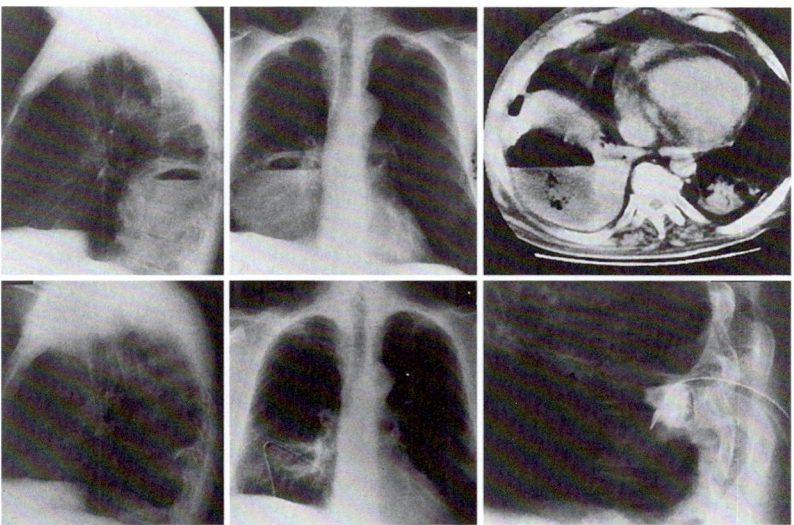

Fig. 85.4 – *Abscesso pulmonar em lobo inferior do pulmão direito, com imagem de nível hidroaéreo.*

Fonte: Sabiston & Spencer's surgery of the chest. 8. ed. 2009. p. 202.

▌▶ Tratamento

O tratamento dos aspergilomas geralmente é considerado nos pacientes sintomáticos, geralmente com hemoptise. As principais opções terapêuticas são:

- **ressecção cirúrgica da área acometida:** tem bons resultados, no entanto, não pode ser realizada em pacientes que têm função pulmonar bastante limitada;
- **itraconazol oral:** a utilização desse medicamento pode promover resolução parcial ou completa do aspergiloma em até 60% dos casos;
- **embolização de artéria brônquica:** em caso de hemoptises maciças, e preocupantes, também é possível tentar embolização de artéria brônquica com bons resultados durante a cirurgia.

▌▶ BIBLIOGRAFIA

1. Pasteur MC, Bilton D, Hill AT. British Thoracic Society guideline for non-CF bronchiectasis. Thorax. 2010;65(Suppl 1):i1-58.
2. King PT, Holdsworth SR, Freezer NJ, et al. Characterisation of the onset and presenting clinical features of adult bronchiectasis. Respir Med. 2006;100(12):2183-9.
3. Hill LE, Ritchie G, Wightman AJ, et al. Comparison between conventional interrupted high-resolution CT and volume multidetector CT acquisition in the assessment of bronchiectasis. Br J Radiol. 2010; 83(3):67-9.
4. Chalmers JD, Aliberti S, Blasi F. Management of bronchiectasis in adults. Eur Respir J. 2015;45(5):1446-62.
5. Angrill J, Agustí C, Celis R, et al. Bacterial colonisation in patients with bronchiectasis: microbiological pattern and risk factors. Thorax. 2002;57(1):15-9.
6. Wong C, Jayaram L, Karalus N, et al. Azithromycin for prevention of exacerbations in non-cystic fibrosis bronchiectasis (EMBRACE): a randomised, double-blind, placebo-controlled trial. Lancet. 2012;380 (9842):660-7.
7. Zhang P, Jiang G, Ding J, et al. Surgical treatment of bronchiectasis: a retrospective analysis of 790 patients. Ann Thorac Surg. 2010;90(1):246-50.
8. Mitchell JD, Yu JA, Bishop A, et al. Thoracoscopic lobectomy and segmentectomy for infectious lung disease. Ann Thorac Surg. 2012;93(4):1033-9.
9. Vallilo CC, Terra RM, Albuquerque AL, et al. Lung resection improves the quality of life of patients with symptomatic bronchiectasis. Ann Thorac Surg. 2014;98(3):1034-41.
10. Titman A, Rogers CA, Bonser RS, et al. Disease-specific survival benefit of lung transplantation in adults: a national cohort study. Am J Transplant. 2009;9(7):1640-9.
11. Chung G, Goetz MB. Anaerobic Infections of the Lung. Curr Infect Dis Rep. 2000;2(3):238-44.

12. Landay MJ, Christensen EE, Bynum LJ, Goodman C. Anaerobic pleural and pulmonary infections. AJR Am J Roentgenol. 1980;134(2):233-40.
13. Sosenko A, Glassroth J. Fiberoptic bronchoscopy in the evaluation of lung abscesses. Chest. 1985;87(4):489-94.
14. Goldstein EJ, Citron DM, Warren Y, et al. In vitro activity of gemifloxacin (SB 265805) against anaerobes. Antimicrob Agents Chemother. 1999;43(9):2231-5.
15. Levison ME, Mangura CT, Lorber B, et al. Clindamycin compared with penicillin for the treatment of anaerobic lung abscess. Ann Intern Med. 1983;98(3):466-9.
16. Fernández-Sabé N, Carratalà J, Dorca J, et al. Efficacy and safety of sequential amoxicillin-clavulanate in the treatment of anaerobic lung infections. Eur J Clin Microbiol Infect Dis. 2003;22(3):185-8.
17. Räsänen J, Bools JC, Downs JB. Endobronchial drainage of undiagnosed lung abscess during chest physical therapy. A case report. Phys Ther. 1988;68(2):371-8.
18. Herth F, Ernst A, Becker HD. Endoscopic drainage of lung abscesses: technique and outcome. Chest 2005;127(4):1378-81.
19. Hammer DL, Aranda CP, Galati V, Adams FV. Massive intrabronchial aspiration of contents of pulmonary abscess after fiberoptic bronchoscopy. Chest. 1978;74(3):306-7.
20. Pohlson EC, McNamara JJ, Char C, Kurata L. Lung abscess: a changing pattern of the disease. Am J Surg. 1985;150(1):97-101.
21. Souza Junior AS Curso de diagnóstico por imagem do tórax. Capítulo VI - Diagnóstico por imagem na bronquiectasia. J Pneumol. 1999;25(6):327-34.
22. Townsend CD, Beuchamp RD, Evers B, Mattox KL. Sabiston: tratado de cirurgia, a base da prática cirúrgica moderna. 18 ed. Rio de Janeiro: Elsevier; 2010.
23. Sellke FW, del Nido PJ, Swanson SJ. Sabiston and Spencer's surgery of the chest. Philadelphia: Saunders; 2010.

Capítulo 86

Câncer de Pulmão

Ruy Vilela Coimbra Neto

■ INTRODUÇÃO

O termo câncer de pulmão é relacionado a doenças malignas que se originam nas vias aéreas ou no parênquima pulmonar (também chamados carcinomas broncogênicos). Cerca de 95% são classificados como câncer de não pequenas células ou de pequenas células, sendo o de não pequenas células muito mais comum (85% dos casos de câncer de pulmão). Como veremos, é importante essa distinção para estadiamento, tratamento e prognóstico.

O câncer de pulmão é o segundo em incidência no mundo, após o câncer de pele não melanoma, e é a principal causa de mortalidade por câncer. Em 2012 houve cerca de 1,8 milhão de novos casos no mundo (13% do total de casos). No Brasil, é o segundo em incidência em homens (16.400 casos em 2014) e o quarto em mulheres (10.930 casos em 2014).

Atinge principalmente homens entre 55 e 65 anos, sendo 95% dos diagnósticos em pessoas com mais de 40 anos.

■ FATORES DE RISCO

- **Tabagismo:** aumento de risco de incidência e mortalidade para todos os tipos histológicos de câncer de pulmão, mas mais marcadamente nos de pequenas células e nos carcinomas de células escamosas.
- **Tabagismo passivo:** relato de 24% de aumento de risco em não fumantes que viviam com fumantes.
- **Exposição a asbestos:** maior risco de câncer e mesotelioma.
- **Exposição a arsênico:** ingestão aumenta o risco.
- **Exposição doméstica** à fumaça do carvão.
- **Exposição ocupacional** a sílica, exaustores de *diesel*, tintas.
- **Fatores genéticos:** história familiar de câncer de pulmão, principalmente se história precoce.

- **Possíveis fatores de risco:** exposição a radônio, poluição do ar urbana, DPOC, radioterapia (para câncer de mama), tomografia de corpo inteiro, infecção pelo HIV, deficiência de alfa-1 antitripsina, transplante de órgãos, mascar tabaco, consumo de carnes e carnes processadas, níveis baixos de vitamina B6 e metionina.

Alguns fatores diminuem o risco, como sobrepeso e obesidade, consumo de caroteno, ômega 3, carnes de aves, uso de anti-inflamatórios não esteroides, estatinas, terapia hormonal pós-menopausa.

DIAGNÓSTICO

Maioria dos pacientes tem doença avançada, exatamente por ser uma doença oligossintomática em seus estágios iniciais. A idade média ao diagnóstico é de 64 anos.

O surgimento de tosse persistente ou dispneia em paciente com história de tabagismo deve alertar o diagnóstico, assim como hemoptise, perda de peso ou fadiga. Discutimos outros sinais e sintomas abaixo.

Muitos diagnósticos são feitos após achados de exames de imagem, como radiografias e tomografias de tórax, ou de outras partes do corpo em doença metastática.

Manifestações clínicas

**Tabela 86.1
Manifestações clínicas mais comuns.**

Sinais e sintomas	Frequência %
Tosse	8-75
Perda de peso	0-68
Dispneia	3-60
Dor torácica	20-49
Hemoptise	6-35

Fonte: acervo do autor.

Sinais e sintomas mais comuns:

- **Dispneia:** por obstrução das vias aéreas, pneumonite, atelectasia, embolia, derrame pleural, paralisia diafragmática por acometimento do nervo frênico.
- **Dor torácica:** pode ocorrer por acometimento do mediastino, pleura ou parede torácica, ou outras complicações.
- **Hemoptise:** a probabilidade de câncer varia entre 3% e 34% – o diagnóstico mais comum deste sintoma é bronquite.
- Sibilo ou estridor unilateral.

- **Osteoartropatia hipertrófica:** baqueteamento digital e artropatia dolorosa e simétrica que envolve os tornozelos, joelhos, punhos e cotovelos.
- **Dermatomiosite e polimiosite:** miopatia com fraqueza muscular.
- **Síndrome de *Cushing*:** produção ectópica de corticotropina (ACTH).

Alguns outros sinais e sintomas:

- **Dor óssea:** atentar para metástases.
- **Rouquidão:** por acometimento do nervo laríngeo recorrente – diagnóstico diferencial de câncer de laringe.
- **Espessamento pleural ou derrame pleural:** sinais de acometimento pleural. Se o derrame for em razão do acometimento pleural por malignidade, são considerados tumores incuráveis e tratados paliativamente, mas nem todos os derrames na presença de câncer de pulmão são malignos.
  - Essencial realizar citologia do derrame pleural, porém ocorre sensibilidade após primeira toracocentese de cerca de 60%, e de 75% após a segunda toracocentese. Sensibilidade maior com maiores volumes enviados para análise. A pleuroscopia tem sensibilidade acima de 90%.
- **Síndrome da veia cava superior:** obstrução da veia cava superior levando a sintomas como dilatação venosa do pescoço, edema e pletora facial.
- **Síndrome de Pancoast – dor no ombro, síndrome de Horner, atrofia muscular da mão, destruição óssea:** tumores do ápice pulmonar, mais comumente de não pequenas células.

Sinais e sintomas relacionados a metástases extratorácicas:

- **Fígado:** incomum ser sintomático; pode ser detectado por alterações em transaminases ou em exames de imagem. Tomografia será positiva em cerca de 3% dos pacientes de não pequenas células ressecáveis, mas acredita-se que a incidência seja muito maior, com cerca de 50% das biópsias com achado de metástases hepáticas.
- **Ossos:** frequentemente sintomático, com dor lombar, em tórax ou extremidades e elevação de fosfatase alcalina. Cálcio sérico pode estar aumentado. Presente em 20% dos pacientes de não pequenas células ao diagnóstico e em 30% a 40% dos pacientes de pequenas células. PET-TC é mais sensível em identificar metástases em muitos órgãos, incluindo ossos.
- **Adrenais:** frequente, mas raramente sintomático. Tomografia não apresenta boa sensibilidade ou especificidade. Usualmente será necessário outro exame, como PET, ressonância magnética ou biópsia, para confirmar malignidade de tumoração em adrenal.
- **Cérebro:** metástase presente em cerca de 20% a 30% dos pacientes de não pequenas células ressecáveis ao diagnóstico, levando à ocorrência de cefaleia, vômitos, alterações visuais, hemiparesia, déficits de nervos cranianos e convulsões. Se o tumor primário for ressecável e a metástase cerebral for

única, pode ser realizada ressecção sequencial. Estudos mostraram que radiação profilática leva à menor incidência de metástases cerebrais.

Fenômenos paraneoplásicos:

- **Hipercalcemia:** por destruição óssea ou por secreção tumoral de proteína relacionada ao hormônio paratireoidiano, calcitriol e outras citocinas.
- **SIADH (síndrome de secreção de hormônio antidiurético):** causando hiponatremia.
- **Neurológicos:** síndrome miastênica de Lambert-Eaton, ataxia cerebelar, neuropatia sensória, encefalite límbica, encefalomielite, neuropatia autonômica, retinopatia e opsomioclonia.
- **Hematológicos:** anemia, leucocitose, trombocitose, eosinofilia, distúrbios da coagulação (hipercoagulabilidade)

▌) Avaliação inicial

Doença com padrões variados e complexos. Sendo assim, a escolha dos estudos diagnósticos deve levar em conta múltiplos aspectos, sempre procurando diagnosticar e estadiar ao mesmo tempo, a fim de evitar a repetição de exames no futuro.

A anamnese deve procurar também por sinais e sintomas de metástases: dor em quadril, síndrome de Horner, sintomas neurológicos.

▌) Exames de imagem

Exames de imagem permitem um estadiamento inicial e guiarão a escolha do local para biópsia, e assim do diagnóstico histológico definitivo.

Inicialmente costuma-se solicitar radiografia de tórax. Achados sugestivos de câncer devem ser melhor avaliados em tomografia com contraste: lesão focal nova ou que esteja aumentando de tamanho, derrame pleural, nódulos hilares ou paratraqueais, lesão endobronquial, pneumonia pós-obstrução, atelectasia.

Um achado comum de tomografia é um nódulo pulmonar solitário, sendo características de malignidade: lesão maior que 15 mm, bordo irregular ou espiculado, localizado em lobo superior, cavitação de parede espessada, componente sólido dentro de uma lesão em vidro fosco, aumento de tamanho em comparação com exame anterior. Nódulos sólidos estáveis em TC por dois anos são improváveis de serem carcinomas. Procura-se por linfonodos aumentados em mediastino e hilo, sendo preocupantes os maiores que 1 cm.

A tomografia deve incluir abdômen superior para estadiamento, pois assim já se avalia fígado e adrenais.

Outros exames de imagem são solicitados guiando-se pelos sintomas e sinais apresentados, mas pacientes em estágio III ou IV necessitam de ressonância magnética de crânio.

Ultrassom transtorácico
Detecta acometimento da parede torácica.

PET ou PET-CT têm seu uso muito difundido no estadiamento do câncer de pulmão, porém não há consenso quanto ao seu real valor. São exames com maior acurácia para avaliar linfonodos mediastinais, e mostrou-se diminuição na quantidade de toracotomia desnecessária com seu uso em alguns casos. Costuma-se prescrever seu uso em estágios IB e II.

Exames laboratoriais
Hemograma, eletrólitos, cálcio, fosfatase alcalina, transaminases hepáticas, bilirrubinas, creatinina, albumina e DHL.

Diagnóstico histológico
São necessárias biópsias para exames histopatológicos, sendo estes necessários para o diagnóstico definitivo. A distinção histopatológica e imuno-histoquímica entre tumores de pequenas células e de não pequenas células e seus vários subtipos é de importância no tratamento e prognóstico. Existem vários métodos de se obter amostras:

- **Broncoscopia com ultrassom endobronquial:** método mais comum, pela alta acurácia diagnóstica de tumores centrais, permitindo também acesso aos linfonodos mediastinais.
- **Diagnóstico com espécimes citológicos:** citologia de secreção brônquica, de lavado broncoalveolar, aspirada por agulha fina, de derrame pleural.
- **Diagnóstico histológico:** biópsia endobronquial ou transbronquial, transtorácica, cirúrgica.

Recomendações para obter amostra de tecido:
- Infiltração do mediastino, sem metástases: aspiração por broncoscopia ou por ultrassom endobronquial ou por ultrassom endoscópico ou aspiração transtorácica; mediastinoscopia.
- Com lesão central: broncoscopia.
- Lesão periférica: aspiração transtorácica.

Estadiamento

	Tabela 86.2 Classificação TNM para Câncer de Pulmão.
T	Tumor primário.
TX	Tumor primário não individualizado.
T0	Sem evidência de tumor.

(Continua)

	Tabela 86.2 Classificação TNM para Câncer de Pulmão. (*Continuação*)	
Tis	Carcinoma *in situ*.
T1	Tumor ≤ 3 cm no maior diâmetro, circundado por pulmão e pleura isceral, sem evidência broncoscópica de invasão mais proximal que os brônquios lobares (não invade o brônquio principal):
	T1a(mi) – adenocarcinoma minimamente invasivo.
	T1a – tumor ≤ 1 cm.
	T1b – tumor > 1 cm, mas ≤ 2 cm.
	T1c – tumor > 2 cm, mas ≤ 3 cm.
T2	Tumor > 3 cm, mas ≤ 5 cm, ou qualquer destes achados: envolvimento do brônquio principal sem envolver a carina, invasão da pleura visceral, associação com atelectasia ou pneumonia obstrutiva.
	T2a – tumor > 3 cm, mas ≤ 4 cm.
	T2b – tumor > 4 cm, mas ≤ 5 cm.
T3	Tumor > 5 cm, mas ≤ 7 cm, ou que invade diretamente qualquer uma das seguintes estruturas: parede torácica, diafragma, nervo frênico, pericárdio parietal; ou nódulo(s) tumoral(ais) no mesmo lobo do tumor primário.
T4	Tumor > 7 cm ou que invade qualquer uma das seguintes estruturas: diafragma, mediastino, coração, grandes vasos, nervo laríngeo recorrente, traqueia, esôfago, corpo vertebral, carina, nódulo(s) tumoral(ais) isolados em outro lobo ipsilateral.
N	Linfonodos.
NX	Linfonodo regional não avaliado.
N0	Sem metástase em linfonodo regional.
N1	Metástase em linfonodo peribrônquico ipsilateral e/ou hilar ipsilateral e intrapulmonar, incluindo envolvimento por extensão direta.
N2	Metástase em linfonodo mediastinal ipsilateral e/ou subcarinal.
N3	Metástase em linfonodo mediastinal contralateral; hilar contralateral; escalênico ipsilateral ou contralateral; ou supraclavicular.
M	Metástase à distância.
M0	Sem evidência de metástase à distância.
M1	Metástase à distância:
	M1a – Nódulo(s) tumoral(ais) em lobo contralateral; tumor com nódulo pleural ou pericárdico ou derrame pleural ou pericárdico maligno.
	M1b – Metástase à distância única.
	M1c – Múltiplas metástases à distância, em um ou mais órgãos.

Fonte: American Join Committee on Cancer. (AJCC)

Tabela 86.3
Estratificação do estadiamento TNM

Carcinoma oculto	TX	N0	M0
Estágio 0	Tis	N0	M0
Estágio IA1	T1a(mi)	N0	M0
	T1a	N0	M0
Estágio IA2	T1b	N0	M0
Estágio IA3	T1c	N0	M0
Estágio IB	T2a	N0	M0
Estágio IIA	T2b	N0	M0
Estágio IIB	T1a–c	N1	M0
	T2a	N1	M0
	T2b	N1	M0
	T3	N0	M0
Estágio IIIA	T1a–c	N2	M0
	T2a–b	N2	M0
	T3	N1	M0
	T4	N0	M0
	T4	N1	M0
Estágio IIIB	T1a–c	N3	M0
	T2a–b	N3	M0
	T3	N2	M0
	T4	N2	M0
Estágio IIIC	T3	N3	M0
	T4	N3	M0
Estágio IVA	-	-	M1a ou M1b
Estágio IVB	-	-	M1c

Fonte: International Association for the Study of Lung Cancer (IASLC).

TRATAMENTO

- **Estágios I e II:** ressecção cirúrgica, se possível. Caso não seja possível, radioterapia.
- **Estágio Ia:** não é necessária quimioterapia adjuvante. Todos os outros estágios necessitam, incluindo os tumores estágio III diagnosticados após cirurgia.
- **Estágio III:** quimiorradioterapia.
- **Estágio IV:** quimioterapia, imunoterapia, terapia-alvo molecular, paliação, tratamento de sintomas. Pacientes com metástase única podem se beneficiar de ressecção da metástase e terapia agressiva do tumor.

▉ Prognóstico

Tabela 86.4
Sobrevida de acordo com o estágio tumoral.

Estágio	Sobrevida em 24 meses	Sobrevida em 60 meses
IA1	97%	90%
IA2	94%	85%
IA3	92%	80%
IB	89%	73%
IIA	82%	65%
IIB	76%	56%
IIIA	65%	41%
IIIB	47%	24%
IIIC	30%	12%

Fonte: Clinical Practice Guidelines in Oncology (NCCN Guidelines).

▉ SEGUIMENTO

É comum a recorrência da doença, principalmente nos dois primeiros anos.

O seguimento mínimo indicado seria anamnese, exame físico e tomografia de tórax a cada seis meses nos dois primeiros anos e, após, anualmente.

▉ BIBLIOGRAFIA

1. Ferlay J, Soerjomataram I, Ervik M, et al. Cancer incidence and mortality worldwide: sources, methods and major patterns in GLOBOCAN 2012. Int J Cancer. 2015;136(5):E359-86.
2. Sá VK, Coelho JC, Capelozzi VL, Azevedo SJ. Lung cancer in Brazil: epidemiology and treatment challenges. ung Cancer (Auckl). 2016;7:141-148.
3. Virgo KS, McKirgan LW, Caputo MC, et al. Post-treatment management options for patients with lung cancer. Ann Surg. 1995;222(6):700-10.
4. Siegel RL, Miller KD, Jemal A. Cancer statistics, 2017. CA Cancer J Clin. 2017;67(3):7-10.
5. Alberg AJ, Samet JM. Epidemiology of lung cancer. Chest. 2003;123(1 Suppl):21S-49S. Review.
6. Kocher F, Hilbe W, Seeber A, et al. Longitudinal analysis of 2293 NSCLC patients: a comprehensive study from the TYROL registry. Lung Cancer. 2015;87(3):193-7.
7. Ost DE, Jim Yeung S-C, Tanoue LT, Gould MK. Clinical and organizational factors in the initial evaluation of patients with lung cancer: diagnosis and management of lung cancer, 3rd ed. American College of Chest Physicians Evidence-Based Clinical Practice Guidelines. Chest. 2013;143(5 Suppl):e121S-e141S.

8. Goldstraw P, Chansky K, Crowley J, et al. The IASLC Lung Cancer Staging Project: Proposals for Revision of the TNM Stage Groupings in the Forthcoming (Eighth) Edition of the TNM Classification for Lung Cancer. J Thorac Oncol. 2016;11(1):39-51.
9. Travis W, Brambilla E, Nicholson A, et al. The 2015 World Health Organization Classification of Lung Tumors. J Thorac Oncol. 2015;10(9):1243-1260.
10. van Meerbeeck JP, Fennell DA, De Ruysscher DK. Small-cell lung cancer. Lancet. 2011;378(9804):1741-55.
11. Rivera MP, Mehta AC, Wahidi MM. Establishing the diagnosis of lung cancer: Diagnosis and management of lung cancer, 3rd ed: American College of Chest Physicians evidence-based clinical practice guidelines. Chest. 2013;143(5 Suppl):e142S-65S
12. Kalemkerian GP. Small cell lung cancer. Semin Respir Crit Care Med. 2016;37(5):783-96.

Capítulo 87

Tumores Mediastinais

Luciano Eduardo Grisotto Junior
Eduardo Iwanaga Leão

■ INTRODUÇÃO

O espaço torácico entre as duas pleuras mediastinais denomina-se mediastino. Essa região complexa contém várias estruturas, como: coração, grandes vasos, parte do esôfago e traqueia, nervos vagos e laríngeo recorrente esquerdo, ducto torácico e linfonodos. Projeta-se desde a entrada do tórax até o diafragma e da superfície posterior do esterno até as articulações das costelas com os corpos vertebrais.

O mediastino é virtualmente dividido em três compartimentos, tendo em vista a predileção de patologias por determinadas áreas da caixa torácica. Essa divisão se resume a mediastino anterior e superior, médio e posterior, mais bem representado pela imagem em projeção lateral mediastinal. Lembrando que esses compartimentos não são fixos e as lesões podem passar de uma região para a outra (Fig. 87.1).

Os compartimentos anterior e superior formam o compartimento anterossuperior. Abrange a parte anterior do esôfago, anterior e superior ao pericárdio, e posterior ao esterno. Lesões mais comuns: timoma, tumores de células germinativas, tireoide subesternal, tumores mesenquimais, higromas císticos, carcinoide, aneurisma, doença granulomatosa, linfoma.

O mediastino médio, também denominado visceral, está entre o limite posterior do compartimento anterior até a porção ventral da coluna vertebral. Lesões mais comuns: linfoma, cisto pericárdico, cisto broncogênico, tumores mesequimais, tumores dos nervos vago e frênico, doença granulomatosa.

O mediastino posterior está limitado anteriormente pelo coração e pericárdio e posteriormente pelos corpos vertebrais e costelas adjacentes. Lesões mais comuns: tumores neurogênicos, quemodectomas, paraganglioma, meningocele intratorácica, aneurisma.

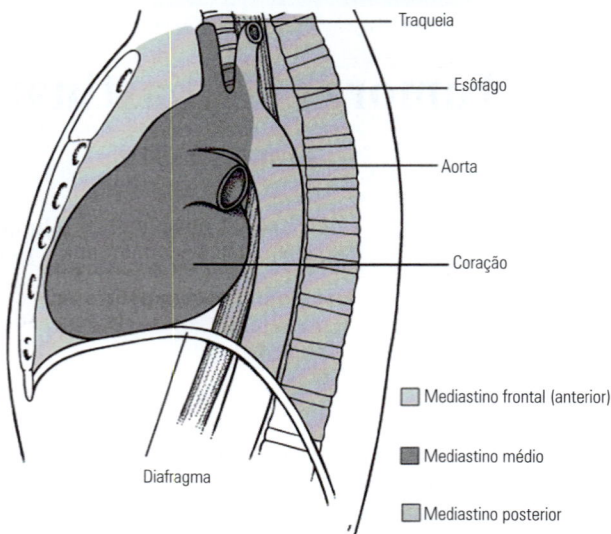

Fig. 87.1 – *Separação anatômica do mediastino.*
Fonte: Richard W. Light, MD, Professor of Medicine, Vanderbilt University Medical Center.

Cerca de 2/3 das massas mediastinais são benignas. Os tumores malignos são, em geral, os que mais produzem sintomas. Esses sintomas dividem-se tanto em sintomas locais, como em sintomas sistêmicos.

Os tumores de mediastino possuem uma origem tecidual diversa. O diagnóstico diferencial dos tumores no pré-operatório se faz principalmente com sua localização anatômica e marcadores séricos.

Os tumores do mediastino anterior constituem cerca de 60% das massas mediastinais como um todo e as neoplasias derivadas do timo são as mais comuns (timomas, carcinomas e carcinoides tímicos). Outras neoplasias que podem acometer esse compartimento são tumores de linhagem germinativa, linfomas, tumores mesenquimais e tumores da tireoide e paratireoide. Lesões não neoplásicas também podem simular tumores como ocorre com bócios mergulhantes, tireoides ectópicas ou intratorácicas, cistos tímicos, cistos mesoteliais, hemangiomas e linfangiomas.

ETIOLOGIA

Em negrito, os tumores mais prevalentes de cada compartimento (Tabela 87.1).

Tabela 87.1
Principais etiologias das massas mediastinais de acordo com sua localização anatômica.

Mediastino anterior	**Timoma**, carcinoma tímico, timolipoma, carcinoide tímico, cisto tímico, tumores de células germinativas (**teratoma**, seminoma, não seminoma), **bócio intratorácico**, adenoma de paratireoide, **linfoma** (Hodgkin e não Hodgkin).
Mediastino médio	**Cisto broncogênico**, cisto pericárdico, cisto neuroentérico.
Mediastino posterior	Cisto esofagiano, tumores de nervos periféricos (**Schwannoma, neurofibroma**, tumor maligno da bainha do nervo), tumores dos gânglios simpáticos (ganglioneuroma, neuroblastoma, ganglioneuroblastoma), paraganglioma, linfangioma.

▬ DIAGNÓSTICO

O diagnóstico se baseia na história clínica, exame físico e exames auxiliares assim como a interpretação dos exames.

▬▶ História e exame físico

Grande parte dos tumores mediastinais serão assintomáticos, especialmente em se tratando dos tumores benignos. Já nos casos de tumores malignos, a maior parte dos pacientes apresentarão sintomas. Dividimos as apresentações clínicas em sintomas locais, que ocorrem em razão da invasão local e/ou compressão do tumor. E também nos sintomas sistêmicos, que tem sua origem explicada em parte pela produção de anticorpos, hormônios e citocinas. O exame clínico do pescoço tem papel importante também no diagnóstico para avaliar presença de linfonodos cervicais aumentados e alterações da tireoide (Tabela 87.2).

▬▶ Exames de imagem

Em razão da grande parcela de tumores mediastinais ser assintomática, em muitos casos o diagnóstico será feito como achado ocasional de exame de imagem.

Radiografia de tórax

Primeiro exame a ser pedido na suspeita de massa mediastinal. Solicitar incidências posteroanterior (PA) e perfil.

Pode fornecer informações sobre tamanho, localização, complicações locais.

Um alargamento de mediastino, como achado de uma radiografia de tórax, deve ter avaliação complementada com Tomografia Computadorizada (TC) de tórax.

Tabela 87.2
Correlação entre estruturas acometidas e principais sinais e sintomas.

Estrutura envolvida	Sintomas locais
Brônquios e traqueia	Dispneia, atelectasia, pneumonia, hemoptise
Esôfago	Disfagia
Coluna vertebral	Dor, paralisia, parestesias
Nervo laríngeo recorrente	Rouquidão, paralisia de cordas vocais
Nervo frênico	Paralisia diafragmática
Gânglio estrelado	Síndrome de Claude-Bernard-Horner
Veia cava superior	Síndrome da veia cava superior
Pericárdio	Distúrbios da condução
Tumores	**Sintomas sistêmicos**
Timoma	*Miastenia gravis*, aplasia de células vermelhas, hipogamaglobulinemia
Carcinoide tímico, timoma, feocromocitoma	Neoplasia endócrina múltipla, síndrome de *Cushing*
Feocromocitoma, ganglioneuroma	Hipertensão
Ganglioneuroma	Diarreia
Adenoma da paratireoide, linfoma	Hipercalcemia
Bócio	Hipertireoidismo
Schwannoma, neurofibroma	Osteoartropatia
Cisto entérico	Anomalias vertebrais
Linfoma	Febre
Doença de Hodgkin	Dor induzida pela ingestão de álcool
Neuroblastoma	Ataxia cerebelar, *opsoclonus-mioclonus*

Tomografia computadorizada de tórax

Considerado melhor método de imagem para avaliação anatômica do mediastino. Realizado após administração de contraste endovenoso, não havendo contraindicação (Fig 87.2).

Mostra as relações entre as estruturas, define com precisão a localização, as dimensões e a densidade das lesões, e, embora não permita determinar a possível origem tecidual, aumenta a suspeita diagnóstica e pode dirigir uma biópsia por punção (citologia ou fragmento).

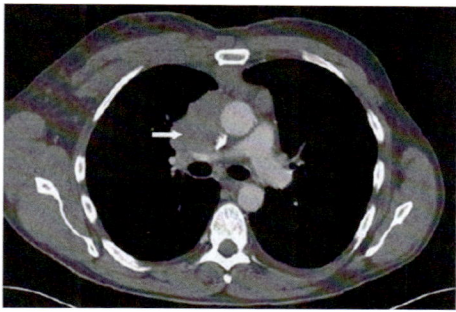

Fig. 87.2 – *Tomografia computadorizada de timoma invasivo.*
Fonte: https://www.google.com.br/url?sa=i&rct=j&q=&esrc=s&source=images&cd=&ved=2ahUKE wik5Mrv3ZrdAhWGFJAKHevgBMUQjRx6BAgBEAU&url=http%3A%2F%2Fwww.medicinanet.com. br%2Fconteudos%2Facp-medicine%2F5928%2Fdoencas_do_mediastino_e_hilo__gerald_l_weinhouse_md.htm&psig=AOvVaw3c4hxbYEp2bQQuJQJrbuCx&ust=1535923166895765

A técnica *multi-slice* obtém imagens de grande precisão anatômica, pode formar imagens em 3D e geralmente exclui a necessidade de realização de exames invasivos como angiografias convencionais.

Ressonância magnética

Importante na avaliação de tumores neuroendócrinos e acometimento da coluna vertebral.

Superior à TC para pesquisa de invasão vascular ou envolvimento neural.

Opção em pacientes com alergia ao contraste iodado.

Outros exames de imagem

A depender da localização, sintomas, dificuldade em fazer o diagnóstico, pode-se utilizar, por exemplo: radiografia de esôfago contrastado, angiografia, angiotomografia, angiorressonância.

Citologia – histologia

Muitos dos tumores mediastinais necessitam da avaliação arquitetural do tecido para o diagnóstico. Sendo assim, métodos como a punção aspirativa para analisar citologia não são os mais adequados. Nos casos em que se necessita de um diagnóstico para indicar tratamento cirúrgico ou quimioterápico, a biópsia guiada por TC, a cirurgia aberta ou a videotoracoscopia podem ser necessárias. Muitas vezes, os linfomas de mediastino também podem ser diagnosticados por abordagem de linfonodos periféricos.

Marcadores séricos

Os exames laboratoriais como Beta-HCG, Alfafetoproteína e DHL podem auxiliar no diagnóstico de tumores de células germinativas. Dosagem de hormônios tireoidianos, PTH, cálcio também auxiliam no diagnóstico diferencial.

TUMORES DO MEDIASTINO ANTERIOR

Os mais frequentes são o timoma, os tumores germinativos, o linfoma e o bócio mediastinal.

Timoma (Fig. 87.3)

Tumor mais frequente do mediastino anterior. Sem distinção entre os sexos, raro em crianças e adolescentes. Aproximadamente um terço dos pacientes apresentarão miastenia grave, e em torno de 10% apresentarão hipogamaglobulinemia. Já em relação aos pacientes com diagnóstico de miastenia grave, 15% têm timoma em associação. O padrão citológico dos timomas é benigno tanto nos não invasivos, quanto nos invasivos. A presença de células além da cápsula, quando se avalia a histologia, é que diferencia os timomas em invasivos ou não. O Estadiamento de Masaoka é a classificação mais adotada para estadiar os timomas (Tabela 87.3).

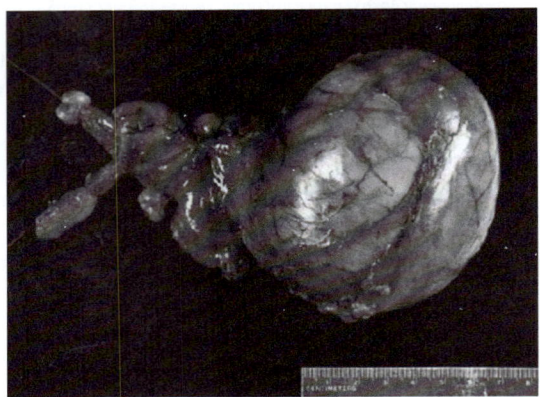

Fig. 87.3 – *Timoma.*
Fonte: Weinhouse GL. Diseases of the mediastinum and hilum. ACP Medicine. 2011;1-15.

Tabela 87.3 Estadiamento de Masaoka para timomas.	
Estágio	**Definição**
I	Timoma macroscopicamente encapsulado e ausência microscópica de invasão vascular.
II	Invasão macroscópica em tecidos adjacentes (gordura ou pleura mediastinal) ou invasão capsular microscópica.
III	Invasão macroscópica de órgão(s) adjacente(s).
IVa	Disseminação pleural ou pericárdica.
IVb	Metástases linfáticas ou hematogênicas.

A ressecção cirúrgica completa é o tratamento padrão para timomas, em geral realizada por esternotomia total ou parcial, mas podendo também ser por videotoracoscopia, cirurgia robótica ou cervicotomia. A radioterapia ou quimioterapia são necessárias apenas nos raros casos de doenças avançadas. Os estágios mais comuns, I e II, não exigem tratamentos adjuvantes.

■❱ Carcinoma tímico

Os carcinomas tímicos são mais comuns em homens acima dos 50 anos. São um grupo de neoplasias malignas agressivas com disseminação precoce. Os tipos histológicos mais comuns são carcinoma escamoso e linfoepitelioma-like. Quando possível, a ressecção cirúrgica é o tratamento de escolha, seguido por quimioterapia e/ou radioterapia.

■❱ Teratoma

O teratoma (Fig. 87.4) é o tumor de célula germinativa (TCG) mais comum e identifica-se pela presença de tecidos originados em folhetos embrionários diferentes. É denominado maligno quando apresenta áreas de carcinoma ou sarcoma, por exemplo. A expectoração de pelos (tricoptise) é patognomônico do teratoma. O tratamento é excisão cirúrgica, que é curativa nos casos de teratoma benignos e com boa chance de cura, inclusive nos malignos.

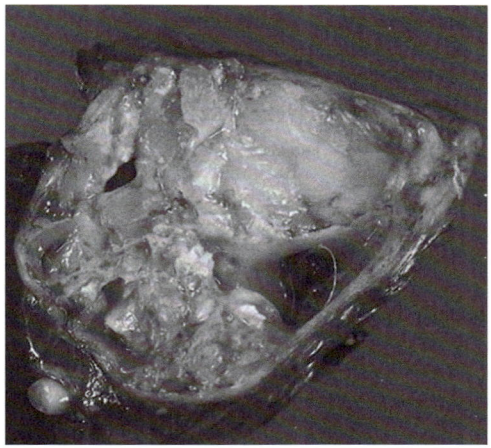

Fig. 87.4 – *Teratoma.*
Fonte: AFIP Atlas of Tumor Pathology. Declaration of PEIR.

■❱ Seminoma

O seminoma afeta homens entre os 20 e 40 anos de idade. É um TCG maligno, geralmente sintomático. Em média 10% dos pacientes apresentam beta-HCG elevado, e níveis de AFP normais. Na doença localizada e ressecável, a excisão cirúrgica é a escolha, apesar do tumor responder bem à quimioterapia e radioterapia. Esses seriam os tratamentos para a doença localmente avançada ou com metástases, seguidos de ressecção da doença residual. Até 80% dos pacientes atingem a cura.

▬❱ TCG não seminoma

Grupo heterogêneo de tumores malignos com origem nas células germinativas. Mais comuns em homens adultos jovens. Apresentam níveis de beta--HCG e AFP elevados e possuem associação com a síndrome de Klinefelter. O tratamento de escolha para os TCGs não seminomas é a quimioterapia, podendo ou não realizar ressecção cirúrgica no tumor residual, a depender dos níveis dos marcadores séricos.

▬❱ Bócios

Cerca de um quinto dos bócios atingem o mediastino, sendo mais comum ocorrer à esquerda da linha média. Os sintomas, quando presentes, devem-se à compressão local do tumor. O tratamento é a ressecção cirúrgica do tumor, geralmente por cervicotomia.

▬❱ Adenoma de paratireoide

Neoplasia benigna que em 5% dos casos ocorre no mediastino anterior, próximo ou no interior do timo. Mais comum em mulheres acima dos 50 anos. Excisão cirúrgica é o tratamento curativo. Indica-se avaliar os níveis de PTH e cálcio no pré e pós-operatório para confirmar ressecção total das lesões.

▬❱ Linfoma de Hodgkin (LH)

O LH exibe um padrão bimodal de distribuição etária, acometendo adolescentes e adultos jovens e também pessoas acima dos 50 anos. A adenomegalia cervical é um sintoma comum. É o tipo de linfoma mais comum no mediastino. Até um terço dos pacientes apresentam febre, sudorese noturna ou perda ponderal. Histologicamente, encontram-se as células de *Reed-Sternberg*. Seu subtipo mediastinal mais comum é a esclerose nodular. O tratamento mais utilizado é a radioterapia, podendo-se associar também à quimioterapia. O estágio da doença influencia a possibilidade de cura. Em até metade dos casos, os pacientes com recorrência ainda apresentam possibilidade de cura.

▬❱ Linfoma não Hodgkin (LNH)

O LNF acomete preferencialmente homens acima dos 50 anos. A maioria dos casos apresenta um quadro avançado já na época do diagnóstico. Seus subtipos mais comuns são o linfoma de grandes células-B e o linfoma linfoblástico. A associação de quimioterapia e radioterapia tem sido a terapia usual na maioria dos casos. Em razão da agressividade da doença, uma boa parcela desses paciente não atingem a cura. O transplante de medula óssea pode aumentar a sobrevida.

■ TUMORES DE MEDIASTINO MÉDIO

Os tumores de mediastino médio são, em sua maioria, originados ainda durante o período embrionário e representados pelos cistos mediastinais. Responsáveis por até um quinto das massas dessa região.

■▶ Cisto broncogênico

Representa aproximadamente metade de todos os cistos mediastinais. Tem sua origem na porção ventral do intestino anterior, que posteriormente dará origem à árvore traqueobrônquica. Pode apresentar epitélio ciliado, pseudoestratificado ou colunar. A apresentação mais comum é como uma massa paratraqueal à direita. Em razão da possibilidade de infecções ou transformações malignas, está indicada a excisão cirúrgica da lesão. Em alguns casos, em razão da localização intraparenquimatosa, pode ser necessária a realização de lobectomia.

■▶ Cisto pericárdico

Tem sua origem em tecido mesotelial durante a embriogênese, em um recesso parietal persistente. A maior parte é assintomática, sendo descoberta tardiamente. Alguns pacientes podem apresentar sintomas em razão da compressão sobre o miocárdio. A excisão cirúrgica está indicada apenas para os casos sintomáticos e em geral é realizada por videotoracoscopia.

■ TUMORES DE MEDIASTINO POSTERIOR

Os tumores neurogênicos (Fig. 87.5) representam a maior parte desses tumores, sendo a maioria benignos e, aproximadamente, metade deles, assintomáticos.

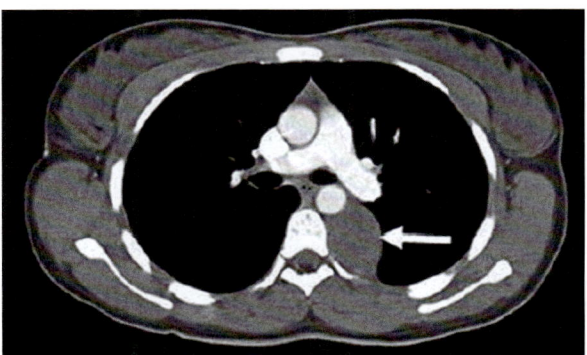

Fig. 87.5 – *Tomografia computadorizada de tórax com tumor neurogênico de mediastino posterior.*
Fonte: https://www.google.com.br/url?sa=i&rct=j&q=&esrc=s&source=images&cd=&ved=2ahUKEwik5Mrv3ZrdAhWGFJAKHevgBMUQjRx6BAgBEAU&url=http%3A%2F%2Fwww.medicinanet.com.br%2Fconteudos%2Facp-medicine%2F5928%2Fdoencas_do_mediastino_e_hilo__gerald_l_weinhouse_md.htm&psig=AOvVaw3c4hxbYEp2bQQuJQJrbuCx&ust=1535923166895765

■) Schwannoma e neurofibroma

Ambos são tumores da bainha de nervo periférico. O Schwannoma é o tumor neurogênico mais comum do mediastino. As duas neoplasias são geralmente assintomáticas e descobertas ao acaso. Também compartilham características clínicas. Apesar de poder ocorrer em qualquer local ao longo do nervo intercostal, o mais comum é que tenham origem adjacentes à coluna vertebral. O tratamento é a excisão cirúrgica por videotoracoscopia ou toracotomia. Uma abordagem neurocirúrgica pode ser necessária nos casos de invasão intraespinal.

■) Tumores dos gânglios simpáticos

Os tumores com origem nas células ganglionares da cadeia simpática e das adrenais afetam principalmente crianças. O tipo mais comum e benigno é o ganglioneuroma, sendo sua excisão completa, curativa. O ganglioneuroblastoma possui uma agressividade intermediária, seu prognóstico depende de sua graduação histológica. O tratamento é a excisão cirúrgica, sempre que possível. O neuroblastoma apresenta-se altamente agressivo, representa a neoplasia maligna torácica mais comum da infância e é a neoplasia maligna sólida extracraniana mais comum em pacientes pediátricos. O tórax é seu sítio primário em aproximadamente 15% dos casos. Uma cintilografia com 123I IMBG (metaiodobenzilguanidina) pode ser utilizada para detectar um neuroblastoma primário e também uma doença metastática. Sempre que possível, o tratamento de escolha é a excisão cirúrgica seguida de quimioterapia e radioterapia.

● BIBLIOGRAFIA

1. Tazelaar HD, Travis WD. Patology of mediastinal Tumors in UpTodAte. https://www. uptodate.com/contents/pathology-of-mediastinal-tumors (Acessed Ago. 2018)
2. Sabiston Jr DC, Townsend MC. Tratado de Cirurgia. 16 ed. Rio de Janeiro: Guanabara Koogan; 2003.
3. Kim JH, Goo, JM, Lee, HJ, et al. Cystic tumors in the anterior mediastinum. Radiologic- pathological correlation. J Comput Assist Tomogr. 2003;27(5):714-23.
4. Cirino LM, Milanez JR, Fernandez A, et al. Diagnosis and treatment of mediastinal tumors by thoracoscopy. Chest. 2000;117(6):1787-92.
5. Couto WJ, Gross JL, Deheinzelin D, Younes RN. Tumores de células germinativas primários do mediastino. Rev Assoc Med Bras. 2006;52(3):182-6.

Seção 9

Cirurgia Plástica

Coordenadora: Claudia Moura Ribeiro da Silva

Capítulo 88

Cicatrização e Cuidados de Feridas

Pablo Eduardo Elias
Diego Matos de Vasconcelos
Lucas Teixeira Baldo

■ INTRODUÇÃO

A cicatrização de feridas é dividida em três fases, tendo seu início no momento em que há uma quebra na barreira contra agentes externos formada pela epiderme e derme.

O início da primeira fase é a hemostasia, que consiste no controle do sangramento, com plaquetas realizando a hemostasia primária e fatores de coagulação realizando a hemostasia secundária. Sua continuação é a fase inflamatória, que envolve liberação intensa de citocinas e o controle de bactérias e tecidos desvitalizados, pelos neutrófilos e macrófagos, sendo estas últimas as principais células dessa fase.

A segunda fase, proliferativa, tem como protagonista o fibroblasto, com deposição de colágeno na ferida e seu fechamento progressivo.

Na última fase, de remodelação, há uma reorganização do colágeno e substituição do colágeno tipo 3 pelo tipo 1, com a estruturação final do tecido cicatricial.

Abaixo são elucidadas cada uma das fases mais detalhadamente.

■ Fase inflamatória (hemostasia e inflamação)

- Início imediato após o trauma.
- Protagonistas: plaquetas e macrófagos (células mais importantes).
- Objetivos:
  - Remoção de tecido lesado e desvitalizado;
  - Restauração dos mecanismos de defesa locais;
  - Estabelecimento dos sinais adequados para o prosseguimento das fases subsequentes.

Hemostasia

Tabela 88.1	
Sequência de eventos	**Efeitos**
1. Lesão tecidual	
2. Agregação plaquetária	Ativação da cascata de coagulação
3. Hemostasia (rede de fibrina – ação da trombina sobre o fibrinogênio, ligados ao fator XIII)	Matriz extracelular provisória – células inflamatórias, fibroblastos e fatores de crescimento
4. Liberação de aminas vasoativas	Vasoconstrição local

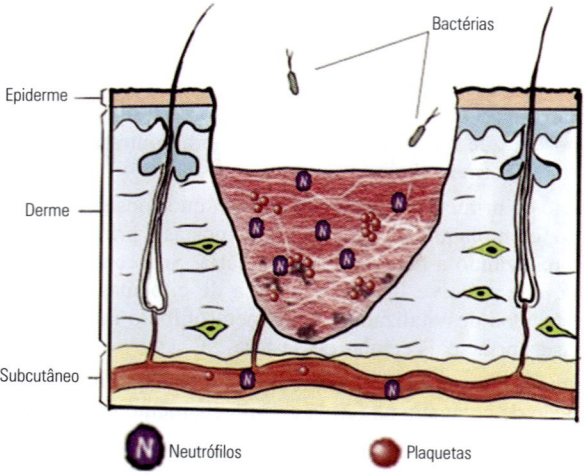

Fig. 88.1 – *Agregação plaquetária, formação de rede de fibrina e início da atividade de neutrófilos na transição da fase de hemostasia para a fase inflamatória.*
Fonte: Ilustração do autor Lucas Teixeira Baldo.

■) Fase proliferativa

- Início em 2 a 4 dias após o trauma.
- Protagonistas: fibroblastos, macrófagos, queratinócitos e células endoteliais.
- Objetivos:
  - Restauração da cobertura epidérmica;
  - Produção da MEC;
  - Contração da ferida;
  - Angiogênese.

Tabela 88.2
Sequência do processo de cicatrização.

Sequência de eventos	Efeitos
1. Agregação e degranulação de plaquetas	Liberação de fatores de crescimento: PDGF, TGF-alfa, TGF-beta, FGF, EGF, IGF
2. Fatores de crescimento	Quimiotaxia, vasodilatação, aumento da permeabilidade capilar
3. Chegada dos neutrófilos (PMN) – pico entre 24-48h após o trauma	Fagocitose de tecidos lesados/bactérias e liberação de mediadores inflamatórios (interleucinas e TNF-alfa – manutenção do processo inflamatório)
4. Chegada dos monócitos (diferenciam-se em macrófagos) – pico entre 48-72h após o trauma	Fagocitose, produção de citocinas e fatores de crescimento (promoção da angiogênese, reepitelização, produção de colágeno, migração e multiplicação de fibroblastos)

PDGF (fator de crescimento derivado de plaquetas);
TGF-alfa e beta (frações alfa e beta do fator transformador do crescimento);
FGF (fator de crescimento de fibroblastos);
IGF (fator de crescimento semelhante à insulina);
EGF (fator de crescimento epidérmico).

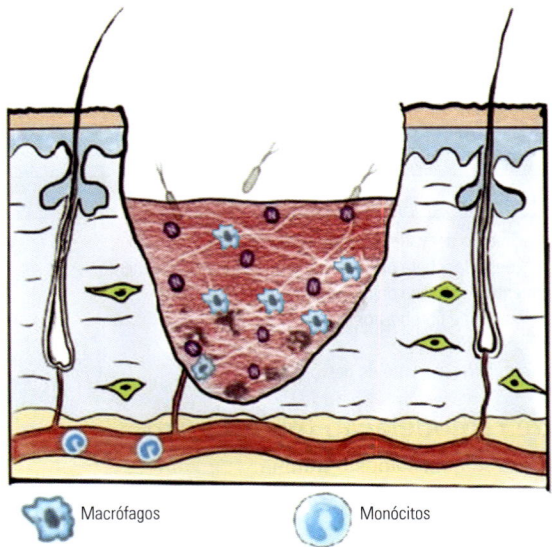

Fig. 88.2 – *Atividade de neutrófilos e macrófagos, com fagocitose de bactérias e tecidos lesados, além de liberação de citocinas.*
Fonte: Ilustração do autor Lucas Teixeira Baldo.

Tabela 88.3	
Sequência de eventos	**Efeitos**
1. Macrófagos liberam citocinas (PDGF, TNF-beta, FGF e CTGF – fator de crescimento do tecido conjuntivo)	Migração e proliferação de fibroblastos
2. Fibroblastos (produção de colágeno, glicosaminoglicanos e proteoglicanas)	Substituição da fibrina e fibronectina (MEC provisória) pela MEC cicatricial
3. Produção de colágeno (início em 3-5 dias e pico em 21 dias após o trauma)	Pró-colágeno sofre hidroxilação dependente de vitamina C e ferro, transformando-se principalmente em colágeno tipo I e III
4. Colágeno tipo I e III (4:1) – nesta fase, o tipo III está aumentado	Fibroplasia – elevação ou hipertrofia transitória da cicatriz
5. Diferenciação de fibroblastos em miofibroblastos (mediada pelo PDGF e TGF-Beta)	Interação com a MEC por meio das integrinas, e contração da actina dos miofibroblastos
6. Contração da ferida (início em 4-5 dias após o trauma e prolonga-se por 2-3 semanas)	Fechamento por segunda intenção de 0,6 a 0,75 mm por dia
7. Fatores que atuam na neovascularização: lactato baixo; baixa tensão de oxigênio; baixo pH; fatores de crescimento (VGV e FGF-2)	Inosculação: penetração de células endoteliais na MEC, seguida do processo de tubulização para chegada de fluxo sanguíneo
8. Epitelização	

PDGF (fator de crescimento derivado de plaquetas);
TGF-alfa e beta (frações alfa e beta do fator transformador do crescimento);
CTGF (fator crescimento do tecido conjuntivo);
FGF (fator de crescimento de fibroblastos);
TNF (fator de necrose tumoral);
VGF (fator de indução de crescimento de nervos).

■▶ Fase de remodelação (maturação)

- Início em 6 a 8 semanas após o trauma.
- Protagonistas: macrófagos e fibroblastos.
- Objetivos:
  - Remodelação da MEC (colágeno desorganizado substituído por colágeno mais ligações cruzadas, ou seja, maior força tênsil).

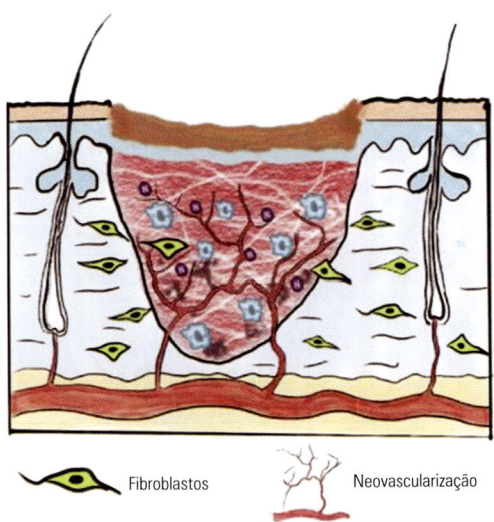

Fig. 88.3 – *Migração e proliferação de fibroblastos e neovascularização que atuam para reparar o tecido.*
Fonte: Ilustração do autor Lucas Teixeira Baldo.

Tabela 88.4 Epitelização.	
Sequência de eventos	**Efeitos**
1. Ruptura do epitélio	Liberação de fatores de crescimento (FGF 7 e 10; KGF 1 e 2; TGF-beta; NGF; EGF)
2. Apêndices cutâneos (folículos pilosos, glândulas sebáceas e sudoríparas) são estimulados à produção de queratinócitos	Proliferação de queratinócitos
3. Migração dos queratinócitos até borda oposta da ferida	Inibição da proliferação por contato entre os queratinócitos
4. Epitelização (ocorre em 24-48h após o trauma em feridas com bordas aproximadas)	
5. Feridas extensas (epitelização)	Formam-se duas camadas de queratinócitos (superficial – crosta; profunda – tecido de granulação)

KGF (fator de crescimento de queratinócitos);
NGF (fator de crescimento de nervos);
EGF (fator de crescimento epidérmico).

Tabela 88.5
Fase de remodelação.

Sequência de eventos	Efeitos
1. Remodelação (principal agente: fibroblastos)	• Produção de colágeno, proteoglicanas, glicosaminoglicanos; • Controle de sua degradação (metaloproteinases – MMP)
2. Produção de MMP (várias enzimas, tais como: colagenase, gelatinase, matrilisina)	• Degradação de componentes da MEC • Angiogênese • Repitelização • Migração de fibroblastos e células inflamatórias
3. Apoptose em região da cicatriz	Redução na densidade de capilares, número de fibroblastos e macrófagos
4. Cicatriz madura	

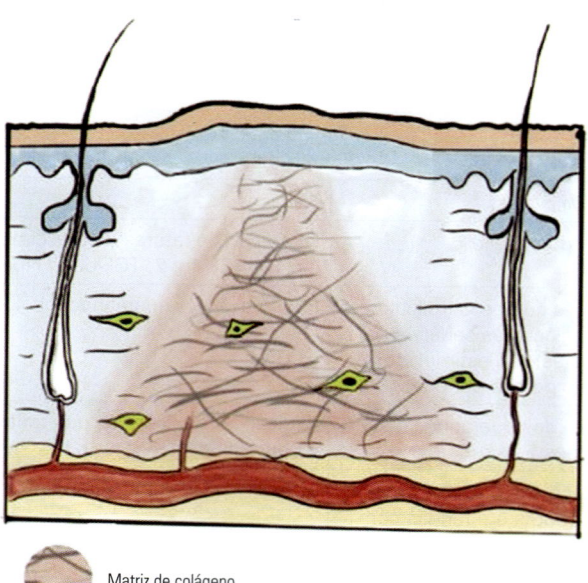

Matriz de colágeno

Fig. 88.4 – *Ferida já cicatrizada. Colágeno tipo 3 é progressivamente substituído por colágeno tipo 1, com aumento progressivo da resistência da cicatriz.*
Fonte: Ilustração do autor Lucas Teixeira Baldo.

Resistência da ferida

A resistência da ferida aumenta rápido, de uma a oito semanas após o ferimento, e correlaciona-se com o cruzamento de colágeno por lisil-oxidase. Contudo, a resistência à tração da pele ferida, na melhor das hipóteses, atinge apenas cerca de 80% da resistência da pele íntegra. Além do mais, a cicatriz é frágil e menos elástica do que a pele normal.

Tempo	7 dias	90 dias	1 ano
Resistência	20%	70%	80%

CURATIVOS

Há uma diversidade grande de curativos para cada estágio e tipo de ferida, além da sua constante evolução e mudança que acompanha múltiplos fatores, como a evolução tecnológica, adaptação a estudos da área e até mesmo ao mercado. Abaixo, listamos características de um curativo ideal e mostramos alguns dos mais utilizados.

Características de um curativo ideal

- Hidrata a ferida
- Remove exsudato em excesso
- É asséptico
- É impermeável a bactérias
- Permite troca gasosa
- É fácil de usar
- Tem bom custo-benefício

Tabela 88.6
Tipos de curativos.

Curativo	Efeito	Indicação
Hidrocoloide	Barreira protetora úmida, desbridamento autolítico	Em lesões não infectadas ou desvitalizadas, sem exsudato. Promover epitelização (áreas doadoras, incisões cirúrgicas).
Hidrogel	Aumento da umidade, desbridamento autolítico	Em lesões não infectadas ou desvitalizadas, sem exsudato. Promover epitelização (áreas doadoras, incisões cirúrgicas).

(Continua)

**Tabela 88.6
Tipos de curativos.** *(Continuação)*

Curativo	Efeito	Indicação
Colagenase	Desbridamento químico	Em lesões com fibrina, pouco ou nenhum exsudato, com necessidade de desbridamento químico
Alginatos (cálcio e sódio)	Hemostasia, desbridamento, absorção de exsudato. À medida que absorve exsudato, transforma-se em gel.	Em feridas com fibrina e exsudato moderado
Carvão ativado e prata	Absorção de exsudato e odor. Bactericida	Em feridas infectadas, fétidas e com quantidade maior de exsudato
Filmes transparentes	Impermeabilidade	Como curativo secundário. Evitar em feridas infectadas
Ácidos graxos (ex.: óleo de girassol)	Hidratação	Tecidos sem infecção, com granulação superficial, em epitelização ou já cicatrizados

BIBLIOGRAFIA

1. Barbul A. Cicatrização das feridas. Clinicas cirúrgicas da América do Norte. Rio de Janeiro: Interlivros; 1997.
2. Lee RC, Mustoe TA, Siebert JW. Advances in wound healing and tissue repair. New York: World Medical Press; 1993. (Masters series in surgery, v. 4)
3. Baum CL, Arpey CJ. Normal cutaneous wound healing: clinical correlation with cellular and molecular events. Dermatol Surg. 2005;31(6):674-86.
4. Singer AJ, Clark RA. Mechanisms of disease: cutaneous wound healing. N Engl J Med. 1999;341(10):738-46. Review.
5. Gurtner GC, Werner S, Barrandon Y, Longaker MT. Wound repair and regeneration. Nature. 2008;453(3):314-21.
6. Reish RG, Eriksson E. Scars: a review of emerging and currently avaible therapies. Plast Reconstr Surg. 2008;122(4):1068-78.
7. Dang C, Ting K, Soo C, et al. Fetal wound healing: currents perspectives. Clin Plast Surg. 2003;30(2):13-22
8. Monaco JL, Lawrence WT. Acute wound healing: an overview. Clin Plast Surg. 2003; 30(1):1-12.

Capítulo 89

Enxertos e Retalhos

Rafael De Fina
Roberta França Spener
Maurício Yoshida

■ INTRODUÇÃO

Enxertos e retalhos são os alicerces da cirurgia plástica reconstrutora e estética. Os princípios estabelecidos por essas ferramentas permitiram o desenvolvimento de grande parte das técnicas cirúrgicas atuais. O primeiro caso de enxertia cutânea com sucesso foi em 1817, realizado por Astley Cooper, em um caso de amputação traumática de polegar. Por sua vez, a criação dos retalhos tunelizados durante a Primeira Guerra Mundial, fundamentou a especialidade, permitindo grandes avanços na medicina. *Sir* Harold Gillies, um major das forças armadas britânicas, em 1917, desenvolveu uma técnica de transferência de tecido para regiões com sequelas cicatriciais por trauma.[1] Ao imaginar que haveria um suprimento arteriovenoso nutrindo toda a superfície cutânea e que esse tecido transferido manteria sua viabilidade se estivesse conectado ao corpo por um pedículo, Gillies vislumbrou um procedimento que mudaria a história da cirurgia plástica.

■ ENXERTOS CUTÂNEOS
■ Conceito

O transplante ou enxertia de pele é o procedimento padrão ouro para cobrir grandes áreas de perda cutânea. Basicamente, a técnica é retirar pele de uma área doadora escondida pelas roupas ou que possa ser fechada com síntese primária, resultando em uma cicatriz mais estética, e transplantá-la para uma área de necessidade.[2]

■ Classificação de enxertia cutânea
Quanto à fonte de obtenção
  a) **autoenxerto:** o doador e o receptor são o mesmo indivíduo. Nessa classificação, inclui-se a cultura de queratinócitos autólogos;

b) **isoenxerto:** enxerto obtido de um doador da mesma espécie e geneticamente igual ao receptor, como gêmeos univitelinos;
c) **aloenxerto (homoenxerto):** obtido de um doador da mesma espécie, porém, geneticamente diferente;
d) **xenoenxerto (heteroenxerto):** o doador e o receptor são de espécies diferentes.

Quanto à espessura
a) **enxertos de espessura parcial (pele parcial):** contém epiderme e parte da derme;
b) **enxertos de espessura total (pele total):** contém epiderme e a totalidade da derme.

Quanto à forma
a) **enxerto em estampilha:** enxertos de pele parcial colocados como se fossem selos. Cobrem áreas maiores, sendo uma alternativa em pacientes com escassez de áreas doadoras;
b) **enxertos em malha:** enxertos de pele parcial que, ao passarem por um aparelho expansor, tem sua largura aumentada de 1,5 a 9 vezes através de pequenos cortes;
c) **enxertos laminares (tira):** enxertos em lâminas, apresentando superfície contínua, ininterrupta e de espessura variável e que apresentam um resultado estético superior ao enxerto em malha, porém, inferior ao de pele total.

■) Fisiologia dos enxertos

Quanto menor a espessura do enxerto mais fácil sua integração, sem a necessidade de um leito receptor em perfeitas condições. Porém, o retorno da sensibilidade é maior nos enxertos de pele total, além de haver a possibilidade de transferência dos folículos pilosos e de resultar em uma melhor qualidade estética.[3]

Dois fenômenos são relacionados ao processo de enxertia:

- **contração primária:** ao ser retirado da área doadora, o enxerto se contrai, pela presença de fibras elásticas na derme;[2]
- **contração secundária:** após a enxertia cutânea e sua integração, ocorre uma segunda contração no leito receptor, pela atividade local dos miofibroblastos.

As contrações são proporcionais à espessura do enxerto. Um enxerto mais espesso apresentará contração primária maior. Se este for fino, a contração secundária será maior, com pior resultado estético.[2]

■) Mecanismo de integração de enxertos cutâneos

1. **embebição plasmática:** nos primeiros dias, antes que o enxerto se revascularize, oxigênio e nutrientes se difundem pelo plasma entre o enxerto e o leito da ferida, nutrindo o enxerto de pele;

2. **inosculação:** também chamado de anastomose, é o processo de reconexão entre os vasos sanguíneos do leito da ferida e do enxerto. Ocorre entre dois e seis dias após a enxertia;
3. **neovascularização:** é o crescimento de vasos novos no enxerto e crescimento celular com proliferação endotelial a partir da área receptora, utilizando a lâmina basal vascular preexistente como um arcabouço. O processo de neovascularização começa após seis dias de enxertia;
4. **maturação:** o próprio enxerto e tecidos ao seu redor se remodelam e retraem-se. Enxertos de pele levam pelo menos um ano para completa maturação, e a extensão desse processo continua por vários anos.

▌▍ Aplicação clínica

Enxerto de pele de espessura parcial

Comumente retirados do tronco e das laterais das coxas, a principal vantagem dos enxertos de pele de espessura parcial (EPEP) é a menor morbidade na área doadora e a possibilidade de se realizar várias coletas da mesma área, com cerca de 2 semanas de intervalo. Na técnica para retirada do EPEP, pode-se utilizar o dermátomo, de fonte elétrica ou pneumática, ou a faca oscilante de Blair. (Fig. 89.1) Se o enxerto não for de imediato utilizado, é vital mantê-lo úmido com gaze impregnada em solução salina.[2-5]

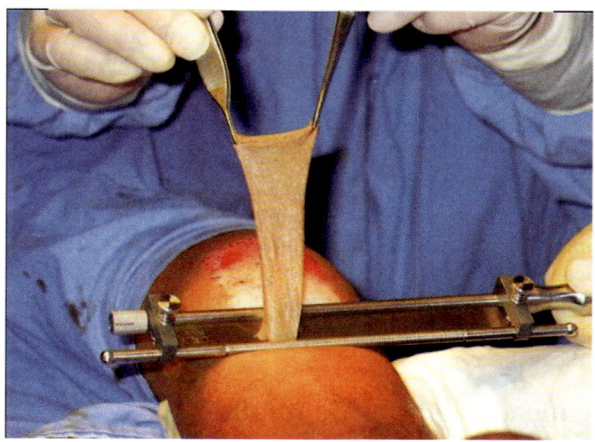

Fig. 89.1 – *Coleta de enxerto de espessura parcial com faca manual (faca de Blair).*
Fonte: www.slideplayer.com.br

Enxerto em malha

Enxertos em malha são frequentemente utilizados após queimaduras extensas, quando a ferida excede a disponibilidade de áreas doadoras sadias, sendo úteis para cobrir superfícies geométricas irregulares (ao redor de articulações), pois minimizam pregas no enxerto.[2,5]

Enxerto de pele de espessura total

Embora de disponibilidade limitada, o enxerto de pele de espessura total (EPET) exibe função e sensibilidade excelentes após a integração. Devem ser considerados na reconstrução de áreas esteticamente dominantes, como a face, ou funcionalmente importantes, como articulações e mãos. O EPET é retirado de áreas onde existe a possibilidade de fechamento primário.[2,5]

■) Fixação da pele e curativos

Um dos fatores mais importantes para a adequada integração dos enxertos é a sua imobilidade durante o processo de revascularização. Pode-se usar fixações como fios de sutura ou grampeadores. Os curativos a vácuo com pressão negativa mantêm compressão contínua sobre o enxerto e removem o exsudato da ferida, sendo indicados para lesões em regiões articulares e de extremidades inferiores, ainda pouco utilizados em decorrência dos altos custos. A primeira troca de curativo, independentemente do seu tipo, deve ser realizada cinco a dez dias após enxertia.[2,4]

■ RETALHOS

■) Conceito

Pode-se definir retalhos como segmentos corporais, compostos ou simples, inervados ou não, transferidos para outros locais do corpo, com suprimento vascular oriundo da área doadora ou receptora. A técnica se difere da enxertia cutânea pois, nesta, o tecido enxertado é nutrido pela ferida receptora, enquanto, no retalho, sua viabilidade não depende das condições locais da área receptora, desde que haja suprimento arteriovenoso suficiente.

Escolher o retalho ideal é a chave para uma reconstrução bem-sucedida. Local, regional ou à distância, o importante é que o tecido transferido possua características semelhantes à área receptora (cor, textura, espessura, função, elasticidade e anexos cutâneos), visando sempre manter a estética regional. Além disso, é importante que a área doadora possa ser fechada primariamente sem muitas sequelas.

■) Classificação e tipos de retalhos

Quanto à vascularização

a) **randomizados:** não possuem pedículo definido, seu suprimento é basicamente de artérias miocutâneas para o plexo subdérmico (ex.: retalho bilobado, retalho romboide);

b) **axiais:** com pedículo definido, suprido por artérias septocutâneas e cutâneas diretas (ex.: retalho frontal baseado na artéria supratroclear).

Quanto à continuidade cutânea

a) **peninsulares:** possuem continuidade de pele entre o retalho e o pedículo (ex.: retalho deltopeitoral);

b) **em ilha:** não possuem continuidade cutânea, aumentando a capacidade de rotações (ex.: retalho chinês, retalho V-Y).

Quanto à localização do retalho

a) **locais:** áreas sadias adjacentes à lesão usadas para cobertura do defeito, mais indicado a pacientes com comorbidades múltiplas e lesões menores.

Os retalhos locais podem ser subclassificados pelo tipo de deslocamento do tecido doador:

- rotação (ex.: retalho bilobado);
- transposição (ex.: retalho romboide, zetaplastia);
- interpolação: retalho com interposição de pele sadia entre o tecido e a área receptora, essa técnica exige um segundo tempo cirúrgico para ressecção do pedículo (ex.: retalho nasogeniano interpolado).

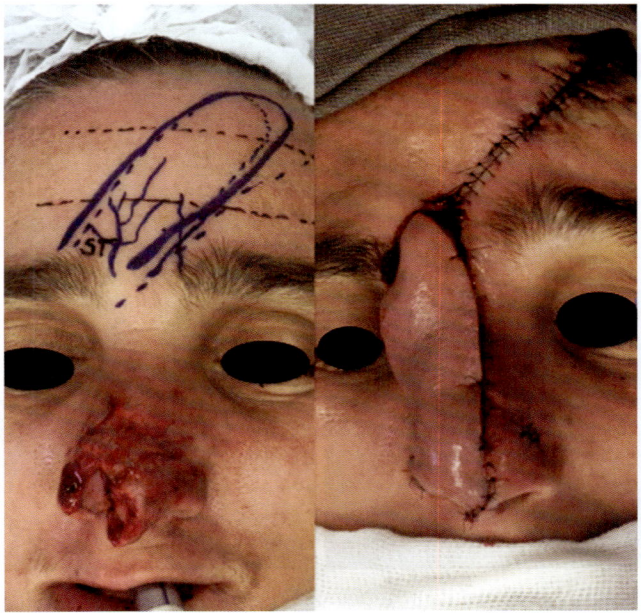

Fig. 89.2 – *Retalho de rotação em ponta nasal.*
Fonte: arquivo pessoal Dr. Rafael De Fina.

b) **À distância:** são conhecidos também como retalhos livres. O tecido é coletado mantendo-se um pedículo arteriovenoso conhecido, que sabidamente é capaz de suprir aquela área transplantada. O pedículo é então seccionado na sua origem a anastomosado a vasos da área receptora.[6]

Quanto à composição do retalho

a) **simples:** um único tecido é transferido;
b) **composto:** o tecido transferido é composto de duas ou mais estruturas (ex.: fasciocutâneos, miocutâneos, osteomusculares, osteocutâneos).[7]

■▶ Principais retalhos e suas aplicações

Retalho frontal mediano

É o retalho mais antigo descrito na literatura. Seu pedículo dominante é a artéria supratroclear. Usado principalmente para reconstrução nasal, infraorbital e sobrancelhas (Fig. 89.3).

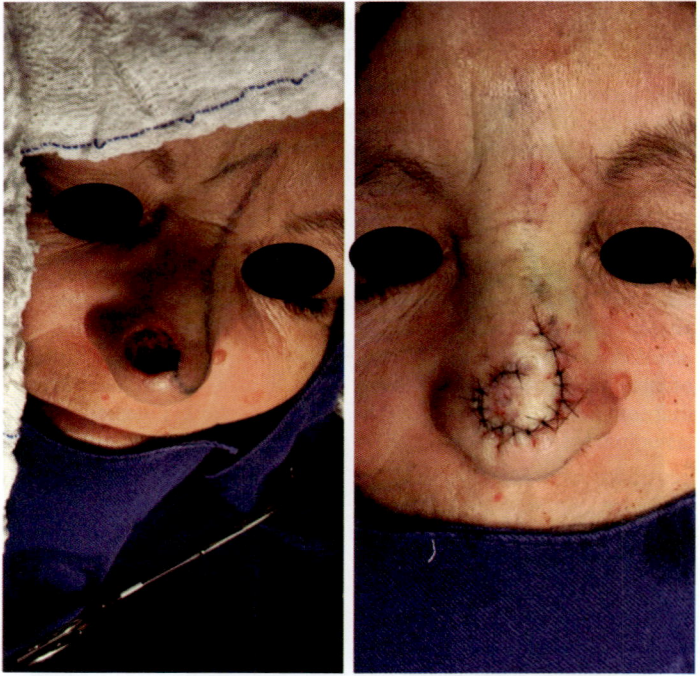

Fig. 89.3 – *Retalho frontal paramediano esquerdo para reconstrução de ponta e asa nasal direita. Atente para o movimento de rotação e interpolação do retalho.*

Fonte: arquivo pessoal Dr. Rafael De Fina.

Retalho do latíssimo do dorso

Pode ser usado pediculado ou como um retalho livre. Indicado para reconstrução de mama e de tórax posterior. Seu pedículo dominante é a artéria e veia toracodorsais.

TRAM (*trasverse rectus abdominis muscle*)

É um retalho miocutâneo do abdome inferior, seu pedículo dominante é a artéria epigástrica superior. Usado para reconstrução mamária após mastectomia ou outras lesões torácicas anteriores.

Retalho livre de fíbula

Retalho de escolha para reconstrução de ossos da face como mandíbula e maxilar. Seu pedículo dominante é a artéria nutrícia da fíbula, um ramo da artéria fibular.

REFERÊNCIAS BIBLIOGRÁFICAS

1. Gillies HD. The Plastic Surgery of the Face. Oxford Medical Publications, 1920.
2. Scherer-Pietramaggiori SS, Pietramaggiori G, Orgill DP. Enxerto de pele. In: Neligan PC. Cirurgia Plástica: Princípios. Vol 1. Rio de Janeiro: Elselvier, 2015. p319-338.
3. Baldi MS, Amaral AB. Enxerto de pele.In: Mélega JM. Cirurgia Plástica. Fundamentos e arte.Princípios gerais. Rio de Janeiro; 2002. P45-56.
4. Thornton J, Gosman A. Skin grafts and skin substitutes and principles of flaps. In: Selected Readings in Plastic Surgery. Vol 10, n.1. Dallas; 2004.
5. Lofêgo Filho JA et al. Enxertia de pele em oncologia cutânea. Anais Brasileiros de Dermatologia. 2006;(5):465-72.
6. Daniel RK, Taylor GI. Distant transfer of an island flap by microvascular anatomoses. A clinical technique. Plast Reconstr Surg, 1973; 52(2):111-7.
7. Flores LRP. Retalhos cutâneos. In: Mélega JM. Cirurgia plástica: os princípios e atualidade. Rio de Janeiro; 2011. P62-71.

Seção 10

Cirurgia Urológica

Coordenador: Guilherme Andrade Peixoto

Capítulo 90

Hiperplasia Prostática Benigna (HPB)

Thiago Fernandes Negris Lima
Victor Fernandes Negris Lima
Cesar Augusto Braz Juliano

■ INTRODUÇÃO

A hiperplasia prostática benigna (HPB) é uma doença muito frequente do sexo masculino, com aumento da prevalência com o envelhecimento. Estima-se 50% de prevalência aos 50 anos de idade e 90% aos 85 anos.

Os sintomas desencadeados por este processo são conhecidos como sintomas do trato urinário inferior (LUTS).[1]

■ ETIOLOGIA

O aumento numérico celular pode ser decorrência da proliferação estromática e epitelial ou de defeitos na apoptose, resultando em acumulação celular na zona de transição da próstata, aumento da glândula e resistência uretral.[1]

Tabela 90.1 Fatores etiológicos associados ao desenvolvimento de HPB.	
Determinantes do crescimento glandular	Andrógenos, diminuição da apoptose, interação estroma-epitélio
Citocinas	TGF-β, FGF-β, VEGF, IGF, IFN-β
Outros	Herança familiar autossômica, tabagismo, hipertensão, DHGNA

N. do A.: TGF-β: *transforming growth factor beta*; FGF-β: *fibroblast growth factor beta*; VEGF: *vascular endothelial growth factor*; IGF: *insuline growth factor*; IFN-β: *interferon gamma*; DHGNA: doença hepática gordurosa não alcoólica.

Fonte: dados organizados pelos autores.

FISIOPATOLOGIA

Para entender corretamente esse processo, é importante ter em mente a anatomia dividida em zonas (McNeal, 1988).[2] De acordo com seus achados, a HPB se desenvolve primariamente na área periuretral da zona transicional da próstata, com a formação de nódulos.[1]

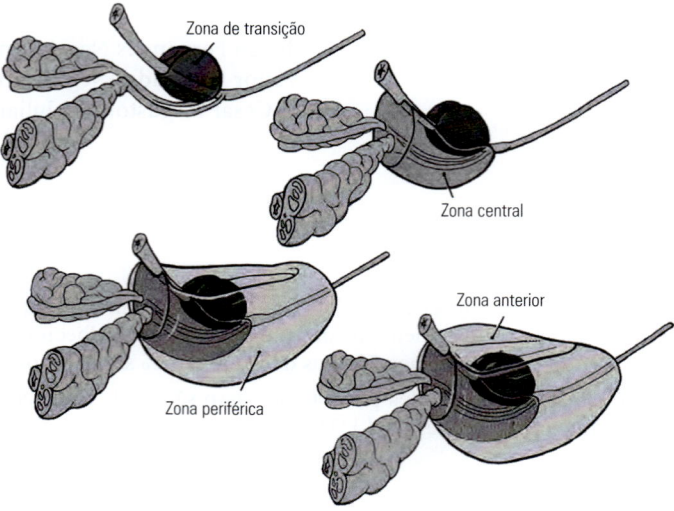

Fig. 90.1 – *Anatomia em zonas (McNeal, 1988).*
Fonte: Baylor College of Medicine (1990).

- **Modificações no tecido prostático:** proliferação celular e estromática na zona transicional e aumento da tensão pela musculatura lisa.
- **Modificações uretrais:** obstrução mecânica e funcional uretral pelos lobos prostáticos e pela compressão exercida pela musculatura lisa.
- **Modificações da bexiga:** hipertrofia compensatória inicial, evoluindo com déficit de contração e instabilidade vesical. Com a progressão da doença, ocorre deposição de colágeno e perda da capacidade contrátil vesical, formação de pseudodivertículos vesicais e trabeculação.[1]

DIAGNÓSTICO

O diagnóstico se baseia na história clínica e no exame físico. Exames auxiliares serão importantes no seguimento e no diagnóstico diferencial.[3]

- **Anamnese**: história clínica detalhada para identificar causas de disfunção de armazenamento e esvaziamento urinário. Deve-se questionar antecedentes pessoais e urológicos e avaliar especificamente o padrão urinário, conforme Tabela 90.2.

- **IPSS (*International Prostate Symptom Score*):** questionário para avaliação objetiva, contendo oito perguntas (sete questões sobre sintomas e uma questão sobre qualidade de vida). Cada questão tem valor de 0 a 5, e o paciente pode ser categorizado em sintomático leve (0 a 7 pontos), sintomático moderado (8-19 pontos) e sintomático severo (20 a 35 pontos). A questão sobre qualidade de vida vale de 0 a 6, sendo 0 muito satisfeito e 6 muito insatisfeito.[4]
- **Exame físico:** deve-se realizar exame físico geral e neurológico para afastar outros diagnósticos diferenciais de LUTS. Atentar para a presença de bexigoma e realizar toque retal para avaliação prostática e tonicidade do esfíncter anal.
- **Complicações:** retenção urinária aguda, ITU, litíase vesical, hematúria, hidronefrose e descompensação vesical.[1]

Tabela 90.2
LUTS por HPB divididos em armazenamento e esvaziamento.

Armazenamento	Esvaziamento
Urgência miccional	Jato urinário fraco
Polaciúria	Gotejamento terminal
Noctúria	Esvazimento incompleto
Disúria	Jato urinário intermitente
Intervalo miccional	Hesitação

Fonte: dados organizados pelos autores.

■ Exames diagnósticos

- **PSA:** o antígeno prostático específico (PSA) guarda certa correlação com tamanho da glândula, e níveis maiores que 1,4 ng/mL indicam risco de progressão da HPB.[3]
- **Creatinina:** não é indicado de rotina, por não haver benefício comprovado. Deve-se solicitar na suspeita de alteração da função renal.[4]
- **Exames de urina:** urina 1 e urocultura são indicados na suspeita de ITU ou outras alterações. Citologia urinária é indicada no caso sintomas de armazenamento e antecedente de tabagismo.[3]
- **Ultrassonografia:** deve-se solicitar na suspeita de piora da função renal, hematúria, urolitíase e se planejamento cirúrgico. Utilizado na medida de resíduo pós-miccional e para o dimensionamento da próstata, principalmente nas maiores que 60 a 80 mL, onde o toque perde fidedignidade.[2,3]
- **Urofluxometria:** documentação não invasiva da queixa urinária, formulada na avaliação inicial. Fluxo normal (> 15 mL/s) não exclui LUTS, e em pacientes sintomáticos deverá ser continuada a investigação. Fluxos abaixo de 10 mL/s têm alta especificidade e valor preditivo positivo para obstrução infravesical.[3]

- **Uretrocistoscopia:** deve-se realizar na suspeita de outras causas de LUTS.[1,3]
- **Estudo urodinâmico:** deve-se realizar em pacientes sintomáticos < 50 anos e > 80 anos, com sintomas de esvaziamento; pacientes com resíduo pós-miccional > 300 mL e no caso de insucesso em tratamento prévio.[3]

■ TRATAMENTO CLÍNICO

O tratamento clínico pode ser dividido em mudanças e adequações comportamentais e tratamento farmacológico. Na observação, consideram-se pacientes não sintomáticos o suficiente para iniciar tratamento.[1,3,4]

- **Mudanças e adequações comportamentais:** redução da ingesta hídrica em períodos de aumento da frequência urinária, suspensão ou diminuição do consumo de álcool e café, realização de exercícios para mudar foco da bexiga (evitar pensar em urinar), estímulo da retenção urinária nos períodos de urgência para aumentar capacidade vesical, tratamento da constipação.[1,3,4]
- **Tratamento farmacológico:** primeiramente, os bloqueadores α1-adrenérgicos, seguidos de inibidores da 5 α-redutase. Outras drogas também utilizadas são os anticolinérgicos, inibidores da fosfodiesterase tipo 5, agonista β-3.[3,4,5]

Tabela 90.3
Resumo das medicações, efeitos e recomendações.

Drogas	Efeitos	Efeitos adversos	Medicações	Recomendações
Bloqueadores α1-adrenérgicos	↓ Resistência do fluxo uretral	Astenia, tontura	Alfusozina, Doxazosina, Tansulosina, Terazosina	LUTS moderado ou severo
Inibidores 5 α-redutase	Inibição DHT e ↓ tamanho da próstata	↓ Libido, disfunção erétil, ↓ sêmen	Dutasterida, Finasterida	LUTS moderado ou severo com próstata > 40 mL
Inibidor fosfodiesterase 5	↓ Tônus da musculatura lisa	Rubor facial, cefaleia, epigastralgia, dor muscular	Tadalafila 5 mg/dia	LUTS moderado ou severo e/ou DE
Anticolinérgicos	↓ Contrações não inibidas	Boca seca, constipação, dificuldade de micção	Oxibutinina, Tolterodina, Soliferacina	LUTS com armazenamento e resíduo < 150 mL
Agonista α-3	Relaxamento detrusor	ITU, cefaleia, hipertensão e nasofaringite	Mirabegron	LUTS moderado ou severo de armazenamento

N. do A.: DHT: diidrotestosterona; DE: disfunção erétil.
Fonte: dados organizados pelos autores.

- **Combinações:** bloqueadores α1-adrenérgicos + inibidores da 5 α-redutase apresentaram superioridade em relação à monoterapia, e devem ser indicados em LUTS moderado ou severo com risco de progressão. Bloqueadores α1-adrenérgicos + anticolinérgicos são superiores no controle de LUTS com sintomatologia de armazenamento importante.[1,3,4,5]

TRATAMENTO CIRÚRGICO

Indicações

Falha no tratamento clínico, presença de complicações e progressão da doença (hematúria recorrente, ITU de repetição, litíase vesical, retenção urinária aguda, hidronefrose e piora da função renal, disfunção vesical).[1,3,4]

- **Ressecção transuretral da próstata (RTUp):** ressecção do tecido da zona transicional. Utilizam-se soluções hipotônicas não condutoras de corrente elétrica para irrigação vesical durante o procedimento. Tem como limite sugerido próstatas de até 80 mL. Apresenta boa eficácia no tratamento de LUTS moderado e severo, com baixas taxas de complicação e reoperação. Dentre as complicações mais frequentes: sangramento, com taxas de transfusão de 2,9%; reoperação de 1-2%/ano; síndrome pós-RTUp de 0,8%; retenção urinária de 4-5%; ITU de 4,1%; incontinência urinária de 2,2%; estenose uretral de 3,8%; ejaculação retrógrada de 65,4%; disfunção erétil de 6,5%.[3,4]

- **Incisão transuretral da próstata (ITUp):** incisão da próstata e via de saída de bexiga, utilizada em próstatas menores que 30 mL e sem lobo mediano. Esse procedimento tem complicações similares à RTUp.[1,3]

- **Ressecção transuretral da próstata bipolar (RTUp bipolar):** mesmos objetivos da RTUp, porém a utilização da bipolar permite maiores tempos de ressecção por não infundir soluções hipotônicas para irrigação vesical durante o procedimento. Dessa forma, é possível ressecar próstatas sem preocupação com síndrome pós-RTUp e com menores taxas de sangramento. Apresenta eficácia similar à RTUp, todavia com níveis menores de sangramento quando equiparados.[3]

- **Prostatectomia aberta:** envolve o conhecimento de duas técnicas: Freyer (enucleação do adenoma por via transvesical) e Millin (enucleação do adenoma por capsulotomia prostática). Boa opção para próstatas maiores que 80 mL, essa técnica apresenta altas taxas de resolução dos sintomas, com melhora do fluxo urinário e efeito duradouro. Em contrapartida, apresenta maiores taxas de complicação, com taxa de transfusão de sangue de 7% a 14%, e de incontinência urinária em até 10% dos casos.[1,3]

- **Termoterapia por micro-ondas transuretral:** funciona com a emissão de radiação de micro-ondas, causando necrose de coagulação no tecido prostático. Eficácia comparável à RTUp, com menor morbidade, porém com maiores índices de retratamento.[3,4]

- **Dispositivo de ablação por agulha transuretral (TUNA™):** agulhas inseridas no tecido prostático por cistoscopia, gerando necrose de coagulação via radiofrequência. Tem eficácia menor que RTUp e não deve ser utilizado em próstatas maiores que 75 mL. Maior taxa de reoperação.[3,4]

- **Holmium Laser e Laser 532 nm (Greenlight):** são alternativas à ressecção transuretral da próstata (TURP) em LUTS moderados a graves, levando a melhorias imediatas, objetivas e subjetivas comparáveis com RTUp. Oferece real benefício em pacientes anticoagulados e com muitas comorbidades pela baixa taxa de sangramento e complicações perioperatórias.[3,4]
- **Prostatectomia simples minimamente invasiva:** cirurgia realizada por videolaparoscopia ou robótica, com base nas técnicas abertas. Apresenta menores taxas de complicações, diminuição do período de internação e sangramento, com excelente resultado funcional. Em contrapartida, o ato operatório é mais prolongado.[3,4]

SEGUIMENTO

Tabela 90.4
Seguimento dos pacientes com HPB.

	1ª reavaliação	2ª reavaliação	3ª reavaliação
Mudanças comportamentais	6 meses	1 ano	1 ano
Tratamento farmacológico	4-6 semanas	6 meses	1 ano
Tratamento cirúrgico	4-6 semanas	6 meses	1 ano

Fonte: dados organizados pelos autores.

REFERÊNCIAS BIBLIOGRÁFICAS

1. Wein, Alan J. et al. Campbell-Walsh urology. 11. Ed. Philadelphia, PA: Elsevier. 2016. p 2425-2542.
2. Mcneal, JE. Normal histology of the prostate. Am J Surg Pathol 1988. 12(8):619–33.
3. EAU Guideline Treatment of Non-neurogenic Male LUTS. 2017. http://uroweb.org/guideline/treatment-of-non-neurogenic-male-luts/ S. Gravas (Chair), T. Bach, M. Drake, M. Gacci, C. Gratzke. T.R.W. Herrmann, S. Madersbacher, C. Mamoulakis, K.A.O. Tikkiner; Guidelines Associates: M. Karavitakis, S. Malde, V. Sakkalis, R. Umbach.
4. American Urological Association Guideline: Management of Benign Prostatic Hyperplasia (BPH); published 2010; reviewed and validity confirmed 2014. Kevin T. McVary, MD, Chair; Claus G. Roehrborn, MD, Co-Chair; Andrew L. Avins, MD, MPH; Michael J. Barry, MD; Reginald C. Bruskewitz, MD; Robert F. Donnell, MD; Harris E. Foster, Jr., MD; Chris M. Gonzalez, MD; Steven A. Kaplan, MD; David R. Penson, MD; James C. Ulchaker, MD; John T. Wei, MD.
5. Roehrborn, CG. Male Lower urinary tract symptoms (LUTS) and benign prostatic hyperplasia (BPH). Med. Clin North Am. 2011; 95(1):87-100.

Capítulo 91

Câncer de Próstata

Rafael Rocha Tourinho-Barbosa
Ricardo José Fontes de Bragança
Marcos Tobias-Machado

■ INTRODUÇÃO

- Câncer de próstata (CaP) é a neoplasia maligna mais comum em homens acima de 40 anos, se excluídos os cânceres de pele de não melanoma.
- A elevação da expectativa de vida populacional aumentou a incidência de câncer de próstata com o passar dos anos.
- O tipo histológico mais comum é o adenocarcinoma acinar.
- Os principais fatores de risco são história familiar e raça negra.

■ PREVENÇÃO

- Fatores hereditários determinam o risco de CaP, enquanto fatores exógenos podem ser responsáveis pela sua progressão.
- Recomendar hábitos de vida saudáveis.
- Vitamina E, selênio, licopeno e estatinas não previnem o CaP.
- Testosterona exógena em doses terapêuticas não aumentam a incidência de CaP.
- Inibidores de 5-alfa-redutase reduzem a incidência de CaP em 30%, entretanto mais pacientes são diagnosticados com doença de alto risco. Desta forma, essa classe de drogas não deve ser recomendada como prevenção.
- Não há indicação do uso de qualquer droga como prevenção para o CaP.

■ DIAGNÓSTICO PRECOCE

- Existe grande divergência entre recomendações feitas por sociedades urológicas e organizações reguladoras (Tabela 91.1).

Tabela 91.1
Recomendações sobre rastreamento do câncer de próstata.

Sociedade especialista	Recomendações sobre rastreamento
Sociedade Brasileira de Urologia – SBU (2013)	> 50 anos
	> 45 anos + alto risco[1]
INCA/Ministério da Saúde (2013) – Brasil*	Não recomenda rastreamento populacional organizado. Se demanda espontânea, informar riscos x benefícios
European Association of Urology – EAU (2015)	Homens > 50 anos
	Homens > 45 anos + história familiar
	Afro-americanos
	PSA > 1 ng/mL aos 40 anos
	PSA > 2 ng/mL aos 60 anos
American Urological Association – AUA (2013)	< 40a ou >70a ou < 10-15a de EV: não rastrear
	40-54a: oferecer rastreamento se alto risco[1]
	55-69a: oferecer rastreamento

EV: expectativa de vida.
* INCA: Instituto Nacional do Câncer (Brasil).
[1] Alto risco: 1 parente de 1º grau com neoplasia de próstata ou afrodescendentes.
[2] Muito alto risco: > 1 parente de 1º grau com neoplasia de próstata.
Fonte: acervo dos autores.

- Exames de primeira linha: **toque retal (TR) + dosagem sérica de PSA** (antígeno prostático específico) anualmente.
  - PSA: melhor preditor de CaP. Marcador órgão-específico, não doença-específico
  - TR: palpa tumores em zona periférica > 0,2 mL
- Benefícios: aumento do diagnóstico de CaP, detecção de doença em fases precoces (doença localizada) e redução da mortalidade.
- Malefícios: aumento de complicações relacionadas à biópsia prostática, sobrediagnóstico e sobretratamento.
- Um estudo europeu randomizado mostrou que após 13 anos de seguimento, são necessários 781 pacientes rastreados e 27 pacientes tratados para evitar uma morte.

Recomendação: a oportunidade de detecção precoce (toque retal + PSA) deve ser oferecida aos homens maiores de 45 anos, cabendo ao paciente a decisão de realizá-lo ou não baseado nos dados apresentados.

DIAGNÓSTICO

O diagnóstico de CaP é feito por meio de biópsia prostática transretal (mais comum, no Brasil), transperineal ou achado incidental após ressecção transuretral para tratamento de hiperplasia benigna.

Indicações de biópsia

Nódulo/alteração de consistência ao TR e/ou PSA alterado.

Não existe um ponto de corte de PSA para indicação de biópsia de próstata. O PSA deve ser levado em conta junto com a idade do paciente, o tamanho da próstata (densidade de PSA), a relação PSA livre/total e cinética do PSA para que sejam evitadas biópsias desnecessárias. Recentemente, novos marcadores (PHI, 4K score, PCA3) e a ressonância magnética multiparamétrica da próstata (RM-Mp) têm sido utilizados para melhor seleção dos pacientes que devem ser encaminhados à biópsia e re-biópsia de próstata.

- USG transretal não tem valor como método de imagem para diagnóstico de CaP, sendo seu uso reservado para a realização de biópsias transretais.
- RM-Mp apresenta alta acurácia para o diagnóstico de tumores clinicamente significantes (Gleason ≥ 7).
- A biópsia de próstata deve ser realizada sob antibioticoprofilaxia e alguma forma de anestesia, retirando no mínimo 12 fragmentos e, idealmente, com fusão de imagens entre USG transretal e RM.
- Complicações mais frequentes são hematospermia, hematúria e sangramento retal. Prostatite, febre, retenção urinária e necessidade de hospitalização são complicações menos frequentes, encontradas em cerca de 1% dos pacientes.

ESTADIAMENTO E GRUPOS DE RISCO

A classificação dos pacientes em grupos de risco é essencial para determinação do manejo terapêutico. Os grupos de risco são divididos de acordo com os critérios anatomopatológicos (Gleason score), níveis séricos de PSA e estadiamento clínico pelo toque retal (TNM). Dessa forma, é fundamental compreender o estadiamento TNM para o entendimento da classificação de risco. Na prática clínica, o toque retal é capaz de diferenciar os tumores T1c, T2a, T2b, T2c, T3a e T4, devendo o leitor ter atenção especial a esses estadios (Tabelas 91.2 e 91.3).

- O estadiamento clínico local é feito por meio do toque retal e da RM. O estadiamento patológico é determinado após a remoção do espécime cirúrgico.
- O *status* linfonodal deve ser avaliado após linfadenectomia nos pacientes com indicação (ver em "Tratamento"). Os pacientes sem indicação de linfadenectomia têm baixo risco de disseminação linfonodal e não demandam qualquer método diagnóstico para avaliação de linfonodos.
- Os ossos, principalmente o esqueleto axial, são o principal sítio de metástase à distância. Metástases viscerais sem metástases ósseas são raras.

Tabela 91.2
Estadiamento TNM para câncer de próstata – 7ª edição.

T – Tumor primário		
	Tx	O tumor primário não pode ser avaliado
	T0	Sem evidência de tumor primário
T1		Tumor clinicamente não palpável ou visível por método de imagem
	T1a	Tumor incidental – achado histopatológico em ≤ 5% do tecido de ressecção
	T1b	Tumor incidental – achado histopatológico em > 5% do tecido de ressecção
	T1c	Tumor identificado por biópsia por agulha (PSA elevado)
T2		Tumor confinado à próstata
	T2a	Tumor engloba metade de um dos lobos ou menos
	T2b	Tumor engloba mais da metade de um lobo, mas não os dois lobos
	T2c	Tumor engloba ambos os lobos
T3		Tumor além da cápsula prostática
	T3a	Extensão extracapsular (unilateral ou bilateral)
	T3b	Tumor envolve a vesícula seminal (uma ou ambas)
T4		Tumor fixo ou invade estruturas adjacentes além das vesículas seminais: colo vesical, esfíncter externo, reto, músculos elevadores ou parede pélvica
N – Envolvimento linfonodal regional		
	Nx	Linfonodos regionais não avaliados
	N0	Sem metástases para linfonodos regionais
	N1	Metástases linfonodais regionais
M – Metástases à distância		
	Mx	Metástases à distância não avaliadas
	M0	Ausência de metástase à distância
	M1	Metástase à distância
		M1a – Linfonodos não regionais M1b – Ossos M1c – Outros órgãos

Fonte: *Union Internationale Contre le Cancer* (UICC).

Tabela 91.3
Classificação de risco para câncer de próstata.

Risco definição	Muito baixo*	Baixo	Intermediário	Alto	
	dPSA** < 0,15 e Gleason < 7 e T1c e ≤ 2 fragmentos e ≤ 50% dos fragmentos	PSA < 10 ng/mL **e** Gleason < 7 **e** cT1-T2a	PSA 10-20 ng/mL **ou** Gleason = 7 **ou** cT2b	PSA > 20 ng/mL **ou** Gleason > 7 ou T2c	Qualquer PSA qualquer Gleason cT3-4 ou N+
		Localizado			Localmente avançado

* Critérios de Epstein.
** dPSA = densidade de PSA.
Fonte: elaborada pelos autores de acordo com os Critérios de Epstein.

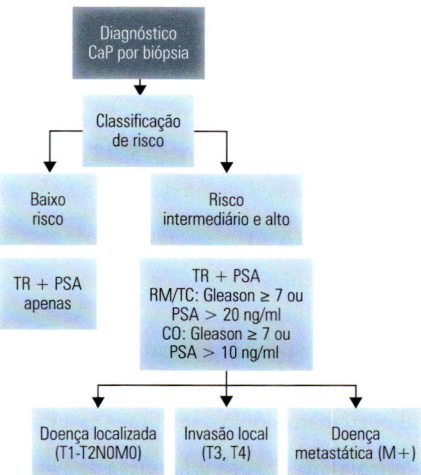

Fig. 91.1 – *Algoritmo diagnóstico para câncer de próstata.*

* TR: toque retal; PSA: antígeno prostático específico; TC: tomografia computadorizada; RM: ressonância magnética; CO: cintilografia óssea.
Fonte: acervo dos autores.

TRATAMENTO DO CÂNCER DE PRÓSTATA NÃO METASTÁTICO

O tratamento do câncer de próstata deve ser individualizado conforme classificação de risco, expectativa de vida do paciente, presença de sintomas urinários e desejo do paciente.

Watchful waiting

- Manejo conservador até o desenvolvimento de progressão local ou sistêmica – tratamento paliativo.
- Oferecido a pacientes com baixa expectativa de vida.

Vigilância ativa com intervenção curativa (*Active surveillance*)

- Acompanhamento vigilante de tumores de menor risco. Oferecer tratamento definitivo se houver progressão da doença. Evita sobretratamento em até 50% dos pacientes.
  - Vantagens: evita efeitos colaterais dos tratamentos, mantém qualidade de vida, evita tratamento de tumores indolentes.
  - Desvantagens: risco de progressão da lesão, ansiedade do paciente não tratado, necessidade de avaliações médicas frequentes.

- Critérios:
  - John Hopkins: Gleason 6, ≤ 2 fragmentos, ≤ 50% do fragmento, dPSA ≤ 0,15, T1c-T2a
  - Toronto: < 70a: Gleason < 7, PSA ≤ 10, T1c-T2a
    > 70a: Gleason 7 (3+4), PSA ≤ 15, T1c-T2a
- Seguimento: TR, PSA e biópsia. Terapia definitiva se houver progressão

■) Prostatectomia radical

- Remoção de próstata e vesículas seminais à anastomose vesicoureteral.
- Vias: perineal: não permite linfadenectomia
  - aberta: técnica convencional mais utilizada no Brasil;
  - laparoscópica: menor sangramento, recuperação mais rápida;
  - robótica: mesmo que laparoscópica, melhores resultados funcionais.

    Técnica mais utilizada na Europa e América do Norte

- Linfadenectomia pélvica: cadeias ilíacas externa, interna e obturatória. Oferecer aos pacientes de risco > 2% a 5% calculado em nomogramas.
- Objetivo do tratamento: controle oncológico, continência urinária, potência sexual.

■) Radioterapia

- Radioterapia conformacional/intensidade modulada.
- Dose de radiação de acordo com o risco do paciente (Tabela 91.4).
- Piores resultados em próstatas grandes ou em pacientes com sintomas urinários.
- Associar hormonioterapia em pacientes de riscos intermediário ou alto.
- Tratamento adjuvante ou de resgate pós-prostatectomia radical.

■) Terapia focal

Crioterapia e HIFU (*high-intensity focused ultrasound*) podem ser oferecidas como terapias alternativas dentro de ensaios clínicos.

Tabela 91.4 Recomendações de tratamento.
• **Muito risco e baixo risco:** vigilância ativa, prostatectomia radical ou radioterapia 74-78 Gy
• **Risco intermediário:** prostatectomia radical ou radioterapia 76-78 Gy + hormonioterapia 4-6 meses
• **Alto risco ou localmente avançado:** prostatectomia radical ou radioterapia 76-78 Gy + hormonioterapia 2-3 anos

■ RECIDIVA BIOQUÍMICA

- O seguimento pós-tratamento é feito com exames periódicos de PSA e toque retal para avaliação de recidiva.
- Recidiva pós-prostatectomia: PSA > 0,2 ng/mL.
- Recidiva pós-radioterapia: aumento de 2,0 ng/mL acima do nadir (menor PSA pós radioterapia).
- Exames de imagem como cintilografia óssea, RM e PET-CT ficam reservados aos pacientes com recidiva bioquímica ou sintomáticos.
- Fatores preditores de recidiva pós-prostatectomia: Gleason score, PSA-DT (PSA *doubling time*), margens cirúrgicas, extensão extraprostática, vesículas seminais acometidas e linfonodos positivos.
- Fatores preditores de sobrevida: Gleason *score*, linfonodos positivos, vesículas seminais positivas.
- A radioterapia pode ser oferecida aos pacientes de risco para recidiva de forma adjuvante (após a cirurgia, independentemente do PSA) ou de salvamento (após recidiva bioquímica). A radioterapia de salvamento tem sido uma tendência, reservando a adjuvância imediata aos casos de maior risco.
- Hormonioterapia pode ser oferecida nos casos de alta probabilidade de metástase à distância.

Tabela 91.5
Preditores de recidiva local ou sistêmica.

	Recidiva local	Recidiva sistêmica
Gleason score	≤ 7	8-10
Margens cirúrgicas	Positivas	Negativas
Elevação do PSA	> 1 ano	< 1 ano
PSA-DT	> 10 meses	< 10 meses
Velocidade PSA	< 0,75 ng/mL/ano	> 0,75 ng/mL/ano
Vesículas seminais	Negativas	Positivas
Linfonodos regionais	Negativos	Positivos

■ BIBLIOGRAFIA

1. Siegel R, Miller KD, Jemal A. Cancer statistics, 2016. CA Cancer J Clin. 66(1):7–30, 2016.
2. Tourinho-Barbosa RR, Pompeo AC, Glina S. Prostate cancer in Brazil and Latin America: epidemiology and screening. Int Braz J Urol 42(6):1081-90, 2016.
3. Mottet N, Bellmunt J, Bolla M, Briers E, Cumberbatch MG, De Santis M et al. EAU-ESTRO-SIOG Guidelines on Prostate Cancer. Part 1:

Screening, Diagnosis, and Local Treatment with Curative Intent. Eur Urol 71(4):618-29, 2017.
4. Mohler JL, Armstrong AJ, Bahnson RR, D'Amico AV, Davis BJ, Eastham JA et al. Prostate Cancer, Version 1.2016. J Natl Compr Canc Netw, 14(1):19-30, 2016.
5. Mir MC, Li J, Klink JC, Kattan MW, Klein EA, Stephenson AJ. Optimal definition of biochemical recurrence after radical prostatectomy depends on pathologic risk factors: identifying candidates for early salvage therapy. Eur Urol. 66(2):204-10, 2014.
6. Eggener SE, Scardino PT, Walsh PC, Han M, Partin AW, Trock BJ et al. Predicting 15-year prostate cancer specific mortality after radical prostatectomy. J Urol. 185(3):869-75, 2011.
7. Boorjian SA, Karnes RJ, Rangel LJ, Bergstralh EJ, Blute ML. Mayo Clinic validation of the D'amico risk group classification for predicting survival following radical prostatectomy. J Urol, 179(4):1354-60, 2008.
8. Dall'Era MA, Albertsen PC, Bangma C, Carroll PR, Carter HB, Cooperberg MR et al. Active surveillance for prostate cancer: a systematic review of the literature. Eur Urol. 62(6):976-83, 2012.
9. Loeb S, Bjurlin MA, Nicholson J, Tammela TL, Penson DF, Carter HB et al. Overdiagnosis and overtreatment of prostate cancer. Eur Urol. 65(6):1046-55, 2014.

Câncer de Bexiga

Cristiano Linck Pazeto
Thiago Linck Pazeto
Carlos Ricardo Doi Bautzer

■ CONCEITO

O câncer de bexiga é o 9º câncer mais comum da população mundial, sendo cerca de quatro vezes mais prevalente no sexo masculino.[1] Apresenta incidência anual de 9,0 e 2,0 (a cada 100.000 habitantes), em homens e mulheres respectivamente. No Brasil, estima-se que o número de casos novos em 2016 foi de 7.200 para homens e de 2.470 para mulheres.[2] Em todo o mundo, cerca de 165 mil óbitos ocorrem anualmente por conta da doença, sendo que essa taxa é maior no sexo masculino do que no feminino (3,2 e 0,9 a cada 100.000 habitantes). A idade média no diagnóstico é de 70 anos para ambos os sexos.

Apesar de um aumento na incidência nos últimos 60 anos, detectou-se mais recentemente uma tendência de estabilização e até decréscimo em algumas áreas geográficas. Isso se deve principalmente a medidas para diminuir a exposição aos fatores de risco.

■ ETIOLOGIA

O tabagismo é o fator de risco mais importante e se relaciona a 50% dos casos – tabagistas têm um risco de 2-6 vezes maior que a população restante. A diminuição no consumo de cigarros é considerada uma das principais medidas para reduzir a incidência dessa neoplasia.

O segundo fator de risco mais importante é a exposição ocupacional a aminas e hidrocarbonetos aromáticos. Tradicionalmente os trabalhadores das indústrias de tinta, couro, borracha e petróleo apresentaram maior risco de câncer, porém, nos países em que medidas preventivas foram instituídas, esse quadro mudou, e o risco de desenvolver a doença se tornou o mesmo que o da população geral.[3]

Algumas alterações genéticas se associam a um maior risco de neoplasia de bexiga, como polimorfismos genéticos do GSTM1 e NAT-2 (por meio de mecanismos que aumentam a suscetibilidade aos fatores cancerígenos). Outras alterações identificadas são: ativação dos oncogenes HRAS e FGFR-3 e deleção de genes supressores tumorais, como CDKN2A e PTCH. O câncer de bexiga está relacionado também ao envelhecimento, sendo que tanto a incidência quanto a agressividade dos tumores aumentam com a idade. Outros fatores de risco são: quimioterapia com ciclofosfamida, exposição à radiação, trauma do urotélio causado por infecções ou cálculos, e cistite crônica endêmica causada pelo *Schistosoma haematobium*.

PATOGENIA

A maioria dos tumores de bexiga (90%) é classificada como carcinomas uroteliais ou de células transicionais (objeto de discussão deste capítulo). Os subtipos escamoso (5%), o adenocarcinoma (2%) e outras variantes representam o restante desses tumores. Todas as variantes histológicas do carcinoma urotelial têm um pior prognóstico.

Os tumores uroteliais são divididos em "tumores não músculo-invasivos" (NMIBC) e "tumores músculo-invasivos" (MIBC). Os tumores não músculo-invasivos são representados pelos tumores Ta (70% dos casos), T1 e CIS (Fig. 92.1). Essa divisão é importante, visto que se trata de entidades com

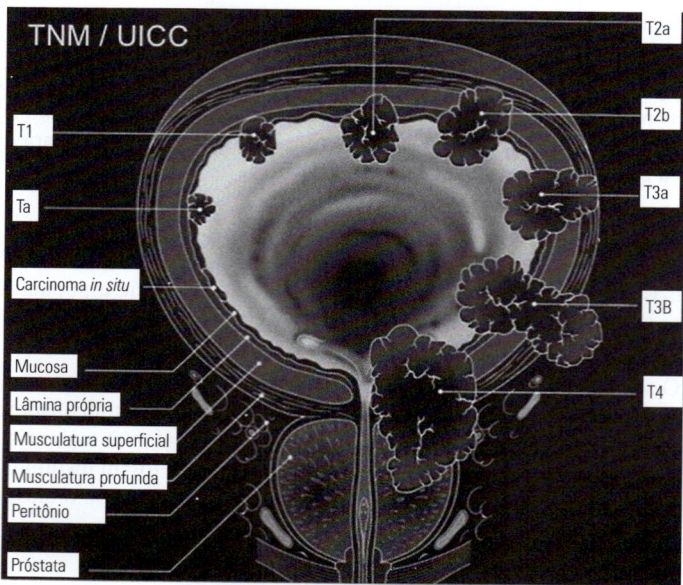

Fig. 92.1 – *Estadiamento TNM.*

grandes diferenças de manejo e prognóstico. Os tumores músculo-invasivos são aqueles que têm um estádio "T" ≥ 2 no TNM (Tabela 92.1). A maioria dos pacientes (80%) é diagnosticada com tumores não músculo-invasivos (foco deste capítulo).

Os tumores vesicais podem, ainda, ser classificados de acordo com seu padrão de crescimento (papilar, séssil, plano e infiltrativo), tamanho, localiza-

Tabela 92.1
Classificação do câncer de bexiga TNM 2009.[4]

T	Tumor primário
Tx	O tumor primário não pode ser avaliado
T0	Não há evidência de tumor primário
Ta	Carcinoma papilífero não invasivo
Tis	Carcinoma *in situ*: "tumor plano"
T1	Tumor que invade o tecido conjuntivo subepitelial
T2	Tumor que invade o músculo
	T2a – Tumor que invade a musculatura superficial (metade interna)
	T2b – Tumor que invade a musculatura profunda (metade externa)
T3	Tumor que invade o tecido perivesical
	T3a – microscopicamente
	T3b – macroscopicamente (massa extravesical)
T4	Tumor que invade qualquer uma das seguintes estruturas: próstata, útero, vagina, parede pélvica ou parede abdominal
	T4a – Tumor que invade a próstata, útero ou vagina
	T4b – Tumor que invade a parede pélvica ou parede abdominal
N	**Linfonodos inguinais**
Nx	Os linfonodos regionais não podem ser avaliados
N0	Ausência de metástase em linfonodo regional
N1	Metástase em um único linfonodo na pelve verdadeira (hipogástrico, obturador, ilíaco externo ou pré-sacral)
N2	Metástase em múltiplos linfonodos na pelve verdadeira
N3	Metástase em linfonodos da cadeia ilíaca comum
M	**Metástase à distância**
Mx	A presença de metástase à distância não pode ser avaliada
M0	Ausência de metástase à distância
M1	Metástase à distância

Fonte: TNM *Classification of malignat tumors. UICC international.*

ção e grau histológico (conforme a OMS 2004: neoplasia de baixo potencial maligno, baixo grau e alto grau).[5] Destes últimos, o grau histológico é considerado o fator prognóstico mais importante.

As neoplasias de baixo potencial maligno caracterizam-se por mínimas atipias, aumento das camadas epiteliais, núcleos grandes e raras figuras de mitose. São lesões que raramente progridem e têm uma recorrência de 20% a 40%. Os carcinomas de baixo grau apresentam uma maior frequência de atipias, núcleos aumentados com tamanhos variados e de figuras mitóticas. Estão associados a maiores taxas de recorrência (60%) e progressão (13%). Os carcinomas de alto grau são os de pior prognóstico e se relacionam com as maiores alterações histológicas e citológicas: pilares papilares fusionados, crescimento desordenado e frequentes figuras de mitose. As taxas de recorrência e progressão são de 55% e 40% a 50% respectivamente. Cerca de 80% dos tumores de alto grau invadirão o estroma subjacente se não tratados.

Os carcinomas *in situ* (CIS ou Tis) são tumores não invasivos, planos e de alto grau. Esses tumores podem passar despercebidos ou serem confundidos com alterações inflamatórias (áreas de cor salmão). São frequentemente multifocais e podem ser sincrônicos a outras lesões mais evidentes, como as lesões papilares.

■ DIAGNÓSTICO

O sinal clínico mais importante e frequente é a hematúria. Esta pode ser detectada em até 80% dos casos. A hematúria macroscópica isolada representa uma chance de 13% a 34% de câncer de bexiga. A hematúria microscópica, embora associada a menores chances (0,5% a 10,5%), também representa um sinal importante, principalmente nos pacientes considerados de alto risco (idade > 35 anos, história de tabagismo, exposição a aminas aromáticas ou benzenos e radioterapia prévia).

A hematúria que ocorre em vigência de anticoagulação e antiagregação plaquetária deve ser investigada da mesma forma, não sendo adequado associar o sangramento unicamente a essas medicações sem investigar o trato urinário.

De forma bem menos comum, essa neoplasia pode se manifestar com sintomas do trato urinário inferior: urgência, frequência, disúria e irritação vesical.

O exame físico, embora insuficiente para detectar esses tumores em estágios iniciais, não deve ser dispensado. Este deve incluir uma avaliação minuciosa dos órgãos genitais a procura de outras alterações que possam estar causando os sintomas ou que possam influenciar na propedêutica subsequente, como, por exemplo, a presença de carúncula uretral, estenose de uretra e distopias genitais. Em um contexto clínico suspeito, a investigação deve englobar, além de um exame de urina e urocultura, um exame de imagem de trato urinário e uma cistoscopia.

A ultrassonografia pode detectar tumorações renais, hidronefrose, tumores vesicais e cálculos na via urinária, mas não é um exame suficiente para excluir a presença de pequenas lesões vesicais, carcinomas *in situ* e casos de tumores do trato urinário superior – no ureter e na pelve renal, por exemplo.

A tomografia computadorizada tem papel importante no estadiamento da doença nos casos de tumores músculo-invasivos e deve englobar os segmentos torácico, abdominal e pélvico.

Em todo caso, o diagnóstico do câncer de bexiga depende fundamentalmente da realização de cistoscopia. Nenhum exame existente substitui a cistoscopia como principal método de diagnóstico. Esse procedimento, geralmente realizado em centro cirúrgico, consiste na passagem de um cistoscópio por via transuretral até o lúmen vesical, com inspeção completa da mucosa vesical, paredes vesicais, meatos ureterais, trígono vesical e uretra. Além da inspeção, realiza-se também uma coleta da urina para análise de citologia oncótica e múltiplas biópsias em áreas suspeitas ou aleatoriamente (dependendo do contexto clínico). É de suma importância que, durante a cistoscopia, todas as lesões identificadas sejam bem descritas no que diz respeito a tamanho e localização.

TRATAMENTO

O tratamento para tumores não músculo-invasivos consiste inicialmente na realização de ressecção transuretral (RTU). A RTU, cujo papel é diagnóstico e terapêutico, apresenta diversas modalidades de energia e técnicas na sua aplicação, sendo a mais comum o uso da alça monopolar. A ressecção de um tumor pode ser em "monobloco", quando < 1 cm, ou em várias frações, quando > 1 cm. A ressecção deve incluir um fragmento da musculatura própria da bexiga, que deve ser enviada separadamente para a análise histopatológica (diferenciação entre músculo-invasivo e não músculo-invasivo).[6]

Após 30 a 45 dias da primeira RTU, deve-se realizar uma segunda ressecção (RE-RTU) nos seguintes casos: RTU incompleta, ausência de amostra de camada muscular, T1 e em todos de alto grau (com exceção do CIS). Essa segunda cirurgia deverá incluir a área inicial do tumor e uma amostra da muscular. Durante a realização da ressecção, o urologista deve presumir o grau e extensão da lesão pelo seu aspecto macroscópico e, naqueles casos em que considerar que a ressecção foi completa (tumores papilares, pequenos e sem infiltração da camada muscular aparente), poderá realizar a instilação intravesical de quimioterapia no pós-operatório imediato (medida que diminui a recorrência tumoral).

Após a RTU, os casos NMIBC serão estratificados de acordo com o tamanho tumoral, grau histológico, recorrência e multiplicidade em grupos de risco (Tabela 92.2).

Os casos de baixo risco poderão ser seguidos apenas com cistoscopias anuais por cinco anos.

Os pacientes de risco intermediário e alto necessitarão de imunoterapia intravesical com BCG. A imunoterapia demonstrou ser superior à RTU isolada e à RTU associada a quimioterapia para prevenir a recorrência dos cânceres

NMIBC. Nos casos de CIS, a terapia com BCG representa o principal pilar do tratamento. Nos pacientes de risco intermediário, o regime de BCG geralmente é de um ano (uma fase de indução semanal por seis semanas, seguida de manutenção aos três, seis e doze meses).

Nos pacientes de alto risco, a recomendação é a de se estender a fase de manutenção até três anos. O seguimento desses pacientes consiste em cistoscopia e citologia oncótica em intervalos de três meses nos primeiros dois anos, e depois de seis meses até cinco anos. Uma tomografia anual também é recomendada (existe o risco de aparecimento do carcinoma urotelial no trato urinário superior). Com relação aos pacientes com MIBC, a principal opção de tratamento para os casos com doença localizada é a cistectomia radical (pacientes com bom *status performance*), que pode ser associada a quimioterapia neoadjuvante ou adjuvante baseada em platina. A terapia trimodal (RTU radical associada a quimioterapia e radioterapia) é uma opção para aqueles pacientes que não aceitarem se submeter à cirurgia (embora esta seja associada a melhores resultados de sobrevida câncer específica). Nos casos em que houve falha de BCG ou naqueles que inicialmente forem de altíssimo risco (pT1 alto grau e multicêntrico ou associado a CIS), também deve-se considerar a realização de cistectomia radical.

Tabela 92.2
Grupos de risco.

Estratificação de risco	Características
Tumores de baixo risco	Primário, solitário, Ta, G1, neoplasia de baixo potencial maligno.
	Baixo grau, < 3 cm, ausência de CIS.
Tumores de risco intermediário	Todos os tumores que não sejam de baixo e de alto risco.
Tumores de alto risco	Qualquer uma das características: T1, alto grau ou G3, CIS
	Ou
	Todas as seguintes: múltiplo e recorrente e > 3 cm (pTa G1 e G2).

Fonte: EORTC *risk groups*.

PROGNÓSTICO

O câncer de bexiga apresenta forte tendência de recorrência e, a depender do grau histológico, de progressão. Dentre os casos de CIS, os pacientes que responderam completamente à BCG têm chance de 10% a 20% de progredir para MIBC em comparação aos 66% dos não respondedores. Nos casos submetidos à cistectomia radical, o estádio patológico e a presença de metástases linfonodais são os maiores preditores de recorrência e sobrevida no seguimento.

A sobrevida câncer-específica em cinco anos é de 80% para os tumores pT2, 52% para pT3 e 36% para pT4. A presença de linfonodos positivos confere um prognóstico particularmente ruim, com sobrevida em cinco anos menor do que 35%.

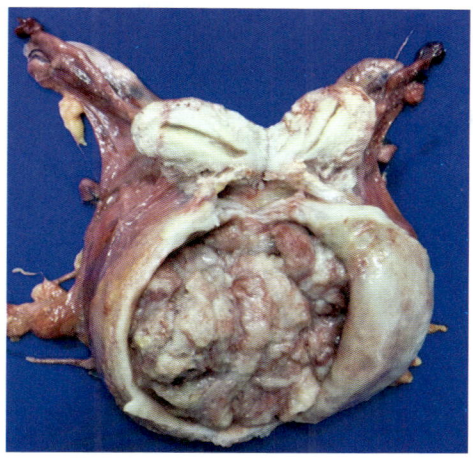

Figura 92.3 – *Produto de cistectomia radical em paciente do sexo feminino.*
Fonte: imagem do autor Cristino Linck.

REFERÊNCIAS BIBLIOGRÁFICAS

1. American Cancer Society. What is bladder cancer? 2016; Available from: http://www.cancer.org/cancer/bladdercancer/detailedguide/bladder-cancer-what-is-bladder-cancer.
2. Instituto Nacional de Cancer José Alencar Gomes da Silva. INCA - Instituto Nacional de Câncer - Estimativa 2016. Ministério da Saúde Instituto Nacional de Cancer José Alencar Gomes da Silva. 2016.
3. Babjuk M, Böhle A, Burger M, Compérat E, Kaasinen E, Palou J, et al. EAU Guidelines on Bladder Cancer. 2016;1–45.
4. Lopez-Beltran A, Bassi P, Pavone-Macaluso M, Montironi R. Handling and Pathology Reporting of Specimens with Carcinoma of the Urinary Bladder, Ureter, and Renal Pelvis. Eur Urol. 2004;45(3):257–66.
5. Montironi R, Lopez-Beltran A. The 2004 WHO Classification of Bladder Tumors: A Summary and Commentary. Int J Surg Pathol. 2005;13(2):143–53.
6. Sobin LH., et al. TNM classification of malignant tumors. UICC International Union Against Cancer. 7th Edn. Wiley-Blackwell. 2009. 262.

Capítulo 93

Tumores Renais

Rafaela Lima Santos
Oseas de Castro Neves Neto

■ INTRODUÇÃO

Nos últimos anos, houve um aumento da incidência dos tumores renais, explicado pelo maior uso de métodos de diagnóstico por imagem, como a ultrassonografia e a tomografia computadorizada. No entanto, isso não foi acompanhado de uma redução das taxas de mortalidade. Atualmente, o câncer renal representa de 2% a 3% de todas as neoplasias malignas em adultos, e é o mais letal dos cânceres urológicos.

Os carcinomas de células renais (CCR) correspondem a, aproximadamente, 90% dos tumores renais. O restante compreende tumores benignos, como os oncocitomas, e outros tipos de tumores malignos, como os sarcomas. Entre as lesões benignas, os cistos renais são as mais comuns e representam mais de 70% das massas renais assintomáticas. Quando sintomáticos, os tumores renais podem manifestar-se com dor lombar, hematúria ou massa palpável em flanco.

■ TUMORES BENIGNOS

Os **cistos renais simples** apresentam-se como uma cavidade que contém líquido seroso claro em seu interior, de paredes finas e revestidas por epitélio. Seu diagnóstico é, na maioria das vezes, incidental e feito por meio da ultrassonografia (US), tomografia computadorizada (TC) ou ressonância nuclear magnética (RNM). Podem ser uni ou bilaterais, únicos ou múltiplos. Quando os cistos apresentam paredes espessas, septações, calcificações ou componente sólido em seu interior, são chamados de cistos complexos. Quanto maior o grau de complexidade, maior a probabilidade de malignidade.

A classificação de Bosniak (Tabela 93.1 e Fig. 93.1) é usada para caracterizar as lesões renais císticas, baseando-se em imagens obtidas com tomografia computadorizada com uso de meio de contraste intravenoso, e avaliar a possibilidade de malignidade, orientando, assim, a conduta a ser tomada. No geral, os cistos Bosniak I, II e IIF representam lesões benignas que não requerem nenhuma terapia ou, no caso da classe IIF, apenas acompanhamento radiológico periódico. Os cistos Bosniak III ou IV exigem excisão cirúrgica ou ablação.

**Tabela 93.1
Achados de imagem e categorização, segundo Bosniak.**

Tipo	Sem contrate	Com contraste
I	Densidade de água (0 a 20 YH), margens finas, nítida separação para parênquima renal, parede lisa e fina, homogêneos	Sem reforço
II	Uma ou algumas finas septações, calcificações pequenas e finas; cistos hiperdensos de até 3,0 cm (60 a 70 UH)	Sem reforço ou reforço perceptível, não mensurável nos septos
IIF	Lesões mais complexas que não se enquadram na categoria II ou III. Múltiplos septos. Parede ou septo contém calcificações, nodulares ou irregulares. Cistos hiperdensos: maiores que 3,0 cm ou somente com um quarto (25%) de suas paredes visíveis (exofítico)	Reforço ausente, duvidoso ou *hair-like*
III	Lesão cística com parede espessa, irregularidade de septo e parede e/ou conteúdo não homogêneo; calcificações grosseiras e irregulares, com realce mensurável	Reforço de parede ou septo
IV	Lesões com todos os achados da classe III, acrescidos de componentes sólido, de partes moles, independentemente do achado da parede ou septos	Reforço de parede e/ou do(s) componente(s) sólido(s)

Os **oncocitomas** são tumores do córtex renal e correspondem a 3% a 7% dos tumores renais primários. Apresentam curso benigno e são, na maioria dos casos, assintomáticos, pequenos e unilaterais, apesar de poderem apresentar-se com dor lombar, hematúria e massa palpável (Fig. 93.2). Dessa forma, seu diagnóstico é geralmente incidental por meio de exames de imagem.

Macroscopicamente, apresentam-se, geralmente, como tumores de coloração castanho-escuro, bem delimitados, com pseudocápsula e com área central de fibrose com aparência de estrela (Fig. 93.3). Esta cicatriz central é um sinal

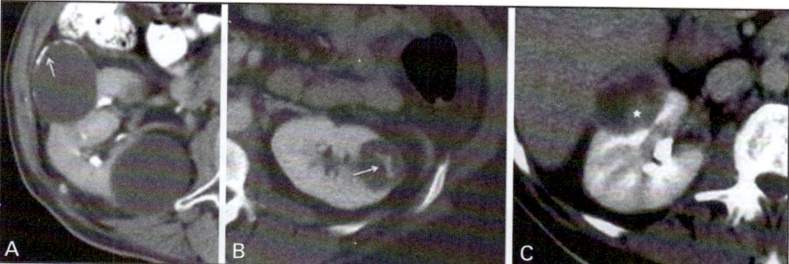

Fig. 93.1 – (A) *Categorias I e II. Corte tomográfico no plano axial, após meio de contraste, mostrando cisto de parede lisa e imperceptível, categoria I, e outro com finas calcificações em suas paredes (seta), categoria II, ambos sem realce perceptível após meio de contraste.* (B) *Categoria III. Corte tomográfico no plano axial, após meio de contraste, mostrando cisto de parede lisa, com septo espesso e realce perceptível e mensurável após meio de constraste intravenoso (seta).* (C) *Categoria IV. Corte tomográfico axial após meio de contraste mostrando lesão mista, cístico-sólida, com parede espessa e componente sólido na parede posterior (asterísco), com realce homogêneo após meio de contraste intravenoso.*

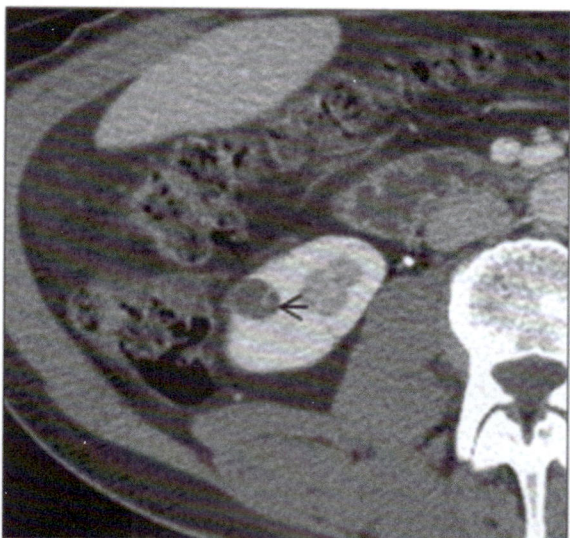

Fig. 93.2 – *Cisto Bosniak II-F. TC após meio de contraste intravenoso mostrando cisto parcialmente exofítico, com fino septo em seu interior e discreta nodulação no septo, que se reforça após meio de contraste; reforço perceptível, porém não mensurável (seta).*

que sugere seu diagnóstico na TC ou RNM, porém não é patognomônico já que também pode estar presente no CCR. Tendo em vista que o seu diagnóstico diferencial com o CCR por meio de exames de imagem é bastante difícil, e a biópsia percutânea apresenta alta taxa de falso-negativo. O tratamento consiste em nefrectomia radical e, em situações especiais, como rim único ou tumores pequenos (< 4 cm), pode ser considerada a nefrectomia parcial.

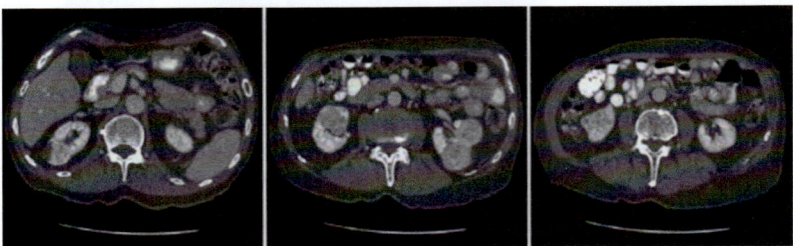

Fig. 93.3 – *Tomografia computadorizada de paciente com múltiplos oncocitomas bilaterais.*
Fonte: S. F. Matin.

Os **angiomiolipomas**, ou hamartomas, representam 2% a 3% dos tumores renais sólidos e são mais comuns em mulheres de 50 a 60 anos. São compostos de tecido muscular, adiposo e vasos sanguíneos. A maioria é esporádica, porém em 20% a 30% dos casos estão associados à esclerose tuberosa, uma doença autossômica dominante caracterizada pela tríade: epilepsia, atraso mental e adenomas sebáceos.

São assintomáticos na maioria dos casos, porém, podem apresentar-se, especialmente nos maiores de 4 cm, com dor lombar, massa palpável e he-

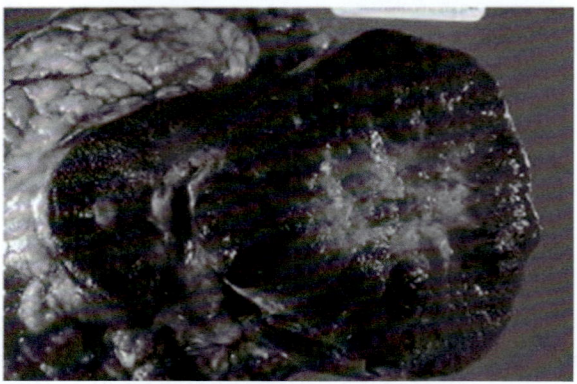

Fig. 93.4 – *Onococitoma renal com cicatriz central.*

matúria. Além disso, podem romper e sangrar, podendo levar à formação de hematomas retroperitoneais e ao choque hipovolêmico. O diagnóstico dos angiomiolipomas, geralmente incidental, é feito com boa acurácia por meio da US ou TC, em razão do teor de gordura nesses tumores (Fig. 93.4). Não é rara a coexistência com o CCR, o que exige uma avaliação cuidadosa desses pacientes. Nesses casos, a biópsia percutânea pode ser realizada, porém deve-se levar em conta o risco de sangramento.

Os tumores pequenos, com características típicas de angiomiolipoma, podem ser acompanhados periodicamente com exames de imagem. Os tumores maiores, principalmente os sintomáticos, requerem alguma intervenção, por meio de nefrectomia, total ou parcial, ou de embolização. Em casos de alta suspeição de CCR, como aqueles com calcificação em seu interior, deve-se optar pela nefrectomia.

Os **adenomas** são tumores corticais renais raros, mais frequentes em mulheres na 5ª década de vida e a maioria é assintomático. Como seu aspecto radiológico confunde-se com o CCR, seu diagnóstico dá-se frequentemente por meio de exame anatomopatológico após a excisão cirúrgica.

Tabela 93.2
Lesões renais benignas.

- Cisto renal
- Oncocitoma
- Angiomiolipoma
- Adenoma
- Outras lesões mais raras (ex.: leiomioma)

TUMORES MALIGNOS
Carcinoma de células renais

Os carcinomas de células renais são os tumores renais mais comuns, se originam das células dos túbulos renais e são duas a três vezes mais frequentes no sexo masculino e nos indivíduos entre 50 e 70 anos (Fig. 93.5). A grande maioria é esporádico, mas cerca de 3% está associado a fatores hereditários/genéticos, como o carcinoma renal hereditário e a Doença de Von Hippel-Lindau, uma doença autossômica dominante, caracterizada por mutação do gene VHL que predispõe a angiomatose retiniana e cerebelar e aumento do risco para tumores cerebrais, feocromocitoma e CCR. Outros fatores etiológicos associados incluem: tabagismo, obesidade, hipertensão arterial, doença renal cística adquirida (em pacientes com insuficiência renal crônica, especialmente nos que dialisam), dieta rica em gordura, e exposição a substâncias como o tricloroetileno, asbesto, gasolina, chumbo, cádmio, irradiações e terapêutica com estrogênios.

Nas fases inicias, o CCR é assintomático, sendo diagnosticado de forma incidental na maioria dos casos, por meio de exames como a US e a TC.

A tríade clássica de massa palpável em flanco, hematúria e dor está presente em apenas 6% a 10% dos casos. A hematúria macro ou microscópica é o sinal urológico mais frequente, estando presente em 30% a 60% dos pacientes; a dor lombar em 40% e a massa palpável em flanco em 25%. O edema de membros inferiores e a varicocele são sinais sugestivos de acometimento da veia cava inferior. Cerca de 30% dos sintomáticos já possuem metástases à distância e o sítio mais comum é o pulmão, seguido pelos ossos, fígado e cérebro (Fig. 93.6).

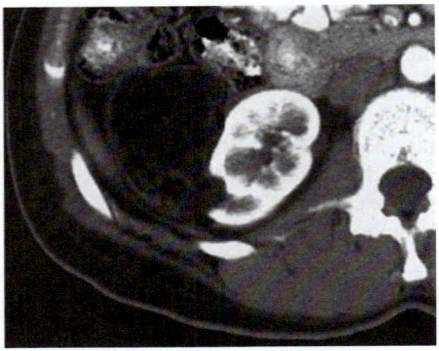

Fig. 93.5 – *Tomografia computadorizada de angiomiolipoma com indentação parenquimal.*
Fonte: S. F. Matin.

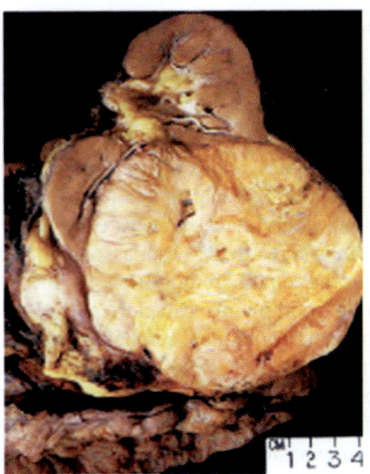

Fig. 93.6 – *Carcinoma de células claras com diferenciação sarmomatoide.*
Fonte: Zhou, Cleveland, OH.

Manifestações paraneoplásicas incluem emagrecimento, febre, neuromiopatia, anemia, policetemia, amiloidose, hemossedimentação elevada, alteração das provas de função hepática, hipercalcemia e hipertensão arterial.

Existem vários tipos de CCR. O mais frequente é o carcinoma de células claras que corresponde a 70% a 80% dos casos. O tipo papilar compreende 10% a 15% dos casos e o tipo cromófobo, 3% a 5%. O restante corresponde a tumores não classificados e a tumores mais raros, como os de ducto coletor.

Tabela 93.3
TIM: Estadiamento do carcinoma de células renais.

T **Tumor primário**	Tx	Tumor primário não pode ser avaliado	
	T0	Não há evidência de tumor primário	
	T1	Tumor com 7 cm ou menos em sua maior dimensão, limitado ao rim	
		T1a	Tumor com 4 cm ou menos
		T1b	Tumor com mais de 4 cm até 7 cm
	T2	Tumor com mais de 7 cm em sua maior dimensão, limitado ao rim	
		T2a	Tumor maior que 7 cm mas menor ou igual a 10 cm
		T2b	Tumor maior que 10 cm limitado ao rim
	T3	Tumor que se estende às grandes veias ou gordura perinefrética sem ultrapassar a fáscia de Gerota ou invadir a suprarrenal	
		T3a	Tumor que invade diretamente a veia renal ou seus ramos segmentares ou invade a gordura perirenal ou perinefrética mas sem ultrapassar a fáscia de Gerota
		T3b	Extensão macroscópica do tumor à veia cava abaixo do diafragma
		T3c	Extensão macroscópica do tumor à veia cava acima do diafragma ou invasão da sua parede
	T4	Tumor que invade além da fáscia de Gerota (inclusive extensão contígua à suprarrenal ipsolateral)	
N **Linfonodos regionais**	Nx	Linfonodos regionais não podem ser avaliados	
	N0	Ausência de metástase em linfonodo regional	
	N1	Metástase em um único linfonodo regional	
	N2	Metástase em mais de um linfonodo regional	
M **Metástase à distância**	Mx	A presença de metástase à distância não pode ser avaliada	
	M0	Ausência de metástase à distância	
	M1	Metástase à distância	

Fonte: Urologia Brasil.

Tabela 93.4 Agrupamento TNM em estádios.	
Estádio I	T1N0M0
Estádio II	T2N0M0
Estádio III	T3N0M0 T1, T2, T3 N1M0
Estádio IV	T4 qualquer NM0 Qualquer T N2M0 Qualquer T, qualquer NM1

■) Diagnóstico

Atualmente, a TC de abdome é o método de escolha para o diagnóstico de CCR; possibilita a diferenciação entre cistos e nódulos sólidos, além de fornecer informações sobre a extensão do tumor e o acometimento linfático, venoso e de estruturas vizinhas. A RNM tem sensibilidade e especificidade semelhante à da TC, porém é superior na avaliação do comprometimento venoso (veias renal e cava inferior) e é indicada em pacientes alérgicos a contraste iodado, gestante e nefropatas.

A US tem uma boa acurácia para a detecção desses tumores, porém é usada apenas como método auxiliar na distinção entre lesões císticas e tumores hipovasculares, e, com acurácia de 100% quando associada ao Doppler, para o diagnóstico de trombo de veia cava inferior.

Para avaliar a presença de metástases, deve-se solicitar a radiografia de tórax, em tumores localizados (T1), ou, nos casos de tumores mais avançados (T2-4), a TC de tórax. A cintilografia óssea deverá ser realizada quando houver suspeita clínica de metástases ósseas ou fosfatase alcalina elevada. O mesmo raciocínio vale para a solicitação de TC de crânio, que deverá ser realizada na presença de sintomas que sugiram metástases cerebrais. A tomografia com emissão de pósitrons (PET-TC) poderá ser realizada para avaliar a presença de metástases ou recidiva local, quando os métodos usuais não forem conclusivos. Além dos exames de imagem, exames laboratoriais hepáticos e o cálcio sérico também auxiliam na avaliação de metástases.

A biópsia renal percutânea é indicada nos casos em que é necessário o diagnóstico patológico de câncer em pacientes que tenham alguma contraindicação à cirurgia, como presença de metástases disseminadas, tumores primários irressecáveis ou comorbidades extensivas. Além disso, também é bem indicada quando há suspeita de doença metastática nos rins, lesão de possível etiologia infecciosa ou hematológica (linfoma).

■) Tratamento

A cirurgia continua sendo o único tratamento curativo para o câncer renal localizado. Pode ser realizada: via aberta, laparoscópica ou robótica, parcial (NP) ou radical (NR). Os tumores com estádio T2 ou superior devem ser tratados com nefrectomia radical. A via de acesso depende da preferência do cirurgião, das características do tumor e das condições clínicas do paciente, podendo ser por lombotomia ampliada com ressecção da 12ª ou 11ª costela, laparotomia transversa ou toracofrenolaparotomia. Os princípios da nefrectomia radical clássica, incluem: ligadura precoce da artéria e veias renais e remoção completa do rim envolto pela gordura perirrenal e a fáscia de Gerota. Os critérios de escolha entre NR laparoscópica ou aberta incluem grande extensão tumoral para órgãos adjacentes, massa tumoral maior que 10 cm, acometimento linfonodal maior que 2 cm e presença de trombo em veia cava. Nesses casos, deve-se optar pela via aberta.

A nefrectomia parcial está bem estabelecida como tratamento-padrão para os tumores T1a (de até 4 cm) e parece ter resultados semelhantes à nefrectomia radical para os tumores T1b (tumores de 4-7 cm). Para estes, deve ser optado pela nefrectomia radical quando for tecnicamente inviável a parcial. A nefrectomia parcial pode ser feita por via aberta, laparoscópica ou robótica. Para a via minimamente invasiva, os melhores casos são os tumores de até 4 cm, localizados no polo inferior do rim e exofíticos, que permitem o procedimento sem clampeamento do pedículo renal.

Outras situações em que se deve optar pela NP, são os casos de tumores sincrônicos, portadores de rim único, carcinoma de células renais de acometimento familiar/doença de Von Hippel-Lindau, portadores de doença renal crônica e/ou de outras doenças com provável impacto sobre a função renal, como a hipertensão ou diabetes. A NP tem maior risco de sangramento renal e ocorrência de fístulas urinárias com indicação de exploração cirúrgica e, por vezes, necessita de isquemia renal, o que, dependendo do tempo, pode causar lesão renal irreversível.

Os estudos não mostraram diferença entre os resultados dos procedimentos por via aberta e laparoscópica/robótica quanto à sobrevida e a morbidade intraoperatória, com vantagem para a via minimamente invasiva na quantidade de sangramento e tempo de recuperação. Porém, deve-se lembrar de que a cirurgia laparoscópica deve ser evitada em pacientes com cirurgias múltiplas prévias, e doenças cardíacas ou pulmonares graves.

A realização de linfadenectomia retroperitoneal e os seus limites permanecem incertos, tem como objetivo principal o estadiamento, sendo raramente curativa, e para este propósito a linfadenectomia hilar é suficiente. A adrenalectomia ipsilateral não traz vantagens sobre a sobrevida, e deve ser realizada apenas para pacientes com grandes tumores de polo renal superior e quando houver acometimento tumoral da glândula. A tomografia tem especificidade superior a 99% e sensibilidade próxima a 90% para detectar o acometimento adrenal antes da cirurgia.

Pacientes com trombo tumoral de veia cava e sem linfonodos comprometidos têm sobrevida de aproximadamente 50% em cinco anos, devendo, portanto, ser feita a excisão cirúrgica dos trombos. É um procedimento complexo, principalmente quando há comprometimento da veia cava retro-hepática ou se estende acima das veias supra-hepáticas.

Em pacientes com tumores pequenos, multifocais, com um ou mais tumores em rim único e aqueles que não têm condição clínica para a nefrectomia, dispomos de outros métodos minimamente invasivos, ablativos, que visam destruir o tecido neoplásico. Isto pode ser feito por radiofrequência ou crioterapia, por via laparoscópica ou percutânea. Porém, vários estudos mostraram maior risco de recorrência local com as técnicas ablativas, quando comparadas à nefrectomia.

Em resumo, a cirurgia é o único tratamento potencialmente curativo para o CCR localmente avançado, o que justifica a ressecção em bloco de órgãos adjacentes envolvidos nos pacientes sem metástases sistêmicas. Deve-se lembrar, contudo, que, após a ressecção cirúrgica, os tumores T4 tem uma taxa de recorrência de 80% nos primeiros dois meses, 5% de sobrevida em cinco anos e a taxa de mortalidade mediana em dois meses é de 90%. A taxa de metástases após cirurgia em tumores T1 é de 7%, no T2 é de 24% e no T3 é 39%.

Os pacientes com metástases à distância devem ser estratificados conforme os critérios definidos pelo *Memorial Sloan-Kettering Cancer Center* (MSKCC/critérios de Motzer), que incluem os seguintes fatores prognósticos: escore de Karnofsky menor que 80%, intervalo de tempo entre o diagnóstico e o início da terapia sistêmica menor que um ano, níveis de DHL superior a 1,5 vez o normal, anemia e níveis de cálcio sérico maior que 10. Pacientes que não apresentam nenhum desses fatores são considerados de baixo risco e apresentam sobrevida global mediana de 30 meses; os que apresentam um ou dois desses fatores são de risco intermediário, com sobrevida global mediana de 14 meses; os que apresentam três ou mais, são de alto risco, com sobrevida global mediana de cinco meses.

A quimioterapia é considerada ineficaz para os CCR com resposta menor que 10%. Pacientes em bom estado geral, sem comorbidades importantes, com metástases sistêmicas e que não foram submetidos a um tratamento cirúrgico prévio, devem ser submetidos à nefrectomia citorredutora, seguida de imunoterapia. Pacientes com metástase em sítio único devem ser considerados para a metastasectomia.

A imunoterapia (com interferon-α ou interleucina-2) foi considerada, até pouco tempo atrás, o tratamento-padrão para o CCR metastático. Porém, estudos recentes mostraram superioridade de anticorpos monoclonais (bevacizumabe) e inibidores da tirosina quinase (sunitinibe e sorafenide) que têm ação antiangiogênica. Dessa forma, para os pacientes de risco baixo ou intermediário, o tratamento de primeira linha é o sunitinibe ou o bevacizumabe mais interferon. Para os pacientes com CCR metastático, de alto risco, a primeira linha é o temsirolimus (um inibidor da proteína alvo da rapamicina em mamíferos – mTOR). O uso da interleucina-2 pode ser considerado para os pacientes jovens, de risco baixo ou intermediário, sem comorbidades e sem metástase cerebral. O tratamento de segunda linha pode ser feito com sorafenibe, quando falha o tratamento com a imunoterapia, ou com o everolimus (inibidor m-TOR), quando há falha dos inibidores de tirosina quinase.

OUTROS TUMORES RENAIS MALIGNOS

Carcinoma de pelve renal e ureter

Cerca de 90% dos carcinomas de pelve renal e ureter são constituídos por carcinoma de células transicionais. São mais comuns em homens e se localizam mais comumente no ureter distal e médio. Os fatores de risco mais importantes são: tabagismo, abuso de analgésicos (fenacetina), fatores ocupacionais (produtos químicos e petróleo) e hereditários (síndrome de Lynch II).

A apresentação clínica mais comum é a hematúria, presente em 90% dos casos. Para o seu diagnóstico, utilizamos, atualmente, mais a TC que a urografia excretora, nos quais podemos encontrar falhas de enchimento, obstrução parcial ou total. Cerca de 17% dos casos tem neoplasia de bexiga concomitante ao diagnóstico. Portanto, também devem ser estudados a bexiga e o trato urinário contralateral.

O tratamento-padrão é a nefroureterectomia radical. Condutas mais conservadoras podem ser adotadas em situações específicas, como em portadores de rim único. Em caso de doença metastática ou tumores irressecáveis, deve ser realizada a quimioterapia baseada em cisplatina.

Tumor de Wilms

O tumor de Wilms ou neuroblastoma é o tumor renal maligno mais comum da infância. Seu diagnóstico dá-se, principalmente, pelo achado de massa abdominal palpável, que não ultrapassa a linha média, o que o diferencia do neuroblastoma. Seu tratamento dá-se pela associação entre cirurgia e quimioterapia, com ou sem radioterapia complementar.

Tabela 93.5 Lesões renais malignas.
• Carcinoma de células renais
• Carcinoma de pelve renal
• Sarcomas
• Tumores metastáticos (principalmente pulmão)
• Tumor de Wilms

Sarcomas

Originam-se do seio ou da cápsula renal, podem manifestar-se pela tríade clássica: dor lombar, hematúria e massa palpável. São tumores de crescimento rápido, comportamento extremamente agressivo e prognóstico reservado. O tratamento consiste em cirurgia radical, sendo este o único método potencialmente curativo.

BIBLIOGRAFIA

1. Eknoyan G. A clinical view of simple and complex renal cysts. J Am Soc Nephrol 2009;20(9):1874-6.
2. Israel GM, Bosniak MA. An update of the Bosniak renal cyst classification system. Urol 2005;66(3):484-8.
3. Myglia VF; Westphalen AC. Classificação de Bosniak para os cistos renais complexos: histórico e análise crítica. Radiol Bras. 2014 Nov/Dez; 47(6): 368-373.
4. Warren KS, McFarlane J. The Bosniak classification of renal cystic masses. BJU Int 2005;95(7):939-42
5. Vaz FB et al. Carcinoma e Oncocitoma – relato de caso. Arquivos Catarinenses de Medicina, vol. 40, Nº 4, 2011.
6. Lopez-Beltran A, Scarpelli M, Montironi R, et al. 2004 WHO classification of the renal tumors of the adults. Eur Urol 2006;49(5):798-805.
7. Palácios RM et al. Tratamento endovascular de angiomiolipoma renal por embolização arterial seletiva. J Vasc Bras 2012, vol. 11, Nº 4.
8. Oto AS et al. Adenoma Metanéfrico. Rev. Col. Bras. Cir. Vol. 32. Nº 6. Rio de Janeiro. Nov/Dez 2005.
9. Gun S. Tumor Sólido Renal: devemos operá-los sempre? Ver. Fac. Ciênc. Méd Sorocoba, V.7, N.2; p. 3-4, 2005.
10. Ljungberg B, Hanbury DC, Kuczyk MA et al. Renal cell carcinoma guideline. Eur Urol 2007; 51 (6):1502-10.
11. Siu W, Hafez KS, Johnston WK 3rd, et al. Growth rates of renal cell carcinoma and oncocytoma under surveillance are similar. Urol Oncol 2007;25(2):115-9.
12. Chow WH, Dong LM, Devesa SS. Epidemiology and risk factors for kidney cancer. Nat Rev Urol. 2010 May;7(5):245-57.
13. Ljungberg B, Campbell SC, Choi HY, Jacqmin D, Lee JE, Weikert S, et al. The epidemiology of renal cell carcinoma. Eur Urol. 2011 Oct;60(4):615-21.
14. Patard JJ, Leray E, Rodriguez A, Rioux-Leclercq N, Guille F, Lobel B. Correlation between symptom graduation, tumor cha-racteristics and survival in renal cell carcinoma. Eur Urol. 2003 Aug;44(2):226-32.
15. Sufrin G, Chasan S, Golio A, Murphy GP. Paraneoplastic and serologic syndromes of renal adenocarcinoma. Semin Urol. 1989 Aug;7(3):158-71.
16. Eble JN, Sauter G, Epstein AJ, Sesterhenn IA. World Health Organization Classification of Tumours. Pathology and Genetics of Tumours of the Urinary System and Male Genital Organs. Lyon: IARC PRESS; 2004.
17. Veltri A, Garetto I, Tosetti I, Busso M, Volpe A, Pacchioni D, et al. Diagnostic accuracy and clinical impact of imaging-guided needle biopsy of renal masses. Retrospective analysis on 150 cases. Eur Radiol. 2011 Feb;21(2):393-401.
18. Nouh MA, Inui M, Kakehi Y. Renal Cell Carcinoma with IVC Thrombi; Current Concepts and Future Perspectives. Clin Med Oncol. 2008;2:247-56.

Capítulo 94

Câncer de Testículo

Willy Baccaglini
Gustavo Ramalho Fernandes
Alexandre Gomes Sibanto Simões

INTRODUÇÃO

O tumor primário de testículo representa 1% a 2% de todos os tumores em homens nos EUA, e varia de acordo com seu padrão histológico, com predomínio dos tumores de células germinativas (TCG) – 95% de todos os tumores de testículo. As neoplasias restantes tratam-se de tumores do cordão sexual, de linhagem linfoide, hematológica ou de anexos testiculares. Os TCG são classificados em seminomas e não seminomas, em função de diferença marcante em relação à apresentação clínica e ao manejo diagnóstico e terapêutico.

O objetivo deste capítulo é expor de forma clara e objetiva as informações mais pertinentes relacionadas ao manejo diagnóstico e terapêutico do câncer de testículo, com destaque para os TCG. Portanto, não nos atemos a esgotar o assunto, o que exigiria mais do que um capítulo sobre essa patologia.

Epidemiologia

A grande maioria dos TCG localiza-se nos testículos, com apenas 5% de apresentação extragonadal. O câncer de testículo é a neoplasia sólida maligna mais comum em homens entre 20 e 40 anos de idade, e a segunda entre adolescentes. Porém, essa neoplasia se distribui ao longo de três picos de idade: infância, entre 25 e 35 anos e por volta dos 60 anos. Países desenvolvidos apresentam maior incidência que regiões de baixo nível socioeconômico, além de predominar entre homens caucasianos não hispânicos com uma frequência até cinco vezes maior que em indivíduos afrodescendentes. As últimas décadas denotam um crescimento no número de diagnósticos dessa neoplasia, com destaque para os seminomas.

Trata-se de doença curável mesmo em casos metastáticos (representando 10% a 30% destes ao diagnóstico), com taxa de cura em tumores de baixo grau de até 95%. Isso se deve especialmente a sua sensibilidade à quimioterapia baseada em cisplatina e a seu manejo diagnóstico e terapêutico adequados compostos de uma abordagem multidisciplinar, cujo seguimento exige rigor. No entanto, os pacientes curados ainda apresentam risco acumulado de 2% de desenvolver a doença no testículo contralateral em 15 anos (principalmente se o tumor primário for do tipo seminoma). Os TCG bilaterais ocorrem em cerca de 2,5% dos casos, dentre os quais 0,6% sincrônicos e 1,9% metacrônicos.

■▶ Fatores de risco

Os fatores de risco que se associam aos TCG são componentes da síndrome de disgenesia testicular (criptorquídia, hipospadia, evidência de comprometimento da espermatogênese associada a sub ou infertilidade), história de tumor de testículo em parentes de primeiro grau e a presença de tumor ou neoplasia *in situ* de célula germinativa (NISCG) no testículo contralateral.

■▶ Classificação patológica

Tabela 94.1 Classificação patológica dos tumores de testículos. Menos de 50% se apresentam com apenas um tipo histológico.
1. *Neoplasia intratubular de células germinativas*
2. *Neoplasia de células germinativas (tipo histológico único):*
A. Seminoma
B. Carcinoma embrionário
C. Teratoma
D. Coriocarcinoma
E. Tumor de saco vitelínico
3. *Neoplasia de células germinativas (mais de um tipo histológico):*
A. Carcinoma embrionário e teratoma (com ou sem seminoma)
B. Carcinoma embrionário e tumor de saco vitelínico (com ou sem seminoma)
C. Carcinoma embrionário e seminoma
D. Tumor de saco vitelínico e teratoma (com ou sem seminoma)
E. Coriocarcinoma e qualquer outro tipo histológico
4. *Poliembrioma*

Fonte: *guideline* EAU.

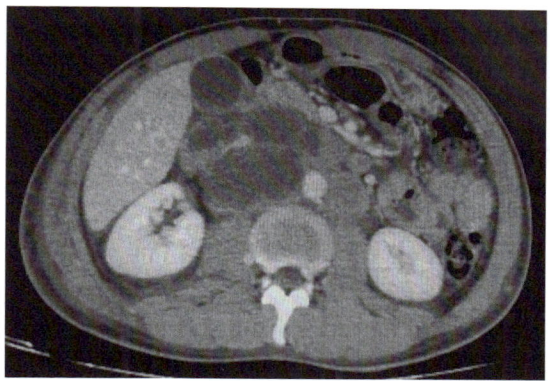

Fig. 94.1 – *Paciente masculino, 26 anos, com massa em testículo direito, cuja histologia evidenciou tumor de células germinativas do tipo seminoma clássico. Tomografia de abdome total mostra massa heterogênea extensa retroperitoneal interaortocaval secundária à disseminação linfática do tumor primário.*

Fonte: imagem gentilmente cedida pelo Dr. Alexandre Simões.

ESTADIAMENTO E CLASSIFICAÇÃO

Classificação TNM

Tabela 94.2 Classificação TNM para câncer de testículo.	
pT – Tumor primário	
pTX	Tumor primário não pode ser avaliado
pT0	Sem evidência de tumor primário (por exemplo, cicatriz histológica nos testículos)
pTis	Neoplasia de células germinativas intratubular (neoplasia testicular intraepitelial – Tin)
pT1	Tumor limitado ao testículo e epidídimo sem invasão vascular/linfática: o tumor pode invadir a túnica albugínea, mas não a *tunica vaginalis*
pT2	Tumor limitado ao testículo e epidídimo com invasão vascular/linfática, ou tumor disseminado através da túnica albugínea com envolvimento da *tunica vaginalis*
pT3	Tumor que invade o cordão espermático com ou sem invasão vascular/linfática
pT4	Tumor que invade o escroto com ou sem invasão vascular/linfática

(Continua)

Tabela 94.2
Classificação TNM para câncer de testículo. *(Continuação)*

N – Linfonodos regionais clínicos	
NX	Linfonodos regionais não podem ser avaliados
N0	Ausência de metástase em linfonodos regionais
N1	Metástase com massa de linfonodos ≤ 2 cm na maior dimensão, ou múltiplos linfonodos, sendo nenhum > 2 cm na maior dimensão
N2	Metástase com massa de linfonodos > 2 cm e ≤ 5 cm na maior dimensão, ou múltiplos linfonodos, qualquer um com massa > 2 cm e ≤ 5 cm na maior dimensão
N3	Metástase com massa de linfonodos > 5 cm na maior dimensão
pN – Linfonodos regionais patológicos	
pNX	Linfonodos regionais não podem ser avaliados
pN0	Ausência de metástase em linfonodos regionais
pN1	Metástase com massa de linfonodos ≤ 2 cm na maior dimensão, ou cinco ou menos linfonodos, sendo nenhum > 2 cm na maior dimensão
pN2	Metástase com massa de linfonodos > 2 cm e < 5 cm na maior dimensão, ou mais de cinco linfonodos positivos, sendo nenhum > 5 cm, ou evidência de extensão extralinfonodo do tumor
pN3	Metástase com massa de linfonodos > 5 cm na maior dimensão ou extralinfática
pM – Metástases à distância	
MX	Metástases à distância não podem ser analisadas
M0	Ausência de metástase à distância
M1	Metástase à distância
M1a	Ausência nos linfonodos regionais ou no pulmão
M1b	Metástases em linfonodos não regionais ou que acometem o pulmão

S – Marcadores séricos

	DHL	HCG (mUI/mL)	AFP (ng/mL)
S1	< 1,5 vez o valor normal	< 5.000	< 1.000
S2	1,5-10 vezes o valor normal	5.000-50.000	1.000-10.000
S3	> 10 vezes o valor normal	> 50.000	> 10.000

Fonte: *American Joint Committee on Cancer* (AJCC).

▰❱ Estadiamento

<table>
<tr><td colspan="2" align="center">Tabela 94.3
Estadiamento de câncer de testículo.</td></tr>
<tr><td>S0</td><td>pTis, N0, M0, S0</td></tr>
<tr><td>S1</td><td>pT1–4, N0, M0, SX</td></tr>
<tr><td>S1A</td><td>pT1, N0, M0, S0</td></tr>
<tr><td>S1B</td><td>pT2, N0, M0, S0
pT3, N0, M0, S0
pT4, N0, M0, S0</td></tr>
<tr><td>SIS</td><td>pT/Tx, N0, M0, S1–3</td></tr>
<tr><td>SII</td><td>pT/Tx, N1–3, M0, SX</td></tr>
<tr><td>SIIA</td><td>pT/Tx, N1, M0, S0
pT/Tx, N1, M0, S1</td></tr>
<tr><td>SIIB</td><td>pT/Tx, N2, M0, S0
pT/Tx, N2, M0, S1</td></tr>
<tr><td>SIIC</td><td>pT/Tx, N3, M0, S0
pT/Tx, N3, M0, S1</td></tr>
<tr><td>SIII</td><td>pT/Tx, qualquer N, M1, SX</td></tr>
<tr><td>SIIIA</td><td>pT/Tx, qualquer N, M1a, S0
pT/Tx, qualquer N, M1a, S1</td></tr>
<tr><td>SIIIB</td><td>pT/Tx, N1–3, M0, S2
pT/Tx, qualquer N, M1a, S2</td></tr>
<tr><td>SIIIC</td><td>pT/Tx, N1–3, M0, S3
pT/Tx, qualquer N, M1a, S3
pT/Tx, qualquer N, M1b, qualquer S</td></tr>
</table>

Fonte: *American Joint Committee on Cancer* (AJCC).

● AVALIAÇÃO DIAGNÓSTICA
▰❱ Exame clínico

Normalmente, os TCG apresentam-se com dor testicular, uma massa palpável no testículo, como um achado ultrassonográfico (USG) ou até mesmo após um episódio de trauma testicular. Em até um quinto dos casos, dor é o sintoma inicial, e está presente em cerca de 27%. Ginecomastia está presente em 7% dos diagnósticos, mais comumente em TCG não seminomatosos (TC-GNS). E dor lombar e em flanco está presente em 11% destes, decorrente da doença avançada. Há atraso no diagnóstico de até 10% dos TCG em função do diagnóstico diferencial inflamatório orquiepididimite. Linfonodomegalias supraclaviculares, massa abdominal e ginecomastia devem sempre chamar a atenção para TCG e, portanto, deve-se proceder à palpação dos testículos e, se necessária, a complementação com USG.

■❱ Avaliação radiológica

A USG é um exame acessível e facilmente reprodutível, que apresenta sensibilidade próxima a 100% na identificação de massa intratesticular, tendo importância na diferenciação entre lesões intra e extratesticulares. A USG deve ser realizada em todo paciente que apresente evidência clínica de TCG, em pacientes jovens com massa retroperitoneal ou visceral, com ou sem aumento de marcadores séricos (AFP e/ou beta-hCG) e/ou em avaliação para infertilidade e sem massa testicular palpável. Outros exames, tal como a ressonância nuclear magnética (RNM), oferecem maior sensibilidade e especificidade na avaliação da bolsa escrotal, porém sem benefício em função de seu alto custo.

■❱ Marcadores séricos tumorais ao diagnóstico

Estes (AFP, beta-hCG e DHL) auxiliam no diagnóstico dos TCG quando colhidos antes da orquiectomia e determinam prognóstico quando colhidos em 5-7 dias após esta. AFP e beta-hCG estão aumentados em 50% a 70% e 40% a 60% dos pacientes com TCGNS, respectivamente. Cerca de 90% dos TCGNS apresentam elevação de um ou ambos desses marcadores. Enquanto 30% dos seminomas podem, em algum momento, apresentar elevação de beta-hCG. O DHL é um marcador não específico que está relacionado ao volume tumoral da doença, com elevação em até 80% dos casos de estádios avançados.

■❱ Orquiectomia radical por via inguinal

Todo paciente com suspeita de TCG e que apresente condição clínica deve ser submetido à exploração inguinal e avaliação do testículo, o que permitirá a orquiectomia radical após ligadura alta do cordão espermático. Em caso de dúvidas no intraoperatório, pode-se optar pela biópsia por congelação a partir da enucleação do parênquima testicular.

Pacientes sem condição clínica com alta suspeita de TCG a partir da presença de massa retroperitoneal associada à elevação sérica de marcadores tumorais podem postergar a orquiectomia e serem submetidos ao tratamento quimioterápico empírico até estabilidade clínica e possibilidade da abordagem cirúrgica.

■❱ Cirurgia de preservação testicular

Pacientes com lesão testicular bilateral ou em testículo único podem ser candidatos à cirurgia de preservação testicular, desde que não haja comprometimento maior que 30% do volume do parênquima testicular.

■ MANEJO DO PACIENTE COM CÂNCER DE TESTÍCULO

Adiante será descrita a conduta direcionada para cada tipo histológico de TCG (seminoma x não seminoma) de acordo com o estadiamento da doença. O

TCG é o tumor urológico que representa o tratamento multimodal, com destaque para sua boa resposta à quimioterapia à base de cisplatina. O objetivo deste capítulo não é descrever criteriosamente todos os esquemas quimioterápicos, portanto exporemos a seguir os regimes primários de tratamento sistêmico.

Tabela 94.4 Protocolos de quimioterapia para tumores de testículo.
EP*
• Etoposide 100 mg/m² IV nos dias 1-5 • Cisplatina 20 mg/m² IV nos dias 1-5 • Repetir a cada 21 dias
BEP
• Etoposide 100 mg/m² IV nos dias 1-5 • Cisplatina 20 mg/m² IV nos dias 1-5 • Bleomicina 30 unidades IV semanalmente nos dias 1, 8 e 15 ou dias 2, 9 e 16 • Repetir a cada 21 dias
VIP*
• Etoposide 75 mg/m² IV nos dias 1-5 • Ifosfamide 1.200 mg/m² IV nos dias 1-5 • Cisplatina 20 mg/m² IV nos dias 1-5 • Repetir a cada 21 dias

*Esquemas indicados em caso de contraindicação ao uso de Bleomicina.
Fonte: *guideline* EAU.

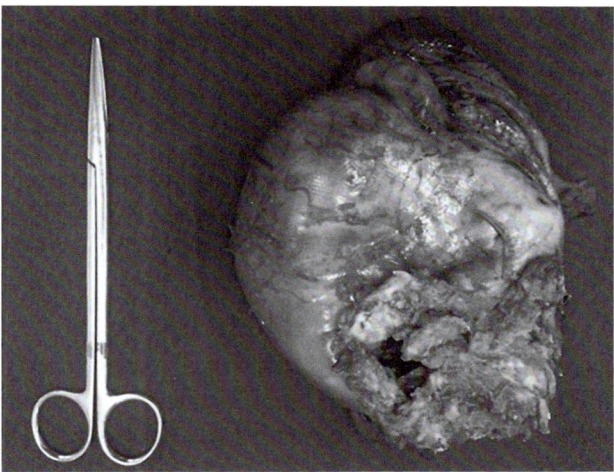

Fig. 94.2 – *Produto de orquiectomia radical, cuja histologia evidenciou seminoma clássico.*
Fonte: imagem gentilmente cedida pelo Dr. Alexandre Simões.

ABORDAGEM INICIAL EM PACIENTE COM SUSPEITA DE TCG DE TESTÍCULO

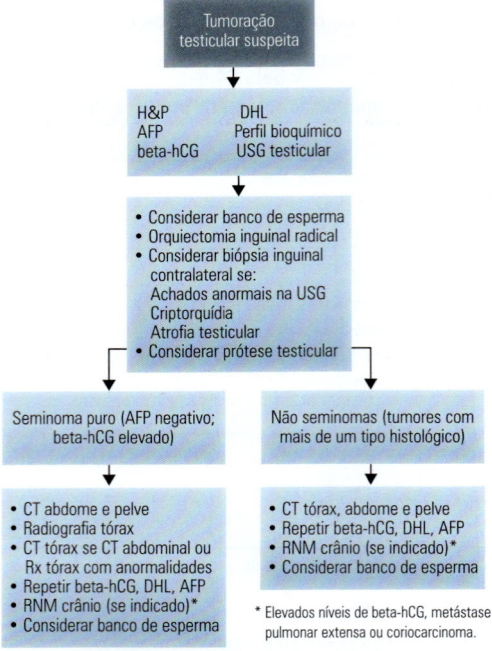

Fig. 94.3 – *Fluxograma: manejo do paciente com suspeita de tumor de testículo.*
Fonte: *guideline* EAU.

Tratamento primário de seminoma

Seminoma IA e IB

Pacientes pertencentes a este grupo podem ser tratados com vigilância ativa, com quimioterapia (QT) com 1-2 ciclos de carboplatina e radioterapia (RT) com 20 a 25,5 Gy.

Obs.: Paciente estádio IS deve repetir os marcadores tumorais e ser encaminhado para realização de tomografia computadorizada (TC) de abdome e pelve.

Seminoma IIA e IIB

Pacientes com estádio IIA podem ser tratados com RT com 30 Gy, com extensão para região para-aórtica e linfonodos ilíacos ipsilaterais à lesão primária, ou com QT primária 3 ciclos de BEP (BEPx3) ou 4 ciclos de EP (EPx4). A mesma abordagem com QT pode ser utilizada em pacientes com doença IIB, ou com a mesma extensão da RT, porém com 36 Gy.

Seminoma IIC e III

Pacientes deste grupo, no caso de risco favorável, podem ser abordados com o mesmo esquema de QT primária que os IIA e IIB, enquanto, em caso de risco intermediário, a QT primária deve ser com BEPx4 ou VIPx4.

■▶ Seminoma IIA, IIB, IIC e III após QT primária

Pacientes já avaliados com TC abdome, pelve e tórax, além da reavaliação com marcadores tumorais, podem se apresentar de três formas principais: sem massa retroperitoneal residual, com massa residual de até 3 cm e marcadores normais, cujo tratamento consiste em vigilância dos mesmos.

Massa residual pós-QT primária em paciente com seminoma não deve ser submetido à ressecção primária, independentemente do tamanho desta, mas deve ser investigado com exames de imagem e dosagem de marcadores tumorais. O *fluorodeoxyglucose-positron emission tomography* (PET-FDG) apresenta um elevado valor preditivo negativo (VPN) nesta população de pacientes, cujos resultados falso-positivos são menos frequentes quando avaliados após pelo menos 2 meses do término da QT. Naqueles com doença residual > 3 cm, o PET-FDG deve ser realizado na tentativa de identificar atividade em doença residual, enquanto naqueles em que a massa residual não atinge 3 cm, o PET-FDG é opcional. Em caso de PET-FDG positivo, porém com estabilidade no tamanho da doença residual, um segundo PET-FDG deve ser realizado 6 semanas após. Abordagem aceitável seria submeter este paciente a uma biópsia para confirmação histológica. Em caso afirmativo, tal como em pacientes com crescimento tumoral em TC abdome/pelve e/ou PET-FDG, terapia complementar está indicada (normalmente, QT ou RT). Pacientes com elevação persistente de hCG após QT primária devem ser encaminhados imediatamente para terapia complementar, enquanto pacientes com massa residual progressiva sem elevação de hCG devem ter confirmação histológica (biópsia, cirurgia minimamente invasiva ou por via aberta) antes de QT de salvamento ser oferecida. Em caso de indicação de linfadenectomia em massas residuais, esta deve ser realizada em centros de referência, uma vez que são procedimentos tecnicamente difíceis em função de intensa reação desmoplásica e fibrose local. Lembrando que se tratam de pacientes em idade reprodutiva e, portanto, suas funções ejaculatórias devem ser preservadas.

■▶ Tratamento primário de não seminoma

TCGNS I

A abordagem preferencial de pacientes em estádio IA é de vigilância apenas, mas pode-se oferecer também linfadenectomia retroperitoneal com preservação de nervo (LRPN) ou QT primária com BEPx1. O grupo com estádio IB também pode ser abordado com LRPN, ou QT primária com BEPx1-2, ou vigilância em caso de lesões T2 ou T3. Já aqueles com doença IS serão encaminhados a QT primária com BEPx3 ou EPx4.

TCGNS II

Pacientes com doença IIA e marcadores negativos podem ser tratados com LRPN ou QT primária BEPx3 ou EPx4. Já pacientes que persistem com marcadores tumorais elevados seguirão para QT de segunda linha. Com relação àqueles com doença IIB e com doença metastática nos sítios de drenagem linfática, pode-se optar por QT primária BEPx3 ou EPx4 e, em casos cuidadosamente selecionados, por LRPN. Por outro lado, pacientes que apresentarem doença IIB e metástases linfonodais disseminadas ou multifocais e sintomáticas são encaminhados apenas à QT primária com BEPx3 ou EPx4.

■❙ TCGNS IIA e IIB pós-QT primária

Dentre pacientes com TCGNS que apresentam doença residual pós-QT primária, apenas 6% a 10% apresentam doença ativa, 50% contém teratoma maduro e 40% tecido fibrótico-necrótico. No entanto, o PET-FDG nestes pacientes não apresenta benefício, de modo que qualquer paciente com massa residual > 1 cm em TC abdome/pelve deve ser submetido a ressecção local.

Enquanto naqueles com massa residual retroperitoneal < 1 cm a grande maioria (> 70%) apresenta apenas tecido fibrótico-necrótico, de modo a indicar a observação nestes pacientes. Ademais, embora existam pacientes com massa residual < 1 cm que apresentem recidiva da doença (6-9% apenas), a maioria destes ainda terá a oportunidade de serem curados com novo ciclo de QT. Alternativamente, este grupo de pacientes pode ser submetido à LRPN sempre que esta for tecnicamente factível. Mais uma vez, deve-se sempre procurar a preservação dos troncos simpáticos, mesmo que unilateral para preservação da função ejaculatória.

■❙ TCGNS IA, IB, IIA e IIB pós LRPN primária

Nesses casos, serão avaliados o resultado da LRPN e o comprometimento dos linfonodos retroperitoneais (N da classificação TNM): pN0, o paciente vai para vigilância; pN1, é indicada vigilância ou QT com BEPx2 ou EPx2; pN2, o tratamento pode ser o mesmo do grupo pN1, porém com preferência pela QT; pN3, QT com BEPx3 ou EPx4.

■❙ TCGNS IIC, IIIA, IIIB, IIIC e com metástases cerebrais

Pacientes com doença IIC ou IIIA são tratados com QT primária com BEPx3 ou EPx4, e aqueles com estádio IIIB e IIIC, com QT primária com BEPx4 ou VIPx4. A doença com extensão cerebral é abordada com QT primária com ou sem RT e/ou ressecção cirúrgica, se indicado.

■❙ SEGUIMENTO

O seguimento dos pacientes com TCG após o término do tratamento variará de acordo com a classificação histológica, estadiamento da doença e resposta da mesma ao tratamento, seja este primário, de resgate ou de segunda linha. Os pacientes são monitorizados de tempos em tempos com avaliação clínica, incluindo exame físico, dosagem dos marcadores tumorais e exames de imagem com TC. Esses pacientes devem ser seguidos atentamente, não apenas pelo risco de recidiva da doença, como também de complicações inerentes aos tipos de tratamentos complementares utilizados.

Destacam-se algumas condições que podem acometer o paciente tratado de TCG, tais como um segundo tumor primário, principalmente aqueles abordados com RT, e o surgimento de leucemia (comumente leucemia mieloide aguda ou linfoblástica). Outras condições associadas são quadros diversos de infecção, complicações pulmonares, toxicidade cardiovascular, nefrotoxicidade, ototoxicidade, neurotoxicidade, hipogonadismo e até mesmo fenômeno de Raynaud.

BIBLIOGRAFIA

1. EAU Testicular Cancer Guidelines Search Strategy, 2017
2. NCCN Clinical Practice Guidelines in Oncology, Evidence Blocks Testicular Cancer, 2017
3. Alan J Wein, Louis R. Kavoussi, Alan W. Partin, Craig A. Peters. Campbell-Walsh Urology, Eleventh Edition, Elsevier, 2016

Capítulo 95

Litíase Renal – Condutas de Urgência

Maira Cristina Silva
Guilherme Andrade Peixoto
Mário Henrique Mattos

INTRODUÇÃO

A litíase urinária é um problema de saúde pública, além de constituir-se numa patologia muito complexa. Com apresentações clínicas variáveis, susceptíveis a anatomia do sistema pielocalicinal e a uma elevada taxa de recorrência, configura um desafio a prática clínica.

EPIDEMIOLOGIA

A prevalência ao longo da vida da urolitíase é estimada entre 5% e 15% da população mundial. É a terceira afecção urológica mais frequente, perdendo apenas para a infecção do trato urinário e patologias prostáticas.

Entre 1.200 e 1.400 pessoas desenvolverão cálculos urinários a cada ano. A taxa de ocorrência em homens é 3 vezes maior que em mulheres. Brancos possuem maior incidência de cálculos quando comparados a asiáticos, e negros.

ETIOLOGIA

Existem diversas teorias relacionadas à gênese dos cálculos e um aspecto assume o papel central na sua gênese, a supersaturação de substâncias usualmente solúveis na urina: hipercalciúria, hiperoxalúria, hiperuricosúria e cistinúria. Essas patologias podem ocorrer decorrentes de distúrbios renais e/ou por um volume de produção de urina baixo. Isto leva a supersaturação do soluto e precipitação, resultando na formação de cristais, que se agregam e formam o cálculo renal.

Além disso, existe no rim a presença de moléculas que elevam o nível necessário de supersaturação para iniciar a nucleação de cristal e/ou reduzem a taxa de crescimento ou agregação dos cristais evitando a ocorrência de formação de pedra: citrato, nefrocalcina, glicoproteína Tamm-Horsfall, uropontina e magnésio. Um desequilíbrio entre os fatores causadores e os protetores da formação de cálculo resulta na cristalização de uma matriz que irá aumentando de tamanho conforme o passar o tempo.

O componente mais comum dos cálculos urinários é o cálcio, que é um constituinte importante de quase 80% das pedras. O oxalato de cálcio compreende cerca de 60% de todas as pedras; o oxalato de cálcio misturado e a hidroxiapatita representam 20% e as pedras de brushita compõem 2%. O ácido úrico e a estruvita (fosfato de magnésio e amônio) compõem aproximadamente 7% das pedras e as pedras da cistina representam apenas cerca de 1%. As pedras associadas aos medicamentos e seus subprodutos, como o triamtereno, a sílica, o indianir e a efedrina, são incomuns e geralmente evitáveis.

■ FATORES DE RISCO

- Fatores dietéticos como ingesta pobre em cálcio, rica em oxalato, rica em sódio, rica em proteínas de origem animal e baixa ingesta líquida estão também frequentemente associados à gênese dos cálculos;
- Condições médicas incluindo hipertensão arterial, gota, diabetes mellitus e obesidade, o que sugere que a nefrolitíase deva ser compreendida como um distúrbio sistêmico;
- Alterações anatômicas como rim em ferradura;
- Uso de medicações com maior potencial de precipitação urinária, a exemplo de indinavir, aciclovir, sulfadiazina e triantereno;
- Pacientes submetidos a cirurgias bariátricas, associadas a maior absorção entérica de oxalato e importante oxalúria, promovendo supersaturação por sais de oxalato de cálcio
- História prévia de litíase - recorrência de cálculos em taxas que variaram de 10% em cinco anos, até 50% em dez anos.
- Histórico familiar de nefrolitíase,
- Doenças como Sarcoidose, Hiperparatireodismo e Acidose Tubular Renal do tipo 1.
- Cálculos de ácido úrico estão associados à urina persistentemente ácida, diarreia crônica, distúrbios metabólicos como gota, diabetes, resistência insulínica e obesidade
- Os cálculos de estruvita são formados em pacientes com infecção do trato urinário inferior por bactérias produtoras de urease como Proteus sp e Kelbsiella sp. A estruvita é produzida quando há o aumento da produção de amônia em solução de pH elevado (básico) que diminui a solubilidade dos fosfatos propiciando a formação dos cálculos.

■ DIAGNÓSTICO

Os pacientes apresentam-se habitualmente com dor aguda no flanco. Pode haver hematúria, vômitos e em algumas situações febre. A avaliação inicia-se pela história clínica completa e pelo exame físico. A confirmação diagnóstica deve ser amparada em exames de imagem apropriados.

■▶ Ultrassonografia (US)

Embora seja um exame examinador dependente, a ultrassonografia do trato urinário é um exame rápido, sem contraindicações e acessível na maioria por pronto-atendimentos. Dessa forma, deve ser considerada um método de imagem inicial.

■▶ O Raio X abdominal

Não deve ser realizado se a tomografia computadorizada sem contraste (TCSC) for considerada; no entanto, esse método é útil para diferenciar cálculos radiopacos de radiotransparentes, bem como para comparações durante o seguimento. Cálculos que ácido úrico ou resultantes do uso de antirretrovirais não são identificados por esse tipo exame.

■▶ Urografia excretora

Tem importante papel histórico no diagnóstico da litíase, porém seu uso vem gradativamente perdendo espaço em favorecimento da tomografia computadorizada sem contraste como exame padrão.

■▶ Tomografia computadorizada (TC)

É o exame padrão-ouro para o diagnóstico de litíase urinária, apresentando os maiores índices de sensibilidade e de especificidade dentre os métodos diagnósticos, respectivamente 98% e 97%. Seu uso em pacientes com dor aguda e suspeita de litíase urinária traz como vantagem adicional, além da acurácia diagnostica, demonstração precisa de outras condições patológicas causadoras da dor abdominal. A TC fornece dados quanto à posição do cálculo, densidade, dimensões nos diversos eixos, anatomia do sistema urinário e distância do cálculo até a pele; parâmetros bastante úteis como prognóstico de eliminação espontânea e como preditor de sucesso do tratamento clínico ou cirúrgico.

■▶ Ressonância nuclear magnética (RNM)

A RNM é raramente usada para o diagnóstico da litíase urinária, exceto na avaliação de gestantes ou quando existe alguma indicação específica para reduzir a exposição a irradiação. Nesses casos, havendo forte suspeita de litíase urinária e ausência de achados ultrassonográficos, a RNM pode definir o nível da obstrução e em alguns casos também fazer uma estimativa do tamanho do cálculo.

■▶ Laboratorial

Análises laboratoriais básicas para os pacientes com litíase no serviço de urgência:
- Urina do tipo 1;
- Urocultura;

- Nível sérico de creatinina / ácido úrico / cálcio iônico/sódio / potássio / PCR;
- Hemograma.

ABORDAGEM INICIAL

Analgesia

A intervenção terapêutica inicial em pacientes com cólica renal é o alívio da dor. Os anti-inflamatórios não hormonais (AINH) e opióides são, em geral, os medicamentos de escolha para uma boa analgesia.

Mediante a manutenção da dor lombar, apesar do tratamento medicamentoso, deve-se optar por proceder com a drenagem da unidade renal obstruída (cateter de duplo J ou nefrostomia) ou a remoção definitiva do cálculo.

Manejo da sepse

Em geral, pacientes com sinais de sepse requerem avaliação e terapia imediata. Certas condições clínicas podem complicar ou alterar a terapia deverão ser consideradas tais como rim único, gravidez, imunossupressão, diabetes, doenças cardíacas ou pulmonares e idade avançada do paciente. O rim obstruído e infectado é uma emergência urológica. Para cálculos obstrutivos associados a infecção, o sistema coletor deve ser drenado de modo urgente, tanto através de drenagens percutâneas (nefrostomia) quanto de cateteres ureterais (cateter de duplo J) (Figs. 95.1 e 95.2).

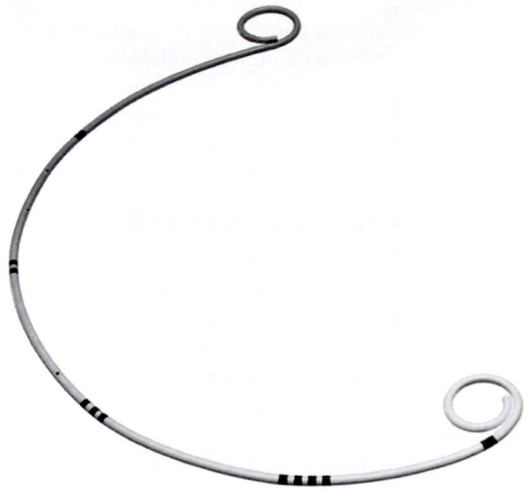

Fig. 95.1 – *Cateter de duplo J.*
Fonte: Site Boston Scientific

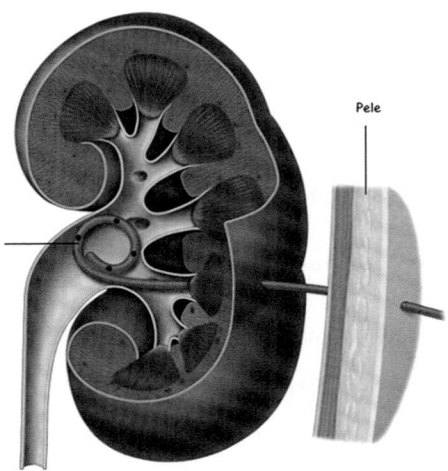

Fig. 95.2 – *Nefrostomia.*
Fonte: dicionariosaude.com

O tratamento definitivo do cálculo deve aguardar a resolução do quadro séptico e em casos excepcionais, com quadro séptico severo e/ou com a formação de abscessos, uma nefrectomia de emergência pode ser necessária.

■▶ Alfa-bloqueadores

O principal determinante da passagem do cálculo pelo ureter é o diâmetro da pedra em sua orientação transversal. A seguir, a mais importante é a localização da pedra dentro do ureter no momento da sua apresentação. Com relação ao tamanho como preditor de passagem espontânea, há uma chance de passagem de aproximadamente 68% para pedras de até 5 mm, e de 47% de chance de pedras enter 6 a 10 mm de tamanho. Porém, essas taxas podem ser aprimoradas com o uso de alfa-bloqueadores (aumento absoluto de 29% em todas as topografias e tamanhos) que tem a função de relaxamento da musculatura do ureter, facilitando a passagem do cálculo.

Indicativos de tratamento cirúrgico

Ureter
- baixa probabilidade de eliminação espontânea;
- dor persistente, apesar da adequada medicação analgésica;
- obstrução persistente;
- insuficiência renal (falência renal, obstrução bilateral, rim único)

Rim

- Crescimento do cálculo;
- Pacientes de alto risco para formação de cálculos;
- Obstrução;
- Infecção;
- Pacientes sintomáticos (em geral: dor, hematúria);
- Cálculos > 15 mm;
- Cálculos < 15 mm, se a observação não é a opção de escolha;
- Situação social
- Cálculos persistentes por mais de 2-3 anos.

■) Tratamento definitivo

Litotripsia extracorpórea (LECO)

Fragmentação através de ondas de choque mecânicas de alta energia, emitidas por um litotridor em direção ao cálculo (Fig. 95.3).

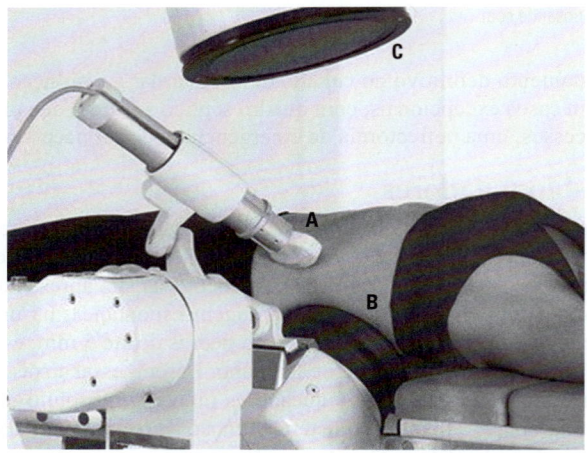

Fig. 95.3 – *Máquina de litotripsia extracorpórea.* (A) *Ultrassonografia.* (B) *Litotridor ultrassonico.* (C) *Aparelho de escopia.*
Fonte: Endosuite Lityen.

A taxa de sucesso da LECO depende dos seguintes fatores:

- Tamanho do cálculo: até 2 cm;
- Localização: Cálculos de cálice inferior devem ser avaliados quanto a viabilidade de drenagem após a implosão (ângulo com a pelve renal < 90º)
- Distância da pedra a pele menor que 10 cm;

- Composição: Cálculos com densidade maior que 1.000 UH tem uma maior dificuldade para fragmentação.
- Performance do litotritor (LECO).

As contraindicações para emprego da LECO:

1. Absolutas:
   - gravidez;
   - alterações da coagulação;
   - infecções urinarias não tratadas;
   - aneurisma arterial próximo ao cálculo;
   - malformações esqueléticas acentuadas.
2. Relativas
   - Obesidade (distância pele/cálculo > 10 cm)
   - Densidade > 1000 UH
   - Anormalidade anatômica renal (rim em ferradura, divertículo calicinal)
   - Uso de marca-passo

Ureterorrenoscopia (URS) Flexível ou Semirrígida

Método endourológico realizado inteiramente através das vias urinárias sem necessidade de incisões cutâneas (Figs. 95.4 e 95.5). Atualmente, é um método ideal para pedras de até 2 cm, sendo abordagem em cálculos maiores dependente da habilidade do cirurgião.

O método conta com a utilização de fibra laser para fragmentação dos cálculos, assim como instrumentos especiais para captura e mobilização desses fragmentos (Dormia).

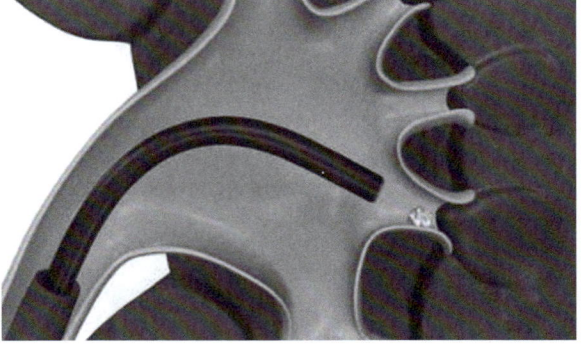

Fig. 95.4 – *Ureteronefrolitotripsia flexível.*
Fonte: drdanielalcantara.com.br

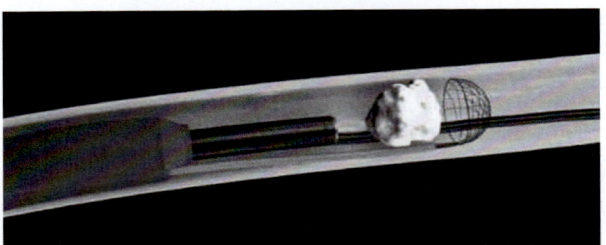

Fig. 95.5 – *Ureterolitotripsia semirrígida.*
Fonte: drdanielalcantara.com.br

As indicações de URS flexível estão sendo ampliadas em virtude de constantes e recentes avanços na tecnologia endoscópica como incorporação de canal de trabalho, diminuição do calibre do aparelho e melhor resolução de imagem. Além de melhorar as taxas de pacientes livres de cálculos, a diminuição do calibre dos ureteroscópios levou a uma diminuição nas complicações.

NEFROLITOTRIPSIA PERCUTÂNEA (NLPC)

O NLPC deve ser considerada a terapia de primeira linha para cálculos renais maiores que 2 cm. Ao contrário de URS, o sucesso da PCNL é relativamente independente da localização da pedra e da composição da pedra. Sua principal complicação está relacionada ao trauma renal inerente ao procedimento que pode resultar em sangramento importante. Dessa forma, é contra indicado em pacientes com coagulopatia (Fig. 95.6).

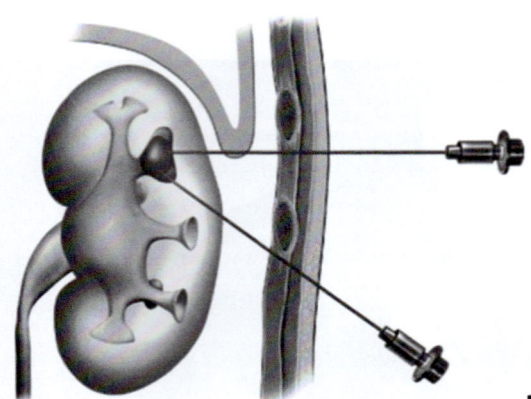

Fig. 95.6 – *Acesso percutâneo.*
Fonte: Campbell-Walsh Urology 11Th Edition.

CIRURGIA LAPAROSCÓPICA

A cirurgia laparoscópica esta progressivamente substituindo a cirurgia aberta. Sendo as indicações muito similares.

Indicações para a cirurgia laparoscópica de cálculos renais:
- Cálculos renais coraliformes;
- Falha de LECO e/ou procedimentos endourológicos pregressos;
- Anormalidades anatômicas;
- Obesidade mórbida;
- Nefrectomia em caso de rim excluso.

Indicações para a cirurgia laparoscópica de cálculos ureterias:

- Cálculos grandes (maiores que 2 cm) e impactados;
- Cálculos ureterais múltiplos;
- Quando outros procedimentos menos invasivos falharam.

Cirurgia aberta

A maioria dos cálculos deve ser abordada primariamente por NLPC, URS, LECO ou uma combinação destes procedimentos. Pode ser válida como abordagem para casos selecionados. Como já citado, as indicações para cirurgia laparoscópica ou aberta são praticamente as mesmas, ficando a critério do cirurgião a via de acesso.

Recomendações do tratamento do cálculo renal

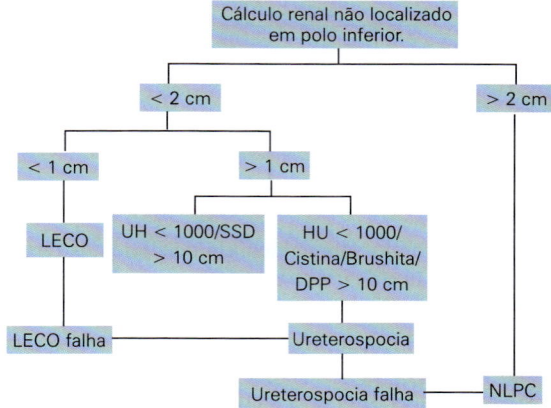

Fig. 95.7 – *Tratamento de cálculos renal (não polo inferior).*
UH = Unidade Hounsfield
DPP = Distância pele/pedra
LECO = Litotripsia Extracorpórea por ondas de choque
NLPC = Nefrolitotripsia percutânea
Fonte: Campbell-Walsh Urology 11Th Edition

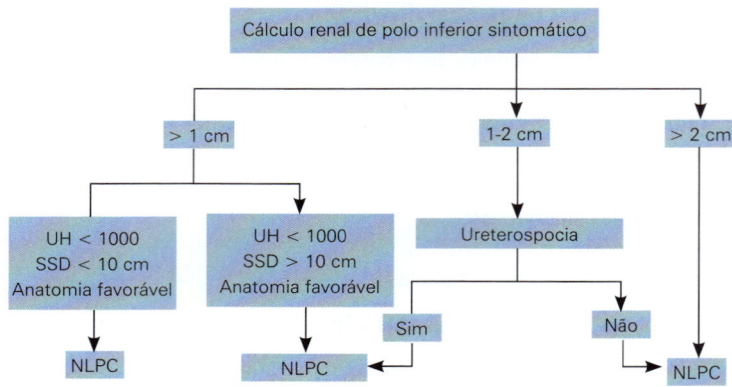

Fig. 95.8 – *Tratamento de cálculos renais de cálices Inferiores.*
Fonte: Campbell-Walsh Urology 11Th Edition

Seleção de procedimento para remoção de cálculos ureterais

Tabela 95.1 Escala de Coma de Glasgow*.		
	Primeira escolha	*Segunda escolha*
Ureter proximal (< 10 mm)	LECO	URS
Ureter proximal (> 10 mm)	URS (retrógrada ou anterógrada) ou LECO	
Ureter distal (< 10 mm)	URS ou LECO	
Ureter distal (> 10 mm)	URS	LECO

NLPC: Nefrolitotripsia percutânea
URS: ureterorrenolitotripsia
LECO: Litotripsia Extracorpórea por ondas de choque
*LECO ureter distal para mulheres está contraindicado

■) Seguimento

Os pacientes que foram submetidos a procedimentos cirúrgicos devem realizar algum tipo de exame de imagem após 3 meses do procedimento, assim como exames anuais para seguimento.

Além disso, a identificação dos fatores de risco bioquímicos e a apropriada prevenção dos cálculos é indicada em pacientes com alto risco para recorrência. Esses pacientes, somados a crianças que desenvolveram cálculos renais, devem ser submetidos a avaliação metabólica.

São pacientes de alto risco:

- Cálculos de infecção
- Cálculos de ácido úrico

- <18 anos
- Cálculos por doença genética (cistinúria, hiperoxalúria primária, acidose tubular renal tipo I, deficiência de adenina fosforibosiltransferase, xantina e fibrose cística)
- Hiperparatireoidismo
- Rim único
- Doenças gastrointestinais
- Nefrocalcinose
- Cálculos bilaterais
- História familiar

BIBLIOGRAFIA

1. Pearle Ms, Goldfarb, Bs Assimos Dg, Curham G, Denu-Ciocca Cj, Matlaga Br Et Al. Medical Managment Of Kidney Stones: Aua Guedline 2014
2. Campbell-Walsh Urology: 11Th Edition, Elsevier, Canadá, 2014
3. Eua Guedlines On Urolithiasis 2015 Http://Uroweb.Org/Wp-Content/Uploads/22-Urolithiasis_lr_full.Pdf
4. Lopes Neto, Ac. Litotripsia Extracorpórea E Tratamento Cirúrgico Da Litíase Urinária. Urologia Fundamental 2010, P.127-34

Capítulo 96

Doenças Sexualmente Transmissíveis

Frederico Timoteo Silva Cunha
Marcela Juliano Silva
Fábio José Nascimento

■ INTRODUÇÃO

As doenças sexualmente transmissíveis (DSTs) constituem um grupo de doenças transmitidas preferencialmente por meio do contato sexual e se apresentam clinicamente com quadro de descarga uretral, dor uretral ou úlcera na genitália. As DSTs constituem problema de saúde pública pungente no Brasil, visto que podem acarretar consequências sérias como a infertilidade feminina e masculina, bem como aumento do risco de infecção pelo HIV. Além disso, as DSTs podem ser transmitidas verticalmente durante a gestação, levando a abortos e doença congênitas.

O *Center for Diseases Control* (CDC) publica regularmente relatórios sobre os índices de DST, que apontam que cerca de 20 milhões de casos novos desse grupo de doenças são diagnosticados por ano nos Estados Unidos, sendo que metade deles ocorre entre pacientes na faixa etária de 15 e 24 anos.[1] A Organização Mundial de Saúde estimou um total de 340 milhões de casos novos por ano no mundo, acometendo principalmente adultos entre 15 e 49 anos, sendo 10 a 12 milhões de casos no Brasil.[2]

São considerados grupos de risco desproporcional para DST os jovens entre 15 e 24 anos e homens que praticam sexo com homens. Nos Estados Unidos, 58% do total de casos de gonorreia e 69% do total casos de infecção por clamídia são diagnosticados entre jovens de 15 e 24 anos.[1] Cerca de 75% dos casos novos de sífilis primária e secundária nos Estados Unidos ocorrem entre homens homossexuais. Entre os fatores de risco para DST, destacamos o número alto de parceiros sexuais, a prática de intercurso sexual sem o uso de método contraceptivo de barreira e uso abusivo de álcool e drogas.

No Brasil, as DSTs de notificação compulsória são: AIDS, HIV na gestante/criança exposta, sífilis na gestação e sífilis congênita.[2]

URETRITES

As uretrites podem ser resultado de infecção por DST e constituem processos inflamatórios da uretra de natureza bacteriana, fúngica, viral ou traumática. Uma grande variedade de microrganismos pode causar uretrite. Entre os sintomas, observamos descarga uretral, prurido e disúria. Em termos didáticos, podemos classificar as uretrites em *gonocócicas* e *não gonocócicas*.

Tradicionalmente, o diagnóstico de uretrite é documentado com base na análise da descarga uretral à coloração de Gram, mostrando mais do que cinco leucócitos por campo de grande aumento ou a presença de leucócitos com diplococos Gram-negativos intracelulares à bacterioscopia pelo Gram, o que indica infecção gonocócica.

■) Uretrites gonocócicas

São causadas pela infecção de um diplococo Gram-negativo intracelular, a *Neisseria gonorrhoeae*, que é essencialmente transmitida pelo contato sexual, constituindo-se como um dos tipos mais frequentes de uretrite em homens. O período de incubação varia de três a 14 dias.

O sintoma mais precoce costuma ser a sensação de prurido em uretra distal, que progride rapidamente para toda a uretra e segue com ardência miccional após um a três dias. Em seguida, surge o corrimento uretral mucoide, que se torna francamente purulento e tem seu volume aumentado na ausência de tratamento adequado. Menos frequentemente pode haver febre, hematúria e outras manifestações de infecção aguda.

Em homens, a infecção geralmente produz sintomas rapidamente, levando o paciente a procurar atendimento médico no início do quadro. Por outro lado, cerca de 70% das infecções em mulheres são assintomáticas, o que aumenta o risco do surgimento de complicações por infecções não tratadas. Entre as complicações em mulheres, destacam-se: doença inflamatória pélvica, cicatrizes e estenoses tubárias, infertilidade, gestação ectópica e dor pélvica crônica. Nos homens, são complicações da uretrite gonocócica: balanopostite, prostatite, epididimite. Raramente pode levar a estenose uretral, artrite, meningite, faringite, pielonefrite, miocardite, pericardite, tanto em homens quanto em mulheres.

O tratamento deve ser realizado com terapia dupla, com cobertura antibiótica para *Neisseria gonorrhoeae* e *Chlamydia trachomatis*, em virtude da alta taxa de coinfecção.[3] O tratamento de primeira linha deve ser realizado com Ceftriaxone 250 mg, IM, em dose única (*N. gonorrhoeae*), associada à Azitromicina 1 g, via oral, em dose única, ou Doxiciclina 100 mg, via oral, duas vezes ao dia, por sete dias. Parceiros sexuais também devem ser tratados. Outras opções terapêuticas são destacadas na Tabela 96.1.

■) Uretrites não gonocócicas

São as uretrites sintomáticas, cujas bacterioscopias pelo Gram e/ou cultura são negativas para o gonococo. A *Chlamydia trachomatis* é responsável por 15% a 40% de uretrites não gonocócicas (UNG). Outros agentes menos comuns implicados são: *Ureaplasma urealyticum*, *Mycoplasma hominis*, *Trichomonas vaginalis*, *Candida Albicans*, *Staphylococcus* sp e vírus *Herpes simplex*.

A *Chlamydia trachomatis* é uma bactéria intracelular obrigatória, considerada a DST bacteriana mais comum em homens. O período de incubação é de três a 14 dias.

Caracteristicamente, a doença apresenta-se com corrimento uretral mucoide discreto e pode estar associada a estrangúria leve e intermitente. Cerca de 75% das infecções em mulheres são assintomáticas, podendo reinfectar seus parceiros. Ademais, 40% das mulheres com infecções por *Chlamydia trachomatis* não tratadas podem evoluir com doença inflamatória pélvica. Quando não tratados, homens podem evoluir com prostatite, epididimite, balanite, conjuntivite por autoinoculação e, mais raramente, com síndrome uretro-conjuntivo-sinovial ou síndrome de Fiessinger-Leroy-Reiter.[3]

O diagnóstico das UNG pode ser feito com o achado de mais de quatro polimorfonucleares por campo de esfregaço da secreção uretral, sem que haja a presença de diplococos Gram-negativos intracelulares. A imunofluorescência direta para *Chlamydia trachomatis* a partir do raspado da mucosa do meato uretral é um método diagnóstico alternativo. Existem ainda os métodos diagnósticos baseados na amplificação de ácidos nucleicos (PCR e captura híbrida), que apresentam sensibilidade elevada (99,6%).

O tratamento é baseado em medicações orais, tendo como primeira linha a Azitromicina 1 g, via oral, em dose única, ingerida em jejum.[4]

A Tabela 96.1 resume as alternativas terapêuticas para uretrites gonocócicas e não gonocócicas.[4]

Tabela 96.1
Opções terapêuticas para uretrites.

	Uretrite gonocócica	Uretrite não gonocócica
Primeira linha	Ceftriaxone 250 mg, IM, dose única + Azitromicina 1 g, via oral, dose única	Azitromicina 1 g, via oral, dose única
Alternativas	• Ciprofloxacino 500 mg, via oral, dose única • Levofloxacino 500 mg, via oral, dose única • Cefixima 400 mg, via oral, dose única • Tianfenicol 2,5 g, via oral, dose única	• Doxiciclina 100 mg, via oral, 2 vezes/dia por 7 dias • Levofloxacino 500 mg, via oral, 1 vez/dia por 7 dias

Fonte: acervo do autor.

▉▶ Tricomoníase

A tricomoníase é outra causa de uretrite que merece destaque. Ela é provocada pelo *Trichomonas vaginalis,* um protozoário flagelado que gera exclusivamente infecção do trato geniturinário. Pode ser assintomática em até 40% das mulheres. Nos homens pode causar prostatite, orquiepididimite ou uretrite. Seu tempo de incubação é variável e dura, em geral, de quatro a 28 dias.

O diagnóstico pode ser realizado com a identificação do parasita flagelado no exame direto da secreção uretral. Culturas para anaeróbias são positivas em 48 horas em cerca de 60% dos casos.

O tratamento padrão é feito com Metronidazol 2 g, via oral, em dose única e deve obrigatoriamente ser oferecido aos parceiros ainda que assintomáticos. Outras opções terapêuticas são o Secnidazol 2 g, via oral, dose única ou o Tinidazol 150 mg, via oral, duas vezes ao dia por cinco dias.[4]

ÚLCERAS GENITAIS

Sífilis

É causada pelo *Treponema pallidum*, um espiroqueta, ocasionando doença sistêmica de evolução crônica que alterna períodos de agudização e latência. A principal via de transmissão é sexual, por meio de microabrasões na pele e mucosa durante o intercurso sexual. A transmissão vertical também é possível.[3]

A sífilis congênita é classificada em recente ou tardia, enquanto a sífilis adquirida pode ser classificada em primária, secundária ou terciária. A Tabela 96.2 apresenta a classificação da sífilis e resume suas características.

Tabela 96.2 Classificação da sífilis.	
Sífilis congênita	**Sífilis adquirida**
• **Recente:** diagnosticada até o 2º ano de vida • **Tardia:** diagnosticada após o 2º ano de vida	• **Primária:** forma ulcerada (cancro duro) • **Secundária:** lesões cutâneas, condiloma plano • **Terciária:** gomas, neurossífilis, *tabes dorsalis*, artropatia de Charcot, aneurismas de aorta

Fonte: acervo do autor.

Após um período de incubação de cerca de três semanas, surge uma lesão ulcerada indolor de fundo liso, com saída de pequena quantidade de secreção serosa. Tal lesão é denominada cancro duro (Fig. 96.1) e é característica da sífilis primária.[5] Localiza-se preferencialmente na glande e no sulco balanoprepucial, podendo ser acompanhada de adenopatia regional não supurativa. Essa lesão é altamente infectante, rica em espiroquetas, e cicatriza-se espontaneamente em seis a oito semanas.[3]

Quando a infecção pelo *Treponema pallidum* se torna sistêmica, surge a sífilis secundária. Geralmente instala-se após três a cinco meses da infecção inicial e é caracterizada por *rash* maculopapular difuso, que envolve o couro cabeludo, as palmas das mãos e superfícies plantares em 75% dos pacientes (Fig. 96.2). O *rash* cutâneo pode ulcerar, dando origem ao condiloma plano. Sintomas adicionais incluem febre, mal-estar, perda ponderal, alopecia e infecção ocular.

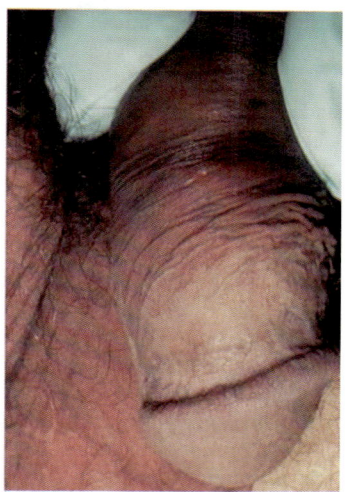

Fig. 96.1 – *Cancro duro.*
Fonte: Campbell Urology 11th Ed.

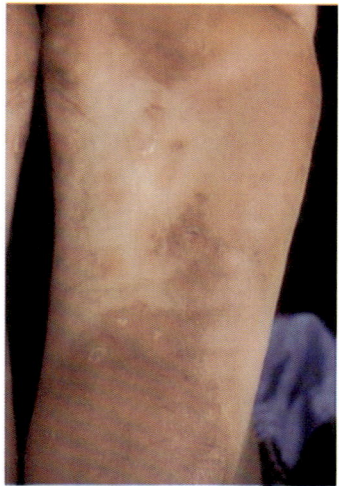

Fig. 96.2 – *Acometimento de superfície plantar na sífilis secundária.*
Fonte: Campbell Urology 11th Ed.

A sífilis latente é definida com reatividade sérica para sífilis sem evidências clínicas de doença e pode ser recente ou tardia. Para ser diagnosticado com sífilis latente recente, o paciente deve ter sorologia positiva para sífilis sem sinais de doença primária ou secundária e sorologia prévia negativa para sífilis no último ano. Os pacientes assintomáticos sem sorologia positiva e sem teste sorológico negativo para sífilis no último ano são classificados como portadores de sífilis de duração indeterminada e considerados portadores de sífilis latente tardia.[3]

Cerca de 35% dos pacientes com sífilis latente tardia desenvolveram a sífilis terciária, manifestada pelo surgimento de neurossífilis, sífilis cardiovascular e gomas sifilíticas. O tempo para surgimento dessas manifestações tardias da doença varia entre cinco e 12 anos. Após dez a 20 anos da infecção inadequadamente tratada pode haver envolvimento cerebral e de coluna cervical com o surgimento de *Tabes dorsalis*, caracterizada por parestesias e disestesias de membros inferiores, além de perda de propriocepção em decorrência do acometimento das colunas posteriores da medula espinhal.

O diagnóstico pode ser feito mediante pesquisa direta do espiroqueta na sífilis primária, em microscopia de campo escuro. Existem ainda os testes sorológicos não treponêmicos, exames quantitativos com importância tanto na diferenciação diagnóstica quanto no seguimento da doença após tratamento. Chamados de VDRL, esses testes costumam ser positivos após duas semanas do surgimento do cancro duro e devem ser sempre solicitados na suspeita de sífilis ou qualquer outra DST. Após instituição do seu tratamento, seus valores tendem a negativar em até um ano. Caso permaneçam em títulos baixos por um longo período de tempo, temos a chamada cicatriz sorológica. Dentre os testes treponêmicos destacam-se o FTA-Abs, MH-TP e Elisa. Esses são testes específicos e confirmatórios da doença que tendem a positivar após o 15º dia da infecção.

O tratamento da sífilis depende da fase da doença. A Tabela 96.3 resume o tratamento das variadas formas de sífilis.

Tabela 96.3
Tratamento de sífilis.

Fase da doença	Tratamento de escolha
Primária	Penicilina Benzatina 2,4 milhões de UI, IM, dose única
Secundária e latente recente	Penicilina Benzatina 2,4 milhões de UI, IM, semanalmente por 2 semanas
Terciária e latente tardia	Penicilina Benzatina 2,4 milhões de UI, IM, semanalmente por 3 semanas

Fonte: acervo do autor.

Nos casos de alergia a penicilinas, recomenda-se a dessensibilização ou uso de outros fármacos, como Doxiciclina ou Azitromicina.[4] O seguimento pós-tratamento deve ser feito com teste não treponêmico (VDRL) a cada três meses durante o primeiro ano. Após um ano, se ainda houver reatividade do VDRL, esse exame deve ser seguido semestralmente. A dosagem de dois VDRL com títulos estáveis após um ano permite alta ambulatorial do paciente.

■) Cancro mole

Infecção causada pelo *Haemophilus ducreyi*, bactéria Gram-negativa. Também conhecida como cancroide, cancro venéreo e cancro de Ducrey, a doença tem período de incubação de três a cinco dias e é caracterizada clinicamente por lesões ulceradas dolorosas únicas ou múltiplas (por autoinoculação), de bordas irregulares, fundo necrótico, com saída de exsudato amarelado de odor fétido (Fig. 96.3).[3] As lesões predominam em homens e estão geralmente localizadas no frênulo e no sulco balanoprepucial. Em metade dos pacientes infectados, a bactéria atinge linfonodos inguinocrurais e formam um bubão, que sofre liquefação e fistulização com drenagem de secreção purulenta por orifício único.

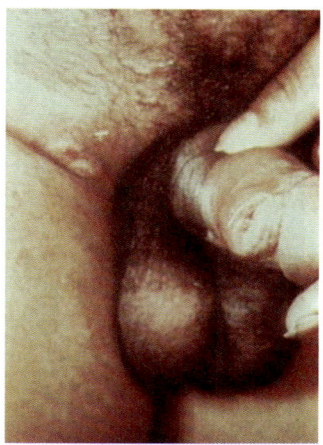

Fig. 96.3 – *Cancro duro com linfonodomegalia regional.*
Fonte: Campbell Urology 11th Ed.

O diagnóstico laboratorial é realizado por bacterioscopia pelo método de Gram com material colhido da base da úlcera ou de aspiração do bubão. O método padrão-ouro é o PCR, porém apresenta um custo elevado.

Na Tabela 96.4 destacam-se as opções terapêuticas para o tratamento do cancro mole.[4]

Tabela 96.4 Tratamento de cancro mole.	
Cancro mole – Opções terapêuticas	
Primeira opção	Azitromicina 1 g, via oral, dose única ou Ceftriaxone 1 g, IM, dose única
Alternativas	• Ciprofloxacino 500 mg, via oral, 2 vezes/dia por 3 dias • Eritromicina 500 mg, via oral, 4 vezes/dia por 7 dias

Fonte: acervo do autor.

O tratamento deve ser oferecido aos parceiros sexuais, e deve-se realizar acompanhamento ambulatorial até o desaparecimento das lesões. A aspiração dos linfonodos tensos com agulha grossa é recomendada, devendo-se evitar a drenagem cirúrgica.[3]

■) Herpes genital

O vírus *Herpes simplex* (HSV) é um patógeno cuja infecção se apresenta com alterações bolhosas que evoluem em ulcerações. Após o contágio podem surgir pródromos da infecção, como o aumento da sensibilidade, ardência ou prurido local, antecedendo o surgimento das lesões. Caracteristicamente, as lesões do HSV surgem como pápulas eritematosas que evoluem para vesículas confluentes (Fig. 96.5), as quais eventualmente se rompem dando origem a ulcerações (Fig 96.4). Tipicamente, as lesões causadas pelo HSV do subtipo 1 são predominantes na região peroral, enquanto as lesões do HSV do subtipo 2 ocorrem na genitália, sendo mais encontradas na glande e no prepúcio, no caso dos homens.[4]

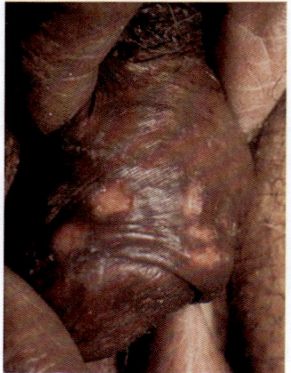

Fig. 96.4 – *Úlceras por HSV em mucosa peniana.*
Fonte: Campbell Urology 11th Ed.

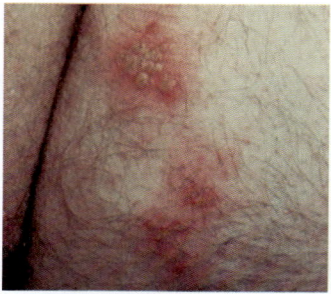

Fig. 96.5 – *Erupção vesicular típica da infecção por HSV.*
Fonte: Campbell Urology 11th Ed.

O diagnóstico é clínico e pode ser confirmado com a citologia de Tzanck, que evidencia multinucleação e balonização celular.

As lesões são muito dolorosas, e deve-se instituir terapia anti-inflamatória e analgésica ao diagnóstico. Não existe terapia curativa para o herpes genital, porém existem medicações antivirais eficazes em reduzir a duração das exacerbações da doença e evitar recorrência. A Tabela 96.5 apresenta as medicações antivirais recomendadas para o controle da doença.[4]

Tabela 96.5 Terapia antiviral sistêmica para herpes genital.
Tratamento herpes genital
• Aciclovir 400 mg, via oral, 3 vezes/dia por 7 a 10 dias
• Valaciclovir 1 g, via oral, 3 vezes/dia por 7 a 10 dias
• Fanciclovir 50 mg, via oral, 2 vezes/dia por 7 a 10 dias

Fonte: acervo do autor.

■) Linfogranuloma venéreo

É doença causada pelos sorotipos L1, L2 e L3 da *Chlamydia trachomatis*, de transmissão exclusivamente sexual. Clinicamente, a doença se manifesta em três fases: lesão de inoculação, acometimento linfático regional e sequelas. A lesão de inoculação se apresenta como uma pápula que evolui para pústula ou exulceração indolor, localizada preferencialmente no sulco coronal, frênulo e prepúcio, nos homens. Após uma a seis semanas inicia-se a segunda fase da doença, com o surgimento de linfadenopatia inguinal discreta, unilateral em 70% dos casos, que constitui o principal motivo de procura ao atendimento médico (Fig. 96.6).[2] A linfadenopatia regional pode vir acompanhada de sintomas constitucionais, tais como febre, artralgia, mal-estar geral, anorexia e sudorese noturna. Pode haver, ainda, proctite ou proctocolite hemorrágica nessa fase da doença. A última fase é caracterizada pela presença de sequelas, na qual surgem linfedema genital como consequência de obstrução linfática crônica e fístulas ou estenoses de reto em decorrência de lesões proctológicas.

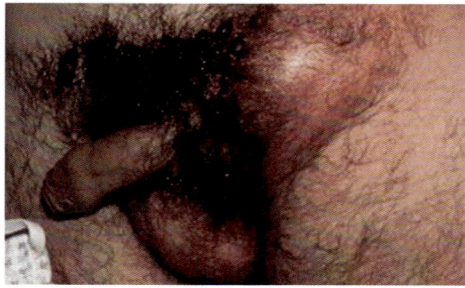

Fig 96.6 – *Linfogranuloma venéreo com adenopatia inguinal.*
Fonte: Campbell Urology 11th Ed.

O diagnóstico é clínico, não sendo rotineira a confirmação sorológica. O tratamento habitual para linfogranuloma venéreo está resumido na Tabela 96.6. Deve-se oferecer tratamento aos parceiros. A drenagem cirúrgica não é recomendada.[3]

Tabela 96.6
Tratamento antibiótico para linfogranuloma venéreo.

Tratamento de linfogranuloma venéreo

- Doxiciclina 100 mg, via oral, 2 vezes/dia por 21 dias
- Eritromicina 500 mg, via oral, 4 vezes/dia por 21 dias
- Tianfenicol 500 mg, via oral, 2 vezes/dia por 10 a 14 dias

Fonte: acervo do autor.

Donovanose

Doença pouco frequente, causada pelo agente *Calymmatobacterium granulomatis* (*Donovania granulomatis*), transmitida pelo contato sexual e que se apresenta como lesão ulcerada, bem delimitada e com bordas planas ou hipertróficas com fundo granuloso e sangrante (Fig 96.7). Geralmente são lesões múltiplas e com aspecto "em espelho". A lesão pode evoluir lentamente para forma vegetante ou ulcerovegetante. É característica marcante da donovanose a presença de úlcera genital sem linfadenopatia inguinal.[3,5]

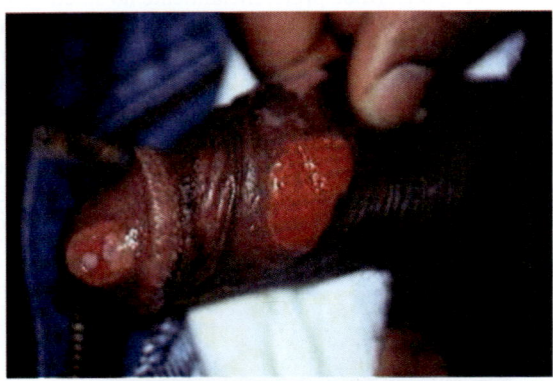

Fig. 96.7 – *Lesão com fundo granulomatoso da donovanose.*
Fonte: Campbell Urology 11th Ed.

O diagnóstico é clínico e confirmado pela biópsia das lesões com achado dos corpúsculos de donovan.

As opções terapêuticas para donovanose estão resumidas na Tabela 96.7. Como a doença tem baixa infectividade, não é necessário o tratamento dos parceiros assintomáticos.[2-5]

Tabela 96.7
Tratamento de donovanose.

Tratamento de donovanose

- Doxiciclina 100 mg, via oral, 2 vezes/dia por 3 semanas
- Eritromicina 500 mg, via oral, 4 vezes/dia por 3 semanas
- Tianfenicol 500 mg, via oral, 2 vezes/dia até a cura
- Ciprofloxacino 500 mg, via oral, 2 vezes/dia até a cura

Fonte: acervo do autor.

O Ministério da Saúde elaborou um fluxograma para facilitar o diagnóstico e permitir a instituição de terapêutica adequada para as DSTs que cursam com úlceras genitais. A Fig. 96.8 apresenta o fluxograma para manejo das úlceras genitais.[2]

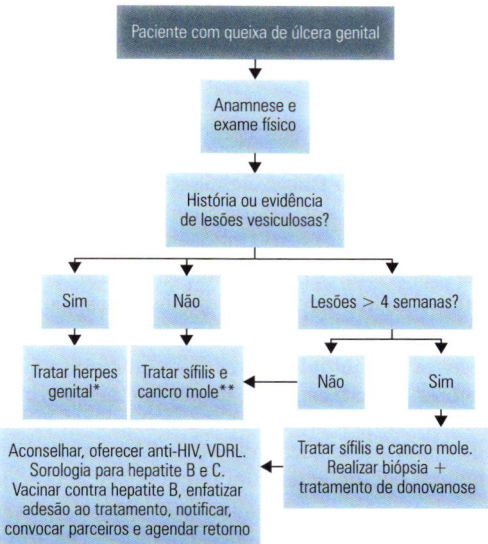

Fig. 96.8 – *Adaptação do Manual de Controle das Doenças Sexualmente Transmissíveis do Ministério da Saúde, 2006.*
Fonte: Urologia Brasil 2013, Adaptação Manual de Controle DST MS 2006.

HPV

O papilomavírus humano (HPV) é um vírus de DNA da família *Papovaviridae*, responsável pela papilomatose humana manifestada por verrugas.

Existem mais de 100 tipos identificados de HPV, sendo que, dentre eles, mais de 40 podem infectar a genitália por meio de transmissão sexual. Os HPVs tipos 6 e 11 são responsáveis por cerca de 90% das verrugas anogenitais. Outros subtipos, como 16 e 18, estão relacionados ao surgimento de câncer de colo uterino e outros cânceres anogenitais, incluindo o câncer vaginal, anal, vulvar e peniano.[2] Mais de 99% dos cânceres de colo uterino e 84% dos cânceres de canal anal estão associados ao HPV. A Tabela 96.8 classifica os sorotipos de HPV quanto ao risco de desenvolvimento de malignidade. Os subtipos de alto risco estão mais associados com eritroplasia de Queyrat, doença de Bowen e carcinoma escamoso.[3]

Tabela 96.8 Classificação quanto ao risco de desenvolvimento de neoplasias.	
Risco de HPV	**Sorotipos**
Alto risco	16, 18, 26, 31, 33, 35, 39, 45, 51
Baixo risco	6, 11, 42, 43, 44

Fonte: acervo do autor.

Estima-se que mais de 50% das pessoas sexualmente ativas serão contaminadas pelo menos uma vez em suas vidas, sendo considerada a DST mais comum nos Estados Unidos. No Brasil, estima-se a incidência de 137 mil novos casos por ano, sendo cerca de 10% a 20% da população geral é infectada por HPV.

A transmissão ocorre por contato direto pele a pele, preferencialmente pela via sexual, e diversos fatores podem estar envolvidos no contágio, como a carga viral, o sorotipo do vírus e condições imunológicas do hospedeiro.

O principal fator de risco para o contágio de HPV é o comportamento sexual, com a presença de múltiplos parceiros e início precoce de atividades sexuais.[5] Outros fatores como tabagismo, uso de contraceptivos orais, presença de outras DSTs e imunossupressão também aumentam o risco do contágio. O HPV é considerado como doença definidora de AIDS em virtude da rápida progressão dos condilomas em mulheres com imunodeficiência adquirida.

Clinicamente, os condilomas se apresentam como tumores macios, sésseis ou pediculados e têm comportamento benigno (Fig 96.9). No homem, as localizações preferenciais das lesões verrucosas são: prepúcio e sulco balanoprepucial, glande, meato uretral, uretra e escroto. As lesões uretrais podem levar a sintomas como queimação (Fig. 96.10), ardência e obstrução uretral. Até 65% das lesões regridem espontaneamente, 14% progridem para displasia e 45% podem ficar latentes após o tratamento.[3]

O diagnóstico é clínico, feito pela visualização e palpação de lesões verrucosas em sua fase clínica. Biópsias das verrugas genitais não são necessárias rotineiramente e devem ser consideradas nos casos de lesões atípicas, penduradas, pigmentadas ou ulceradas. Após identificação das lesões, amostras devem ser colhidas para tipagem sorológica, por meio de testes como a captura híbrida ou hibridização *in situ*.

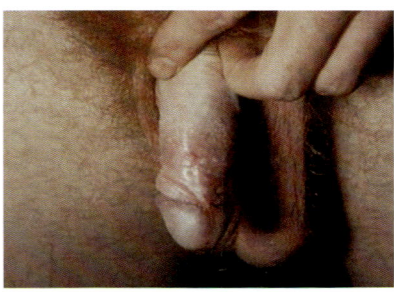

Fig. 96.9 – *Condilomas da infecção por HPV.*
Fonte: Campbell Urology 11th Ed.

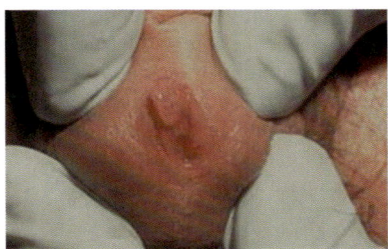

Fig. 96.10 – *Condiloma em meato uretral.*
Fonte: Campbell Urology 11th Ed.

Atualmente, nenhum tratamento da doença condilomatosa genital tem sucesso garantido.[3] A escolha entre os métodos terapêuticos disponíveis depende de fatores como tamanho, número e localização das lesões, além da preferência do paciente. Podemos dividir as modalidades terapêuticas entre procedimentos citodestrutivos, imunomoduladores antivirais e quimioterapia, sendo que algumas dessas terapêuticas podem ser administradas pelo próprio paciente, enquanto outras requerem procedimentos hospitalares simples. A Tabela 96.9 elenca as modalidades terapêuticas para a infecção pelo HPV.[4]

Tabela 96.9
Modalidades terapêuticas para HPV.

Procedimentos citodestrutivos	Imunomoduladores antivirais	Quimioterapia
Excisão cirúrgica	Interferon	Bleomicina
Laser	Oligonucleotídeos	5-Fluorouracil
Ácido salicílico	Dinitroclorobenzeno	Podofilina
Eletrocoagulação	Cidofovir	Podofilotoxina
Criocauterização	Imiquimode	–
Ácido tricloroacético	–	–

Fonte: acervo do autor.

A cauterização elétrica e a criocauterização são os métodos citodestrutivos mais utilizados em nosso meio para ablação de verrugas genitais.[2] A aplicação de ácido tricloroacético é um procedimento doloroso e deve ser realizado com aplicação de anestésicos locais. A terapia com Imiquimode está entre as opções que podem ser aplicadas pelo próprio paciente e deve ser feita com a aplicação do antiviral tópico três vezes por semana ao deitar-se. O tratamento deve ser mantido até o desaparecimento das verrugas ou até seis semanas.[2]

Em razão da grande prevalência da infecção pelo HPV e seu impacto em saúde pública, foram desenvolvidas vacinas que têm seu efeito principal focado na prevenção da infecção pelo HPV. Atualmente, o Ministério da Saúde incluiu no Programa Nacional de Imunizações a vacina tetravalente para HPV, eficaz contra a infecção dos sorotipos mais prevalentes (6, 11, 16, 18) para meninas entre 9 e 13 anos de idade, em duas doses, sendo a segunda administrada após seis meses da dose inicial. Mulheres vivendo com HIV com idades entre 9 e 26 anos devem ser vacinadas em esquema de três doses, sendo que a segunda e a terceira doses devem ser administradas após três e seis meses da vacina inicial, respectivamente. Em 2017, o Ministério da Saúde liberou a vacina de HPV para meninos de 12 a 13 anos, também com esquema de duas doses, com intervalo de seis meses entre elas. A previsão para os próximos anos é que seja ampliado o intervalo etário para vacinação contra HPV em meninos.

HIV E UROLOGIA

O vírus da imunodeficiência humana é um retrovírus que infecta as células T e células dendríticas e tem como sua manifestação mais grave a síndrome da imunodeficiência adquirida (AIDS), responsável pelo desenvolvimento de infecções secundárias oportunistas, neoplasias e outras condições graves resultantes do estado progressivo de imunossupressão.[2] A transmissão do HIV se dá mediante o contato com sangue, secreção vaginal ou leite materno.[5] O diagnóstico de AIDS é feito quando a contagem de CD4 é menor que 200 células/mm3 ou se houver uma infecção oportunista grave ou neoplasias relacionadas à doença. Um total de 26 condições é listado como definidores de AIDS, incluindo câncer de colo uterino, linfomas e infecções por *Candida* e citomegalovírus.

A infecção por HIV chegou a alcançar proporções de pandemia, atingindo mais de 190 países, com a AIDS chegando a ser considerada, por si só, a principal causa de morte de indivíduos do sexo masculino entre 25 e 44 anos na Europa Ocidental e nos Estados Unidos. Após o surgimento das terapias antirretrovirais, esses números vêm declinando de forma exponencial. O tratamento com terapia antirretroviral está indicado para todos os pacientes infectados por HIV, independentemente da contagem de CD4, e constitui-se como modalidade terapêutica complexa e multidisciplinar, devendo ser conduzida por infectologista ou profissional qualificado com experiência no cuidado de pacientes com imunodeficiência adquirida.

A presença de DST aumenta consideravelmente o risco de infecção pelo HIV. Além de serem fundamentalmente o modo de transmissão, DSTs ulcerativas são facilitadoras da transmissão do HIV, elevando em 18 vezes o risco de infecção, conforme alguns trabalhos. Algumas DSTs não ulcerativas, como tricomoníase, e a infecção pela *Neisseria gonorrhoeae* e *Chlamydia trachomatis* também são fatores de risco independentes para a transmissão do HIV, elevando o risco de infecção em três a dez vezes.

Em virtude da grande associação entre a presença de DST e infecção por HIV, é importante rastrear com exames sorológicos todos os pacientes que apresentem comportamento sexual de risco, como também aqueles que se apresentam no consultório com úlceras genitais ou uretrites ativas, ou, ainda, sejam parceiros de portadores de qualquer DST.[2,4,5]

REFERÊNCIAS BIBLIOGRÁFICAS

1. World Health Organization: Sexually Transmited Diseases 2004. http://www.who.int/news-room/fact-sheets/detail/sexually-transmitted-infections-(stis) (Acessed Ago. 2018)
2. Manual de controle das doenças sexualmente transmissíveis: DST. 4 ed. Brasília: Ministério da Saúde; 2006.
3. Wein AJ, Kavoussi LR, Partin AW, et al. Campbell-Walsh Urology. 11th ed. New York: Elsevier; 2016.
4. Workowski KA, Bolan GA. Sexually transmitted diseases treatment guidelines: recommendations and reports. New York: Center for Disease Controle and Prevention; 2015.
5. World Health Organization. Sexually transmited diseases: policies and principles for prevention and care. New York: WHO/UNAIDS; 1997.

… Seção 11

Procedimentos Auxiliares

Coordenador: Guilherme Andrade Peixoto

Capítulo 97

Drenagem Percutânea de Coleções Abdominais Orientada por Imagem

Maria Carolina de Moraes Sarmento
Maria Cláudia Oba
Claudio Campi de Castro

■ CONSIDERAÇÕES GERAIS

A natureza pouco clara das inúmeras condições que resultam na formação de abscessos torna o seu diagnóstico e localização um desafio na prática cirúrgica. A compreensão de sua fisiopatologia, o reconhecimento precoce e a abordagem multidisciplinar – que inclui o radiologista – são imprescindíveis na redução dos índices de morbimortalidade e no impacto socioeconômico desta entidade nosológica.

A drenagem percutânea de abscessos (DPA) guiada por imagem tem se provado um procedimento seguro, efetivo e largamente utilizado para o tratamento de coleções fluidas intra-abdominais, adquirindo protagonismo nas últimas duas décadas com a evolução das técnicas de punção e das tecnologias de imagem. Tornou-se o método de escolha no tratamento de coleções abdominais e pélvicas na ausência de indicação cirúrgica imediata, sendo curativa numa proporção de até 80% a 90% dos casos.[1] Possui ampla gama de indicações – em constante expansão e renovação – sendo a principal delas o tratamento de abscessos uniloculares, bem como a abordagem auxiliar terapêutica de abscessos mais complexos.[2]

A mortalidade em razão de abscessos abdominais não drenados pode chegar a 35%,[2] sendo a sepse por foco abdominal a sua principal causa. Complicações advindas da DPA, em contrapartida, são incomuns. As vantagens das DPA guiadas por Imagem incluem a redução da necessidade e permanência de hospitalização, diminuição das doses e riscos anestésicos; e, principalmente, a restrição do dano tissular à área adjacente à punção, nos procedimentos bem-sucedidos.

A apresentação clínica das coleções abdominais é heterogênea e multifacetada. A Tabela 97.1[3,4] expõe os principais fatores de risco das coleções intra-abdominais, sob aspectos relacionados específica e respectivamente ao paciente e à doença.[3,4]

Tabela 97.1		
Coleções intra-abdominais: fatores de risco.		
• Idade > 70 anos • Presença de malignidade • Doenças crônicas preexistentes (IRC, hepatopatia) • Imunossupressão (corticoterapia, transplantados, desnutrição, SIDA, outros) • Cirurgia prévia abdominal*	• Refratariedade ao tratamento do foco infeccioso • Infecção hospitalar • Alta pontuação no Escore Apache II (> 15) • Atraso na intervenção inicial (> 24h)

* Fatores circunstânciais adicionais pós-operatórios envolvendo o risco de peritonite secundária e novas coleções incluem complicações como gangrena ou perfuração, elevando este risco acima de 50%; causas raras incluem corpos estranhos macroscópicos como drenos, clips e tecidos hemostáticos, ou ainda microscópicos, como debris e material fecal.

Uma vez definido o tipo de infecção por meio da anamnese e exames laboratoriais deve-se ainda suspeitar da eventual existência da coleção mediante exame físico minucioso e completo. A antibioticoprofilaxia deve ser considerada de forma criteriosa em razão da possibilidade de mascarar a gravidade do quadro.

O diagnóstico definitivo e o tratamento, entretanto, dependem muitas vezes das técnicas de imagem.

MÉTODOS DE IMAGEM

Embora exista preferência dos cirurgiões pelo método da tomografia computadorizada (TC) – pela crença de que estão mais treinados a interpretá-la – a ressonância magnética (RM) e mesmo a varredura com materiais radioisótopos também podem ser utilizados para guiar a DPA; por sua vez, pela maior disponibilidade em nosso meio, a ultrassonografia (US) constituirá, grande parte das vezes, o método de escolha do procedimento. Tanto a TC como a US são métodos de excelência na imagem de intervenção, proporcionando boa definição anatômica, localização e dimensões da coleção e das estruturas envolvidas, sendo comumente os mais empregados na DPA, cada um com as suas indicações e limitações. A Tabela 97.2 organiza de forma sucinta as características desses dois métodos, comparando-os e mostrando suas indicações.

A compreensão da anatomia funcional do retroperitônio e de seus compartimentos, sob o ponto de vista radiológico, é fundamental para o reconhecimento e a drenagem das coleções intra-abdominais. O retroperitônio é o segmento abdominal posterior limitado anteriormente pelo peritônio parietal e posteriormente pela fáscia transversalis, estendendo-se desde o nível do diafragma até a pelve. É dividido classicamente em três espaços, porém, um quarto espaço (espaço dos grandes vasos) foi definido recentemente na literatura e estes estão listados na Tabela 97.3.

Tabela 97.2
US × TC: análise comparativa dos principais métodos de imagem utilizados na DPA.

	Indicações	Achados em imagem	Vantagens	Desvantagens
Ultrassonografia (US)	Pacientes pediátricos/instáveis; líquido livre, abscessos/coleções (subcutâneas, intra-abdominais ou pélvicos).	A coleção fluida é hipoecoica e pode ter debris; o gás numa coleção costuma ter ecogenicidade de massa, com ou sem sombra acústica; contornos definidos; pode ou não apresentar septos.	Portátil, acessível, reprodutível, pode ser realizado à beira do leito; livre de riscos	Operador dependente; difícil em paciente com curativos abdominais; perda de sensibilidade em obesos/íleo paralítico.
Tomografia computadorizada (TC)	Exame de escolha para determinar peritonite e sua fonte (alta acurácia com contraste); coleções intra-abdominais profundas; adultos sem indicação de laparotomia imediata	Coleção líquida; bordas bem definidas; realce periférico; bolha de ar.	Permite visualizar todo o abdômen e a topografia anatômica em detalhes; quando contrastado, permite classificar a coleção enquanto simples ou complexa	Função renal deteriorada contraindica o contraste.

Tabela 97.3
Anatomia retroperitoneal e seus compartimentos.

	Limites	Órgãos contidos
Espaço pararrenal anterior	Anterior: peritônio parietal posterior Posterior: fáscia renal anterior (Gerota) Lateral: fáscia laterocoronal (Sappey)	Pâncreas Duodeno Cólon ascendente Cólon descendente
Espaço pararrenal posterior	Anterior: fáscia renal posterior (Zuckerkandl) Posterior: fáscia transversális (continua de forma ininterrupta externamente à fáscia laterocoronal) Inferior: aberto para a pélvis	Não contêm órgãos
Espaço perirrenal	Anterior: fáscia renal anterior (Gerota) Posterior: fáscia renal posterior (Zuckerkanol) Interno: funde-se com psoas e fáscia do quadrado lombar	Rins Ureteres Suprarrenais Tecido adiposo é assimétrico, sobretudo posterior e lateral
Espaço dos grandes vasos	Anterior: fáscias renais Posterior: corpos vertebrais e músculo psoas* Lateral: espaço perirrenal e ureter Superior: continua-se com o espaço retrocrural	Aorta Veia cava inferior Linfáticos

* Abaixo dos rins, o músculo psoas contacta com a gordura do espaço pararrenal posterior, no nível dos rins, o bordo externo do psoas contacta com a gordura perirrenal. O conhecimento desta anatomia auxilia a interpretação semiológica do sinal do psoas.

A escolha da modalidade de imagem e da técnica utilizada também deve levar em consideração aspectos desde os recursos físicos – como o acesso aos métodos de imagem, materiais, equipamentos, salas, observação, manejo de drenos e curativos, – até o domínio correto das técnicas pelo operador. Tais aspectos visam garantir, sobretudo, a máxima segurança do paciente, em ambiente ambulatorial ou hospitalar, mantendo o nível de resolutividade e produtividade operacional que esses serviços exigem.

VIAS DE ACESSO

A via de acesso deve priorizar o caminho mais curto e seguro à coleção, os órgãos e as estruturas a serem evitados, a facilidade de angulação e manejo do dreno e o conforto do paciente. Sempre que possível, evita-se na DPA a transfixação de órgãos, sob o risco de hemorragia, peritonite e sepse. Entre os órgãos e as estruturas a serem evitados, além de alças intestinais e vasos, estão pâncreas, baço, vesícula biliar, rins, próstata e bexiga. Nos casos em que a transfixação de um órgão ou estruturas sólidas for inevitável, a via de acesso da DPA deve conter o menor caminho transverso que transfixe o órgão sadio no intuito de limitar o sangramento e a contaminação deste e das estruturas adjacentes. A transfixação do estômago e fígado é permitida para o tratamento de coleções epigástricas desde que inacessíveis por outras rotas.[1,3]

Com o auxílio das imagens pré-procedimento, estratégias adicionais são acrescidas pelas informações colhidas, como as dimensões e a topografia da coleção e das estruturas adjacentes, para se obter a melhor via de acesso e rota de punção. Assim, por exemplo, a via de acesso intercostal deve ser feita imediatamente acima da costela adjacente, evitando-se na manobra danos neurovasculares. Cuidado especial deve ser tomado ao se identificar a topografia das artérias epigástricas inferiores, ao acessar uma coleção intra-abdominal anterior: sua violação é evitada com uma via medial à linha alba ou lateral ao músculo reto abdominal.[1]

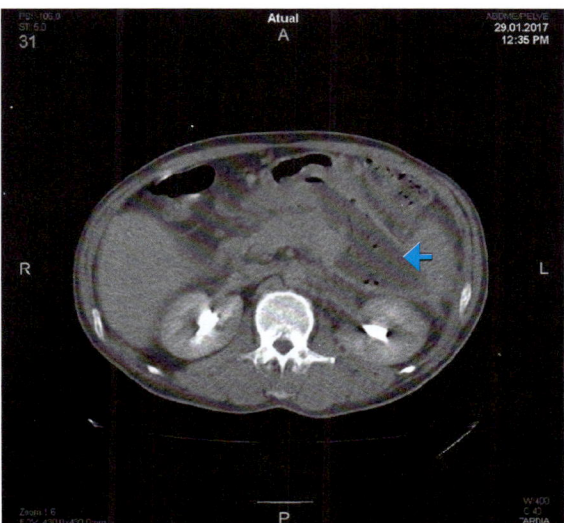

Fig. 97.1 – *Abscesso Peripancreático – TC de abdome. Observa-se imagem hipoatenuante encapsulada com imagens gasosas de permeio em topografia de espaço renal anterior à esquerda, que representa abscesso volumoso (seta azul). Paciente foi submetido à drenagem cirúrgica.*

PRÉ-PROCEDIMENTO

A avaliação pré-drenagem inclui a estratificação de seus riscos. A *Society of Interventional Radiology (SIR)* recomenda que a antibioticoprofilaxia pré-DPA seja reservada aos pacientes que se apresentem sintomáticos no momento do exame. Nos abscessos peri e intra-hepáticos, frequentemente polimicrobianos, pelo risco de sepse de foco biliar, preconiza-se a antibioticoprofilaxia de amplo espectro – cefalosporina de 2ª ou 3ª geração associada ao metronidazol – ou, nos alérgicos a penicilina, a associação clindamicina e gentamicina.[2]

O risco de hemorragia pós-DPA é considerado moderado.[1,2] A história medicamentosa do paciente deve afastar potenciais riscos ao procedimento. Da mesma forma, recomenda-se checagem dos parâmetros de hemostasia e coagulação pré-procedimento, como contagem de plaquetas $\geq 50.000/\mu L$ e $Hb \geq 9,0$ g/dL e o $INR \geq 1,5$ e TPPa em pacientes heparinizados.[1] O uso de clopidogrel deve ser suspenso cinco dias antes do procedimento, e o de heparina de baixo peso molecular em até 2-4 meias-vidas antes do procedimento, o mesmo não ocorrendo com o AAS, que não necessita ser suspenso. Nas coagulopatias e trombocitopenias graves, a transfusão de plasma fresco congelado e plaquetas deve ser considerada. Finalmente, a aplicação de um termo de consentimento e ciência é não só ética como protocolar. Por se tratar de um procedimento moderadamente doloroso, deve-se cogitar a possibilidade de utilizar sedação e analgesia combinada à anestesia, especialmente em coleções mais extensas e profundas ou associadas a paniculites.

TÉCNICAS

O cateter costuma ser inserido por meio de duas técnicas, Seldinger e Trocarte, cada qual com suas características, sendo a escolha da técnica e do cateter um dos determinantes do sucesso do procedimento. Na técnica de Seldinger, realizada, geralmente, em coleções de pequeno volume, profundas e de difícil acesso, utiliza-se agulha de grosso calibre, obtendo-se melhor locação do cateter. Suas desvantagens, no entanto, incluem as dificuldades de manuseio dos fios em espaços reduzidos e ainda os múltiplos passos envolvidos na dilatação. Além disso, qualquer dobra do fio pode se tornar um contratempo. Vazamentos ao redor do fio durante a retirada da agulha e dilatadores podem reduzir o espaço de trabalho no abscesso tornando o posicionamento correto do cateter ainda mais difícil. Pode ser útil realizar um estudo de imagem no exato momento em que a agulha é retirada, antes da dilatação do trajeto, de forma a se documentar a localização apropriada do tubo antes da dilatação.

A técnica do Trocarte constitui uma única etapa e possui muitos adeptos em razão de sua praticidade e menor curva de aprendizado. É indicada para abscessos maiores e mais superficiais, de localização bem definida. O trocarte é posicionado no local de acesso previamente marcado no paciente e logo inserido; em seguida é avançado até atingir a coleção e então mantido no lugar por meio do mecanismo de fechamento do *pigtail*. A técnica, além de mais rápida que a de Seldinger, evita extravasamento de conteúdo para fora da cavidade. Tem como desvantagens acesso limitado a topografias superficiais, a dificuldade de se reposicionar um cateter que tenha sido alocado de forma inadequada, além de maior exposição à dor ao paciente.

COMPLICAÇÕES

Complicações mais graves incluem hemorragia grave, sepse de vasos mesentéricos ou pós-irrigação salina e formação de fístulas. Complicações menos graves incluem hematomas locais, celulite local e tubos mal-posicionados.[5]

CONCLUSÃO

A DAP guiada por Imagem constitui método minimamente invasivo, seguro e eficaz no tratamento de coleções intra-abdominais e pélvicas na ausência de indicação de intervenção cirúrgica imediata, tornando-se, assim, um procedimento imprescindível da prática médica.

REFERÊNCIAS BIBLIOGRÁFICAS

1. Assem EM, Ayman MA, Magdy K, Mohammad AA. Percutaneous image-guided aspiration versus catheter drainage of abdominal and pelvic collections. Egyp J Radiol Nucl Med. 2013; 44(2):223-30.
2. Rendom CN, Tracy AJ. Image-guided percutaneous drainage: a review. Abdom Radiol. 2016;41(2):629-36.
3. Bradley JS, Mazuski JE, Solomkin JS, et al. Diagnosis and management of complicated intra-abdominal infection in adults and children: Guidelines by the Surgical Infection Society and Infectious Diseases Society of America. Clin Infec Dis. 2010;50(3):64-133.
4. Sartelly et al. Complicated intra-abdominal infections worldwide: the definitive data of the CIAOW Study. World J Emerg Surg. 201414;9:37.
5. Adnan MD, Marianne EC, Samuel EW. Determinants for successful percutaneous image-guided drainage of intra-abdominal abcess. Arch Surg. 2002;137(7):845-9.

Capítulo 98

Cuidados Paliativos em Cirurgia

Karina Perez Sacardo

INTRODUÇÃO

Definição

Cuidados paliativos são os cuidados oferecidos a todo paciente que tenha uma doença fora de possibilidades de cura e progressiva, que pode ameaçar a vida. Inicialmente, os cuidados paliativos foram pensados apenas para o tratamento oncológico, mas podem englobar qualquer doença. É importante o cirurgião entender que cuidados paliativos não devem somente ser aplicados quando o paciente estiver no fim da vida; quanto antes for iniciada essa assistência, poderemos propiciar melhor qualidade de vida diante de uma enfermidade crônica.

Princípios dos cuidados paliativos

A base dos cuidados paliativos é promover qualidade de vida, aliviando sintomas e promovendo um cuidado multidisciplinar, englobando aspectos físicos, sociais e psicológicos tanto para o paciente quanto para seus familiares, desde o momento do diagnóstico até o luto da família.

TOMADA DE DECISÕES E COMUNICAÇÃO DE NOTÍCIAS RUINS

Durante o processo da doença, faz parte do cuidado médico saber lidar com a comunicação de más notícias diante de determinado tratamento ou enfermidade. Quanto melhor se faz essa comunicação, mais fácil é a relação médico-paciente durante todo o processo e mais simples é a tomada de decisões.

Obviamente, a participação do paciente na tomada de decisões envolve diversos fatores, alguns limitantes, como: idade muito baixa ou muito avançada, déficit cognitivo que impeça compreensão plena, falta de desejo de participar da decisão, fase evolutiva da doença etc.

Independentemente disso, é importante se colocar à disposição para responder a todas as dúvidas e questionamentos durante a consulta, garantindo que paciente e familiares tenham entendimento pleno sobre a situação.

Uma vez que o paciente se sinta apto a participar da tomada de decisões, devemos perguntar quem da família ele deseja que participe das decisões e seja comunicado. Caso o paciente não tenha condições cognitivas para decidir, essa decisão cabe ao familiar mais próximo ou cuidador responsável.

Nesse processo, o médico deve informar o estágio da doença e as possibilidades de tratamento, com seus possíveis efeitos colaterais, assim como o não tratamento e a evolução natural. Se for do desejo do paciente, deve-se informar o prognóstico da doença e as informações desse tipo, mas sempre evitar estabelecer meses ou anos de vida. Se ainda assim o paciente insistir em dados desse tipo, é necessário explicar que, dentro do esperado e do mais comum, as evoluções podem ser diferentes entre os indivíduos.

Por último, devemos apoiar a decisão final do paciente, pelo tratamento ou não, reavaliando sempre as alternativas.

■▶ Técnicas de facilitação de comunicação

Algumas técnicas são estudadas e propostas para que a equipe médica e multidisciplinar possa abordar o paciente de uma maneira mais satisfatória.

O que evitar:

1. Evitar termos e palavras técnicas que dificultam a compreensão por parte de leigos.
2. Evitar minimizar o sofrimento ou a preocupação comunicada, dizendo, por exemplo, "Não se preocupe" ou "Isso não é importante".
3. Aconselhar antes de ouvir tudo o que preocupa o paciente ou os familiares.
4. Interromper o discurso.

O que fazer:

1. Dar tempo para o paciente pensar e absorver o que foi dito.
2. Perguntar como se sente ou o que o preocupa e qual a sua percepção sobre a doença e seu estado.
3. Repetir mais de uma vez as informações mais importantes.
4. Ajustar seu tom de voz e ritmo de fala.
5. Sentar-se preferencialmente ao lado, e não de frente, quando possível; caso estejam em pé, o médico deve se posicionar encostado na parede, de frente ao paciente e/ou familiares.

Em síntese, existem alguns protocolos estabelecidos, entre eles o SPIKES (Bayley *et* Buckman *et al.*), que estruturam a conversa de maneira a permitir que os tópicos mencionados acima possam ser aplicados tanto com o paciente quanto com os familiares.

1. ***Setting up***: buscar um local tranquilo para a conversa, onde possa estabelecer um contato sem interrupção e perguntar se deseja a presença de mais alguém.

2. **Perception**: perguntar ao paciente ou familiares o que sabem da doença até o momento e do que foi dito.
3. **Invitation**: perguntar ao paciente o que este deseja saber, do que deseja participar etc. Lembre-se de que nem todos os pacientes querem saber de toda a informação naquele momento.
4. **Knowledge**: transmitir de forma clara as informações sobre o estado atual, evolução, prognóstico, tratamento etc.
5. **Emotions**: dar tempo ao paciente para expor emoções e absorver o que foi dito.
6. **Strategy and Summary**: fazer um resumo de toda a conversa, focando no principal e traçando um plano de cuidado, e deixar explícito que, apesar da incurabilidade, existe tratamento para os sintomas. Agendar um próximo encontro.

CONTROLE DE DOR

A dor é um dos principais sintomas presentes nas diversas enfermidades que envolvem os cuidados paliativos.

A dor tem etiologia e causa multifatorial. Por se tratar de sintoma subjetivo e acarretar componentes emocionais e neurológicos, pode ser experienciada de maneiras diferentes entre os indivíduos.

O tratamento deve ser individualizado e direcionado de acordo com etiologia, localização e intensidade.

Níveis de controle

- Controle com repouso na cama e boa qualidade de sono.
- Controle com repouso sentado.
- Controle em pé e deambulando.

Em pacientes sob cuidados paliativos, nem sempre é possível atingir o nível máximo de controle, porém a ausência de dor em repouso já é considerada um bom controle.

Escalas de dor

Podem ser numéricas ou visuais, devem ser empregadas para melhor entendimento da dor do paciente e aplicadas sempre nas reavaliações para ajuste de doses e associações de drogas.

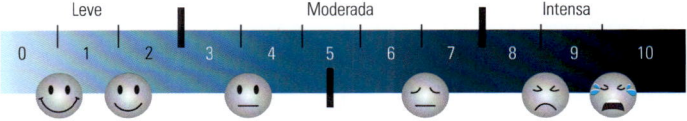

Fig. 98.1 – Escala de dor.

Medicamentos

- **Dores leves**: não opioides +/– adjuvantes, anti-inflamatórios não esteroidais (AINEs).

  Exemplos:
  - Paracetamol: 500 a 750 mg via oral, a cada seis ou oito horas; dose máxima de até 3 g/d (máxima de 2 g/d para hepatopatas).
  - Dipirona: 1 g a cada 6 horas, via oral ou endovenosa.
  - Quando associados a AINEs, considerar proteção gástrica.

- **Dores moderadas**: opioides fracos +/– adjuvantes.

  Exemplos: codeína e tramadol.

- **Dores intensas**: opioide forte +/– adjuvantes.

  Exemplos: morfina, metadona, oxicodona, fentanil.

Tabela 98.1
Principais medicamentos utilizados no controle da dor.

Fármacos	Dose inicial	Intervalo (horas)
Codeína	15-30 mg	4-6
Tramadol	50 mg	4-6
Morfina	5-10 mg	3-4
Metadona	5-10 mg	8-12
Hidromorfona Oros®	8 mg	24
Oxicodona	10-20 mg	12
Fentanil transdérmico	12-24 mg	72

Tabela 98.2
Doses equivalentes dos opioides.

Opiode	Dose equianalgésica aproximada oral e/ou transdérmica
Dose de referência de morfina	30 mg
Codeína	200 mg
Fentanil transdérmico	12,5 mg/h
Metadona	4 mg
Oxicodona	20 mg
Tramadol	150 mg
Hidromorfona	7,5 mg

Considerações importantes sobre opioides

- Lembrar que toda vez que um opioide é prescrito, deve-se sempre receitar laxante como conduta profilática. A dose pode variar de acordo com cada paciente.
- Opioides não devem ser associados entre si, visto que há diminuição da sua efetividade.
- Dose de resgate: 10% a 15% da dose total diária; manter intervalos flexíveis de resgate.
- Ajustar doses às atividades de rotina (sono, fisioterapia, banho, curativos).
- Se as doses de resgate superarem quatro a cada 24 horas, incorporar na dose diária de opioides.
- Os efeitos colaterais costumam cessar após as primeiras 2 a 4 semanas de uso, quais sejam: prurido, náusea, retenção urinária, sonolência, depressão respiratória.
- A intoxicação por opioides é pouco frequente em pacientes com dor crônica e usuários crônicos, porém, quando identificada, deve ser tratada. Pode ocorrer com mais frequência em pacientes com *clearance* de creatinina diminuído.

Adjuvantes para o tratamento da dor

- Pregabalina;
- Gabapentina;
- Duloxetina;
- Venlafaxina;
- Antidepressivos tricíclicos;
- Baclofeno;
- Ciclobenzaprina.

CONTROLE DE NÁUSEAS E VÔMITOS

As náuseas e os vômitos são sintomas comuns a diversas patologias, tais como neoplasias obstrutivas, infecções e metástases no sistema nervoso central etc. Entretanto, antes de tratar esses sintomas, faz-se necessária uma avaliação de possível causa medicamentosa, visto que diversos medicamentos têm potencial emetogênico e, sempre que possível, devemos fazer sua suspensão ou ajuste de dose e posologia.

Exemplos de medicações emetogênicas: antibióticos, AAS, carbamazepina, fenitoína, corticoides, quimioterápicos, lítio, opioides, estrógenos etc.

Quando excluídas as causas medicamentosas para esses sintomas, deve-se definir a origem das náuseas e dos vômitos basicamente nas seguintes classificações: causa central, do trato gastrointestinal ou sistêmica.

■) Etiologia gastrointestinal
- Irritação da mucosa;
- Distensão da cápsula hepática;
- Distensão gástrica;
- Compressão gástrica extrínseca;
- Oclusões e suboclusões baixas e altas.

■) Etiologia do sistema nervoso central
- Metástases;
- Irritação meníngea (infecção, metástase, medicamentos que ultrapassem a barreira hematoencefálica, sangue etc.).

■) Etiologia sistêmica/química
- Insuficiência renal;
- Distúrbios hidroeletrolíticos;
- Medicamentos (Tabela 98.3).

■ SUBOCLUSÃO INTESTINAL MALIGNA

A suboclusão intestinal maligna é classificada como uma suboclusão causada por neoplasias na cavidade abdominal, seja no peritônio ou dentro do próprio TGI.

O principal tratamento é cirúrgico. Para tanto, devemos excluir outras causas que possam provocar gastroparesia, como distúrbios eletrolíticos possíveis de serem revertidos clinicamente.

Caso a cirurgia não seja possível em virtude das condições clínicas do paciente, deve-se proceder ao tratamento clínico-farmacológico.

■) Tratamento clínico
- Jejum via oral por 24h a 72h; suporte parenteral se necessário.
- Sonda nasogástrica aberta, quando houver estase gástrica ou vômitos presentes.
- Butilescopolamina na dose diária de 60 a 120 mg, para ação antiespasmódica, diminuição de secreção e vômitos.
- Procinéticos, tais como metoclopramida e domperidona, só devem ser usados quando não há oclusão total, visto que, nesses casos, podem piorar a dor.
- Para controle de náuseas e vômitos, o medicamento de escolha é o haloperidol por via subcutânea ou endovenosa.
- Dexametasona na dose diária de 8 a 40 mg, via subcutânea ou endovenosa, para diminuição do edema de mucosa.
- Octreotida na dose diária de 0,3 a 0,6 mg, via subcutânea.

Tabela 98.3
Principais medicamentos utilizados no controle da náusea e do vômito.

Medicamento	Mecanismo de ação	Dose/Via de administração	Posologia	Efeitos colaterais/Observações
Metoclopramida	Antagonista receptor dopamina D2 Procinético	10 a 20 mg VO ou EV ou SC	A cada 6h	• Reação extrapiramidal. • Evitar em quadros intestinais oclusivos. • Não usar concomitantemente com antimuscarínicos por efeito oposto. • Indicado para estase do TGI e etiologia.
Domperidona	Antagonista receptor dopamina D2 Procinético	10 a 20 mg VO ou 60 mg VR	A cada 6h	• Pode causar arritmias em doses altas. • Galactorreia.
Haloperidol	Antagonista receptor dopamina D2	1,5 a 2 mg VO ou EV ou SC	A cada 8 a 12h	• Diminui limiar convulsivo. • Reação extrapiramidal. • Indicado para etiologia do SNC e quadros suboclusivos.
Meclizina	Anti-histamínico, bloqueador H1	25 a 100 mg VO	1 vez/dia	• Indicado para quadros de aumento da pressão intracraniana. • Para náuseas associadas à radioterapia.
Levopromazina	Antimuscarínico	6,25 a 12,5 mg VO ou SC	1 vez/dia	• Causa sonolência. • Indicado para etiologia química/sistêmica.
Olanzapina	Antipsicótico atípico, deprime centro do vômito	2,5 a 5 mg VO	1 a 2 vezes/dia	
Ondansetrona	Antagonista receptores serotonina 5-HT3	8 mg VO ou 4-8 mg EV	VO: a cada 8h EV: a cada 12h	• Pode causar constipação.
Difenidramina	Anti-histamínico, bloqueador H1	25 a 50 mg VO ou 50 mg EV ou IM	A cada 6h	• Pode causar sonolência.
Dexametasona	Corticosteroide	4 mg VO ou 4 a 8 mg EV	A cada 12h	• Pode causar aumento da glicemia e retenção hídrica.

Uma parcela dos pacientes terá alguma melhora com as medidas clínicas, entretanto, se ainda assim persistirem os sintomas, é necessário avaliar outras maneiras menos invasivas, como gastrostomia percutânea ou endoprótese expansível, quando disponíveis.

ANOREXIA-CAQUEXIA

A síndrome anorexia-caquexia é definida como a perda de apetite e diminuição da ingestão de alimentos, levando à perda de peso involuntária e contribuindo para acelerar o processo de morte. A perda ponderal progressiva leva à diminuição do tecido muscular e gorduroso.

O tratamento é multidisciplinar e envolve abordagem nutricional precoce, fisioterapia motora e intervenções medicamentosas, apesar de estas últimas ainda serem controversas, visto que, apesar de aumentarem o apetite, não aumentam a massa muscular, mesmo com aumento de peso.

Tratamento clínico

- **Nutricional:** respeitar as preferências do paciente é importante. Recomenda-se fracionar a dieta em cinco ou mais refeições por dia. A suplementação oral ou parenteral é controversa.
- **Fisioterapia:** atividades de reabilitação motora, para evitar perda de massa muscular, e terapia ocupacional.

Tratamento medicamentoso

- **Corticosteroides:** aumentam o apetite e diminuem a fadiga, sem evidência de ganho de peso ou massa muscular.
  Efeitos colaterais: hiperglicemia, edema "cushingoide", insônia.
  - Prednisona: 20 a 40 mg/dia.
  - Dexametasona: 4 a 8 mg/dia.
  - Metilprednisolona: 16 a 40 mg/dia.
- **Megestrol:** aumento do apetite e do peso, na dose recomendada de 320 a 460 mg/dia.
  - Efeitos são observados após duas semanas.
  - Efeitos adversos: TEV, metrorragia, fogachos.
- **Antieméticos:** a compensação de quadros digestivos, como suboclusão, náuseas e empachamento, pode melhorar o apetite e consequentemente levar ao aumento de peso.
- **Antidepressivos:** em especial os tricíclicos (mais antigos) e os tetracíclicos (mais recentes), agem aumentando a disponibilidade de serotonina e noradrenalina na fenda sináptica ou inibindo a recaptação.
  - Mirtazapina: doses de 15 a 30 mg/dia.
  - Amitriptilina: doses de 25 a 75 mg/dia.

- Olanzapina: medicamento antipsicótico atípico, age bloqueando receptores dopaminérgicos e serotoninérgicos. Como efeito colateral, leva ao aumento do apetite. Usualmente, pode-se iniciar com a dose diária de 5 mg.

ASCITE

A ascite é sintoma muito comum a diversas doenças oncológicas e não oncológicas, e torna-se mais frequente com a evolução e descompensação da doença.

Etiologias frequentes são: cirrose hepática e hipertensão portal, hepatocarcinoma, metástases peritoneais de neoplasias do cólon, estômago, ovário etc.

Tratamento

- Dieta pobre em sódio, apesar de pouco efetiva.
- Diuréticos: associação de espironolactona na dose diária de 100 a 450 mg, com furosemida de 40 a 80 mg ao dia. Indicam-se doses iniciais mais baixas, com aumento conforme tolerância e resposta clínica e monitoramento da função renal e eletrólitos.
- Paracentese de alívio: deve ser realizada quando o paciente é refratário a diuréticos e quando há desconforto abdominal importante ou respiratório. Se retirados mais de 5 litros, é recomendado que se faça reposição de albumina de 8 g para cada litro esvaziado. Quando esse procedimento é necessário repetidamente e a causa não pode ser revertida, pode-se utilizar um cateter peritoneal permanente, colocado na parede abdominal, que permite uma paracentese rápida e até em domicílio.

SEDAÇÃO PARA TERMINALIDADE

Durante a evolução de uma doença crônica e incurável, existe um momento em que se esgotam as possibilidades de controle efetivo dos sintomas específicos.

As manifestações mais comuns são: agitação, *delirium*, dor refratária, dispneia, vômitos fecaloides.

Esses medicamentos têm por intuito promover uma sedação leve de forma a aliviar sintomas que estão causando desconforto e angústia, apesar de todas as medicações já utilizadas. É muito importante entender e esclarecer aos familiares que a sedação da terminalidade não é eutanásia nem maneira de abreviar a morte, tendo como objetivo apenas tornar os sintomas menos perceptíveis ao paciente por meio de consciência reduzida.

Isso posto, a primeira questão a ser analisada é que, se o doente já apresenta sintomas de sonolência em razão da evolução da patologia, a sedação pode ser desnecessária.

Decisão pela sedação

No momento em que o médico perceber as características de refratariedade dos sintomas e o sofrimento do paciente, deve-se conversar com os familiares e, em alguns casos, até com o próprio paciente sobre a sedação. Esse pode ser um momento delicado para os familiares, que podem expor diferentes emoções, e o médico deve estar preparado para essa conversa.

Após decidido que a sedação deve ser iniciada, deve-se proceder ao seguinte:

- escolher apropriadamente a melhor classe de droga;
- monitorar constantemente o nível de consciência pela escala de Ramsay;
- titular aos poucos a dose até atingir o nível desejado;
- doses adicionais em bolus ou associação de outras drogas para manutenção, se necessário.

▄▶ Medicamentos

A droga mais utilizada é o midazolam, sendo considerado como primeira escolha. Pode ser usado em bolus ou infusão contínua, via endovenosa ou subcutânea. Entretanto, existem outras opções como listado abaixo.

Os opioides não são indicados para sedação exclusiva, mas apenas em pacientes que apresentem dor como sintoma de terminalidade, e devem ser associados aos benzodiazepínicos para diminuição do nível de consciência. Dos opioides, o mais indicado é a morfina via endovenosa ou subcutânea.

- **Midazolam:** 0,5 a 0,7 mg/kg, seguida por infusão de 0,5 a 2 mg/h IV ou 10 mg seguida de 1 a 6 mg/h via subcutânea.
- **Lorazepam:** 0,5 a 5 mg via oral, sublingual ou subcutânea, ou 4 a 40 mg/dia em infusão venosa ou subcutânea.
- **Clorpromazina:** 10 a 25 mg/h via oral, sublingual, retal ou infusão venosa.
- **Haloperidol:** 0,5 a 5 mg/h via oral ou subcutânea, ou 1 a 5 mg/dia em infusão.

Enquanto o paciente recebe a sedação, a manutenção da hidratação e do suporte nutricional é ainda controversa, devendo ser discutida caso a caso.

▄▶ BIBLIOGRAFIA

1. Ministério da Saúde. Instituto Nacional de Câncer. Cuidados paliativos oncológicos: controle de sintomas. Rio de Janeiro: INCA; 2001.
2. Sousa AT, França JR, Santos MF, et al. Cuidados paliativos com pacientes terminais: um enfoque na Bioética. Rev Cubana Enfermer. 2010;26(3):123-35.
3. Araújo MM, Silva MJ. O conhecimento de estratégias de comunicação no atendimento à dimensão emocional em cuidados paliativos. Texto Contexto Enfermagem (Florianópolis). 2012;21(1):121-9.
4. Barbosa A, Pina PR, Tavares F, Garliça Neto I. Manual de cuidados paliativos. 3 ed. Lisboa: Faculdade de Medicina da Universidade de Lisboa; 2016.

5. Baile WF, Buckman R, Lenzi R, et al. SPIKES-A six-step protocol for delivering bad news: application to the patient with cance. Oncologist. 2000;5(4):302-11.
6. Lo B, Quill T, Tulsky J. Discussing palliative care with patients: ACP-ASIM End-of-Life Care Consensus Panel. American College of Physicians - American Society of Internal Medicine. Ann Intern Med. 1999;130(9):744-9.
7. Karlawish JH, Quill T. A consensus-based approach to providing palliative care to patients who lack decision-making capacity. ACP-ASIM End-of-Life Care Consensus Panel. American College of Physicians-American Society of Internal Medicine. Ann Intern Med. 1999; 130(10):835-40.
8. O'Neill Bill, Fallon Marie. ABC of palliative care: principles of palliative care and pain control. BMJ.1997;315(7111):801-4.
9. Caraceni A, Hanks G, Kaasa S, et al. Use of opioid analgesics in the treatment of cancer pain: evidence-based recommendations from the EAPC. Lancet Oncol. 2012;13(2):e58-68.
10. Pujara D, Chiang YJ, Cormier JN, et al. Abordagem seletiva para pacientes com malignidade avançada e obstrução gastrointestinal. J Am Coll Surg. 2017;225(1):53-59.
11. Santangelo ML, Grifasi C, Criscitiello C, et al. Bowel obstruction and peritoneal carcinomatosis in the elderly. A systematic review. Aging Clin Exp Res. 2017;29(Suppl 1):73-78.
12. Webb A. Management of nausea and vomiting in patients with advanced cancer at the end of life. Nurs Stand. 2017;32(10):53-63.
13. Webb A, Mitchell T, Nyatanga B, Snelling P. Nursing management of people experiencing homelessness at the end of life. Nurs Stand. 2018;32(10):53-63.
14. Mai K, Morita T, Yokomichi N, et al. Efficacy of two types of palliative sedation therapy defined using intervention protocols: proportional vs. deep sedation. Support Care Cancer. 2018;26(6):1763-1771.

Capítulo 99

Declaração de Óbito

Thaís Menezes de Andrade
Ivan Dieb Miziara

■ INTRODUÇÃO

Entre os Documentos Médico-Legais, a Declaração de Óbito é o único que possui um formato e modelo específicos. Este documento, tendo em vista a Legislação Brasileira, é obrigatório (assim como o Registro de Nascimento) para que se proceda a inumação de um corpo. A Lei não permite que esse ato seja realizado apenas com uma declaração simples de familiares – para que haja aquilo que o Código Civil Brasileiro denomina de "fim da pessoa cívica" e ocorra a comprovação oficial do desaparecimento do indivíduo e de todos os seus direitos inerentes à existência como pessoa humana e cidadão.

Afora esse aspecto legal de encerramento de uma vida, a Declaração de Óbito cumpre um outro papel fundamental para o desenvolvimento da saúde no país. Esse documento traz em seu bojo aspectos quantitativos e qualitativos da mortalidade no país (sexo, idade, causa de morte etc.), extremamente relevantes quando se trata de formular políticas públicas de saúde, estabelecer prioridades, elaborar programas de prevenção. Em suma, é um documento que tem a função de traçar um perfil epidemiológico das causas de mortalidade no país.

Esse documento oficial, como dissemos, possui um modelo específico que é utilizado em todo o país e serve de base para a construção do Sistema de Informações de Mortalidade do Ministério da Saúde (SIM/MS). Como veremos adiante, é composto de nove blocos de informações que dizem respeito tanto às causas jurídicas de morte (assim como outros aspectos relevantes para o Código Civil Brasileiro), quanto ao perfil epidemiológico desejado, com uma cobertura de, aproximadamente, 80% do total de óbitos ocorridos no país.

ATO MÉDICO

A legislação brasileira preconiza que todo óbito deve ter uma declaração fornecida por um médico. De acordo com o Código de Ética Médica, a declaração de óbito é um ato médico.

Capítulo X, Art. 83. "Atestar óbito quando não o tenha verificado pessoalmente, ou quando não tenha prestado assistência ao paciente, salvo, no último caso, se o fizer como plantonista, médico substituto ou em caso de necrópsia e verificação médico-legal."

Capítulo X, Art. 84. "Deixar de atestar óbito de paciente ao qual vinha prestando assistência, exceto quando houver indícios de morte violenta."

Somente após liberação desse documento é possível a confecção da certidão de óbito para liberação do corpo para sepultamento.

A declaração de óbito é utilizada para interesses legais, demográficos e epidemiológicos. Atualmente, a Secretaria Municipal de Saúde de São Paulo possui dois principais órgãos que registram e contabilização todas as declarações emitidas e são de acesso rápido a todos os interessados, são eles: PRO-AIM (programa de aprimoramento das informações de mortalidade) e o CEInfo (coordenação de epidemiologia e informação).

O PRO-AIM foi criado com o intuito de facilitar a compreensão, incentivar o uso e descomplicar o acesso à informação. Com o enfoque epidemiológico, boletins trimestrais são elaborados destacando diferentes aspectos da mortalidade, como desigualdades, homicídios, acidentes de trânsito, mortes precoces. A partir de 2002, o PRO-IAM passou a utilizar um aplicativo (SIM) do Ministério da Saúde, tornando sua base de dados aprimorada para a incorporação na base federal. Desde 2010, o órgão é responsável pelas distribuições das declarações de óbito.

O CEInfo foi criado em 2001 com o objetivo de viabilizar a produção de informação estratégica e de suporte à gestão nos diversos níveis da SMS-SP, principalmente a incorporação da epidemiologia como fundamental para o conhecimento do processo de saúde-doença no coletivo.

A Declaração de Óbito é realizada em três vias. Uma para o prontuário e as outras duas para o serviço funerário municipal, que repassará uma delas para o PRO-IAM e a outra para o cartório para que seja emitida a certidão de óbito.

FORMA DE PREENCHIMENTO

É importante salientar que todos os dados registrados na DO são de responsabilidade do médico atestante, portanto seu preenchimento correto é essencial. A utilização de letra legível é essencial e não é permitido rasuras, portanto se houver necessidade a DO deve ser trocada por uma nova e a rasurada deve ser devolvida, não devendo ser rasgada.

Bloco I: identificação

Deve-se anotar as informações sobre a identidade do falecido, que deve sempre ser registrada com base em documento com foto. Caso tenha menos de 1 dia de vida, deve-se anotar a idade em horas e minutos.

■▶ Bloco II: residência

Informações sobre o local de residência do falecido. Com essas informações, é possível obter dados epidemiológicos e conseguir entrar em contato com familiares, caso seja necessário.

■▶ Bloco III: local da ocorrência

Local onde ocorreu o óbito. São dados que permitem, caso necessário, um retorno ao local para esclarecer eventuais dúvidas.

■▶ Bloco IV: fetal ou menor que 1 ano

Dados sobre a mãe, gestação, parto, peso de recém-nascido e número da declaração de nascido-vivo, para que se possa relacionar os dados do SIM/MS com os dados do banco de dados de Nascidos-Vivos, para estudos de natimortalidade, mortalidade perinatal, entre outros.

■▶ Bloco V: condições e causas do óbito

Abrange informações importantes como presença ou não de gravidez, no caso de óbito em mulheres de idade fértil (10 a 49 anos) assim obtendo melhor avaliação sobre mortes maternas – gravidez, parto ou puerpério. Outras informações deste bloco é o fato de ter recebido assistência médica ou não; e as causas que levaram ao óbito, divididas em duas partes que serão explicitadas mais detalhadamente a seguir.

■▶ Bloco VI: médico

Nome do médico atestante, CRM, data e hora do óbito, e dados que permitam sua localização caso seja necessário. Outra informação de extrema importância é classificar o médico que esteja preenchendo a DO como médico-assistente, substituto, SVO, IML ou outra classificação como, por exemplo, no caso de ser o médico convocado de outra localidade.

■▶ Bloco VII: causas externas

Bloco a ser preenchido pelo IML – Circunstâncias da morte não natural. São dados de informações estritamente epidemiológicas.

■▶ Bloco VIII: cartório

Informações a serem preenchidas na ocasião do registro civil do óbito.

■▶ Bloco IX: localidade sem médico

Bloco a ser preenchido pelo cartório de registro civil. Necessita da assinatura de duas pessoas qualificadas que atestem o óbito e não a causa dele.

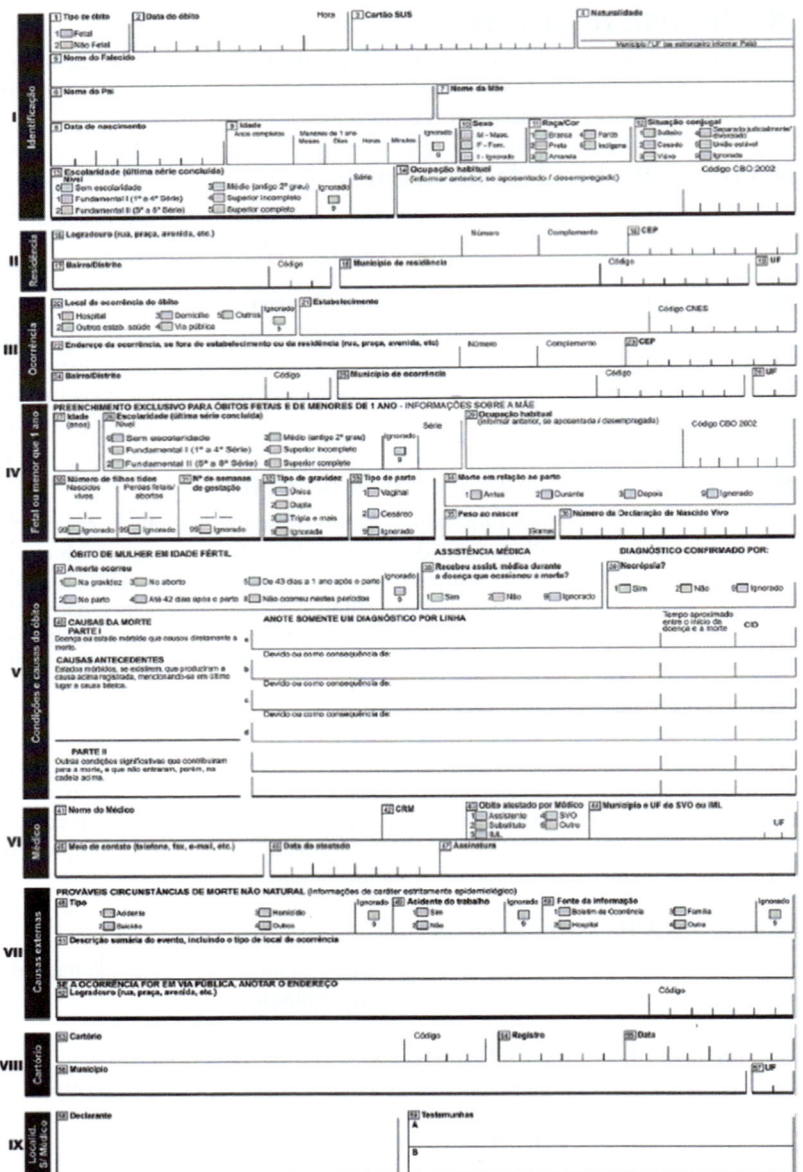

Fig. 99.1 – *Documento padronizado de declaração de óbito.*
Fonte: Portal da Prefeitura de São Paulo - www.prefeitura.sp.gov.br

● CAUSAS DA MORTE

●) Parte I

Doenças/eventos com sequência fisiopatológica que levaram à morte. É dividida em quatro partes (quatro linhas); a primeira linha é a causa básica da morte e as demais linhas são estados mórbidos que levaram à causa básica de maneira sequencial.

●) Parte II

Afecções que contribuíram para a morte, não relacionadas à sequência da parte I, ou seja, comorbidades associadas.

Importante salientar que não se deve utilizar de siglas ou abreviações.

Anotar apenas um diagnóstico por linha e o tempo estimado entre o início da doença (quando diagnosticado) e a morte, ou o desconhecimento desse dado. Não é obrigatório o preenchimento de todas as linhas. Não há necessidade do preenchimento do CID-10. O serviço de estatística que deve fazê-lo.

A causa básica é a doença ou lesão que iniciou a sucessão de eventos mórbidos, ocasionando diretamente a morte ou as circunstâncias do acidente ou violência que produziram a lesão fatal. Portanto a causa básica (última linha da parte I) da sequência às causas intermediárias e a causa terminal (está sempre na linha *a*) ou imediata. Como causa básica da morte, deve-se evitar termos como parada cardíaca, parada cardiorrespiratória ou falência de múltiplos órgãos, pois são diagnósticos imprecisos e termos vagos para as estatísticas.

Para os casos neoplásicos, sempre informar qual a localização primária do tumor. Para abdome agudo, sempre informar o que levou o paciente a desenvolver essa patologia ou a causa básica que motivou a cirurgia, nos casos de óbito ainda nos cuidados pós-operatórios. Sempre determinar a origem da causa básica, por exemplo, cirrose alcoólica ou por hepatite C crônica, pancreatite aguda biliar ou alcoólica, entre outros.

Nos casos de causas perinatais, é de extrema importância o preenchimento de causas maternas que possam ter contribuído.

● SITUAÇÕES ESPECIAIS

Nos casos em que a causa básica do óbito é desconhecida, deve-se preencher a GEC (Guia de Encaminhamento de Cadáver) para que seja feita investigação do corpo e determinação da causa da morte. Essa guia também é preenchida em três vias, sendo uma para o prontuário, uma para a delegacia e a outra para o acompanhante do corpo.

Considerando morte natural como sendo aquela que tem como causa a doença ou lesão que iniciou a sucessão de eventos mórbidos que diretamente causaram o óbito. Portanto, para mortes naturais *sem* assistência médica, encaminhar para o SVO (Serviço de Verificação de Óbito). Se houver assistência médica, porém com causa desconhecida, encaminhar também para o SVO. Já nos casos em que houve assistência médica, com causa conhecida, a declaração de óbito deve ser realizada pelo médico que prestou assistência ou o médico que acompanhava o paciente.

Para causas externas, ou seja, morte não natural que sobrevém de causas violentas – crime (infanticídios, latrocínio, homicídio, morte materna em aborto criminoso, entre outros), suicídio, acidente, morte suspeita, cadáver sem identificação, picada de animal peçonhento, aspiração de corpo estranho, morte de detento ou necessidade de perícia – encaminhar para o IML (Instituto Médico Legal). Mesmo que o paciente tenha morrido de uma complicação remotamente relacionada com o trauma, a morte é tida como violenta, desde que se estabeleça nexo causal. Por exemplo, caso o paciente permaneça acamado por alguns meses em razão do trauma ortopédico após acidente automobilístico e venha a falecer por complicações após tromboembolismo pulmonar.

Cidades que não tenham SVO, os óbitos de causa natural com assistência médica, mas sem causa básica da morte definida, o médico deve preencher a DO podendo anotar como "causa indeterminada" e realizar anotações importantes como a presença ou ausência de sinais de violência. Dessa forma, as autoridades sanitárias obtêm dados para planejar medidas corretivas. Caso *não* tenha recebido assistência médica, deve-se comunicar ao delegado local que convocará o médico do serviço público mais próximo ou, na ausência, qualquer médico da localidade, para realização da DO, que precisa ser preenchida com a informação de que não houve assistência médica no local.

Cidades que não tenham IML, os óbitos de causa externa devem ser comunicados à autoridade judicial/policial primeiramente para que depois seja convocado o médico da localidade que atuará como médico perito legista eventual para posterior realização de DO, que deverá registrar a falta de assistência médica, anotar também as lesões externas encontradas na parte I do bloco V e o número do boletim de ocorrência.

Em cidades que não possuem médicos, a declaração de óbito pode ser assinada por duas pessoas que presenciaram ou certificaram a morte. Não há registros de causas, somente as assinaturas.

Óbitos que ocorram em trânsito, ou seja, quando o paciente falece na ambulância a caminho do hospital, a DO deve ser fornecida pelo médico que está realizando o transporte, salvo caso de não reconhecer a causa da morte. Caso o paciente seja transportado por ambulância sem médico, o paciente deve ser encaminhado ao SVO ou IML, a depender de causa de morte natural ou externa.

Para cremação, é necessário que o falecido tenha manifestado a vontade de ser incinerado ou no interesse da saúde pública. A declaração de óbito deve ser assinada por dois médicos ou por um médico legista. Em casos de morte violenta, ela só é assinada depois de ter sido autorizada pela autoridade judiciária.

Peças anatômicas amputadas não precisam do preenchimento da declaração de óbito, mesmo que o destino desta venha a ser enterramento. Neste caso, é necessário o preenchimento de um relatório/laudo em papel timbrado do hospital, descrevendo o procedimento realizado, sendo necessário levá-lo ao cemitério.

Nos casos de pacientes em tratamento sob regime hospitalar, o médico-assistente deve preencher a declaração, desde que reconheça as causas do óbito. Na ausência do médico-assistente, o médico substituto, desde que seja vinculado à mesma instituição, pode preencher a declaração utilizando os dados presentes no prontuário.

Para pacientes em tratamento sob regime ambulatorial, a DO deve ser preenchida pelo médico que o assistia, desde que constate pessoalmente o óbito e reconheça as causas da morte, caso contrário, encaminhar ao SVO ou IML.

Para pacientes em tratamento sob regime domiciliar (Programa Saúde da Família, PID, entre outros) a declaração fica a cargo do médico vinculado à instituição ao qual o paciente participava, desde que este consiga correlacionar as causas do óbito, caso contrário, encaminhar ao SVO ou IML.

Nos casos em que não exista documento com foto que comprove identificação do falecido, o médico responsável deve encaminhar o corpo ao IML como "Desconhecido n° ...". Se isso acontecer em local sem SVO e sem IML, o médico convocado deve primeiramente verificar se realmente existe um óbito, se há sinais de morte não natural e solicitar a algum parente, devidamente identificado, que se responsabilize por afirmar o nome, devendo esta pessoa assinar a DO em qualquer local.

▌▌ Óbito fetal

A Organização Mundial de Saúde define "Nascido-vivo é a expulsão completa do corpo da mãe, independentemente da duração da gravidez, de um produto de concepção que, depois da separação, respire ou apresente qualquer outro sinal de vida, tal como batimentos do coração, pulsações do cordão umbilical ou movimentos efetivos dos músculos de contração voluntária, estando ou não cortado o cordão umbilical e estando ou não desprendida a placenta". Portanto, todo nascido-vivo necessita de uma declaração de Nascido-Vivo (DN), que é um documento oficial do Ministério da Saúde, que fará parte também de um banco de dados, no caso, o Sistema de Informações de Nascidos-Vivos. Por mais que venha a falecer minutos após seu nascimento, será necessário preenchimento da DN seguida da DO.

A OMS também define óbito fetal, perda fetal ou morte fetal como "a morte de um produto de concepção antes da expulsão do corpo da mãe, independentemente da duração da gravidez. A morte do feto é caracterizada pela inexistência, depois da separação, de qualquer sinal descrito para o nascido-vivo". Portanto para o preenchimento da DO é necessária uma especificação maior. Atualmente, para natimortos com peso igual ou maior que 500 gramas e/ou estatura maior ou igual a 25 cm ou gestação com 20 semanas ou mais é obrigatório o preenchimento da declaração de óbito pelos médicos que prestaram assistência à mãe, seguida de sepultamento.

Nas situações em que o peso for menor que 500 gramas e/ou estatura menor que 25 cm e a gestação inferior a 20 semanas, deve-se conversar com a família para decidir, em conjunto, se o encaminharão para ser incinerado no hospital, se será entregue à coleta de resíduo hospitalar adequada ou se o médico realizará a declaração de óbito. É importante salientar que sob nenhuma hipótese o feto será considerado lixo ou entregue à coleta pública comum.

BIBLIOGRAFIA

1. Gomes H. Medicina legal. 33 ed. Rio de Janeiro: Freitas Bastos; 2004.
2. Croce D, Croce Jr D. Manual de medicina legal. 7 ed. São Paulo: Saraiva; 2011.
3. O sistema de informação sobre nascidos vivos – SINASC. São Paulo: NEPS/USP; 1999.
4. Krymchantowski A, Calhau LB, Ancillotti R, et al. Medicina legal à luz do direito penal e do direito processual penal. 8 ed. Rio de Janeiro: Impetus; 2010.
5. Brasil. Código de ética médica; 2009/2010. Brasília (DF): Conselho Federal de Medicina; 2010.
6. Laurenty J, Jorge MH. O atestado de óbito: aspectos médicos, estatísticos, éticos e jurídicos. São Paulo: Conselho Regional de Medicina de São Paulo; 2015.
7. Conselho Regional de Medicina [homepage da internet]. disponível em: Http://Www. Cremesp.Org.Br
8. Conselho Federal de Medicina [homepage da internet]. disponível em: http://www.cfm.org.br

Índice Remissivo

A

Abdome agudo na gestante, 315
  introdução, 315
  abdome agudo
    de causa não
      obstétrica, 316
    obstrutivo, 318
    apendicite aguda, 316
    colecistite aguda, 317
    pancreatite aguda, 319
    pielonefrite aguda, 318
    trauma abdominal na
      gestação, 319
  abdome agudo de causa
    obstétrica, 320
    abortamento, 320
    descolamento prematuro de
      placenta, 322
    gestação ectópica, 321
    rotura uterina, 323
    trabalho de parto, 324
  aspectos gerais do abdome
    agudo na gestante, 316
  resumo, 315
Abdome agudo obstrutivo, 279
  diagnóstico, 284
  etiologia, 280
  introdução, 279
  recomendações gerais/
    sumário, 290
  tratamento, 286
Abdome agudo perfurativo, 307
  diagnóstico, 308
    exames complementares, 309
    exames de imagem, 309
      radiografia, 309
      tomografia
        computadorizada, 312
      ultrassonografia, 309
    história e exame físico, 308
  diagnósticos diferenciais, 312
  etiologia, 307
  introdução, 307
  seguimento, 314
  tratamento, 313
    tratamento conservador, 313
Abdome agudo vascular, 293
  diagnóstico, 294
  etiologia, 294
  introdução, 293
  seguimento, 299
  tratamento, 297
Abscessos cervicais, 263
  anatomia dos espaços
    cervicais, 263
    espaços cervicais, 264
    fáscias cervicais, 263
  complicações, 271
    fasceíte craniocervical
      necrotizante, 272
    mediastinite, 271
    trombose de seio
      cavernoso, 272
  etiologia e microbiologia dos
    abscessos cervicais, 266
  introdução, 263
  quadro clínico e diagnóstico, 267
  tratamento, 269
    antibioticoterapia e medidas
      adjuntas, 269

controle de vias aéreas, 269
drenagem do abscesso
  cervical, 271
Afecções infecciosas do pulmão de
  tratamento cirúrgico, 887
  abscesso pulmonar, 891
    classificação, 892
    definição, 891
    diagnóstico, 893
    quadro clínico, 892
    tratamento, 893
  aspergiloma (bola fúngica), 894
    diagnóstico, 895
    quadro clínico, 895
    tratamento, 896
  bronquiectasias, 887
    definição, 887
    fisiopatogenia, 887
    quadro clínico, 888
    investigação diagnóstica, 888
    tratamento, 890
      transplante pulmonar, 891
      tratamento cirúrgico, 890
      tratamento clínico, 890
Anestesia e cirurgia, 25
  avaliação pré-anestésica, 25
    avaliação de via aérea e
      intubação orotraqueal, 26
    consulta pré-anestésica, 25
    exames necessários, 28
    tempo de jejum, 28
  bloqueios de neuroeixo
    (raquianestesia e peridural), 28
  fármacos utilizados em
    anestesia, 28
    agentes inalatórios, 29
    anestésicos locais, 31
    bloqueadores
      neuromusculares, 29
    hipnóticos, 28
    opioides, 30
  introdução, 25
Aneurismas, 855
  classificação de Crawford
    modificada (para aneurismas de
      aorta toracoabdominal), 859
  classificação dos aneurismas, 855
    quanto à forma, 856
    quanto ao acometimento das
      camadas da parede
      vascular, 855
  diagnóstico, 859
  etiologia, 857
    anastomóticos, 858
    congênitos, 857
    degenerativos
      (multifatorial), 857
    infecciosos, 857
    inflamatórios, 857
    pós-estenóticos, 858
    traumáticos, 858
  fatores de risco associados, 856
  informações relevantes, 861
  introdução, 855
  quadro clínico dos aneurismas,
    858
  tratamento, 860
    cirurgia aberta, 860
    tratamento endovascular, 861
Antibióticos em cirurgia – conceitos
  básicos, 33
  antibioticoprofilaxia, 36
  antibioticoterapia, 36
  definições, 34
  falha terapêutica, 39
  introdução, 33
Avaliação nutricional no paciente
  cirúrgico, 13
  avaliação nutricional pré-
    operatória, 13
  escolha e implementação da
    terapia nutricional, 15
  introdução, 13
  pré-operatório imediato, 17
Avaliação perioperatória – escalas
  de gravidade, 3
  avaliação perioperatória e exames
    suplementares, 5
  escores de avaliação
    perioperatória em cirurgias não

cardíacas, 3
introdução, 3
manejo de fármacos na cirurgia não cardíaca, 6
   antiagregantes plaquetários, 8
   betabloqueadores (BB), 7
   estatinas, 8
paciente de maior risco perioperatório – índice cardíaco revisado de lee, 4
risco cirúrgico de acordo com o tipo de cirurgia, 5

C

Câncer bem diferenciado de tireoide, 793
   carcinoma indiferenciado da tireoide, 799
      diagnóstico e quadro clínico, 799
      introdução, 799
      patologia, 800
      seguimento, 802
      tratamento, 801
         cirurgia, 801
         radioterapia e quimioterapia isoladas pós-operatórias, 802
         tratamento combinado, 802
   carcinoma medular de tireoide, 803
      carcinoma medular de tireoide esporádico, 803
      carcinoma medular de tireoide familiar, 803
      diagnóstico, 804
      esvaziamento cervical, 804
      exame anatomopatológico, 805
      introdução, 803
      persistência e recidiva, 805
      seguimento e prognóstico, 805
      tratamento, 804
   diagnóstico, 794
      fatores clínicos e patológicos de prognóstico, 795
      tratamento, 797
         complicações cirúrgicas, 798
         prognóstico, 798
         terapia de supressão do hormônio estimulador da tireoide (TSH) (levotiroxina), 797
         terapia para doença residual ou recorrente não ressecável ou metástases, 797
   epidemiologia, 794
   introdução, 793
   tipos anatomopatológicos, 794
Câncer colorretal, 617
   classificação TNM, 623
   diagnóstico, 621
      colonoscopia virtual, 622
      colonoscopia, 621
      enema baritado, 622
      sigmoidoscopia flexível, 622
   estadiamento, 623
   fatores de risco, 618
   fatores protetores, 619
   genes envolvidos, 619
   introdução, 617
   patogenia, 618
   polipose adenomatosa familiar (PAF), 619
   quadro clínico, 620
   rastreamento, 621
      casos especiais, 621
   seguimento pós-operatório de cólon e reto, 632
   síndrome de Lynch, 619
   tratamento da doença localizada do cólon, 626
      quimioterapia adjuvante, 629
      radioterapia adjuvante, 630
      ressecção cirúrgica, 626
   tratamento da doença localizada do reto, 630
      ressecção cirúrgica, 630
      terapia adjuvante, 632
      terapia neoadjuvante, 630
   tratamento da doença metastática

de cólon e reto, 633
cirurgia paliativa, 633
QT paliativa, 633
ressecção cirúrgica das
metástases ressecáveis, 633
Câncer de bexiga, 953
conceito, 953
diagnóstico, 956
etiologia, 953
patogenia, 954
prognóstico, 958
tratamento, 957
Câncer de esôfago, 395
diagnóstico, 397
estadiamento, 398
fatores de risco, 395
adenocarcinoma, 396
carcinoma espinocelular (CEC), 395
introdução, 395
quadro clínico, 397
tratamento
multimodal, 401
paliativo, 404
Câncer de laringe, 781
anatomia e fisiologia, 781
cirurgia de resgate, 789
diagnóstico, 784
epidemiologia e etiologia, 784
estadiamento, 785
propedêutica, 783
tratamento, 787
tumores avançados sem possibilidades terapêuticas, 789
conduta no pescoço, 789
seguimento, 789
Câncer de pâncreas, 515
diagnóstico, 516
estadiamento, 518
introdução, 515
quadro clínico, 516
tratamento, 522
câncer de pele em cabeça e pescoço, 765
Câncer de próstata, 945

diagnóstico, 947
precoce, 945
indicações de biópsia, 947
estadiamento e grupos de risco, 947
introdução, 945
prevenção, 945
recidiva bioquímica, 951
tratamento do câncer de próstata não metastático, 949
prostatectomia radical, 950
radioterapia, 950
terapia focal, 950
vigilância ativa com intervenção curativa (*active surveillance*), 949
watchful waiting, 949
Câncer de pulmão, 899
diagnóstico, 900
avaliação inicial, 902
diagnóstico histológico, 903
recomendações para obter amostra de tecido, 903
estadiamento, 903
exames de imagem, 902
exames laboratoriais, 903
ultrassom transtorácico, 903
manifestações clínicas, 900
alguns outros sinais e sintomas, 901
fenômenos paraneoplásicos, 902
sinais e sintomas mais comuns, 900
sinais e sintomas relacionados a metástases extratorácicas, 901
fatores de risco, 899
introdução, 899
seguimento, 906
tratamento, 905
prognóstico, 906
Câncer de testículo, 973
abordagem inicial em paciente com suspeita de TCG de

testículo, 980
  seguimento, 982
  seminoma IIa, IIb, IIc e III após
     QT primária, 981
  TCGNS IA, IB, IIA E IIB pós
     LRPN primária, 982
  TCGNS IIa e IIb pós-QT
     primária, 982
  TCGNS IIC, IIIA, IIIB,
     IIIC e com metástases
     cerebrais, 982
  tratamento primário de não
     seminoma, 981
  TCGNS I, 981
  TCGNS II, 982
  tratamento primário de
     seminoma, 980
     seminoma IA e IB, 980
     seminoma IIA e IIB, 980
     seminoma IIC e III, 981
  avaliação diagnóstica, 977
  avaliação radiológica, 978
  cirurgia de preservação
     testicular, 978
  exame clínico, 977
  marcadores séricos tumorais ao
     diagnóstico, 978
  orquiectomia radical por via
     inguinal, 978
  estadiamento e classificação, 975
     classificação TNM, 975
     estadiamento, 977
  introdução, 973
     classificação patológica, 974
     epidemiologia, 973
     fatores de risco, 974
  manejo do paciente com câncer
     de testículo, 978
Câncer do canal anal, 635
  adenocarcinoma, 637
  carcinoma espinocelular, 636
     estadiamento, 636
     tratamento, 637
  doença de Bowen perianal, 639
  doença de Paget, 638

etiologia, 635
  rastreamento, 636
  introdução, 635
  melanoma, 639
Câncer gástrico, 449
  diagnóstico e estadiamento, 452
  introdução, 449
  modalidades terapêuticas, 475
     cirurgia aberta ×
        videolaparoscópica, 461
     outros aspectos técnicos da
        cirurgia de câncer
        gástrico, 460
     papel da cirurgia na doença
        metastática, 461
     quimio-radioterapia adjuvante e
        neoadjuvante, 464
     quimioterapia perioperatória, 463
     ressecção endoscópica, 462
     tratamento cirúrgico do câncer
        gástrico, 457
     tratamento multimodal, 462
     tratamento paliativo, 464
  prognóstico, 465
  quadro clínico, 451
  seguimento oncológico pós-
     tratamento, 465
Carcinoma escamocelular de boca e
     orofaringe, 755
  carcinoma basocelular, 765
  carcinoma basocelular e
     espinocelular, 765
  carcinoma espinocelular, 766
     estadiamento, 767
     introdução, 765
     seguimento, 769
     tratamento não operatório, 767
     tratamento cirúrgico, 768
  diagnóstico, 757
  estadiamento, 758
  seguimento, 763
  tratamento, 758
     condutas específicas nas
        lesões de cavidade oral,
        762

tratamento da lesão
  primária, 762
tratamento do pescoço, 762
condutas específicas nas
  lesões da orofaringe, 762
tratamento adjuvante, 763
tratamento da lesão
  primária, 762
tratamento do pescoço, 762
etiopatogenia, 756
introdução, 755
melanoma cutâneo, 769
  diagnóstico, 771
  etiologia, 771
  introdução, 769
  seguimento, 778
  tratamento, 772
    manejo cirúrgico, 776
    manejo dos linfonodos, 776
Choque, 79
  etiologia, 79
  introdução, 79
  reconhecimento do choque, 80
  tipos de choque, 80
    choque hemorrágico, 81
    choque não hemorrágico, 80
  tratamento – abordagem do
    paciente em choque, 81
  tratamento, 79
Cicatrização e cuidados de
  feridas, 921
  curativos, 927
    características de um curativo
      ideal, 927
  introdução, 921
    fase de remodelação
      (maturação), 924
    resistência da ferida, 927
    fase inflamatória (hemostasia e
      inflamação), 921
      hemostasia, 922
    fase proliferativa, 922
Cirurgia bariátrica e
  metabólica, 675
  bypass gástrico em "Y de roux" –

tempos técnicos, 678
cirurgia da obesidade, 676
  indicações, 676
cirurgia da obesidade, 677
  contraindicações, 677
    absolutas, 677
    relativas, 677
  fundamentos técnicos da cirurgia
    bariátrica e metabólica, 677
  gastrectomia vertical ou *sleeve
    gastrectomy* – tempos
    técnicos, 682
  introdução e breve histórico, 675
Cirurgias
  cabeça e pescoço, 717
  cardiotorácica, 871
  do aparelho digestivo, 353
  oncológica, 695
  plástica, 919
  urológica, 937
  vascular, 827
Colangiocarcinoma, 481
  diagnóstico, 482
  estadiamento, 483
  introdução, 481
  quadro clínico, 481
  tratamento cirúrgico, 483
  tratamento paliativo, 484
Complicações em cirurgia
  bariátrica, 687
  estenose, 688
  fístula, 687
  hérnias incisionais, 690
  introdução, 687
  obstrução intestinal, 690
  romboembolismo venoso
    (TEV), 690
  sangramento pós-cirúrgico, 689
  síndrome de dumping, 691
Conduta no nódulo de tireoide, 749
  conduta, 753
  definição e epidemiologia, 749
  diagnóstico, 750
  introdução, 749
  quadro clínico, 749

seguimento, 753
Conduta normativa no politraumatizado, 71
  airway – via aérea, 74
  avaliação primária, 73
  breathing – respiração, 75
  circulation – circulação, 75
  cuidados no pré-atendimento, 72
  disability and neurologic evaluation – disfunção neurológica, 76
  epidemiologia, 71
  exposure and enviroment control – exposição, 77
  introdução, 71
  mecanismo do trauma, 71
  triagem, 73
Contribuição dos métodos de imagem nas afecções do aparelho digestivo, 355
  estudo radiológico contrastado, 357
  introdução, 355
  radiografia simples no abdome, 355
  ressonância magnética, 360
  tomografia computadorizada, 359
  ultrassonografia, 357
Cuidados paliativos em cirurgia, 1023
  anorexia-caquexia, 1030
    tratamento clínico, 1030
    tratamento medicamentoso, 1030
  ascite, 1031
    tratamento, 1031
  controle de dor, 1025
    adjuvantes para o tratamento da dor, 1027
    considerações importantes sobre opioides, 1027
    escalas de dor, 1025
    medicamentos, 1026
    níveis de controle, 1025
  controle de náuseas e vômitos, 1027
    etiologia do sistema nervoso central, 1028
    etiologia gastrointestinal, 1028
    etiologia sistêmica/química, 1028
  introdução, 1023
  definição, 1023
  princípios dos cuidados paliativos, 1023
  sedação para terminalidade, 1031
    decisão pela sedação, 1031
    medicamentos, 1032
  suboclusão intestinal maligna, 1028
    tratamento clínico, 1028
  tomada de decisões e comunicação de notícias ruins, 1023
    técnicas de facilitação de comunicação, 1024
    que evitar, 1024
    que fazer, 1024

D

Damage control – cirurgia de controle de danos, 193
  fase 1: cirurgia para controle de danos (laparotomia abreviada), 195
  fase 2: ressuscitação no controle de danos – recuperação na UTI, 197
  fase 3: reparo definitivo – reoperação programada, 198
  fase 4: fechamento da parede abdominal, 198
  introdução, 193
  manejo, 194
  tríade letal, 194
Declaração de óbito, 1035
  ato médico, 1036
  causas da morte, 1039
    parte I, 1039
    parte II, 1039
  forma de preenchimento, 1036
    bloco I: identificação, 1036
    bloco II: residência, 1037
    bloco III: local da ocorrência, 1037
    bloco IV: fetal ou menor que 1 ano, 1037

bloco IX: localidade sem
  médico, 1037
bloco V: condições e causas do
  óbito, 1037
bloco VI: médico, 1037
bloco VII: causas externas, 1037
bloco VIII: cartório, 1037
introdução, 1035
situações especiais, 1039
óbito fetal, 1041
Derrame pleural, 873
análise do líquido pleural, 875
  adenosina desaminase, 878
  amilase, 878
  BNP (peptídeo cerebral
    natriurético), 878
  células LE, 879
  células mesoteliais, 879
  colesterol, 877
  DHL, 877
  eosinófilos, 878
  glicose, 877
  linfócitos, 878
  PH, 877
  proteína, 876
  triglicerídeos, 877
causas de derrame pleural, 879
  exsudatos, 880
  transudatos, 879
derrame pleural, 873
introdução, 873
quadro clínico, 875
quando o derrame pleural não é
  diagnosticado pelos métodos
  convencionais, 879
tratamento de acordo com a
  etiologia, 881
  derrame na síndrome da unha
    amarela, 883
  derrames malignos, 882
  ICC, 882
  pneumonias bacterianas, 881
  quilotórax, 883
Diagnóstico diferencial dos tumores
  cervicais, 739

anatomia aplicada à região
  cervical, 740
  nível 1 – submandibular, 740
  nível 2 – jugulocarotídeo
    alto, 740
  nível 3 – jugulocarotídeo
    médio, 741
  nível 4 – jugulocarotídeo
    inferior, 741
  nível 5 – trígono posterior, 741
  nível 6 – central (ou
    recorrencial), 741
introdução, 739
métodos diagnósticos, 742
quadro clínico e exame físico, 741
tumores cervicais e suas
  localizações, 743
  tumores da região central, 745
    alterações congênitas, 745
      cisto do ducto
        tireoglosso, 745
      alterações da glândula
        tireoide, 745
  tumores da região lateral, 743
    alterações congênitas, 744
      anomalias da segunda
        fenda branquial, 744
      anomalias vasculares, 744
    alterações inflamatórias, 744
      linfonodopatia
        infecciosa, 744
    alterações neoplásicas, 743
      doença linfonodal
        metastática, 743
      neoplasias primárias
        cervicais, 743
      tumores de partes
        moles, 744
  tumores do triângulo posterior e
    região supraclavicular, 745
  tumores pré-auriculares e do
    ângulo da mandíbula, 746
    alterações congênitas, 746
      anomalias do primeiro arco
        branquial, 746

alterações neoplásicas, 746
    tumores de parótida, 746
Dissecção de aorta, 238
    diagnóstico, 239
    etiologia, 239
    introdução, 238
    tratamento, 241
        dissecção de aorta – Stanford tipo A, 243
        dissecção de aorta – Stanford tipo B, 241
    seguimento, 243
Doença arterial obstrutiva periférica (DAOP), 849
    classificação, 852
    definição, 849
    diagnóstico, 850
        exames de imagem, 852
        história e exame físico, 850
    epidemiologia, 849
    fatores de risco, 850
    tratamento, 853
Doença de Crohn e retocolite ulcerativa, 601
    doença de Crohn, 601
        classificação clínica, 602
        diagnóstico, 603
        manifestações clínicas, 601
        recomendações gerais, 606
        tratamento, 605
    introdução, 601
    retocolite ulcerativa, 606
        classificação, 606
        diagnóstico, 606
        manifestações clínicas, 606
        tratamento, 607
            cirurgias de urgência, 607
Doença diverticular dos cólons, 597
    diagnóstico, 599
        diagnóstico diferencial, 599
        exames diagnósticos, 599
        história e exame físico, 599
    fisiopatologia, 597
    introdução, 597
    recomendações gerais, 600
    tratamento, 599
        cirúrgico, 599
        clínico, 599
Doença do refluxo gastroesofágico, 417
    anamnese, 417
    introdução, 417
    investigação diagnóstica, 418
    tratamento
        cirúrgico, 422
        clínico, 420
        endoscópico, 422
Doença inflamatória pélvica (DIP), 303
    complicações, 304
    etiologia, 303
    exames complementares, 304
    introdução, 303
    quadro clínico, 303
    tratamento, 304
        esquema terapêutico, 304
Doença ulcerosa péptica, 427
    complicações, 428
    diagnóstico, 428
    introdução, 427
    obstrução, 430
    perfuração, 429
    quadro clínico, 428
    sangramento, 429
    tratamento, 430
Doenças benignas do esôfago, 363
    anéis esofágicos, 373
        diagnóstico, 373
        sinais e sintomas, 373
        tratamento, 374
    anéis vasculares (anomalias congênitas do arco aórtico), 367
        diagnóstico, 369
        sinais e sintomas, 369
        tratamento, 371
    distúrbios motores primários, 371
    divertículos esofágicos, 363
        divertículo de esôfago médio, 365
            diagnóstico, 366
            sintomas, 366

tratamento, 366
divertículo de Zenker, 363
   diagnóstico, 364
   sintomas, 364
   tratamento, 364
divertículo epifrênico, 366
   diagnóstico, 366
   sintomas, 366
   tratamento, 366
fístulas traqueoesofágicas, 383
   diagnóstico, 383
   sinais e sintomas, 383
   tratamento, 383
lesões cáusticas e corrosivas, 374
   diagnóstico, 375
   sinais e sintomas, 375
   tratamento, 376
perfuração esofágica, 378
   alternativas ao reparo cirúrgico primário, 381
   cuidados pós-operatórios, 381
   primeiro-atendimento, 379
   princípios do tratamento cirúrgico, 379
   tratamento não operatório, 382
Doenças das glândulas paratireoides, 815
   anatomia, 815
      aplicação prática, 815
      fisiologia, 817
   embriologia, 815
   hiperparatireoidismo secundário e terciário, 822
      etiologia, 822
      tratamento cirúrgico do SHPT e THPT, 823
      tratamento clínico do SHPT e THPT, 823
   hipoparatireoidismo, 817
      etiologia, 817
      investigação diagnóstica, 819
      quadro clínico e diagnóstico, 817
      tratamento, 820
   introdução, 815
Doenças orificiais, 641
   abscessos e fístulas anais, 646
      diagnóstico, 647
      sintomas, 647
      tratamento, 648
   doença hemorroidária, 642
      classificação, 643
      diagnóstico, 642
      sintomas, 642
      tratamento, 643
   fissura anal, 645
      diagnóstico, 645
      sintomas, 645
      tratamento, 646
   introdução, 641
Doenças raras do apêndice cecal, 579
   introdução, 579
   tumores epiteliais, 582
      adenocarcinoma apendicular, 588
      mucocele do apêndice cecal, 582
      pseudomixoma peritoneal, 585
      tumores adenocarcinoides, 588
   tumores neuroendócrinos, 579
Doenças sexualmente transmissíveis, 997
   HIV e urologia, 1010
   HPV, 1007
   introdução, 997
   úlceras genitais, 1000
      cancro mole, 1003
      donovanose, 1006
      herpes genital, 1004
      linfogranuloma venéreo, 1005
      sífilis, 1000
   uretrites, 998
      tricomoníase, 999
      uretrites gonocócicas, 998
      não gonocócicas, 998
Drenagem percutânea de coleções abdominais orientada por imagem, 1015
   complicações, 1021
   considerações gerais, 1015
   métodos de imagem, 1016
   pré-procedimento, 1020

técnicas, 1020
vias de acesso, 1019

E

Emergências vasculares, 203
Endometriose profunda, 609
   classificação, 610
      classificação Nisolle e
         Donnez, 611
      classificação por profundidade
         de infiltração peritoneal, 610
   diagnósticos, 611
      exame físico, 611
   etiologia, 609
   exames complementares, 612
   introdução, 609
   tratamento, 614
      tratamento cirúrgico, 615
         tratamento cirúrgico na
            endometriose com
            acometimento intestinal, 615
      tratamento clínico, 614
         terapias não
            medicamentosas, 615
         tratamento medicamentoso,
            614
            análogos do GnRH
               (a-GnRH), 615
            anti-inflamatórios não
               hormonais (AINH), 614
            anticoncepcional oral
               combinado (ACO), 614
            danazol, 615
            inibidores da aromatase, 615
            progestagênios, 615
Enxertos e retalhos, 929
   enxertos cutâneos, 929
      aplicação clínica, 931
         enxerto de pele
            de espessura parcial, 931
            de espessura total, 932
         enxerto em malha, 931
      classificação de enxertia
         cutânea, 929
         quanto à espessura, 930
         quanto à fonte de obtenção, 929
         quanto à forma, 930
      conceito, 929
      fisiologia dos enxertos, 930
      fixação da pele e curativos, 932
      mecanismo de integração de
         enxertos cutâneos, 930
      introdução, 929
   retalhos, 932
      classificação e tipos de
         retalhos, 932
         quanto à
            composição do retalho, 934
            continuidade cutânea, 933
            localização do retalho, 933
            vascularização, 932
      conceito, 932
      principais retalhos e suas
         aplicações, 934
         retalho do latíssimo do dorso,
            935
         retalho frontal mediano, 934
         retalho livre de fíbula, 935
         tram (*trasverse rectus
            abdominis muscle*), 935
Esôfago de Barret, 387
   diagnóstico, 388
   introdução, 387
   quadro clínico, 387
   rastreamento do esôfago de Barret
      e vigilância da displasia, 389
   tratamento, 390
Estenose de traqueia, 731
   diagnóstico, 734
   epidemiologia, 731
   etiologia e fisiopatologia, 731
      causas
         benignas, 732
         malignas, 733
   introdução, 731
   quadro clínico, 733
   tratamento, 735
Esvaziamento cervical, 807
   complicações, 812
   distribuição dos linfonodos

cervicais, 807
esvaziamento cervical: história,
  conceito e classificação, 809
introdução, 807
Evisceração, 343
  etiologia, 343
  quadro clínico, 344
  tratamento, 344
    controle dos fatores de
      risco, 345
    manejo cirúrgico, 345
  introdução, 343

F

Ferimentos de partes moles, 85
  avaliação
    primária, 86
    secundária, 86
    síndrome compartimental, 87
  ferimentos complexos de partes
    moles, 86
    desenluvamento, 86
    esmagamento, 86
    fratura exposta, 86
  introdução, 85
  manejo das feridas e tratamento, 88
  mordeduras, 90
  profilaxia tétano, 89
  tipos de ferimentos, 85
    trauma cutâneo simples, 85
  uso de antibióticos, 89

H

Hemorragia digestiva alta, 247
  abordagem da hemorragia
    digestiva alta varicosa, 253
    definições, 253
    princípios gerais, 253
  abordagem de hemorragia
    digestiva alta não varicosa, 251
  diagnóstico, 248
  etiologia, 247
  introdução, 247
  seguimento, 255
  tratamento, 250

abordagem inicial, 250
Hemorragia digestiva baixa, 257
  conduta, 259
  diagnóstico, 258
  etiologia, 257
  introdução, 257
Hepatocarcinoma, 563
  diagnóstico, 565
  estadiamento, 568
  introdução, 563
  doença hepática crônica e
    cirrose, 564
  hepatite B, 564
  hepatite C, 564
  monitorização do nódulo
    hepático, 568
  quadro clínico, 565
  tratamento paliativo e tratamentos
    ablativos, 574
  quimioembolização
    transarterial, 575
  quimioterapia sistêmica, 576
  radioembolização, 575
  termoablação por
    radiofrequência (TARF), 574
  tratamento radical, 570
    ressecção tumoral, 570
    transplante hepático, 573
  tratamento, 569
Hérnia de hiato, 435
  anatomia e fisiologia da transição
    esôfago-gástrica, 435
  características clínicas, 438
  definição e classificação, 436
  diagnóstico diferencial, 442
  epidemiologia, 437
  fisiopatologia, 437
    hérnias paraesofágicas, 438
    tipo I ou hérnia por
      deslizamento, 437
  investigação diagnóstica, 438
  tratamento, 442
Hérnias da parede abdominal, 655
  hérnia de Spieghel, 658
  hérnia epigástrica, 657

hérnia incisional, 660
hérnia inguinocrural, 664
hérnia paraesto mal, 663
hérnia umbilical, 658
introdução, 655
Hiperplasia prostática benigna
    (HPB), 939
    diagnóstico, 940
        exames diagnósticos, 941
    etiologia, 939
    fisiopatologia, 940
    introdução, 939
    seguimento, 944
    tratamento cirúrgico, 943
        indicações, 943
    tratamento clínico, 942

I

Introdução à cirurgia, 1

L

Laparotomia, laparoscopia e
    cirurgia robótica – princípios
    básicos e aspectos técnicos, 43
    manobras importantes para acesso e
        exploração rápida do abdome, 46
    complicações da laparotomia, 47
    princípios básicos da cirurgia
        robótica, 50
        equipamentos da cirurgia
            robótica, 52
        história da cirurgia robótica, 51
        limitações da cirurgia
            robótica, 51
        procedimento operatório na
            cirurgia robótica, 52
        vantagens da cirurgia
            robótica, 51
    princípios básicos da
        laparotomia, 43
        contraindicações da
            laparotomia, 44
        estruturas músculo-
            aponeuróticas da parede
            abdominal, 45

etapas da laparotomia, 46
história da laparotomia, 43
incisões na laparotomia. abertura
    da cavidade por planos, 44
objetivos da laparotomia, 43
tempos cirúrgicos na
    laparotomia, 46
princípios básicos da
    videolaparoscopia, 47
cirurgias videolaparoscópicas
    mais realizadas, 49
complicações da
    videolaparoscopia, 50
contraindicações à
    videolaparoscopia, 48
desvantagens da
    videolaparoscopia, 48
disposição da equipe cirúrgica
    na videolaparoscopia, 49
etapas da cirurgia
    laparoscópica, 49
formas de acesso à cavidade
    e técnicas de confecção do
    pneumoperitônio, 49
história da videolaparoscopia, 47
materiais da
    videolaparoscopia, 48
vantagens da
    videolaparoscopia, 48
Litíase renal – condutas de
    urgência, 985
    abordagem inicial, 988
        alfa-bloqueadores, 989
        rim, 990
        analgesia, 988
        manejo da sepse, 988
        tratamento definitivo, 990
            litotripsia extracorpórea
                (Leco), 990
            ureterorrenoscopia (URS)
                flexível ou semirrígida, 991
        cirurgia laparoscópica, 993
            cirurgia aberta, 993
            seguimento, 994
    diagnóstico, 986

laboratorial, 987
raio X abdominal, 987
ressonância nuclear magnética (RNM), 987
tomografia computadorizada (TC), 987
ultrassonografia (US), 987
urografia excretora, 987
epidemiologia, 985
etiologia, 985
fatores de risco, 986
introdução, 985
nefrolitotripsia percutânea (NLPC), 992

M

Megacólon chagásico, 593
    diagnóstico, 594
    fisiopatologia, 593
    introdução, 593
    quadro clínico, 594
    tratamento, 594
        cirúrgico, 594
        clínico, 594

N

Neoplasia da vesícula biliar, 487
    diagnóstico, 488
    estadiamento, 489
    introdução, 487
    quadro clínico, 488
    tratamento, 490
Neoplasia mucinosa papilar intraductal, 535
    classificação, 536
    diagnóstico, 536
    introdução, 535
    quadro clínico, 536
    tratamento, 537
Normas gerais da descrição da operação, 65
    descrição do ato operatório, 65
        abertura da cavidade, 66
        conduta e tática cirúrgica, 66
        drenagem, 67

        exame de congelação, 66
        fechamento da parede, 67
        incisão, 66
        posicionamento, 65
        preparo do campo operatório, 66
        técnica cirúrgica, 66
    importância da descrição, 68
    introdução, 65
    itens da descrição, 65
        cabeçalho, 65
    itens extras, 67
        descrição da peça cirúrgica, 67
        fixação da peça para exame, 67
        solicitação de exames, 67
        técnica de abertura da peça cirúrgica, 67

O

Obstrução arterial aguda, 231
    diagnóstico, 234
        diferencial, 235
    etiologia, 231
    exame físico, 231
    introdução, 231
    manifestações clínicas, 231
    síndrome compartimental, 237
    tratamento, 235
        medidas iniciais, 235

P

Pancreatite aguda, 495
    diagnóstico, 496
        critérios
            clínicos, 497
            laboratoriais, 497
            -radiológicos, 497
        estratificação de risco, 497
    etiologia, 495
    introdução, 495
    patogenia, 495
    tratamento, 499
        analgesia, 502
        antibioticoterapia, 502
        cirurgia, 502
        hidratação, 502

nutrição, 502
Pancreatite crônica, 505
   diagnóstico, 506
      clínica, 506
      laboratorial, 507
      radiológico, 508
   introdução, 505
   tratamento cirúrgico, 511
   tratamento, 510
      controle da dor, 510
      tratamento da insuficiência endócrina: diabetes *mellitus*, 511
      exócrina: reposição enzimática, 510
Pé diabético, 863
   classificação do pé diabético, 863
   conceito, 863
   diagnóstico, 865
   patogenia, 863
   quadro clínico, 865
   tratamento, 866
      antibioticoterapia, 867
      cirurgia, 869
      terapia com pressão negativa, 869
Phmetria, impedanciometria e manometria esofágicas, 407
   impedanciometria esofágica, 411
   introdução, 407
   manometria esofágica, 412
   pHmetria esofágica, 408
Princípios da cirurgia oncológica, 697
   classificações descritas, 699
   diagnóstico e estadiamento, 699
   introdução, 697
   investigação, 697
   tipos de biópsia, 697
   tipos de cirurgia, 700
Procedimentos auxiliares, 1013
Prolapso e procidência retal, 649
   conceito, fisiopatologia e etiologia, 650
   diagnóstico, 651
   introdução, 649
   manifestações clínicas, 651
   tratamento, 651
      técnicas cirúrgicas que usam o acesso abdominal, 652
      técnicas cirúrgicas que usam o acesso perineal, 652

Q

Queimaduras, 185
   classificação, 185
      profundidade, 185
   complicações, 191
      infecção, 191
      outras complicações, 191
      respiratórias, 191
   fisiopatologia, 186
   introdução, 185
   tipos especiais de queimadura, 192
      elétrica, 192
      química, 192
   tratamento, 186
      atendimento inicial, 186
      cálculo da superfície corporal queimada (SCQ), 187
      curativos e tratamento cirúrgico, 189
      indicações de internação, 189
      reposição volêmica, 187
      suporte nutricional, 191

R

Resposta metabólica ao trauma
   componentes
      associados, 21
      primários, 19
      secundários, 20
      metabolismo
         da glicose, 20
         da insulina, 21
         proteico, 20
      outras alterações endócrinas, 21
   introdução, 19
   outras considerações, 22

S

Segurança perioperatória do paciente, 61
  checklists, 62
  conceitos, 61
  considerações finais, 64
  fases de cuidados perioperatórios, 63
    fase intraoperatória, 63
    fase pós-operatória, 63
    fase pré-operatória, 63
  introdução, 61
  prevenção, 61
Síndrome compartimental abdominal, 347
  diagnóstico, 348
    descompressão abdominal, 350
    tratamento, 348
  etiologia, 347
  introdução, 347
  recomendações gerais, 350

T

Transplante hepático, 555
  avaliação pré-transplante, 560
  carcinoma hepatocelular (HCC), 558
  contraindicações ao transplante, 560
  escore de Child-Turcotte-Pugh, 555
  escore de MELD, 556
  indicações de transplante, 557
    complicações sistêmicas da insuficiência hepática crônica, 557
    desordens metabólicas de ordem hepática com manifestações sistêmicas, 557
    falência hepática aguda, 557
    neoplasia hepática, 558
  introdução, 555
  suporte nutricional, 561
  transplante hepático e renal simultâneo, 560
Traqueostomia, 719
  anatomia, 719
  avaliação pré-operatória, 721
  complicações, 726
    intraoperatórias, 727
      falso trajeto, 727
      pneumotórax e pneumomediastino, 727
      sangramento, 727
    precoces, 727
      deslocamento da cânula, 727
      enfisema subcutâneo, 727
      infecção, 727
      obstrução da cânula, 727
    tardias, 727
      alterações da fonação, 728
      estenose traqueal, 727
      fístula(s), 728
        traqueoarterial, 728
        traqueocutânea, 728
        traqueoesofágica, 728
  contraindicações, 721
  indicações, 720
    eletiva, 720
      higiene, 721
      paralisia diafragmática, 720
      tempo complementar de abordagens cirúrgicas em cabeça e pescoço, 721
      tempo de intubação prolongado, 720
    urgência, 721
      crianças menores que dez anos de idade, 721
      fratura de laringe, 721
      obstruções de vias aéreas superiores, 721
  introdução, 719
  técnica, 722
    ambiente, 723
    passos finais, 726
    passos iniciais, 723
    tipos de cânulas, 723
      presença e número de balonetes/cuffs e fenestras, 723
      quanto ao material, podem ser plásticas, siliconadas

ou metálicas, 723
  quanto ao tamanho, podem
    ser neonatais, pediátricas
    ou para adultos, 723
  traqueostomia cirúrgica, 724
  traqueostomia percutânea, 726
Trauma abdominal, 137
  introdução, 137
  laparotomia exploradora
    – indicações no trauma
    abdominal, 141
  laptrauma – laparoscopia no
    trauma, 141
  tratamento não cirúrgico, 141
  trauma abdominal
    aberto ou penetrante, 138
    fechado ou contuso, 139
      avaliação, 139
      lavado peritoneal diagnóstico
        (LPD), 140
      tomografia computadorizada
        (TC), 141
      ultrassonografia no trauma
        – *Focused Assessment
        Sonography for Trauma*
        (Fast), 140
  traumas
    das vias biliares, 148
    de cólon, 148
    de diafragma, 142
    de estômago, 142
    de intestino delgado, 144
    de reto, 150
    de retroperitônio – trauma
      vascular abdominal, 150
    duodenal, 144
    esplênico, 148
    hepático, 147
    pancreático, 145
Trauma cervical, 113
  avaliação inicial, 114
    a/b – via aérea e ventilação, 115
    c – circulação, 116
    d/e – coluna e espaços
      viscerais, 116

classificação anatômica, 114
epidemiologia, 113
exames complementares, 117
introdução, 113
tratamento, 119
Trauma cranioencefálico, 103
  conduta, 111
  diagnóstico, 110
  etiologia e fisiopatologia, 103
  introdução, 103
  lesões ocasionadas por traumas
    cranianos, 104
Trauma em gestante e reanimação
  materna, 153
  alterações anatômicas fisiológicas
    da gravidez que afetam o
    trauma e a reanimação, 153
    alterações anatômicas, 153
    alterações cardiovasculares,
      154
    alterações gastrintestinais, 156
    alterações mamárias, 157
    alterações renais e urinárias,
      157
    alterações respiratórias, 155
    alterações uteroplacentárias,
      156
  avaliação e tratamento, 161
    avaliação fetal primária, 162
    avaliação materna secundária,
      163
    avaliação primária materna,
      161
  introdução, 153
  mecanismos de trauma, 160
    trauma fechado, 160
    trauma penetrante, 160
  modificações da reanimação
    cardiopulmonar (RCP) em
    gestantes, 164
  óbito na gestação, 157
  parto cesáreo *perimortem*, 165
    indicações e fatores associados,
      165
  trauma, 157

Trauma torácico, 123
   contusão pulmonar, 124
   epidemiologia, 123
   fratura costal, tórax instável e
      fratura de esterno, 128
   hemotórax, 125
   introdução, 123
   lesões diafragmáticas, 130
   pneumotórax, 126
   ruptura traumática de aorta, 135
   tamponamento cardíaco e
      contusão miocárdica, 133
   toracotomia na sala de
      emergência, 124
   trauma
      esofágico, 132
      traqueobrônquico, 133
Trauma urológico, 169
   introdução, 169
   trauma peniano, 180
      classificação, 181
      complicações, 182
      diagnóstico, 181
      epidemiologia, 180
      quadro clínico, 181
      tratamento, 181
   trauma renal, 169
      classificação, 170
      complicações, 172
      diagnóstico, 170
      epidemiologia, 169
      quadro clínico, 170
      tratamento, 170
   trauma testicular, 178
      classificação, 179
      complicações, 180
      diagnóstico, 179
      epidemiologia, 178
      quadro clínico, 179
      tratamento, 179
   trauma ureteral, 172
      classificação, 173
      complicações, 174
      diagnóstico, 173
      epidemiologia, 172

quadro clínico, 173
      tratamento, 173
   trauma uretral, 176
      classificação, 177
      complicações, 178
      diagnóstico, 177
      epidemiologia, 176
      quadro clínico, 177
      tratamento, 177
      trauma de
         uretra anterior, 176
         uretra posterior, 176
   trauma vesical, 174
      classificação, 175
      complicações, 176
      diagnóstico, 175
      epidemiologia, 174
      quadro clínico, 175
      tratamento, 175
Traumatismo raquimedular, 95
   avaliação
      clínica, 96
      radiológica, 97
   conceitos, 96
   considerações finais, 100
   epidemiologia, 95
   indicações cirúrgicas, 98
   indicações cirúrgicas tardias, 98
   introdução, 95
Tromboembolismo pulmonar, 215
   classificação, 215
      classificação anatômica, 216
      presença de sintomas, 216
      repercussão hemodinâmica, 215
      tempo de evolução, 215
   condução da investigação
      diagnóstica em diferentes
      pacientes, 220
   diagnóstico, 216
      exames complementares, 218
   introdução, 215
   outras medidas terapêuticas, 226
      analgesia, 226
      deambulação e uso de meia
         elástica de compressão, 226

tratamento domiciliar/
    ambulatorial, 227
seguimento, 227
anticoagulação TVP/TEP, 227
tratamento, 223
    trombólise, 226
    embolectomia, 226
Tromboembolismo venoso, 841
    definição, 841
    epidemiologia, 841
    escores clínicos, 843
    exames subsidiários, 843
    fatores de risco, 842
    quadro clínico, 842
    tratamento, 844
        anticoagulantes orais, 845
        contraindicações à
            anticoagulação, 848
        heparina
            de baixo peso molecular, 845
            não fracionada, 845
Trombose venosa profunda, 203
    diagnósticos diferenciais para
        tvp, 207
    complicação tardia, 207
    internação hospitalar, 212
    seguimento, 213
    introdução, 203
    diagnóstico, 204
    etiologia, 204
    exames complementares, 206
        d-dímero, 206
        exames de imagem, 206
        quadro complicado, 206
    outras medidas terapêuticas, 212
        deambulação, 212
        uso de meia elástica de
            compressão, 212
    tratamento, 208
        em paciente com
            contraindicação para
            anticoagulação, 212
        para TVP com complicações,
            210
Tumores benignos do fígado, 541

adenoma hepático, 546
hemangioma hepático, 542
hiperplasia nodular focal, 544
introdução, 541
neoplasias císticas, 550
Tumores de partes moles, 711
    diagnóstico
        clínico e abordagem inicial, 711
        radiológico, 713
    estadiamento, 713
    etiologia, 711
    introdução, 711
    seguimento/prognóstico, 716
    tratamento, 715
Tumores de retroperitônio no
    adulto, 703
    avaliação inicial, 704
        biópsia, 705
        exames de imagem, 705
        excluindo órgãos de origem,
            705
        localização tumoral, 704
    cistoadenoma e
        cistoadenocarcinoma mucinoso,
        709
    etiologia, 703
    fibrose retroperitoneal (doença de
        Ormond), 707
    hematoma, 709
    hematopoiese extramedular, 708
    introdução, 703
    linfadenopatia metastática, 706
    linfangioma cístico, 708
    linfocele, 708
    massas císticas, 708
    mesotelioma cístico, 709
    pseudocisto pancreático, 709
    retroperitônio, 703
    sarcomas, 706
    tumores
        de células germinativas
            extragonadais, 707
        neurogênicos, 706
        retroperitoneais, 706
        linfoma, 706
    urinoma, 709

Tumores mediastinais, 909
  diagnóstico, 911
    exames de imagem, 911
      marcadores séricos, 913
      outros exames de imagem, 913
      citologia – histologia, 913
      radiografia de tórax, 911
      ressonância magnética, 913
      tomografia computadorizada de tórax, 912
    história e exame físico, 911
  etiologia, 910
  introdução, 909
  tumores de mediastino médio, 917
    cisto broncogênico, 917
    cisto pericárdico, 917
  tumores de mediastino posterior, 917
    schwannoma e neurofibroma, 918
    tumores dos gânglios simpáticos, 918
  tumores do mediastino anterior, 914
    adenoma de paratireoide, 916
    bócios, 916
    carcinoma tímico, 915
    linfoma de hodgkin (LH), 916
    linfoma não hodgkin (LNH), 916
    seminoma, 915
    TCG não seminoma, 916
    teratoma, 915
    timoma, 914
Tumores neuroendócrinos do pâncreas, 529
  classificação e estadiamento, 531
  diagnóstico, 530
  introdução, 529
  quadro clínico, 529
  tratamento cirúrgico, 532
  tratamento sistêmico, 533
Tumores renais, 961
  introdução, 961
  outros tumores renais malignos, 971
    carcinoma de pelve renal e ureter, 971
    sarcomas, 971
    tumor de Wilms, 971
  tumores benignos, 961
  tumores malignos, 965
    carcinoma de células renais, 965
    diagnóstico, 968
    tratamento, 968

U

Urgências não traumáticas, 201
Urgências traumáticas, 69
Urgências urológicas não traumáticas, 327
  complicações, 341
  escroto agudo, 331
    diagnóstico, 333
    introdução, 331
    quadro clínico, 332
    tratamento, 333
  hematúria, 334
    diagnóstico, 336
    introdução, 334
    quadro clínico, 335
    tratamento, 337
      quando indicar o paciente ao nefrologista, 337
      quando solicitar avaliação do urologista, 337
  introdução, 327
  priapismo, 327
    classificação, 327
      priapismo isquêmico ou de baixo fluxo (PBF), 327
      priapismo não isquêmico ou de alto fluxo (PAF), 329
    diagnóstico, 329
    introdução, 327
    quadro clínico, 329
    tratamento, 330
  retenção urinária aguda, 337
    diagnóstico, 339
    epidemiologia, 337
    quadro clínico, 338
    tratamento, 339

V

Varizes dos membros inferiores, 829
 diagnóstico, 831
  exame físico, 832
  exames de imagem, 834
  histórico, 831
 etiologia e fisiopatologia, 829
 introdução, 829
 tratamento, 836
Ventilação mecânica em cirurgia, 55
 complicações pulmonares pós-operatórias (CPP), 55
 introdução, 55
 ventilação mecânica e os diversos cenários cirúrgicos, 57
 ventilação protetora, 57
Vesícula biliar e vias biliares, 469
 anatomia, 469
 apêndices finais, 479

colecistite aguda alitiásica, 475
coledocolitíase, 477
 imagine-se em outro cenário, 479
colelitíase, 472
 complicações, 475
 dor em HCD com Murphy positivo/febre/leucocitose, 473
 peculiaridades do tratamento, 474
introdução, 469
litogênese biliar, 471
 fatores de risco, 472
síndrome de mirizzi, 475
 ausência de fístula, 476
 presença de fístula biliobilar (vesícula × via biliar), 476